Höfe, Klöster und Städte

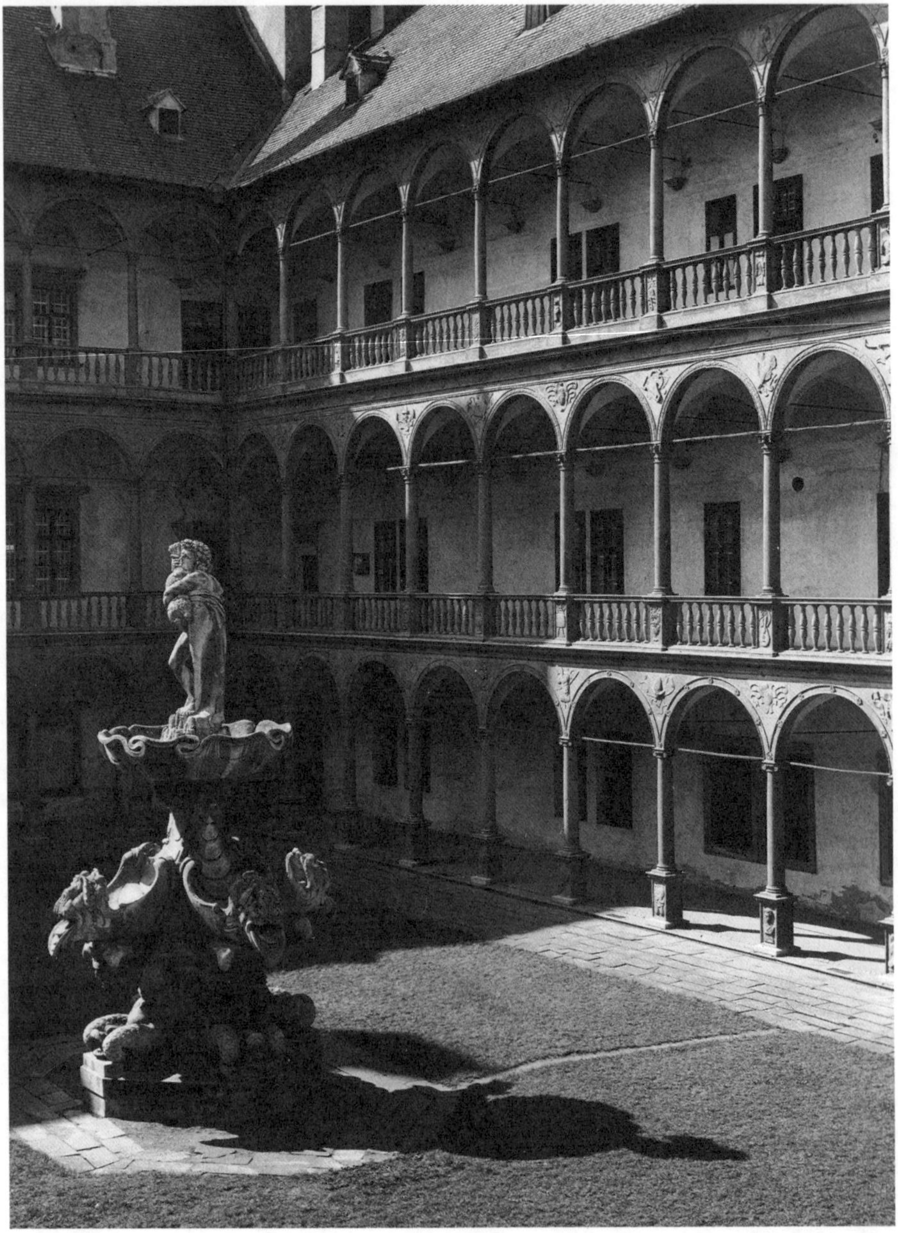

Thomas DaCosta Kaufmann

Höfe, Klöster und Städte

Kunst und Kultur in Mitteleuropa 1450–1800

DUMONT

Umschlagabbildung: Waldsteingarten, Prag, mit Bronzeplastiken von Adriaen de Vries (Kopien); im Hintergrund die Loggia des Palais Waldstein (Foto: Werner Neumeister, München)
Frontispiz: Arkadenhof von Schloß Bučovice, Mähren, um 1567–1581, vermutlich von Pietro Ferrabosco

Zum Gedenken an meinen Vater

Titel der Originalausgabe: Court, Cloister & City. The Art and Culture of Central Europe 1450–1800. London: Weidenfeld & Nicolson, 1995

Übersetzung aus dem Englischen: Jürgen Blasius und Christian Rochow: Dank, Vorwort zur deutschen Ausgabe, Einleitung, Kapitel 1–6; Jürgen Blasius und Bettina Aldor: Kapitel 7–18, Schluß, Anmerkung zu den Anmerkungen.

Die Deutsche Bibliothek – CIP-Einheitsaufnahme

Kaufmann, Thomas DaCosta:
Höfe, Klöster und Städte : Kunst und Kultur in Mitteleuropa ; 1450 – 1800 / Thomas DaCosta Kaufmann. [Übers. aus dem Engl.: Jürgen Blasius ...]. – Köln : DuMont, 1998
Einheitssacht.: Court, cloister & city <dt.>
ISBN 3-7701-3924-0

Umschlaggestaltung: Groothuis+Malsy, Bremen
Satz, Druck und buchbinderische Verarbeitung:
B.o.s.s Druck und Medien, Kleve

Printed in Germany ISBN 3–7701–3924–0

Inhalt

DANK

Über die Jahre hinweg haben viele Freunde und Kollegen, vor allem auch aus Ländern des hier behandelten geographischen Gebiets, mit mir über die Interpretationsfragen und Gegenstände diskutiert, die in diesem Buch angesprochen werden. Mit besonderer Dankbarkeit erinnere ich mich an die Gespräche und Studienfahrten, die mich zu verschiedenen Zeiten und an verschiedenen Orten mit Daniel Rowland, Steven Mansbach, Slobodan Ćurčić, W. G. Rizzi, Gyöngy Török, Miklos Mojzer, Ivan Muchka, Pavel Preiss, Jiří Kroupa, Josef Válka, Ivan Rusina, Jan Bakoš, Stanisław Mossakowski, Konstanty Kalinowski, Jacek Tylicki, Piotr Paszkiewicz, Jan Ostrowski, Jacek Purchla, Richard Harprath, Thomas und Barbara Gaehtgens, Hellmut Lorenz, Eberhard König, Karl und Werner Schade, Michael Zimmermann, Sergej Androssow und mit dem verstorbenen Dimitri Schelest zusammenführten. Auch all den vielen, hier nicht namentlich genannten Personen, die mir Kunstwerke, Denkmäler, Sammlungen, Archive und Bibliotheken zugänglich machten, gebührt mein Dank.

Neben meiner spezialisierteren Forschungstätigkeit habe ich im Lauf der letzten fünfzehn Jahre an der Princeton University Vorlesungen zu den in diesem Buch behandelten Themen gehalten. Ich danke den Studenten, die geduldig meine Vorlesungen und Seminare besuchten und ihr Teil zum Entstehen dieses Buches beigetragen haben. Besonders die kritischen Bemerkungen und Anregungen von Steven Eisenman, Lisa Farber, Holly Getch, Dorothy Limouze und Madeleine Viljoen waren für die genaue Formulierung meiner Argumente dienlich.

Danken darf ich auch meinen Kollegen in Princeton, besonders Anthony Grafton und John Pinto, die Teile des Textes gelesen und Verbesserungsvorschläge gemacht haben. Den ersten Teilen des Buchs kam die Kritik von Jeffrey Chipps Smith von der University of Texas sehr zugute. Wie stets konnte ich auch bei diesem Buch viele Einzelprobleme mit Virginia Roehrig Kaufmann diskutieren.

Dank der Alexander-von-Humboldt-Stiftung konnte ich im Sommer- und Wintersemester 1989 und 1990 Deutschland und Gebiete im Süden und Osten Europas zu Forschungszwecken besuchen. Ich danke der Stiftung und allen meinen Gastgebern von der Freien Universität Berlin und anderswo in Mittel- und Osteuropa.

Obwohl ich die Kunst und Kultur Mitteleuropas seit über zwanzig Jahren erforsche, hätte ich mich ohne die Ermutigung Lord Weidenfelds nicht an das Verfassen eines solchen Buches gewagt. Ihm sei für die gebotene Gelegenheit gedankt; ich hoffe, daß mein Buch einen Beitrag zum Verständnis leistet, der sein Vertrauen rechtfertigt.

Princeton, New Jersey
Dezember 1992

Dank eines Stipendiums der John Simon Guggenheim Foundation konnte ich mein Manuskript während eines Aufenthalts in der Herzog-August-Bibliothek Wolfenbüttel revidieren. Beiden Institutionen sei für ihre Unterstützung gedankt. Eine ausführliche Kritik von Hellmut Lorenz konnte für weitere Korrekturen und Ergänzungen genutzt werden. Ferner danke ich Colin Grant und Joanne King für ihre Hilfe bei der Vorbereitung des Manuskripts zum Druck.

Wolfenbüttel
Juli 1994

Für Unterstützung in den letzten Stadien der Druckvorbereitung bin ich Richard Atkinson zu Dank verpflichtet.

Die Verzögerung bei der Veröffentlichung des Buches hat hoffentlich weder seiner Aktualität noch seiner Brauchbarkeit geschadet. Sie macht aber eine zusätzliche Bemerkung zu den im Buch verwendeten Ortsnamen erforderlich. Ich habe mich bemüht, die heute gebräuchlichen Ortsnamen anzuführen und Alternativen, von denen manche historisch bedeutsam sind, in Klammern beizufügen. Doch haben sich in den letzten Jahren die politischen Verhältnisse so rasch gewandelt, daß ich nicht überall mit den Veränderungen der Ortsnamen Schritt halten konnte. Das gilt vor allem für die Länder der früheren Sowjetunion, namentlich für die Ukraine. Bei ihren westlichen Gebieten nenne ich zuerst die historischen polnischen Namen, manchmal auch ohne anschließend eine ukrainische Entsprechung anzugeben (beispielsweise bei Żółkiew und Lwów). Auch kundige ukrainische Kollegen verfahren mitunter genauso.

Princeton, New Jersey
Mai 1995

VORWORT ZUR DEUTSCHEN AUSGABE

Aus amerikanischer Sicht hat sich, von einzelnen Ausnahmen abgesehen, östlich des Rheins und nördlich der Alpen in kunstgeschichtlicher Hinsicht kaum etwas Nennenswertes ereignet. Nur wenige höhere Bildungsinstitutionen lehren das Fach, und dann nur die Geschichte einiger eng umgrenzter Epochen – Dürer und seine Zeitgenossen, die Expressionisten, vielleicht die Romantiker. Nur wenige Museen sammeln Kunstgegenstände aus anderen Epochen, und es wird nur ganz selten einmal eine Ausstellung veranstaltet, die ihnen gewidmet ist.

Die Mitteleuropäer kennen zwar nicht nur ihre Heimat, sondern zumeist auch viele ihrer Nachbarländer recht gut, doch ihre Literatur über Kunst ist in der Regel in den Grenzen der nationalstaatlichen Kategorien befangen, die im Laufe der letzten beiden Jahrhunderte entstanden. Das Denken in diesen Kategorien ist jedoch kaum geeignet, frühere Zeiten angemessen zu verstehen. Und daher fehlt sogar in Europa bisher ein grenzübergreifender Überblick über die mitteleuropäische Kunst vor 1800.

Im vorliegenden Buch wird daher die Geschichte aller Hauptgattungen der bildenden Kunst in Mitteleuropa zwischen 1450 und 1800 meiner Kenntnis nach zum erstenmal überhaupt zusammenfassend dargestellt. Bezeichnenderweise sind die beiden einzigen vielleicht vergleichbaren Werke ebenfalls zunächst im englischen Sprachraum erschienen (wo sie nicht viel Widerhall fanden). Außer in generellen Überblicken (wie z.B. in der *Propyläen Kunstgeschichte*) sind Deutschland und seine Nachbarn nur selten auf gleichberechtigte Weise zusammen behandelt worden. Das letzte Buch mit einer ähnlich umfassenden Themenstellung, Eberhard Hempels *Baroque Art and Architecture in Central Europe* (Harmondsworth 1965), befaßt sich, außer in der Einleitung, nicht mit der Zeit vor 1600; Jan Białostockis *Art of the Renaissance in Eastern Europe* (Ithaca und London 1976) behandelt umgekehrt nur die Zeit vor 1600 und klammert zudem die deutschsprachigen Gebiete weitgehend aus. Da ich mein Buch ursprünglich für eine englischsprachige Leserschaft schrieb, werden manche seiner Erklärungen und Beschreibungen dem deutschen Publikum vielleicht überflüssig vorkommen (vielleicht aber auch nicht), doch bedarf die Breite seiner Perspektive sicher einiger Erläuterungen, denn sie umfaßt die Kunst und Architektur im heutigen Deutschland und seinen Nachbarländern, ohne Bevorzugung irgendeiner Volksgruppe.

Die breitere Perspektive führt zu einer Betonung der kosmopolitischen Aspekte des Heiligen Römischen Reiches, und entsprechend wird der Zusatz »deutscher Nation« vermieden, der erst ab dem späten 15. Jahrhundert verwandt wurde. Da das Reich ja auch Dänen, Franzosen, Italiener, Holländer, Tschechen und andere Gruppen umfaßte, ist die Bedeutung des Wortes »Nation« innerhalb des Zusatzes durchaus problematisch. Die Bedeutung des Begriffs der Nation in der Frühen Neuzeit ist sicher ein legitimes Thema, doch ist dieses Thema in der Vergangenheit, besonders wenn es um die Kulturgeschichte der Region ging, auf eine Art und Weise behandelt worden, die mir der Sache der Kunstgeschichte sehr abträglich gewesen zu sein scheint. Daher habe ich hier eine andere Perspektive gewählt. Aus ähnlichen Gründen wird auch der multinationale Aspekt sowohl des polnisch-litauischen Doppelreiches als auch des ungarischen Königreiches hervorgehoben.

Wer diese breite Perspektive beachtet und den Text aufmerksam liest, dem wird daher nicht entgehen, daß dieses Buch zum einen mit der Absicht geschrieben ist, die mitteleuropäische Region dem amerikanischen Publikum näherzubringen (und auch dem britischen, dem sie aus ähnlichen Gründen ebenso fremd ist), und zum anderen als allgemeiner Überblick dienen will, der die Region als eine Ganzheit behandelt und nicht als Summe einzelner Länder. Seine Konzeption entspricht also politischen und kulturellen Tendenzen unserer Zeit – den allgemeinen europäischen Einigungsbemühungen, aber auch den Bestrebungen, die Geschichte der deutschen Kultur wieder in die europäische Kulturgeschichte zu integrieren und in ihr keinen »Sonderweg« mehr zu sehen.

Nicht nur die übernationale geographische Perspektive, sondern auch der gesteckte Zeitrahmen mag einer Erläuterung bedürfen. Ich habe versucht, die verschiedenen Abschnitte, inbesondere des Zeitraums zwischen 1500 und 1800, hinsichtlich Seitenzahl beziehungsweise Länge der Kapitel gleichwertig zu behandeln. Das bedeutet vor allem, daß das bisher weitgehend vernachlässigte und im Schatten anderer Epochen der deutschen Kunstgeschichte stehende 17. Jahrhundert hier mehr Beachtung findet als noch bis vor kurzem allgemein üblich. Erfreulicherweise scheint sich die Situation durch eine Reihe aktueller und geplanter Ausstellungen und ihre Kataloge zum Besseren zu wenden. Die häufig auch Beiträge von mir enthaltenden Publikationen, die diese Ausstellungen in Prag, Kassel, Münster, Brüssel, Braunschweig und anderswo begleiten werden, wird man künftig zusammen mit dem vorliegenden Buch berücksichtigen müssen.

Der Erklärung bedarf auch noch ein Punkt, der mit dem Sprachraum zu tun hat, in dem das Buch entstanden ist: die Ausführlichkeit, mit der ich auf Michael Baxandalls Werk *Die Kunst der Bildschnitzer* eingehe. Sie mag übertrieben scheinen, denn die Bildschnitzerei des späten 15. und frühen 16. Jahrhunderts ist im deutschen Sprachraum vielfach behandelt worden, doch in der angelsächsischen Welt ist Baxandalls Buch fast ein Einzelstück. Es hat den Kenntnisstand der englischsprachigen Leser auf diesem Gebiet geprägt und schien daher im besonderen Maße eine kritische Auseinandersetzung zu erfordern. Vorwürfen, meine Kritik sei hier und in anderen Fällen überzogen, begegne ich am besten, indem ich mich auf E. H. Gombrich berufe: Man kann einem Gelehrten oder Wissenschaftler keine größere Ehre erweisen, als seine Theorien ernst zu nehmen und sie mit der Sorgfalt zu überprüfen, die sie verdienen (siehe E. H. Gombrich, *The Sense of Order. A Study in the Psychology of Decorative Art,* Ithaca und London 1979, S. viii).

Für die deutsche Fassung habe ich die Bibliographie etwas aktualisiert. Die Bibliographie der englischen Fassung orientierte sich an der Zugänglichkeit der Texte für eine englischsprachige Leserschaft. Sie wird aber trotzdem auch für deutsche Leser von Interesse sein, selbst für Spezialisten, da Quellen aus fast einem Dutzend Sprachen angeführt sind, und sie ist nun um etliche deutsche Werke erweitert. Wo immer möglich, verweise ich nunmehr auf thematisch verwandte deutsche Werke. Abschließend sei noch ein neues allgemeinhistorisches Werk genannt, das den Raum Mitteleuropa ähnlich behandelt wie das meine und zusätzliche englische Literaturhinweise enthält: Lonnie R. Johnson, *Central Europe. Enemies, Neighbors, Friends,* New York und Oxford 1996. Es steht beispielhaft für ein wachsendes Interesse an Mitteleuropa, einer Region, von der man sich außerhalb ihrer Grenzen unglücklicherweise nie ein richtiges Bild zu machen verstand. Ich hoffe, es wird ebenso wie mein eigenes Buch eine Brücke schlagen, die in beiden Richtungen überschritten werden kann.

Ich habe bei der deutschen Ausgabe auch die Gelegenheit genutzt, Fehler zu korrigieren und bestimmte Zuschreibungen und Datierungsfragen auf den neuesten Stand der Wissenschaft zu bringen. Ich danke dem DuMont-Buchverlag für die Gelegenheit, diese Revisionen vorzunehmen, für die gewissenhafte redaktionelle Betreuung und für die Möglichkeit zur Einarbeitung weiterer Abbildungen. Mein ganz besonderer Dank gilt meiner Lektorin Vera Udodenko für ihre unermüdliche Arbeit.

Princeton, New Jersey
Februar 1998

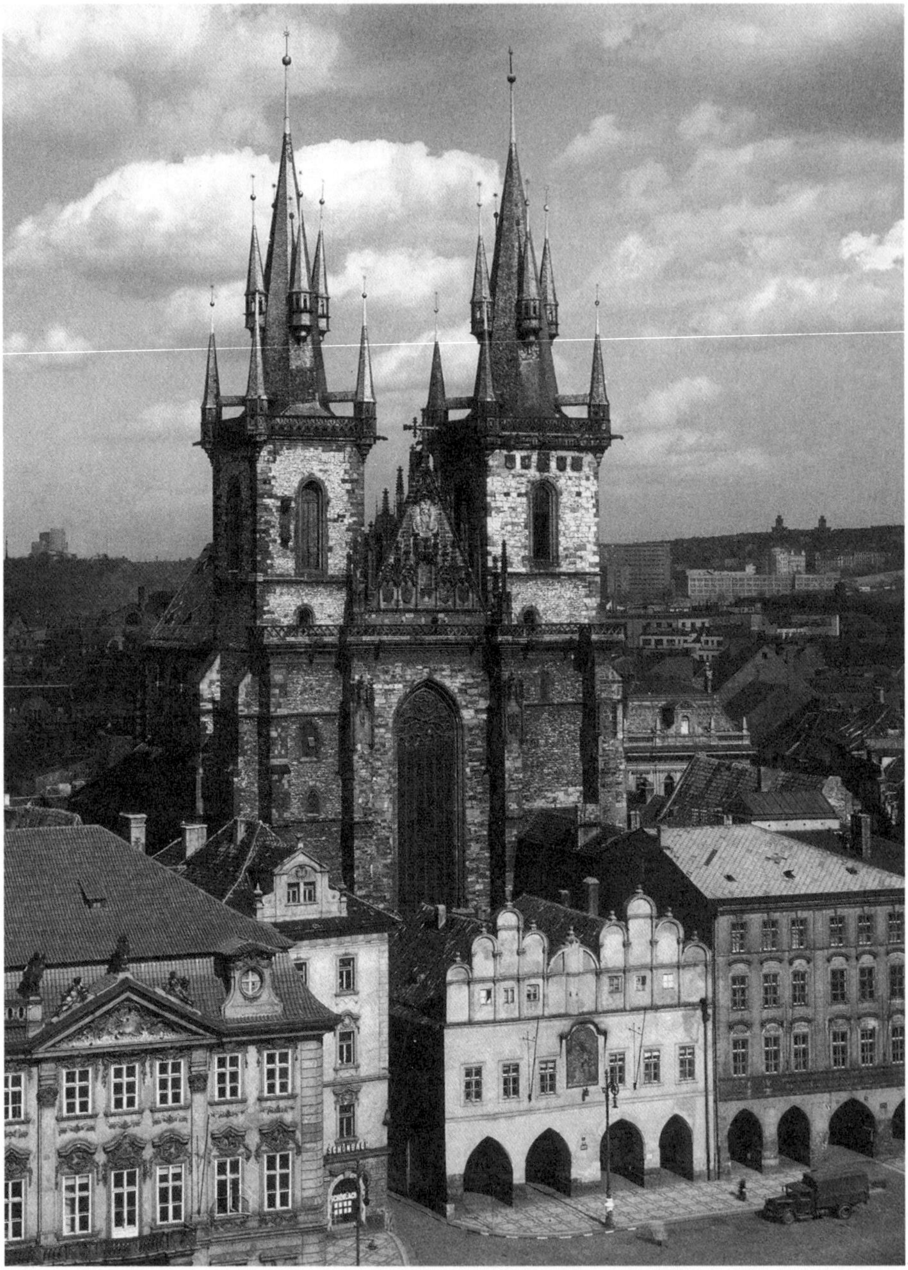

Teynkirche, Prag, 14. Jh., mit Teynschule, nach 1562

EINLEITUNG

In den fünfziger Jahren schrieb J. H. Hexter einen Essay, in dem er das Verhältnis des Historikers zu seiner eigenen Zeit untersuchte. Er versuchte die Frage, in welchem Maße Gegenwartsprobleme für eine wissenschaftliche Beschäftigung mit der Vergangenheit von Relevanz sind, zwar möglichst neutral zu erörtern, doch seinen eigenen Alltag als Historiker beschrieb er auf durchaus ironische Weise. Er erzählte von so profanen Beschäftigungen wie dem Zeitunglesen, dem Verfolgen wissenschaftlicher Debatten und der Lektüre von Texten, die nichts mit aktuellen Ereignissen zu tun hatten. Es fragt sich allerdings, ob Hexter am Ende des Jahrzehnts, in dem sein Text veröffentlicht wurde (die erste Ausgabe erschien 1961), seinen Alltag noch auf die gleiche Weise beschrieben hätte. Damals unterrichtete er an der Yale University in New Haven, Connecticut, wo, wie an vielen anderen amerikanischen und westeuropäischen Lehr- und Forschungseinrichtungen, die Ruhe des akademischen Lebens durch Demonstrationen, Streiks und Sit-ins erschüttert wurde, die Ausdruck einer durch nationale wie internationale politische und soziale Probleme erzeugten Unzufriedenheit waren.[1]

Auch der Alltag eines Historikers, der sich in den Jahren 1989 und 1990 in Berlin aufhielt, verlief nicht gerade ruhig. In dieser Stadt begann ich damals mein Buch zu schreiben, doch die Arbeit daran verzögerte sich aufgrund der politischen Ereignisse. Als immer mehr Ostdeutsche nach Westberlin strömten, wurden selbst die einfachen Dinge des Lebens, die Hexter als völlig unproblematisch ansah, kompliziert. Der Kauf von Zeitungen, Brot oder anderen Dingen des alltäglichen Bedarfs geriet zu einer zeitaufwendigen Angelegenheit, da man überall anstehen mußte. Straßen und Geschäfte, in denen früher kaum etwas los gewesen war, waren nun voll von schau- und kauflustigen Menschen aus dem Osten. Nicht nur die Ostberliner waren gekommen, um die neue Reise- und Einkaufsfreiheit zu genießen und ihre Neugier auf den Westen zu befriedigen, sondern man begegnete auch Tschechen, Slowaken, Polen und Rumänen. Westberlin wimmelte von Menschen: Die öffentlichen Einrichtungen, auch die Bibliotheken, waren überlaufen, was die Forschungsarbeit noch mehr verzögerte als die Schlangen an den Ladenkassen. Eine Reihe von Historikern, die zu dieser Zeit in Berlin lebten, ließen ihre gewohnte Forschungsarbeit liegen und kommentierten statt dessen die Zeitereignisse – daran kann man erkennen, wie schwer es war, sich angesichts der Faszination der historischen Stunde ausschließlich auf die Vergangenheit zu konzentrieren.[2]

Die Ankunft der Besucher aus dem Osten in Westberlin war nur ein Zeichen für die zuvor fast undenkbare Folge politischer Umbrüche, die in den denkwürdigen Jahren 1989 und 1990 einsetzten. Das machtvollste Symbol dafür war sicherlich das Durchlässigwerden und schließliche Verschwinden der Berliner Mauer. In kurzer Zeit brachen die Regimes zusammen, die die Länder östlich der Elbe vierzig Jahre lang beherrscht hatten. Frei gewählte Regierungen traten an ihre Stelle, marktwirtschaftliche Ansätze wurden erprobt. Eine Lawine von Ereignissen war in Bewegung geraten, die am Ende zur Auflösung jener

Großmacht führte, die einst die Region beherrscht hatte, zur Auflösung der Sowjetunion.

Auch wenn die jahrhundertealten Bauten und Kunstwerke, mit denen sich dieses Buch beschäftigt, in ganz anderen Zeitläuften entstanden sind, konnten diese politischen Entwicklungen für unsere Betrachtungsweise und unser Verständnis von ihnen nicht ohne Folgen bleiben. Der tiefgreifende und bei Beginn der Arbeit an diesem Buch kaum vorstellbare Wandel, der sich in den letzten Jahren in Mittel- und Osteuropa vollzogen hat, muß auch unsere Einstellung verändert haben, mit der wir auf diese vor langer Zeit geschaffene Kunst zurückblicken. Der Bestand an Zeugnissen der mitteleuropäischen Vergangenheit ist zwar in den Jahren seit 1989 mehr oder weniger gleichgeblieben, doch die Situation, in deren Rahmen Kunst und Geschichte dieser Region interpretiert werden, ist heute eine ganz andere als früher. Und daher sind auch die Rezeptionsbedingungen dieses Buches völlig anders, als sie noch vor zehn Jahren gewesen wären.

Der gewaltige Umbruch im größeren Teil Europas hat die Akzente bei der Interpretation der Geschichte verschoben. In früheren Jahren hätte zum Beispiel die Doktrin des dialektischen Materialismus eine große Rolle gespielt. Diese offizielle Ideologie der von einem kommunistischen Regime beherrschten Länder, von der DDR bis zur Sowjetunion, war für alle Forschungstätigkeit in diesen Staaten bindende Grundlage. Heute hat diese Denkweise in Mittel- und Osteuropa kaum noch Anhänger. Und unter dem Eindruck der Massendemonstrationen (proletarischen Revolutionen?), die zum Sturz der Regierungen des Ostens führten, erscheinen die auf dem Marxismus-Leninismus basierenden Interpretationen als fragwürdiger denn je.[3]

Statt dessen rückten die nationalen, ethnischen und religiösen Gegensätze, die vom Kommunismus unterdrückt worden waren, mit aller Macht wieder in den Vordergrund. Auf der Balkanhalbinsel brachen mörderische Konflikte auf, und es kam dort zur Bildung neuer Staaten. Die Tschechoslowakei zerfiel; mehrere Länder, darunter die des Baltikums, erlangten erneut ihre Unabhängigkeit; und auch in anderen Regionen der früheren Sowjetunion entstanden neue Staaten. Fast überall zeigen sich nationale und ethnische Konflikte. Da neue Nationen und ethnische Gruppen Kunstwerke in den Dienst ihrer kulturellen Ideologie zu stellen pflegen, werden erneut nationalistische und ethnozentrische Ansprüche laut, die schon immer ein Kennzeichen der Historiographie dieser Region waren.[4] Wie schon in der Vergangenheit, so reklamieren auch heute wieder verschiedene Gruppen Kunstwerke für sich, zu denen sie, wenn überhaupt, oft nur in einer schwachen Verbindung stehen.[5] Wie schon in der Vergangenheit, so werden auch heute wieder Kulturdenkmäler zum Ziel jener, die das Erbe anderer zerstören wollen, um sie auf diese Weise symbolisch zu vernichten (das gilt vor allem für das frühere Jugoslawien).

Diese Tatsachen zeigen, daß der Umgang mit Denkmälern häufig von Vorstellungen, Absichten und Zwecken geprägt ist, die mit den Werken selbst nichts zu tun haben. Im 20. Jahrhundert wurde nur allzu deutlich, welche Funktion Denkmälern auf dem ideologischen (und dem tatsächlichen) Schlachtfeld der modernen Geschichte zukommt. Während des Zweiten Weltkriegs zerstörte die deutsche Besatzungsmacht unter Anleitung prominenter Kunsthistoriker das Warschauer Schloß, und der größte Teil des alten Stadtzentrums wurde systematisch vernichtet. Nach dem Krieg ließ die (kommunistische) polnische Regierung nicht nur Warschau, sondern auch andere zerstörte Städte sorgfältig wiederaufbauen.[6] Die ostdeutsche Regierung hingegen ließ die Ruinen der Stadtschlösser von Berlin und Potsdam sprengen, weil sie diese Bauten als Symbole der Monarchie ansah. Diese Zerstörung steht in deutlichem Kontrast zum Wiederaufbau des Budapester Schlosses als eines nationalen Symbols Ungarns. Der Sturm auf die Denkmäler, die die kommunistischen Regimes errichtet hatten, gehört zu den denkwürdigsten Bildern aus den Umbruchsjahren 1989 und 1990 in dieser Region.[7] Und wie bereits bemerkt, hat die jugoslawische Tragödie den Denkmälern und Städten der verfeindeten ethnischen Gruppen ein schlimmes Schicksal bereitet.

Akzeptiert man also die These, daß die Behandlung kultureller Denkmäler von der Haltung des Historikers beeinflußt werden kann, der sie in ihren jeweiligen historischen Kontext stellt, so läßt sich das vorliegende Buch teilweise auch als Antwort auf den Wandel in Europa lesen. Das Buch unternimmt den Versuch, Mitteleuropa als kulturelle Einheit zu verstehen und damit zu einem neuen Begriff von europäischer Kultur beizutragen. Neben den Tendenzen zur Aufsplitterung und dem damit einhergehenden xenophoben Chauvinismus, wenn nicht gar offenen Rassismus, gibt es auch andere, eher kosmopolitische Entwicklungen, darunter das zunehmende Zusammenwachsen Europas; die deutsche Vereinigung mit all ihren Folgeproblemen demonstriert beides auf dramatische Weise. Trotz mancher Rückschläge sind die Bemühungen um einen gemeinsamen Markt und um enge Zusammenarbeit in möglichst vielen Fragen in Westeuropa vorangekommen. Ein neuer europäischer Föderalismus, wie auch immer er letztlich aussehen mag, liegt in der Luft. Trotz ihrer internen Probleme bemühen sich die Länder des ehemaligen Warschauer Pakts um Beziehungen zur Europäischen Union, zur NATO und zu anderen Organisationen, die früher auf Westeuropa beschränkt waren.

Parallel zu solchen Bemühungen um Reintegration will sich dieses Buch nicht auf eine Übersicht über Denkmäler aus dem Mitteleuropa der Neuzeit vom späten 15. bis zum frühen 19. Jahrhundert beschränken, sondern diese in einen breiteren europäischen Kontext stellen. Die Teilung Europas in zwei Blöcke, die bis vor kurzem als unveränderbarer Zustand erschien, wirkt jetzt nur mehr wie eine Episode in der langen europäischen Geschichte. Im Rückblick kann die – immer schon falsche – Vorstellung, Osteuropa sei irgendwie anders als das eigentliche Europa der Staaten des westlichen Bündnisses, klar als das erkannt werden, was sie war: als Ausdruck von Ignoranz und der Vernachlässigung eines großen Teils des Kontinents. »Mitteleuropa« mag von der nach 1945 gezeichneten »Landkarte des Vergessens« geschluckt worden sein, doch seine Länder, Völker, Kulturen und historischen Zusammenhänge bestanden weiter. Diese Region, die zwei Drittel des Kontinents umfaßt und zu den sich am dramatischsten verändernden Regionen der gegenwärtigen Welt gehört, ist die Heimat eines großen Teils der europäischen Bevölkerung und hat bedeutsame kulturelle Leistungen aufzuweisen. Kein Musikwissenschaftler, kein

Musikfreund wird auf Bach, Mozart, Dvořák und Chopin, kein Liebhaber der Literatur auf Goethe und Schiller verzichten können.[8] Die europäische Kultur hört nicht an den Alpen, an Rhein oder Elbe auf, und vieles, was gleiche Qualität hat und gleiches Interesse beanspruchen kann wie die Leistungen Westeuropas, wurde nördlich und östlich dieser natürlichen Barrieren geschaffen.

Definitionsfragen

Die in den letzten Jahren vollzogene politische Umwandlung Europas wirft erneut die Frage auf, welche Definitionen zur Bestimmung der europäischen Gesellschaft, Kultur und Geschichte tauglich sind – insbesondere, wie sich Mitteleuropa definieren läßt. Diese Frage wird mit besonderer Dringlichkeit diskutiert, seit sich die verschiedenen Staaten aus dem sowjetischen Einflußbereich befreien konnten, neue Staatsgebilde entstanden und der Zusammenhalt größerer Einheiten in Frage gestellt wurde. Wenn ich das Schwergewicht auf den Begriff »Mitteleuropa« lege, möchte ich damit nicht nur sagen, daß ich es für sinnvoll halte, dieses Gebiet als eine Gesamtheit zu betrachten, sondern auch, daß der Begriff »Osteuropa«, wie er bis vor kurzem verwendet wurde, im wesentlichen ein Konstrukt der zweiten Hälfte des 20. Jahrhunderts ist und von der künftigen Geschichtswissenschaft auch so betrachtet werden wird. Als Osteuropa galt jener Teil des Kontinents, der zur sowjetischen Einflußsphäre gehörte.

Schon lange vor Öffnung der Berliner Mauer galt diese Definition als unbefriedigend, weil sie der früheren Geschichte dieser Region in keiner Weise entsprach. Viele Wissenschaftler und Künstler, vor allem aus Polen, der Tschechoslowakei und Ungarn, versuchten, erneut eine Konzeption von Mitteleuropa zu entwickeln. So bedeutende Autoren wie Czesław Miłosz, Milan Kundera, Václav Havel oder György Konrád griffen auf »Mitteleuropa« zurück, um eine ältere geographische und politisch-kulturelle Unterscheidung zu bewahren.[9]

In den Schriften mancher dieser Autoren und auch mancher Historiker wurde »Mitteleuropa« jedoch zu »Ostmitteleuropa«, einem Gebiet, das östlich der Oder begann und die Sowjetunion ausschloß. Anders gesagt, dieses Konzept berücksichtigte die Länder des Warschauer Paktes ohne dessen größtes Mitgliedsland und bezeichnenderweise auch ohne die DDR. (Übrigens blieb auch Österreich ausgeschlossen, obwohl dessen Hauptstadt weit östlicher als Prag liegt.) Zwar spielt diese Definition immer noch eine Rolle in der Diskussion, doch erscheint auch sie als Produkt der Zeit nach dem Zweiten Weltkrieg.[10]

Andere verstehen unter »Mitteleuropa« die Länder der Region, die vor 1918 zum Reich der Doppelmonarchie Österreich-Ungarn gehört hatten. Diese Definition umfaßt die heutigen Länder Ungarn, Österreich, Tschechien, die Slowakei, Slowenien, Bosnien-Herzegowina und Kroatien, ferner Teile Polens, der Ukraine und Moldawiens sowie Rumänien. Doch auch diese Definition Mitteleuropas basiert auf einer Unterscheidung vergleichsweise jungen Datums, die erst nach 1866 Realität wurde. Die Trennung Deutschlands vom

Rest der Region war das Ergebnis des Deutschen Krieges jenes Jahres. Daß das Kaiserreich Österreich kein Bestandteil Deutschlands werden sollte, wurde auf dem Schlachtfeld entschieden, und die aus dem Krieg resultierende Teilung basierte allein auf der Gewalt der Waffen. Vor 1866 gab es leidenschaftliche Debatten, ob die österreichischen Lande zu Deutschland gehören sollten (die sogenannte »großdeutsche« Lösung) oder ob Deutschland die Grenzen haben sollte, die es 1871 dann erhielt (die »kleindeutsche« Lösung).

Daß manche Autoren Deutschland aus einem weiter gefaßten Begriff von Mitteleuropa ausschließen, liegt freilich nicht nur in der Übernahme kleindeutscher Argumente begründet, sondern ist vor allem auch eine Reaktion auf deutsche Schriften, die eine deutsche Hegemonie über das gesamte Gebiet beanspruchten. Restriktivere und nationalistische Definitionen sind eine Reaktion auf Vorstellungen, wie sie etwa Friedrich Naumann vortrug, dessen Definition Mitteleuropas während des Ersten Weltkriegs veröffentlicht wurde.[11] Naumanns Mitteleuropa umfaßte die Länder der Mittelmächte, einer »Waffenbrüderschaft«, die einem vergrößerten Großdeutschland entsprach. Obwohl kein ausdrücklicher Nationalist, entwickelte Naumann seine Argumente von einem deutschen Standpunkt aus, und da viele Länder dieses Gebiets infolge des Versailler Friedensvertrags staatliche Unabhängigkeit erlangten (oder, im Falle Polens, wiedererlangten), konnte eine Definition, die Deutschland kulturelle Hegemonie zusprach, begreiflicherweise keine Zustimmung finden.

Ähnliche Abwehrreaktionen verursachte die vehemente deutschnationale und nationalsozialistische Propaganda, die, unterstützt von ihren »wissenschaftlichen« Handlangern, weite Gebiete östlich von Deutschland als »deutschen Lebensraum« beanspruchte. Man behauptete, die einzige Kultur dort sei germanischen Ursprungs oder die Deutschen seien in diesen Landstrichen zumindest die hauptsächlichen »Kulturträger« gewesen.[12] Daß die deutsche Präsenz in Mitteleuropa im Gegenzug von manchen verleugnet wurde und in der Kunst und Kultur dieses Gebiets andere Elemente, vor allem slawische und ungarische, hervorgehoben wurden, ist eine verständliche, wenn nicht gar entschuldbare Reaktion.[13]

Wie das Wiederauftreten von Fremdenfeindlichkeit und Bevorteilung der eigenen Volksgruppe in den neunziger Jahren belegt, sind diese Fragen auch heute noch keineswegs erledigt; sie haben immer noch deutliche Konsequenzen für den Umgang mit Kultur- und Kunstgeschichte. Die Historiker pflegten ihre Bücher so einzuteilen, wie sie die Trennungslinien wahrnahmen. Das Fehlen einer überzeugenden Lösung für das Problem einer regionalen (und lokalen) Definition bewirkte unter anderem, daß sich die Geschichtswissenschaft wie auch die Kunstgeschichte nach 1945 in der Regel an den staatlichen Grenzen orientierte. Die Darstellungen beschränkten sich meist auf die Kunst und Kultur eines Landes und seiner historischen Vorläufer. Das ging sogar so weit, daß der westdeutschen Kunstgeschichte meist nur mehr der Bereich der alten Bundesländer der BRD (vor 1990) als Gegenstand ihrer Forschung in den Blick geriet.[14] Eines der wenigen umfassenderen Werke, Jan Białostockis 1976 erschienenes wichtiges Buch über die Kunst der Renaissance in »Osteuropa«, ist trotz all seiner Verdienste charakteristisch für einen solchen restriktiven

Regionalismus. Der Autor behandelt, als zu »Osteuropa« gehörig, Polen, Ungarn und die Tschechoslowakei. Dieser Ansatz schließt bewußt alle deutschsprachigen Länder (und Rußland) aus der Betrachtung aus und entspricht damit der damals verbreiteten Definition von »Ostmitteleuropa«.[15]

Das vorliegende Buch behandelt die Kultur des Ancien régime und will dabei zeigen, daß die alten Herrschaftsbereiche der Frühen Neuzeit, wie sie vor dem 19. Jahrhundert bestanden (denn in diesem Jahrhundert entstanden viele der modernen Nationen in diesem Gebiet erst), eine nicht nur bequeme, sondern auch angemessene geographische Definition liefern.[16] Für die Zeit vor 1806, als das Heilige Römische Reich zu existieren aufhörte, beziehungsweise 1795, als das Königreich Polen *(respublica Poloniae)* von seinen Nachbarn endgültig zerteilt und annektiert wurde, läßt sich Mitteleuropa als das diese beiden Staatsgebilde umfassende Territorium beschreiben. Untrennbar damit verbunden ist das alte Königreich Ungarn, zu dem das Gebiet des heutigen Ungarn, die Slowakei, Transsylvanien (Siebenbürgen) und der nördliche Teil der Balkanhalbinsel gehörten; fast über die gesamte Frühe Neuzeit war dieses Reich durch seine jagiellonischen und später habsburgischen Herrscher in Personalunion mit Polen, Böhmen und dem Heiligen Römischen Reich verbunden. In dieser Region Mitteleuropa waren deutschsprachige Gegenden und Städte oft auch Einsprengsel in Landstriche, in denen ungarisch oder slawisch gesprochen wurde. Bis 1945 lebten viele Menschen, deren Muttersprache Deutsch war, in diesen Gebieten. In Böhmen und Ungarn herrschten lange Zeit deutschsprachige Könige (wenn man die späteren Habsburger als solche bezeichnen kann; Böhmen war überdies Teil des Heiligen Römischen Reiches, und sein König besaß die Kurwürde), ebenso in Polen, als dieses Land in Personalunion von den sächsischen Kurfürsten beherrscht wurde.

Aus dieser Perspektive erscheinen die Unterscheidungen zwischen den modernen Staaten, Völkern und ethnischen Gruppen, da sie nachträglich definiert worden sind (auch die heute noch der Geschichtsschreibung Schwierigkeiten bereitende Unterscheidung zwischen Deutschen und Slawen), nicht als bestimmende Faktoren der kulturellen Unterschiede, die uns hier beschäftigen werden. Die älteren Herrschaftsbereiche umfaßten weitere Gebiete und erleichterten dadurch enge Kontakte zwischen den verschiedenen Gruppen, wobei die Verbindungen bereits durch Besiedlung und Handel geknüpft waren. Eine Definition Mitteleuropas, die Kontakt und Vermischung anerkennt, impliziert die Behauptung, daß die Vorstellungen des 19. und 20. Jahrhunderts von Nation und Volk auf die Zeit davor nicht anzuwenden sind. Reiche wie die polnische Adelsrepublik waren keine Nationen mit nur einer Sprache, die mit einer ethnischen (und religiösen) Gruppe identisch gewesen wären, wie dies für das moderne Polen gilt. Und auch die Kultur dieser Regionen war nicht monolithisch. In der Republik *(respublica, rzeczpospolita)* Polen waren sechs Sprachen offiziell anerkannt, und es lebten dort viele »Nationen« unterschiedlicher Abkunft und Religion miteinander: Litauer, Ruthenen, Armenier, Juden, Deutsche, Schotten, Niederländer, Muslime und noch viele weitere Gruppen.[17] Alle konnten sich als Polen bezeichnen, auch wenn sie sich darüber hinaus noch anders definieren wollten. Im Königreich Ungarn lebten Slowaken, Ungarn,

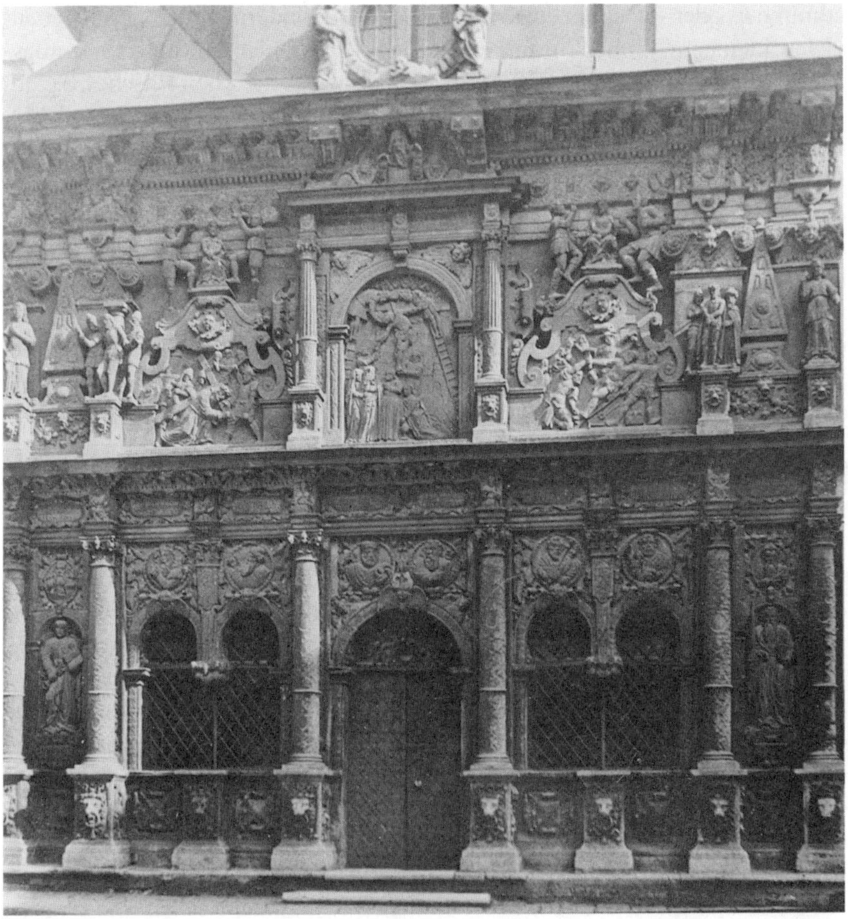

Boimkapelle, Lwów (Lemberg), 1609–1617, an der römisch-katholischen Kathedrale

Juden, Deutsche und Roma. Erst mit dem Ende des 18. und dem Beginn des 19. Jahrhunderts, wo unsere Betrachtung endet, werden nationalistische, ethnische und rassische Definitionen auf den Bereich der Kultur angewandt.[18]

Für den früheren Zeitraum erscheinen sie in höchstem Maße unangemessen, wofür der Mikrokosmos der Stadt Lwów (L'viv, Lemberg) als Beleg dienen kann. In der heute ukrainischen Stadt lebten, arbeiteten und bauten, zumal als sie zu Polen gehörte, nicht nur Ukrainer, sondern auch Griechen, Deutsche, Juden, Italiener, Armenier, Polen und sogar Schotten. In Lwów gibt es Kathedralen von vier christlichen Bekenntnissen, abgesehen von den zahlreichen Kirchen religiöser Orden und den Pfarrkirchen, und vor dem Zweiten Weltkrieg existierten auch zahlreiche Synagogen.

Wenn wir das Mitteleuropa der Frühen Neuzeit vor dem Entstehen der am Ende des 20. Jahrhunderts existierenden Staaten beziehungsweise ihrer unmittelbaren Vorgänger betrachten, so finden wir dort keine Nationalstaaten, die auf ethnischen oder sprachlichen Kriterien basieren, sondern ein Konglomerat aus vielen kleineren Einheiten und einigen großen, denen derartige Ordnungsprinzipien fremd waren. Das Gefüge des Heiligen Römischen Reiches, das aus Tausenden von Territorien mit verschiedenen Herrschaftsformen bestand, bietet ein gutes Modell für diese Form der Einteilung. Diese verschiedenen politischen Körperschaften wurden durch etwas zusammengehalten, was man, wie der Blick auf politische Organisationsformen, Religion, Sprache und Schrift nahelegt, als übernationale Ideale bezeichnen könnte. In politischer Hinsicht bedeutet die Herrschaft einer Dynastie, daß zwischen Nationalität oder ethnischer Zugehörigkeit einerseits und politischer Organisation oder Machtstrukturen andererseits kein enger Zusammenhang besteht. Tatsächlich spielten die Herrscher, wie überall in Europa, bei der Herausbildung der Nationen eine entscheidende Rolle. Die Fürsten verfolgten ihre eigenen partikularen Interessen, auch wenn sie, in scheinbarem Widerspruch dazu, universale Ansprüche erhoben, und trugen gerade dadurch zugleich zur Herausbildung der späteren nationalen Unterscheidungskriterien bei.

Überdies setzte schon die Existenz des Heiligen Römischen Reiches, wie schwach es praktisch auch sein mochte, einen Universalitätsgedanken voraus, der den partikularen Interessen der einzelnen Fürsten zuwiderlief. Diese Universalität kommt schon in den Begriffen zum Ausdruck (heilig, römisch, Reich), mit denen dieses Gebilde bezeichnet wurde. »Heilig« weist darauf hin, daß seine Gebiete auch durch die Religion (im wesentlichen das lateinische Christentum) verbunden waren.[19] Ähnliche Alphabete und, wichtiger noch, die gemeinsame Grundlage in der lateinischen Kultur verweisen auf die »römischen« Aspekte des gesamten Gebiets. In Mitteleuropa (auch in Ungarn) war die lateinische Sprache für politische, aber auch im engeren Sinne kulturelle (das heißt literarische) Zwecke länger als anderswo in Gebrauch. Entsprechende Argumente lassen sich für die übernationalen Königreiche Polen und Ungarn vorbringen. Das gesamte Gebiet, einschließlich Polens und Ungarns, nahm in der Frühen Neuzeit auch noch in anderer Hinsicht an der gemeinsamen europäischen Kulturgeschichte teil: Wie Westeuropa durchlebte es die Bewegungen der Renaissance, der Reformation, der Gegenreformation, der wissenschaftlichen Revolution und der Aufklärung, wenn auch in spezifischer Weise.

Auch für die Kunst, das eigentliche Thema dieses Buches, gilt, daß sie in diesem Zeitraum nicht exklusiv als Produkt der Nationalitäten und spezifischer ethnischer Gruppen gesehen werden kann. Kunstwerke – kulturelle Schöpfungen – hatten wenig mit den modernen Bestimmungen von Nationalität oder Ethnizität zu tun. Ab dem späten 15. Jahrhundert waren italienische Künstler überall in Mitteleuropa tätig. Architekten und Maler aus Frankreich und Burgund waren vom Rhein bis zur Moldau mit der Ausführung von Aufträgen beschäftigt. Niederländische Künstler arbeiteten nicht nur im gesamten Baltikum, sondern auch in Prag und Wien. Deutsche Künstler und Handwerker hinterließen ihre Spuren in Böhmen, Polen, Ungarn und noch weiter östlich. Oft arbeiteten diese Menschen verschiedener Herkunft Seite an Seite miteinander, und es kam zwangsläufig auch häufig zur Zusammenarbeit mit ortsansässigen Kunsthandwerkern und Arbeitern.

Freilich gab es auch Vorstellungen von Nation und ethnischer Zugehörigkeit, doch bedeuteten sie nur eine Form kultureller Identität neben vielen anderen. Andere Konzepte scheinen dominierender gewesen zu sein: Familie, Stand, Handwerk, Klasse, Stadt, Religion und Region.[20] Regionale und lokale kulturelle Unterschiede ließen sich gewiß herausarbeiten (wenn dies auch nicht die Absicht des vorliegenden Buches ist), doch müßten sie auf Unterscheidungen basieren, die nicht allein ethnische, sondern auch die angesprochenen Faktoren berücksichtigen.

Eine Definition des Gebiets, die diesen früheren Gegebenheiten entspricht, ermöglicht auch weitere geographische Grenzziehungen, obwohl diese Art der Definition ganz offensichtlich nicht zu streng zu nehmen ist. Das Gebiet südöstlich von Mitteleuropa, darunter der größte Teil der Balkanhalbinsel mit Ausnahme Sloweniens und Kroatiens, kann Mitteleuropa nicht zugerechnet werden, weil es während eines beträchtlichen Teils der Neuzeit unter der Herrschaft des Osmanischen Reichs stand. Zwar gab es einen umfangreichen kulturellen Austausch mit dem Osmanischen Reich – Uhren und andere mechanische Geräte fanden den Weg nach Südosten, Tulpen, Keramik und Textilien den Weg nach Norden –, doch unterschied sich die islamisch geprägte türkische Zivilisation in Europa grundsätzlich von der mitteleuropäischen.[21] Und neben den unterschiedlichen historischen Erfahrungen hatten die christlichen Völker der Balkanhalbinsel auch eine andere Religion, andere Sprachen und ein anderes kulturelles Erbe als ihre nördlichen Nachbarn. Die dalmatinische Küste wiederum stand in dieser Zeit entweder direkt unter venezianischer Herrschaft oder doch unter Venedigs kultureller Hegemonie und bleibt aus diesem Grund von der Betrachtung ausgeschlossen.

Nach Osten hin blieb die Abgrenzung fließend. Sie läßt sich ungefähr entlang der Ostgrenze des alten Königreichs Polen ansetzen, wie sie im 18. Jahrhundert bestand, also östlich der Grenzen der heutigen Republiken Ukraine, Weißrußland und Polen. Merkmale für die Abgrenzung sind eine andere Religion (das orthodoxe Christentum), eine andere Sprache (Ruthenisch und Russisch) sowie eine andere Geschichte (im Verlauf des 17. und 18. Jahrhunderts gerieten große Teile des Gebiets östlich des Dnjestr unter russische Herrschaft und blieben es bis zur Auflösung der Sowjetunion). Diesen Ländern fehlte auch das für das Ancien régime charakteristische Ständesystem. Daher ist diese östliche Region als eine andersartige kulturelle Landschaft zu betrachten, die dem russischen Bereich verwandt ist. Worin sich der russische Kulturbereich von Mitteleuropa unterscheidet, wird im ersten Kapitel näher ausgeführt.

Zwar bestehen während des gesamten Zeitraums Verbindungen mit dem Süden, Westen und Norden Europas, doch läßt sich das Projekt auch nach diesen Richtungen hin durch historische Umstände abgrenzen. Im Westen waren die nördlichen Niederlande während des 16. und 17. Jahrhunderts in einen Kampf verwickelt, in dessen Folge sie 1648 ihre Unabhängigkeit erlangten und aus dem Verband des Heiligen Römischen Reichs ausschieden. Die südlichen Niederlande standen zwar meist unter der Herrschaft der Habsburger, doch unterschieden sie sich durch ihre Traditionen und (vor allem) durch die Sprache deutlich von ihren östlichen Nachbarn. Ebenso erlangte die Helvetische Konföderation, die enge, aber häufig gespannte Beziehungen zu ihren Nachbarn unterhielt, 1648 die endgültige Anerkennung ihrer Unabhängigkeit. Nach Westen bilden die Länder der französischen Krone eine klare Grenze, wobei allerdings die frühere Zugehörigkeit französischsprachiger Gebiete zum Heiligen Römischen Reich und die 1648 vollzogene Abtretung des Elsaß an Frankreich zeigen, daß auch diese Grenze nicht starr war. Die Abgrenzung nach Norden ist schwieriger, doch obwohl die skandinavischen Staaten und die Gebiete im Osten des Baltikums in vielfacher Weise mit Mitteleuropa verbunden waren, lassen sie sich als von ihm verschieden betrachten.

Kurz gesagt, bilden der Rhein, die Alpen, die Ostsee und der Bug (ungefähr die heutige Ostgrenze Polens) oder, etwas weiter gefaßt, der Dnjestr die Grenzen des in diesem Buch behandelten Gebiets. Eine Definition Mitteleuropas, die den historischen Grenzen des Heiligen Römischen Reichs (mit Ausschluß seiner französisch- oder niederländischsprachigen Gebiete), des alten Doppelreichs Polen-Litauen (ohne seine östlichsten Gebiete mit orthodoxer Tradition) und des Königreichs Ungarn entspricht, gibt auch eine sinnvolle zeitliche Abgrenzung vor. Das Ende des Zeitraums wird durch die neuen Grenzziehungen um 1800 markiert: die Westverschiebung des Russischen Reichs und die Auflösung Polens und des Heiligen Römischen Reichs. Damit beginnt das Revolutionszeitalter und auch die Ära der modernen Nationalstaaten.

Die Rolle der Kunst in der Kulturgeschichte Mitteleuropas

Unser Vorhaben beruht noch auf weiteren Voraussetzungen. Zunächst impliziert es, daß die Kunst in der Gesellschaft verwurzelt ist und insbesondere, daß sie mit anderen Bereichen der Kultur in Verbindung steht. Eine Erläuterung des Verständnisses dieser Begriffe scheint daher geboten.

Obwohl die Schwierigkeiten ihrer Definition notorisch sind, sind vor allem die Begriffe von Kunst und Kultur aufeinander zu beziehen.[22] Jedenfalls führt uns der Begriff von Kultur als »Verfassung oder Habitus des Geistes oder Gesamtheit intellektueller und moralischer Tätigkeiten«, wendet man ihn auf die Vergangenheit an, auf die »Suche nach einer Kulturgeschichte«.[23] Nach Ernst H. Gombrich beinhaltet Kulturgeschichte den Versuch, Denkmäler als Schlüssel zu der Kultur zu lesen, die sie hervorgebracht hat. Sie bemüht sich zu verstehen, auf welche Weise Stile, Formen, Symbole und Worte mit kultureller Bedeutung aufgeladen werden.[24]

Um das zu erreichen, versucht man, aus den Werken der Vergangenheit einige dieser Bedeutungen zu rekonstruieren. Gegenstände können als geschichtliche Dokumente gelesen werden, als Zeichen der Veränderung; ihre konkrete Gestalt wird dabei nicht als zufällig betrachtet, sondern als Indiz für bestimmte kulturelle oder gesellschaftliche Sachverhalte. In diesem Buch werden Kunstwerke als gesellschaftliche Realitäten angesehen, und daher stellt sich ihm auch die Aufgabe, die kulturelle Bedeutung der Kunststile in der Geschichte der mitteleuropäischen Gesellschaft zu interpretieren. Stile sind zu kulturellen oder geistesgeschichtlichen Bewegungen in Beziehung zu setzen und nicht mit Epochen zu verrechnen (wie etwa der Epoche des »Barocks«, wie sie Gegenstand vieler älterer kunstgeschichtlicher Darstellungen war). Wie Kunstwerke in bezug auf Kultur und Gesellschaft oder auf kulturellen und gesellschaftlichen Wandel zu lesen sind, bleibt zwar ein Problem, doch wird hier davon ausgegangen, daß Werke der bildenden Künste Produkte eines menschlichen Handelns sind, das aus komplexen Gedankengängen resultiert, die weder klar auf eine Formel gebracht noch mit Worten ausgedrückt werden.[25] Eine derartige Betrachtung künstlerischer Zeugnisse bedeutet, daß die Auswahl der Objekte von ihrer kulturgeschichtlichen Signifikanz bestimmt wird, die sich in ihrem als Verbindung von Form und Inhalt verstandenen Stil offenbart.

Wann und warum aber läßt sich einem Kunstwerk kulturelle Signifikanz zuschreiben? Sowohl nach den Kriterien einer älteren Kulturgeschichte, wie sie Aby Warburg vertrat, als auch bei einer Betonung der »Mikrohistorie« und einer Hinwendung zur »populären Kultur«, wie sie die »neue Kulturgeschichte« vertritt, kann prinzipiell jedes Artefakt in Frage kommen.[26] Die meisten der in diesem Buch behandelten künstlerischen Zeugnisse gehören jedoch der sogenannten »Hochkultur« an: Es handelt sich um Bauwerke und Werke der bildenden Künste, die für Höfe, Kirchen und andere reiche Auftraggeber und Kunden geschaffen wurden, darunter auch die Schicht, die man als patrizisches Bürgertum bezeichnen könnte. Das heißt, daß viele der behandelten Werke Luxusgüter, keine Alltagsgegenstände sind. Die Auswahl der Kunstwerke, die als Bedeutungsträger betrachtet werden, läßt sich daher noch zu weiteren Konnotationen des Begriffs »Kultur« in Beziehung setzen, zu Vorstellungen von Gestaltung und Qualität, wobei sich letztere aus dem Verhältnis zur Intention bestimmt.

Aus verschiedenen Gründen – theoretischer, historischer und praktischer Natur – setzt sich die vorliegende Darstellung hauptsächlich mit Objekten auseinander, die den traditionellen Themen der Kunstgeschichte und den gebräuchlichen Ordnungskategorien entsprechen. Theoretisch ist fraglich, ob sich die Unterscheidung zwischen »hoher« und »niederer« oder »populärer« Kultur überhaupt aufrechterhalten läßt. Unter Kultur versteht man die zusammenstimmenden und sich ausgleichenden authentischen Aspekte des gemeinsamen Lebens der Menschen, und dieses Verständnis liegt beiden Begriffen zugrunde. Die Praxis zeigt, daß es einen ständigen Austausch, eine ständige Beziehung zwischen hoher und niederer Kultur gibt.[27] Dieser Prozeß umfaßte auch damals einerseits die Übernahme und Aneignung »niederer« oder »populärer« Kultur durch die Hochkultur, und andererseits fanden kulturelle Güter, die oft von Künstlern hohen Ansehens geschaffen und für höfische Zwecke verwendet wurden, den Weg zu anderen Gruppen, die von ihnen auf ihre eigene Weise Gebrauch machten.[28]

Ich bin mir der Tatsache wohl bewußt, daß die große Masse der in früheren Zeiten hergestellten Objekte nicht unter die hier behandelte Kategorie fällt. Sie gehören anderen Traditionen an, denen der »Volkskunst« oder der Alltagskultur, die von den Traditionen von Hof, Kloster und Stadt zwar nicht vollständig getrennt waren, aber doch eigenen Rhythmen der Veränderung gehorchten, die gesonderte Studien erfordern würden. Doch ich bin der festen Überzeugung, daß eine Konzentration auf ausgewählte Stücke der »Hochkultur« jene Veränderungs- und Entwicklungsprozesse deutlich machen kann, die das konstituieren, was man allgemein unter Kunst- oder Kulturgeschichte versteht.

Mit der Betonung der Werke der »Hochkultur« soll zugleich der Vorstellung entgegengewirkt werden, die in Mitteleuropa hervorgebrachten Werke seien von anderer, gar minderer Qualität als Kunstwerke aus anderen Teilen Europas. In der englischsprachigen Welt, deren Interesse sich jedenfalls bei der Kunst des 15. und 16. Jahrhunderts hauptsächlich auf England, Frankreich, Italien und die Niederlande konzentriert, ist man sich der »hohen Kultur« der bildenden Kunst Mitteleuropas oft nur wenig bewußt.[29] Die Wissenschaft hat bislang dieses Bild nicht korrigiert, da nur wenige englischsprachige Kunsthistoriker dem prägenden Zeitraum der mitteleuropäischen Kultur, das heißt der Zeit vor 1900, ihre Aufmerksamkeit geschenkt haben, und für die Zeit vor 1800 gilt das erst recht.[30] Es nimmt daher nicht wunder, daß dieses Buch die erste Gesamtdarstellung der Kunst dieser Region seit zwei Generationen ist.[31]

Die Renaissance in Mitteleuropa und ihre Vorläufer

Angesichts der Unbekanntheit seines Gegenstandes in weiten Teilen der englischsprachigen Welt hebt dieses Buch besonders hervor, wie sehr Mitteleuropa, wie schon in den meisten früheren Epochen seit dem klassischen Altertum, mit dem übrigen Europa verbunden war. Mitteleuropäische Städte wurden zu verschiedenen Zeiten Metropolen der Hochkultur und damit auch der künstlerischen Produktion.[32] Zumindest seit der Karolingerzeit gab es Verbindungen zwischen Deutschland und anderen Teilen des Kontinents. Überall in Mitteleuropa finden sich romanische und gotische Kirchen in großer Zahl. Im 15. Jahrhundert hatten burgundische (und niederländische) Künstler großen Einfluß auf deutsche Bildhauer, Maler und Druckgraphiker.

Im späten Mittelalter, vor allem ab dem mittleren und späten 14. Jahrhundert, standen auch Böhmen und Ungarn in engem Kontakt zum übrigen Europa und machten ihre Hauptstädte dann ebenfalls zu überregionalen kulturellen Zentren. Ungarn wird im folgenden Kapitel behandelt; im Königreich Böhmen sorgte Karl IV., der zugleich Kaiser des Heiligen Römischen Reiches war, für eine weitreichende Umgestaltung Prags, wo er oft residierte. Er ließ die Stadt zum Erzbistum erheben und gründete die erste Universität nördlich der Alpen und östlich des Rheins. Karl ließ die Prager Neustadt erbauen, deren Hauptplatz damals der größte in ganz Europa war. Er ließ die Karlsbrücke errichten. Unter seiner Herrschaft wurden viele Kirchen gebaut, darunter die Teynkirche, und der Veitsdom wurde erneuert. Dadurch förderte er die Entstehung eines wichtigen neuen Stils der spätgotischen Architektur; der Entwurf des Veitsdoms mit dem hohen Lichtgaden und dem einheitlichen Raum wurde zum Vorbild für deutsche Hallenkirchen. Die für diesen Bau verantwortliche Steinmetzwerkstatt von Heinrich und Peter Parler läßt sich auch mit neuen Typen der Skulptur in Verbindung bringen, der »schönen Madonna« und der Pietà, die ebenfalls im übrigen Europa weite Verbreitung fanden.

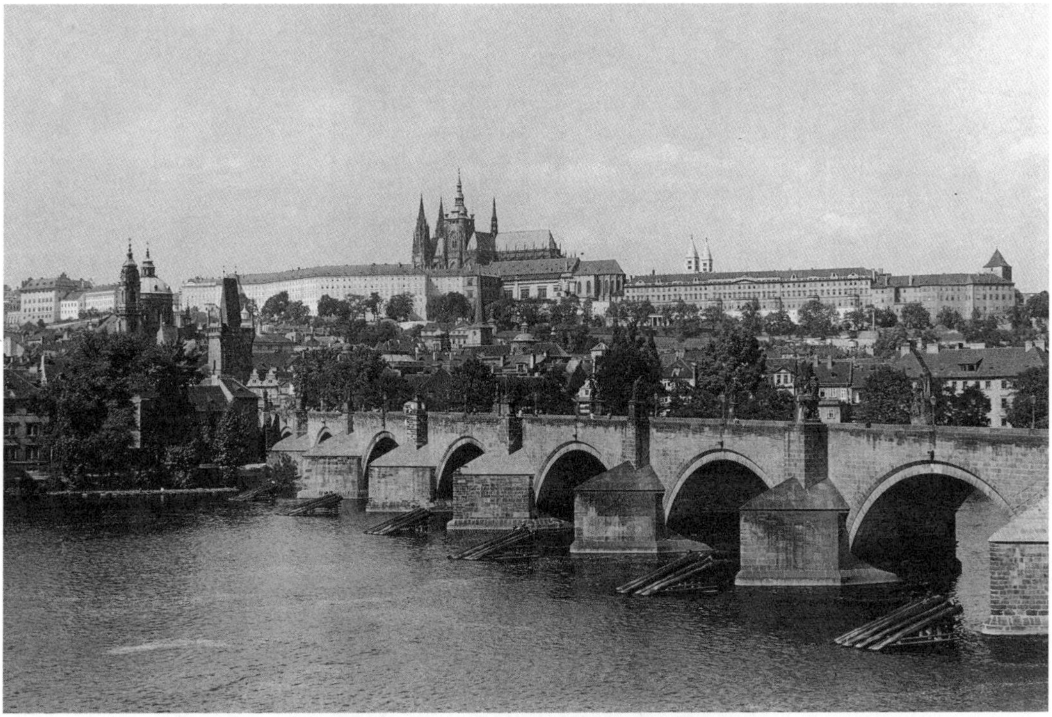

Karlsbrücke, Prag, im Hintergrund Kleinseite und Hradschin

Als Angehöriger des Hauses der Luxemburger war Karl IV. mit dem französischen Königshaus verwandt. Er holte französische Künstler (darunter den Architekten des Veitsdoms, Matthias von Arras) an seinen Hof und importierte französische Kunstwerke. Karl hielt sich auch in Italien auf, wo er in Belluno und Feltre Lehnsgüter besaß; darüber hinaus war er König der Lombardei. Auch aus Italien ließ er Künstler kommen. Die Mosaiken der Südfassade des Veitsdoms wurden von italienischen Künstlern geschaffen, ebenso wie manche der Fresken auf der Burg Karlštejn (Karlstein). Vielleicht kamen noch weitere italienische Maler nach Prag; jedenfalls gelangten zahlreiche Tafelbilder, darunter einige des Tommaso da Modena, in die böhmische Residenz. Auch Cola di Rienzo und Petrarca, der mit Mitgliedern des kaiserlichen Hofes in Briefwechsel stand, hielten sich einige Zeit in Prag auf.[33]

Die Epoche Karls IV. ist ein Präzedenzfall für das Netz an kulturellen Verbindungen, das uns hier interessiert, doch wurde dieses Zwischenspiel durch die Jahre der Hussitenherrschaft in Böhmen beendet. Zwar schufen die Hussiten einige illuminierte Handschriften und andere Kunstgegenstände, doch brachten sie dem Böhmen des 15. Jahrhunderts auch einen immer wieder losbrechenden Bildersturm und schufen eine Situation, in der die weitere Existenz höfischer und kirchlicher Kunst in Frage gestellt war.[34] Überdies stand das übrige Europa Böhmen und seinen hussitischen Verbündeten in Deutschland

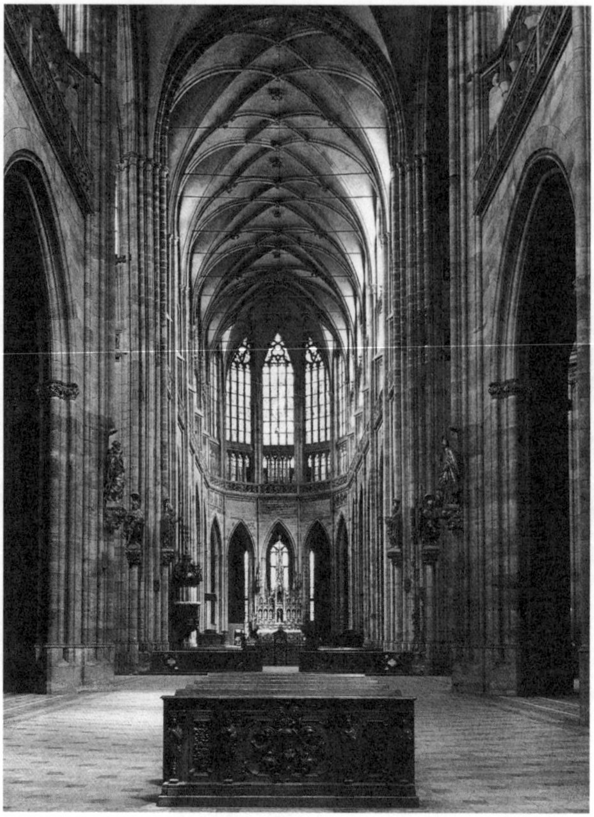

Chor des Veitsdoms, Prag

und anderenorts feindselig gegenüber und wollte das Land sogar mit einem Kreuzzug überziehen. Dieses Buch beginnt daher mit der traditionellen Wasserscheide zwischen Mittelalter und Neuzeit, dem 15. Jahrhundert, das viele Historiker heute als den Beginn der Frühen Neuzeit ansehen.[35]

In der Kunst- und Kulturgeschichte wird dieses Zeitalter seit Jacob Burckhardt mit der Renaissance gleichgesetzt. Zwar ist die Definition der Renaissance als Zeitraum oder Epoche hier nicht sonderlich gut zu verwenden, doch ist ein Blick auf die Renaissance, verstanden als eine durch distinktive Merkmale gekennzeichnete Periode italienischer Kunst, durchaus hilfreich zur Gewinnung einer Perspektive auf Mitteleuropa. Dasselbe gilt auch für jenen Begriff von Renaissance, der vor allem den Aspekt des Humanismus und der Wiederbelebung der Kultur des klassischen Altertums herausstellt. Die italienische Kultur bildete seit dem 15. Jahrhundert neben den religiösen, jüdisch-christlichen Ideen ein verbindendes Element der europäischen Kultur. Das heißt nicht, daß die italienische Kultur es versäumt hätte, ausländische Begabungen zu nutzen[36], und damit ist auch nicht behauptet, daß andere Länder, wie Frankreich und die Niederlande, die schon im Mittelalter eine ähnliche Vorbildfunktion ausgeübt hatten, es später nicht mehr zu einer derartigen Modellhaftigkeit gebracht hätten. Tatsächlich entwickelte sich in Mitteleuropa ab dem 15. Jahrhundert die Möglichkeit zu einer pluralistischen, pluralen Gesellschaft, die vielen Einflüssen offenstand. Seit dem späten 15. Jahrhundert lieferte jedoch Italien ein Modell für ganz Europa, das abgelehnt oder als Vorbild akzeptiert werden konnte, aber unmöglich zu ignorieren war.[37] Die Beschäftigung mit der Region Mitteleuropa erfordert also Überlegungen zu breiteren Themen.

Wenn man mit seinen Überlegungen zu Mitteleuropa bei der Renaissance ansetzt, dann muß man sich mit Fragen kultureller Rezeption und Reaktion auseinandersetzen. Die Renaissance ist eine jener Bewegungen in der europäischen Kultur, die assimiliert und auf örtlich jeweils verschiedene Weise uminterpretiert werden konnte, obwohl sie in Italien entstand und daher, in den Norden verpflanzt, zunächst wohl fremdartig wirken mußte. In diesem Prozeß wurden Impulse aufgenommen, umgearbeitet, heimisch gemacht und transformiert.[38]

Die Frage der Renaissancerezeption ist für die bildenden Künste von besonderem Belang, weil die Formen, die wir mit dem Begriff des Renaissancestils identifizieren, für eine größere kulturelle Bewegung stehen, in der künstlerische Stile als Bereiche verstanden wurden, in denen sich eine individuelle Besonderheit ausdrücken ließ. Zwar hatte die Kunst schon lange zuvor ähnlichen Zwecken gedient, doch nun wurde sie bewußt als Bereich zur sozialen Abgrenzung begriffen, sie wurde zu einem bewußt gewählten Ort der ungebundenen, freien Betätigung und der Selbstdefinition.[39]

Seit langem ist anerkannt, daß mit den künstlerischen Formen der italienischen Renaissance, die nach dem Norden exportiert wurden, ab dem 15. Jahrhundert auch bestimmte Veränderungen im Denken über Kunst, im künstlerischen Selbstverständnis einhergingen. Einer der Schlüssel zum Verständnis der Spezifik Mitteleuropas liegt darin, wie diese Ideen zu komplexen Gedankengebäuden entfaltet wurden und eine Basis in den Institutionen und dem Verhalten der Gesellschaft fanden. Wie wir sehen werden, wirft eine Behandlung der Renaissance unter der Perspektive ihrer Beziehung zu Mitteleuropa viele jener Probleme auf, die als Parameter der Kulturgeschichte betrachtet werden können.

Dazu gehört das Verhältnis der Künste zum Humanismus und allgemeiner zur Wiederbelebung der Kultur des klassischen Altertums. In diesem Zusammenhang ergeben sich Überlegungen zu weiteren Aspekten: Die gemeinsame Grundlage zur Diskussion des Stils in der Kunst ist die Rhetorik. Damit verbunden ist die Frage nach der Verbreitung intellektueller Ideen und des Bildungsguts überhaupt, die Frage, wie importierte Kulturgüter an die besonderen sozialen, ökonomischen und geistigen Bedingungen Mitteleuropas angepaßt werden. Und das führt auf das kulturelle Drama, in dem spezifische Formen der Kunst definiert, individuelle und nationale Identitäten in der Geschichte der Künste behauptet und diese Identitäten in die gemeinsame abendländische Kunstgeschichte eingeordnet werden. Die Frage, wie fremde künstlerische und kulturelle Formen übernommen wurden, führt auf den Bereich der Technologie und der Sachkenntnisse und Fertigkeiten und damit auf das Problem der Innovationen im Bereich von Technologie, Handwerk und Gestaltung und ihr

Verhältnis zu bestehenden Praktiken, die ihre Übernahme erleichterten oder auch erschwerten. Neue Techniken und Fertigkeiten sowie ihre Anwendung auf neue Bereiche schufen Voraussetzungen für die Verbreitung der Kultur und Kunst der Renaissance. Und schließlich kommen auch noch Material, Funktion und Zweck der Kunstgegenstände ins Spiel.[40]

Die Renaissance bietet somit einen Fall, wo Mittel- und Osteuropa einem allgemeineren Muster gehorchten und sich doch in einer für sie charakteristischen Weise im Rahmen dieses Musters definierten. Die Renaissancebewegung, die vor allem auch die bildenden Künste betraf, bietet daher einen Prüfstein für die Beschäftigung mit dem Phänomen kultureller Diffusion in Europa, die in diesem Fall in erster Linie von Italien ausging. Sie ist aber auch ein Prüfstein bei der Bestimmung des spezifisch Mitteleuropäischen im Unterschied zu Osteuropa, und zwar hinsichtlich der kulturellen Interaktion, der Interpretation (oder Fehlinterpretation) kultureller Phänomene und ihrer Auswahl.[41]

Wenn ich also die Renaissancerezeption an den Anfang meiner Studie stelle, so hoffe ich damit viele Fragen einer Kulturgeschichte der Kunst aufwerfen zu können. Ich beginne meine Untersuchung mit dem Ende des 15. Jahrhunderts und hoffe, daß auf diese Weise etwas von dem deutlich wird, was den Charakter der Kulturen dieser Region in seinem Wesen bestimmte, als sie mit dem Ende der alten Herrschaftsverhältnisse in die Epoche der Moderne eintraten. Wir werden dabei vielleicht Einsichten in die innere Verfassung Mitteleuropas und ihre Entstehung gewinnen.

Kapitel 1

PROLOG ZUR RENAISSANCE: KUNST UND ARCHITEKTUR DES 15. JAHRHUNDERTS IN RUSSLAND UND UNGARN

Die Eroberung Konstantinopels durch die Türken im Jahre 1453 wurde lange Zeit als Wendepunkt in der Geschichte Europas angesehen. Für Edward Gibbon bedeutete der Untergang von Byzanz zugleich auch den endgültigen Untergang Roms, da damit die letzten, schwachen Verbindungen zum Römischen Imperium durchtrennt worden seien. Die ältere Geschichtsschreibung behauptete überdies, die Renaissance sei durch griechische Gelehrte, die nach der Eroberung Konstantinopels in den Westen flohen, nach Italien gebracht worden.

Die Renaissanceforschung hat dieses Bild zwar radikal verändert, doch ist noch immer nicht allgemein bekannt, daß ungefähr zu dieser Zeit, nämlich im späten 15. Jahrhundert, in Mittel- und Osteuropa mehrere Reiche entstanden, die in der einen oder anderen Weise den Anspruch erhoben, Nachfolger des Römischen Reichs zu sein. Westeuropäische Herrscher verfolgten ihre partikularistischen Ziele, indem sie sich auf universelle Herrschaftsansprüche beriefen, die sie damit begründeten, daß eine *translatio imperii* stattgefunden habe – die kaiserliche Autorität sei in ihre Hände übergegangen.[1] Gleiches taten auch Herrscher in Mittel- und Osteuropa. Wie die Kaiser des Heiligen Römischen Reiches, die sich schon seit langem als Erben Roms betrachteten, erhoben auch die Großfürsten von Moskau diesen Anspruch, als sie ihren Machtbereich im Verlauf des 15. und 16. Jahrhunderts stetig vergrößerten. Der ungarische König Matthias Corvinus (1458–1490) nahm den kaiserlichen Mantel unter seine Insignien auf, und die an seinem Hofe aufblühende Kunst und Architektur griff unmittelbar auf antike Vorbilder zurück. Und nur wenig später hüllten sich auch die polnischen Könige in den Glanz Roms.

Wenig bekannt ist auch, daß die Renaissance schon bald nach 1450 – oft in Verbindung mit der Erhebung derartiger Ansprüche – durch italienische Künstler ihren Weg zuallererst nach Mittel- und Osteuropa fand. Kunstwerke im Stile der italienischen Renaissance tauchten außerhalb Italiens zuerst in Ungarn auf, und schon früh wirkten italienische Künstler auch in Rußland. In Ungarn erschienen manche der neuen Formen fast zur gleichen Zeit wie in Italien selbst, ja sogar früher als in manchen Regionen der Halbinsel, und in Ungarn hatten die neuen Formen der Renaissance auch eine tiefere und nachhaltigere Wirkung als bei ihrem seltenen, isolierten Auftreten in anderen Ländern außerhalb Italiens, wie etwa in Frankreich, wo im 15. Jahrhundert Renaissancekünstler wie Francesco Laurana arbeiteten. Obwohl manchen dieser neuen mittel- und osteuropäischen Reiche keine lange Dauer beschieden war – das Königreich Ungarn existierte als ungeteilte, unabhängige politische Macht nur bis 1526, dem Zeitpunkt seiner Niederlage gegen die Türken bei

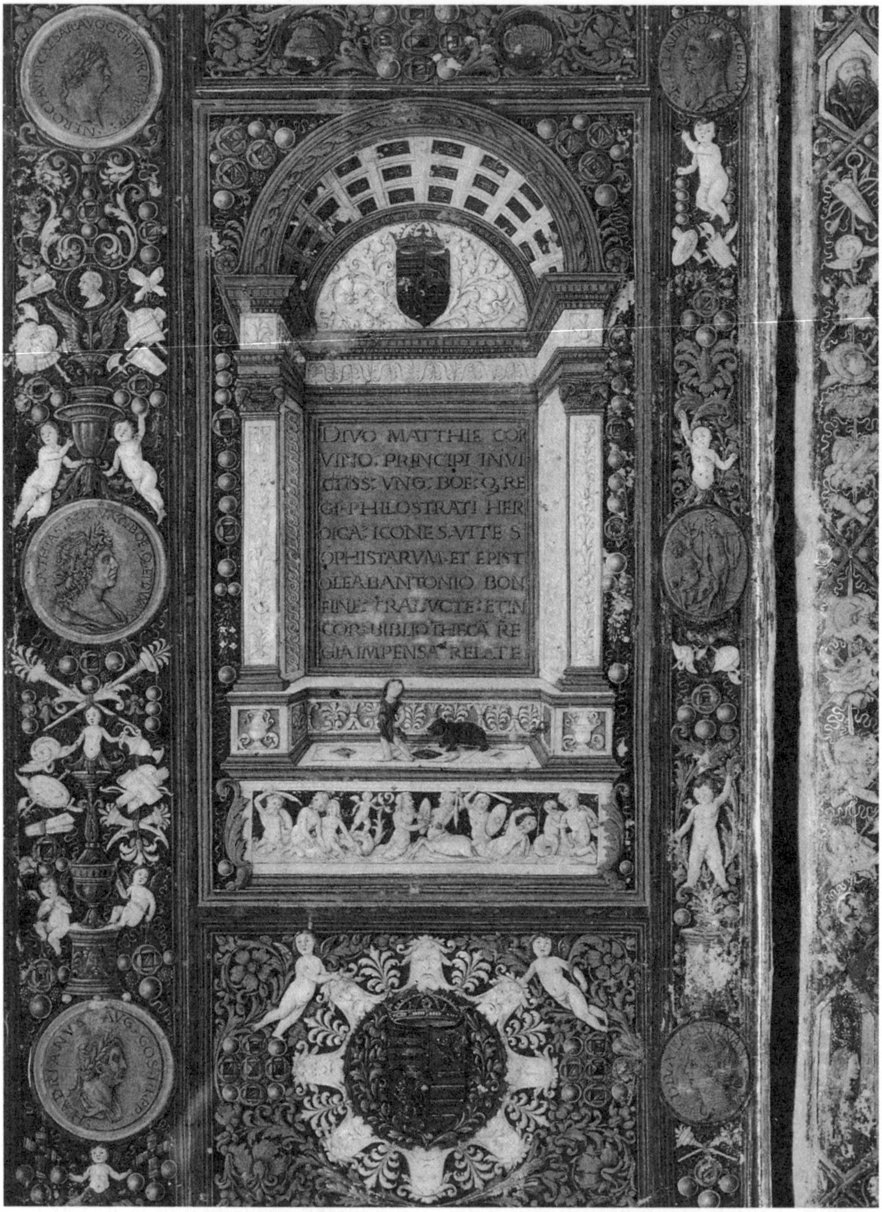
DIVO MATTHIE COR
VINO PRINCIPI INVI
CTISS: VNG: BOE: Q: RE
GI PHILOSTRATI HER
OICA: ICONES VITE S
OPHISTARVM ET EPIST
OLE A B ANTONIO BON
FINE TRADVCTE: ET IN
COR: BIBLIOTHECĀ RE
GIA IMPENSA RELATE

Philostratos, *Werke*, Übersetzung von Antonio Bonfini, Miniaturen von Boccardino Vecchio, 1487–1490; Budapest, Oszágos Széchenyi Könyvtár, Cod. Lat. 417, fol. 1v

Mohács, während Rußland seine Macht bis in die Gegenwart hinein vergrößern konnte –, sollte die Einführung der Renaissance am Hof des Matthias Corvinus auf die Kulturgeschichte der gesamten Region ebenso tiefgreifende Auswirkungen wie in Italien und Westeuropa zeitigen.

Das fast gleichzeitige Auftreten italienischer Künstler und aus Italien stammender künstlerischer Formen in Ungarn und Rußland gestattet es, das kulturelle Modell der italienischen Renaissance zur Bestimmung jener Variationen ästhetischer Formen zu verwenden, die die Kultur Mitteleuropas gegenüber der Osteuropas kennzeichnen. Die Rezeption der Renaissance in jenen Regionen liefert einen allgemeinen Orientierungspunkt zur Klärung der Frage, auf welche Weise neue, als kulturelle Formen zu verstehende visuelle Phänomene auftauchten, wie sie der Norden importierte und seinen lokalen Gegebenheiten anpaßte. Zugleich sagen die infolge der Tätigkeit italienischer Künstler eintretenden jeweiligen künstlerischen Veränderungen viel über den Charakter der darauf unterschiedlich reagierenden lokalen Kulturen aus und vermitteln somit auch Erkenntnisse über die Renaissancerezeption im allgemeinen.

Die Rezeption italienischer Kunst und italienischer Künstler in Ungarn und in Rußland weist eine Reihe von Ähnlichkeiten auf. Die historischen Umstände waren vergleichbar: Obwohl beide Reiche unter direktem oder indirektem Druck seitens der Türken beziehungsweise der Tataren standen, vergrößerte sich zu dieser Zeit ihre Macht. Unter Iwan III. (1462–1505) erweiterte das Großfürstentum Moskau seine Grenzen nach allen Richtungen hin. Im Westen wurde mit der Eroberung von Nowgorod und anderen alten russischen Fürstentümern der Finnische Meerbusen erreicht, und auch auf dem Gebiet der heutigen baltischen Staaten (Livland und Litauen) gab es Landgewinne. Im Osten wurde der Ural überschritten, im Norden das Polarmeer erreicht, im Süden das Herrschaftsgebiet weit in Bereiche der heutigen Ukraine ausgedehnt, die zuvor unter der Herrschaft des Königreichs Polen-Litauen standen. Unter Matthias Corvinus erlangte auch das historische Ungarn (welches das heutige Ungarn, Kroatien, Slawonien, Siebenbürgen, die Slowakei und das Burgenland umfaßte) seinen größten Umfang. Matthias Corvinus wehrte die Türken im Süden ab und verleibte seinem Reich einige Gebiete der Balkanhalbinsel südlich der Save ein. Auch dehnte er seinen Herrschaftsbereich weit nach Norden und Westen aus, gewann Mähren (den östlichen Teil der heutigen Tschechischen Republik), Schlesien und die Lausitz; dort schmückt sein Bildnis einen Turm im fernab von Buda gelegenen Bautzen. Nach Westen zu eroberte Matthias mehrere Städte in Österreich, darunter auch Wien, wo er 1490 starb.

Die ehrgeizigen Herrscher Rußlands und Ungarns zeigten sich als bedeutende Förderer der bildenden Künste. Die Höfe fungierten daher als Initiatoren des Stilwandels. Dieses Muster sollte sich während der Frühen Neuzeit in der gesamten mittel- und osteuropäischen Region noch oft wiederholen. Innovationen im Bereich der Kunst, die neue Formen und Moden durchsetzten, waren während des gesamten Zeitraums häufig durch die Höfe inspiriert und verdankten sich, wie Jan Białostocki es nannte, einer »königlichen Laune«.[2]

Am ungarischen wie auch am russischen Hof vollzogen die Herrscher den Wandel dadurch, daß sie italienische Künstler in Dienst nahmen. Einer der ersten dieser Künstler, Rodolfo (genannt Aristotele) Fioravanti, den Matthias Corvinus 1465 nach Ungarn berufen hatte (er kam allerdings erst 1467), zog ein paar Jahre später, 1474, weiter nach Rußland.[3] Neben Fioravanti zogen noch andere italienische Künstler von Buda nach Moskau, was die Existenz einer historischen Verbindung zwischen der Kunstförderung beider Höfe bezeugt. Bemerkenswert ist auch, daß Fioravanti in Rom gearbeitet hatte, wo er möglicherweise an frühen päpstlichen Plänen zur Versetzung des vatikanischen Obelisken beteiligt war. Dabei hat er vielleicht mit Antonio Filarete und Leon Battista Alberti zusammengearbeitet; Filarete sagte von ihm jedenfalls, er habe Erfahrungen in der Versetzung schwerer Objekte.[4] Fioravanti war auch in Bologna als Bauingenieur tätig. Wahrscheinlich empfahl der Mailänder Herzog Francesco Sforza ihn dem ungarischen König. Dem Beispiel dieses vielseitig erfahrenen Künstlers folgten noch viele andere Italiener aus dem Norden der Halbinsel: Damit war der Grundstein für die Bedeutung gelegt, welche die Lombardei als Quelle und Vermittlungsinstanz künstlerischer Innovationsleistungen für Mittel- und Osteuropa gewinnen sollte.

Wie später noch viele Ingenieure und Militärarchitekten aus Italien wurde Fioravanti wahrscheinlich zunächst wegen dieser technischen Kenntnisse und Fertigkeiten an den ungarischen und den russischen Hof verpflichtet. Wegen ihrer gefährdeten Stellung konnten beide Reiche seine Fähigkeiten als Festungsbaumeister jedenfalls gut gebrauchen: Ungarn stand in der christlichen Frontlinie gegen die Türken, die seit dem 14. Jahrhundert stetig den Balkan hinauf nach Norden vordrangen, bis sie schließlich 1529 Wien erreichten, und Rußlands Nachbarn waren die Tataren. Rußland und Ungarn konnten deshalb als Bollwerke der Christenheit betrachtet werden, eine Vorstellung, die später vor allem in Polen aufgegriffen wurde.[5] Obwohl wahrscheinlich zunächst als Festungsbaumeister berufen, wurde Fioravanti wie viele spätere Künstler jedoch auch für andere künstlerische und architektonische Aufgaben eingesetzt, die nicht direkt militärischen Zwecken dienten. So entwarf er zum Beispiel die Mariä-Entschlafen-Kathedrale des Moskauer Kremls (1475–1479).

Die Ankunft dieses Architekten und Ingenieurs im Norden zeigt auch, wie sehr künstlerische Neuerungen häufig mit technischer oder technologischer Sachkenntnis verbunden waren.[6] Bei Befestigungen und anderen Ingenieuraufgaben – Fioravanti soll eine Brücke für Buda geplant haben – waren Männer seiner Art, die wir heute als Künstler oder Architekten bezeichnen würden, für die Herrscher in den fernen Teilen Europas wegen ihrer technischen Fertigkeiten interessant. Während der gesamten Frühen Neuzeit waren Kunsthandwerker aus Norditalien und italienischsprachigen Gebieten der Schweiz (Tessin und Graubünden) gesucht, weil sie als Steinmetzen und Bildhauer Fertigkeiten besaßen, die den lokalen Handwerkern abgingen; besonders galt das für die Fertigung von Stuck und für das Bearbeiten von Marmor und ähnlichen Steinarten.[7]

Italiener waren in Ungarn und Rußland auch gefragt, wenn es darum ging, das Ideal des alten Rom zu beschwören (das nicht mit dessen historischer Realität zu verwechseln ist). In diesem Sinne läßt sich die traditionelle Definition der Renaissance als Wiedergeburt des klassischen Altertums, die außerhalb

Italiens oft unangemessen ist, mit einiger Berechtigung vor allem auf die Kunst des 15. Jahrhunderts in Ungarn anwenden, in mancher Hinsicht auch auf Rußland. Doch diese beiden Länder begriffen ihr Verhältnis zu dieser Vergangenheit und das Ziel dieser Wiedergeburt völlig unterschiedlich. Entsprechend machten sie auch von den technischen Fähigkeiten der Italiener völlig unterschiedlichen Gebrauch und reagierten auf die geistigen und formalen Errungenschaften des Quattrocento jeweils völlig anders. Diese Errungenschaften wurden in den beiden Reichen zur Bewältigung vollkommen verschiedener Aufgaben genutzt.

Das Verständnis des Verhältnisses zur römischen Vergangenheit nahm in Rußland eine ganz andere Form an als in Mitteleuropa, und dieser Unterschied trägt zur Erklärung der relativen Offenheit oder Verschlossenheit beider Gebiete gegenüber einem kulturellen und künstlerischen Wandel bei. Einerseits hatte Moskau gute Gründe, sich dem Einfluß der Steppe zu entziehen und durch künstlerische und andere Mittel zu bekunden, daß es das Erbe der byzantinisch-römischen Tradition angetreten habe. Andererseits wurde die Wirkungsmächtigkeit der Renaissance in Rußland durch verschiedene Aspekte der einheimischen Kultur eingeschränkt, vor allem durch die Tatsache, daß der kulturelle Boden in diesem Land für ein fruchtbares Wirken dieses fremden Einflusses nur unzureichend bereitet war.[8]

Dank der langen Verbindung zur byzantinischen und orthodoxen Tradition bedurften die russischen Herrscher nicht unbedingt einer Anregung aus dem Westen, wenn sie bestimmte Aspekte der klassischen Tradition aufgreifen oder ihre eigene Größe und Bedeutung durch repräsentative Aufträge zur Schau stellen wollten. Das byzantinische Hofzeremoniell sowie die griechische, auf die Aristotelischen Lehren über die *megaloprépeia* (Großartigkeit) zurückgehende Tradition, der zufolge es einem bedeutenden Herrscher geziemte, die Künste mit hohem Aufwand zu fördern, hätten ihnen die nötigen Impulse vermitteln können. Jedoch blieben die von den Byzantinern bewahrten römischen Aspekte der Vergangenheit in Rußland lange Zeit unbeachtet.[9] Das änderte sich, als Großfürst Iwan III. Zoë Palaiologina heiratete, eine Nichte des letzten byzantinischen Kaisers, und sich infolgedessen als Nachfolger der byzantinischen Kaiser und damit auch der römischen Cäsaren betrachtete. Als Zeichen seines Anspruchs nahm er kaiserliche Insignien an: das Szepter mit dem doppelköpfigen Adler, die Monomachskrone, einen neuen Reichsapfel. Vor allem auch führte er ein neues Zeremoniell ein und bezeichnete sich als »Zar und Selbstherrscher« *(samoderžec)*. Diese symbolische Transformation gibt einen Eindruck von dem neuen Selbstbewußtsein und dem Machtanspruch der Moskauer Herrscher, die ihre Autorität auch aus der Antike legitimierten.[10]

Daß die Zaren gleichzeitig auch als Beschützer des orthodoxen Glaubens auftraten, zeigt die Besonderheit ihres Anspruchs, Nachfolger der byzantinischen Kaiser zu sein, der in dem im 15. Jahrhundert konzipierten, im frühen 16. Jahrhundert postulierten Satz seinen Ausdruck fand, Moskau sei das Dritte Rom. Nach dieser Ansicht war Konstantinopel untergegangen, weil Gott es gestraft hatte. Die Russen aber hätten unerschütterlich am wahren Glauben festgehalten, und daher habe Gott in seiner Gnade Moskau groß gemacht und es zu einem neuen Hort der Macht und der religiösen Orthodoxie werden lassen.[11]

Der alte Gegensatz zum Westen und zur lateinischen Kultur, der sich in diesem Gedanken ausspricht, hatte sich seit dem Unionskonzil von Ferrara-Florenz (1438–1443) noch verstärkt. Für manche Russen bedeuteten die Bemühungen um eine Vereinigung der Kirchen einen Verrat: Der Metropolit Isidor von Kiew wurde von den Moskowitern gefangengesetzt, als er als Kardinal der katholischen Kirche vom Konzil zurückkehrte; an seiner Stelle wurde ein anderer Metropolit gewählt.

Widerstand gegen ausländische Einflüsse wurde im 16. Jahrhundert überall immer deutlicher erkennbar, und fremdenfeindliche Tendenzen sind in vielen Ländern und zu vielen Zeiten immer wieder aufgetreten, doch in Rußland machten sie sich schon früh besonders stark bemerkbar. Dies hemmte die Ausbildung eines Klimas, das für die Aufnahme jener neuen Einflüsse aus Italien günstig gewesen wäre, die durch Zoë und ihr italienisches Gefolge nach Moskau gelangten. Zoë hatte in Rom als Mündel des Papstes gelebt und von Kardinal Bessarion, dem großen humanistischen Kirchenfürsten, Belehrung und Unterweisung erfahren. Die antiwestliche Haltung erreichte in Rußland ihren Gipfel im 17. Jahrhundert unter Zar Alexej, von dem es heißt, er habe ein besonderes Waschgefäß besessen, um sich nach der Begegnung mit Menschen aus dem Westen zu reinigen.[12]

Die Kunstförderung der Moskauer Herrscher ist im Zusammenhang mit dieser Einstellung gegenüber dem Westen zu sehen. Auf welche Weise der Anspruch Moskaus, das neue Rom zu sein, durch die Kunst versinnbildlicht werden konnte, war durch das mögliche Aufgabenspektrum der Künstler bestimmt, und das war durch die herrschenden kulturellen Bedingungen stark eingeschränkt. In Rußland waren der Übernahme von Renaissanceformen von Anfang an extreme Grenzen gesetzt.

Für die Neuerungen des italienischen Quattrocento im Bereich der Plastik zum Beispiel boten sich in Rußland wenig Möglichkeiten. Ein Charakteristikum der italienischen Renaissance ist, ganz allgemein gesprochen, die Wiederentdeckung der naturgetreuen Darstellung der menschlichen Gestalt in drei Dimensionen. Das klassische Erbe in seiner über das Mittelalter hinweg tradierten Form erfuhr im 15. Jahrhundert eine Wandlung, als man aus der Nachahmung des Altertums und seiner in den antiken Statuen vorgegebenen Formenwelt ein Schönheitsideal gewann, dem die aktuelle Kunst nachzueifern hatte. Allgemeine Aussagen über die frühe russische Holzskulptur sind zwar problematisch – vieles blieb einfach nicht erhalten, und die vorhandenen Werke sind für gewöhnlich klein oder entstanden erst später[13] –, doch man kann wohl durchaus die Behauptung wagen, daß es im Großfürstentum Moskau trotz der Existenz einiger weltlicher Werke keine weitverbreitete Tradition an Werken der Bildhauerkunst gab, die sich mit der West- oder Mitteleuropas vergleichen ließe.

Religiöse Verbote hemmten die Entwicklung der Plastik, denn die Orthodoxie lehnte Bildwerke ab, eine Folge des langanhaltenden Bilderstreits in der Ostkirche. Nach dem Zweiten Gebot auch der meisten westlichen Bekenntnisse waren Götzenbilder verboten. Da man darunter zumeist gerade geschnitzte oder gemeißelte Bildnisse verstand, schreckte man vor der Herstellung von Skulpturen, insbesondere solchen, die unbekleidete Figuren darstellten, oft zurück.

Auffällige Unterschiede bestehen auch zwischen der russischen Maltradition und der italienischen Malerei zwischen dem 14. und dem 16. Jahrhundert. Die Geschichte der Tafel- und Wandmalerei von Giotto zu Masaccio und das ganze 15. Jahrhundert hindurch wird im allgemeinen als Bewegung hin zur Mimesis betrachtet. Auf dem Weg zu einer bildlichen Wiederholung der Natur entwickelten die italienischen Künstler nach und nach Verfahren zur dreidimensionalen Darstellung von Figuren und erzeugten durch verschiedene Mittel den Eindruck von Körperlichkeit. Dazu gehörten eine dem tatsächlichen Standort der Figuren im Raum entsprechende Behandlung des Lichts sowie die perspektivische Verkürzung. Auch das Mittel der Überschneidung wurde entwickelt, um die Illusion zu verstärken, die Figuren befänden sich in einem realen Raum. Zugleich entwickelte sich in der Malerei seit dem Spätmittelalter eine neue, humanisierende Sichtweise, die der emotionalen Einfühlung großen Wert beimaß und dementsprechend neue Formen der Bildsprache entwickelte, denen der Glaube an ein unmittelbares Verhältnis des einzelnen zu Gott zugrunde lag. Man hat seit langem erkannt, daß die verschiedenen Frömmigkeitsbewegungen, etwa das Franziskanertum und andere, mystische Strömungen, durch ihre Förderung dieser Geisteshaltung auf die bildenden Künste einen starken Einfluß ausübten. Zur Intensivierung der Religiosität haben sicherlich auch die großen Pestepidemien beigetragen, deren Auswirkung auf die Künste allerdings weniger eindeutig und umstrittener ist.

Die italienische Malerei ging damit nicht nur andere Wege als die Ikonenmalerei, sondern entwickelte sich geradezu in bewußter Abgrenzung von dieser heute als typisch russisch geltenden Form des Kultbildes. Schrittweise drangen neben expressiven auch narrative Elemente in die religiöse Malerei Italiens ein. Im 15. Jahrhundert kann man sogar von einer Krise in der Geschichte des christlichen Kultbildes sprechen.[14] Die russischen Ikonen hingegen stellen statische und hieratische Wiederholungen eines Typs dar. Selbst zufällige Momente des Erhaltungszustands der Vorlage werden nachgeahmt, so zum Beispiel eine durch Kerzenrauch verursachte Dunkelfärbung. Lebensähnlichkeit ist in dieser Malerei nicht beabsichtigt, sie enthält keine narrativen Elemente, und auch die Frage der ästhetischen Qualität ist ihr nicht wichtig.

Russische Ikonen haben statt dessen ein religiöses Ziel, sie wollen die Welt jenseits der Sinne aufscheinen lassen. Ein Argument der Ikonodulen gegen die Bilderzerstörung lautete, Bilder seien zu verehren, wenn sie über die Welt der Erscheinungen hinausführten. In dieser in Rußland betriebenen Malerei wird daher kaum der Versuch einer illusionistischen Wiedergabe der sichtbaren Welt gemacht. Lebensähnlichkeit wird ebensowenig angestrebt wie die Abbildung von Bewegung innerhalb eines perspektivisch überzeugenden Raumes.

Selbst der Sinn für die Körperlichkeit der menschlichen Gestalt, der als Bestandteil der klassischen Tradition fortlebte, wurde in Rußland anders begriffen. Die Italiener griffen hier auf das durch die lange Tradition der westlichen Malerei vermittelte römische Erbe zurück; die Russen hingegen wurzelten in

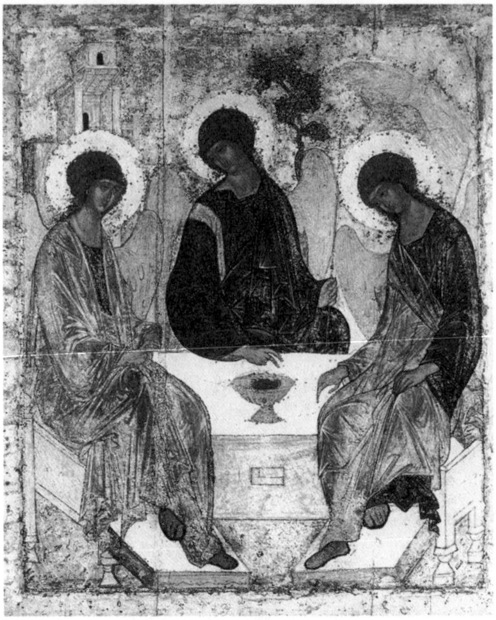

Andrej Rubljow, Ikone der Heiligen Dreifaltigkeit, 1411 oder 1422–1427; Moskau, Tretjakowgalerie

der gräko-byzantinischen Verarbeitung der hellenistischen Tradition. Wie in der gräko-byzantinischen Tradition, so wurde auch in der russischen Malerei die Illusion von Dreidimensionalität, wenn es um die Vermittlung des Eindrucks menschlicher Präsenz ging, oft durch ein Netz von Glanzlichtern erzeugt. Dieses Netz ließ sich auch in ein zweidimensionales Muster überführen, in dem die schematische Linearität betont wurde.[15]

Während die Vorstellung von Fortschritt und Innovation in der Kunst als eine der treibenden Kräfte der italienischen Renaissancekunst angesehen werden kann, war in der russischen Malerei für künstlerische Erfindungsgabe und Einbildungskraft wenig oder gar kein Platz. So erklärte beispielsweise die Hundertkapitelsynode von 1551 ausdrücklich: »Die Maler sollen die alten, von den griechischen Ikonenmalern, von Andrej Rubljow und anderen berühmten Malern stammenden Vorbilder kopieren; in nichts sollen sie ihrer eigenen Phantasie folgen.«[16]

Der Bezug auf Andrej Rubljow ist besonders aufschlußreich: Wenn einmal eine Innovation auftritt, wie dies im Werk des großen Meisters des späten 14. und frühen 15. Jahrhunderts (der von der Ostkirche bezeichnenderweise heiliggesprochen wurde) zweifellos der Fall ist, so wird sie bald zu einem standardisierten Typus. Die religiösen Zeremonien der Russen wiesen bestimmten Ikonentypen zudem feste Positionen zu, etwa auf einer Ikonostase. Ebenso waren die einzelnen Ikonentypen genau festgelegt, so daß die Chancen für eine Veränderung nach westlichem Muster denkbar gering waren.[17]

Für die Italiener blieb daher in der Hauptsache nur die Architektur als Betätigungsfeld. Sie wurden vor allem zum Umbau des Moskauer Kremls herangezogen. Der Kreml besteht, wie vergleichbare Anlagen in Städten wie Buda,

Prag, Kraków (Krakau), Bratislava (Preßburg) oder Warschau, aus einem von Befestigungsanlagen umgebenen Hügel mit einem Palast und mehreren Kirchen. Für den Bau ließen sich die technischen Fertigkeiten der Italiener nutzen, wie man sie auch zum Gießen von Geschützen oder zum Prägen von Münzen einsetzen konnte. Die Tradition der Holzbaukunst, in Rußland bis heute lebendig, wurde offenbar als dem neuen Machtanspruch Iwans III. unangemessen empfunden, und die älteren steinernen Kirchen des Kremls waren wohl zu klein und wahrscheinlich auch nicht prächtig genug. Ein früher Versuch zur Errichtung eines solideren Baus der Mariä-Entschlafen-Kathedrale war Mitte des 15. Jahrhunderts begonnen worden, 1474/75 jedoch gescheitert. Dieses Scheitern markiert das Ende einer Epoche der älteren russischen Architektur.[18] Für einen hervorragenden Baumeister und Ingenieur, der eine neue Form von Architektur ins Land bringen sollte, war die Situation also äußerst günstig.

Fioravantis technische Fähigkeiten waren geeignet, die Russen zu beeindrucken. Fioravanti benutzte den Kompaß, die Wasserwaage und Entwurfszeichnungen, er bediente sich also nicht nur neuer Meßmethoden, sondern auch neuartiger technischer Hilfsmittel. Für den Bau der Mariä-Entschlafen-Kathedrale verwendete Fioravanti harte Ziegelsteine von hoher Qualität und einen verbesserten, hochwertigen Mörtel. Eine bautechnische Neuerung war auch, daß die Wand nicht mehr mit Kies und Sand, sondern mit Zement und Ziegeln ausgefüllt wurde. Auch zum Lastenheben führte er neue Verfahren ein. Die Italiener verfügten zudem über neue Methoden zum Schneiden der Steine. Diese Techniken gestatteten die Errichtung eines höheren und leichteren Gebäudes. 1479 war die Kathedrale vollendet.

Fioravanti erweiterte somit die Tradition des Handwerkers und Steinmetzen, indem er neben neuen Formen und Praktiken auch ein neues Verständnis des Baumeisters ins Land brachte, das mehr der in Italien sich herausbildenden Vorstellung von einem Architekten entsprach. Die Vermittlung geschah über Ungarn, wo der italienische Einfluß, wie wir noch näher sehen werden, recht stark war; dort wurde Fioravanti in der Tat bereits als »Architekt« bezeichnet. Seine Verwendung von Entwurfszeichnungen mit ihrer theoretischen Bewältigung und Umsetzung praktischer Arbeit und Erfahrung bedeutete die Einführung eines Moments intellektueller Abstraktion in die russische Baupraxis.[19] Italienische Einflüsse sind auch in bestimmten Details zu finden, etwa in den regelmäßigeren Proportionen der Mariä-Entschlafen-Kathedrale und in der Fassadengliederung. Abgesehen von solchen Einzelelementen ist es jedoch unklar, wie groß die Auswirkungen dieser ersten Einwanderungswelle italienischer Künstler nach Rußland tatsächlich waren.[20]

Wie bei der Rezeption der Malerei standen dem Einfluß Italiens auch in der Architektur Hindernisse entgegen. Auch bei der Kirchenarchitektur galt es, älteren Formen und Typen zu folgen. Fioravanti wurde daher von Iwan III. zunächst nach Wladimir geschickt, um die dortige Mariä-Entschlafen-Kathedrale aus dem 12. Jahrhundert zu studieren; erst dann konnte er seinen eigenen Entwurf einer solchen Kirche gestalten. Zudem führte Fioravanti unmittelbar das Werk seiner russischen Vorgänger auf dem Kreml fort. Das führte dazu,

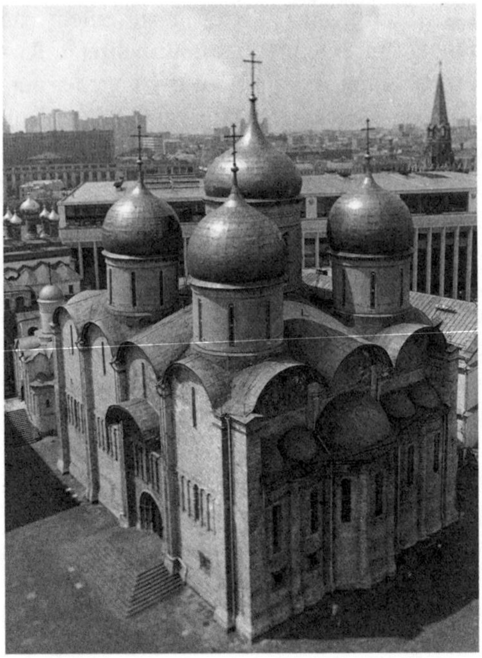

Mariä-Entschlafen-Kathedrale auf dem Moskauer Kreml, 1475–1479, von Aristotele Fioravanti

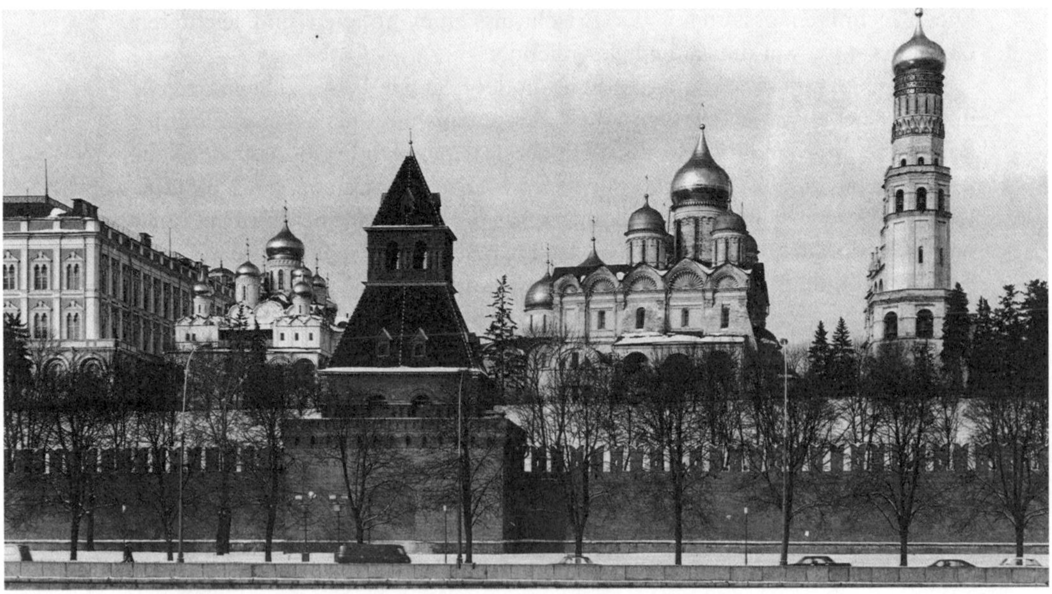

Der Moskauer Kreml. Mauern und Türme überwiegend 15. Jh., die Kirchen verschiedenen Datums, darunter die Erzengel-Michael-Kathedrale (Mitte), 1505–1509, von Alessio Novi

daß sich die beiden Kathedralen in Wladimir und Moskau hinsichtlich des Grundrisses, der Gestalt, der Kuppeln und des Äußeren ebenso gleichen wie hinsichtlich des Systems der Innendekoration.[21]

Den immanenten Konservativismus des russischen Kirchenbaus belegt auch die nächste große Kirche auf dem Kreml, die Verkündigungskathedrale (1484 bis 1489): Sie entspricht in vielen Aspekten älteren Bauten, Bezüge zur Mariä-Entschlafen-Kathedrale sind rar. Zwar erinnern der symmetrische Grundriß, die regelmäßigen Proportionen sowie die geordnete Raumanlage an italienische Vorstellungen und scheinen Albertis ästhetischem Ideal einer Architektur der Harmonie, Ordnung und Symmetrie zu entsprechen, doch ist fraglich, inwieweit diese Wirkungen tatsächlich beabsichtigt waren, und noch fraglicher ist, inwieweit diese Züge von den Russen im Unterschied zu den Reminiszenzen an die Architektur Kiews und Konstantinopels überhaupt wahrgenommen wurden. Vielleicht entstammen diese oberflächlichen Ähnlichkeiten in Wahrheit eher der lokalen russischen Bautradition, die auch ganz entsprechende Grundrisse, Proportionen und räumliche Arrangements aufweist.

Bei der Erzengel-Michael-Kathedrale des Kremls, die 1505–1509 von einem Vertreter der dritten italienischen Zuwanderungswelle, Alessio (oder Alevisio) Novi, errichtet wurde, lassen sich dann jedoch offenkundig neue, italienische Elemente erkennen. Dazu gehören ein Gesims, Muschelmotive (die Jakobsmuschel), Bogen, Pilaster und Kapitelle – Elemente, die sich wie auch die drei Fenster über dem Portal mit typisch norditalienischen oder venezianischen Motiven in Verbindung bringen lassen. Das ist nicht überraschend, da Novi nach der norditalienischen Stadt seiner Herkunft den Beinamen »da Montagnana« trägt. Trotzdem ist auch die Erzengelkathedrale ihrem Typus nach eindeutig eine russische Kirche, und auch sie verweist in ihrer Anlage auf Wladimir.

Bezeichnend ist, daß italienische Elemente dort auftreten, wo es sich um dekorative oder ornamentale Aspekte des Gebäudes handelt. Das Ornament ist das Reich der künstlerischen Freiheit, wo die kulturellen und gesellschaftlichen Beschränkungen und Regeln nicht mit voller Strenge Anwendung finden. Dekoration und Ornament sind Marginalien der Kirche, wie sie auch in mittelalterlichen Handschriften Marginalien sind, auf den Rändern der Seiten erscheinen, wo sie die Aufmerksamkeit auf andere Elemente lenken und sie umrahmen. Derartige Marginalien lassen sich freier behandeln, sie erinnern darin an die Drolerien mittelalterlicher Manuskripte. Oft hält die Renaissance über das Ornament in die Kunst Mitteleuropas Einzug. In der russischen Tradition war die Verwendung solcher Elemente durch die auffällige kontinuierliche Verwendung von bogenförmigen Wandabschlüssen wie den Sakomary und von Bedachungsbogen (Kokoschniki) vorbereitet.

Obwohl die Kremlkirchen eine starke Wirkung auf die spätere russische Architektur hatten, treten die bei ihnen eingeführten »italisierenden Elemente« später hauptsächlich nur bei äußeren Ornamentformen und sich wiederholenden dekorativen Details wieder auf. Die berühmte Basiliuskathedrale zeigt, daß die späteren Moskauer Kirchen des 16. Jahrhunderts in Grundriß und Massengliederung sehr wenig mit der westeuropäischen Architektur der Zeit gemein haben.

In der Profanarchitektur, wo keine so streng kanonischen Vorschriften herrschten, war die Chance zu einer Assimilierung westeuropäischer Kunst größer. Die Mauern und Türme des Kremls, die nach den Tatarenangriffen des Jahres 1451 erneuert wurden, errichtete man aus rotem Backstein. Zwischen 1485 und 1510 entstanden unter der Leitung norditalienischer Baumeister – hervorzuheben ist Pietro Antonio Solario – Befestigungsanlagen, die an die Stadtmauern norditalienischer Städte des späten Mittelalters und der Frührenaissance (etwa an die von Montagnana) erinnern oder auch an befestigte Schlösser, wie man sie in Ferrara und Mailand findet. Der 1487–1491 errichtete Facettenpalast des Kremls wiederum, ein einfacher Bau mit facettierten Mauern, erinnert an den Palazzo dei Diamanti in Ferrara. Doch auch hier entspricht das Innere mit seiner gewölbten, mit Fresken und Vergoldungen geschmückten Halle der byzantinisch-östlichen, nicht der westeuropäischen Tradition.

Auch in der Profanarchitektur blieben Neuerungen also vergleichsweise isoliert und fanden keine dauerhafte Förderung. Obwohl in der russischen Sakral- und Profanarchitektur der folgenden Jahrhunderte vereinzelte Beispiele der Adaption westlicher Elemente zu beobachten sind und gegen 1700 häufiger werden, läßt sich dies nicht mit der in allen künstlerischen Medien festzustellenden Formenverflechtung vergleichen, die sich in diesem Zeitraum in den Ländern Mitteleuropas entwickelte und in das soziale Leben und den Alltag integriert wurde. Bevor Rußland stärker an den allgemeinen europäischen Entwicklungen teilhaben konnte, bedurfte es eines tiefer greifenden Wandels der sozialen und kulturellen Einstellungen und Werte und damit auch der Funktion der Künste. Dieser Wandel bahnte sich wie viele andere Veränderungen in der russischen Geschichte im 17. Jahrhundert zwar bereits an, doch wirklich vollzogen wurde er erst unter Peter dem Großen am Ende des 17. und zu Beginn des 18. Jahrhunderts.[22]

Die Entwicklung in Rußland unterscheidet sich somit fundamental von der in Mitteleuropa, wie sich am ungarischen Hof des Matthias Corvinus zeigt. Dort nahm die Renaissance einen grundsätzlich anderen Charakter an. Der König förderte zwar nicht nur italienische Künstler und Architekten, sondern auch andere Tendenzen (er erwarb Werke in der Tradition der niederländischen Malerei und wahrscheinlich auch Arbeiten deutscher Bildhauer, denn beide, die niederländische Malerei und die deutsche Bildhauerkunst, erreichten damals einen historischen Höhepunkt)[23], doch erinnert die Ausprägung der Renaissance an seinem Hof alles in allem sehr an das, was uns aus dem Italien des Quattrocento als besonders progressiv und avanciert vertraut ist.

Im Unterschied zu Rußland stand Ungarn schon seit langem mit Italien und anderen westeuropäischen Ländern in ständiger Verbindung. Die transdanubischen, kroatischen und transsylvanischen Teile Ungarns waren Teil des Römischen Reiches gewesen, dessen Limes entlang der Donau verlaufen war. (Das Rumänische, eine der Sprachen, die auf dem Territorium des historischen Ungarns gesprochen wurde, ist, wie sein Name schon sagt, eine der aus dem Latein hervorgegangenen romanischen Sprachen.) In Buda, Szombathely (Steinamanger) und an anderen Orten der alten Provinz Pannonien konnte man Überresten aus der römischen Zeit begegnen. Schon zur Zeit Stephans I., des Heiligen, war Ungarn katholisch geworden, und viele bedeutende religiöse Gestalten, darunter die hl. Elisabeth von Thüringen (eine Tochter des ungarischen Königs Andreas II.), stammten aus diesem Reich. Während des gesamten Mittelalters unterhielt Ungarn Verbindungen zum Westen, wie etwa die normannisch geprägte Kirche von Ják in Westungarn belegt.[24]

Diese Verbindungen verstärkten sich ab dem 14. Jahrhundert, als das Land nacheinander von Herrschern aus den Häusern Anjou und Luxemburg regiert wurde, deren Interessen naturgemäß auch in Italien und Frankreich lagen. Schon ab dieser Zeit finden sich zahlreiche Spuren der italienischen Kunst des Trecento in Ungarn: Fresken toskanischen Charakters in der Burgkapelle von Esztergom (Gran); Wandmalereien in der Slowakei (damals der nördliche Teil Ungarns), die toskanisch beeinflußt sind und unter anderem Darstellungen des Volto Santo im Dom zu Lucca zeigen, sowie mehrere von Bologneser Buchmalern illuminierte Prachthandschriften.[25]

Zu Beginn des 15. Jahrhunderts ließ König Sigismund aus der Dynastie der Luxemburger, ab 1433 auch Kaiser des Heiligen Römischen Reiches, umfangreiche Umbauten auf der Burg von Buda durchführen und verwandelte sie in ein Bauwerk im modischen gotischen Stil. Eine der größten Entdeckungen der letzten Jahrzehnte war die Auffindung mehrerer für diese Burg bestimmter Skulpturen vom Anfang des 15. Jahrhunderts, welche die Charakteristika des sogenannten internationalen Stils zeigen, mit Parallelen in Burgund und im Wiener Raum.[26]

Während der Herrschaft Sigismunds wurden auch enge Kontakte zu Italien und zu italienischen Humanisten geknüpft. Der König war selbst in Italien gewesen; in Rom war er mit dem bedeutenden frühen Altertumsforscher Ciriaco d'Ancona in Verbindung getreten, und Poggio Bracciolini hatte ein Preisgedicht auf seine Krönung verfaßt. Mehrere Humanisten, darunter Ambrogio Traversari, Antonio Loschi, Francesco Filelfo und Pier Paolo Vergerio, kamen an Sigismunds Hof in Buda, während umgekehrt viele ungarische Untertanen zum Studium nach Italien gingen. Italiener wie Branda Castiglione, Giovanni da Buondelmonte und Andrea Scolari bekleideten Bischofssitze in Ungarn. Diese Kirchenfürsten sowie Scolaris Bruder Filippo (in Italien als Pippo Spano bekannt) ließen italienische Künstler in den Norden kommen, um für sie zu bauen und zu malen: Manetto Ammanatini etwa, der in Florenz zum Kreis um Brunelleschi gehört hatte, sowie den berühmten Masolino da Panicale, der mit Masaccio an der Ausmalung der Brancacci-Kapelle beteiligt gewesen war und drei Jahre in Ungarn arbeitete. Zwar blieb infolge der Zerstörungen durch die Türkenkriege nur wenig von ihrer Arbeit erhalten, genausowenig wie von den Denkmälern, die später unter Matthias Corvinus errichtet wurden, doch zeigen die Namen von Poggio, Ammanatini und Masolino, daß Ungarn schon vor der Zeit des Corvinus Beziehungen zu Florenz hatte, jenem Zentrum der Renaissance des Quattrocento.

Corvinus selbst war von dem Kroaten János Vitéz erzogen worden, einem Humanisten der älteren Generation. Er war daher in intellektuellen und ästhetischen Fragen vorgebildet und gegenüber kulturellen Werten und künstlerischen Innovationen positiv eingestellt, womit einer Übernahme der neuesten

Formen italienischer Kunst der Weg geebnet war. Von seinem Vater hatte er bereits große Reichtümer geerbt, und als er König geworden war, zentralisierte er die Macht, führte eine scharfe Besteuerung ein und vergrößerte damit seine Einkünfte noch. Auf diese Weise konnte Ungarn unter Matthias Corvinus zu einem frühen Zentrum der Renaissancekunst florentinischer Prägung werden, die hier oft in ungewöhnlich reiner Form verwirklicht wurde. Von Ungarn aus verbreiteten sich verschiedene Formen italisierender Kunst in der gesamten Region.

Hinsichtlich seiner Herkunft, seiner Erziehung und seiner Haltung gegenüber einer humanistisch inspirierten Kunst ähnelte Matthias Corvinus vielen Mäzenen des Quattrocento. Wie die bürgerlichen Mäzene Italiens stammte er nicht aus königlicher Familie, sondern war der Sohn eines »starken Mannes«, des Reichsverwesers János Hunyadi, der nach einer Zeit innenpolitischer Wirren an die Macht gekommen war. Wie die italienischen Emporkömmlinge, so wertete auch Corvinus später seine gesellschaftliche Stellung auf, indem er 1476 Beatrix von Aragonien aus dem Königshause Neapels heiratete. Wie Lorenzo de' Medici und andere zeitgenössische italienische Herrscher nutzte Corvinus die Künste und Wissenschaften für Repräsentationszwecke (worin er späteren mitteleuropäischen Herrschern vorausging), doch er hatte auch ein starkes persönliches Interesse an ihnen. Wie Lorenzo de' Medici oder Federico da Montefeltro, ein weiterer Mäzen und Condottiere, so bezeichnete sich auch Corvinus, der mit florentinischen Humanisten und Philosophen korrespondierte, als Liebhaber der Wissenschaften und der Literatur.

Der König spielte auch darin eine Vorreiterrolle für Mitteleuropa, daß er nach italienischem Vorbild neben den Künsten die Wissenschaften förderte. Er zog nicht nur Literaten, sondern auch bedeutende Astronomen wie Regiomontanus und Marcin Bylica von Olkusz an seinen Hof, für die er verschiedene technische Instrumente anfertigen ließ. Unter Corvinus' Herrschaft errichtete János Vitéz die Academia Istropolitana in Bratislava (Poszony, Preßburg), der heutigen Hauptstadt der Slowakei. Während das Gebäude heute noch existiert, löste sich die Institution schon 1491, kurz nach dem Tode des Königs, auf; die Gelehrten, darunter Regiomontanus und Bylica, verließen die Stadt. Bylica ging an die Universität von Kraków (Krakau), die zweitälteste, 1364 gegründete Universität Mitteleuropas, wo er Lehrer von Nikolaus Kopernikus wurde, der ab 1492 dort studierte.[27]

Die Humanisten um Corvinus beeinflußten das Verhältnis des ungarischen Hofes zu den bildenden Künsten in starkem Maße. Schon Vitéz, dann aber auch Antonio Bonfini, Francesco Arrigoni und Francesco Bandini, Humanisten, die nach 1476 an den Hof kamen, vermittelten Matthias die Ansichten des Quattrocento über Kunst und Architektur. Bereits in den sechziger Jahren des 15. Jahrhunderts findet sich in Ungarn ein humanistisch geprägtes Kunstverständnis, vermittelt vielleicht durch Fioravanti, der sich, wie bereits gesagt, in Rom aufgehalten hatte, wo er möglicherweise auch mit Alberti zusammengetroffen war.[28] Ein 1467 datiertes Schriftstück aus Ungarn bezeichnet Fioravanti denn auch (im Unterschied zu der Einschätzung, die er dann in Rußland erfuhr) nicht nur als Ingenieur, sondern auch als Architekten.[29] Das heißt, man sprach ihm die technischen Fähigkeiten eines Ingenieurs zu, der moderne italienische Bauverfahren kannte, und zugleich galt er als ein Baumeister, der die neuen Kriterien eines Architekten erfüllte, also nicht nur technische Meisterschaft, sondern auch bestimmte intellektuelle Fähigkeiten und Bildungsvoraussetzungen mitbrachte.

Dieser vergleichsweise frühe Gebrauch des Wortes läßt sich durchaus mit der neuen Theorie der Baupraxis in Verbindung bringen, wie sie Alberti formulierte. Matthias Corvinus' umfangreiche Bibliothek enthielt auch Abschriften des Albertischen Architekturtraktats, ebenso ein von Bonfini mit Anmerkungen versehenes Exemplar des Traktats von Filarete (der Fioravanti kannte).

Wir wissen, daß der Begriff des Architekten und viele andere Begriffe aus dem Bereich der Künste von den Humanisten des ungarischen Hofes verwendet wurden. Eine Schenkung des Königs an den Bildhauer Giovanni Dalmata belegt, daß die neue, für die Künste entwickelte humanistische Rhetorik auch von der königlichen Kanzlei übernommen wurde. Über Malerei und Plastik wurde, wie in Italien, in der Sprache der humanistischen Rhetorik gesprochen, und das klassische Altertum diente bei Diskussionen als Maßstab.[30] Beschreibungen, die am Hof des Matthias Corvinus lebende Humanisten hinterließen, deuten darauf hin, daß die vom König geförderten Bauvorhaben als Neuschaffungen antiker Formen verstanden wurden. »Priscam architecturam in lucem revocasti«, »Du hast die altehrwürdige Architektur [des Goldenen Zeitalters] wieder ans Licht gebracht«, schrieb Bonfini an Corvinus. Zu dieser Architektur gehörten Teile der Burg von Buda und die neuen Villen, die der Herrscher bei Nyék und Visegrád hatte errichten lassen – Bauten, die häufig mit dem für antike römische Architektur gebräuchlichen Vokabular beschrieben wurden.

Am wichtigsten war vielleicht, wie die bewußte Erneuerung der Künste im Sinne der Renaissance in Ungarn als Argument zur Rechtfertigung der Kunstförderung genutzt wurde. Wie die Humanisten im Umkreis der Medici und am neapolitanischen Hof – über Beatrix von Aragonien standen auch sie mit dem Hof von Buda in Verbindung –, so entwickelten auch die in ungarischen Diensten stehenden Humanisten eine Theorie zur Verteidigung hoher finanzieller Aufwendungen für die Künste. Gegen Kritiker, die darin einen prahlerischen Luxus sahen, führten sie die Tugend der Prachtentfaltung ins Feld. Gemäß dieser Doktrin, die ebenfalls in Italien entwickelt worden war, geziemte es einem Fürsten, mit hohem finanziellem Aufwand für die Künste zu prunken. Besonders wichtig ist die Tatsache, daß man die *magnificentia* des Matthias Corvinus zudem ausdrücklich als »in der Nachfolge der römischen Kaiser stehend« begriff.

Ein Rückgriff auf die Antike ist auch die Latinisierung des Namens Hunyadi zu Corvinus, womit er eine Assoziation zu einer altrömischen *gens* herstellte.[31] Die beiden Ziele, den Ruhm seines in dieser Zeit in viele Konflikte verwickelten Reiches zu repräsentieren und zugleich den eigenen Status als *homo novus* in der Rolle des Königs zu behaupten, widersprechen sich nicht. Corvinus versuchte zum einen (allerdings erfolglos), eine Familiendynastie zu gründen, zum anderen nutzte er den Glanz der Kunst und der Antike zur Verherrlichung seines Reichs und seiner Person. Die Münzen des Königs sowie auch seine Porträts in verschiedenen Handschriften sind, anders als in Florenz, nicht dem Vorbild des republikanischen, sondern dem des kaiserlichen Rom verpflichtet.

Zu dem Bemühen, seinen Status durch großzügige Auftragsvergabe für Bauten und Skulpturen zu heben, gesellte sich Matthias Corvinus' Sammelleidenschaft. In der Biographie des Benedetto da Maiano, einem Kapitel der *Vite,* schreibt Vasari, der König habe »alle seltenen Dinge geschätzt«. Echtes Interesse mag auch das Zusammentragen der Bibliotheca Corviniana bestimmt haben, von deren tausend Kodizes 160 erhalten sind. Diese Bibliothek wurde nicht nur aus ästhetischen Gründen aufgebaut, sondern auch wegen der Inhalte der Bücher (trotz der Korruptelen, die in ihnen enthalten sein mögen). Viel humanistisch inspirierte Literatur fand sich darunter, die der König nach seinem eigenen Bekenntnis des öfteren las. Viele der bedeutendsten Florentiner Buchmaler waren an der Herstellung der Prachthandschriften beteiligt, darunter Attavante Attavanti und Gherardo di Giovanni, sowie weitere italienische Künstler und Schreiber.[32]

Der König kaufte auch viele andere Arbeiten von bedeutenden italienischen Künstlern seiner Zeit oder erteilte ihnen Aufträge. Pollaiuolo entwarf die Draperie für seinen Thron, Florentiner Goldschmiede waren für ihn tätig – einige ausgezeichnete Stücke, darunter eine Caradosso zugeschriebene Arbeit, werden noch heute in der Kathedrale von Esztergom aufbewahrt. Vasari berichtet, daß Filippo Lippi eine Einladung nach Budapest zwar ausgeschlagen, jedoch zwei schöne Tafelbilder gesandt habe, darunter ein Porträt des Königs.

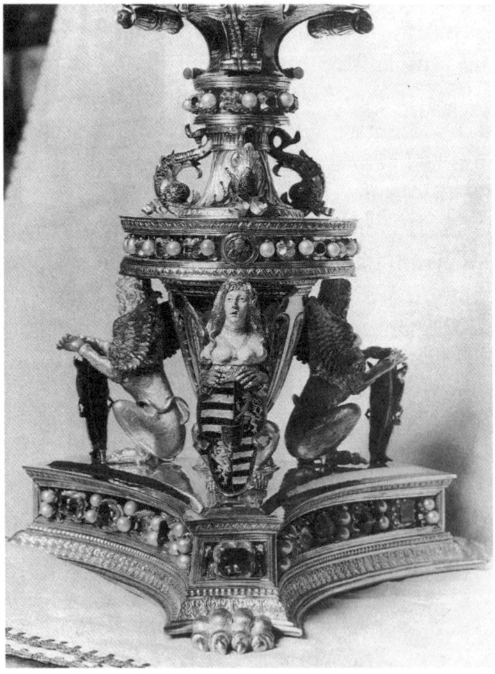

Fuß eines Kruzifixus, zugeschrieben dem Caradosso (Cristoforo Foppa), 1469–1490; Esztergom, Schatzkammer der Kathedrale

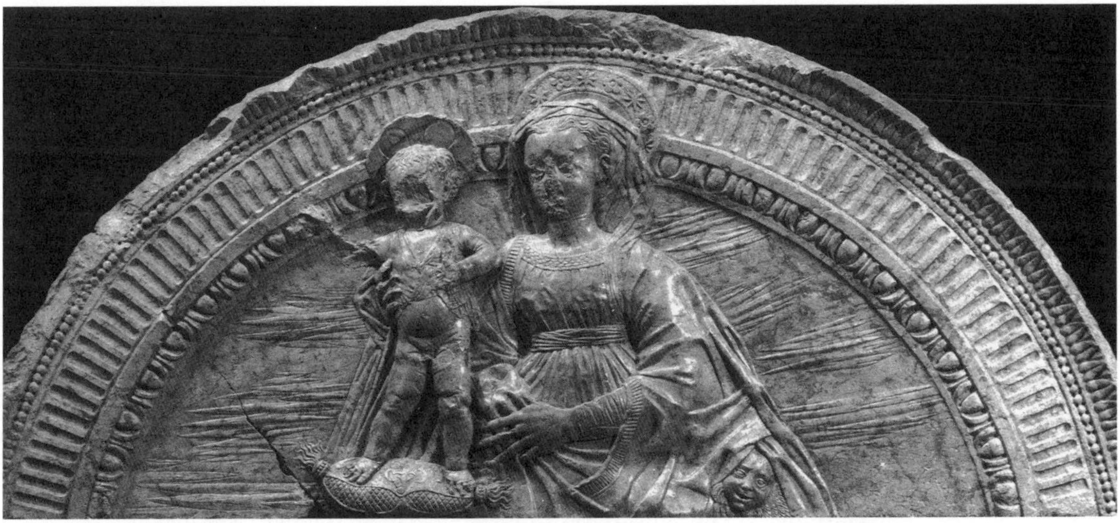

»Madonna von Visegrád«, um 1484/85; Esztergom, Museum für christliche Kunst

Wenn auch Lippi nicht kommen wollte, so fanden doch andere den Weg nach Buda, darunter Caradosso, der sich 1489 dort aufhielt. Zu den Florentinern gehörte Benedetto da Maiano, in dessen Biographie wir bei Vasari lesen, am Hof des Matthias Corvinus, des Königs von Ungarn, hätten sich »viele Florentiner« befunden. Während Benedetto Intarsienarbeiten schuf, arbeitete der Maler Albertus Florentinus in Esztergom (Gran), und der Florentiner Architekt Chimenti Camiccia leitete ab 1479 die Bauarbeiten für den Hof in Buda. Zu den Bildhauern bei Hofe zählte Giovanni Dalmata, der zuvor in Rom für den päpstlichen Hof und andere Auftraggeber tätig gewesen war. Auch richteten italienische Buchmaler, allerdings wohl eher aus der lombardischen denn aus der Florentiner Schule, eine Werkstatt am Hof des Königs ein.[33]

Aus der Zusammenarbeit zwischen dem humanistisch inspirierten König, seinen humanistischen Ratgebern und den italienischen Künstlern, die in der neuen antiken Manier, dem *stile all'antica*[34], zu arbeiten vermochten, resultierte eine vollständige Assimilierung kultureller Muster des italienischen Vorbilds in Ungarn. Das zeigen Arbeiten, die den avanciertesten Entwicklungen in Italien entsprachen. Dazu gehörte, obwohl vor allem in der Architektur vieles erst noch erschlossen werden muß, der Umbau eines Teils der Burg von Buda. Camiccia schuf hier einen Hof mit mehrgeschossigen, von einem Gesims bekrönten Arkaden, womit er sich einer Form bediente, die seit der Antike die Konnotation des Königlichen oder Kaiserlichen hatte; darüber hinaus erinnert die Architektur auch an den in den sechziger Jahren des 15. Jahrhunderts entworfenen Arkadenhof des Palazzo Ducale in Urbino.[35] Der Hof hatte auch eine Balustrade – einer der ersten Fälle überhaupt, in denen dieses Motiv auftritt. In Visegrád und Nyék ließ der König die ersten Villen nördlich der Alpen errichten, die mit ihren Fontänen und hängenden Gärten den von Plinius dem Jüngeren hinterlassenen Beschreibungen entsprachen. Sie lassen sich mit der fast zeitgleichen Villa der Medici in Poggio a Caiano bei Florenz vergleichen und gehören damit zu den frühesten Renaissancevillen.

Im Innern dieser Villen zeigen die Motive und die fein ausgeführten Steinmetzarbeiten die Hand der Florentiner. Auch diese Werke lassen sich mit in Italien entstandenen Arbeiten vergleichen. Die Böden aus glasierten Kacheln zeichnet die italienische Meisterschaft in dieser Technik aus; Fayencen finden sich ebenfalls. In der Kathedrale von Zagreb (Zágráb, Agram) in Kroatien sowie in Nordungarn (Nyribátor) erhaltene Intarsien vermitteln noch eine Vorstellung von dem, was für den König geschaffen wurde.

Auch die Springbrunnen, die der König errichten ließ, entsprachen den neuesten Gestaltungsformen der Renaissance. Vasari berichtet von einem Werk Verrocchios; andere Brunnen enthielten Bronzeplastiken von Bertoldo di Giovanni. Obwohl vieles, was in Ungarn entstand, nur fragmentarisch erhalten ist, läßt sich doch eine Vorstellung von den ausgezeichneten Fähigkeiten jener Meister gewinnen – Giovanni Ricci gehörte vielleicht zu ihnen –, denen wir die Madonna von Visegrád und andere Werke verdanken. Eine Vorstellung von der Qualität der am Hof tätigen Bildhauer vermitteln zwei gut erhaltene Reliefs, die den König und seine Gemahlin Beatrix von Aragonien darstellen. Sie wurden von einem lombardischen Künstler geschaffen, möglicherweise von Gian

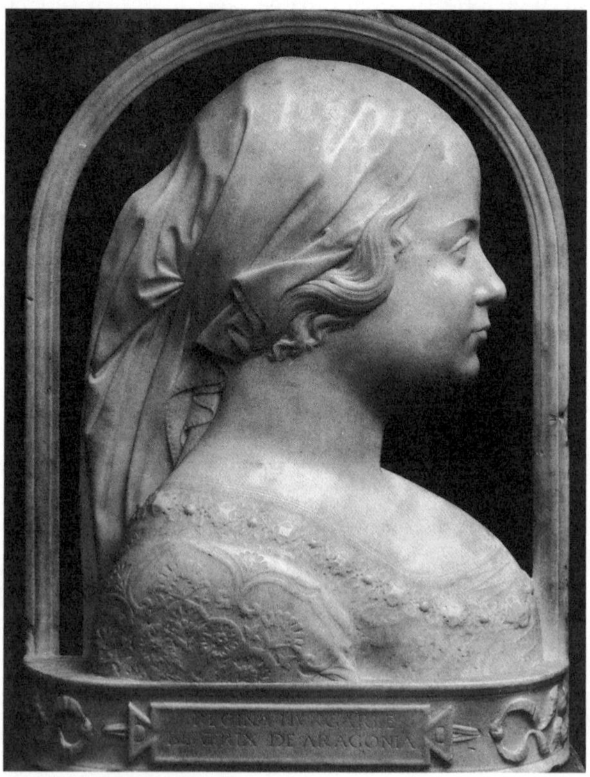

Gian Cristoforo Romano (Zuschreibung), Bildnis der Beatrix von Aragonien; Budapest, Schloßmuseum

Cristoforo Romano. Auch Weihwasserbecken und Tabernakel aus dem frühen 16. Jahrhundert, die in der Pfarrkirche von Pest erhalten sind und zweifellos von den königlichen Werkstätten angefertigt wurden, zeigen die Züge des *stile all'antica*. Hier werden sie innerhalb einer Kirchenausstattung verwendet, ähnlich wie dies auch mit den Werken Florentiner Bildhauer der Renaissance geschah.

Die Ikonographie, die für den König entwickelt wurde, gleicht ebenfalls der des italienischen Quattrocento. Wie die italienischen Fürsten repräsentierte er sich und seine Stellung mittels der Bildsprache der Antike. Eine den Brunnen im Arkadenhof der Burg von Buda bekrönende Statue der Athene gab zu verstehen, daß der Hof sich unter die Ägide der Weisheit gestellt habe. Auf Bronzereliefs an den Türen der Burg waren die Arbeiten des Herkules dargestellt; auf einem Brunnen in Visegrád, dessen Überreste noch erhalten sind, kämpft Herkules mit der Hydra. Die Wiederkehr dieses Motivs legt die Vermutung nahe, daß Matthias Corvinus als Hercules Hungaricus betrachtet werden sollte. Er erscheint als heroischer Herrscher, der gegen die Mächte der Ordnungslosigkeit kämpft, vor allem gegen die Türken; in der Tat fungiert die Hydra später als Symbol für diese.[36] Als Verkörperung eines ähnlichen Gegensatzes lassen sich auch die beiden Alexander und Darius darstellenden Bronzereliefs lesen, die der ungarische König – »quem semper vitae habuit archetypum«, »der [Alexander] immer als Vorbild der Lebensführung ansah« –

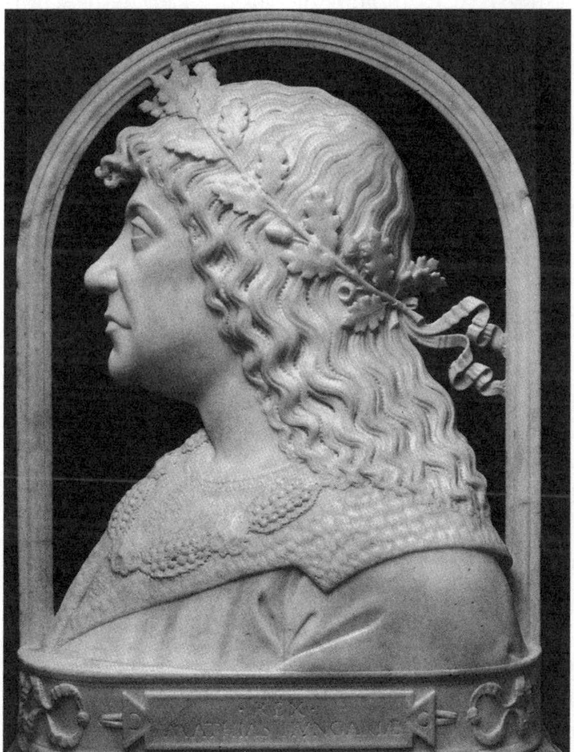

Gian Cristoforo Romano (Zuschreibung), Bildnis des Königs Matthias Corvinus; Budapest, Schloßmuseum

von Lorenzo il Magnifico zum Geschenk erhielt: hier der Europäer, dort der Asiate. Die Herkulesfigur in Visegrád mit ihren jugendlichen Zügen verweist auf einen Herrscher, den das Schicksal zu großen Taten bestimmt hat, den *fatalis puer* des klassischen Altertums. Diese Assoziationen lassen sich durchaus mit Allegorien des antiken Rom, vor allem der Kaiserzeit, vergleichen, wenn sich etwa Commodus als Herkules darstellen ließ. Auch spätere europäische Dynastien griffen diese Identifikation auf; so wurde etwa der französische König als Hercules Gallicus repräsentiert. Matthias Corvinus ist die erste einer ganzen Reihe mitteleuropäischer Herkulesfiguren; ihm folgten der Hercules Habsburgicus, der Hercules Saxonicus und der Hercules Polonicus.[37]

Kurz gesagt: Das gesamte Repertoire der Renaissancekunst wurde an den ungarischen Hof verpflanzt. Die Frage nach einer Umformung der italisierenden Bildsprache in ein einheimisches Idiom oder einem Kompromiß zwischen beiden stellt sich hier nicht. Der Norden importiert und übernimmt hier Formen und Typen, die in Form, Funktion und Symbolik rein italienisch sind.

Vom Hof des Matthias Corvinus verbreitete sich die Renaissance vor allem in den Jahren nach dem Tod des Königs in andere Teile Ungarns. Seine Nachfolger aus der Dynastie der Jagiellonen ließen die Arbeiten in der Burg von Buda fortführen, Bildhauer arbeiteten an der Ausschmückung der Pfarrkirche der Pester Innenstadt, und aristokratische und kirchliche Auftraggeber, ja sogar Bürger verfügten über genügend Finanzkraft, um italienische Bildhauer und Architekten auch in anderen Teilen Ungarns zu beschäftigen. Fragmente aus der Residenz des Primas von Ungarn in Esztergom, die aus der Zeit des Bischofs Johann von Aragonien (1480–1485) stammen, belegen das Wirken italienischer Künstler; eine unter Kardinal Thomas Bakócz (1442–1521) im Jahre 1506 der Kathedrale hinzugefügte Kapelle ist eines der reinsten und außergewöhnlichsten Beispiele italienischer Architektur außerhalb Italiens. Auch Bakócz hatte persönliche Bindungen an Italien, denn er hatte dort studiert und reiste häufig dorthin. Die Kapelle, ein Zentralbau, erinnert an Werke Giuliano da Sangallos; die Ornamentmotive der Kapitelle deuten auf Alberti, Sangallo und ganz allgemein auf Florenz. Für den Bau wurde der charakteristische rote Marmor der Umgebung verwendet; der 1519 eingefügte Altar stammt von Andrea Ferrucci.

Aus den Werkstätten von Buda und Esztergom gelangte die Renaissance in andere Gebiete Ungarns: Denkmäler oder Fragmente finden sich etwa in Vác (Waitzen), Pest und Tereske. Die Renaissanceformen wurden nicht nur von den höchsten Würdenträgern des Reichs, wie beispielsweise Bakócz, übernommen, sondern auch von zahlreichen Angehörigen des Landadels, und so entstanden in vielen anderen Teilen Ungarns Bauten in relativ reinem italienischem Stil, etwa die 1511 errichtete Lázói-Kapelle in Alba Julia in Transsylvanien (Siebenbürgen), das heute zu Rumänien gehört. Selbst bürgerliche Auftraggeber wurden schließlich von der neuen Mode ergriffen, weshalb lokale Kunsthandwerker sich dem neuen Geschmack anzupassen versuchten. Selbst in entlegenen Landesteilen, wo es keinen italienischen Künstler hin verschlug, entstanden Tabernakel, Grabmäler und Epitaphe in der *maniera all'antica.*[38]

Zwei Beispiele aus einer Gegend, die heute zur Tschechischen Republik gehört, zeigen, wie sich die Renaissance von Buda aus verbreitete. In Mähren

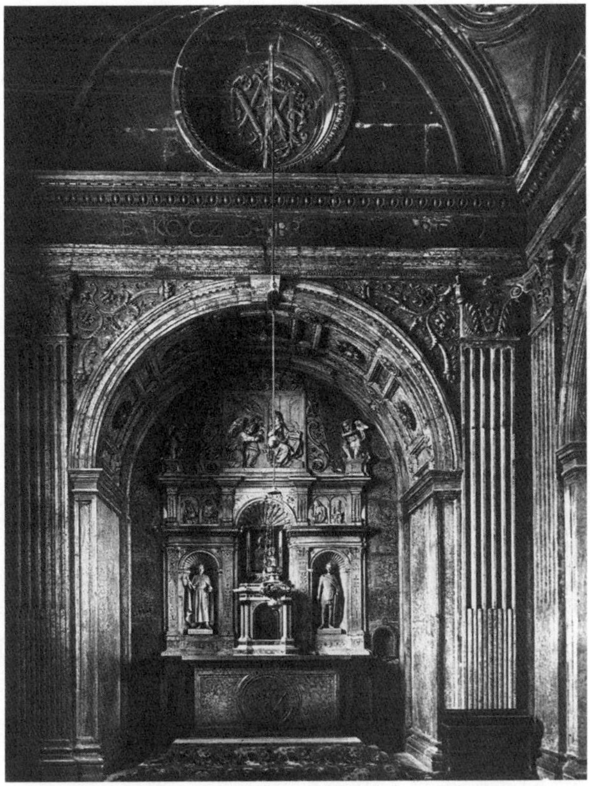

Die Bakócz-Kapelle der Kathedrale von Esztergom, 1506 begonnen, mit Altar von Andrea Ferrucci, 1519

kam es zu einer Förderung der Kunst aufgrund der bemerkenswerten Interessen des Ctibor Tovačovský z Cimburka, für den zwischen 1484 und 1494 die erste Übersetzung von Platons *Politeia* in eine Volkssprache abgefaßt wurde.[39] Schon gegen 1475, noch bevor die Herrschaft des Corvinus über Mähren endgültig gefestigt war, begann Ctibor mit der Planung einer Stadt mit Idealgrundriß – das erste Projekt dieser Art in Mitteleuropa. Ein Portal seines Schlosses in Tovačov (Tobitschau) trägt das Datum 1492. Seine reinen italisierenden Formen verdienen in der Tat die Worte der Inschrift: »turris quae vocatur formosa« (»der Turm, der schön genannt wird«). Während dieselben Bildhauer und Steinmetzen – die wahrscheinlich, bevor sie nach Mähren kamen, an der königlichen Villa in Nyék gearbeitet hatten – auch in der Stadt Tovačov selbst ein vergleichbares Portal schufen, wirft der ebenfalls 1492 entstandene Torbogen im nahe gelegenen Moravská Třebová (Mährisch-Trübau), den der mährische Adlige Ladislav Černohorský z Boskovic (Ladislaus Velen von Boskowitz) errichten ließ, die Frage des Provinzialismus auf.

Wie viele andere Kunstmäzene des ungarischen Reiches hatte Ladislav z Boskovic in Italien studiert und am Hof des Matthias Corvinus gedient. An dem auf ihn zurückgehenden Tor findet sich denn auch das von Münzen abgeleitete Motiv des Medaillonporträts, das im ganzen nördlichen Europa

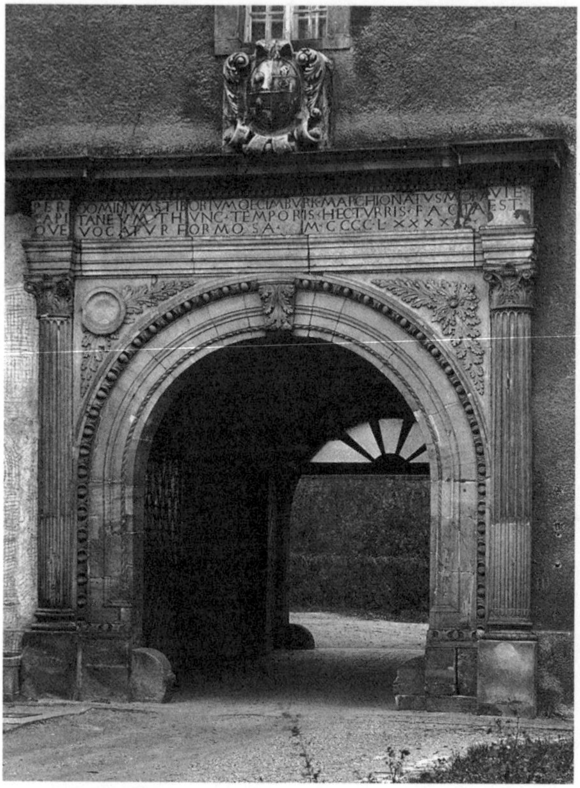

»Turris formosa«, Schloß des Ctibor Tovačovsky z Cimburka, 1492, Tovačov (Tobitschau)

anzutreffen ist, etwa beim Hôtel Jacques Cœur in Bourges. Doch im Vergleich zu Tovačov wirkt die Torfront grober. Die Dekoration ist vereinfacht, es fehlen die Girlanden in den Spandrillen, das Gesims oberhalb des Bogens ist klobig. Im Ergebnis ist der Bogen schlecht proportioniert, er wirkt zu gedrungen, es fehlt die *formositas* des Bogens von Tovačov. Statt der feinen Renaissancekapitelle finden sich einfachere Formen, und während die Inschrift über dem Bogen von Tovačov in römischer Kapitalis ausgeführt ist, sehen wir in Moravská Třebová eine modifizierte gotische Schrift.[40]

Moravská Třebová scheint also ein gutes Beispiel für provinzielle Kunst zu sein. Die qualitativen Unterschiede zu Tovačov und vor allem zu Werken in Zentralungarn machen deutlich, daß im Umkreis des königlichen Hofes die italienischen Formen rein bewahrt wurden. Mähren war aber faktisch eine ungarische Provinz. Dort, fern der Metropole, produzierten Künstler Werke, die man insofern als provinziell bezeichnen kann, als sich bei ihnen die von Adolph Goldschmidt beschriebene »Formenspaltung« beobachten läßt. Dieser Vorgang ereignet sich, in den zusammenfassenden Worten von Jan Białostocki[41], wenn Formen, die zum Ausdruck eines bestimmten Inhalts geschaffen wurden, in ein Milieu herübergenommen werden, wo die Bekanntschaft mit dem ursprünglichen Inhalt verlorengegangen ist und die eigentliche Bedeutung und Funktion der Form nicht mehr verstanden wird. Moravská Třebová ist ein Bei-

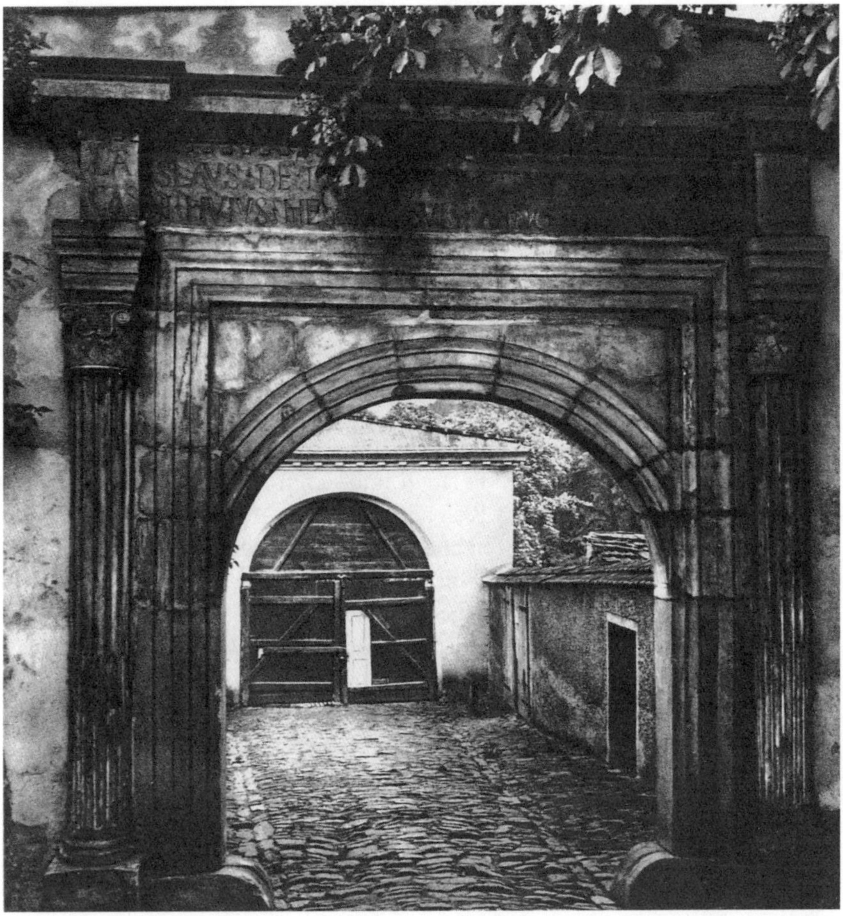

Tor des Schlosses des Ladislav Černohorsky z Boskovic, 1493, Moravská Třebová (Mährisch-Trübau)

spiel für eine solche provinzielle Transformation der Kunst. Dabei können manchmal Werke entstehen, die oberflächlich hochkultivierten Schöpfungen ähneln, deren grundlegende Qualitäten ihnen aber dennoch mangeln.

Mährens relativ große Entfernung von der ungarischen Metropole trägt somit zur Erklärung des Provinzialismus bei. Von den eigens nach Tovačov berufenen Handwerkern abgesehen, fehlte es an Kräften, die den neuen Stil vollkommen beherrschten. Da sie das italienische Idiom nur aus zweiter Hand kannten, waren die verfügbaren Arbeiter nicht in der Lage, den inneren Zusammenhang der Formensprache der Modelle, die sie gesehen hatten, in seiner Bedeutung zu durchschauen und vollkommen zu verstehen. Folglich wußten sie in der neuen Manier keine kohärente Struktur zu schaffen, und so konnte das Ergebnis nur ein Kompromiß sein. Ähnliche Situationen, die zu augenscheinlich hybriden Formen führten, finden sich in der gesamten Region immer wieder; wir werden auf dieses Thema zurückkommen. Derartige Werke verweisen auf ein in der Kunst Mitteleuropas immer wiederkehrendes Problem – die unterschiedliche Fähigkeit der Künstler, fremde Formen zu interpretieren. Man hat angesichts dieses Problems von einer Verbindung lokaler Stile mit dem maßgebenden Stil der Region gesprochen, doch im Falle von Moravská Třebová erscheint diese Beschreibung als unzutreffend. Hier handelt es sich eher um eine provinzielle Adaption.[42]

An den Gegensatzpaaren Rußland und Ungarn beziehungsweise Zentralungarn und Mähren läßt sich die unterschiedliche Rezeption der Arbeit italienischer Künstler hervorragend studieren. In Rußland arbeiteten die Italiener in einer fremden Formensprache, welche die formale und ideologische Botschaft jenes Stils unterdrückte, den sie in Italien erlernt hatten. In Ungarn jedoch assimilierte die Kunst im späten 15. Jahrhundert italienische Formen, Typen und Funktionen in einer direkten und unmittelbaren Weise. Die fast unverfälschte Absorption dieser Formen und deren frühes Auftreten am Hof eines so großen und wichtigen Reiches lassen sich – selbst im Vergleich mit Italien – kaum als provinziell bezeichnen. Das Beispiel Mährens wiederum zeigt einerseits, welch weite Verbreitung diese Formen fanden, kaum daß sie in einer mitteleuropäischen Metropole aufgetreten waren, und andererseits, wie ihre provinzielle Adaption ausfiel. Doch mit dem Begriff »Provinzialismus« lassen sich nur einige Aspekte der Rezeption fremder Formen fassen. Die Einführung italienischer Formen in ein fremdes mitteleuropäisches Milieu, in dem andere gesellschaftliche und kulturelle Bedingungen herrschten, barg eine ganze Reihe von Möglichkeiten, die wir im nächsten Kapitel näher betrachten wollen.

Kapitel 2

JAGIELLONEN UND HABSBURGER: HÖFISCHE KUNST UM 1500

Wie in Ungarn und Rußland, so läßt sich auch in Deutschland, Böhmen und Polen die Geschichte der Kunst des späten 15. und frühen 16. Jahrhunderts auf die Aktivitäten der Höfe zurückführen. Einige deutsche Kunsthistoriker bezeichnen diesen Zeitraum als das Zeitalter des Habsburgers Maximilian I., identifizieren es also mit dem Kaiser des Heiligen Römischen Reiches.[1] In Polen assoziiert man den Zeitraum mit den Jagiellonen, unter deren Herrschaft das polnisch-litauische Reich seine Macht bis in die russischen Steppen ausdehnte, und bezeichnet ihn häufig als »goldenes Zeitalter« des polnischen Staates und der polnischen Kultur.[2] Könige aus der Dynastie der Jagiellonen herrschten nach dem Tode des Matthias Corvinus außer in Polen-Litauen auch in Ungarn und in Böhmen und schufen so ein sich von der Ostsee bis zur Adria erstreckendes dynastisches Reich, in dem die Künste florierten.

Die beiden aufstrebenden Dynastien der Habsburger und der Jagiellonen traten zu dieser Zeit auch in enge Verbindungen zueinander, ohne daß die kulturellen Auswirkungen dieser Kontakte bisher ausreichend gewürdigt worden wären. Zwar standen sich Habsburger und Jagiellonen häufig als Rivalen gegenüber, doch vereinbarten Maximilian und Vladislav von Böhmen (als ungarischer König Ladislas II.) im Vertrag von Wiener Neustadt (1506) eine Doppelhochzeit zwischen beiden Häusern, die dann 1521 und 1522 vollzogen wurde, nachdem Ferdinand von Habsburg 1515 mit Anna von Böhmen und Ludwig von Ungarn (Lajos, tschech. Ludvík) 1516 mit Maria von Habsburg verlobt worden war. Vladislav bestätigte 1515 bei einem Treffen in Wien die damit verbundene Thronfolgeregelung, so daß die Jagiellonen in Ungarn und Böhmen von Habsburg beerbt werden konnten, als König Ludwig von Ungarn in der Schlacht bei Mohács 1526 gefallen war. Der Erwerb der Kronen von Böhmen und Ungarn begründete die habsburgische Herrschaft über weite Teile Mitteleuropas.

Die dynastische Geschichte legt den Gedanken nahe, daß sich das Verhältnis der Höfe zueinander nicht nur im Bereich der Politik, sondern auch in dem der Künste studieren läßt. Ihre Geschichte läßt sich im allgemeineren Kontext des Wandels höfischen Lebens zu Beginn der Neuzeit betrachten. Im Bereich der Künste reagierte das jagiellonische Mäzenatentum in Polen und Böhmen auf das Vorbild des Matthias Corvinus. Insofern die Habsburger in Konflikte mit dem ungarischen König verwickelt waren, läßt sich die Förderung künstlerischer Aktivitäten in ihrem Machtbereich durchaus ebenfalls als Reaktion auf den Hof von Buda auffassen. Trotz mancher allgemeiner Übereinstimmungen zeitigten diese Reaktionen in den einzelnen Ländern jedoch durchaus unterschiedliche Ergebnisse. In den festen Residenzen Prag und Kraków (Krakau) stand die Förderung der Denkmalsarchitektur (die man auch als Mikroarchi-

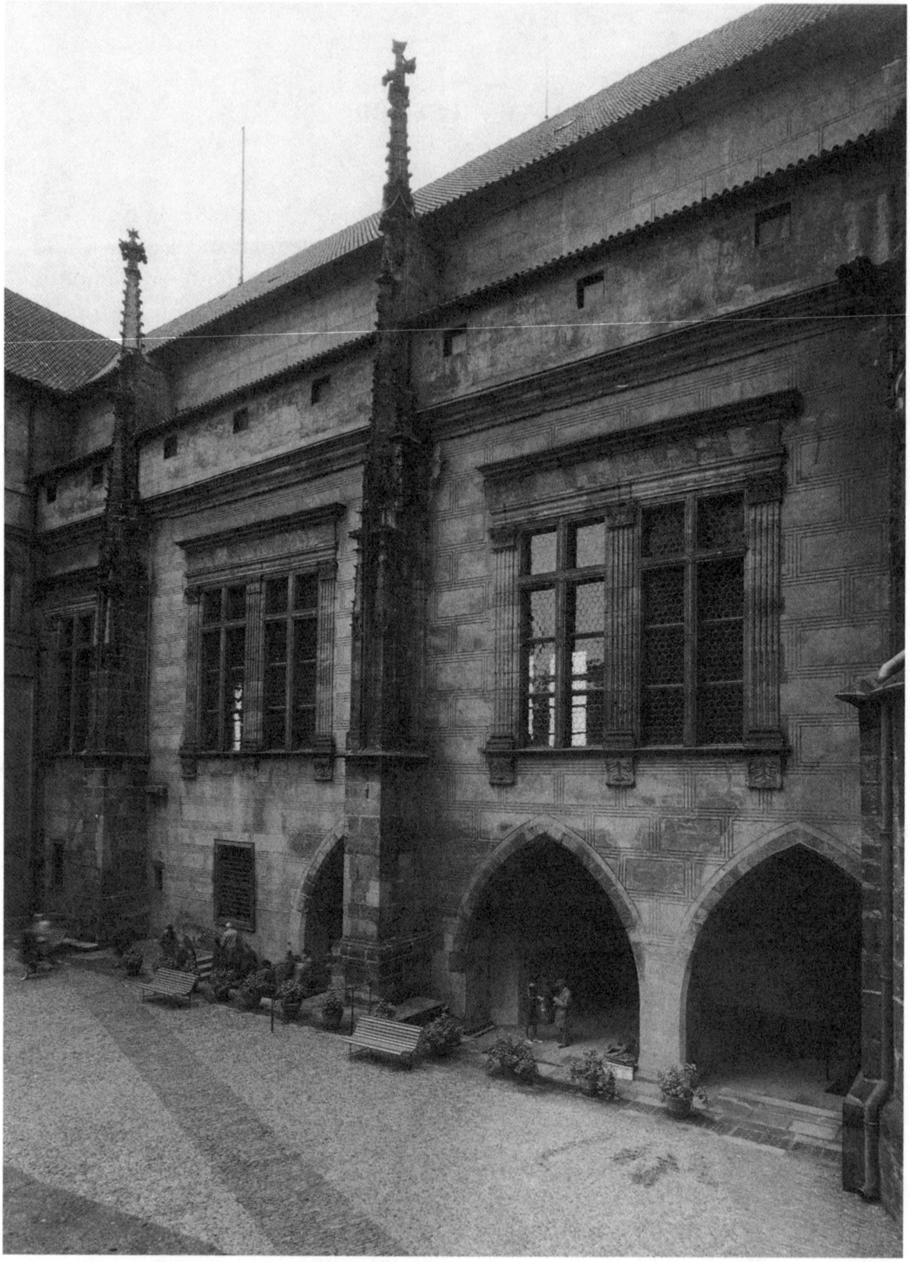

Der Vladislavsaal im Königspalast auf dem Prager Hradschin, Außenansicht mit den auf 1493 datierten Fenstern, von Benedikt Ried

tektur bezeichnet hat), der Plastik und der Wandmalerei im Vordergrund, während die Kunstförderung des wandernden Hofs Kaiser Maximilians I. sich auf die graphischen Künste konzentrierte und bis zu einem bestimmten Grad auch auf die Malerei.[3]

Mit einiger Berechtigung haben polnische Gelehrte des öfteren betont, daß die Renaissance außerhalb Italiens in ihrer reinsten, das heißt toskanischen oder römischen Form vor allem in Ungarn, der Slowakei (damals Oberungarn) und Polen zu finden ist. In der Tat haben in Polen, wie zuvor schon in Ungarn, während der ersten Hälfte des 16. Jahrhunderts drei Generationen florentinischer Künstler gearbeitet. Zur ersten Generation gehörten Künstler wie Francesco Fiorentino (Franciscus Florentinus), der über Buda nach Polen gelangte. Zur zweiten Generation zählte der Architekt Bartolommeo Berrecci, und zur dritten, die mit dem italienischen Manierismus verbunden war, Bildhauer-Architekten wie Santi Gucci Fiorentino. In dieser Zeit waren auch schon viele Künstler aus anderen Teilen Italiens nach Norden gezogen, wie zum Beispiel Mosca[4], genannt Il Padovano, daneben Arbeiter aus Venetien und vor allem Künstler und Kunsthandwerker aus dem lombardischen Seengebiet. Wir werden ihnen in späteren Kapiteln wiederbegegnen. Viele im 16. Jahrhundert in Polen entstandene Werke zeigen daher Züge der italienischen Renaissance, und zwar nicht nur in ideologischer, sondern auch in formaler Hinsicht.

Ebenso wie in Ungarn war für diese Neuerung auch in Polen der Boden durch humanistische Kreise bereitet worden, die deren Entwicklung auch weiter förderten.[5] Gelehrte und Studenten aus zahlreichen Nationen zog es an die Universität der Residenzstadt Kraków. Die Jagiellonen hatten die Universität bereits 1364 gegründet, womit sie nach Prag die zweitälteste Universität in Mitteleuropa ist. Hier existierten direkte Verbindungen mit Buda, wie das Beispiel des Astronomen Marcin Bylica von Olkusz belegt, der an die Jagiellonenuniversität ging, nachdem er im Dienst des ungarischen Königs gestanden hatte. Am Ende des 15. Jahrhunderts war Kraków, wo Regiomontanus lehrte und Kopernikus studierte, das, was Prag einhundert Jahre später sein sollte: ein internationales Zentrum der Wissenschaft, Literatur und bildenden Künste.

Wie in Ungarn, so war auch in Polen die herrschende Dynastie die treibende Kraft hinter der Orientierung an dem Vorbild Italiens. Seit den neunziger Jahren des 15. Jahrhunderts hatten die Jagiellonen Polen zumindest in territorialer Hinsicht in den Rang einer Großmacht erhoben. Nach dem Tode des Matthias Corvinus wurde Vladislav II. Jagiełło, der schon König von Böhmen war, auch König von Ungarn. Sein Bruder Jan Olbracht (Johann Albrecht) wurde 1492 König von Polen. Ihm folgten seine Brüder Alexander, der von 1501 bis 1506 in Polen und Litauen herrschte, und Sigismund, der anschließend die Herrschaft übernahm.

Sigismunds Erzieher war Filippo Buonaccorsi, genannt Callimachus Experiens, gewesen, ein Humanist aus dem Kreis des Pomponio Leto in Rom. Von 1490 bis 1493 hatte Sigismund am Hof seines Bruders Vladislav in Buda gelebt. Dieser Umgang mit italienischer Kultur, der durch die Heirat mit Bona Sforza im Jahre 1518 noch verstärkt wurde, war für die Entwicklung seiner Neigungen auf diesem Gebiet wahrscheinlich ausschlaggebend. Kurz nach 1500, als

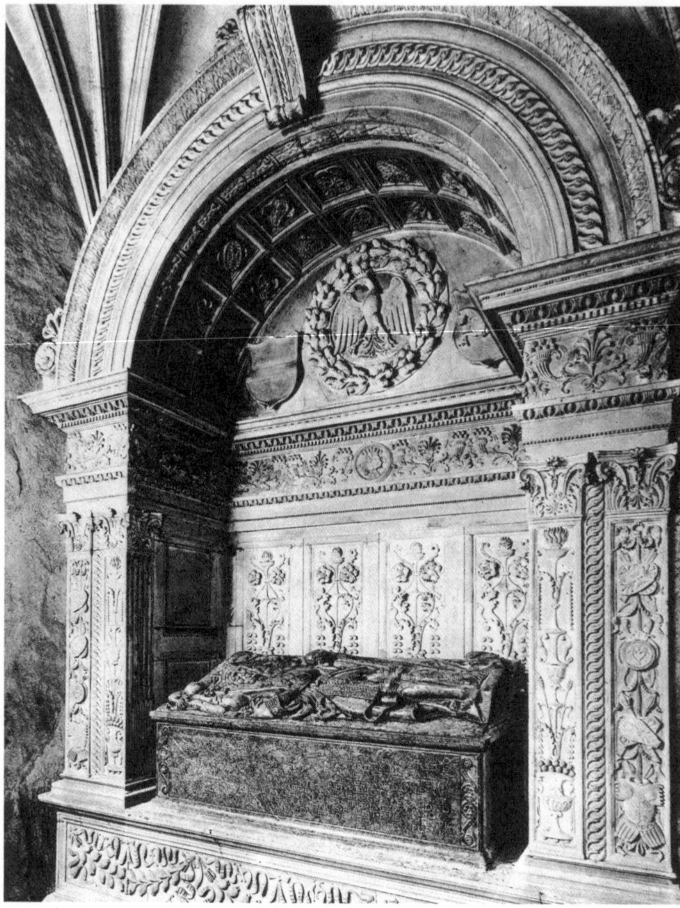

Grabmal des Königs Jan Olbracht (Johann Albrecht), um 1502–1505, in der Kathedrale auf dem Wawel, Kraków (Krakau), von Stanislaus Stoß oder Jörg Huber und Francesco Fiorentino (Franciscus Florentinus)

Sigismund ein aktives Interesse an der Kunstförderung zu entfalten begann, kamen Künstler aus Buda nach Kraków, darunter der Florentiner Francesco. Künstler, die die Formensprache der Renaissance verbreiteten, wurden offenbar, wie zuvor in Ungarn, von einer Residenz zur anderen geschickt.

Das erste bedeutende Werk, das italienische Künstler in Kraków vollendeten, war die architektonische Umrahmung der Grabnische des Jan Olbracht (Johann Albrecht) in der Kathedrale auf dem Wawel (1502–1505). Dieses Werk steht ganz auf der Höhe der damaligen italienischen Bildhauerkunst: Es bedient sich des klassischen Dekors mit Girlanden, Pilastern und Trophäen. Seine Formen lassen sich in mehrfacher Hinsicht auch mit der Gestaltung der nur wenig späteren Bakócz-Kapelle (1506–1508) in Esztergom und der Villa des Corvinus in Nyék vergleichen; offenbar entstammen sie alle einer gemeinsamen Quelle. Das

Grabmal Jan Olbrachts hat die Form eines Triumphbogens – eine der vielen imperialen Anspielungen auf die Ambitionen der Jagiellonen, die als Abkömmlinge der luxemburgischen Kaiser auch Absichten auf die Krone des Heiligen Römischen Reiches gehabt haben mögen. Die Ikonographie des Triumphbogens zeigt an, daß der neue Stil auch in Polen eingeführt wurde, um königlichen oder imperialen Herrschaftsansprüchen einen symbolischen Ausdruck zu verleihen. Mit seiner eindrucksvollen symbolischen und formalen Kraft war dieses Werk der Auftakt zu einer das ganze 16. Jahrhundert hindurch fortgeführten Reihe prächtiger Grabmonumente in Polen.[6]

Wie dieses Grabmal in Kontrast zu den früheren königlichen Grabmälern auf dem Wawel steht, etwa zu dem nur wenig älteren, von Veit Stoß in gotischer Formensprache ausgeführten Denkmal für Kazimierz Jagiellończyk (Kasimir IV.), so steht auch das prächtige neue Schloß Sigismunds in Kontrast zu den vielen spätgotischen Kirchen und Rathäusern in polnischen Städten. Der Umbau des königlichen Schlosses auf dem Wawel begann fast gleichzeitig mit der Errichtung des Grabmals für Jan Olbracht. Zwar handelt es sich nicht um den ersten Arkadenhof in Polen (der von humanistischen, universitären Verbindungen zeugende Hof des Collegium Maius der Jagiellonenuniversität entstand bereits 1492–1497 und wurde in den Jahren 1518–1540 weiter ausgebaut), doch ist der Arkadenhof des Wawelschlosses in dieser Region der älteste erhaltene im italienischen Stil. Anders als beim Schloß des Matthias Corvinus in Visegrád oder beim Collegium Maius finden sich hier Rundbogen, Renaissanceornamente und die klassischen Säulenordnungen. In diesen Details liegen dem Hof vielleicht ursprünglich für Buda gedachte Entwürfe zugrunde, wo sein Architekt Francesco Fiorentino ja gearbeitet hatte. Auch das Schloß von Buda scheint eine Loggia über einer Arkade besessen zu haben, was an Formen denken läßt, wie sie beispielsweise im Palast von Pienza verwendet wurden.[7] Ein besonderes Element des Hofs des Wawelschlosses sind jedoch die übereinandergestellten Säulen. Dieser *cortile* sollte während des gesamten 16. Jahrhunderts nicht nur in Polen zu einer ganzen Reihe von architektonischen Reaktionen führen.

Daß Sigismund gleich zu Beginn seiner Herrschaft derart auffällige neue Formen einführte, stützt die Hypothese, daß der König den italienischen Stil nicht bloß aus jugendlicher Begeisterung für das in Buda Gesehene schätzte.[8] Man hielt die »neue Fazon«, wie Albrecht Dürer sie nannte, offenbar für ein eindrucksvolleres Mittel zur königlichen Repräsentation als die konventionell gewordenen lokalen Spielarten der Spätgotik.[9] Die Tatsache, daß klassische Formen schon bald in den Residenzen und Denkmälern der polnisch-litauischen Aristokraten Verwendung fanden, läßt vermuten, daß es bei der Einführung von Renaissanceformen auch um Prestigeangelegenheiten ging. Da der Herrscher sie favorisierte, blieb dem Adel letztlich nichts anderes übrig, als seinem Beispiel zu folgen, auch wenn der Assimilationsprozeß nicht unmittelbar einsetzte.

Eine ähnliche Wirkung übte auch das vielleicht bedeutendste, sicherlich aber einflußreichste Bauwerk des frühen 16. Jahrhunderts in Polen aus, die Sigismundkapelle in der Kathedrale auf dem Wawel (1517–1533). Der Florentiner

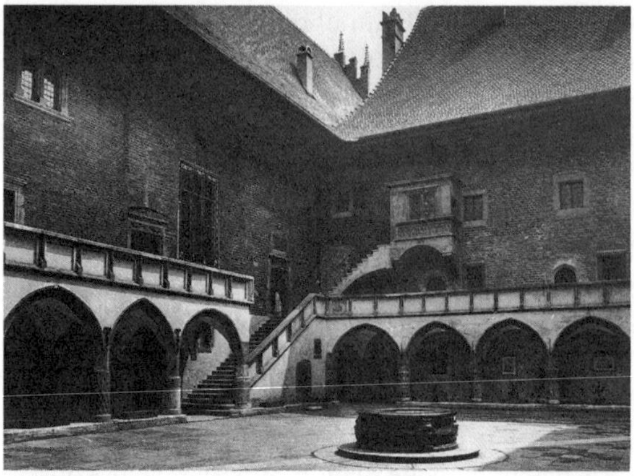

Collegium Maius
der Jagiellonenuniversität,
Kraków (Krakau), 1492 bis
1497 und 1518–1540

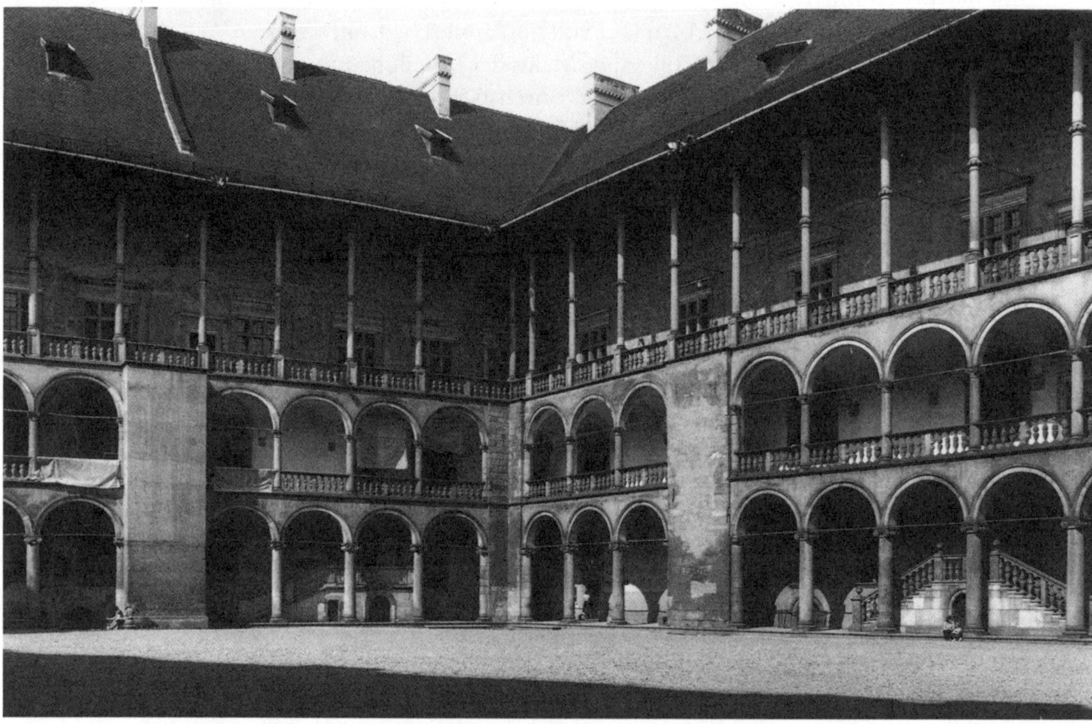

Arkadenhof des Wawelschlosses, Kraków, 1507–1536, von Francesco Fiorentino (Franciscus Florentinus) und Meister Benedikt

Architekt Bartolommeo Berrecci entwarf einen Zentralbau, bei dem ein Tambour auf einem Kubus aufruht. Die Wände haben Nischen für Bildnisstatuen. Auch dieses Projekt entsprach ganz der neuesten italienischen Mode. Der Bau, dessen Konzeption einige Kapellen in der Region in gewisser Weise antizipieren, läßt sich durchaus sogar mit der Grabkapelle vergleichen, die Michelangelo zur gleichen Zeit für die Medici errichtete; beide Bauten haben ein Vorbild in dem Grabmal für den Kardinal Jacopo von Portugal in Florenz.

Die Verwendung von rotem Marmor aus Esztergom stellt die Sigismundkapelle in eine regionale Tradition; das Bildprogramm verherrlicht die Jagiellonen. Die komplizierte Ikonographie und die Benutzung antiker Quellen sind Gegenstand zahlreicher Forschungsarbeiten geworden. Zusammenfassend läßt sich feststellen, daß die Kapelle sowohl christliche wie heidnische Bilder des Königtums aufgreift, darunter das Bild Salomos, sowie eine Vielfalt von Triumphmotiven. Christliche Themen sind mit klassisch inspirierten Ornamenten verbunden, darunter auch Grotesken, um den Monarchen zu verherrlichen; auch in zeitgenössischen Texten wurde Sigismund mit Platon und mit Salomo verglichen.[10] Auch das später (1529–1531) von Berrecci geschaffene Grabmal des Königs in der Kapelle prägte ein oft wiederholtes Muster: Die Skulptur zeigt erstmals eine liegende Königsfigur. Später veränderte man die Grabstätte zu einer wiederum modellbildenden Doppelstruktur, bei der zwei ruhende Herrscher übereinander plaziert sind. Auch diese Form wurde in Polen vielfach nachgebildet.[11]

Der polnische Kunsthistoriker Jan Białostocki behauptete daher, in Polen wie in Ungarn sei die Renaissance (zumindest in der italisierenden Version) aufgrund einer königlichen Laune eingeführt und dann an den verschiedenen Orten auf jeweils spezifische Weise übernommen und umgestaltet worden. Doch auf wie viele Kunstwerke und Gebäude trifft diese Aussage zu? Bauwerke aus Back- oder Naturstein, die in italienischer oder antikisierender Manier errichtet wurden, machten wahrscheinlich nur einen sehr kleinen Teil der gesamten Bautätigkeit aus. Holz- oder Fachwerkbauten, die ja immer noch ein Charakteristikum Mitteleuropas sind, entstanden auch weiterhin, oft ohne jeden Bezug zu einer innovativen Entwicklung. Und selbst wenn wir uns auf kostspieligere und anspruchsvollere Gebäude beschränken: Die italisierende architektonische Manier war immer nur eine Option neben vielen anderen.[12]

Der königliche Hof war zudem keineswegs nur für die Ausbreitung einer rein italienisch geprägten Formensprache verantwortlich. Białostocki hat selbst darauf hingewiesen, daß die jagiellonische Renaissance in Polen ein multinationales Phänomen war: Sie entstand aufgrund des Zusammenwirkens von polnischen Auftraggebern, litauischen und polnischen Arbeitern sowie deutschen und italienischen Künstlern, die vorher in Ungarn gearbeitet hatten.[13] Zu den führenden Architekten neben Francesco Fiorentino gehörte ein Meister Benedikt, ein Deutscher aus Ungarn (wahrscheinlich aus Oberungarn, das heißt der Slowakei). Dieser Meister kannte die italienischen Formen wahrscheinlich nur aus zweiter Hand, wohl dank der Kunsthandwerker oder der Bauten in der Slowakei, auf die wir im nächsten Kapitel eingehen werden. Die Handwerker, die unter der Leitung Benedikts arbeiteten, schufen wie in der

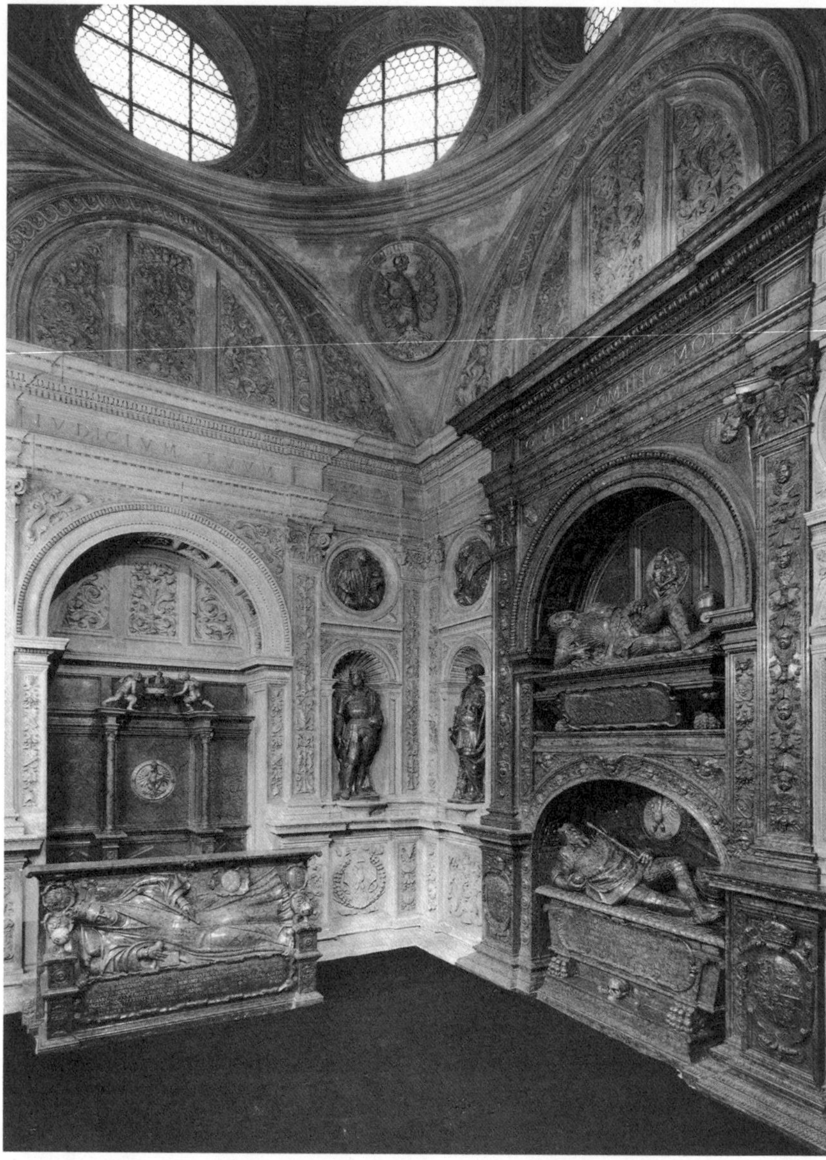

Sigismundkapelle der Kathedrale auf dem Wawel, Kraków, Thron- und Grabmalswand, 1517–1533, von Bartolommeo Berrecci

Slowakei oder in Mähren eine ganz eigenartige, hybride Portalform, die gotisches Astwerk mit Elementen der klassischen Ordnungen und anderen Renaissanceformen verband. Auch diese Formen verbreiteten sich in Polen. Aber weder ihr Auftreten noch die zu ihrer Komposition führenden Umstände waren auf Polen beschränkt.

Tatsächlich verkennt man, wenn man diese Architekturhybriden als typisch polnisch beschreibt, das komplizierte Zusammenspiel der Akteure innerhalb eines internationalen höfischen Ambientes. In den neunziger Jahren des 15. Jahrhunderts, vor der Ankunft der Italiener, hatten die Jagiellonen Veit Stoß favorisiert, der das Grabmal des Kazimierz Jagiellończyk (Kasimir IV.) in spätgotischen Formen schuf (Abb. S. 80), und nach der Ankunft der Italiener dominierten die Deutschen nicht nur weiterhin in verschiedenen künstlerischen Ausdrucksmedien, sondern arbeiteten auch in noch zu klärender Weise Seite an Seite mit den Italienern.

Die Rolle der höchstwahrscheinlich deutschsprachigen Arbeiter bei der Herausbildung der Hybridformen auf dem Wawel wird zwar allgemein anerkannt, doch verdienen die anderen Aspekte ihrer beständigen Zusammenarbeit mit den Italienern größere Beachtung, als man ihnen bisher hat zuteil werden lassen. Ein Beispiel ist das Grabmal des Jan Olbracht (Johann Albrecht), bei dem es sich lohnt, das Verhältnis von Grabplatte und architektonischer Einfassung näher zu betrachten. Die Platte wurde von einem Mitglied der Stoß-Werkstatt – Stanislaus Stoß oder Jörg Huber – angefertigt. Manche Forscher haben aus der Diskrepanz zwischen der Grabplatte und dem architektonischen Rahmen geschlossen, die Platte müsse auf den Auftraggeber mittelmäßig oder veraltet gewirkt haben. Das muß aber keineswegs der Fall sein – woher sollten wir das auch wissen? Die Grabplatte ist in einem Stil ausgeführt, der bis 1500, wie das Grabmal des Kazimierz Jagiellończyk beweist, von den polnischen Herrschern und Magnaten besonders geschätzt wurde. Daß er hier im Verein mit italienischen Stilformen auftritt, läßt sich eher als Musterfall eines die Kontinuität der mitteleuropäischen Grabarchitektur und -plastik bewahrenden Kompromisses verstehen denn als Zeichen eines stilistischen Wandels innerhalb ein und desselben Denkmals.[14]

Zwar ist die Art der Arbeitsteilung nicht immer erkennbar, doch scheint eine Zusammenarbeit zwischen italienischen Künstlern und Künstlern aus dem Norden, vor allem aus Deutschland, in Polen tatsächlich eher die Regel als die Ausnahme gewesen zu sein. Beispielsweise müssen die Decken und Wände des Wawelschlosses sehr unitalienisch gewirkt haben: Eine Saaldecke mit eigenartigen Menschenköpfen in den Kassettenfeldern ist das Werk von Sebastian Tauerbach, einem Künstler aus der Lausitz, die Wandfresken stammen von Hans Dürer, dem Bruder Albrechts, und die Wände schmücken kostbare flämische Tapisserien. Die Sigismundkapelle und andere Kirchen Krakóws waren mit Werken des Malers Hans Süss von Kulmbach ausgestattet, eines Dürerschülers, der aus Nürnberg in die polnische Hauptstadt gekommen war. Altarbilder schuf auch der Nürnberger Georg Pencz, der einer jüngeren Generation angehörte und Italien besucht hatte. Metallarbeiten, die sich in der Sigismundkapelle und in anderen jagiellonischen Denkmälern auf dem Wawel finden, waren eine weitere Spezialität der Nürnberger Künstler, wie die Werke der Vischer-Werkstatt und Peter Flötners belegen.

Es scheint sich also ein Muster ausgebildet zu haben, nach dem italienische und deutsche Künstler jeweils für verschiedene Gattungen herangezogen wurden. Während die Architektur und auch ein Teil der Plastik italienisch genannt werden können, wurde ein großer Teil der anderen von den Jagiellonen in Auftrag gegebenen Kunst von Deutschen geschaffen. Häufig jedoch ist es unmöglich, den Anteil von Deutschen und Italienern genau zu bestimmen, da Werke in einem italisierenden Stil in Polen wahrscheinlich häufig von deutschen Steinmetzen und Kunsthandwerkern ausgeführt wurden.

Die jagiellonische Hofkunst Polens kann also sogar in einem noch umfassenderen Sinne als international bezeichnet werden. Sie diente den Bedürfnissen einer Dynastie mit quasi-imperialer, auf jeden Fall aber übernationaler Einstellung und europäischer Perspektive, die einen multiethnischen Staat regierte. An den Kunstwerken, die für diesen Hof geschaffen wurden, ist weder die Vorherrschaft einer Nation noch die einer Form oder einer Gattung abzulesen. Die Verhältnisse stehen durchaus in Analogie zu anderen typisch »internationalen«, das heißt multinationalen und multiethnischen Höfen dieser und der folgenden Zeit. Ein solcher »Eklektizismus« ist für den Kunststil derartiger Reiche charakteristisch.[15] Man denke nur an den noch einflußreicheren Prager Hof Rudolfs II. am Ende des 16. Jahrhunderts, den die polnische Forschung freilich bisher nicht zum Vergleich herangezogen hat: Auch dort wurden Talente aus vielen verschiedenen Regionen an einen internationalen Hof gezogen.[16]

Schon für das späte 15. und frühe 16. Jahrhundert liefert Böhmen den Beweis, daß Assimilation, Adaption, Zusammenarbeit und Verbreitung keine auf Polen beschränkten Phänomene waren. Nach den Konflikten des frühen und mittleren 15. Jahrhunderts wurde dort 1471 mit der Wahl Vladislav Jagiełłos zum böhmischen König die Herrschaft der Jagiellonen etabliert. Für Böhmen bedeutete die ursprünglich litauische Jagiellonendynastie in stärkerem Maße eine fremdstämmige Herrschaft als für Polen. Ihre Herrschaft war zudem nicht unangefochten, vor allem Matthias Corvinus erhob fortgesetzt Ansprüche auf die böhmische Wenzelskrone. Dem ungarischen König gelang es, den Herrschaftsbereich des jungen Königs Vladislav, der Matthias Corvinus im 1479 geschlossenen Kompromiß von Olomouc (Olmütz) die Herrschaft über Mähren, die Lausitz und Schlesien zugestehen mußte, auf das böhmische Kernland einzuschränken.

Diese Umstände haben ein unvorteilhaftes Bild dieses Jagiellonenherrschers entstehen lassen. Ganz ähnlich erging es merkwürdigerweise auch einem anderen großen Kunstförderer, dem ein Jahrhundert später regierenden Rudolf II. Beide Herrscher wurden als fremdstämmige, inkompetente Politiker beschrieben, die bei der Förderung der Kunst größere Fähigkeiten entfalteten als in der Führung der Staatsgeschäfte. Doch wie es oft in solchen Fällen der Fall zu sein scheint, entspricht dieses Bild Vladislavs nur einer, in diesem Fall der tschechischen Sicht der Verhältnisse (während die deutschen Kunsthistoriker ihn in Zusammenhang mit deutscher Kunst bisher nicht berücksichtigt haben). Denn nach dem Tode des Matthias Corvinus wurde Vladislav sein Nachfolger auf dem ungarischen Thron; damit konnte er nicht nur die böhmischen Lande wiedervereinigen, sondern beherrschte Böhmen und Ungarn in Personalunion. Außerdem bestieg 1492 sein Bruder Jan Olbracht (Johann Albrecht) den polnisch-litauischen Thron, und daher sehen polnische Gelehrte von ihrem Standpunkt aus in dieser fast gleichzeitigen Thronbesteigung der Jagiellonen einen Beleg für eine kulturelle und politische Einigung in einer Art jagiellonischem Großreich.[17]

Im Anschluß an die Krönung wurde der Hof nach Buda verlegt, was mitunter noch immer als Reduzierung des möglichen Einflusses Vladislav Jagiełłos auf die Verhältnisse in Böhmen interpretiert wird. Die ersten großen Bauten hatte Vladislav aber bereits in Prag errichten lassen, wo er zunächst in der Altstadt residierte.[18] Dort ließ er ab Mitte der siebziger Jahre den Pulverturm nach Plänen des Matthias (Matyáš) Rejšek errichten, der dem hundert Jahre älteren Altstädter Brückenturm Peter Parlers nachempfunden war und mit ihm wetteiferte. 1477 begannen die Bauarbeiten auf dem Burghügel, und 1485 bezog der König den Palast auf dem Hradschin, wo die Baumaßnahmen bis 1486 erhebliche Fortschritte machten. 1489 wurde Benedikt Ried nach Prag geholt, und man begann in dieser Zeit zahlreiche bedeutende Bauvorhaben, darunter den Vladislavsaal im Königspalast (die Außenseite der Fenster ist mit 1493 datiert, der Rohbau wurde um 1500, die Einwölbung 1502 abgeschlossen).

Die Verlegung der Residenz auf die Prager Burg und die dortige Bautätigkeit – die Umsetzung der Ideologie in Stein – demonstrieren die dynastischen Ambitionen der Jagiellonen. Allgemeiner gesehen stellen diese Entscheidungen eine Reaktion auf die unsicheren Umstände dar, unter denen der Regierungsantritt erfolgte. Der Herrscher scheint die Notwendigkeit gespürt zu haben, seine Macht demonstrativ zum Ausdruck zu bringen, gerade auch gegenüber Matthias Corvinus, dessen Herrschaftszeichen auf Gebäuden in Bautzen (Budyšin), Görlitz und Wrocław (Breslau) prangten, also in der Lausitz und in Schlesien, zwei Ländern, die Böhmen umschlossen. Auf jeden Fall aber verfolgte die Kunstpolitik Vladislav Jagiełłos auch das allen Herrschern dieser Zeit gemeinsame Ziel, ihre Autorität gegenüber ihren Untertanen geltend zu machen.

Die Kunstpolitik des Königs war von den politischen Umständen in Böhmen beeinflußt. Die Frage der Residenz gewann für Vladislav eine ganz andere Bedeutung als für den ohne festen Sitz seines Hofes regierenden Habsburger Maximilian. Das Schloß auf dem Hradschin war der traditionelle Sitz der böhmischen Könige. Karl IV. und Wenzel (Václav) IV. hatten im späten 14. und frühen 15. Jahrhundert besonderen Wert auf seine bauliche und dekorative Ausstattung gelegt. Mit seiner Rückkehr auf die Burg betonte Vladislav den Anschluß seiner Herrschaft an die seiner Vorgänger und unterstrich die Wiederherstellung der dynastischen Autorität der Luxemburger, die er zu seinen Ahnen zählen konnte. Angesichts des gerade beendeten Thronfolgestreits und nach dem Interregnum des 15. Jahrhunderts gab es gute Gründe, solche Ansprüche deutlich zu demonstrieren.

Die Stiftung von Kunstwerken für den Veitsdom, auch er ein Bau der Epoche Karls IV., läßt ebenso eine ideologische Motivation erkennen. Unter Vladislav wurde das königliche Oratorium, eine Empore mit prächtigem naturalistischem Astwerk, eingebaut; Hans Spieß schuf es in den frühen neunziger Jahren des 15. Jahrhunderts. Welchen Platz die Krone in der Kirche beanspruchte, wurde damit energisch unterstrichen. Der König bezahlte auch den weiteren Ausbau und die Ausschmückung der Kapelle des hl. Wenzel, des Schutzpatrons von Böhmen. Diese Kunstförderung hatte eine spezifische ideologische Stoßrichtung, denn die hussitische Reformbewegung hatte sich im 15. Jahrhundert in Böhmen verbreitet. Die das Abendmahl in beiderlei Gestalt auch für Laien fordernden Utraquisten und die egalitären Taboriten hatten die soziale Ordnung im Lande in Frage gestellt und den Vorwand zu einem europaweiten Kreuzzug gegen Böhmen geliefert. In der Prager Altstadt, lange Jahre eine Hochburg der Hussiten, kam es 1483 zu einem Aufstand, dem Smetana in seiner nationalistischen Oper *Dalibor* ein Denkmal setzte.

Trotz der hohen Qualität der hussitischen Chorbücher und ihrer fortgesetzten Förderung der Buchmalerei verfolgten viele Hussiten ikonoklastische Ziele. Hussitische Bilderstürme antizipierten den Streit um die Bilderverehrung, der sich in der Reformation des 16. Jahrhunderts verschärfen sollte. Auch der Begründer der Lehre des Utraquismus, Jakoubek ze Stříbra (Jakob von Mies), gehörte zu den hussitischen Führern, die die bildende Kunst ablehnten. Vielleicht in Reaktion auf den »schönen Stil« der kirchlichen Kunst unter Karl IV. und Wenzel IV. erklärte Jakoubek sogar, Kunst und Schönheit hätten keinerlei Wert. Ganz ähnlich behauptete Jan Matej ze Kaplice, Schönheit lenke vom Glauben ab. Ob der König sich deutlich gegen diese extreme Position aussprechen oder ob er in Konkurrenz zu den von den Hussiten geförderten Werken treten wollte – seine Kunstpolitik entsprang jedenfalls nicht allein dem Wunsch, die böhmischen Adligen und Bürger zu beeindrucken und seine Macht zu bekunden.[19]

Auch Sicherheitserwägungen werden Vladislav veranlaßt haben, nach dem Altstädter Aufstand von 1483 seine Residenz auf den Hradschin zu verlegen. Einer der ersten Befehle des Königs nach der Niederschlagung der Revolte ordnete den Ausbau der Befestigungsanlagen der Burg an, denn diese war während des Aufstands schon am dritten Tag der Belagerung gestürmt worden.

Und schließlich ist nicht zu vergessen, daß Vladislav von dem Humanisten Jan Długosz erzogen worden war und ihn von früher Jugend an ein Kreis neulateinischer Schriftsteller umgeben hatte. Vielleicht hatte ihn auch die Residenz von Buda tief beeindruckt. Seine Neigung zu neuen Formen nicht nur der bildenden Kunst, sondern auch der Wissenschaft zeigte sich später in dem Versuch, an der widerspenstigen Karlsuniversität, die von den an älteren Formen der Gelehrsamkeit festhaltenden Hussiten kontrolliert wurde, humanistische Lehrer einzusetzen.

Unter Vladislav wurde Prag somit erneut zu einem Zentrum künstlerischer Produktion. Eine der größten künstlerischen Leistungen seiner Herrschaft ist die Fertigstellung jenes Saals im Königspalast, der seinen Namen trägt. Der Vladislavsaal ist ein höchst ausdrucksvolles Bauwerk, der größte Profanraum seiner Zeit. Das Innere ist gotisch geprägt, ein riesiger offener Raum, dessen Deckengewölbe frei zu hängen scheint. Die Rippen bilden ein kunstvoll ver-

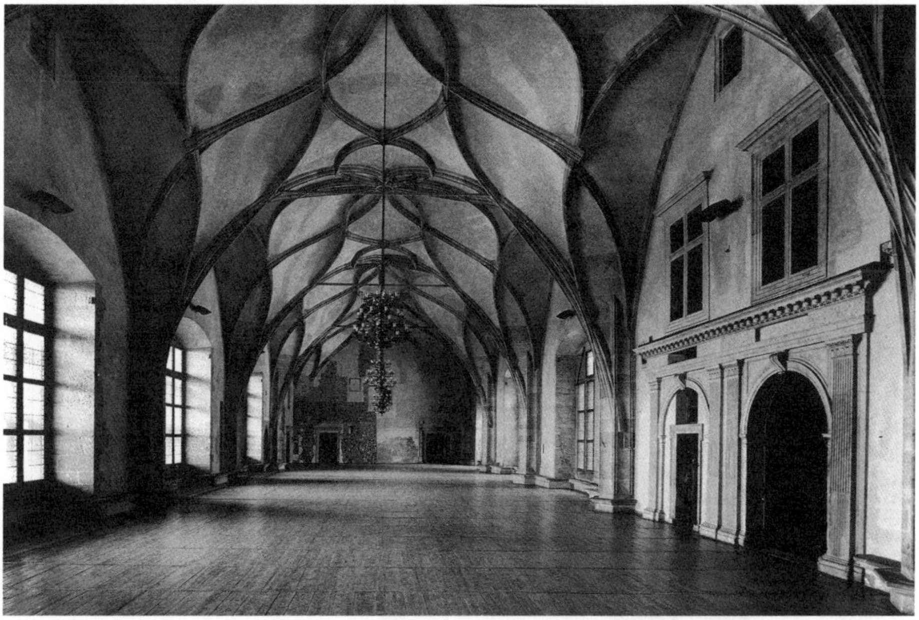

Vladislavsaal, Königspalast auf dem Prager Hradschin, mit den 1502 vollendeten Gewölben von Benedikt Ried

schlungenes Geflecht flammenartiger Formen. Auch das Äußere ist verblüffend (so sehr, daß manche Kunsthistoriker glaubten, seine Elemente müßten spätere Hinzufügungen sein): Es zeigt italisierende Fenster mit Pilastern und Halbsäulen; Inschriften nennen 1493 als Entstehungsjahr. Damit handelt es sich um das früheste Auftreten von Formen der italienischen Renaissance in Böhmen (in Mähren erschienen sie, wie oben erwähnt, bereits etwas früher).

Diese Formen sind deutlich von Beispielen aus Buda und seiner Umgebung abgeleitet, wobei der Vergleich mit den ungarischen Vorbildern vermuten läßt, daß hier, wie in Mähren, einheimische Steinmetzen am Werk waren, die vereinfachte und »falsch verstandene« Varianten des ungarischen Stils schufen. In diesem Fall kann man durchaus von »provinzieller« Kunst sprechen, da der König seine Residenz nach Buda zurückverlegt hatte. Benedikt Ried muß zwar die Bauten von Buda gekannt haben, doch war er höchstwahrscheinlich ein deutscher Baumeister, der seine Ausbildung in einem anderen städtischen Umfeld als die in Buda tätigen Italiener erfahren hatte. Wie sein Assistent Wendel Roßkopf, der viele Bauten in Görlitz errichtete, gehörte er wahrscheinlich zu den vielen fränkischen und schwäbischen Steinmetzen, die nach Prag kamen, da es zu dieser Zeit viele Werkleute aus dem Westen an Orte wie zum Beispiel auch Annaberg zog, wo sich ihnen Arbeitsmöglichkeiten boten.[20]

Man könnte verstehen, wenn es sich bei den ersten neuen Formen, die übernommen wurden, allein um dekorative Elemente gehandelt hätte (besonders bei einem Architekten, der in den Bautechniken der Renaissance nicht geschult

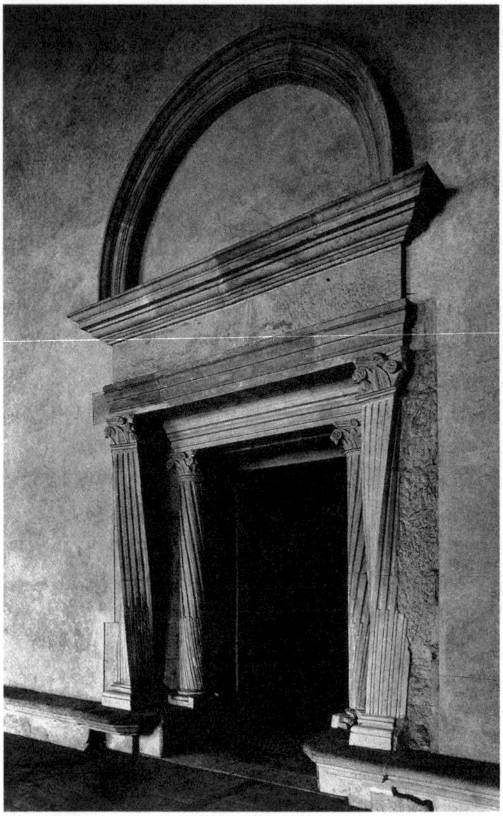

Portal zum Landtagssaal im Königspalast auf dem Prager Hradschin, um 1500, von Benedikt Ried

war), und es wäre auch verständlich, wenn er und seine Mitarbeiter nicht gewußt hätten, wie man sie exakt kopiert. Dies war nicht nur in der hier behandelten Region, sondern in ganz Europa – in Spanien, Frankreich, England oder den Niederlanden – häufig der Fall. Die Brillanz der Innenraumgestaltung und die schöpferische Verwendung klassischer Formen zeigen jedoch, daß es sich bei Rieds Kombination gotischer und klassischer Elemente keineswegs um eine fehlerhafte Rezeption oder um ein nur partielles Verständnis handelte. Das vom Vladislavsaal zur Sněmovna (dem Landtagssaal) führende Portal zeigt zum Beispiel ein rundes Giebelfeld (wie es später bei Bauten in der Slowakei wiederkehrt) über einem strengen klassischen Gebälk, das von kannelierten Pilastern getragen wird. Etwas zurückgesetzt ruht ein Architrav auf zwei Säulen. Die Pilaster sind in ihrer Achse gedreht, und auch die Säulen sind als Spiralen behandelt. Die ganze Komposition ist eine kreative Umsetzung klassischer Formen in ein neues Idiom.

Auch die berühmte gotische Reiterstiege zeugt davon, daß Ried eine neue Form der Assimilation der Renaissance repräsentiert. Während das Außenportal demonstriert, daß Ried auch in »korrekten«, reinen Renaissanceformen arbeiten konnte, und die Decke der Reiterstiege mit dem Gewölbe des Vladislavsaals konkurrieren kann, zeigt das Innere des Durchgangs zur Treppe eine kreative Verschmelzung beider Stile. Ein komplizierter gotischer Bogen ist einem Spitzbogen einbeschrieben, der in einen klassischen Rahmen aus zwei kannelierten Kompositsäulen und einem schweren Architrav eingefügt ist.

Diese brillante Konstruktion legt eine andere Interpretation der Verwendung unterschiedlicher Stilformen im Vladislavsaal nahe. Wie in Polen kann es auch in Böhmen ideologische Gründe für die Einführung neuer Stile gegeben haben. Im Einklang mit einer der Funktionen des Saals, nämlich als Turnierplatz zu dienen (wir wissen, daß hier in der Tat Turniere stattfanden), gemahnt das Innere an die gotische Tradition des Mittelalters. Gleiches gilt für die Reiterstiege, über die man zu Pferd in den Vladislavsaal gelangen konnte. Vielleicht sollte das Innere auch den Glanz vergangener Prager Tage evozieren, denn es erinnert mit seinem fächerartigen, scheinbar nur von den Rippen getragenen Gewölbe an den Stil der Parlerschule und damit an die Architektur des Zeitalters Karls IV. Und schließlich konnte dieser Stil im spätgotischen Kontext auch als spezifisch tschechisch erscheinen, denn die zeitgenössische Alternative im Profanbau, von der man Kenntnis hatte, das Werk Arnolds von Westfalen, der in den siebziger Jahren des 15. Jahrhunderts den eindrucksvollen Palast der Albrechtsburg in Meißen errichtet hatte, war eher französisch orientiert.[21]

Daß die »reinen« Renaissanceformen gerade an den Fenstern, die aus Buda entlehnt sind, oder am Portal der Reiterstiege auftreten, hat seine besondere Bedeutung: Sie erscheinen auf der nach außen gerichteten Schauseite und präsentieren so der Öffentlichkeit die neuen ästhetischen Werte des Hofes. Ihre Gestaltung war daher wahrscheinlich mit Absicht darauf angelegt, eindrucksvoll zu wirken. Der Effekt ist eine schöne Ausgewogenheit von Überkommenem und Innovation: vertraute, längst heimisch gewordene Formen im Inneren, ein neu aus dem Ausland eingeführter, auffälliger und eindrucksvoll wirkender Stil für das Äußere.

Eine ähnliche Kombination aus Elementen der Gotik und der Renaissance findet sich auch in der Malerei der Zeit, beispielsweise in den Werken des anonymen Meisters des Altars von Litoměřice (Leitmeritz). Sein Hauptwerk, der Altar, dem er seinen Namen verdankt, soll von der Prager Burg stammen. Die Landschaften auf den Gemälden dieses Künstlers gleichen denen der Donauschule, und auch seine gefühlsbetonten Figuren verraten die Ausbildung in Süddeutschland. Sein Raumgefühl jedoch und die Beherrschung der Perspektive zeigen seine Kenntnis der italienischen Renaissance.

Vergleichbare Züge finden sich im Stil der Bildhauer dieser Ära, etwa bei dem anonymen Meister I. P. Bei ihm verbinden sich, wie bei zeitgleichen Arbeiten in der Slowakei, fein gearbeitete, an das Werk süddeutscher Künstler erinnernde Figuren mit Architekturrahmungen zu Gebilden, die eindeutig klassisch wirken. Der Stil dieser Künstler spricht somit dafür, daß die Gemälde und Plastiken für den Hof, wie in Polen, häufig von Künstlern nichtitalienischer Herkunft stammten – und diese Künstler schufen charakteristische Mischformen.

Gegen 1505 ließ der Hof von dem Meister des Altars von Litoměřice den bedeutendsten Freskenzyklus dieser Epoche gestalten. Es handelt sich um eine

Folge von das Leben des hl. Wenzel illustrierenden Malereien im oberen Teil der Wände der Wenzelskapelle im südlichen Querschiff des Veitsdoms, auf denen Vladislav II. Jagiełło, seine Gemahlin und mehrere Mitglieder des Hofes an prominenter Stelle figurieren.[22] Der Bau dieser Kapelle war im 14. Jahrhundert von Karl IV. begonnen worden; der untere Teil der Wände wurde damals wie bei der Burg Karlštejn (Karlstein) mit Halbedelsteinen ausgelegt und mit Wandgemälden sowie mit Plastiken aus der Parlerwerkstatt geschmückt. Die Bezüge auf das Königtum und Karl IV. wurden noch dadurch verstärkt, daß im Geschoß über der Wenzelskapelle die Krone Böhmens und andere Insignien aufbewahrt wurden.

Diese Identifikation mit der Vergangenheit Böhmens, besonders mit deren religiösen Aspekten, unterstrich nicht nur die dezidiert katholische Haltung des Königs, sondern näherte sich insbesondere auch der Herrschaftsideologie Karls IV. Auch damals wurde der weltliche König zugleich als geistlicher Herrscher präsentiert. Die traditionelle Vorstellung, es gebe zwei Schwerter, eines für das weltliche und eines für das geistliche Reich, wird damit überwunden: Wie der böhmische Schutzpatron Wenzel erscheint der König zugleich als geistliche Gestalt und wird so zum heiligen Herrscher. Er konnte folglich auch rechtmäßig den Anspruch erheben, ein gesalbter Herrscher zu sein.

Die Darstellung solcher Szenen im Dom belegt, daß der jagiellonische Hof mit aller Macht an die Tradition der Hofkunst aus der Vorhussitenzeit, vor allem an die Zeit Karls IV. anknüpfen wollte.[23] Seine politischen Ansprüche waren die Grundlage dafür, daß die Wiederaufnahme der Kunstförderung mit ihrer

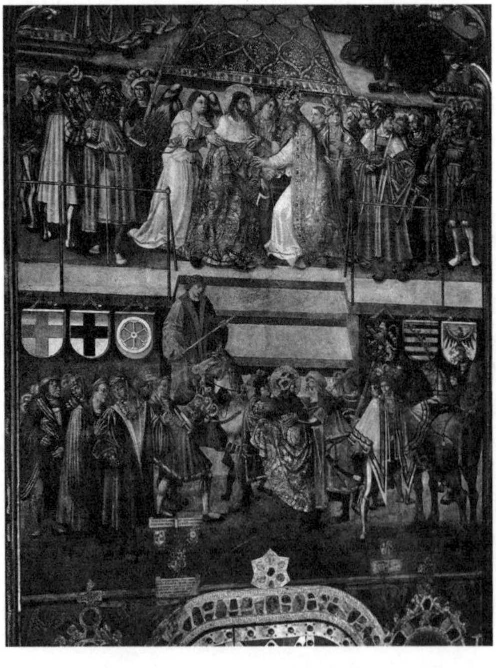

Fresken mit Szenen aus dem Leben des hl. Wenzel in der Wenzelskapelle des Veitsdoms, Prag, um 1505, Meister des Altars von Litoměřice (Leitmeritz)

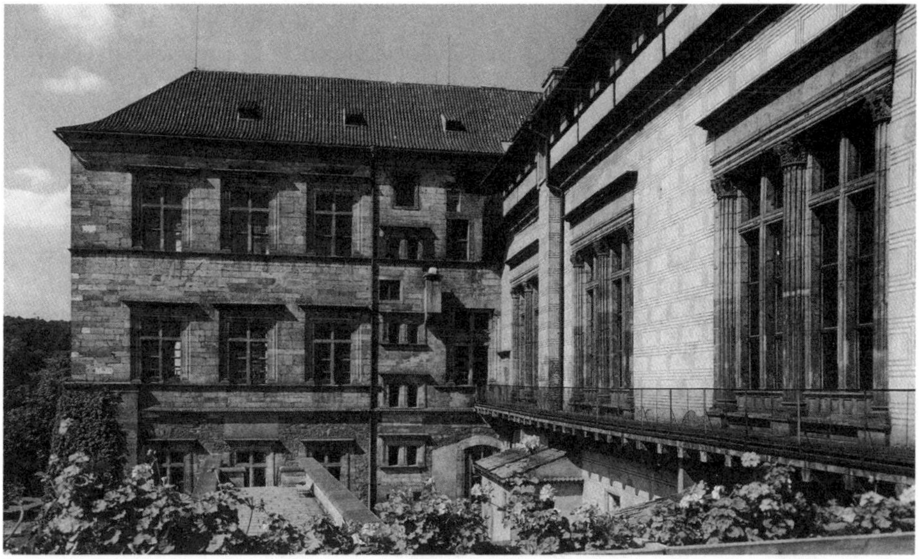

Ludwigsflügel, Königspalast auf dem Prager Hradschin, wohl nach 1500–1510, von Benedikt Ried

Erneuerung der offiziellen Funktion der Ikonographie Karls IV. und der Porträtierung der böhmischen Schutzheiligen ganz bewußt im Rahmen der aus der Zeit Karls IV. stammenden Bauten stattfand. Dieses Wiederanknüpfen an eine frühere Epoche diente zugleich der Durchsetzung eines an der Figur des Königs orientierten Staatsgedankens, wie er für die frühneuzeitliche Monarchie charakteristisch ist.

Diese retrospektive, das Mittelalter zitierende Ausrichtung steht in Kontrast zur Hofkunst in Polen. In Kraków richteten sich die Jagiellonenherrscher direkter an der Renaissance aus, wie sie in Mittel- und Osteuropa durch Buda repräsentiert wurde, und griffen über die Vermittlung Ungarns auf italienische Quellen zurück. Doch auch Benedikt Ried, wiewohl kein Italiener, bewies, daß er die neue Architektursprache beherrschte. In seinen späteren Jahren errichtete er Gebäude, die mit ihrem sich von der Gotik unterscheidenden Sinn für Proportionen, ihrer korrekten Verwendung der antiken Ordnungen und ihrem Bezug zwischen Innenraum und Außengliederung vollkommen klassisch wirken. Zu diesen Bauwerken zählen auf dem Hradschin der Ludwigsflügel des Königspalastes, der Eingang zur Böhmischen Kanzlei und auch das (vielleicht allerdings nicht von ihm selbst, sondern von seiner Werkstatt ausgeführte) Südportal der nahe gelegenen Georgskirche, wenn auch die Figur des hl. Georg im Giebelfeld über dem inneren Portal dem Stil des Nordens verpflichtet ist und an Werke des Meisters I. P. gemahnt.

Der ausgeprägt dynastische Charakter der jagiellonischen Hofkunst und ihre antihussitische Tendenz waren ihrer lokalen Rezeption allerdings nicht eben förderlich; die Innovationen Rieds und anderer Hofkünstler und -architekten fanden in Böhmen nicht die Resonanz, die vergleichbaren Entwicklungen in Ungarn oder Polen beschieden war. Doch das Mäzenatentum am Prager Hof war nicht auf die Aktivitäten des jeweiligen Herrschers beschränkt. In Böhmen war die Aristokratie eng mit der Kunstförderung des Königshofs verbunden; da der König seit 1490 in Buda residierte und fast nie in Prag war, wurden die hohen Hofbeamten und die Kirchenoberen, die in enger Verbindung zu dem Kapitel des Veitsdoms standen (in dem sich, wie erwähnt, der dem hl. Wenzel gewidmete Freskenzyklus befindet), zu den eigentlichen Förderern der Hofkunst. Andere Mitglieder des Hochadels wetteiferten mit dieser Gruppe: Magnaten, die Statthalterwürden bekleideten, und andere Adelsfamilien versuchten der königlichen Macht Grenzen zu setzen und rivalisierten daher mit ihr auch auf dem Gebiet der Kunstförderung.

Böhmische Aristokraten ließen sich von Benedikt Ried auch anderswo im Land Schlösser erbauen. In Blatná arbeitete er für Zdeněk Lev z Rožmitálů (Zdenek Leo von Rosental), den Oberstburggrafen des böhmischen Königreichs, und in Švihov (Schwihau) für den obersten Richter Puta Švihovský z Rýzmberka (Puta von Schwihau und Riesenberg), für den er auch die Befestigungsanlagen von Rábí (Rabi) umbaute. All diese Bauten ähneln seinen späteren klassisch inspirierten Werken in Prag. Dasselbe gilt für einen weiteren wichtigen Renaissancebau, den Ried in Schlesien, einem anderen böhmischen Kronland, entwarf: das 1514–1530 für den Herrscher von Ziębice (Münsterberg) errichtete Schloß Ząbkowice Śląskie (Frankenstein), das heute eine Ruine ist – ein Renaissancegebäude mit symmetrisch angeordneten Elementen, Türmen und Toren, den Resten eines Arkadenhofs und gezackten Zinnen, wie sie in der Region bald beliebt werden sollten.

Der Einfluß Rieds und der höfischen Steinmetzen verbreitete sich auch in bürgerlichen Kreisen. Besonders deutlich ist er in Kutná Hora (Kuttenberg), einer Bergbaustadt, aus der die Krone einen Teil ihres Reichtums bezog; der Wiederaufbau des Hradschin verdankte sich den Kuttenberger Einkünften. Kutná Hora folgte dem Vorbild der Krone und errichtete Bauwerke in einem sich an der Hauptstadt orientierenden gotischen Stil. Sowohl Rejšek als auch Ried arbeiteten hier an der Barbarakirche, die sie mit einem labyrinthisch anmutenden Sterngewölbe versahen. Auch das Äußere erhielt ein eindrucksvolles Profil, denn das Dach gleicht einer Reihe von Zelten. Solche Formen fanden sich in der Folge auch anderswo in Böhmen, etwa in Louny (Laun). Bürger der Stadt Kuttenberg hatten das Innere der Barbarakirche bereits mit Wandgemälden schmücken lassen, beispielsweise in der Smíšek-Kapelle, wo sich illusionistische Trompe-l'œils im Stil der Niederländer finden. Diese Gemälde bezeugen das Fortleben nördlicher Tendenzen in der Kunst der jagiellonischen Epoche sowie ihre Förderung durch lokale Kräfte. In ihrem Verhältnis zum Hof weist diese königliche Bergbaustadt interessante Parallelen zu herzoglich sächsischen Bergbaustädten wie Freiberg, Jáchymov (Joachimsthal) und Annaberg auf.[24]

Der starke Einfluß der Hussiten behinderte zwar in vielen böhmischen Städten die Übernahme der Prager Neuerungen, doch zeigt die Karriere eines Schülers von Benedikt Ried, daß dessen Neuerungen sehr wohl eine breite

Resonanz fanden. Wendel Roßkopf hatte wahrscheinlich bei Hans Spieß und auch bei Ried gelernt, den er in einem Schriftstück als seinen »Lehrmeister« bezeichnete und dessen Neuerungen er in andere Regionen exportierte. In einem Annaberger Dokument von 1518 nennt sich Roßkopf einen Meister aus Görlitz. Wir wissen, daß er in Kutná Hora als Bildhauer tätig war; er muß dort mit Ried zusammengearbeitet haben. Ihm zugeschriebene Bauten lassen vermuten, daß er in Bechyně für Ladislav ze Šternberk (Ladislaus von Sternberg), den Oberstkanzler des böhmischen Königreichs, tätig war. Bezeichnenderweise scheint er 1518 auch für den Umbau des Rathauses der Hussitenhochburg Tábor verantwortlich gewesen zu sein. Wie Ried arbeitete Roßkopf auch in verschiedenen schlesischen Städten, unter anderem am Rathaus von Lwówek Śląskie (Löwenberg). Dieses Gebäude wirkt wie eine provinzielle Version der Prager Arbeiten Rieds. Es ist in einem schlichten Renaissancestil gehalten; das symmetrische Gleichmaß der Fenster erinnert an den Ludwigsflügel des Königspalastes oder an den Vladislavsaal, an dem Roßkopf zweifellos beteiligt war, und auch seine Gewölbung im Hauptsaal ist den Gewölben Rieds ähnlich. Und schließlich wurde Roßkopf dann zum Wiederaufbau von Görlitz herangezogen, nachdem im Jahr 1525 ein Brand die 1490 nach dem Tode von Matthias Corvinus an die böhmische Krone zurückgefallene Stadt verwüstet hatte. Roßkopfs Bürgerhäuser und der Ausbau des Görlitzer Rathauses erinnern ebenfalls an den Ludwigsflügel.

Die jagiellonisch inspirierte Hofkunst, in der sich ein lokaler retrospektiver Charakter mit Wesenszügen der Renaissance verbindet, ähnelt letztlich auch der Kunst, die für Kaiser Maximilian I. geschaffen wurde. Auch er nutzte die Möglichkeiten der bildenden Kunst zur Verherrlichung seiner Majestät, wendete diese Funktion jedoch ins Persönliche: Maximilian ließ seine Taten und Leistungen in Worten und Bildern festhalten, weil er sein »Gedechtnus« , die Erinnerung an seine Person, bewahrt wissen wollte. Zugleich aber ging es ihm auch um die propagandistische Wirkung.[25]

Maximilian wurde 1459 als Sohn Friedrichs III., des ersten der neuzeitlichen habsburgischen Kaiser, geboren und hatte allen Grund, seine Ansprüche deutlich anzumelden. Die Habsburger hatten zwar nach dem Tode des Matthias Corvinus 1490 Wien zurückgewonnen und im gleichen Jahr auch die Herrschaft über Tirol erlangt, und Maximilian war schon 1486 zum Römischen König gewählt worden und damit der designierte Nachfolger des Kaisers, doch wurde er erst 1508 zum Kaiser gekrönt. Seine zweite Ehe mit Bianca Maria Sforza verwickelte ihn in Kriege in Italien, wo er in den neunziger Jahren und dann noch einmal von 1509 bis 1512 während des Kriegs der Liga von Cambrai zu Felde lag. Auch mit der Schweiz focht er 1499 und später eine Reihe von Kriegen aus. Erfolgreicher war Maximilians Heiratspolitik. Seine erste Gemahlin, mit der er 1477 die Ehe schloß, war Maria von Burgund, die Erbtochter des letzten burgundischen Herzogs. Der gemeinsame Sohn Philipp der Schöne wurde mit der Tochter Ferdinands und Isabellas von Spanien vermählt; Enkel und Enkelin wurden in einer Doppelhochzeit mit Mitgliedern der Jagiellonendynastie verbunden. Diese Heiratspolitik legte den Grundstein für die Entstehung des weltumspannenden habsburgischen Imperiums.[26]

Schon Kaiser Friedrich III.[27] war als Mäzen einiger bedeutender Bauten und Plastiken in Österreich hervorgetreten, darunter Werke des niederländischen Bildhauers Nicolaus Gerhaert van Leyden. Maximilians Heiratspolitik läßt jedoch vermuten, daß sein Interesse an den Künsten noch weitere Inspirationsquellen hatte. Während seiner Italienfeldzüge lernte er die Kultur vor allem der Höfe Norditaliens kennen, die auch auf andere mitteleuropäische Herrscher beispielgebend wirkten. Aber es war nicht allein dem Einfluß Italiens, sondern, wie in Kraków, auch dem Wirken lokaler Humanisten (deren bedeutendster Vertreter, Konrad Celtis, Verbindungen zu Kraków unterhielt) zu verdanken, daß die Ideen der Renaissance in dem Kreis um Maximilian Fuß faßten. Die Beteiligung der Humanisten am künstlerischen und literarischen Schaffen an Maximilians Hof belegt erneut, daß sich die von den Historikern der Renaissance vorgenommene Unterscheidung von Form und Inhalt nicht durchhalten läßt.[28] Die Gelehrten an Maximilians Hof wurden gar als Priester des *numen maiestatis* bezeichnet.[29]

Wie die Vorstellungen Konrad Celtis' oder auch Johann Nauclerus', eines anderen der sogenannten Wiener Humanisten, deutlich zeigen, brauten sich die um Maximilian versammelten humanistischen Gelehrten eine merkwürdige Mischung von Ideen zusammen. Sie glorifizierten die deutsche Vergangenheit mit Hilfe einer eigentümlichen Interpretation der *Germania* des Tacitus[30] und förderten die Kenntnis der deutschen Literatur des Mittelalters als eines Belegs für deutsche Größe. Nach ihrer Version des Mythos von der *translatio imperii* nach dem Untergang Roms war die Weltherrschaft an deutsche Herrscher übergegangen. Der Kaiser des Heiligen Römischen Reiches war nunmehr ein deutscher, vom Papst gesalbter Christ, der als Streiter Christi auf Erden gelten konnte. Die Augustinische Vorstellung, das Römische Reich sei aufgrund seiner Verderbtheit untergegangen, wurde somit zu dem teleologischen Gedanken umgeformt, es sei gefallen, damit ein neues, ein christliches Römisches Reich entstehen und so der himmlische Gottesstaat mit dem irdischen Staat der Menschen identisch werden könne. Das glich in vielem der Ideologie Karls des Großen. Das alte Konzept der Erneuerung, der Wiedergeburt des Reiches in der Person Kaiser Karls verknüpfte sich mit dieser Idealvorstellung. Das Reich Karls des Großen war zwar zerfallen, doch seine Autorität war, so glaubte man, zusammen mit dem Heiligen Römischen Reich auf die Deutschen übergegangen. Im Mittelalter hatte man diese Idee zur Propagierung des höfischen Ideals des Rittertums und der Kreuzzüge gegen die Ungläubigen genutzt. All diese Vorstellungen blieben bis ins späte 15. Jahrhundert lebendig.[31] In Maximilians Umkreis wurden sie weiterentwickelt, und auch die folgenden Habsburger setzten sie propagandistisch ein. Sie fanden ihren Ausdruck zum Beispiel darin, daß man in Nürnberg, dem Aufbewahrungsort der Reichskleinodien, den vom Rat der Stadt eigens bei Dürer in Auftrag gegebenen Bildnissen Karls des Großen und Kaiser Sigismunds auch dessen Porträt Maximilians hinzugesellte. Nauclerus' Chronik von 1516 vertritt eine deutsche, habsburgische Geschichtsdeutung, in der die Krönung Karls des Großen als Beweis für die von Gott verfügte Superiorität des deutschen Volkes gepriesen wird.[32]

Aus diesen Gründen konnte an Maximilians Hof die Wiederbelebung ritterlicher oder traditioneller mittelalterlicher Wertvorstellungen mit einer Wiederbelebung der Antike einhergehen. Die humanistische Apologetik Maximilians konnte zur Rechtfertigung seiner auf Rom gerichteten Italienpolitik auf mittelalterliche Vorgänger verweisen, besonders auf die Glanzzeit des Reiches unter den Staufern des 12. Jahrhunderts. Friedrich Barbarossa war nach Rom gezogen, um einen Kreuzzug gegen die Ungläubigen zu beginnen, und von Maximilians militärischem Vorstoß nach Italien versprach man sich dasselbe.[33]

In der Kultur des Maximilianischen Hofes wurden mittelalterlich-ritterliche Werte also genauso wiederbelebt wie die der Antike. Maximilian kannte auch die burgundisch-niederländische Kultur gut, da er aufgrund der Heirat mit Maria von Burgund einige Zeit in den Niederlanden gelebt hatte. Maria selbst war eine bedeutende Förderin der Buchmalerei gewesen, wie später auch ihre Tochter Margarete. Sicherlich wußte Maximilian auch um die glänzende Hofhaltung und Prachtentfaltung, für die Marias Vater Karl der Kühne berühmt gewesen war. Von Burgund konnte er lernen, wie die Größe eines Herrschers durch die zeremonielle Wiederbelebung ritterlicher Traditionen repräsentiert werden konnte.

Ähnlich wie bei den Jagiellonen verbanden sich in Maximilians Projekten häufig antikisierende und mittelalterliche Momente. Man konnte Maximilian als Ritter darstellen, aber auch als römischen Imperator, und beide Bilder ließen sich auch zu einem kombinieren. So kam es, daß jener häufig als der »letzte Ritter« apostrophierte Herrscher zugleich auch für einige der frühesten Manifestationen der Renaissance in Mitteleuropa verantwortlich war.[34]

Als Maximilian gegen 1500 den Künsten verstärkte Aufmerksamkeit zu widmen begann, zog auch er, wie die jagiellonischen Herrscher, italienische Künstler an seinen Hof. Sein angeheirateter Verwandter, der Mailänder Herzog aus dem Geschlecht der Sforza, schickte ihm 1499 einen lombardischen Bildhauer, der ein Projekt in Innsbruck ausführen sollte. Auch der Venezianer Jacopo de' Barbari und der Florentiner Adriano Fiorentino arbeiteten für den Kaiser. Ihre Bedeutung für die Verbreitung der Renaissanceformen in Mitteleuropa wird noch immer unterschätzt, was um so verwunderlicher ist, als sie, wie die jagiellonischen Hofkünstler, auch für andere Höfe, vor allem für den des Kurfürsten Friedrich des Weisen von Sachsen, tätig waren. Adrianos Bronzebüste des Kurfürsten ist das erste Beispiel dieser typisch italienischen Form des Herrscherporträts nördlich der Alpen.

Andererseits popularisierte Maximilian, obwohl die Erfindung des Schießpulvers und die schweizerischen Pikeniere bereits das Ende der Vorherrschaft schwer gepanzerter Ritter auf dem Schlachtfeld einläuteten, eine Sonderform des Harnischs, den Riefelharnisch, auch Maximiliansharnisch genannt. Auf Schloß Runkelstein ließ er einen Bilderzyklus mit Szenen aus dem höfischen Leben des Mittelalters und der Tristansage restaurieren. Er gab auch selbst Ritterdichtung in Auftrag und war an der Abfassung einiger Werke wie des *Theuerdanks* und des *Weißkunigs* sogar persönlich als Autor beteiligt – Werke, die sich einerseits von der mittelalterlichen höfischen Dichtung des Minnesangs und der Ritterepik und andererseits von der antiken Tradition der Biographie herleiten; besonders der *Weißkunig* kommt einer autobiographischen Form sehr nahe. Maximilian förderte oder plante außerdem Bücher über die Jagd, den Fischfang, die Falknerei und sogar über Artillerie.[35]

Maximilian zeigte nach dem Vorbild seiner angeheirateten burgundischen Verwandten nicht nur stets ein reges Interesse für kostbar illuminierte Handschriften und gab zum Beispiel ein Gebetbuch in Auftrag, für das in erster Linie Albrecht Dürer, aber auch Lukas Cranach, Hans Baldung Grien und Albrecht Altdorfer Randillustrationen lieferten, sondern förderte auch direkt die Produktion gedruckter Bücher. Er ließ die neue Technik für ältere Formen der Literatur nutzen und schuf und verbreitete damit Modelle für eine neue, gebildete höfische Gesellschaft. Seine eigenen Werke – den autobiographischen *Weißkunig,* den *Theuerdank,* in dem er seine Brautwerbung um Maria von Burgund behandelte, und den *Freydal,* ein Turnierbuch – ließ er, mit Holzschnitten von Leonhard Beck, Hans Schäuffelein, Hans Burgkmair und anderen Künstlern geschmückt, als gedruckte Bücher erscheinen.

Deutsche Künstler schufen also in einer ganzen Reihe von Kunstgattungen aufschlußreiche Beispiele der maximilianischen Kunst. Auf Münzen, Medaillons und Medaillen wurden die Bilder der Herrscherfamilie verbreitet – alles, wenn man will, von der Renaissance wiederaufgegriffene antike Formen. Das Projekt einer Reiterstatue hat hingegen kompliziertere Ursprünge. Das Werk wurde von Hans Burgkmair für Augsburg entworfen, das Pferd sollte Gregor Erhart ausführen. Der Sockel sollte, wie die Entwurfszeichnung belegt, unter anderem die Worte »Imperator Caesar« tragen. Das Projekt spielte somit, wie viele Münzen und Medaillen der Zeit, deutlich auf eine antike imperiale Tradition an, deren berühmtestes Beispiel die Reiterstatue Mark Aurels auf dem römischen Kapitol ist. Als Statue eines Heerführers zu Pferde ist das Denkmal Maximilians vielleicht auch in Zusammenhang mit einigen Renaissancedenkmälern zu sehen, die der Kaiser selbst in Italien hatte kennenlernen können, etwa Verrocchios Reiterstandbild des Colleoni in Venedig oder Donatellos Reiterstandbild des Gattamelata in Padua. Auch könnten ihn die Pläne Leonardo da Vincis für ein Reiterdenkmal des Ludovico Sforza inspiriert haben, mit dem Maximilian durch seine zweite Heirat verwandt war und der 1499 als Exilant zu ihm an den Innsbrucker Hof gekommen war. Doch erinnern die unbewegliche Haltung des Pferdes, der gekrönte schwerttragende Reiter sowie die Tatsache, daß es sich um eine Steinskulptur handeln sollte, in erster Linie an die großen mittelalterlichen deutschen Reiterfiguren in Bamberg und Magdeburg, vor allem an letztere, die ebenfalls frei steht – auch dies Skulpturen im Dienst imperialer Propaganda, nämlich für die Staufer des 12. Jahrhunderts.[36]

Andere für Maximilian entworfene Werke zeigen ein ähnliches Amalgam aus mittelalterlich-deutscher Bildwelt und römischer Kostümierung und Inszenierung. Das extravaganteste Projekt war das Grabdenkmal, das der Kaiser für sich in der Innsbrucker Hofkirche plante. Sein Entwurf wurde mit Hilfe humanistischer Genealogen ausgearbeitet. Die Ausführung lag im wesentlichen in den Händen von Gilg Sesselschreiber; Jörg Kölderer lieferte viele Entwürfe. Das Innsbrucker Grabdenkmal zeigt die kniende Figur des Kaisers auf dem Kenotaph, während in einem ausführlichen Programm um ihn herum seine Taten

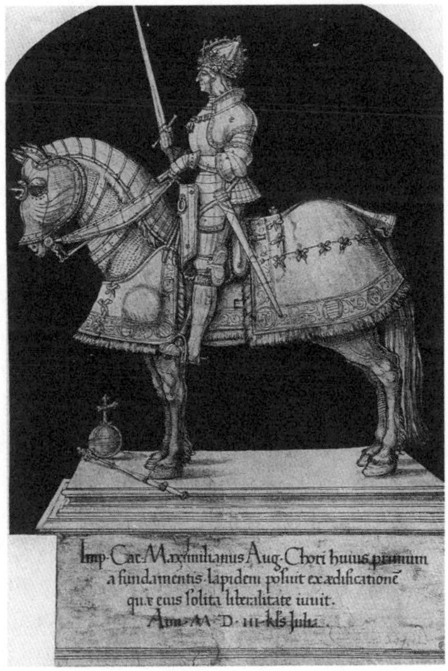
Imp·Cae·Maximilianus Aug·Chori huius primum
a fundamentis·lapidem posuit ex ædificationẽ
quæ eius solita liberalitate iuuit.
Anno·M·D·III·kls Julii.

Hans Burgkmair, Entwurf für ein Reiterdenkmal Maximilians I., bestimmt für den Vorplatz von St. Ulrich und Afra in Augsburg, um 1508/09; Wien, Graphische Sammlung Albertina

Grabmal Maximilians I. in der Hofkirche, Innsbruck; Entwurf von Jörg Kölderer, Albrecht Dürer u. a., Ausführung von Gilg Sesselschreiber u. a., begonnen 1502

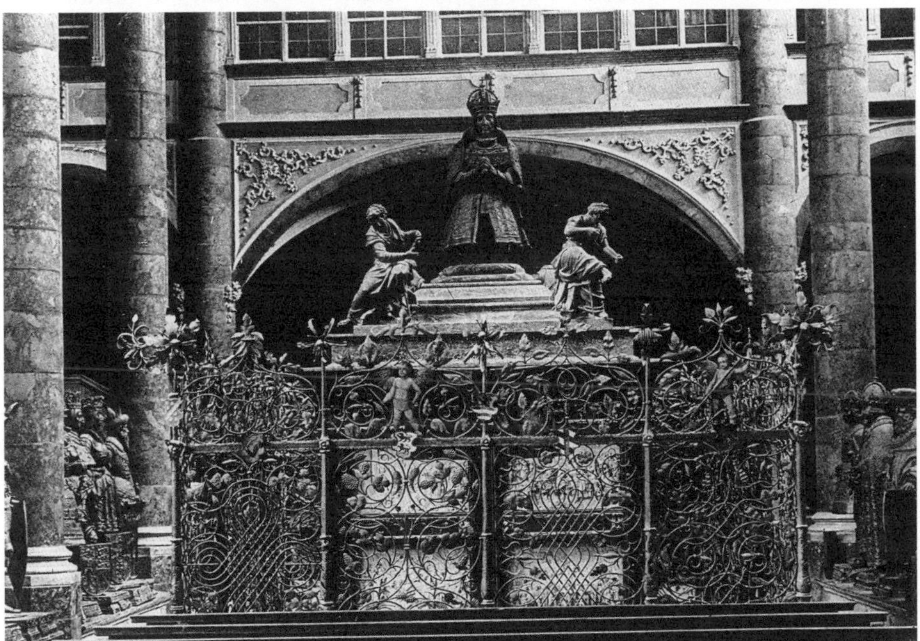

dargestellt werden. Anfänglich sollten Hunderte von Bronzefiguren den Kaiser begleiten: Der Plan umfaßte überlebensgroße vergoldete Bronzestandbilder seiner Ahnen, seiner Vorläufer und Vorbilder; dazu gehörten Herrscher aus dem Hause Habsburg, König Artus und weitere mythische Gestalten sowie andere nachahmenswerte Herrscher, wie zum Beispiel Karl der Kühne. Das Werk ist eine Summe der Kunst seines Zeitalters; es verbindet das Konzept des antiken Grabmals mit dem spätmittelalterlicher Begräbnisprozessionen. Seine verwirrende Paradoxie zeigt sich darin, daß mit Albrecht Dürer (Entwurf) und dem Bildgießer Peter Vischer gerade die beiden Künstler, die mit der italienischen Kunst am vertrautesten waren, die wohl romantischste mittelalterliche Figur des Grabmals schufen, die Statue des Königs Artus. Das Denkmal verherrlicht die Habsburger und verkörpert zugleich Maximilians im *Weißkunig* ausgesprochene Vorstellung: »Wer ime in seinem leben kain gedächtnus macht, der hat nach seinem tod kain gedächtnus und desselben menschen wird mit dem glockendon vergessen.«

Es ist jedoch charakteristisch für Maximilians Kunstförderung, daß das Innsbrucker Grabdenkmal unvollendet blieb, daß ein ähnlicher Plan eines Denkmals für andere Herrscher in Speyer nicht einmal in Teilen verwirklicht wurde und daß die Augsburger Reiterstatue unfertig blieb und bald zerstört wurde. Die ständigen Reisen des Kaisers und sein chronischer Geldmangel verhinderten die Fertigstellung dieser Vorhaben und ließen für die Förderung bedeutender Architektur noch weniger Raum. Daher läßt sich mit Fug und Recht in doppeltem Sinne sagen, daß die besten Erinnerungsstücke der maximilianischen Kunst (nur) auf dem Papier existieren.

Kaiser Maximilian I. war in der Tat der erste Fürst, der sich zur Formulierung seiner Ziele des neuen Mediums des Drucks bediente und damit öffentliche Wirkung anstrebte.[37] Die propagandistischen Möglichkeiten des Mediums entdeckte er um 1500, als er erfolglos mit der Schweiz im Kriege lag, so daß sein Interesse daran wohl mit Recht als Reaktion auf das politische Scheitern interpretiert werden kann.

Für Maximilian schuf Albrecht Dürer mehrere Holzschnitte der *Ehrenpforte.* Wenn Maximilian auch kein einziges öffentliches Denkmal errichtete, sind Druckmonumente wie dieser drei Meter hohe Triumphbogen doch ein gewisser Ersatz. Auch hier haben wir es mit einer hybriden Komposition zu tun: Idee und Formen sind römisch und erinnern an die Sieges- oder Ehrenmale der Imperatorenzeit; zugleich aber enthält die *Ehrenpforte* Bilder der Vorfahren Maximilians und Darstellungen ihrer Leistungen. Die römische Form bringt zugleich das burgundische Ideal einer direkten Einflußnahme auf die Künste zum Ausdruck, denn sie zeigt den Kaiser als Spiritus rector. Ein hieroglyphisches Bild des Herrschers krönt das Ganze; es wurde von dem Hofhumanisten Stabius entworfen.

Ein ähnliches Denkmal war der Triumphzug, den Altdorfer, Dürer und Burgkmair entwarfen und zeichneten; gedruckt wurde er erst nach Maximilians Tod. Auch hier wirkte das römische Vorbild – man kannte solche Triumphzüge aus literarischen Quellen und fand sie auch auf den römischen Triumphbogen dargestellt. Diese Praxis war im Italien des 15. Jahrhunderts

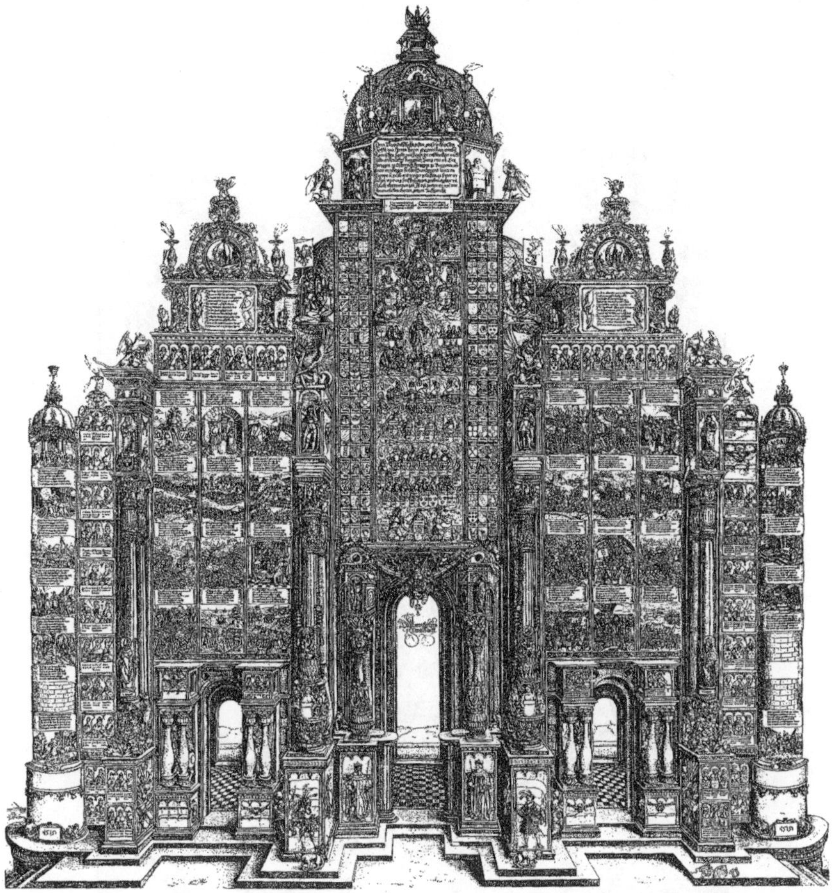

Albrecht Dürer u. a., *Ehrenpforte Kaiser Maximilians I.,* 1515 (erste Gesamtausgabe 1517/18), Holzschnitte

wiederbelebt worden und wurde auch in der italienischen Kunst dargestellt, etwa in dem Relief am Castello dell'Uovo in Neapel oder in Mantegnas Folge von Triumphbildern (heute in Hampton Court). Die Botschaft beider Werke ist ähnlich: Es geht um Triumph und Ruhm, um die Leistungen der Habsburger im allgemeinen und Maximilians im besonderen und um seinen imperialen Anspruch, nicht nur über Deutschland, sondern über die ganze Welt zu herrschen – auf dem Triumphbogen prangt daher die kaiserliche Krone, und im Triumphzug ziehen Menschen aus allen Teilen der Erde mit.

Noch auf zwei anderen Holzschnitten Burgkmairs, entstanden in der Zeit von Maximilians Kaiserkrönung, erkennen wir die auffällige Vermischung des Antiken und des Mittelalterlichen. Der erste zeigt den Kaiser zu Pferde vor einem reich verzierten architektonischen Hintergrund im Stil des Quattrocento. Er trägt eine Inschrift in römischen Lettern, wie sie auf Münzen erschie-

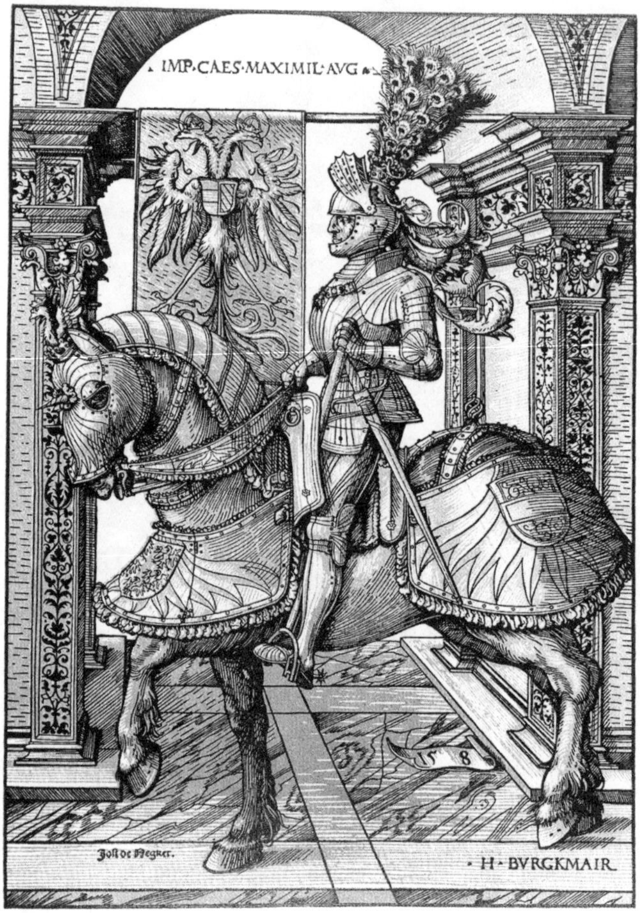

Hans Burgkmair, Reiterbildnis Maximilians I., 1508, Holzschnitt

nen – ein Hinweis auf Burgkmairs Zusammenarbeit mit dem Augsburger Humanisten Konrad Peutinger. Der Herrscher jedoch ist in zeitgenössischer Rüstung dargestellt, was an die Betonung des »Altdeutschen« durch Konrad Celtis erinnert. Einen noch deutlicheren Bezug auf das Rittertum bietet der zweite Holzschnitt mit dem Bild des hl. Georg, der sich wohl als Anspielung auf den erklärten Kreuzfahrergeist des Kaisers verstehen läßt. Seine Aussage steht in Einklang mit der Rechtfertigung der politischen Programme Maximilians durch jene Humanisten, die ihn mit Barbarossa verglichen. Wenn man diese Bilder mit ihrer Verquickung klassischer und burgundisch-ritterlicher Elemente richtig verstehen will, muß man sie als Resultat einer Verknüpfung von Traditionen betrachten, als deutsche Stilmischung, die zur Vermittlung verschiedenartiger Botschaften geeignet ist.

Bei der Ausarbeitung dieser Bilder und bei vielen anderen Arbeiten für den Kaiser orientierte man sich offensichtlich an Albertis Ideal, daß der Künstler bei seinen Erfindungen mit dem Humanisten zusammenarbeiten solle. Diese Vorstellung von einer intellektuellen Grundlage der Renaissancekunst führte dazu, daß italienisches Gedankengut über Maximilians Hof auch an andere Höfe in Deutschland gelangte. In einem Brief an Kurfürst Friedrich den Weisen erklärte Jacopo de'Barbari, die Malerei gehöre zu den freien Künsten und müsse als solche behandelt werden.[38] Damit brachte er ein in Italien bereits verbreitetes Argument vor, das später auch in Mitteleuropa vielfach wiederholt wurde.

Während italienische Künstler diese Ideen zusammen mit ihren Werken an andere Höfe des frühen 16. Jahrhunderts brachten, verbreitete der Druck das Bild der kaiserlichen Majestät noch in viel weitere Kreise. Da Drucke auch das Bürgertum erreichten, wirkten sie sich nicht nur durch ihren Stil und ihren Inhalt auf das städtische Bürgertum aus, sondern auch ihre propagandistische Funktion wurde von diesen Schichten des Volkes erkannt und für ähnliche Zwecke genutzt.[39] Um so mehr, als es Künstler aus diesen Schichten waren, welche die Bilder schufen. Die Betrachtung der Kunst der bedeutenden Höfe Mitteleuropas führt uns daher an andere Orte, nämlich in die städtischen Zentren, zu einigen der wichtigsten Künstler der Zeit, deren Auftraggeber nicht nur Herrscher wie Maximilian waren.

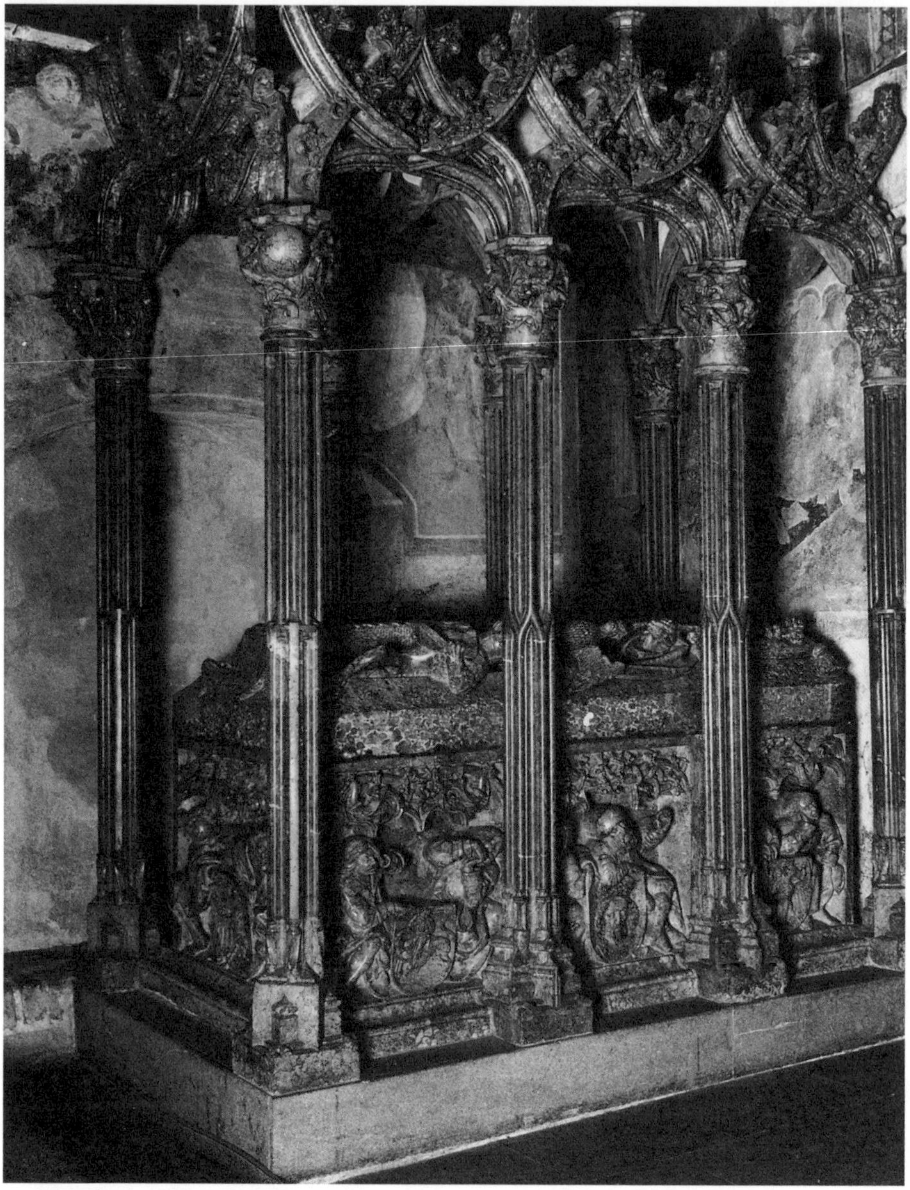

Grabmal des Königs Kazimierz Jagiellończyk (Kasimir IV.), 1492, von Veit Stoß, in der Kathedrale auf dem Wawel, Kraków

Kapitel 3

KUNST DER STÄDTE: DIE ROLLE DEUTSCHSPRACHIGER KÜNSTLER UM 1500

Die Bedingungen, unter denen die zuerst über Buda eingeführten Renaissanceideen italienischer Prägung im späten 15. und frühen 16. Jahrhundert im übrigen Mitteleuropa aufgenommen wurden, unterschieden sich erheblich von denen am ungarischen Hof. Die geographische Lage beeinflußte die Verfügbarkeit von Materialien und Arbeitskräften, den Zugang zu Ideen und die Ausbildung von Gewohnheiten und setzte daher der Aufnahme der neuen Kunst spezifische Grenzen. Vieles von dem, was bis weit ins 16. Jahrhundert hinein in Mitteleuropa produziert wurde, orientierte sich darum stärker an lokalen Traditionen als an der neuen italisierenden Mode.

Auch dort, wo die sozialen und ökonomischen Bedingungen in Mitteleuropa den Einsatz kostspieliger Materialien und die Beschäftigung von Künstlern und Architekten für öffentliche Projekte gestatteten, entstanden in dieser Zeit viele Gebäude, Skulpturen und Gemälde, die nicht den im Umkreis von Matthias Corvinus entstandenen Werken gleichen – das gilt selbst für den ungarischen Herrschaftsbereich. So ähnelt beispielsweise ein skulptierter Wappenschild mit den königlichen Insignien, der 1488 wahrscheinlich von der Werkstatt Briccius Gauszkes geschaffen wurde, weder in seiner Bedeutung noch in den Formen der Begleitfiguren der ungarischen Spielart der italienischen Plastik des Quattrocento. Das wirbelnde pflanzliche Ornament, das phantastische Trägertier und die eleganten, dem eckigen Stil verpflichteten Figuren von Ritter und Jungfrau gehören anderen visuellen Konventionen an. Sie sind für die Werkstattproduktion charakteristisch, die zu dieser Zeit im größten Teil Mitteleuropas verbreitet war.

Wenn wir in Ungarn, Polen und Böhmen entstandene Werke im italisierenden Stil mit den vielen Arbeiten vergleichen, die in diesem »gotischen« Stil geschaffen wurden, oder überhaupt den italisierenden Stil mit dem oft als typisch für die mitteleuropäische Kunst dieser Zeit geltenden Stil vergleichen, dann können wir ohne weiteres eine jener differenzierenden Gegenüberstellungen entwickeln, wie sie von Kunsthistorikern häufig praktiziert werden. Wie die Steinskulpturen Gauszkes lassen sich auch viele Holzskulpturen, zum Beispiel die Flügelaltäre Tilman Riemenschneiders, entsprechenden von Italienern geschaffenen Werken entgegensetzen. Jene zeigen eine Fülle spitzbogiger Schmuckformen und häufig expressive, gar dramatisch bewegte Figuren und unterscheiden sich somit radikal von ihren italienischen Gegenstücken. Der florentinische Altar beispielsweise, der für die Bakócz-Kapelle in Esztergom angefertigt wurde, ist in einer symmetrischen, ausgewogenen Form gestaltet; wie in vielen ähnlichen Werken sehen wir hier antike Motive und harmonisch proportionierte, beruhigte Figuren, die häufig letztlich auf klassische Vorbilder

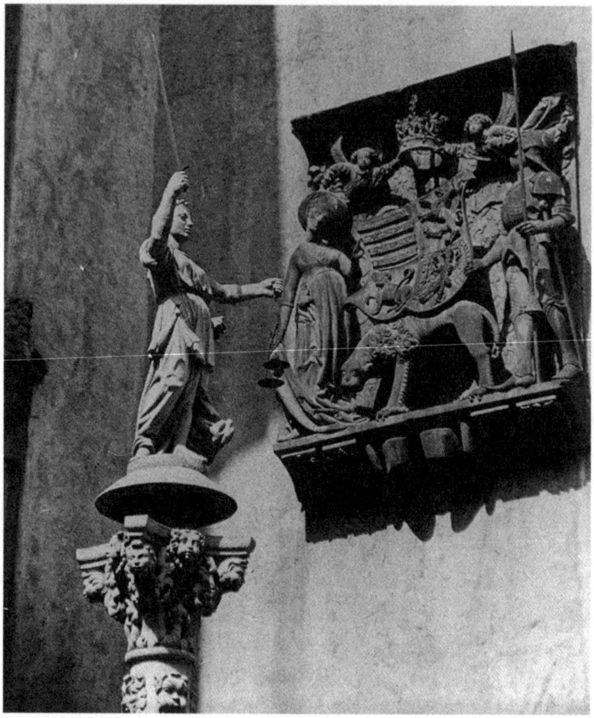

Wappen des Matthias Corvinus, 1488, Briccius Gauszke zugeschrieben, am Rathaus von Görlitz; die Statue der Justitia von 1591

zurückgehen. Ähnliche Gegenüberstellungen hat man zwischen den individuellen gotischen Formen, naturalistischen Ornamenten und gestreckten Proportionen der großen Kirchen Mitteleuropas, etwa der Annenkirche in Annaberg, und italienischen Renaissancegebäuden vorgenommen.[1] Vergleiche dieser Art ließen sich auch für die Malerei der Zeit anstellen.

Viele mitteleuropäische Werke dieser Ära werden daher häufig mit jenem großen Aufschwung vor allem in der Malerei, der Plastik und den graphischen Künsten in Zusammenhang gebracht, für den eine andere Konzeption der Kunstperiodisierung entwickelt wurde. Geht es um deutschsprachige Künstler des 15. und frühen 16. Jahrhunderts, so spricht man gern von der Zeit der »altdeutschen Meister«. Zu den berühmtesten darunter gehören Albrecht Dürer, Matthias Nithart genannt Grünewald, Albrecht Altdorfer, Hans Burgkmair, Lukas Cranach d. Ä. und Hans Holbein d. J. in der Malerei; Tilman Riemenschneider, Veit Stoß, Hans Leinberger in der Plastik; Dürer, Martin Schongauer und die Brüder Beham in den graphischen Künsten – die Liste ließe sich noch lange fortsetzen. Diese Künstler arbeiteten sowohl in den traditionellen Gattungen wie auch in neuen Medien – Holzschnitt, Kupferstich und Radierung –, deren Erfindung und Entwicklung mit der des Buchdrucks ungefähr zusammenfiel.

Wir wollen hier keineswegs einen zusammenfassenden Überblick über die Werke dieser Meister liefern, zu denen es eine umfangreiche Literatur gibt. Es geht hier vielmehr darum, ihre Leistungen im größeren Kontext der mitteleuropäischen Kultur und Gesellschaft zu interpretieren. In diesem Vergleichsrahmen wird die begriffliche Erfassung ihrer Werke in Verbindung mit dem Begriff der Renaissance problematisch. Obwohl sich ihre Kunst formal oft deutlich vom italienischen Stil unterscheidet, wird die Ära dieser altdeutschen Meister doch zugleich als die der Renaissance in Deutschland bezeichnet. Offensichtlich bezeichnet dieser Begriff hier etwas anderes als in seiner Anwendung auf Ungarn. Seit dem späten 19. Jahrhundert, vor allem seit den wichtigen Schriften Heinrich Wölfflins, wird die deutsche Renaissancekunst, wie sie genannt wird, in der Tat als eine mit der italienischen Renaissance zwar gleichwertige, doch von ihr verschiedene Kunst betrachtet.[2]

Diese Anwendung des Renaissancebegriffs auf die Kunst der altdeutschen Meister erscheint jedoch problematisch. Deren Periode soll um 1530 geendet haben, also gerade zu jener Zeit, da die »eigentlichen« Renaissanceelemente, definiert als Wiederbelebung klassischer Formen und Inhalte, wie sie sich in Ungarn, Polen, Böhmen und am Hof Maximilians I. ereignet hatte, weitere Verbreitung fanden. Zu jener Zeit auch gewannen humanistische Werte, die zuvor nur in den Schriften einer wohl eher kleinen Gruppe gelehrter Vorreiter eine Rolle spielten, eine Breitenwirkung in der Bevölkerung, etwa durch die Einrichtung von Schulen unter dem Einfluß Melanchthons (worauf wir in Kapitel 5 noch näher eingehen werden).

Die Rede von einer deutschen Renaissance ist, wenn sie mit »Renaissance« einen Zeitraum meint, auch wegen ihrer normativen Implikationen problematisch. Oft hat man in der Zeit Dürers und der anderen Meister einen Höhepunkt der deutschen Kunst gesehen, auf den eine Krise und schließlich der Verfall gefolgt seien. Es heißt, diese Blüte der Kunst sei von einer wachsenden Spiritualität bis etwa 1500 gefördert und dann durch eine andere Konsequenz dieser religiösen Bewegungen, die Reformation, unterbrochen worden. Ein immer wiederkehrendes Argument ist auch die Behauptung, der Versuch der Assimilierung italienischer Vorbilder habe zu einer nichtauthentischen Kunst geführt, zu einem neuen Stil, dem die lokalen Wurzeln fehlten.[3] Gerade die Zeit also, für die von einem echten Renaissancestil die Rede sein kann, die Zeit, als klassische Motive, Inhalte und Schmuckformen in Deutschland aufkamen und weitere Verbreitung fanden, ja manchmal sogar von Italienern oder von in Italien geschulten Künstlern geschaffen wurden, wird somit als Zeit des Verfalls, der Abkehr von der deutschen Renaissance betrachtet.

Die These, die Assimilierung des Italienischen habe eine Korruption der einheimischen Kunst bedeutet, beruht indes häufig bewußt oder unbewußt auf fragwürdigen ideologischen Ansichten nationalistischer oder sogar rassistischer Art über die Wurzeln oder nationalen Ursprünge von Kultur.[4] Sie gibt ein falsches Bild davon, wie die »deutschen« Künstler und die »deutsche« Kunst der Zeit in einen größeren kulturellen und geographischen Kontext einzuordnen sind, und geht bei der Erklärung der damals in Wirklichkeit wesentlich komplizierteren Situation der mitteleuropäischen Kunst von einer die Verhältnisse simplifizierenden und einfach als erwiesen angesehenen Voraussetzung aus.

In Deutschland findet sich, wie anderswo in Mitteleuropa auch, ein Pluralismus, eine Polyphonie künstlerischer Formen. Künstler mit lokaler Ausbildung begegneten den neuen Formen und Ideen, die aus Italien und später mit in Italien ausgebildeten Niederländern ins Land kamen, nicht bloß mit einer Gegenreaktion, sondern sie setzten sich mit angeblich ausländischen Stilen auf ihre eigene Weise auseinander, wobei sie schließlich neue Formen hervorbrachten. Die häufig als authentisch »nordisch« oder deutsch betrachtete Kunst verdankte vieles der niederländischen und burgundischen Malerei und Plastik. Man braucht nur an den Einfluß der altniederländischen Maler zu denken oder an den der Bildhauer Claus Sluter oder Nicolaus Gerhaert van Leyden, die bedeutende Stile kreierten oder in ganz Mitteleuropa verbreiteten. Die traditionelle Kanonisierung bestimmter Aspekte der deutschen Kunst um 1500 darf nicht dazu führen, andere Formen und den größeren Zusammenhang zu vernachlässigen.[5]

Wir wollen hier ein komplexeres Bild der künstlerischen Situation skizzieren, welches das Werk der deutschsprachigen Künstler in Mitteleuropa zu anderen Strömungen der Zeit, vor allem der italisierenden, in Beziehung setzt. Während wir im vorigen Kapitel deutschsprachige Künstler und Handwerker in Polen und Böhmen Seite an Seite mit Italienern arbeiten sahen, liegt in diesem Kapitel das Schwergewicht auf dem eigentlichen Deutschland und den hier sichtbaren Unterschieden zum italienischen Stil. Wie in der Gegenüberstellung von Ungarn und Rußland soll auch hier die Hervorbringung von Werken mit distinktiven Stilmerkmalen als Schlüssel zu den Reaktionen interpretiert werden, die in unterschiedlichen sozialen und kulturellen Gefügen auftreten. Diese Reaktionen verweisen auf jeweils verschiedene Systeme der Organisation und damit der Produktion von Kunst wie auch auf jeweils unterschiedliche Konsumbedingungen, also Markt- und Handelsbedingungen, auf dem Sektor der Kunst.

Diese Differenzierungen zeigen, daß Künstler und Auftraggeber selbst in einer angeblich durch deutlich ausgeprägte kulturelle Unterschiede charakterisierten Zeit komplexere Wahlmöglichkeiten hatten. Kein Medium, keine Klasse und keine ethnische Gruppe prägte irgendeine bestimmte Form von Kunst derart, daß man diese als Charakteristikum oder Resultat einer unabhängigen, spezifisch deutschen oder »nordischen« visuellen Kultur ansehen könnte. Die »visuelle Kultur« beruhte auf verschiedenen Ausdrucksformen, auf verschiedenen sozialen Gruppen und stilistischen Alternativen, zu denen auch der italienische Stil gehörte.[6]

Zunächst zu den gesellschaftlichen Rahmenbedingungen: Die Verhältnisse in Deutschland, die es möglich machten, daß patrizische Stadtbürger häufiger Auftraggeber bedeutender Kunstwerke waren als die Fürsten, sind von vielen Historikern analysiert worden.[7] Die Kunst, die sie in diesem Zusammenhang interessierte, wurde für Auftraggeber in den freien Reichsstädten geschaffen. Von diesen Städten kamen viele in der Zeit um 1500, als weite Teile Mitteleuropas einen wirtschaftlichen Aufschwung erlebten, zu großem Reichtum. Augsburg zum Beispiel bezog seinen Wohlstand aus dem Handel, dem Bankwesen und aus Investitionen in die Bergwerke Oberungarns, Ulm verdankte ihn der Textilmanufaktur und Nürnberg dem Manufakturwesen und dem Handel. Und es gab viele vergleichbare Orte wie diese.[8] Bedeutende Werke der Plastik und Malerei entstanden häufig in kleinen Städten (außer Augsburg und Nürnberg zählte kaum eine Stadt über 5000 Einwohner). Der Fuggerei in Augsburg kommt in der Geschichte der Stadtplanung zu Recht eine große Bedeutung zu. Die Rahmenbedingungen dieser stadtbürgerlichen Kunst und die Ideen und Wünsche ihrer Auftraggeber stehen in deutlichem Kontrast zu dem höfischen Modell, wie es in Rußland oder Ungarn herrschte.

Allerdings ging es auch bei den Investitionen des Bürgertums in die Kunst, wie bei der höfischen Kunstförderung, nicht um ökonomischen Gewinn, sondern darum, sich durch öffentliche Zurschaustellung von Status und persönlichem Geschmack von anderen abzuheben. Diese Zeit, wie überhaupt das ganze 16. Jahrhundert, war eine Blütezeit der bürgerlichen Baukunst, und die Innenräume der Häuser wurden prachtvoll ausgeschmückt. Auch das Porträt war eine beliebte Form der Repräsentation. In vielen Städten, etwa in Nürnberg, gab es jedoch, wie auch im Venedig der Renaissance, regelrechte Luxusgesetze, die dem Ausmaß des erlaubten Aufwands eine strikte Grenze setzten, zudem wurde die Selbstdarstellung auch durch eine Reihe von subtileren sozialen Kontrollmechanismen eingeschränkt. Somit konnte die weltliche Kunst – zumindest bis zur Mitte des 16. Jahrhunderts – das Verlangen nach sichtbarer Prachtentfaltung nicht allgemein befriedigen.[9]

Dem Kunstpatronat boten sich aber im kirchlichen Bereich genügend Betätigungsfelder. Der sich am Vorabend der Reformation allgemein ausbreitende religiöse Eifer schürte dieses Bedürfnis noch. Es gab vielfältige öffentliche Zeichen einer erneuerten Frömmigkeit. Der Heiligen- und Reliquienkult nahm zu; auch Pilgerfahrten wurden noch beliebter. Nicht nur die Klöster, auch die Bettelorden wie etwa die Franziskaner wurden von leidenschaftlichen Predigern reformiert. Neue Bewegungen der Laienfrömmigkeit kamen auf, etwa die Devotio moderna, die durch Gruppen wie die Brüder vom gemeinsamen Leben Verbreitung fand. Gleichzeitig entwickelte sich eine neue religiöse Erbauungsliteratur, für die die *Imitatio Christi* des Thomas a Kempis (nach seinem Geburtsort Kempen nicht weit von Düsseldorf) ein herausragendes Beispiel ist. Beschwerdeschriften (Gravamina) prangerten kirchliche Mißstände an und verlangten Reformen. Ein tiefes Bedürfnis nach persönlicher Erlösung führte zu Werken der Frömmigkeit, darunter auch viele Donationen, vor allem in Form der Stiftung von Kunstwerken. Mit der Sorge um die eigene Erlösung konnte somit zugleich auch das Verlangen nach Ruhm und Ehre befriedigt werden.[10]

Auf diese Weise kam es dazu, daß eine Vielzahl unterschiedlicher Gegenstände in Auftrag gegeben wurde, die den didaktischen, devotionalen und liturgischen Zwecken der Kirche dienten. Dazu gehörten Altäre, Reliquiare und andere Devotionalien, darunter Handschriften oder kleinformatige skulptierte, gemalte oder gedruckte Darstellungen, ebenso aber auch Grabmäler und Epitaphe, Sakramentshäuschen, Taufsteine, Chorgestühle oder skulptierte Kalvarienberge. Bezahlt wurden sie außer von den kirchlichen Institutionen auch von Bruderschaften oder anderen Korporationen, wie etwa den Gilden, sowie von wohlhabenden Einzelpersonen.

Die Kombination dieser Interessen und ihre Umsetzung in ein größeres Projekt lassen sich in einer Stadt wie Annaberg beobachten, deren Kirche wir bereits erwähnt haben. Annaberg gehörte zu den Städten, die durch den Bergbau, vor allem durch die Silbergewinnung, sehr schnell reich wurden. Die Stadt ließ ihre Kirche ab etwa 1500 in sehr kurzer Zeit errichten; innerhalb eines Vierteljahrhunderts war der Bau abgeschlossen, woran man ermessen kann, welch starker Impuls dem Bauvorhaben zugrunde lag. Hier erfüllte die Kirche nicht bloß eine religiöse Funktion, sondern sollte ein weithin sichtbarer Ausdruck der Bedeutung der Stadt sein. Sie wurde natürlich für die Abhaltung der Gottesdienste benötigt, doch hätten weder die liturgischen Zwecke noch die Größe der Gemeinde ein so gewaltiges Gebäude erfordert. Die hohe Hallenkirche (die auch heute noch über Annaberg thront) sollte vielmehr die wichtige Rolle der Stadt und die Eintracht und Leistungsfähigkeit ihrer Bürger demonstrieren. Die kunstvoll gewölbte, bemalte Decke erinnert mit ihren steinernen Ästen an die Welt der Natur und verweist somit auf eine weitere symbolische Bedeutung der Kirche, die des Paradiesgärtleins und Schatzhauses für heilige Objekte.[11]

Der Altar und die anderen Ausstattungsgegenstände der Kirche konnten nur in Auftrag gegeben werden, wenn die dafür nötigen hochspezialisierten Handwerker zur Verfügung standen. Diese brauchten eine genügende Zahl von Hilfskräften und das entsprechende Material; häufig handelte es sich dabei, wie etwa beim Retabel, um geeignetes Holz. Die Bedingungen des Mediums, in dem sie arbeiteten, entschieden in einem gewissen Maße über die Ausdrucksmöglichkeiten der Künstler, doch sollte man dies keinesfalls überbetonen. Der Kirchenschmuck in Annaberg wurde in verschiedenen Materialien ausgeführt, sehr viel in Stein, bei dessen Bearbeitung die Grenzen des Materials fast überwunden scheinen. Die Handwerker waren in der Regel in Zünften organisiert (außer in Nürnberg mit seinem besonderen Gewerberecht), die Qualitätsmaßstäbe setzten und den Markt kontrollierten. Die Zünfte reglementierten auch die Ausbildung und legten die Bedingungen fest, wie der Titel eines Meisters erworben werden konnte.[12]

Diese Umstände unterschieden sich also in wichtigen Aspekten von der »Hoffreiheit«, unter deren Bedingungen ein Künstler im Dienst eines Fürsten arbeiten und vor allem auch Schüler ausbilden konnte. Im Gegensatz zu dem Honorar oder Lohn, den ein Künstler von einem Fürsten oder einer anderen Herrschaftsinstanz bezog, und auch im Gegensatz zur Situation bei langfristigen Aufträgen für ein bestimmtes Projekt, etwa ein Grabmal oder eine Kirche, unterlag diese Art städtischer Kunst den spezifischen Mechanismen des Marktes.[13]

Im städtischen Rahmen wurde auf einer ganz anderen Basis gearbeitet. Wie andere frühkapitalistische Unternehmer benutzten auch die Meister in den bildenden Künsten das System der Arbeitsvergabe an Subunternehmer und Spezialisten, um ihre Aufträge termingerecht erfüllen zu können. Andererseits versuchten Bildhauer, Maler und Graphiker bei schlechter Auftragslage ihr Glück auf dem Markt auch auf eigene Faust. So ließ Albrecht Dürer zum Beispiel seine Frau auf dem Markt Drucke feilbieten.[14] In Michael Baxandalls treffenden Worten: Die Bildhauer waren »die Fugger der Kunst, die in ihren Werken das neue Europa Wirklichkeit werden ließen«. Diese Beschreibung trifft ebenso auf Dürer, Holbein und andere Meister zu.[15]

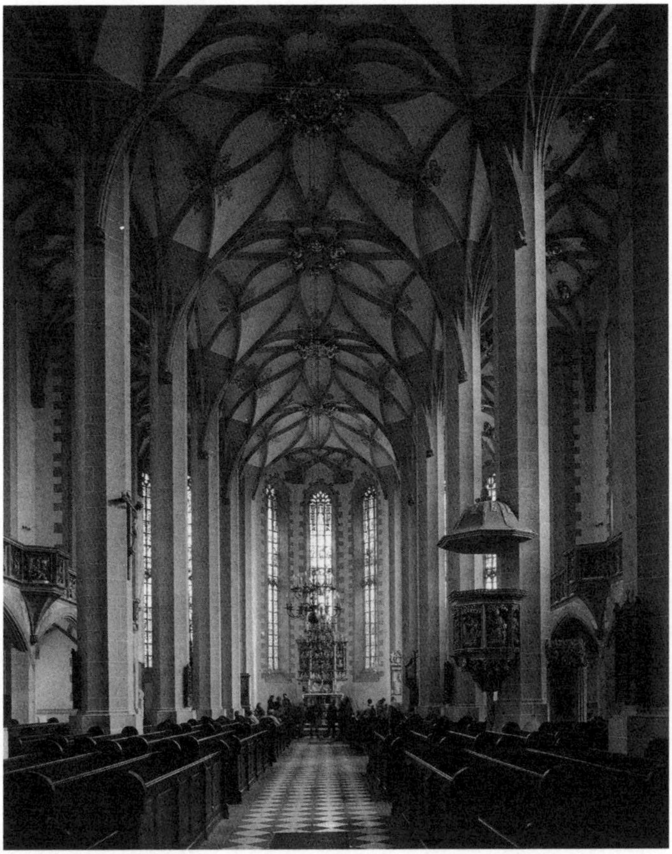

St.-Annen-Kirche, Annaberg, Sachsen, 1499–1525, von Konrad Pflüger, Peter Ulrich von Pirna und Jakob Heilmann von Schweinfurt

Ein Künstler konnte deshalb auch versuchen, eine Nachfrage so zu beeinflussen, daß sozusagen »Markenartikel« verlangt wurden und nicht mehr bloß ein beliebiger, die Funktion erfüllender Gegenstand, daß also die Kunden nicht einfach einen gemalten oder geschnitzten Altar, sondern unbedingt einen »Dürer« oder »Riemenschneider« haben wollten. Wenn es auf diese Weise auch einzelnen gelang, sich in Deutschland einen Namen zu machen, so beinhaltete eine solche Situation doch die Gefahr eines künstlerischen Konservatismus. Wie sich sogar in der Architektur zeigte, geriet ein Künstler dadurch leicht in die Abhängigkeit, sich erfolgreichen Produktionsmustern oder Geschmacksrichtungen anpassen zu müssen, statt neue Wege einschlagen zu können.

Man hat die Produktion von Altären, die hinsichtlich des Aufwandes an Zeit und Geld sowie der Prestigeträchtigkeit des Unternehmens damals eine der Hauptaufgaben der Künstler darstellte, als exemplarisch für diese Situation aufgefaßt. Besonders wurde die Rolle des Bildhauers bei einem solchen Unternehmen in letzter Zeit näher untersucht, doch ist zu berücksichtigen, daß häufig

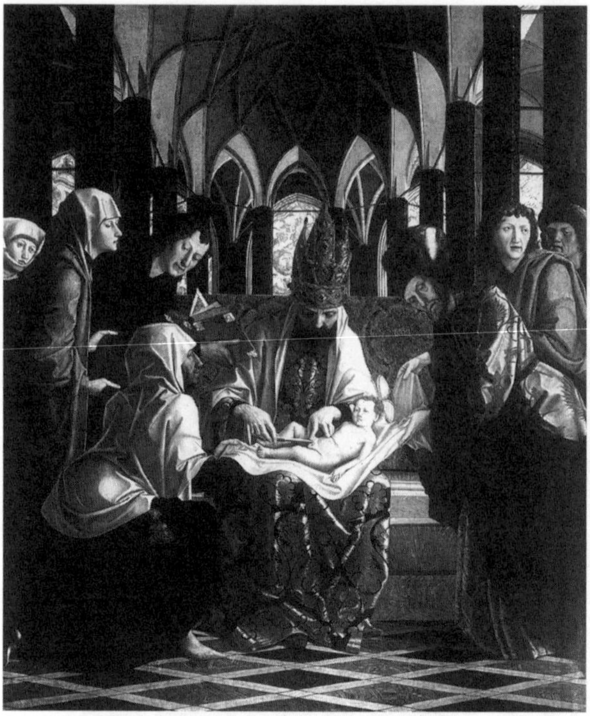

Detail des St.-Wolfgang-Altars von Michael Pacher, 1471–1481, in der Pfarrkirche von St. Wolfgang im Salzkammergut: *Beschneidung Christi* (Mittelschrein, linker Innenflügel, untere Bildtafel)

eine komplexe Arbeitsteilung zwischen Bildhauern, Malern, Schreinern, Vergoldern und anderen Handwerkern herrschte.[16] Neben den Skulpturen findet sich, etwa bei Michael Pachers Altar im österreichischen St. Wolfgang oder beim Isenheimer Altar im Elsaß, Malerei nicht nur als Faßmalerei bei den Holzfiguren, sondern auch als Tafelmalerei. Es ist daher fraglich, ob sich die Skulptur in solchen Fällen getrennt von der Malerei betrachten läßt.

Man hat auch behauptet, die »deutsche Renaissance« sei ein Musterbeispiel dafür, auf welche Weise visuelle Formen ein ganzes Spektrum kultureller Prioritäten zu repräsentieren vermögen, die sich von denen der italienischen Renaissance unterscheiden. Die Unterschiede zu dem sich den Höfen verdankenden italienischen Stil lassen sich stellvertretend an zwei Künstlern illustrieren, die bedeutende Altäre schufen: dem Bildschnitzer und Bildhauer Tilman Riemenschneider und dem Maler Albrecht Altdorfer. Riemenschneider wurde als Sohn eines Münzmeisters in Thüringen geboren. Wahrscheinlich erhielt er eine traditionelle Ausbildung als Steinmetz und Bildschnitzer. Nach seinen Lehr- und Wanderjahren wurde er als Geselle in die Würzburger Lukasgilde aufgenommen; 1485 erwarb er die Meisterwürde. Sein erstes bekanntes Werk, der Münnerstädter Altar, entstand 1490, im Todesjahr des Matthias Corvinus.

Wie viele vergleichbare Bildhauer war Riemenschneider Stadtbürger und kam in diesem Milieu zu Wohlstand. 1505 wurde er in das Ratskollegium Würz-

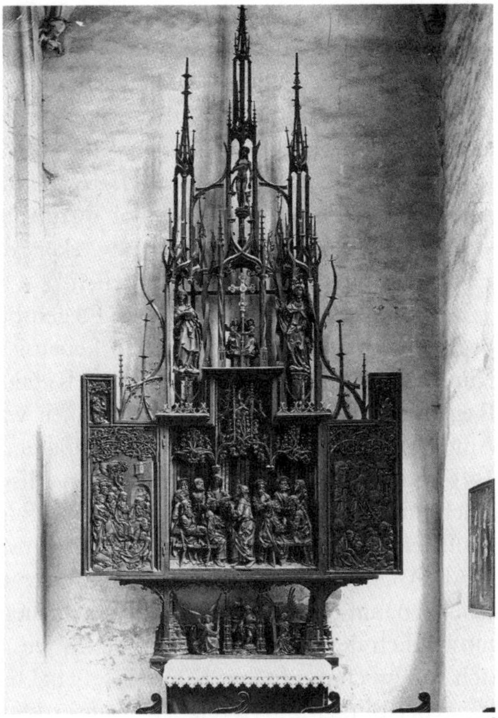

Heiligblutaltar in der Jakobskirche in Rothenburg ob der Tauber, 1499–1505, von Tilman Riemenschneider

burgs gewählt, später in den Oberen Rat; 1520/21 wurde er sogar Bürgermeister. Als führender Würzburger Bildhauer beschäftigte er zwischen 1501 und 1517 zwölf Lehrlinge. Obwohl er auch zahlreiche Aufträge für Bischofsgrabmäler annahm, hielt er es doch keineswegs mit dem bischöflichen Hof in der Stadt – als sich die Bürger gegen den damals auf dem Marienberg residierenden Fürstbischof durchzusetzen versuchten, solidarisierte sich Riemenschneider mit ihnen. Nachdem im Zuge des Bauernkriegs im Jahr 1525 aufständische Bauern nach Würzburg hineingelassen worden waren, wurde der Künstler nach der Rückeroberung der Stadt eingekerkert und gefoltert; der Legende nach hat man ihm die Hände gebrochen.

Im Verlauf seiner Karriere schuf Riemenschneider Werke für Würzburg und für kleine Städte der Umgebung, darunter einen Altar, den man als Paradigma der deutschen »visuellen Kultur« bezeichnet hat[17]: den 1505 vollendeten Heiligblutaltar der Jakobskirche in Rothenburg ob der Tauber. Vom religiösen Standpunkt aus ist dieses Werk als großer Reliquienschrein interpretiert worden. Zugleich stellt es eine Antwort auf das theologische Problem der Gewährung der Gnade an einen Sünder dar, steht doch bei seiner Darstellung des Letzten Abendmahls jener Augenblick im Mittelpunkt, in dem Jesus sich Judas zuwendet. In kunsthandwerklicher Hinsicht hat Riemenschneiders Werk, so wird behauptet, einen spezifischen Stil der Bildschnitzerei begründet, der an der Behandlung der Augen und des Haars wie auch an seinen wenig differenzierten Gewandfalten leicht zu erkennen ist. Dieser Stil ließ sich, wie für ein so umfangreiches Werk erforderlich, gut meistern, weshalb Riemenschneiders Werkstatt entsprechend expandieren konnte; wegen seiner leichten Reproduzierbarkeit haben die Kunsthistoriker Schwierigkeiten, Riemenschneiders eigenhändige Arbeiten von denen seiner Werkstatt zu unterscheiden.

Der Heiligblutaltar gilt auch als Beleg dafür, daß es Riemenschneider gelang, eine Art regionales Kunstmonopol aufzubauen; Riemenschneider ist fast ein klassisches Beispiel eines Kunsthandwerkers, der den Markt manipuliert, so daß zahllose Werke in seinem Stil entstehen.[18]

Beim etwas jüngeren, um 1480 in Regensburg geborenen Albrecht Altdorfer begegnen wir dem exemplarischen Lebenslauf eines Malers. 1505 erwarb der Künstler das Bürgerrecht der Stadt Regensburg (was auch für gebürtige Regensburger keine Selbstverständlichkeit war). Auch er bekleidete städtische Ämter und wurde 1519 Mitglied des Äußeren, 1526 Mitglied des Inneren Rates. 1535 wurde er mit einer diplomatischen Mission zum Kaiser in Wien betraut. Auch hier haben wir es also mit einem erfolgreichen Künstler in einem bürgerlichen Milieu zu tun.

Als Angehöriger einer jüngeren Generation, der sogenannten »Donauschule«, nahm Altdorfer zwar bestimmte italienische Elemente auf, doch sowohl hinsichtlich des gesellschaftlichen Status wie hinsichtlich des Stils läßt auch er sich als typisch nordischer Künstler sehen. Dementsprechend waren seine Auftraggeber Bürger und Abteien. Der unverwechselbare Stil seiner Werke machte ihn, wie Riemenschneider, zu einem Künstler, dessen charakteristische Bildsprache sich leicht vermarkten ließ.

Die für ihn bezeichnenden Eigenheiten Altdorfers sind deutlich an einem seiner berühmtesten Werke abzulesen, dem Sebastiansaltar, der für das Stift Sankt Florian in Österreich entstand. Dieser Auftrag entsprach dem üblichen Schema von Arbeiten für kirchliche oder klösterliche Auftraggeber, und die thematische Vorgabe war typisch für diese Art von Altären: Es wurde ein Altar verlangt, der das Leben eines Schutzpatrons und die Passion darstellte. Der Stil jedoch ist durch ein phantastisches Spiel von Licht und Farben gekennzeichnet; die Figuren sind verzerrt, die Gliedmaßen gedehnt, die Gesichtszüge bis zur Karikatur getrieben. Besonders charakteristisch für Altdorfer ist die Beziehung der Figuren und der dargestellten Handlung zu den zum Teil alpenländischen Details der Landschaft. Viele sehen in seiner Kunst den Beginn einer selbständigen Landschaftsdarstellung. Bei Altdorfer ist die Landschaft weder ein passives Element, noch verdankt sie sich einfach dem Interesse am realistischen Detail. Die Natur ist nicht bloß Hintergrund, sondern in das dargestellte Ereignis einbezogen. Seit Otto Benesch haben Kunsthistoriker in Altdorfers Kunst daher fast so etwas wie eine Religion der Natur erkennen wollen, die Benesch mit Paracelsus in Verbindung brachte. Jedenfalls aber waren diese Elemente Ausdruck eines nahezu mystischen, spirituell aufgeladenen Weltverständnisses, das von der Rationalität, wie sie die Italiener repräsentieren sollen, grundlegend verschieden ist.[19]

Man war daher lange Zeit der Ansicht, derartige Werke würden eine klare Alternative zur italisierenden Kunst darstellen. Diese Unterschiede erkannte

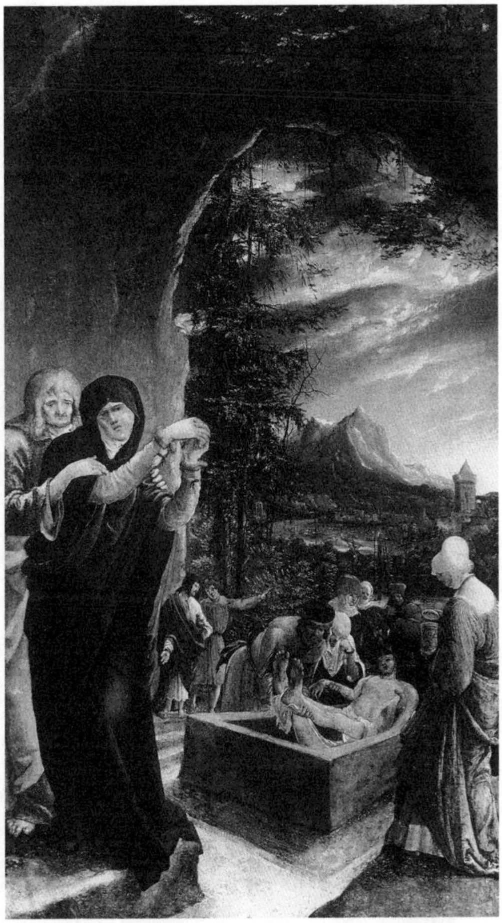

Albrecht Altdorfer, *Grablegung,* von der Predella des Sebastiansaltars, um 1515–1518; Wien, Kunsthistorisches Museum

man nicht nur bei Schnitzaltären und Altargemälden, sondern auch bei Werken in anderen Medien. Hans Wittens um 1510 geschaffene steinerne Tulpenkanzel für den Dom der sächsischen Stadt Freiberg ist ein einschlägiges Beispiel. Witten arbeitete als Bildhauer sowohl in Holz als auch in Stein, hauptsächlich für solche neuen Städte und Bergbauzentren wie Freiberg und Annaberg. In vielen seiner Werke schuf er phantastische Formen und Seltsamkeiten, etwa die lebensgroße Geißelung Christi in Chemnitz oder die heute in der Annenkirche von Annaberg befindliche Schöne Tür, die einst für das Franziskanerkloster der Stadt bestimmt war. Die Tulpenkanzel schuf Witten im Auftrag der Bergmannszunft von Freiberg. Von einem Engel unterstützt, klettert ein Knabe zum »Kelch« der blumenartig gebildeten Kanzel empor. (Der Name »Tulpenkanzel« ist natürlich ein Anachronismus, denn Tulpen wurden erst später im 16. Jahrhundert aus Konstantinopel nach Mitteleuropa eingeführt.) Die Blume ist auch als eine Art Schatzbaum zu verstehen, mit dem Evangelium als Wurzel und dem Glauben als Stütze. Die schlafende Figur am Fuße der Kanzel wird üblicherweise als

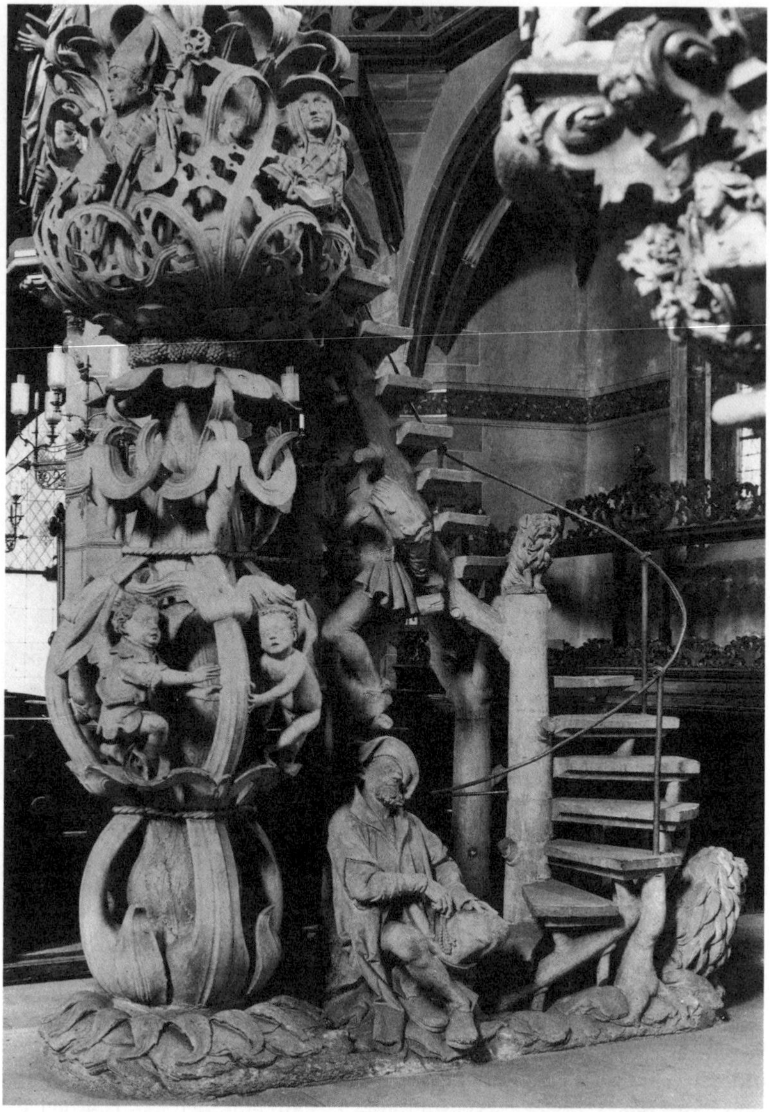

Tulpenkanzel des Doms zu Freiberg, Sachsen, um 1510, von Hans Witten

Daniel gedeutet – eine empathische Identifikation, denn die Grubenarbeiter in den dunklen Tiefen der Erde müssen sich angesichts von Unsicherheit und drohendem Tod ähnlich gefühlt haben wie Daniel in der Löwengrube. Wie Wittens Annaberger Taufbecken, um das Putten mit Bergarbeiterkappen herumtollen, oder Hans Hesses Altargemälde in derselben Kirche, das Szenen aus dem Bergarbeiterleben enthält, scheint auch diese Kanzel deutlich auf ein spezifisches Umfeld bezogen.[20]

Man hat diese Arbeiten daher als Beispiele einer kulturell eigenständigen Kunst betrachtet, deren imaginative Welt sich deutlich von der der italisierenden Kunst unterscheidet. Man kann auch die These aufstellen, diese Kunst hänge mit einem deutlich anderen sozialen Milieu zusammen. Manche Interpreten sind jedoch weitergegangen und haben sie auf ethnische und nationale Ursprünge zurückgeführt. Den Unterschied zur höfisch geförderten Kunst erklärt eine Argumentationslinie damit, daß die deutschen, vor allem die süddeutschen Stadtbürger in bewußter Absetzung von den italisierenden Neigungen der Höfe für sich selbst einen eigenen Stil geschaffen hätten.

Dieses Paradigma ließe sich auch auf die Architektur ausweiten. In Deutschland herrschte noch immer ein ganz anderer Stil vor als in Ungarn oder Rußland. Dieser Stil ist nicht an Italien oder an der Klassik orientiert; er läßt sich als spätgotisch beschreiben und zeigt sich besonders an Hallenkirchen wie der in Annaberg.

Doch sind diese Werke wirklich als Zeichen einer spezifisch deutschen oder gar, wie einige Autoren andeuten, spezifisch süddeutschen visuellen Kultur zu begreifen, und wenn ja, in welcher Weise?

In allen Zentren Mitteleuropas, in denen Kunstwerke geschaffen wurden, existierten relativ ähnliche ökonomische Bedingungen. In Norddeutschland war die Hanse immer noch bedeutend, und die großen Handelsstädte Hamburg, Bremen und Lübeck (das für die Kunst von besonderer Bedeutung war) florierten immer noch; das gleiche galt für Ostseestädte wie Danzig (Gdańsk). Wie in Sachsen gelangten auch Städte im nördlichen Böhmen, in der mittleren Slowakei (damals Oberungarn) und in Siebenbürgen durch Bergbau zu Reichtum. Andere Städte in der östlichen Slowakei, in Böhmen und Polen profitierten von ihrer Lage an den Handelswegen nach Osten. Das gilt beispielsweise für die Spiš (Zips), für die Region Šariš (Scharosch), für Kraków und insbesondere für Städte, die Auflagerechte besaßen. Andere Städte, etwa Zwickau in Sachsen, wurden durch die Tuchmacherei wohlhabend.[21]

Diese Bedingungen ermöglichten und begünstigten auch in Böhmen und Polen die Produktion von Kunstwerken in einem gesellschaftlichen Umfeld außerhalb der Höfe, das dem in Deutschland ähnlich war. In der ganzen Region konnten dank des Wohlstandes neue Kirchen errichtet und ausgeschmückt, früher begonnene Projekte vollendet und bereits existierende Bauwerke modernisiert werden. Wie in Deutschland spielten kirchliche und weltliche Gruppen, darunter verschiedene Korporationen und Bruderschaften, eine bedeutende Rolle als Auftraggeber. Große Kirchen wurden also auch in der Slowakei, in Polen, Böhmen und Siebenbürgen errichtet. In der Alpenregion entstanden für kleine österreichische Städte wie Kefermarkt oder Feldkirch bedeutende Altäre. In Norddeutschland schufen Werkstätten wie die von Benedikt Dreyer, Bernt Notke oder Henning van der Heide in Lübeck oder von Hans Brüggemann in Schleswig Altäre, Chorschranken, Grabmäler, Kanzeln und Kultbilder; und auch in Ungarn und Polen arbeiteten viele vergleichbare Werkstätten.

Ebenso läßt sich eine Vielfalt von Ausdrucksmedien feststellen; keine bestimmte Form kann als beherrschend oder charakteristisch bezeichnet werden. Die schon seit langem bewunderten Werke aus Lindenholz haben in jüngster Zeit erneute Aufmerksamkeit gefunden, doch Lindenholz war nur ein Medium unter vielen.[22] Selbst Bildschnitzer, die in Gegenden arbeiteten, wo Linden wachsen, besaßen viele andere Fähigkeiten; und Lindenholz wurde zudem von Künstlern im gesamten südlichen Mitteleuropa, nicht nur in Süddeutschland, verwendet. In Norddeutschland wiederum versuchten Künstler wie Benedikt Dreyer oder Claus Berg in Hartholz jene Wirkungen zu erzielen, die angeblich nur in Lindenholz möglich sind. Auch niederländische Flügelaltäre, meistens aus Eichenholz, gelangten in die Küstenstädte an der Nord- und Ostsee.[23]

Die Spezialisierung war auch keineswegs auf den Bereich der Holzschnitzerei beschränkt. Das Handwerk der Erzgießerei beispielsweise, dessen Zentrum Nürnberg war, hatte sich seit dem frühen Mittelalter stark verbreitet; im 15. Jahrhundert wurden bronzene Taufbecken und Epitaphe nach Wittenberg und Berlin, ja bis nach Toruń (Thorn) in Polen geliefert.[24] Auf die Steinbildhauerei spezialisierte Künstler konnten ihr Handwerk ebenfalls in einer Vielzahl von Orten ausüben: Hans Witten wurde nach Sachsen berufen, Christoph Walther kam aus Schlesien dorthin, und Hans Schenck zog es aus der Erzgebirgsregion nach Halberstadt und Berlin und sogar bis ins weit entfernte Königsberg.[25]

Stilistische Ähnlichkeiten finden sich in ganz Mitteleuropa, und zwar bei Arbeiten in ganz unterschiedlichen Werkstoffen, so daß Stilmerkmale weder den Bedingungen eines Mediums noch, wie näher ausgeführt werden wird, bestimmten ethnischen Gruppen zuzuschreiben sind. Elemente des sogenannten »floriden« Stils finden sich nicht nur in Werken aus Lindenholz, sondern ebenso in Werken aus Hartholz oder Stein. Es läßt sich nicht beweisen, daß ein Künstler wie Claus Berg Lindenholzarbeiten kannte, und doch ähneln viele der Effekte, die er in Eichenholz erzielte, etwa die bewegten Gewänder und ausdrucksvollen Gewandfalten seiner Apostelfiguren im Güstrower Dom, den Effekten, die wir von Lindenholzskulpturen her kennen. Auch das Werk eines mährischen Bildhauers zeigt, daß die Entwicklung eines Stils nicht von einem bestimmten Material bestimmt wurde und auch nicht Sache allein einer bestimmten Region war. Anton Pilgram, dessen Tätigkeit als Steinmetz auch in Wien belegt ist, arbeitete im bedeutenden mährischen Zentrum Brno (Brünn), wo er wahrscheinlich die Steinskulpturen der Rathausfassade ausführte. Diese plastischen Arbeiten sind in der Tat stärker unterschnitten und wirken daher »florider« als die Holzreliefs, die er zur gleichen Zeit oder etwas später schuf (und die sich jetzt in der Mährischen Galerie in Brno befinden).

Das Werk von vermutlich deutschen oder, besser gesagt, deutschsprachigen Künstlern wie Anton Pilgram, die außerhalb des eigentlichen Deutschlands arbeiteten, bringt uns erneut zu dem Problem, wie der Einfluß sozialer oder ethnischer Gruppen auf die Kunst einzuschätzen ist. Daß eine beträchtliche Zahl von Deutschstämmigen im ganzen hier behandelten Gebiet wohnte, ist nur ein Aspekt des Völkergemischs der Frühen Neuzeit. Die Bevölkerung in vielen ungarischen Städten der Wojwodina (heute ein zwischen Serben und Kroaten umstrittenes Gebiet des ehemaligen Jugoslawien), Siebenbürgens (heute ein Teil Rumäniens) und der Slowakei war deutschsprachig. Süddeutsche

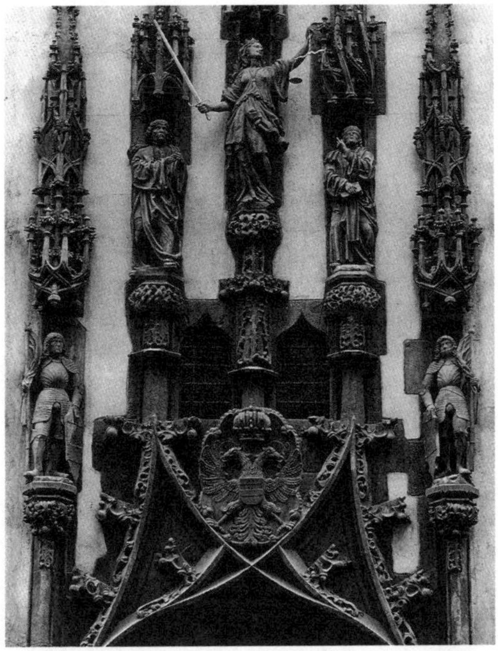

Skulpturen am Alten Rathaus von Brno (Brünn), 1511, von Anton Pilgram

Kaufleute und Bankiers waren an Handel und Bergbau in den slowakischen Städten beteiligt; die Bergwerke von Banská Štiávnica (Schemnitz, Selmecbánya) und Banská Bystrica (Neusohl, Besztercebánya) waren eine Hauptquelle des Reichtums der Fugger (wie auch der Könige von Ungarn). In diesem Gebiet und auch in Polen befanden sich Wirtschaft, Handel und Kapital häufig in den Händen von Deutschen. Deshalb war Deutsch oft die Geschäftssprache, wie es heute Englisch ist. Auf diesem Wege drangen deutsche Wörter für wirtschaftliche Aktivitäten beispielsweise in das Tschechische ein, wo man das Abschließen eines Geschäfts heute noch als »kšeft udělat« bezeichnet, oder ins Polnische, wo die »Rechnung« zu »rachunek« geworden ist. Auch galt in vielen Städten das Nürnberger oder Magdeburger Stadtrecht.

Diese Entwicklungen hatten auch eine kulturelle Seite. Im slowakischen Levoča (Leutschau, Löcse) galt beispielsweise bis 1608 ein Gesetz, daß Zunftmitglied nur werden konnte, wer die legitime Geburt von »freien und deutschen Eltern« nachweisen konnte.[26] Aus ähnlichen Umständen läßt sich die Dominanz deutscher Bildhauer in Polen, im Ermland und in Österreich erklären: in Gdańsk (Danzig), wo die Meister Alexis und Paul tätig waren, in Kraków, wo Veit Stoß arbeitete; im ermländischen Frombork (Frauenburg), das deutsche Künstler mit Skulpturen schmückten; und in Kefermarkt, Mauer und Zwettl, wo deutsche Künstler bedeutende Altäre schufen (der Zwettler Altar befindet sich heute im mährischen Adamov u Brna, die beiden anderen sind noch am Ort).

In der älteren deutschen Geschichtsschreibung wurden diese Tatsachen als Zeugnisse der deutschen Kolonisation betrachtet, in deren Verlauf die Deut-

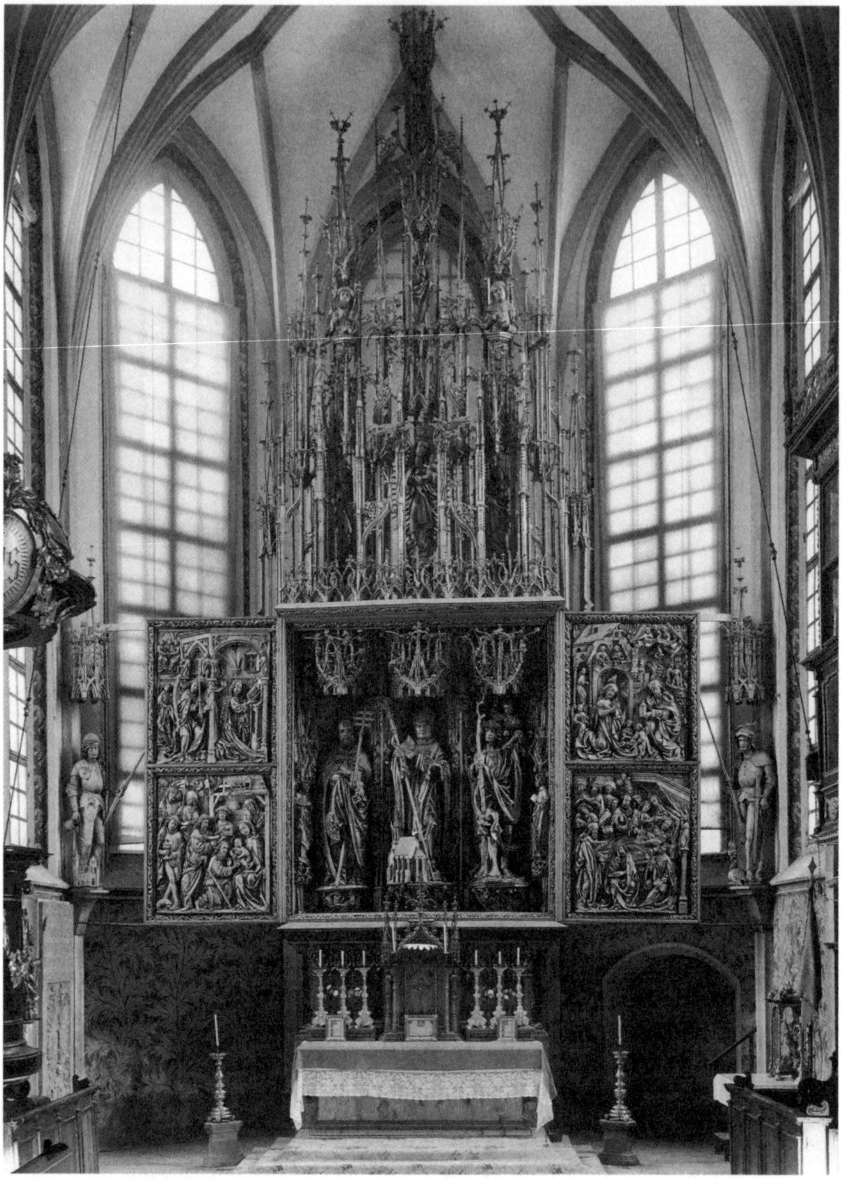

Hochaltar der St.-Wolfgangs-Kirche von Kefermarkt, Österreich, um 1490–1498

schen die Kultur in den Osten gebracht hätten; und selbst manche neueren Darstellungen, auch der sogenannten »neuen Kunstgeschichte« des späten 20. Jahrhunderts, haben mit dieser Vorstellung insofern nicht grundsätzlich gebrochen, als die Forscher noch immer das angeblich Deutsche dieser Kunst oder der Kunst des Nordens überhaupt betonen.[27] Die von Deutschen in dieser Region geschaffene Kunst wurde in ihrer Größenordnung und ihrer Qualität

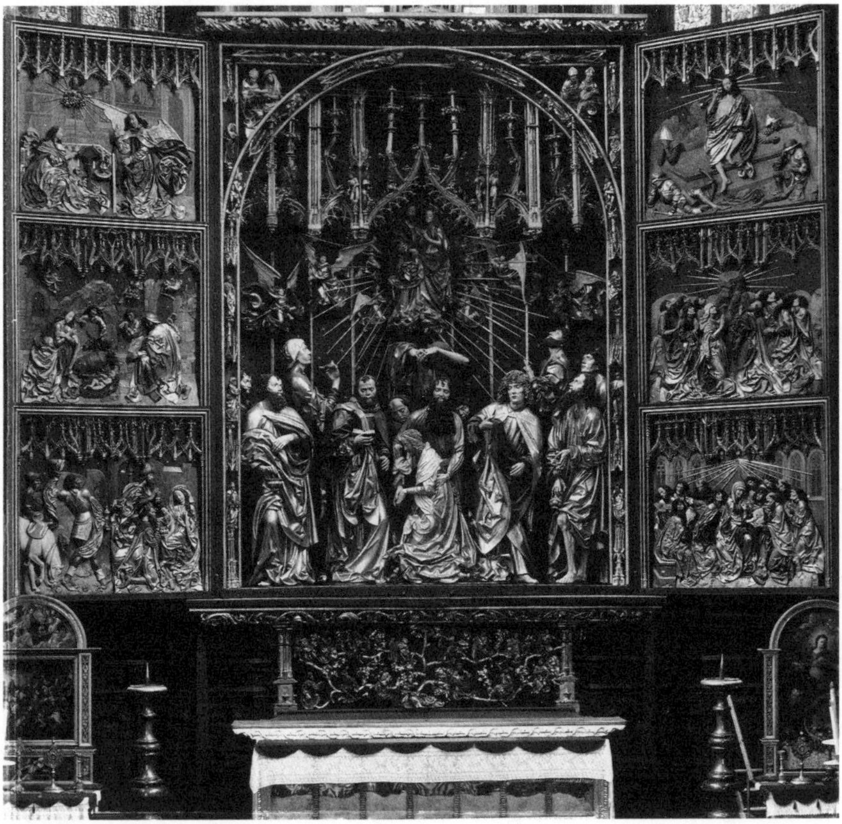

Hochaltar der Marienkirche von Kraków (Krakau), 1477–1489, von Veit Stoß

somit als Ausdruck des deutschen Volkstums verstanden. Zugleich meldeten aber auch andere ethnische Gruppen und Kulturen, Slawen und Ungarn, ihre Ansprüche an ebendiesen Kunstwerken an, mit dem Ergebnis, daß diese Kunst zu einem großen Teil noch immer einer angemessenen Betrachtung harrt.

Die Werke zweier bedeutender »deutscher« Meister, denen wir die beiden größten erhaltenen Lindenholzaltäre verdanken, sind in diesem Zusammenhang aufschlußreich, denn beide Werke entstanden außerhalb der deutschen Kernlande. Das erste stammt von Veit Stoß. Obwohl Stoß auch nach seiner Rückkehr nach Nürnberg im Jahr 1496 bedeutende Werke schuf und sogar bis nach Florenz lieferte – weshalb er zu den wenigen deutschen Künstlern gehört, die Vasari erwähnt –, verbrachte er doch einen wichtigen Teil seines Lebens in Polen. In Kraków, wo er von 1473 bis 1496 lebte, schuf er für die Marienkirche den Hochaltar mit der Darstellung des Marientods. Um den Ausdruck George Kublers zu zitieren, den Jan Białostocki auf ähnliche Werke dieser Region anwandte, handelt es sich dabei um ein »prime object«, das, Höhe- und Ausgangspunkt zugleich, von der Slowakei über Schlesien bis nach Gdańsk (Danzig) Nachahmung fand.[28]

Dem Krakauer Altar als größtem und eindrucksvollstem Werk des Veit Stoß haben die Kunsthistoriker besondere Aufmerksamkeit gewidmet und ihm eine große Bedeutung für die Entwicklung der deutschen Bildhauerei zugeschrieben. Aufgrund ihrer Neigung, Künstler und Stilrichtungen mit nationalen Ursprüngen und nationalistischen Intentionen in Zusammenhang zu bringen, behaupten ältere und auch neuere kunsthistorische Arbeiten, die Entscheidung für Stoß und den »floriden« Stil dieses Altars sei von einem bewußt »deutschen« Interesse motiviert gewesen. Der Altar wird daher als »Werk deutscher Kunst in der Kirche der dortigen deutschen Kolonie« beschrieben, errichtet »zu einem Zeitpunkt, als die deutsche Gemeinde durch die wachsende Macht und den wachsenden Erfolg der Jagiellonen-Könige mehr und mehr in Bedrängnis geriet«, und er bringe »die herausfordernde Haltung seiner Auftraggeber«, dieses Bekenntnis zum Deutschtum in einer polnischen Stadt, »in fast beunruhigender Weise« zum Ausdruck.[29]

Es lohnt sich, diese Einschätzung der Stoßschen Arbeit in Kraków genauer zu betrachten, denn hier offenbart sich eine interpretatorische Crux. Die Deutung des Marienaltars als bewußt deutsches Werk beruht auf einer schweren Fehleinschätzung der Dokumentenlage und übersieht zudem viele andere Aspekte der Rolle, die Veit Stoß in Polen spielte.[30] Die dokumentarische Rechtfertigung dieser Interpretation ist äußerst fadenscheinig. Ein allem Anschein nach nationalistischer Bericht des Humanisten Johannes Heydecke, in dem es heißt, kein Pole habe bei der Schaffung dieses Altars geholfen und er sei ausschließlich von Deutschen bezahlt worden, wird erst ein volles Jahrhundert nach Vollendung des Werks zitiert: 1585 zunächst auf polnisch, dann auch in Lateinisch. Aus dem Kontext geht hervor, daß das Originaldokument im Jahre 1533 gefunden worden sei, doch auch zu diesem Zeitpunkt waren die Arbeiten an dem Altar bereits seit gut vierzig Jahren abgeschlossen. Im übrigen existiert dieses Originaldokument nicht mehr.[31] In seiner überlieferten Form ist es jedenfalls in sich widersprüchlich und eher Teil der problematischen Rezeptionsgeschichte dieses Altars denn echte produktionsgeschichtliche Informationsquelle.

Im Gegensatz zu Heydeckes Behauptungen wurde der Altar nämlich nicht von der örtlichen, vornehmlich deutschsprachigen Pfarrgemeinde in Auftrag gegeben, sondern vom Rat der Stadt Kraków. Das ist insofern von Bedeutung, als sieben von sechzehn Ratsmitgliedern Polen waren. Drei weitere Mitglieder dieses Gremiums waren mit Polinnen verheiratet. Die erste Schenkung für den Altar wurde laut einer Urkunde vom 5. März 1473 von einem Polen geleistet; Polen stifteten auch danach wesentliche Beiträge, weitere Summen stammten aus Kollekten, an denen sich eindeutig sowohl Deutsche als auch Polen beteiligten.

Die ganze Frage ist so komplex wie die Geschichte Krakóws selbst. Wenn Deutsche auch Veit Stoß als Spezialisten für Lindenholzschnitzerei nach Kraków berufen haben mögen, so unterhielten andere Bürger neben Beziehungen zu Deutschland (und Österreich) auch Kontakte mit Italien und Ungarn; über die Bettelorden (Franziskaner und Dominikaner) bestanden Verbindungen mit Frankreich. Zudem lebten viele andere Gruppen, darunter Juden und

Armenier, und viele Ausländer in der Stadt, und die deutschen Einwohner waren vielfach polonisiert. Heydecke, der Autor des fragwürdigen Dokuments, war Mitglied einer *sodalitas,* einer zwischen 1489 und 1491 – als Stoß an seinem Altar arbeitete – von dem deutschen Humanisten Konrad Celtis gegründeten gelehrten Gesellschaft, deren Werte man nicht ausschließlich als germanisch bezeichnen kann.[32] Celtis war von dem Florentiner Humanisten Marsilio Ficino beeinflußt, und noch ein weiterer italienischer Humanist läßt sich mit dieser Gruppe in Verbindung bringen: Kallimachus (Filippo Buonaccorsi), der im zweiten Kapitel erwähnte Erzieher des Königs Jan Olbracht (Johann Albrecht) von Polen. Er lebte von 1472 bis 1496 in Kraków und hatte Kontakt mit Veit Stoß.

Man kann wohl kaum behaupten, es habe zwischen den deutschen Einwohnern der Stadt und ihren Künstlern einerseits und dem polnischen Hof andererseits eine unüberbrückbare Kluft bestanden, wenn Veit Stoß zur gleichen Zeit, als er am Marienaltar arbeitete, ganz in der Tradition der polnischen Königsgräber auch das Grabmal des Königs Kazimierz Jagiellończyk schuf. Dieses Werk aus rotem Marmor zeigt den gleichen floriden Stil, der angeblich gerade die deutsche Holzskulptur auszeichnet.[33] Und bezeichnenderweise arbeitete Stoß, als er den Hochaltar der Marienkirche angeblich allein für die Deutschen schuf, zugleich auch für einen Polen namens Slacker, in dessen Auftrag er in der gleichen Kirche 1491 ein Kruzifix aus Stein gestaltete.[34]

Stoß arbeitete in dieser Zeit auch für Humanisten, so daß es kaum zutreffend ist, ihn nur als Holzschnitzer oder deutschen Bildhauer ohne Kontakt zur italienisch geprägten Kultur zu betrachten. Stoß schuf das Grabmal des Peter von Bnín für die Kirche von Włocławek (Leslau), dessen Inschrift Kallimachus selbst verfaßte. Die Grabplatte besteht aus rotem Marmor wahrscheinlich ungarischer Herkunft; die Inschrift wird von in burgundischer Tradition gearbeiteten Pleurants gehalten, und die Buchstaben der Inschrift entsprechen bezeichnenderweise Schriftformen der Renaissance. Stoß entwarf auch das Bronzegrabmal für Kallimachus – das erste Grabmal, das nördlich der Alpen für einen Humanisten angefertigt wurde.[35] Obwohl das Werk wahrscheinlich von der Vischer-Werkstatt in Nürnberg gegossen wurde, kündigt es in seiner Ikonographie und den dekorativen Motiven den Beginn der Renaissance in Polen an. Das Bildnis des Kallimachus zeigt den Gelehrten in seinem Studierzimmer. Zwar läßt die Wiedergabe des Raumes und der Position des Gelehrten erkennen, daß der Künstler die Darstellung der dritten Dimension nicht so vollkommen beherrschte wie seine italienischen Kollegen der Zeit, doch ist die Ornamentik eindeutig von der Klassik inspiriert, vielleicht auf dem Weg über Drucke, denen man damals überhaupt die meisten Kenntnisse über die Kunst in italienischer Manier verdankte. Auch auf dem Marienaltar hat man ein Porträt des Kallimachus erkennen wollen.[36]

Und schließlich ist der zweifellos virtuose Stil, den Stoß in der Holzschnitzerei entwickelte, nicht auf dieses Medium beschränkt. Charakteristisch für ihn ist ein üppiger, nicht durch die Körperhaltung motivierter Faltenwurf; ein Raum, der sich nicht frei, sondern um die zu reliefartigen Kompositionen arrangierten Figuren herum entwickelt; geringe Tiefe in der Bewegung der

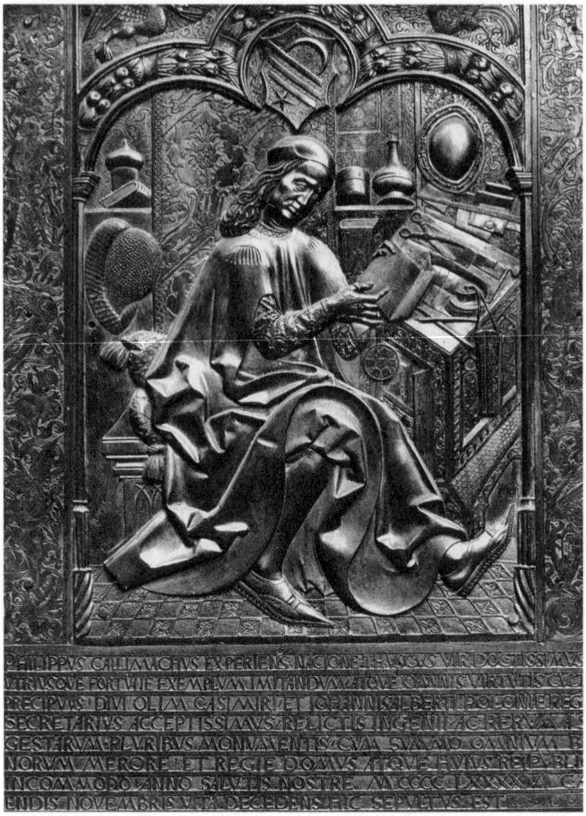

Epitaph des Filippo Buonaccorsi (genannt Kallimachus), nach 1493, von Veit Stoß (gegossen wahrscheinlich in der Nürnberger Vischer-Werkstatt), in der Dominikanerkirche, Kraków

Figuren und geringe Tiefe bei den Falten im Mittelgrund. Diese Merkmale sind auch bei der Verwendung anderer Werkstoffe der Bildhauerei festzustellen, und auch in den Zeichnungen und Drucken des Veit Stoß finden sich betonte Umrisse, mit Schraffuren angedeutete Faltenwürfe und eine Neigung zu zarten Formen und eher flächigen Kompositionen.[37] Wenn nun aber ein und derselbe Stil nicht nur in verschiedenen bildhauerischen Medien auftritt, sondern auch bei Arbeiten in ganz anderer Technik, dann kann er nicht als Reaktion auf technische oder mediale Erfordernisse interpretiert werden, sondern entspricht einer individuellen Neigung, die in das jeweilige Werk einfließt oder deren Ausdruck gewünscht wird. Wenn dieser Stil in einem zweidimensionalen Medium auftaucht, dann ist das nicht einfach nur eine Übertragung aus der Dreidimensionalität. Hier zeigt sich vielmehr eine persönliche Eigenheit des Künstlers, ein Signum seiner Virtuosität.

Natürlich lassen sich die Charakteristika auch dieses Stils, nicht anders als bei den zeitgenössischen Bildhauern, die wir oben erwähnt haben, den Entwürfen der italienischen Renaissance gegenüberstellen. Insofern kann der Gegensatz zwischen dem Klassischen und dem Gotischen, dem Italisierenden und dem Bodenständigen oder – um die Ausdrücke der Zeit zu verwenden – zwischen dem Welschen und dem Deutschen tatsächlich relevant sein. Es ist jedoch schwer zu bestimmen, welche Optionen Veit Stoß, der sich, wie man behauptet hat, nach seiner Rückkehr der fortschrittlichsten, humanistisch ausgerichteten Künstlergruppe Nürnbergs anschloß, tatsächlich offenstanden. Es scheint deshalb unabdingbar, auch die Renaissanceelemente in seinem Werk in Betracht zu ziehen; ebenso die Tatsache, daß er ganz unterschiedliche Auftraggeber hatte und in verschiedenen Werkstoffen arbeitete – für das Königsgrabmal auf dem Wawel verwendete er Stein, für die Altäre Holz. Die jeweiligen Aufträge und das jeweilige Genre können Sachzwänge mit sich gebracht haben; vielleicht war er auch zwischen deutschen und fremdländischen Einflüssen und Ansprüchen hin und her gerissen. Eine ähnliche Variationsbreite können wir im Werk Riemenschneiders entdecken; auch dort wird der Stil nicht bloß vom Material diktiert. Der »floride« Stil war weit verbreitet, aber es gab zahlreiche Alternativen.

Das zeigt sich in der Kenntnis italienischer Stilelemente, die das Werk eines Künstlers prägt, der, wie sein Flügelaltar in Oberungarn, der heutigen Slowakei, beweist, zugleich auch eindeutig unter dem Einfluß des Veit Stoß stand. Schon im 15. Jahrhundert verbreiteten sich in diesem Gebiet aus Zentralungarn übernommene italisierende Elemente, wie stilistische Details der Grabmäler von Adligen in der Spiš (Zips) erkennen lassen. Sogar die Einwohner der noch weiter östlich, in der Region Šariš (Scharosch) nahe der heutigen Grenze zur Ukraine gelegenen Stadt Bardejov (Bártfa, Bartfeld) gerieten in den ersten Jahren des 16. Jahrhunderts unter den Einfluß der italienischen Mode. Obwohl sie für ihre Pfarrkirche viele hölzerne Altäre im gotischen Stil in Auftrag gaben – elf Flügelretabel befinden sich heute noch dort –, wünschten sie ausdrücklich, daß ihr neues Rathaus mit »fenestrae ytalices«, also mit Fenstern im italienischen Stil ausgestattet werden sollte. Sie engagierten dafür einen »Meister Alexius aus Venedig« (den frühere deutsche Kunsthistoriker bezeichnenderweise Meister Alexander nannten und als Deutschen ansahen).[38] Das zwischen 1501 und 1509 errichtete Gebäude, dessen steiles Dach mit seinen Kaminen und Kreuzblumen die Spätgotik verrät, hat korrekt italisierende Portale und Fenster, eine Kassettendecke und einen Renaissanceerker.

Das sind wichtige Einzelheiten, will man das künstlerische Milieu ermessen, in dem Meister Pavol z Levoča (Paul von Leutschau) für die Jakobskirche dieser Stadt von etwa 1508 bis 1517 den größten erhaltenen, über achtzehn Meter hohen Flügelaltar schuf. Wie Bardejov war auch Levoča (Leutschau, Lőcse) als Handelszentrum an der Straße von Budapest nach Kraków reich geworden. Meister Pauls Altar ist nur eines von vielen Werken aus dieser Zeit, die sich heute noch in den Kirchen von Levoča befinden (darunter auch mehrere, die aus seiner Werkstatt stammen). Der Altar der Jakobskirche entspricht vielleicht den ausdrücklichen Wünschen jener Bruderschaft, die ihn laut einer 1517 ausgestellten Rechnung bezahlte.[39] Der Bildhauer wird darin auf deutsch als Paul Schnitzer bezeichnet. Seine Skulpturen weisen Beziehungen zum Stil des Veit Stoß, aber auch zu anderen Nürnberger Werkstätten auf, darunter zu der des Michael Wolgemut, des einstigen Lehrers von Albrecht Dürer.

Paul von Leutschau führte Aufträge in der ganzen mittleren und östlichen Slowakei aus, einer Gegend, mit deren Wohlstand es erst durch die Unterbrechung der Handelswege aufgrund der Türkenkriege sowie durch die Entdeckung von Edelmetallvorkommen in der Neuen Welt Mitte des 16. Jahrhunderts zu Ende ging. Viele dieser Werke zeigen jenen ausgeprägt »floriden« Stil der Lindenholzschnitzerei, der angeblich für süddeutsche Bildschnitzer charakteristisch ist. Jedoch deutet der 1516, also zur gleichen Zeit wie das große Werk in Levoča entstandene Georgsaltar für Spišská Sobota (Georgenberg) darauf hin, daß Meister Paul selbst auf dem Höhepunkt seiner Laufbahn keineswegs »rein deutsche« Werke produzierte. Die Figur des hl. Georg kann als typische Ritterfigur betrachtet werden, jener bekannte Heilige zu Pferde, der Gegenstand zahlloser Werke in ganz Mittel- und Nordeuropa war. Bernt Notke verbreitete dieses Schema von Stockholm bis Tallinn (Reval), Henning van der Heyde verarbeitete es in Lübeck, Meister Alexis in Gdańsk (Danzig) und Meister Paul auch in Levoča. In vielen dieser Orte galt Georg wahrscheinlich als Schutzheiliger der Kaufleute und Seefahrer.[40]

In Spišská Sobota jedoch wurde die Figur des Heiligen mit dem Drachen in einen Schrein gestellt, der typische Renaissancemotive, etwa Girlanden und Putti, aufweist. Selbst bei diesem scheinbar durch und durch »germanischen« Altar fehlen also Renaissanceelemente nicht. Der Künstler hat solche Formen vielleicht durch die etwa zur gleichen Zeit in der Kirche arbeitenden Steinmetzen kennengelernt, die mit dem italienischen Stil vertraut waren. Dort nämlich schuf ein Meister Vicenzo »de Ragusa« (Dubrovnik), also aus dem Umkreis der venezianischen Kultur (wie die bereits erwähnten Giovanni Dalmata und Francesco Laurana), eine Reihe von Portalen, ein Tabernakel und eine Kanzel.[41] Meister Vicenzo war auch in anderen Städten der Region, in Rožnava (Rosenau) und Lipniany, tätig.

Dies zeigt, daß selbst in der ungarischen Provinz die Entwicklung einer angeblich deutschen Kunst nicht nur parallel zur Einführung des italienischen Stils verlief, sondern daß sie auf diesen Stil auch reagierte. Diese Region war durch eine Vielfalt kultureller Einflüsse und Bindungen gekennzeichnet. Veit Stoß und Paul von Leutschau können mit Bemühungen in Verbindung gebracht werden, das bürgerliche Selbstwertgefühl mit Hilfe der Kunst zu repräsentieren, und ihre Werke lassen sich als Projekte bürgerlicher Körperschaften betrachten – jedenfalls ist es mindestens ebenso gerechtfertigt, sie als Ausdruck eines stadtbürgerlichen Bewußtseins aufzufassen, wie zu behaupten, sie seien Ausdruck eines Deutschtums.

Auf der anderen Seite hat die marxistische Geschichtsschreibung, der die Periode um 1500 als Zeitalter der frühbürgerlichen Revolution gilt, das Auftreten dieser Art von Kunstwerken mit den revolutionären Strömungen der Zeit in Verbindung gebracht. Dagegen ist zu betonen, daß die Höfe keineswegs isoliert von anderen Milieus existierten. Die höfische Gesellschaft setzte sich damals in Mitteleuropa aus den verschiedensten Persönlichkeiten zusammen. Die bisher umfassendste Untersuchung zu Kultur und Gesellschaft am Hof Maximilians I. kam zu dem Ergebnis, daß dieser Hof keine in sich geschlossene, quasi monolithische Einheit wie etwa das Versailles Ludwigs XIV. war.[42] Ganz ähnlich waren die Verhältnisse, wie bereits angedeutet, im Polen der Jagiellonen.[43] Die mitteleuropäischen Höfe um 1500 bestanden in der Regel aus

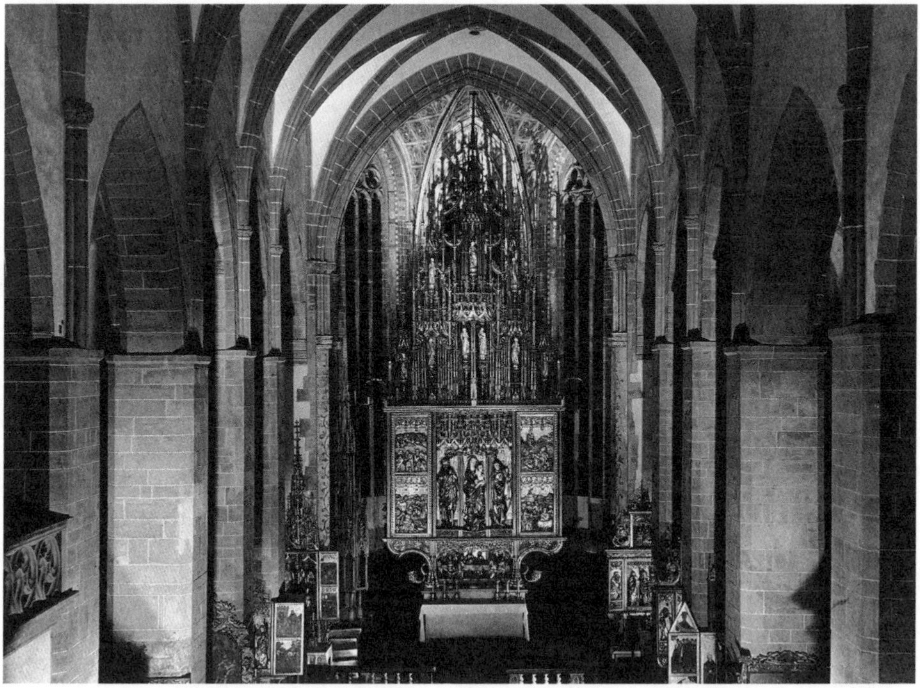

Hochaltar der St.-Jakobs-Kirche von Levoča, Slowakei, 1508–1517, von Meister Pavol z Levoča (Paul von Leutschau)

sowohl bürgerlichen wie adligen Gefolgsleuten, die sich um den Fürsten scharten. Im Falle des reiselustigen Kaisers Maximilian gab es noch nicht einmal eine feste Residenz, auch wenn der Herrscher häufig in Innsbruck weilte.

Ein solcher Hof umfaßte daher viele verschiedene Gruppen, die nach Prestige und Macht strebten: die Herrscherfamilie, ihre bürgerlichen Bediensteten sowie Aristokraten und Angehörige des Landadels. In Polen und Böhmen wie auch in Ungarn wuchs die Macht der letzteren Gruppe, der Feudalherren oder Magnaten. Diesem Stand gelang es zudem, seine Einkünfte zu vergrößern, und er konnte sich daher auch immer größere Ausgaben für die Künste leisten und dabei dem Monarchen nacheifern oder mit ihm sogar konkurrieren. Während die Feudalherren ihre Ansprüche mit ihrer Abstammung legitimierten, verwiesen die bürgerlichen Gefolgsleute, unter denen viele Gelehrte *(docti)* waren, auf ihre Bildung.[44] Hinsichtlich ihrer Statusambitionen und des daraus resultierenden Kunstpatronats unterschieden sie sich nicht wesentlich von den in diesem Kapitel angesprochenen neureichen Kapitalisten, die den Wunsch und die Mittel hatten, ihre Ambitionen in der einen oder anderen Form öffentlich darzustellen. Dieses Muster trifft auf die östlichen Teile Mitteleuropas genauso zu wie auf Deutschland, wo das Bürgertum durch die Kunst eine Art symbolischer Nobilitierung erfahren konnte.[45] Alle erwähnten Gruppen hatten ein Interesse an repräsentativer oder symbolischer Zurschaustellung ihres Ranges und ihrer Bedeutung, wobei den bildenden Künsten eine Schlüsselrolle zukam.

Obgleich es also zunächst so aussieht, als ließen sich die traditionellen Entgegensetzungen, wenn auch nicht ethnischer Stile, so doch sozialer Gruppen und ihrer Kunst aufrechterhalten, so erweist sich am Ende vielleicht auch die so verbreitete Darstellung der Renaissance des Nordens als bürgerliche Kunst als Resultat ideologischer Strömungen in der Kunstwissenschaft, seien sie liberaler oder marxistischer Art. Natürlich spielte das reiche Patriziat in kleineren und größeren Städten eine bedeutende Rolle in der Kunstförderung, wie dies auch kirchliche oder religiöse Gruppierungen taten, aber das Beispiel des Veit Stoß zeigt, daß bedeutende Künstler zu gleicher Zeit auch wichtige Aufträge von den Höfen erhielten. Selbst am ungarischen Hof, an dem die Förderung der italienischen Manier im Vordergrund stand, gab der König wahrscheinlich auch Flügelaltäre im deutschen und niederländischen Stil in Auftrag. In der Zeit um 1500 gab es in der Kunst Mitteleuropas eine viel größere Vielfalt an Variationen und Optionen, als gemeinhin angenommen wird.

Kapitel 4

DIE RENAISSANCE IN DEN DEUTSCHSPRACHIGEN LÄNDERN: DÜRER, SEINE ZEITGENOSSEN UND DER HUMANISMUS

Der von den Höfen geförderte italisierende Stil fand über Ungarn hinaus zuerst in der Bildhauerei und der Architektur weitere Verbreitung.[1] Daher galt unsere Aufmerksamkeit bislang hauptsächlich diesen beiden Medien. Will man jedoch die Bedeutung der Renaissance als eines gemeinsamen kulturellen Nenners in Mitteleuropa verstehen, so sind auch die graphischen Künste und die Malerei näher zu betrachten. In der Tat wird die mit der Renaissance identifizierte Zeit um 1500 von manchen Kunsthistorikern sogar nach einem einzelnen Maler und Graphiker bezeichnet: als Dürerzeit. Dieser Künstler hat also wie Kaiser Maximilian I. oder die Jagiellonen einer ganzen Epoche seinen Namen gegeben. Albrecht Dürer (1471–1528) kann hier als paradigmatische Figur dienen, denn an Dürers Leben und Werk wird nicht nur die Geschichte einzelner künstlerischer Medien oder gar der damaligen deutschen Kunst überhaupt deutlich, seine Gestalt wirft vielmehr zugleich auch allgemeine Fragen der Interpretation der mitteleuropäischen Renaissance auf. Die Kenntnis seiner Drucke und die Tätigkeit seiner Schüler waren nämlich nicht auf Deutschland beschränkt, sondern verbreiteten sich durch ganz Mitteleuropa und sogar bis nach Italien.

Dieses Kapitel wird daher mit einem kurzen Rückblick auf einige wichtige ältere Deutungen beginnen. Darauf folgt ein Überblick über diejenigen Aspekte von Dürers Leben und Werk, die als Ausgangspunkte für eine Betrachtung des Phänomens der Renaissance dienen können. Am Ende stehen dann einige Reflexionen und der Versuch einer Generalisierung. Die Behandlung Dürers durch die Kunsthistoriker zeigt, daß nicht nur dieser Künstler, sondern die deutsche Kunst um 1500 überhaupt ganz verschieden gesehen wird. Sie zeigt aber auch – und das ist noch wichtiger –, daß seine Kunst zusammen mit der seiner Zeitgenossen in einen weiteren kulturellen Kontext gestellt werden kann. In der Vergangenheit ist Dürer für viele Zwecke in Anspruch genommen worden, von denen eine ganze Reihe für die begriffliche Erfassung der deutschen Kunst um 1500 von zentraler Bedeutung waren. Im vorliegenden Buch sollen sein Werk und vor allem seine Reaktion auf die italienische Kunst und Kultur auch als Leitfaden dienen, um die spezifisch deutsche Interpretation der Renaissance in Deutschland zu verstehen.

Dürer wurde beispielsweise herangezogen, um die sozialgeschichtliche Bestimmung der Renaissance als bürgerliches Phänomen zu stützen. Unter diesem Aspekt wurde er häufig nicht nur als großer Meister behandelt, sondern auch als typischer Repräsentant der städtischen Mittelschicht. Es gibt in der Tat einige Grundlagen für diese Interpretation: Im Mittelpunkt von Dürers Laufbahn stand sein Geburtsort Nürnberg, und wie oben bereits erwähnt, waren

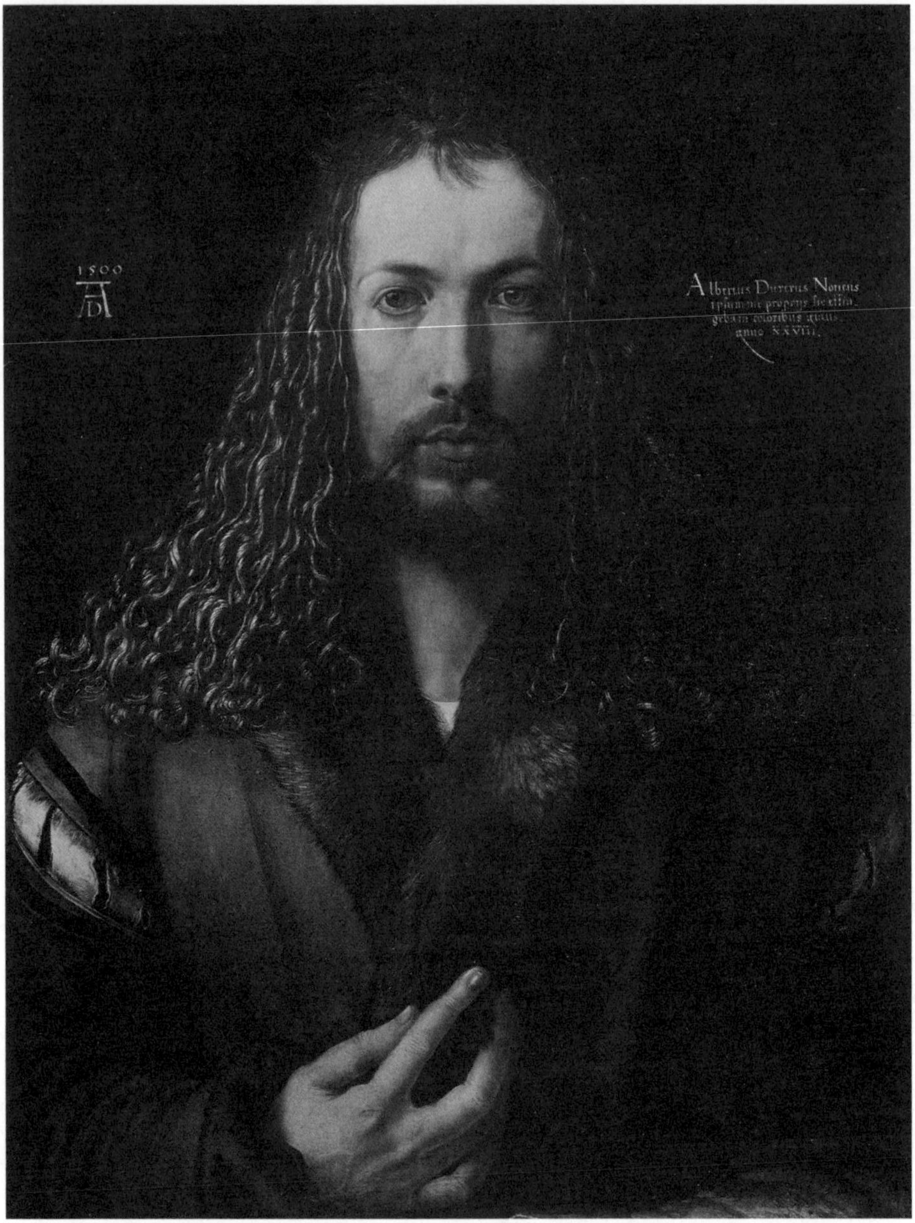

Albrecht Dürer, *Selbstbildnis,* 1500; Bayerische Staatsgemäldesammlungen, München, Alte Pinakothek

Orte wie Nürnberg oder Augsburg mit ihren 40 000 bis 50 000 Einwohnern regionale Kulturzentren mit einer bedeutenden Kunstproduktion.

Angesichts dieser Umstände konnte Erwin Panofsky mit einigem Recht erklären: »Die deutsche Renaissancebewegung war bürgerlich und gewissermaßen zentrifugal, während die italienische aristokratisch und zentripetal war. Der italienische Humanismus konnte auf die Anziehungskraft so kosmopolitischer Zentren wie Florenz, Rom oder Venedig vertrauen und auf das andauernde Interesse einer Aristokratie, die einen unbegrenzten Strom gelehrter und kunstliebender Fürsten und Kardinäle hervorbrachte. Der deutsche Humanismus mußte erst einmal in die Heimstätten der bessergestellten Klassen hineingelangen, der Adligen und Bürger gleichermaßen. Er mußte eine Nachfrage nach den Werten ›moderner‹ Kunst erst schaffen, statt sie zu befriedigen, und mußte für die Kultur Propaganda treiben […].«[2]

Die vorangegangenen Kapitel haben jedoch gezeigt, daß die Trennung zwischen Stadt und Hof, zwischen bürgerlichen und aristokratischen Produktionsbedingungen keineswegs starr war. Wie in Italien, so wuchs auch in Mitteleuropa beim Adel wie bei den Bürgern die Nachfrage nach Kunst. Viele Künstler waren Stadtbürger, doch auch viele mitteleuropäische Höfe hatten ihren Sitz in großen Städten. Selbst die Künstler, die ihren Lebensunterhalt nicht hauptsächlich durch Aufträge von Fürsten bestritten, arbeiteten doch auch für Höfe. Nicht nur Dürer, sondern auch Altdorfer, Cranach und Burgkmair arbeiteten für Maximilian I.; andere deutsche Künstler erhielten Aufträge vom polnischen Hof. Dürer, Cranach und weitere Künstler waren auch für andere deutsche Höfe tätig, darunter den des Kurfürsten Friedrich des Weisen von Sachsen. Cranachs Laufbahn war mit dem Schicksal der sächsischen Höfe geradezu verknüpft. Die Entwicklung des Humanismus in Mitteleuropa, die freilich nicht Thema des vorliegenden Buches ist, verlief in ähnlichen Bahnen.

Während zu Beginn des 20. Jahrhunderts Kunsthistoriker wie Heinrich Wölfflin diesen älteren, »romantischen« Mythos von Dürer als typischem Bürger – allerdings erfolglos – zu widerlegen versuchten, entstanden zugleich auch wieder neue Mythen. Henry Thode etwa vertrat eine neue Interpretationslinie. Er behauptete, das Auftreten italienischer Elemente in Dürers Kunst und ihr schließliches Vorherrschen habe das Entstehen einer authentischen deutschen Ausdrucksform in der Kunst verhindert. Hier deutet sich bereits an, welche Rolle das mythische Bild Dürers bei der Herausbildung einer isolierten, manchmal nationalistischen Sicht der Kunst Deutschlands gespielt hat.

Wölfflin und viele andere benutzten Dürers Werk hingegen auch dazu, das spezifisch Deutsche der deutschen Kunst zu definieren, das »deutsche Formgefühl«, wie Wölfflin es nannte. Selbst dort, wo zugestanden werden mußte, daß Dürer auf fremde Einflüsse reagierte, betonte man die besonderen Qualitäten seiner Kunst als Ausdruck deutschen Wesens. Während einige dieser Autoren in Dürers Werk, wie in dem seiner Zeitgenossen, schlicht das Beste der deutschen Kunst sahen, repräsentierte es für andere auch das Deutscheste. So konnte einer dieser Autoren zu Beginn des 20. Jahrhunderts von »Dürer als Führer« sprechen. In finstereren Zeiten nahm die These von Dürer als dem führenden, das deutsche Wesen repräsentierenden Maler dann ganz offen die Färbung an, die diese Redeweise impliziert: Bei den Nationalsozialisten wurde er als Held gefeiert (er gehörte zu Hitlers Lieblingsmalern). Auf die deutsche Dürer-Forschung nach 1945 wirkte sich diese Vergangenheit wie ein Hemmschuh aus.

Dennoch diente Dürer auch weiterhin als Maßstab und Paradigma für die Zeit der »altdeutschen Meister«. Dürers Laufbahn umfaßt ja diese Epoche, und sein Leben grenzt diesen Zeitraum ab. Sein Tod im Jahre 1528 – etwa gleichzeitig starben auch andere deutsche Künstler – wird häufig als Ende der Ära der »altdeutschen Meister« betrachtet. Mit der Geltung Dürers als kanonische Figur in der deutschen Kunstgeschichte, oft wird er sogar als der bedeutendste deutsche Künstler überhaupt betrachtet, wurde die These gestützt, diese Epoche sei ein Höhepunkt der deutschen Kultur gewesen, mit deren Ende ein allgemeiner Niedergang eingesetzt habe.

Seit langem ist allerdings bekannt, daß Dürers Familie aus Ungarn stammte. Wahrscheinlich um den Unruhen der Hussitenkriege zu entgehen, war Dürers Vater in das prosperierende Nürnberg gezogen (wo Albrecht 1471 geboren wurde). Zudem gilt es heute als durchaus wahrscheinlich, daß die Familie tatsächlich eher ungarischer denn deutscher Herkunft war.[3] Wenn es zutrifft, daß ein Mann, der so oft als der größte deutsche Künstler bezeichnet wurde, von seiner Abstammung her kein Deutscher war, dann sollte dieser Sachverhalt nicht nur die Diskussionen über sein angeborenes Deutschtum verstummen lassen, sondern wäre auch ein passendes Beispiel für den in diesem Buch behaupteten multiethnischen Charakter der Kunst Mitteleuropas.

Gegen die nationalistische und irrationale Sicht Dürers legte Erwin Panofsky seine meisterliche Monographie über den Künstler vor. Das Werk erschien bezeichnenderweise erstmals im Jahre 1943, also mitten im Zweiten Weltkrieg.[4] Nach Jan Białostocki wurde hier »nach Jahren irrationaler und nationalistischer Verzerrungen eine optimistische, schöne und vernünftige Realität« dargeboten.[5] Auch Panofsky versuchte allerdings – wie die Tradition, gegen die er sich wandte –, Dürer und die deutsche Renaissance als von der italienischen Renaissance verschiedene Phänomene zu charakterisieren. Und doch gelang es ihm, bei seiner nicht nur in der Monographie, sondern auch in vielen anderen Veröffentlichungen über den Künstler geleisteten Herausarbeitung der besonderen Züge Dürers zugleich auch ein Thema erhellend zu behandeln, das im Mittelpunkt des vorliegenden Buches steht. Panofsky lieferte eine Beschreibung von Dürers Reaktion auf die italienische Renaissance und damit zugleich auch auf die Antike.

Dürer genoß wahrscheinlich eine für Süddeutschland typische Ausbildung. Er erlernte das Goldschmiedehandwerk und arbeitete danach in der Werkstatt Michael Wolgemuts, die Altäre anfertigte. Als Dürer 1493 auf seine erste Reise ging, um den Maler und Stecher Martin Schongauer aufzusuchen, hatte er noch immer ein Faible für Werke im »spätgotischen«, nordischen Stil, den er durch Drucke kennengelernt hatte.

Zu dieser Zeit hatte sich Dürer jedoch auch schon mit italienischer Kunst vertraut gemacht, und zwar auf die gleiche Weise wie die meisten Künstler seiner Zeit, wenn sie nicht nach Italien reisten oder mit einem der wenigen italienischen Künstler in Kontakt kamen, die damals bereits nördlich der Alpen

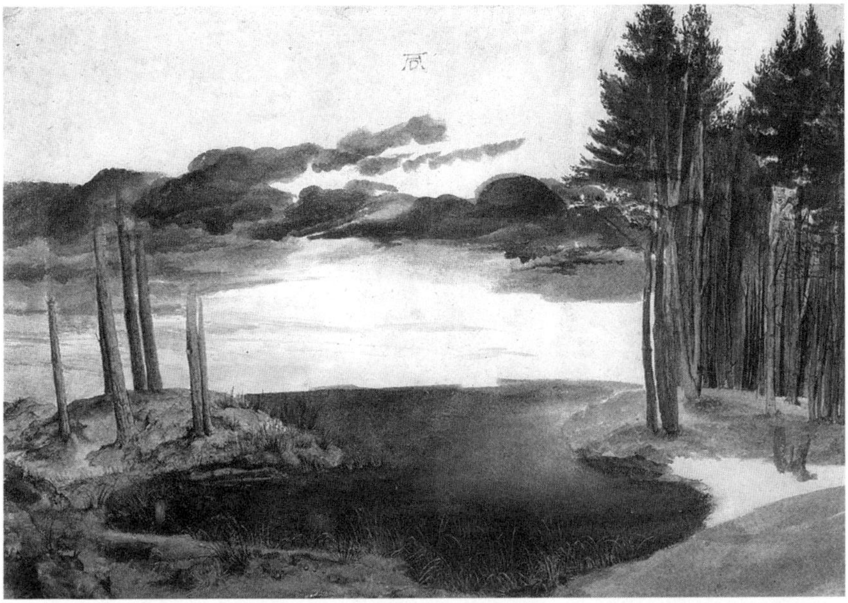

Albrecht Dürer, *Weiher im Walde,* um 1495–1497, Aquarell- und Deckfarben; London, The British Museum

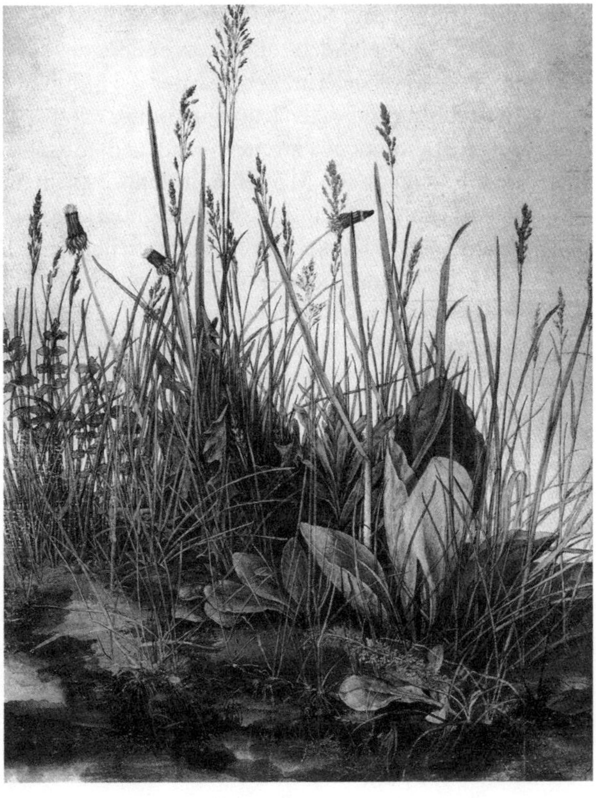

Albrecht Dürer, *Das große Rasenstück,* 1503, Aquarell- und Deckfarben; Wien, Graphische Sammlung Albertina

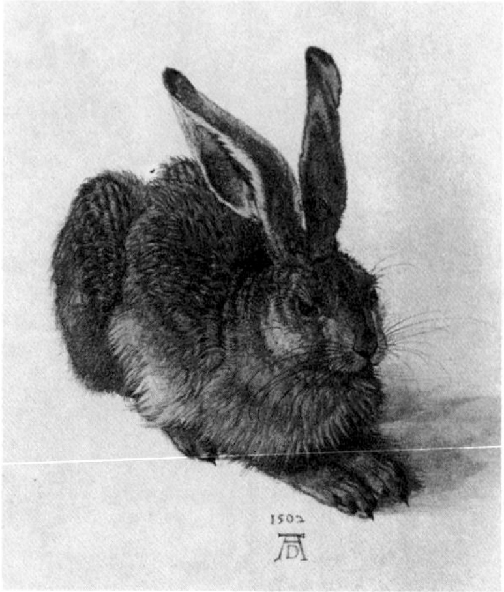

Albrecht Dürer, *Junger Feldhase,* 1502, Aquarell- und Deckfarben; Wien, Graphische Sammlung Albertina

arbeiteten – nämlich mit Hilfe italienischer Stiche. Das Prestige Italiens und damit auch des alten Rom übte eine machtvolle Sogwirkung auch auf Künstler aus, die nicht in Gegenden lebten, wo Überreste aus römischer Zeit zu finden waren, denn Rom und die lateinische Tradition repräsentierten Kirche, Gelehrsamkeit, politische Modelle und viele andere kulturelle Traditionen. Nach Ansicht Panofskys und anderer Kunsthistoriker der Warburgschule hat Dürer durch die italienischen Stiche auch eine andere Art der Darstellung von Gefühlsbewegungen kennengelernt. Seine später auch durch andere italienische Werke vermittelte Kenntnis antiker Kunst stammte, wie bei vielen anderen Künstlern Mitteleuropas, also nur aus zweiter Hand. Daher erwuchs in ihm schon früh das Interesse, die »italienische Manier« in ihren Ursprüngen kennenzulernen.[6]

War Dürers Entscheidung, in seinen Wanderjahren seine Schritte nach Süden zu lenken, für einen Künstler seiner Zeit vielleicht auch ein wenig ungewöhnlich, so war die Route, die er in den neunziger Jahren des 15. Jahrhunderts aller Wahrscheinlichkeit nach wählte, durchaus üblich und vielbegangen. Der Weg, auf dem er nach Venedig und Padua gelangte, wurde nicht nur von Pilgern, sondern vor allem auch von deutschen Kaufleuten benutzt, und auch viele junge Deutsche zogen auf ihm zum Studium nach Bologna oder Padua, darunter Dürers Freund Willibald Pirckheimer.

Dürer hatte sich zwar auf den Weg gemacht, um den italienischen Stil kennenzulernen, doch bemerkenswerterweise nutzte er die Hin- und wahrscheinlich auch die Rückreise, um als einer der ersten deutschen Künstler Landschaften direkt nach der Natur zu malen und zu zeichnen. Diese wundervollen Landschaftsaquarelle mit ihren atmosphärischen Qualitäten zählen auf jeden Fall zu den vielen wichtigen Innovationsleistungen der Dürerschen Kunst, die neben seiner Assimilierung italienischer Formen beachtet werden müssen. Die Landschaften stellen zusammen mit den Tier- und Pflanzenstudien ebenfalls einen der Aspekte seines künstlerischen Vermächtnisses dar, die von nachhaltiger Wirkung waren.

Dürer behielt das Interesse an Naturstudien bei, wie sein berühmtes *Großes Rasenstück* und der nicht minder berühmte *Hase* zeigen. Natürlich hatten flämische Meister schon früher peinlich genau Details der sie umgebenden Welt wiedergegeben, und auch zeitgenössische Buchmaler in Gent oder Brügge zeigten sich an einer exakten Naturdarstellung interessiert. Mit Martin Schongauer hatte Dürer in dieser Hinsicht auch einen deutschen Vorläufer, doch er ging noch einen Schritt weiter und fertigte etliche ausführliche Studien nach der Natur an, um sie dann in seinen Gemälden zu verwerten.[7]

Es könnte scheinen, als ob diese Interessen nichts mit dem zu tun hätten, was man im strengen Sinne als Renaissance bezeichnet, also mit einem an der italienischen Kunst oder der Wiederbelebung der Antike orientierten Stil. Auch wir haben uns bisher an diesem Verständnis des Begriffs orientiert. Spätestens jedoch seit Jacob Burckhardts *Cultur der Renaissance in Italien* wird die Renaissance gern auch als Zeit der »Entdeckung der Welt und des Menschen« gesehen. Liest man Burckhardts Beschreibung der Entdeckung der Schönheit der Natur durch die Schriftsteller und Künstler der Renaissance, so fühlt man sich besonders an Dürers Landschaftsaquarelle erinnert (dessen Realismus er in diesem Zusammenhang eigens erwähnt), die Burckhardts Behauptung, die Renaissance habe die Schönheit der Natur entdeckt, auf repräsentative Weise zu illustrieren scheinen.

Burckhardts Auffassung ist nicht unwidersprochen geblieben, und man hat seither gründlich über das Verhältnis von Kunst, empirischer Beobachtung und Humanismus debattiert. Kurz gefaßt läßt sich feststellen, daß zwischen diesen Zielen und Interessen offenbar weit engere Zusammenhänge bestanden, als die Kunsthistoriker früher gelten lassen wollten.[8] Für einen Künstler wie Dürer gilt das in ganz besonderem Maße. Indem er seine Landschaften, Pflanzen- und Tierstudien auf die Beobachtung gründete, schuf Dürer, wie die Italiener, Bilder, die eine der zentralen Normen der Renaissance erfüllten: die Beobachtung der Natur als Richtschnur der Kunst zu nutzen. Andererseits waren auch die Kunstwerke der Antike nichts Naturfremdes, sondern stellten nach dieser Auffassung die Natur in geläuterter Form dar.[9] Da, um mit Ernst H. Gombrich zu sprechen, »das Bilden vor dem Nachbilden kommt«[10], lassen sich die Nachahmung der Natur und die Nachahmung der Antike als durchaus miteinander vereinbar begreifen.

Für Dürer waren diese Interessen miteinander vereinbar. Eine seiner berühmtesten Naturstudien, der Flügel einer Blauracke, fand in einem Werk Verwendung, das nicht nur eine weite Landschaft darbietet, sondern ein Thema der Antike aufgreift: im Kupferstich *Nemesis.* Außerdem repräsentiert die weibliche Personifikation der Nemesis, auch wenn es auf den ersten Blick nicht auffällt, ein Idealbild menschlicher Proportionen, durchaus dem Ideal vergleichbar, das andere Renaissancekünstler in der klassischen Skulptur verkörpert sahen. Allerdings sind die Züge der Figur individualisiert. Die beiden Ansätze und Traditionen sind hier so nahtlos miteinander verschmolzen, daß sie auf den ersten Blick genausowenig identifizierbar sind wie die Bedeutung des Werks.

Nach seiner Rückkehr in den Norden, gegen 1500, erhielt Dürer in beiden Bereichen seines Interesses wichtige Anregungen von dem venezianischen

Künstler Jacopo de' Barbari, der, wie bereits erwähnt, am Hof Friedrichs des Weisen, für Kaiser Maximilian I. und auch in Nürnberg gearbeitet hatte, also in einem Umfeld, in dem sich auch Dürer bewegte. De' Barbari schuf einerseits Kupferstiche mit klassischen Themen, die auf antiken Modellen zu basieren scheinen; andererseits war er einer der ersten Künstler, die Staffeleibilder mit selbständigen Stillebenmotiven wie beispielsweise Vögel malten, und zwar nach genauem Studium der Natur. De' Barbari beschäftigte sich also mit den gleichen Kunstformen, die Dürer interessierten.

Dürer berichtet darüber hinaus selbst, de' Barbari habe sein Interesse an der rationalen und systematischen Untersuchung der menschlichen Proportionen erweckt, indem er ihm eine diesbezügliche Studie gezeigt habe.[11] Auf diese Weise machte Dürer sich Themen zu eigen, die in der italienischen Renaissancekunst geläufig waren. Seine Suche nach den Prinzipien der menschlichen Proportionen wurzelte in der Überzeugung, es gebe ein qualitativ bestimmbares und quantitativ meßbares Schönheitsideal. Verkörpert sei es in jener Sicht der Natur, wie sie in den Werken der antiken Meister vorliege. Kunst könne jedoch – auch dies ein in Italien geläufiger Gedanke – nicht nur durch Nachahmung geschaffen werden, sondern auch aufgrund rationaler Konstruktion. Im künstlerischen Produktions- und Reflexionsprozeß gesellte sich damit zur empirischen Beobachtung der Natur die rationale Analyse.

Ein in seiner künstlerischen Praxis begründetes Interesse an theoretischen Fragen führte Dürer letzten Endes zu einem tieferen Verständnis der italienischen Renaissance. Obwohl Dürer nicht der erste Künstler aus Ländern nördlich der Alpen war, den es in den Süden zog, schuf er im Unterschied zu vielen anderen keine oberflächlichen Nachahmungen italienischer Stiche, ja er vertraute nicht einmal jenen italienischen – vor allem venezianischen – Vorbildern, die er mit eigenen Augen gesehen hatte. Er begnügte sich auch nicht einfach damit, Themen aus der Welt des klassischen Altertums darzustellen und so einer zeitgenössischen Mode zu folgen, die nach Darstellungen des Herkules oder des Orpheus verlangte. Zwar griff er bei Bildern aus diesem Themenkreis auf italienische Prototypen zurück, doch ging es ihm stets darum, etwas von den Prinzipien zu verstehen, die nach seiner Auffassung der italienischen Renaissancekunst zugrunde lagen.

Manches von Dürers neuem Verständnis von Kunst und Künstlertum fand in seinem 1500 entstandenen Selbstbildnis bündigen Ausdruck. Wenn die christusgleiche Darstellung auch an religiöse Ideale wie die Imitatio Christi denken läßt, so kann man sie doch auch als Aussage über die Kunst lesen: als Bild des göttlich inspirierten Künstlers. In der Gestalt des inspirierten Künstlers wurde Dürer von Konrad Celtis gepriesen, und Celtis hat ihm vielleicht auch bei der Abfassung der stolzen lateinischen Inschrift geholfen, die an so prominenter Stelle steht. In humanistischer Antiqua geschrieben, bezeugt sie zudem Dürers Parteinahme für die neue intellektuelle Tradition, denn die Wahl der Schrift ist häufig ein Indiz für eine solche Haltung.[12]

Dürer zeigt sich darin also auch mit der humanistischen Tradition verbunden. In seinen reifen Jahren war er mit mehreren Humanisten befreundet, mit Hartmann Schedel und Konrad Celtis, wahrscheinlich auch mit Sebald Schreyer und insbesondere mit Willibald Pirckheimer, der, wie man inzwischen nachgewiesen hat, auch die griechische Sprache beherrschte.[13] Dürer schmückte Handschriften mit klassischen Motiven und illustrierte Werke von Celtis. Er stach Bildnisse von Pirckheimer und Erasmus von Rotterdam und porträtierte sich zusammen mit Celtis, als posthume Ehrung, auf seinem Gemälde *Martyrium der zehntausend Christen*. Man nimmt auch an, daß die komplizierte Ikonographie einiger der ambitionierteren Stiche Dürers möglicherweise unter der Anleitung eines Mannes wie Pirckheimer entwickelt wurde.[14] Sicher der Fall war dies bei Dürers Entwurf für den oberen Teil der *Ehrenpforte* Maximilians I., deren hieroglyphische Symbolik der Humanist Stabius entwarf.[15] Im Gegenzug überhäuften Humanisten wie Celtis oder Erasmus den Künstler mit Lob, und er wurde in vielen Schriften dieser lateinischen Literatur des Nordens als Künstler schlechthin verherrlicht.

In Dürers Fall ist es also offensichtlich falsch, die Tradition der bildenden Kunst in Deutschland vom Humanismus zu trennen. Eher könnte er für den Beginn einer kontinuierlichen und fruchtbaren Zusammenarbeit zwischen Künstlern und Humanisten in Deutschland stehen. Dürer war nicht bloß ein Mann der handwerklichen Praxis, wiewohl er stets für die Belange der Kunsthandwerker und Künstler eintrat. Mit seinen freundschaftlichen Verbindungen und intellektuellen Interessen überschritt er, wie vor ihm schon die Italiener, die Grenzen zwischen dem Handwerk der Kunst und der Literatur.[16]

Dabei war sich Dürer, wie sein Selbstbildnis von 1500 und eine Reihe von Äußerungen belegen, seiner sozialen Position als Künstler deutlich bewußt, und er trug entscheidend mit dazu bei, daß sich dieser Status verbesserte. Seine Bemerkung über den Unterschied zwischen der respektvollen Aufnahme als »Herr«, die er in Italien erfuhr, und seiner Rolle als »Schmarotzer« in der Heimat ist ein berühmtes Zeugnis für dieses Standesbewußtsein. Für Dürer konnte, wie schon für italienische Künstler vor ihm, die Kunst als theoretische, intellektuelle Tätigkeit gelten, deren Prinzipien erlernbar waren: als Wissenschaft also. Damit konnte die Malerei zu einer der freien Künste erhoben werden, wie sie es für die italienischen Maler bereits war. Als Dürer daranging, die Geometrie auf die Tätigkeiten des Handwerkers und des Künstlers anzuwenden, näherte er sich dem neuen Renaissanceideal vom Künstler als Denker.

Von dem Verlangen getrieben, Fragen wie die nach der Grundlage eines rationalen Verständnisses der menschlichen Proportionen zu klären, reiste Dürer 1504/05 erneut nach Italien. Wie seine zitierte Äußerung beweist, zollte man ihm im Süden Respekt; er lernte in Venedig Malerkollegen wie Giovanni Bellini kennen und schuf für San Bartolommeo, die deutsche Kirche der Stadt, seine berühmte *Rosenkranzmadonna*. Er reagierte auch auf die Art und Weise, wie die neuere italienische Kunst Fragen der Proportion und andere bildnerische Probleme behandelte. Das italienische Modell stellte ihm ein Ideal bereit, das die Ergebnisse seiner eigenen Studien auf diesen Gebieten und die Kenntnis der Antike beinhaltete.

Viele seiner Werke zeugen somit außer von seinem Interesse an der detaillierten Naturwiedergabe auch von seiner Beschäftigung mit diesen Fragen. Die Beweise für Dürers Anlehnung an die italienische Renaissance und auch an Vor-

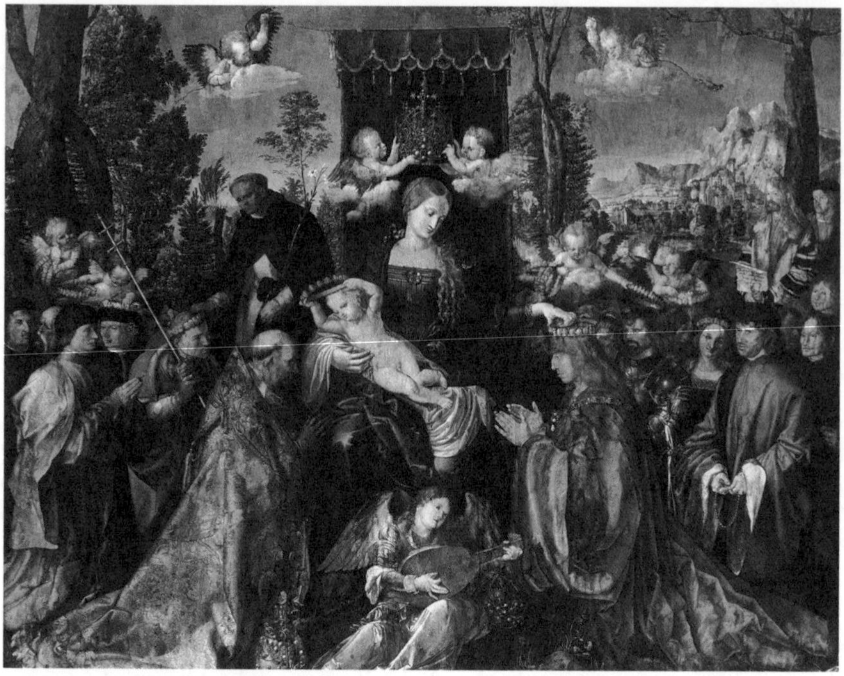

Albrecht Dürer, *Rosenkranzmadonna,* 1506; Prag, Nationalgalerie

bilder der klassischen Antike sind wohlbekannt. In dem berühmten Kupferstich *Adam und Eva* ist die Figur Adams nicht nur von antiken Statuen abgeleitet, sondern repräsentiert, nicht anders als die Figur Evas, ein Proportionsideal. Das im wörtlichen Sinne apollinische Ideal (denn der Adam geht auf den kurz zuvor entdeckten Apoll vom Belvedere zurück) ist hier mit dem Interesse an genauer realistischer Detailwiedergabe verbunden, das sich bei den Tieren und der Waldlandschaft zeigt. Auch andere Kupferstiche, namentlich der *Hieronymus im Gehäus* (Abb. S. 133), zeigen ein Interesse an der Oberfläche der Dinge, an der Wiedergabe der verschiedenen Texturen, so weit der Grabstichel sie nur erfassen kann, und zugleich an der italienischen Vorliebe für perspektivische Darstellung.

Dürers Interesse an Fragen der Proportion und Perspektive ließ ihn zum ersten deutschen Künstler werden, der einen Beitrag zur Kunsttheorie der Renaissance leistete. Zu seinen Schriften gehören die *Underweysung der Messung* und die *Vier Bücher von menschlicher Proportion.* Darin entwickelte er seine Vorstellungen von dem regelmäßigen und idealen Verhältnis der Teile des Körpers zueinander. Seinem eigenen Konzept der »qualitativen Proportion« adaptierte er italienische Ideen. Wie seine Figur des Adam bereits vermuten ließ, lag seinem Konzept die Vorstellung zugrunde, daß der Makrokosmos im Menschen als Mikrokosmos seine Entsprechung finde, daß das Universelle im Individuellen seine Parallele habe.[17]

Für Dürer hing die Frage der Proportion mit der Stellung der Figuren im Raum zusammen und führte ihn somit weiter zur Frage der Perspektive. Der

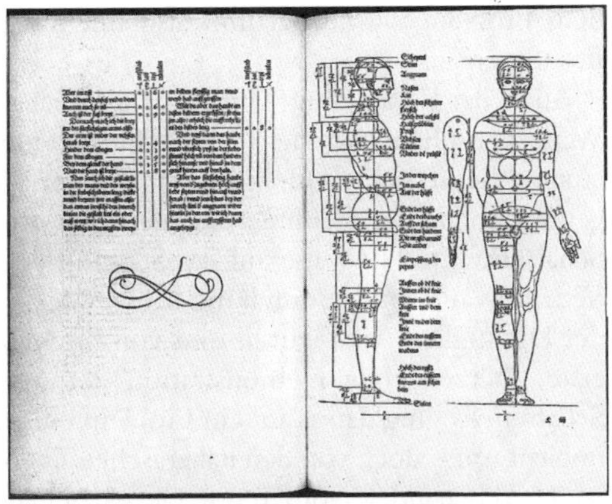

Doppelseite aus Albrecht Dürers *Vier Büchern von menschlicher Proportion,* Nürnberg 1528

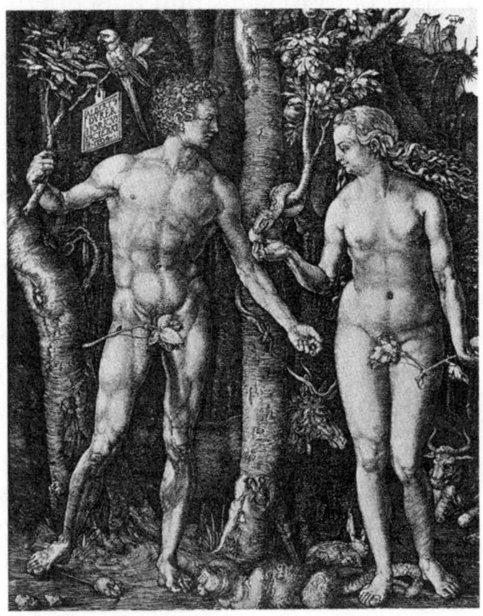

Albrecht Dürer, *Adam und Eva,* 1504, Kupferstich; Berlin, Staatliche Museen Preußischer Kulturbesitz, Kupferstichkabinett

Raum ließ sich rationaler Messung unterwerfen; wie sich menschliche Figuren in rational erfaßten Proportionen darstellen ließen, so konnte auch ihre Beziehung zueinander rational beschrieben werden. Hatten Künstler des Nordens zuvor einen illusionistischen Bildraum geschaffen, so mochte dieser vielleicht gefühlsmäßig überzeugend wirken, doch waren ihre Werke bestenfalls empirisch konstruiert. Dürer genügte dieses Verfahren nicht. Er entwickelte und illustrierte nicht nur Methoden, um Figuren in der Verkürzung und in einem Perspektivgitter abzubilden, sondern führte auch die theoretischen Arbeiten von Alberti, Piero della Francesca und anderen weiter. Während die Italiener nur theoretisch erörtert hatten, auf welche Weise man ein Gemälde perspektivgerecht konstruieren könne, demonstrierte Dürer zudem auch zwei Verfahren der perspektivischen Konstruktion. Die theoretische Auseinandersetzung mit dem Problem wurde bei ihm also um die praktische Demonstration einer Lösung ergänzt.

Auch der Behandlung von Licht und Schatten näherte er sich in ähnlicher Weise. Das Phänomen des Lichtes läßt sich nur schwer erfassen, doch bedarf es einiger theoretischer Durchdringung seiner Eigenarten, will man ein überzeugendes Abbild der dreidimensionalen Welt erreichen. Das Licht gibt durch die Schattenwürfe Hinweise auf die Stellung der Figuren im Raum und auf ihr Verhältnis zueinander; durch modellierende Schatten verrät es zudem etwas von der Dichtigkeit der Figuren und von ihrem Volumen. Dürer entwickelte die erste überzeugende Demonstration der perspektivischen Behandlung von Schatten. Er ging damit auf ein Problem ein, das den Schriften zur Perspektive implizit war, jedoch von den italienischen Theoretikern vor Leonardo nicht ausreichend behandelt worden war. Dessen Schriften jedoch wurden erst posthum veröffentlicht. Anders als Leonardo gelangte Dürer zu einer erfolgreichen Lösung des Problems und präsentierte sie im Rahmen seiner Darstellung der Perspektive.[18]

Dürer widmete sich auch verschiedenen anderen Themen der italienischen Kunsttheorie. Er schrieb über Probleme der Darstellung einer in Bewegung befindlichen menschlichen Gestalt und ging auch auf andere Fragen der Bildkomposition ein, die sich zur humanistisch inspirierten Kunstkritik in Beziehung setzen lassen. Alberti hatte die Prinzipien des Bildaufbaus aus den Prinzipien der Rhetorik abgeleitet, und die Kunstliteratur der Renaissance enthält noch viele weitere implizite Verweise darauf, daß die Prinzipien der Dichtung und Rhetorik auch auf die Malerei anwendbar seien.

Wie die Italiener, so scheint auch Dürer erfaßt zu haben, auf welche Weise visuelle Bilder eine Art bildlicher Rhetorik entfalten können. Beispielsweise läßt sich die Menge der symmetrisch angeordneten Figuren in seinem *Allerheiligenbild* (heute im Kunsthistorischen Museum Wien) als Ausdruck der Idee deuten, die Beredsamkeit eines Bildes sei von der Verschiedenheit und der Menge der dargestellten Figuren abhängig. Andere Details seines Werkes lassen erkennen, daß er sich auch noch mit anderen in der Renaissance thematisierten Gestaltungsproblemen auseinandergesetzt hat. Der komplementäre Gebrauch des Kontraposts im Adam-und-Eva-Stich zeigt beispielsweise, daß Dürer sich der Funktionen visueller Antithetik bewußt war. Diese Beobachtungen werden von Selbstzeugnissen Dürers gestützt.[19]

Aufgrund seiner künstlerischen und theoretischen Leistungen darf Dürer daher als eine der herausragenden Persönlichkeiten der Kunst und Kultur seiner Zeit angesehen werden. Er begründete auch eine moderne Literatur über eine großenteils neue Kunstform, die in Deutschland über Generationen hinweg ihren Nachhall finden sollte. Spätere deutsche Künstler und Verfasser von Kunsthandbüchern sollten auf seinen Innovationen aufbauen.

Doch das Bild von Dürer als dem großen deutschen Künstler, ja sogar dem Inbegriff des deutschen Künstlers, führte ironischerweise auch dazu, daß man ihn als einzigartige oder unvergleichliche Gestalt begriff. Dürers Wirkung und sein späterer kanonischer Status sind unbestritten, doch gerade wegen seiner außerordentlichen Leistungen zweifelte man, ob er als Schlüsselfigur der

»visuellen Kultur« seiner Epoche gelten könne. Dieses Argument richtete sich dabei vor allem gegen die als authentisch erkannten Renaissanceelemente seiner Kunst und seines Denkens. Es heißt, »in den Jahren um 1500« sei Dürer »mit seinen an Italien ausgerichteten geistigen Interessen und Schöpfungen eine Ausnahme in Deutschland« gewesen.[20] Wahr ist an dieser These, daß die sich herausbildende Kunstkritik der deutschen Humanisten, mit der die Entwicklung von Dürers Theorien in Zusammenhang zu sehen ist, nicht mit der Kunst der zeitgenössischen Bildschnitzer in Einklang steht: Dürer und die Humanisten sprechen nicht für alle Künstler dieser Zeit.

Wenn wir jedoch nicht nach irgendeiner mythischen nordischen visuellen Kultur Ausschau halten, die das Einheimische als etwas von anderen, auch italienischen Einflüssen vollständig Abgeschottetes begreifen will, dann lassen sich viele mitteleuropäische Beispiele in Dürers Zeit finden, die mit seinen kosmopolitischen Interessen und Leistungen statt mit den lokalen, »deutschen« Zügen seiner Kunst übereinstimmen. Die mitteleuropäische Kunst ist vielstimmig, nicht einstimmig, und deshalb ist es angebrachter, die deutsche Kunst jener Zeit, und nicht nur Dürer, auf italienisch orientierte oder übernationale Elemente hin zu interpretieren, als zu versuchen, ihr einen einzigartigen und distinktiv deutschen Charakter beizulegen. Mit sehr wenigen Ausnahmen hat sich die Erforschung der deutschen Renaissance jedoch so stark auf die angeblich so spezifischen Charakteristika der deutschen Kunst und Kultur konzentriert, daß, vom Fall Dürers abgesehen, jene Eigenschaften, die die deutsche Kunst mit der Kunst Italiens oder der italienisch geprägten Kunst in anderen Ländern Mitteleuropas gemeinsam hat, kaum jemals im Mittelpunkt wissenschaftlicher oder für ein größeres Publikum bestimmter Darstellungen standen.[21]

Doch wie verbreitet solche Vorstellungen gerade in der englischsprachigen Welt auch sein mögen: Man stellt die Kunstgeschichte Mitteleuropas falsch dar, wenn man ignoriert, in welchem Maße und in welcher Form gerade die antikisierenden und italisierenden Tendenzen, die in Dürers Werk eine so große Rolle spielen, von Malern, Stechern, Bildhauern und Architekten des 16. und 17. Jahrhunderts aufgegriffen und weiterentwickelt wurden. Man kann die große Bedeutung, die der kulturelle Austausch und die kulturelle Transformation im 16. Jahrhundert nicht nur für Deutschland, sondern für ganz Mitteleuropa hatten, richtig einzuschätzen beginnen, ohne deshalb schon das Ausmaß der Anlehnung der deutschen an die italienische Kunst oder an das, was allgemein unter italienischer Renaissance verstanden wird, übertreiben zu müssen.

Es scheint, als seien die verfügbaren Zeugnisse einer als Teil des europäischen Gesamtphänomens verstandenen deutschen Renaissance kaum je zusammengestellt oder analysiert, geschweige denn mit den Zeugnissen anderer mitteleuropäischer Länder verglichen worden. Die Kulturgeschichte der deutschen Renaissance als eines eng mit der Renaissance in Europa verbundenen Phänomens muß – von einer Geschichte der mitteleuropäischen Renaissance gar nicht erst zu reden – noch geschrieben werden. Hier mögen einige wenige Hinweise auf jene Phänomene in Deutschland genügen, die in einer wirklichen Geschichte der nordischen Renaissancekunst Beachtung finden müßten. Ein solches Werk wäre etwas anderes als jener Abriß der niederländischen Tafelmalerei von Jan van Eyck bis zu Pieter Brueghel dem Älteren, der, angereichert um Dürer, seine deutschen Zeitgenossen sowie einige Bildhauer, in der englischsprachigen Welt als Kunstgeschichte der nordischen Renaissance gilt. Denn gerade diese anderen Renaissanceelemente verbinden die deutsche Kunst des frühen 16. Jahrhunderts sowohl mit der weiteren Entwicklung der eigenen Geschichte als auch mit der Kultur der Nachbarländer.

Zunächst einmal läßt sich der exemplarische Charakter Dürers an der Wirkung ermessen, die er auf zukünftige Entwicklungen hatte, an den theoretischen und praktischen Neuerungen, die er in die deutsche Kunst einführte, und an jenen Elementen, die über seine Drucke und seine Schüler in Mitteleuropa Verbreitung fanden. Diese Wirkung zeigt sich auf vielen Gebieten. Dürers Bildkonzepte wurden Teil einer breiten, populären Tradition. Sie wurden von vielen Künstlern kopiert und für Steinskulpturen, Drucke, kleinformatige kunstgewerbliche Arbeiten und Gemälde genutzt. Seine theoretischen Schriften gaben den Anstoß zu einem ganzen Strom von »Kunstbüchlin«.

Bereits in seiner eigenen Zeit entfaltete Dürer eine Wirkung, die über sein eigenes Tätigkeitsfeld weit hinausging, auch wenn sie dort natürlich ihren Ausgangspunkt hatte. Zu den Künstlern, die aus seiner Nürnberger Werkstatt hervorgingen oder mit ihr in Verbindung standen, gehören viele bedeutende Maler und Stecher des Zeitalters: Hans Schäuffelein, Wolf Traut, Hans von Kulmbach, Hans Baldung Grien, später dann Georg Pencz und die Brüder Barthel und Hans Sebald Beham. Dürer bildete diese Künstler nicht nur in seinem graphischen Stil aus, er vermittelte ihnen auch sein Interesse an Themen wie der Proportionslehre. Und diese Künstler verbreiteten Dürers Stil über den Nürnberger Raum hinaus in andere Regionen, bis nach Kraków, wo Hans von Kulmbach und Dürers Bruder Hans arbeiteten. Auch Pencz lieferte Gemälde für den Wawel. Aber Dürer sorgte auch selbst für die Verbreitung seiner Kunst, indem er Entwürfe für die Augsburger Fugger oder die österreichischen Habsburger anfertigte.[22]

Es ist auch falsch zu meinen, es habe keine Verbindung zwischen Dürer und seiner Werkstatt und den Bildschnitzern gegeben. Die erst vom Vater, dann vom Sohn geführte Vischer-Werkstatt, die, wie wir sehen werden, ebenfalls ein wichtiges Zentrum der humanistischen Kunst wurde, arbeitete nicht nur mit Veit Stoß zusammen, sondern führte auch Entwürfe Dürers aus.[23] Doch die unmittelbare Wirkung Dürers ist nur *ein* Aspekt. Dürers Kunst und die Renaissancerezeption nördlich der Alpen sind vor allem in einem breiteren Kontext zu sehen.

Zeugnisse aus Nürnberg, das man geradezu als »Renaissancestadt« bezeichnet hat, aber auch aus Augsburg, Bern, Wien oder Zürich bestätigen die Tauglichkeit dieses Begriffs.[24] Das Werk vieler Künstler offenbart Merkmale der Renaissance. Dazu gehören Verbindungslinien zum Humanismus, das wiederholte Auftreten antiker Themen, oft verbunden mit einem auch bei Ornamenten oder Schriften zu beobachtenden italisierenden Stil *all'antica,* sowie die Übernahme bestimmter Erfindungen der Italiener, etwa der Albertischen Perspektive.

Zwar ist der neue humanistische Kunstdiskurs keineswegs für die gesamte Geschichte der Welt der Künstler nördlich der Alpen repräsentativ, doch sollten

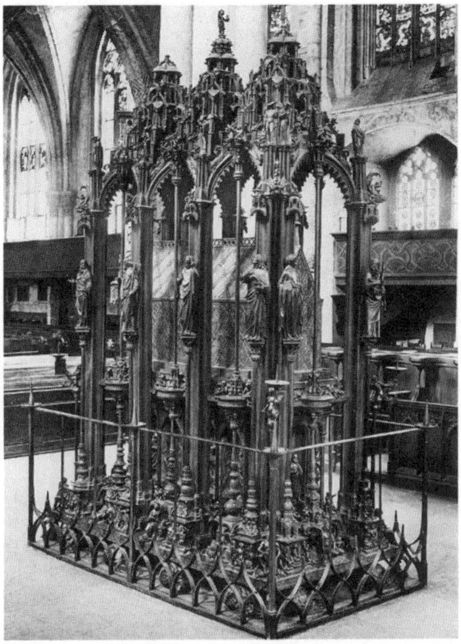

Sebaldusgrab, 1507–1519, in der St.-Sebald-Kirche, Nürnberg, von Peter Vischer d. Ä. und seinen Söhnen Hermann d. J. und Peter

die vielfältigen Verbindungen zwischen deutschen Künstlern und Humanisten nicht übersehen werden. Veit Stoßens Verbindungen zu Kallimachus haben wir bereits erwähnt, doch war er keineswegs der einzige Bildhauer, der das Grabmal eines Humanisten entwarf. Der Augsburger Burgkmair, dessen Zusammenarbeit mit Celtis ebenfalls angesprochen wurde, entwarf das Sterbebild des deutschen »Erzhumanisten«, einen Holzschnitt, worin Celtis' Brustbild von einer Inschrift begleitet wird, die an seine Taten erinnert – eine Anknüpfung an die Tradition römischer Grabsteine.[25] Daß Apoll, Merkur und Eroten auftreten und den Tod des Humanisten beklagen, erinnert ebenfalls an das antike Bildrepertoire. Auch bei Epitaphen für andere Humanisten, wie bei dem für Johannes Cuspinian im Wiener Stephansdom (1529) oder dem für Johannes Aventinus (gestorben 1534) in der Kirche des Stifts St. Emmeram in Regensburg, blieb diese antikisierende Form gebräuchlich. Andere Künstler, etwa Riemenschneider, entwickelten weitere Formen für Humanisten wie Johannes Trithemius, dessen zwischen 1504 und 1516 geschaffenes Epitaph das Würzburger Neumünster schmückt. Dort umgibt ein modifiziert antikisierender Rahmen ein Bildnis des verstorbenen Humanisten, dem eine vom Bildhauer angefertigte Zeichnung zugrunde liegt. Ein anderes beachtenswertes Beispiel für diesen Denkmalstypus ist das Reliefepitaph Peter Vischers d. J. für Dr. Anton Kress, auf dem der Propst in einer klassisch gewölbten Nische mit Muscheldekor dargestellt ist.[26]

Es gab noch viele andere Verbindungen zwischen Künstlern und Humanisten. Sebald Schreyer etwa beauftragte schon 1493 Peter Danhauser, den *Archetypus triumphantis Romae* zu verfassen, ein Werk, für das Michael Wolgemut

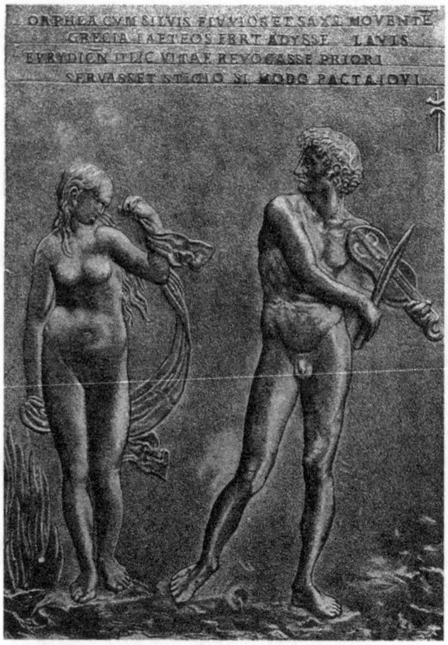

Peter Vischer d. J., *Orpheus und Eurydike,* Bronzeplakette; Berlin, Staatliche Museen Preußischer Kulturbesitz, Skulpturensammlung

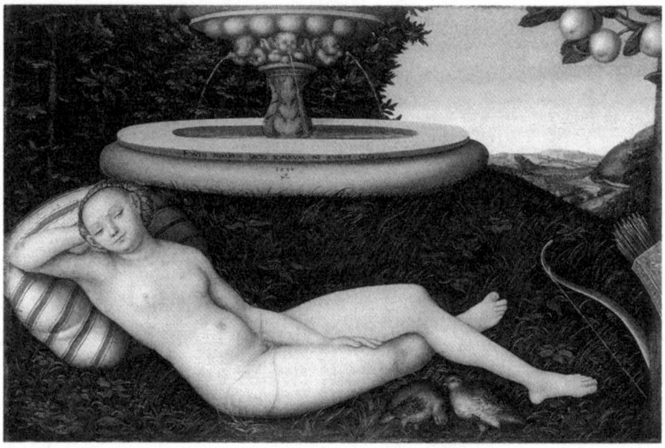

Lukas Cranach d. Ä., *Quellnymphe,* 1534; Liverpool, Walker Art Gallery

Holzschnittillustrationen schuf, von denen einige auf italienischen Vorlagen beruhen. Schreyers Bibliothek, ein Treffpunkt der Humanisten, wurde – wahrscheinlich von einem Angehörigen der Wolgemut-Werkstatt – mit klassischen Sujets dekoriert.[27] Cranach porträtierte Johannes Cuspinian, und wahrscheinlich half Celtis der Vischer-Werkstatt beim Entwurf des Sebaldusgrabs in der Nürnberger Kirche St. Sebald. Peter Vischer d. J. stand auch mit Pangratz Bernhart, genannt Schwenter, in Verbindung, dessen Buch er illustrierte.[28]

Viele Arbeiten griffen klassische Sujets auf. Auf Zeichnungen wurden beispielsweise Apollo und die Musen dargestellt, es gibt Bronzeplaketten mit der Darstellung des Orpheus sowie weitere derartige Zeichnungen und Bronzen aus der Vischer-Werkstatt. In der Malerei finden sich klassische Sujets etwa bei

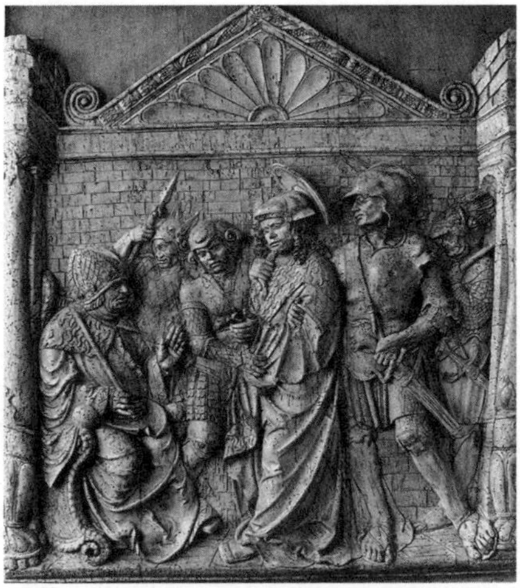

Der hl. Castulus vor Diokletian, Detail vom Hochaltar der Stiftskirche in Moosburg, Bayern, 1514, von Hans Leinberger

Lukas Cranach, zum Beispiel in seinen Bildern *Venus und Amor, Das Urteil des Paris* oder *Die Quellnymphe.* Auch Albrecht Altdorfer griff mythologische oder historische Bildthemen der Antike auf.

Nicht nur in thematischer Hinsicht weisen viele Werke deutscher Künstler Elemente auf, die wir mit dem Renaissancestil in Verbindung bringen. So findet etwa neben der karolingischen Minuskel die humanistische Antiqua Verwendung, und auch die architektonische Ornamentik ist vielfältig klassisch inspiriert. Diese Elemente finden sich auch bei Werken von Künstlern, die ansonsten stilistisch der Antike fernstehen, etwa bei Lindenholzskulpturen Hans Leinbergers. Ähnliche antikisierende Details weisen viele Skulpturen Loy Herings im süddeutschen Raum auf, plastische Arbeiten von Adolf und Hans Daucher in Augsburg (und in Annaberg) sowie Werke aus dem Vischer-Umkreis in Nürnberg.[29] Im zweiten Jahrzehnt des 16. Jahrhunderts finden sich dann Architekturelemente *all'antica* bei Fenstern und Portalen auch von Gebäuden, die sonst keine Anklänge an die Klassik aufweisen. Beispiele sind das Portal der Sakristei der Annenkirche in Annaberg sowie das Portal der Sakristei des Breslauer Doms (falls letzteres nicht überhaupt von einem Italiener entworfen wurde). Ein aus dem Jahr 1488 stammendes Epitaph im Breslauer Dom zeigt bereits klassische Pilaster. Erwähnenswert ist weiterhin das Portal der Wiener Salvatorkapelle.

Auch andere stilistische Elemente, die zuerst in italienischen Systemen räumlicher Darstellung auftraten, etwa der Gebrauch von Zentralperspektive und Verkürzung, finden sich bereits früh in der deutschen Kunst, zum Beispiel in Werken der Vischer-Schule. Sogar schon in den Gemälden des St.-Wolfgang-Altars von Michael Pacher (Abb. S. 88) zeigt sich eine Form der räumlichen Konstruktion, die eine Kenntnis Mantegnas und der norditalienischen Kunst verrät. Ähnliche Züge gibt es auch in Werken der sogenannten »Kleinmeister«, etwa den in Solnhofener Schiefer ausgeführten Stücken der Daucher-Werkstatt, die auch den Hochaltar für Annaberg (Abb. S. 124) schuf. Auch Plastiken Conrad

Meits, etwa seine *Judith* (Abb. S. 125), belegen die Verwendung klassischer Formen; ähnliche Beispiele finden sich in den Arbeiten von Christoph Weiditz.

Ferner stellt schon allein die zunehmende Herstellung von Bronzen und anderen Metallarbeiten, gerade in Nürnberg und Augsburg, wo zahlreiche Bronzeplaketten entstanden, die Wiederbelebung einer antiken Tradition dar. Zu den erneut verwendeten Techniken gehört auch das von Peter Vischer d. J. praktizierte Wachsausschmelzverfahren. Und nicht allein das Medium des Metallgusses, sondern auch Genres wie Medaille oder Medaillon sind der Antike abgeschaut. Die Vischer-Werkstatt fertigte Medaillen und Plaketten an, auf denen Orpheus und Eurydike dargestellt sind, wobei die Figuren der antiken Götter und Heroen in diesen Werken dem Vergleich mit italienischen Stücken durchaus standhalten.

Von welchen konkreten Vorbildern und Informationen sich diese Werke im einzelnen herleiten, steht hier nicht zur Debatte. Nach Baxandall machen sich in den frühen Beispielen des italienischen Stils in der deutschen Plastik »die noch sehr beschränkten Kenntnisse der italienischen Kunst bemerkbar. Für das frühe ›Welsche‹ war italienische Kunst nicht gleichbedeutend mit Michelangelo und Raffael oder gar Giotto und Donatello. Italienische Kunst wurde vielmehr vermittelt durch Stiche von Mantegna und Bronzeplaketten von solchen Künstlern wie Moderno, venezianische Kunst kam über hochbegabte Einzelpersönlichkeiten wie Dürer nach Deutschland; nicht zu vergessen sind auch

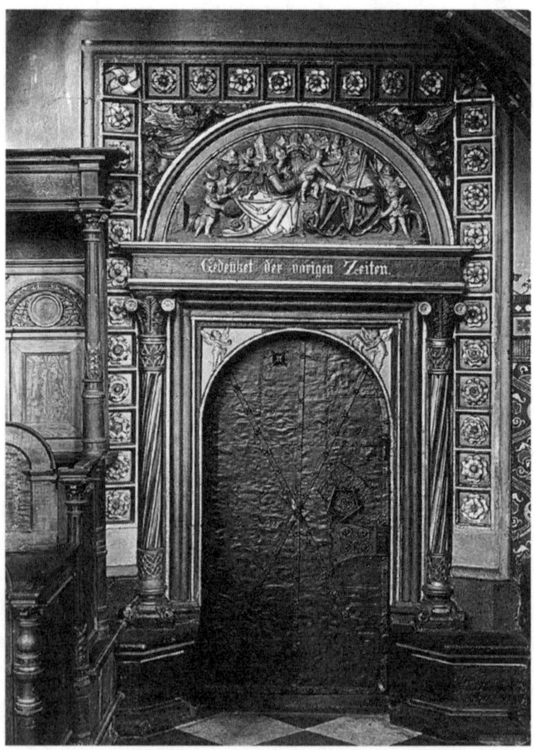

Portal der Alten Sakristei der St.-Annen-Kirche, Annaberg, Sachsen, 1518, vermutlich von F. Maidburg

vereinfachte Ausgaben von Werken der neuen italienischen Kunsttheorie.«[30] Doch diese Situation unterscheidet sich nicht grundlegend von der, die generell beim Export italienischer Formen in alle Teile Europas vorherrschte. Wie wir gesehen haben, wurde diese Kunst von Norditalienern – von Künstlern aus Venedig oder der Lombardei – über die Alpen gebracht. Und es stellt sich hier auch die Frage, ob diese Vorstellung von italienischer Renaissance nicht zu restriktiv und konservativ ist – denn auf welchen Ort außerhalb von Rom und Florenz ließe sich der Begriff, so eng gefaßt, überhaupt noch anwenden?

Bevor man die Behauptung aufstellt, die Herausbildung des italisierenden Zugs in der deutschen Kunst könne unter der Perspektive eines breiteren sozialen oder kulturellen Kontextes als Auftreten eines Fremdkörpers gelten, sollte man die soziale Funktion der Kunst und der Kunstförderung näher in Betracht ziehen. Die Adaption des neuen, italienisch orientierten Renaissancestils an den Höfen Mitteleuropas hat uns bereits gezeigt, wie die Wahl eines Stils dazu dienen kann, eine Aura der Vornehmheit zu erzeugen. Stile und Moden können sichtbare Zeichen des Geschmacks sein und somit dem, der sich ihnen verschreibt, kulturelle Überlegenheit attestieren. Bei der Einführung des antikisierenden Stils in Steinskulptur und Architektur scheint diese Funktion eine ausschlaggebende Rolle gespielt zu haben.[31]

Mutatis mutandis kann man feststellen, daß in Nürnberg und Augsburg eine den Höfen vergleichbare Situation gegeben war. Nürnberger und Augsburger

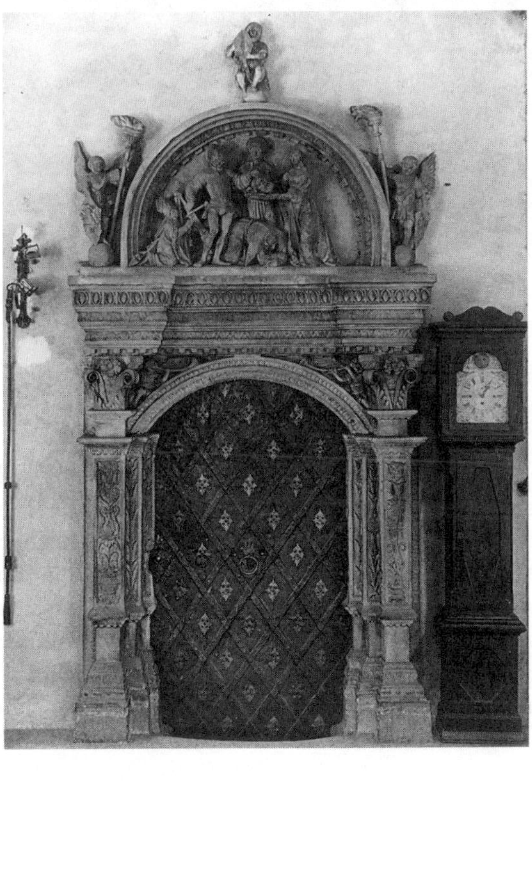

Portal der Sakristei des Doms zu Wrocław (Breslau)

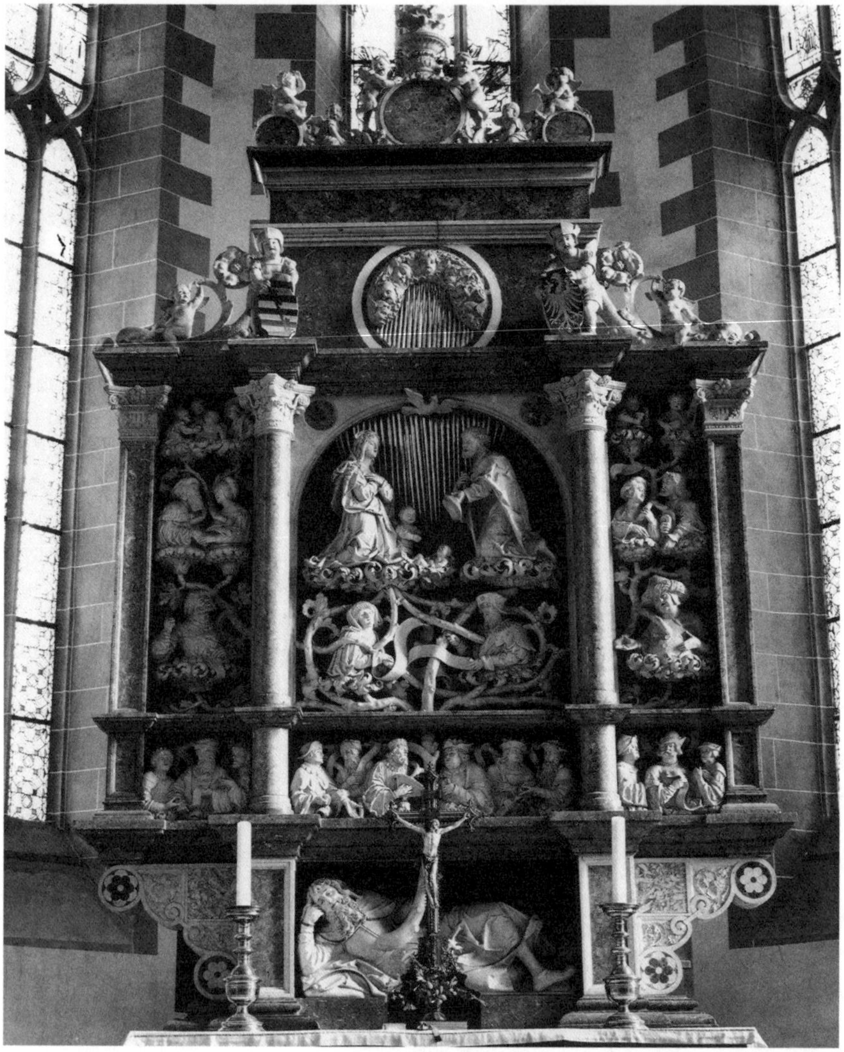

Hochaltar der St.-Annen-Kirche, Annaberg, Sachsen, 1518–1522, von Adolf (und Hans) Daucher

Kaufleute und Bankiers förderten die Übernahme der italienischen und italisierenden Kunst aus ungefähr den gleichen Gründen wie die Höfe. Ein schlagendes Beispiel für den Geltungs- und Repräsentationsdrang der reichen deutschen Bürger ist die Tatsache, daß sie, ebenso wie für Dürers Altarbild in San Bartolommeo, auch für jenes Bauwerk aufkamen, das man als eine der ersten deutschen Renaissancearchitekturen ansehen kann, nämlich den mit Fresken von Tizian und Giorgione geschmückten Fondaco dei Tedeschi in Venedig.

Männer wie die Fugger und Welser oder Willibald Pirckheimer konnten, um ihren hohen Rang in mehr als einer Hinsicht zu demonstrieren, ganz wie die

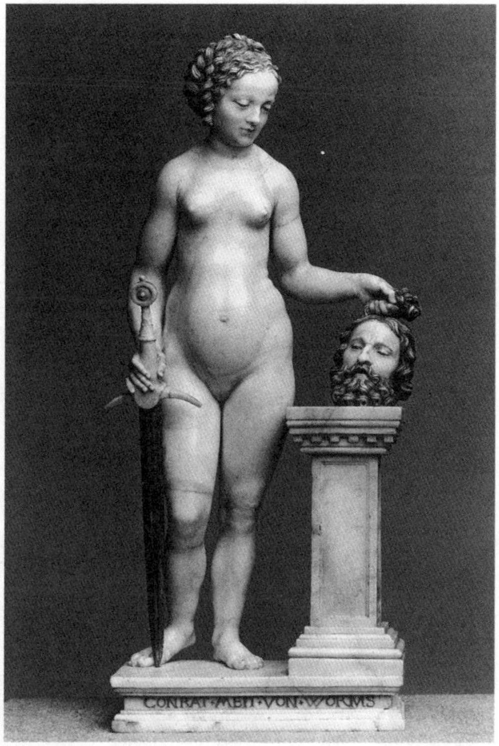

Conrad Meit, *Judith,* 1510–1515; München, Bayerisches Nationalmuseum

Fürsten nicht nur neue Formen der Literatur, sondern auch der Architektur fördern. Es waren zudem gerade Kaufleute wie die Fugger und Welser, die Verbindungen mit Italien unterhielten. Aufgrund ihrer Handelsbeziehungen hatten sie auch Zugang zu italienischen Kunstwerken. Sie gaben bei Italienern Textil- und Goldschmiedearbeiten in Auftrag, auch bei dem Goldschmied, der für die polnische Königin arbeitete. So scheint es kein Zufall, daß die von den Fuggern errichtete Kapelle der Augsburger St.-Anna-Kirche in Architektur und plastischer Ausschmückung eines der ersten Beispiele eines (modifizierten) italisierenden Renaissancestils ist. Zwar treten in der Figurengruppe des Altars italienische Elemente (im Stile Pietro Lombardos) noch mit heimischen, nämlich schwäbischen Elementen vermischt auf, doch lassen sich auch eindeutigere Renaissanceelemente erkennen: in den Putti, im Gebrauch der Perspektive in einzelnen Reliefs, in der Form des Epitaphs, in den Reliefs überhaupt sowie im Zentralgrundriß der Kapelle, im Einsatz der Bogen und der gerundeten Wölbung und in anderen Details der architektonischen Dekoration, die in vielen Fällen an venezianische Formen erinnern.[32]

Die Fuggerkapelle deutet darauf hin, daß hier etwas geschah, das »über den vordergründigen Import einiger italienischer Darstellungsformeln, Geschmackseinstellungen und Maximen« hinausging. Man hat auch gesagt, mit dem Auftreten italisierender Elemente sei das Bewußtsein für einen indivi-

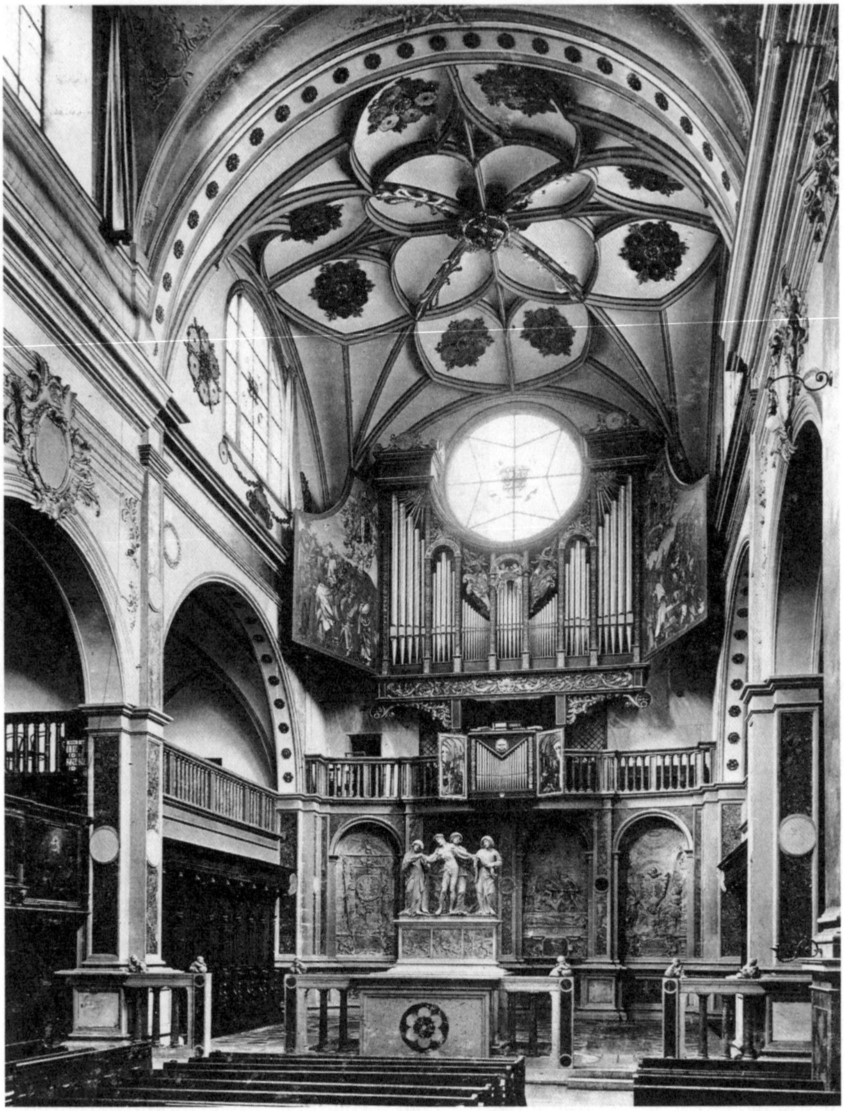

Die Fuggerkapelle der St.-Anna-Kirche, Augsburg, 1509–1518, Skulpturen wahrscheinlich Daucher-Werkstatt

duellen Werkstattstil offenbar ganz plötzlich abhanden gekommen und diese Wandlung markiere in dem Spannungsverhältnis zwischen dem italisierenden und dem einheimischen Stil das Entstehen einer Entscheidungssituation.[33] Hält man jedoch nicht um jeden Preis an der Vorstellung von einem einheitlichen einheimischen Stil fest, so kommt man bei der Betrachtung der Architekturformen der Fuggerkapelle zu dem Schluß, daß ein komplizierterer Prozeß der Anpassung und Adaption eingesetzt hatte, der auch dazu führte, daß sich die

Werkstattstile in Übereinstimmung mit den neuesten Geschmacksänderungen neu definierten.

Verglichen mit den fünfzig Jahre zuvor in Mitteleuropa oder in Florenz entstandenen Werken mag die aus diesem Prozeß hervorgegangene Kunst vielleicht in der Tat als Hybride anmuten, als »provinzielle Nebenerscheinung innerhalb der Epoche der europäischen Renaissance«.[34] Doch haben wir mittlerweile wohl gelernt, daß Hybride eine Art durchaus verbessern können. Ein kulturgeschichtlicher Standpunkt, der dem Begriff des Hybriden mehr als nur metaphorischen Charakter beimessen wollte und es für genetisch erwiesen hielte, daß das Reinrassige auch das Beste ist, wäre ein extremer Atavismus. Es ist ohnehin fraglich, ob sich überhaupt jemals »reine« Formen finden lassen. Und es darf daran erinnert werden, daß der ganze Begriff der »Reinheit« gerade im Zusammenhang mit deutscher Kunst einen mehr als unangenehmen Beigeschmack hat.

Allerdings läßt sich die außeritalienische Renaissance durchaus auch in positiverem Sinne als hybrid bezeichnen. Clark Hulse zufolge stellt die europäische Renaissance in einem viel größeren Ausmaß als bisher anerkannt eine Ansammlung solcher Hybriden und Nebenerscheinungen dar.[35] Was bisher als Hybridbildung galt, ist daher eher als zwischen Assimilation und Widerstand sich bewegender Versuch zu werten, Formen des kulturellen Austauschs miteinander zu versöhnen. Dieser Prozeß führte in unterschiedlichen Ländern zu unterschiedlichen Ergebnissen: in Ungarn zu einer rückhaltlosen Akzeptanz, in Deutschland zu einer Art von gemischter Reaktion und in vielen anderen Ländern, wie wir im nächsten Kapitel sehen werden, zu einer Form von Widerstand.

Wenn die aus diesem Prozeß in Deutschland resultierenden Werke weder rein italienisch sind – und wer wollte das behaupten – noch, nimmt man den zu Beginn des dritten Kapitels skizzierten Stil als Vergleichsbasis, rein deutsch, dann gibt es vielleicht noch andere, keineswegs geringzuschätzende Gründe für das Auftreten sogenannter »hybrider Formen« in der deutschen Kunst des 16. Jahrhunderts. Vergleichbare Formen treten, wie wir gesehen haben, auch in Polen oder Böhmen auf.

Zu den deutschen Formen gibt es übrigens auch eine Parallele im deutschen Humanismus. Wie Dürer, so begriffen sich auch die deutschen Humanisten, selbst Celtis, als Teil einer kosmopolitischen, multinationalen Bewegung. Aus dem Gefühl eigener Minderwertigkeit heraus (und aufgrund italienischer Kritik) reagierten sie defensiv. In Deutschland (aber auch andernorts außerhalb Italiens) versuchten Humanisten überdies, Humanismus und klassisches Altertum mit der lokalen Vergangenheit zu verknüpfen und das (in diesem Falle) Deutsche an der klassischen Tradition aufzuspüren oder nötigenfalls auch zu erfinden.[36] Diese Anstrengungen ähneln manchen Entwicklungen in den bildenden Künsten, bei denen sich die lokale (oft »gotische«) Tradition weiterentwickelte, indem sie sich zu Elementen der klassischen Tradition in Beziehung setzte.

Bemerkenswert ist jedenfalls, daß die ersten Adaptionen der Renaissance in der Literatur in lateinischer Sprache, in der bildenden Kunst jedoch in der

»Volkssprache« auftreten, also im Gewand lokaler Kunststile. In den bildenden Künsten finden sich diese Elemente früher als in der Literatur, und das mag zur Verwirrung beigetragen haben. Denn zu der Zeit, als Vischer oder Flötner ihre Plastiken schufen, schrieb Hans Sachs seine Stücke in Deutsch. Diese Konstellation bietet einen Ansatzpunkt für die Konstruktion einer deutschen Kulturgeschichte, und im allgemeinen wurde sie auch so gedeutet.

Doch bei aller Volkstümlichkeit waren die Stücke von Hans Sachs auch von Gelehrsamkeit geprägt. Und dieses Element »humanistischer« Bildung weist darauf hin, daß die Geschichte der Kultur ein weniger eng zu fassendes Phänomen ist und daß die kulturelle Entwicklung, die Deutschland nahm, weit mehr durch seine Assimilation der breiteren europäischen Strömung bestimmt war.

Viele Elemente, nicht bloß die distinktive Eigenheit der deutschen Kunst oder die angeblich ganz eigenständige visuelle Kultur der Deutschen, sind für die unterschiedlichen Reaktionen auf den italienischen Stil verantwortlich, die in Mitteleuropa zu verzeichnen sind. Eine Darstellung der Renaissance in Mitteleuropa muß sich daher ausführlicher damit befassen, wie profane Kunst klassischen Inhalts und formal latinisierte religiöse Bildwerke einer Welt assimiliert werden konnten, die von ganz anderen religiösen und sozialen Werttraditionen und kulturellen Determinanten bestimmt war.

Kapitel 5

PROBLEME DER RENAISSANCEREZEPTION IN MITTELEUROPA: DIE REFORMATION UND DIE KUNST

Die Assimilation der Renaissance in Mitteleuropa war ein komplizierter Prozeß. Beschränkungen intellektueller, spiritueller und religiöser Art, welche die Rezeption der Renaissance, die Produktion profaner oder sakraler Kunst und letztlich die Kunstproduktion überhaupt behinderten, gab es nicht nur in Rußland. Der Widerstand gegen den italienischen Stil nahm an verschiedenen Orten verschiedene Formen an und war nicht nur sozial und kulturell, sondern auch, und das wog am schwersten, religiös bedingt. Eine Untersuchung der mitteleuropäischen Reaktionen auf die Renaissance muß also die Bedeutung der in der Reformation kulminierenden religiösen Strömungen in Betracht ziehen und die Auswirkungen der Reformation auf die religiöse Bildersprache und, allgemeiner, auf die weiteren Entwicklungen in der Kunstgeschichte bedenken.

Zwar ist dieser Gegenstand noch nicht gründlich erforscht, doch das vorhandene Material reicht aus, um sich ein recht gutes Bild davon machen zu können, wie die örtlichen Zünfte oder die einem älteren Stil verpflichteten Künstler auf die Renaissance reagierten. Wer sich dem neuen Geschmack nicht anpassen konnte oder wollte, dürfte sich von der auswärtigen Konkurrenz bedroht gefühlt haben. Aber selbst die Fürsprecher einer Assimilation reagierten zwiespältig. Im letzten Kapitel haben wir schon Celtis' Gefühl einer kulturellen Unterlegenheit erwähnt, und es gibt zahlreiche Zeugnisse einer feindseligen Haltung gegenüber dem »Welschen« – dem Ausländischen, vor allem dem Italienischen. Das reichte von einer simplen, ethnisch motivierten Ablehnung in Deutschland bis zu subtileren Äußerungen einer Italophobie in Polen. In den dreißiger Jahren des 16. Jahrhunderts war es in Deutschland – was allerdings nicht überbetont werden sollte – zudem üblich geworden, die Unterscheidung zwischen dem »Welschen« und dem »Deutschen« auch als Differenzkriterium auf dem Gebiet der Kunst zu verwenden.[1]

In manchen Gebieten, vor allem in den böhmischen Kronländern, wo die Lehren des Jan Hus und die Böhmische Brüdergemeinde viele Anhänger hatten, wuchs ein hauptsächlich religiös motivierter Widerstand. Zunächst einmal stand der italisierende Stil für die gewaltsame Wiedereinführung der traditionellen Religion und dann auch, wegen seiner Verbindung mit dem Hof, für das Fremdländische. Der anfängliche Widerstand gegen die Einführung von Renaissanceformen in Böhmen zeigt also, allgemeiner gesprochen, auf welche Weise Kennzeichen der Renaissance Gegenstand religiöser Auseinandersetzungen werden konnten.[2]

Wie problematisch die Reaktionen auf das Auftreten von Renaissanceformen und deren Förderung im Kontext einer Kontroverse ausfallen konnten, zeigen zwei exemplarische Fälle. Eine negative Reaktion auf die Bildsprache

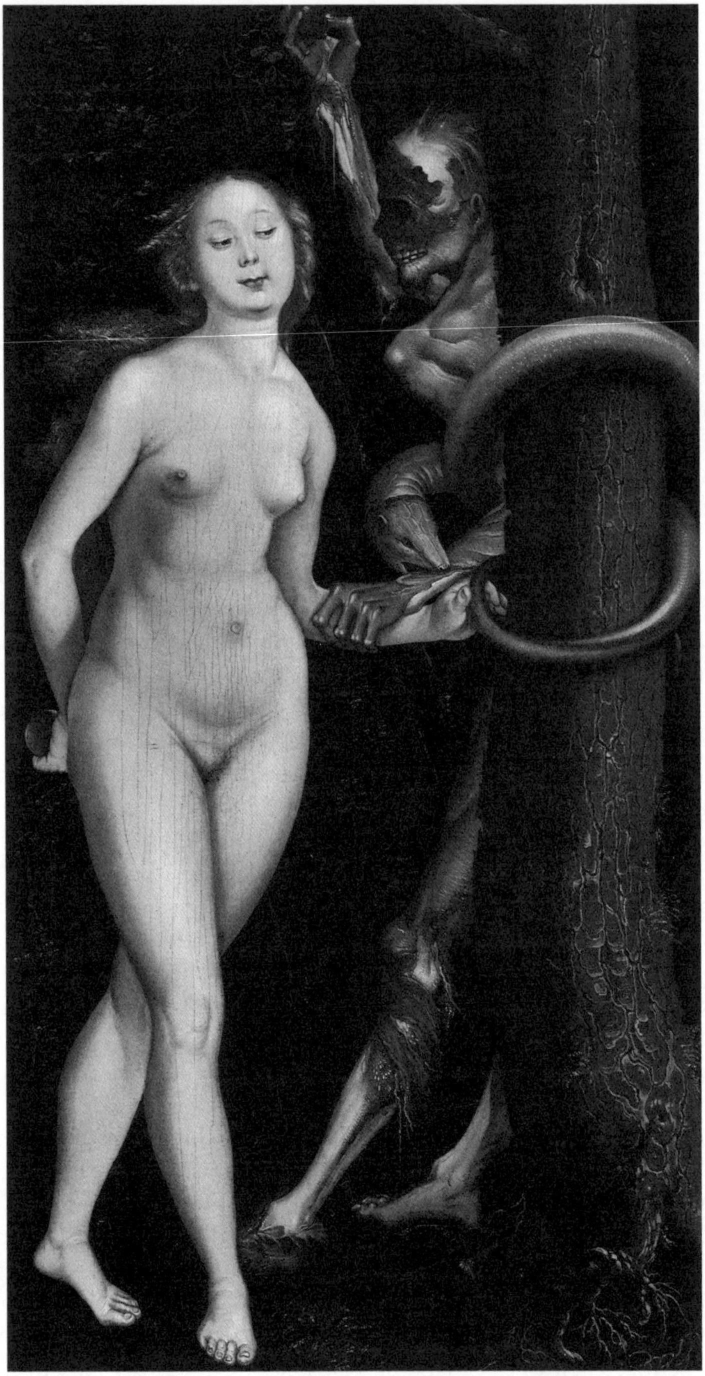

Hans Baldung Grien, *Eva, die Schlange und der Tod,* um 1510–1512; Ottawa, National Gallery of Canada

der Renaissance trat in Verbindung mit der Rezeption von Dürers Werk auf. Wie oben erwähnt, reiste Dürer nicht nur nach Italien, sondern nahm auch die italienische Kunst in sich auf und entwickelte, wie manche Italiener, selbst eine Kunsttheorie. Zwar läßt sich nicht mit Bestimmtheit sagen, daß er sich auch die italienischen Ideale vollständig zu eigen gemacht hätte – einiges spricht sogar dagegen –, doch basierten seine Ansichten über die menschlichen Proportionen, die sich für ihn in geometrischen Beziehungen ausdrücken ließen, auf der Vorstellung, der menschliche Körper spiegele die Natur des Kosmos, die das Universum beherrschenden Gesetze wider. Insofern lassen sich Dürers Ideen mit den von Alberti und anderen Architekturtheoretikern aufgegriffenen Lehren vergleichen, in deren Folge geometrische Formen und entsprechende Zahlenverhältnisse die Grundlage künstlerischer Ideale bildeten. Jedenfalls suchte Dürer, auch wenn er einen eigenen Ansatz verfolgte, ebenso wie die italienischen Künstler nach einem Inbegriff der Schönheit.

Es ist charakteristisch für ihn, daß er dieses Ideal in einer spezifischen Darstellung zur Anschauung brachte, dem Kupferstich *Adam und Eva,* der den vollkommenen Mann und die vollkommene Frau vor dem Sündenfall zeigt. Wie Erwin Panofsky, Fritz Saxl und Raymond Klibansky dargelegt haben, präsentiert dieser Kupferstich eine Anschauung, der die Humoralpsychologie zugrunde liegt, jene Theorie, in der die vier Körpersäfte zu den vier Elementen und weiter zu den Planeten und den Farben in Beziehung gesetzt wurden. Beim ersten Menschenpaar befinden sich die vier Säfte in vollkommenem Gleichgewicht, was auch in den vier ruhend dargestellten Tieren zum Ausdruck kommt.[3]

Die Frömmigkeit Dürers steht in enger Beziehung zur humanistischen Botschaft seiner Werke wie auch zu seiner persönlichen religiösen Erfahrung, deren Geist der allgemeinen Atmosphäre reformatorischer und vorreformatorischer Frömmigkeit entspricht. Dieses Gefühl kommt wahrscheinlich in dem Kupferstich *Ritter, Tod und Teufel* zum Ausdruck. Nach der wohl plausibelsten der vielfältigen Deutungen dieses Werks steht hier ein Ritter gegen die Mächte des Bösen, die in traditioneller Ikonographie die Sünde und den Tod symbolisieren.

Auch Dürers *Hieronymus im Gehäus* scheint dem christlichen Humanismus eines Erasmus von Rotterdam nahezustehen, denn Hieronymus war der bevorzugte Heilige der Humanisten, verdankt sich diesem Gelehrten doch die lateinische Übersetzung der Bibel, die Vulgata. Hieronymus beherrschte Hebräisch, Griechisch und Lateinisch und war somit die Personifikation eines Ideals der Renaissancegelehrsamkeit, wie es im Collège trilingue, dem Unterricht in diesen drei Sprachen der Heiligen Schrift, zum Ausdruck kam. Wohl nicht von ungefähr ist gerade dieser Stich eines jener beiden einzigen Werke, in denen Dürer die Zentralperspektive, die ihm die italienische Kunsttheorie vermittelt hatte, mit voller Konsequenz angewendet hat.

Später bekundete Dürer – wie mehrere andere Künstler seiner Zeit, darunter Hans Holbein d. J. – seine Affinität zu Erasmus ganz offen. Er stach ein berühmtes Bildnis des niederländischen Humanisten, das durch Ikonographie und Inschrift einen Kontext der Gelehrsamkeit evoziert. In einer durch das Ver-

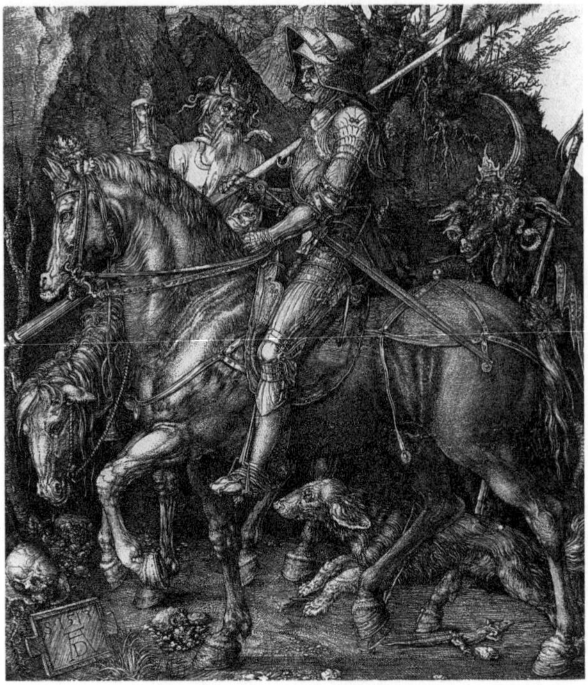

Albrecht Dürer, *Ritter, Tod und Teufel,* 1513, Kupferstich; London, The British Museum

schwinden Martin Luthers ausgelösten spirituellen Krise im Jahre 1521, die sich vielleicht auch in einigen der späten Gemälde spiegelt, brach Dürer in die – an *Ritter, Tod und Teufel* gemahnenden – Worte aus: »O Erasme Roderodame, wo wiltu bleiben? Sieh, was vermag die ungerecht Tyrannei der weltlichen Gewalt und Macht der Finsternüs! Hör, du Ritter Christi, reit hervor neben den Herrn Christum, beschütz die Wahrheit, erlang der Martärer Kron!«

Jedenfalls, so scheint es anhand der angeführten Werke, konnten in Dürers Kunst Humanismus und Religiosität harmonisch koexistieren; nach seinen Äußerungen über Luther und Erasmus möchte man annehmen, die Reformation gehe geradezu bruchlos aus der Renaissance hervor.[4]

Ein anderer berühmter Kupferstich Dürers, *Melencolia I,* zeigt jedoch, daß die von Dürers Werk verkörperte Reaktion auf die Renaissance keineswegs so eindeutig ausfiel. Nach der weithin akzeptierten Deutung von Panofsky, Saxl und Klibansky stellt diese weibliche Personifikation der Melancholie eine Figur dar, deren Säfte aus dem Gleichgewicht geraten sind; die schwarze Galle herrscht vor. Deshalb stützt sie den Kopf auf die Hand, eine Geste des Sinnens, die dem traditionellen Bild des Melancholikers entspricht. Der Kupferstich verweist auf die traditionellen Beschäftigungen des mittelalterlichen Melancholikers, das Messen, Zählen und Rechnen, nicht zuletzt durch die entsprechenden Gegenstände (zum Beispiel Zirkel, Geldbeutel und Werkzeuge). Nach Panofsky und Saxl erfolgte während der Renaissance im Florentiner Neuplatonismus, vor allem in der Philosophie des Marsilio Ficino, eine Neubewertung der Melancholie. Gemäß dieser neuen Auffassung konnte Melan-

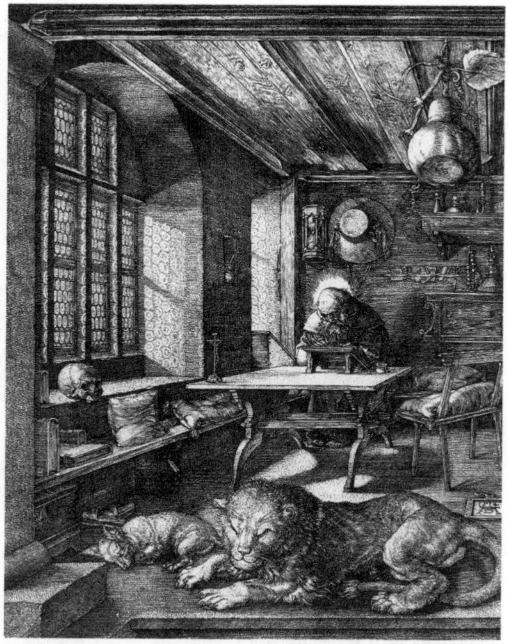

Albrecht Dürer, *Hieronymus im Gehäus,* 1514, Kupferstich; London, The British Museum

cholie auch zu tiefem Nachsinnen und zur Introspektion befähigen, sie galt als das charakteristische Temperament bedeutender Männer und Heroen. Dürers Stich versinnbildlicht nach Meinung der Autoren das erste Stadium der Melancholie, worauf durch die Inschrift »Melencolia I« hingewiesen werde. Jenes erste Stadium der Melancholie aber sei die Gemütsverfassung des »imaginativen Menschen«, des inspirierten Künstlers.[5]

Nach Panofsky wußte Dürer von dieser Philosophie dank einer 1510 entstandenen handschriftlichen Fassung der *Occulta philosophia* des Heinrich Cornelius Agrippa von Nettesheim. Panofskys Interpretation zufolge hat Dürer in seinem Stich, der auch ein geistiges Selbstporträt ist, ein Bild des inspirierten, zugleich aber frustrierten Genies gezeichnet. Die Melancholie sei untätig und symbolisiere dadurch das Leiden des schöpferischen, aber durch seinen geistigen oder seelischen Zustand gehemmten Genies. Die Melancholie ist untätig aufgrund eines Gefühls des Scheiterns und des Ungenügens. Agrippas Text ist zwar eines der Hauptwerke der okkulten Tradition, doch sehen Panofsky und Saxl in Dürers Stich nichts Irrationales, Magisches oder Okkultes und erklären, daß es – anders als in der mutmaßlichen Quelle – in der *Melencolia I* keine Spuren eines Interesses an Kabbala oder Magie gebe.

Nun ist es jedoch klar, daß die Adaption der Formen oder, wenn wir im Falle dieses Dürerstichs tatsächlich eine Beeinflussung durch Agrippa annehmen, der Ikonographie der Renaissance kein in bezug auf die Quellen neutraler Vorgang ist, besonders dann nicht, wenn diese Quellen einen Bezug zum Okkulten und Spirituellen haben. Die Hinwendung der Künste nach Italien und zur Antike

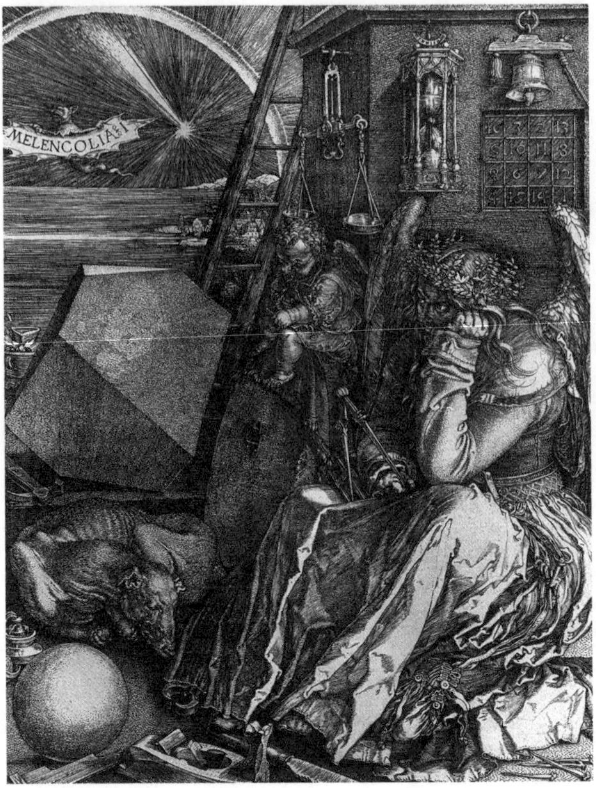

Albrecht Dürer,
Melencolia I, 1514,
Kupferstich; London,
The British Museum

bedeutete keine bloß formale oder abstrakt intellektuelle Assimilierung antiker Bilder und Ideen. Andere Überzeugungen, darunter auch irrationale Ideen über Magie, die aus der Spätantike überliefert waren, erfuhren ebenfalls eine Neubelebung.

Die Renaissance hatte nicht nur eine rationale, ästhetische Seite, sondern sie war auch die Wiedergeburt irrationaler Überzeugungssysteme wie Astrologie, Alchimie oder Magie. Zwar gab es schon seit langem die volkstümliche »niedere« Magie der »weisen Frauen« und kundigen Männer, doch wurde jetzt eine gelehrte Tradition mit viel größerem Anspruch wiederbelebt, die von Philosophen wie Agrippa oder Marsilio Ficino vertreten wurde. Wenn Schriften dieser Denker tatsächlich Schlüsselelemente für Dürers Stich geliefert haben, dann liegt die Vermutung sehr nahe, daß in der *Melencolia I* auch Spuren dieser irrationalen Überzeugungen zu finden sind. Agrippas Manuskript war in der Tat sowohl eines der Hauptwerke der »magischen« Renaissancetradition als auch eine wichtige Quelle des christlichen Kabbalismus. Seine christianisierte Version dieser jüdischen mystischen Tradition präsentiert die Kabbala als eine die Ausübung von Magie ungefährlich machende Lehre. Damit löst sie ein Hauptproblem der Wiederbelebung der Magie in der Renaissance, nämlich das Problem, wie man wissen kann, ob die beschworenen Geister auch wirklich gute Geister sind. Dieses Problem findet gerade auch in Agrippas Darstellung der Melancholie Berücksichtigung. Wenn Dürer (oder seine Ratgeber oder Mitarbeiter) tatsächlich auf Agrippas Text zurückgegriffen hat, dann wohl kaum so selektiv, daß er diesen Aspekt der Beschreibung der Magie ignoriert hätte, zumal da er auf ebendemselben Blatt der Handschrift erörtert wird, mit dem Panofsky und Saxl belegen, daß Dürer wesentliche Aspekte seiner Personifikation der Melancholie von Agrippa bezog.

Man hat daher darauf verwiesen, daß auf Dürers Stich, in Übereinstimmung mit Agrippas Text, der Engel des Saturn abgebildet sei, der als Schutzengel fungiere und den Menschen über die Jakobsleiter – jene in dem Kupferstich so auffällig plazierte Leiter – in den Himmel hinauf geleite.[6] Ob diese Interpretation nun in allen Einzelheiten zutrifft oder nicht, sie hilft jedenfalls, Dürer und die Reaktion auf ihn im geistesgeschichtlichen Kontext der Zeit zu begreifen. Derartige magische Vorstellungen sind offensichtlich nur schwer mit dem Christentum in Einklang zu bringen, besonders mit den religiösen Überzeugungen der immer stärker spiritualisierten Welt um 1500.

Der Dürerschüler Hans Baldung Grien (1484–1545) war ein Künstler, der in der Lage war, einige der Fragen, mit denen sich Dürers Kunst auseinandersetzte, zu erfassen und eine persönliche Antwort auf sie zu geben. Baldung war einer der wenigen Künstler, die aus einer wohlhabenden Familie stammten. Er hatte eine gute Erziehung genossen und war mit dem Humanisten Wolfgang Capito, den er porträtiert hat, befreundet; auch anderen Straßburger Reformatoren stand er nahe.

Auch wenn Baldung seinen eigenen Stil entwickelte, scheint er mit den idealisierten menschlichen Gestalten der Antike und der italienischen Renaissancekunst recht vertraut gewesen zu sein; wahrscheinlich verdankte er Dürer seine Kenntnisse. Die Akte auf vielen seiner Gemälde und druckgraphischen Blätter demonstrieren seine Fähigkeit, wohlproportionierte Figuren darzustellen, und lassen erkennen, daß auch er von der in der menschlichen Gestalt verkörperten Schönheit fasziniert war. Doch behandelt Baldung diese Themen in einer die klassischen Ideale umstürzenden Weise. In dieser Hinsicht lassen sich seine Werke als bildlicher Kommentar zu Dürer auffassen; wo er dieselben Themen wählt, gibt er ihnen eine andere Wendung. Er schafft Gegenbilder zu Dürers *Adam und Eva,* zum *Großen Pferd,* Dürers Bild vollkommener tierischer Proportion, und zur *Melencolia.*

Baldungs Reaktion auf Dürer ist in gewissem Maße von einer Mischung aus Bewunderung und Eifersucht bestimmt. Dies mag von seinem Wunsch herrühren, seine eigene Identität zu behaupten, oder auch seinem eigenständigen Interesse an psychologischer Ausdeutung der Themen entspringen – die Ergebnisse dieser Auseinandersetzung sind jedenfalls bedeutsam. Baldungs Darstellungen der Eva betonen in den meisten Fällen ihre Geschlechtlichkeit, zeigen sie als schöne Verführerin. Bei Baldung ist Eva wohl kaum ein Bild der Vollkommenheit. In ihrer unmittelbarsten Bedeutung erweist sich diese körperliche Form der Schönheit als mit einem Mangel behaftet und falsch, da die sinnliche Lust, die Eva verspricht, mit Sünde und Tod verbunden ist. Die Schönheit wird also mit der Verführung der Sinne verknüpft, die die Ver-

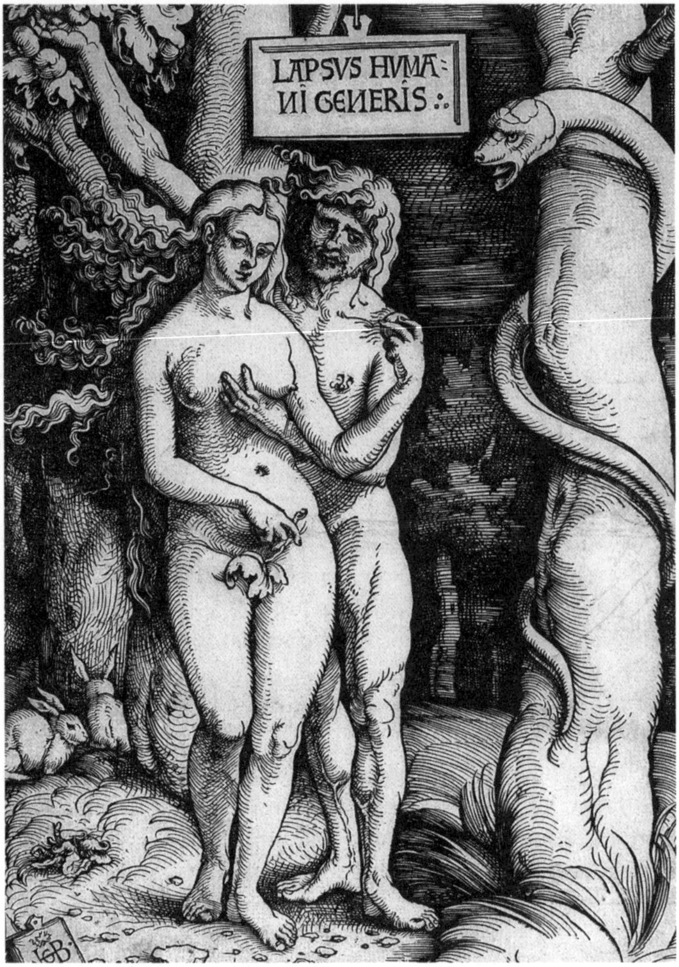

Hans Baldung Grien, *Der Sündenfall,* 1511, Clair-obscur-Schnitt; London, The British Museum

treibung aus dem Paradies zur Folge hatte. Die Verbindung der Sexualität mit Sünde und Tod tritt in den Gemälden, auf denen der Tod zusammen mit einer jungen Frau abgebildet ist, klar in Erscheinung. In mehreren Darstellungen des Sündenfalls oder der Eva mit dem Tod ist sich Eva auch deutlich der sexuellen Verlockung ihrer Schönheit bewußt, so daß man aus ihnen die Erkenntnis gewinnen kann, daß diese Verknüpfung zur Sünde führt.

In Anbetracht von Baldungs Kenntnissen, seiner Klugheit und seiner Verbindung zu Dürer dürfen wir eine derartige Behandlung von Themen, die auch seinen Meister, den Meister der Renaissanceideale von Ausgewogenheit, Schönheit und Harmonie, beschäftigt hatten, wohl als eine Art Kommentar interpretieren. Baldung will offenbar sagen, daß diese Ideale im Menschen

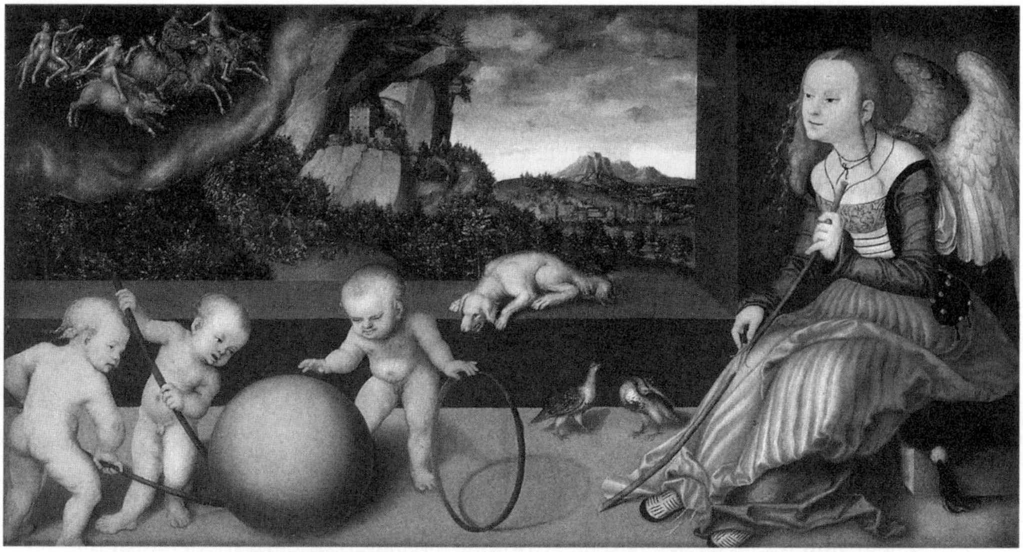

Lukas Cranach d. Ä., *Melancholie,* 1532; Kopenhagen, Statens Museum for Kunst

grundsätzlich nicht verwirklicht werden können, auch nicht in jenem harmonischen Zustand, der vor dem Sündenfall existierte. Der Mensch ist seinem Wesen nach sündig und der Erlösung bedürftig. Diese Auffassung stellt offenkundig eine negative Reaktion auf das neue Renaissancebild des nackten Körpers und der Schönheit dar und läßt sich als dessen Zurückweisung betrachten.

In seinen Drucken und Gemälden von Hexen scheint Baldung etwas Ähnliches auszudrücken, wenn er sie durch weibliche Figuren darstellt, die Dürers Verkörperung des Ideals in Eva gleichen. Der Gebrauch dieses visuellen Quellenmaterials ist mit dem damaligen allgemeinen Interesse am Hexenwesen verknüpft. Die Darstellung der Hexe als nackte Frau ist nicht nur Ausdruck einer Misogynie, sondern hat noch eine weiterreichende kulturelle Bedeutung. Bei Dürer kann eine nackte Frau mit Schönheit assoziiert sein, wobei sich Schönheit dann in den Formen der italienischen Renaissance offenbart. Bei Baldung erscheint eine solche Figur jedoch in einem offensichtlich negativen Licht, da er sie mit der Sünde in Form des Satans- und Teufelskultes assoziiert.

Wenn Baldung als Kommentar zu Dürer eine »Anti-*Adam-und-Eva*-Darstellung« schuf, so war Lukas Cranach d. Ä. (1472–1553) in seiner »Anti-*Melencolia*« womöglich noch deutlicher. Seine verschiedenen Darstellungen der Melancholie basieren direkt auf der Dürerschen Gestalt und ihrem Gestus, doch Cranach sieht die Melancholie keineswegs als in irgendeiner Weise inspirierte Gestalt. Sie ist weder von heiligen Visionen verzückt, noch wird sie von dämonischen Mächten geschützt. Vielmehr wird sie als Hexe dargestellt. Sie ist dabei, sich dem wilden Ritt durch die Lüfte zum Hexensabbat anzuschließen. Aus dem ernsten Putto auf Dürers Stich – vergleichbare Putti finden sich auch in der Fuggerkapelle – ist eine sinnliche, muntere Schar geworden; der Hund, bei Dürer schlafend dargestellt, ist hier wach und bösartig. Auch bei Cranach ist also die Umwandlung von Dürers Material, nicht anders als bei Baldung, als negativer Kommentar zu verstehen. Die Anhäufung von Details verweist auf eine Zurückweisung des Okkulten, also auf eine Zurückweisung eines Teils der Botschaft des Dürerschen Bildes, und gibt zu verstehen, daß sie auf einen falschen Weg führen kann.[7] Ähnlich verwarf auch Martin Luther die Lehre, Melancholie und Astrologie seien das menschliche Verhalten bestimmende Mächte, als bloßen Vorwand, um den Menschen von der Verantwortung für sein Tun zu befreien. Als überzeugter Anhänger Luthers kann Cranach mit dieser Ansicht durchaus vertraut gewesen sein.[8]

Cranachs Reaktion verweist auf einen weiteren wichtigen Punkt. Obwohl einige fromme Männer wie der Abt und Kryptograph Johannes Trithemius den Renaissanceokkultismus und seine magischen Lehren dem Glauben anzupassen versuchten, stellten diese Ideen die Gläubigen in der Regel doch vor Probleme. Wie der Protestantismus später die Lehre verwerfen sollte, der Mensch könne allein durch eigene Kraft seine Erlösung erlangen, so verwarf der fromme Künstler die Lehren der Magie und sah in jedem Versuch, sich an die Welt der Geister und damit an möglicherweise dämonische Mächte zu wenden, das Werk des Teufels. Folglich wurde auch die Lehre von einer außerhalb der christlichen Religiosität zu erlangenden Inspiration abgelehnt; nach Luther konnte sie einzig durch den Glauben und die Kraft Gottes bewirkt werden. Die Theurgie, die Vorstellung, daß der Mensch die Macht hat, auf die Götter ebenso einzuwirken wie auf die Natur, wurde zugunsten der Theologie zurückgewiesen, der Vorstellung, daß die Gewalt über die Natur und den Menschen bei Gott liegt. Die der Reformation den Weg bereitende christliche Frömmigkeit stand also zu einigen impliziten Voraussetzungen des Gedankenguts der italienischen Renaissance in deutlichem Gegensatz.

Einem anderen Beispiel für die Ablehnung impliziter Prinzipien der Renaissance begegnen wir in Verbindung mit dem Kunstpatronat in Halle, das von 1503 bis 1680 Residenzstadt des Erzbischofs von Magdeburg (beziehungsweise nach der Reformation eines Administrators) war. Vom späten 15. Jahrhundert an erfuhr Halle, wie andere mitteleuropäische Residenzstädte, eine weitgehende Umgestaltung durch die Initiative eines Fürsten beziehungsweise Kirchenfürsten. Zwischen 1484 und 1509 leiteten Meister Hanschke, H. von Packwitz und Andreas Günther den Umbau der Bischofsresidenz Moritzburg; 1514 wurde die Kapelle geweiht. Bald darauf begann Albrecht von Brandenburg, der auch Erzbischof von Mainz und damit Reichskanzler war, mit der Verwirklichung eines umfassenden Programms.[9] Nicht nur Halle, sondern auch andere unter seiner Herrschaft stehende Städte, wie etwa Halberstadt, verdanken ihm einige ihrer ersten Renaissancedenkmäler.

Albrecht, seit 1518 auch Kardinal, wählte Halle statt Magdeburg zu seiner Residenz und wandelte die Dominikanerkirche von Halle in eine Stiftskirche um. Ihr Umbau fand zwischen 1520 und 1523 statt; sie ist eines der ältesten Bauwerke, die italisierende Elemente aufweisen. Dazu gehören charakteristische halbkreisförmige Dachgiebel und Portale mit antikisierender Rahmen-

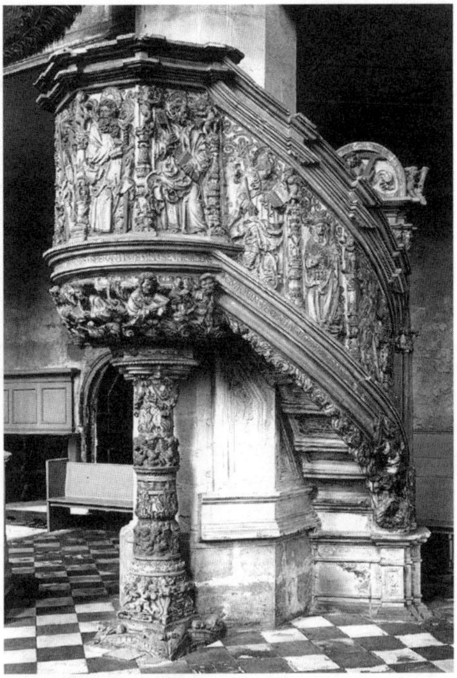

Kanzel im Dom zu Halle (ehem. Dominikanerkirche), 1525

ornamentik. Zur bemerkenswerten Ausstattung der Kirche gehörten von Loy Hering geschaffene Widmungstafeln im Renaissancestil; eine außergewöhnliche polychrome Steinkanzel mit einer Merkurfigur; große Steinskulpturen an den Pfeilern (Christus, Apostel und Heilige), wahrscheinlich rheinischer Herkunft; und ursprünglich auch Gemälde von Cranach und Grünewald.

Diese Werke repräsentieren nur einen Teil der Kunstförderung Albrechts. Die Kirche (auch Dom genannt) gehört zu einem größeren Gebäudekomplex, der ursprünglich als Universität geplant war, dann aber in die Neue Residenz verwandelt wurde. In Halle trug Albrecht auch eine berühmte Reliquiensammlung zusammen, womit er sich von vielen Jahren Buße im Fegefeuer loskaufen wollte. Diese Sammlung, das »Hallesche Heiligtum«, ließ Albrecht auch im Bilde festhalten – eine der vielen, oft sakralen Zwecken dienenden Handschriften, die er illuminieren ließ.

Auf den ersten Blick scheint sich in Albrechts Kunstförderung ein fürstlicher Geschmack an italienisch orientierter Kunst auf harmonische Weise mit der Beschäftigung einheimischer Künstler zu verbinden. Sie ist repräsentativ für das vielfältige Kunstinteresse, das viele Herrscher und reiche Bürger im späten 15. und frühen 16. Jahrhundert an den Tag legten.[10] Zudem steht sie mit jener gesteigerten Frömmigkeit in Zusammenhang, die, wie bereits erwähnt, den Neubau von Kirchen oder die Stiftung von Chorgestühl und Altären im Gefolge hatte. Wie andere kirchliche Auftraggeber, so konnte auch Albrecht darauf vertrauen, daß religiöse Bilder statthaft waren. Sie galten traditionell als Stimulus zur Verehrung Gottes (als Bibel der Analphabeten) und als Schmuck der

Kirche, und sie in Auftrag zu geben wurde als gutes Werk angerechnet. Die traditionelle Rechtfertigung lautete, sie seien keine Götzenbilder, weil nicht sie selbst verehrt würden, sondern das in ihnen Dargestellte. Die Reliquienverehrung und die Ablässe, die für entsprechende Taten gewährt wurden, waren nicht nur Anlaß für Albrechts Kunstförderung, sondern sie waren auch mit ein Grund für die massenhafte Verbreitung gemalter, geschnitzter und gemeißelter Bilder, die oft alles andere als streng und nüchtern waren.

Im frühen 16. Jahrhundert jedoch wurde die kirchliche Kunst und die Bilderverehrung mit wachsendem Argwohn betrachtet und schließlich offen angegriffen. Gerade in einer Zeit zunehmender Bilderverehrung und Pilgerfahrten wurden Probleme, die mit der Bilderverehrung schon immer verbunden waren, besonders akut. Die weltlichen Motivationen hinter der Stiftung von Kunstwerken für die Kirche, wie Schaulust oder Eitelkeit und Egoismus des Auftraggebers, wurden immer offensichtlicher.

Zu dieser Zeit verknüpfte sich zudem der Bilderstreit mit anderen religiösen Kontroversen, die zur Reformation führten, zur Umgestaltung der christlichen Lehre und der kirchlichen Organisation durch Männer wie Zwingli, Luther und Calvin. In unserer Vorstellung verbinden wir die Reformation vor allem mit Deutschland (der Heimat Luthers und Melanchthons) und der Schweiz (wo Zwingli in Zürich und Calvin in Genf wirkte), doch erfaßte sie in der Tat ganz Mitteleuropa. Österreich beispielsweise, heute ein fast ausschließlich katholisches Land, hatte vor der Gegenreformation der neunziger Jahre des 16. Jahrhunderts einen sehr starken protestantischen Bevölkerungsanteil. Schätzungsweise hingen etwa 90 Prozent des Adels in Ober- und Niederösterreich der neuen Lehre an, und da die Adligen die Religion der von ihnen Abhängigen bestimmten, nahm auch ein großer Teil der Gesamtbevölkerung die neue Lehre an.[11] Die Bauern blieben ihr auch später hartnäckig treu, weshalb dem Protestantismus in den zwanziger Jahren des 17. Jahrhunderts nur mit Feuer und Schwert beizukommen war. Die neue Lehre breitete sich auch in anderen Regionen des Ostens aus. Deutschsprachige Reformatoren brachten Luthers Lehre nach Böhmen, Polen und Ungarn (einschließlich der Slowakei, Siebenbürgens und Kroatiens). In Böhmen, der Heimat des Jan Hus, nahm die Gemeinschaft der Böhmischen Brüder einen Aufschwung und etablierte sich nach 1528 als selbständige evangelische Kirche. Später näherte sie sich in mancher Hinsicht dem Calvinismus an. Neben dem Lutheranertum gelangte etwas später auch ein modifizierter Calvinismus nach Ungarn. Mit seiner Tradition der Toleranz, die im Laufe des 16. Jahrhunderts dann durch halboffizielle Duldungsbriefe bekräftigt wurde, bot Polen vielen protestantischen Sekten, nicht nur den Lutheranern, eine Zuflucht. Am Ende des 16. Jahrhunderts war ein Viertel der Kirchen in Kleinpolen und Litauen calvinistisch.[12] Außerdem nahm in Polen mit der Aufnahme der Lehren des Michael Servetus der Unitarismus seinen Ausgang, und ebenso gedieh hier der Sozinianismus. Auch andere Gruppen wie die Mennoniten suchten in der *rzeczpospolita* Zuflucht. Betrachtungen über das Verhältnis von Reformation und Kunst müssen also ein breiteres Spektrum einbeziehen.

Die Förderung der Kunst, der Renaissancekunst, ist von den Ursprüngen der Reformation fast nicht zu trennen. Die Reformation begann als unmittelbare

Reaktion auf den Ablaßhandel, der die kirchlichen Einkünfte erhöhen sollte, um damit die Bauten in Rom, aber auch Albrechts Engagement in Halle zu finanzieren. Da die Baukosten für die Moritzburg, die Neue Residenz und die Stiftskirche so hoch waren, ließ der Kardinal in seiner Diözese vermehrt Ablaßpredigten halten. In Reaktion auf diese Praktiken schlug Luther seine 95 Thesen an, die sich auch gegen den Mißbrauch von Pfründen und die Ämterhäufung richteten, wodurch sich die Kirchenfürsten Gelder verschafften, die auch für Bauvorhaben verwendet wurden.

Die implizite Kritik an der Bildsprache der Renaissance, wie wir sie bei Baldung oder Cranach sahen, wurde, zusammen mit der Reaktion auf die Förderung sakraler Kunst, mit dem Beginn der Reformation schärfer. Es war kein Zufall, daß diese Phänomene mehr oder weniger gleichzeitig auftraten. Nicht mehr nur eine bestimmte Bildsprache, sondern die Kunstförderung selbst wurde zum Problem.[13] Neben den Angriffen auf die mit dem Ablaßhandel verbundenen Praktiken erklärten die Kritiker auch die traditionelle Rechtfertigung religiöser Bilder, ja der Bilder überhaupt, für zumindest fragwürdig.

Die theologische Rechtfertigung der Stiftung von Werken religiöser Kunst geriet somit ins Wanken. Die Begründung des Ablasses hatte gelautet, die Heiligen und Seligen hätten durch ihre Taten einen Schatz an Verdiensten angehäuft (den Kirchenschatz), auf den man zurückgreifen könne, um den Aufenthalt im Fegefeuer zu verkürzen. Ablässe gab es zum Beispiel für die Pilgerfahrt zu bestimmten heiligen Stätten, wo heilige oder wundertätige Bilder verehrt wurden, die natürlich entsprechend prächtiger Gebäude bedurften. Nach Beichte und Reue wurden Ablässe für die Stiftung von Altären oder Kapellen gewährt. Ablässe gab es auch für Geldspenden. Diese kamen, wie erwähnt, nicht nur dem Bau der Peterskirche in Rom, sondern auch den Projekten in Halle zugute.

Die neuen religiösen Argumente verwarfen sowohl diese theologische Begründung wie die ihr zugrunde liegenden Ansichten. Die Ablaßdoktrin beruhte auf einer Theologie, die den guten Werken einen Einfluß auf das Seelenheil zugestand. Mehrere Reformatoren, darunter Luther und Calvin, verwarfen diese Lehre ausdrücklich. Werke könnten zur Erlösung nichts beitragen, nur der Glaube *(sola fides)* und die Gnade Gottes *(sola gratia)* vermöchten dies. Eine Kunstförderung wie beispielsweise in Halle galt den Protestanten, schlimmer noch, als egoistisches und statusorientiertes Bestreben, als Ausdruck einer in sich selbst sündhaften Haltung.

Unter diesen Bedingungen gewann die alte Frage der Bilderverehrung wieder an Aktualität. Das Problem beruhte letztlich auf dem Zweiten Gebot. Im 16. Jahrhundert führte eine Verknüpfung verschiedener Glaubenssätze sowohl zu praktizierter Bilderstürmerei wie zu einer bilderfeindlichen Theologie. Ein Bilderfeind wie Andreas Bodenstein von Karlstadt zum Beispiel verwob in seinen Schriften und Predigten biblische Passagen zu einer ikonoklastischen Ideologie.[14] Diese Deutung hing auch mit dem Bekenntnis mancher Protestanten zum Literalsinn der Bibel zusammen, die einzig die Heilige Schrift *(sola scriptura)* als Richtschnur des Lebens und Quelle der Rechtfertigung gelten ließen. Aus dem strikten Glauben an das Wort entwickelte sich dann die

Zurückweisung der traditionellen Bilderverteidigung etwa Papst Gregors des Großen, der geschrieben hatte, das Bild sei für den Analphabeten dasselbe wie die Schrift für den Lesekundigen.

Ein weiterer Grund der Bilderablehnung lag in der Reform der Liturgie. Die Predigt wurde zum zentralen Bestandteil des Gottesdienstes und der Altar zum Ort der Opferung Christi, im wörtlichen oder symbolischen Sinne, weshalb er von allem unnötigen Beiwerk gereinigt wurde und wieder eine schlichte Form erhielt. Ein genereller Trend setzte ein, »Götzenbilder« vom Altar zu entfernen. Dabei richtete sich der Eifer vor allem gegen Bilder der Jungfrau Maria und der Heiligen, da Andreas Bodenstein von Karlstadt und die meisten anderen Reformatoren die Vermittlung der Heiligen und der Jungfrau ablehnten. In manchen Gegenden hatte diese Feindseligkeit geradezu verheerende Auswirkungen, denn Darstellungen der Jungfrau Maria und der Heiligen machten vor der Reformation schätzungsweise 60 Prozent aller religiösen Bilder aus.

Die Predigten von Männern wie Karlstadt, Thomas Müntzer in Mühlhausen oder Zwingli in Zürich führten zu einer Welle des Bildersturms, deren zerstörerische Aktionen sich zum Teil spontan entluden, zum Teil aber auch mit offizieller Billigung stattfanden. Der von Predigern angestachelte Haß auf die Bilder führte mancherorts zu einem regelrechten Aufruhr, etwa 1524 in Basel und 1521 und 1522 in Wittenberg, als Luther abwesend war. Zu offiziellen Bilderstürmen kam es in Städten, deren Rat von Ikonoklasten beherrscht wurde oder ihnen willfährig war. Dort wurden die Bilder entweder in aller Stille aus den Kirchen entfernt und oft, wie zum Beispiel in Lübeck, von Stiftern oder Sammlern gerettet. Oder sie wurden, was häufiger der Fall war, verbrannt oder zerstört, etwa 1521 in Zürich, dessen Beispiel sich viele süddeutsche Städte anschlossen, oder 1524 in Straßburg. Norddeutsche Städte folgten, so Stralsund 1525 und Braunschweig 1528, was dazu führte, daß die großen Kirchen dieser Städte heute nur mehr sehr wenige alte Bilder besitzen.

Die ikonoklastischen Predigten und Aktionen hatten auf die Produktion religiöser Kunstwerke und auf die Kunst überhaupt natürlich sehr negative Auswirkungen. Viele alte Kirchen wurden ihres Bilderschmucks beraubt, und die neuen, vor allem die von bilderfeindlichen Glaubensgemeinschaften wie den Calvinisten oder den Böhmischen Brüdern errichteten Gotteshäuser waren oft weitgehend bar aller Kunstwerke. Mit dieser Eliminierung von einem der Hauptgebiete der Kunstpatronage verloren die Künstler eine ihrer wichtigsten Arbeitsquellen. Besonders die auf dieses traditionelle Gebiet spezialisierten Künstler bekamen die Auswirkungen unmittelbar zu spüren, und man klagte über die traurigen Verhältnisse und den Mangel an Arbeitsmöglichkeiten.

Die Kunsthistoriker haben den Beginn der Reformation, vor allem in den Gebieten, die protestantisch wurden, folglich als Wendepunkt in der Geschichte der deutschen Kunst angesehen. Da damals zugleich auch eine ganze Generation älterer Künstler abtrat, galt diese Zeit vielen sogar auch als Ende eines ganzen Zeitalters und Beginn des Niedergangs der deutschen Kunst.[15]

Aber wird das Bild zu Recht in so schwarzen Farben gemalt? Zeugnisse aus Böhmen und Polen lassen derartige Schlüsse nicht zu, und selbst für Deutschland haben jüngere Forschungen zum Lutheranertum ergeben, daß die Rolle der Kunst für diese wichtige neue Glaubensrichtung und ihre Anhänger neu überdacht werden muß. Einerseits hörten Anhänger der neuen Konfession darum nicht zwangsläufig auf, für katholische Auftraggeber zu arbeiten. Lukas Cranach d. Ä. zum Beispiel, einer der treuesten Gefolgsleute Luthers, war auch weiterhin selbst für Auftraggeber wie den Kardinal Albrecht von Brandenburg tätig. Und andererseits wurden zu dieser Zeit auch Kunstwerke und Bauten sowohl weltlichen wie religiösen Charakters geschaffen, deren Entstehung den Protestanten zuzurechnen ist, auch wenn religiöse Kunstwerke, die der protestantischen Lehre entsprachen, quantitativ und in einem gewisse Maße auch qualitativ bescheidener ausfielen als die katholischen.[16]

Es entwickelten sich verschiedene Kategorien von entschieden protestantischen Bildthemen.[17] Dazu gehörten zunächst einmal unzählige Porträtdarstellungen von Reformatoren wie Luther oder Melanchthon. Manche dieser neuen Bilder nahmen sogar die Aura von Heiligenbildern an. Überdies entstand im Zusammenhang mit Luthers Schriften eine beträchtliche Anzahl polemischer Darstellungen, die die römische Kirche, ihre Priester und ihre Riten lächerlich machten.[18]

Die Produktion von Bildern dieser Art verdankte sich der lutheranischen Erkenntnis, daß Bilder ebenso wie Texte didaktische Qualitäten haben können. Wie die Reformation einen positiven Einfluß auf die Entwicklung der volkssprachlichen Literatur hatte, so begünstigte sie auch die Entwicklung einer neuen Art der Bildsprache. Die Anhänger der neuen Konfessionen bedienten sich dabei nicht nur der Malerei, sondern vor allem auch der neuen Druckmedien. Luther selbst glaubte, daß volkstümliche Bilder der Verbreitung seiner Lehre dienen konnten, und so entwickelte sich mit der Verbreitung der religiösen Traktate auch eine Bildlichkeit »für das einfache Volk«.[19] Die ersten Veröffentlichungen in ungarischer Sprache standen in Zusammenhang mit der Reformation, und das gilt auch für Publikationen in anderen Landessprachen.[20] Polemische Bilder wurden oft als Einblattdrucke verbreitet, doch man illustrierte auch protestantische Bibeln und Traktate, in einigen Fällen sogar unter der Aufsicht Luthers. Führende Künstler wie etwa Albrecht Dürer gehörten zu den Illustratoren.

In der Malerei diente vor allem die Cranachwerkstatt der neuen Sache. Lukas Cranach d. Ä. lebte in Wittenberg und folgte dann dem sächsischen Herzog (der Ernestinischen Linie) ins Exil nach Weimar, wo später auch sein Sohn Lukas d. J. dem Hof diente. Die Cranachs hielten nicht nur das Andenken der Reformatoren wach, indem sie ihre Bildnisse verbreiteten, sie entwickelten auch entschieden protestantische Altarbilder und Epitaphe sowie eine Bildform, die als eine Abart des Andachtsbildes gelten darf.[21]

Die Ursprünge und Eigenart dieser Altäre und »Andachtsbilder« kann man nur verstehen, wenn man Luthers Haltung gegenüber den Bildern und damit die lutheranische Auffassung hinsichtlich der religiösen Funktion der Kunst in Betracht zieht. Luther verwarf die Lehre von den guten Werken und den darauf beruhenden Sündenablaß; unter einem guten Werk verstand er Wohltätigkeit gegenüber den Armen. Die Lehre von der Fürbitte der Heiligen verwarf er ebenso. Folglich ließ sich durch das Stiften von Kunstwerken nichts gewinnen, und Heiligenbilder hatten wenig Sinn. Zu Beginn seiner Laufbahn war Luthers Position noch radikaler, so daß er eine geordnete und planmäßige Beseitigung der Bilder begrüßte, doch schon in den zwanziger Jahren, als er das gesellschaftsfeindliche und aufrührerische Potential der Bilderstürmerei zu fürchten begann, nahm er eine gemäßigtere Haltung ein, die zwischen den beiden extremen Einstellungen der Ikonodulen und der Ikonoklasten lag. 1524/25 brachen der Bauernkrieg und der Aufstand der Reichsritterschaft aus. Männer wie Thomas Müntzer, der auch gegen die Bilderverehrung gepredigt hatte, waren an den Aufständen beteiligt, und so mag Luther den Ikonoklasmus als Symptom oder sogar als Ursache der gefährlichen Wirren empfunden haben.

Zu einer gemäßigten Haltung kam Luther auch aufgrund seiner Beschäftigung mit der theologischen Rechtfertigung des Bildermachens. Persönlich fürchtete er die Verehrung der Bilder nicht. Er hielt Bilder sogar für nützlich, denn sie könnten dem Andenken dienen, außerdem sei das Schaffen von Bildern möglicherweise ein seelisches Bedürfnis. Ähnlich nahm er auch gegenüber der Verehrung der Heiligen und der Jungfrau eine eher konservative Haltung ein, weshalb in lutheranischen Kirchen ihre Bilder oft beibehalten wurden, beispielsweise in Nürnberg. 1524/25 begann er sogar den Heiligenbildern einen positiven Wert zuzugestehen, weil er glaubte, daß Bilder eine pädagogische Funktion in der Kirche haben könnten. Er interpretierte das biblische Bilderverbot so, daß es keine Anwendung auf religiöse Kunst fand, und bezog es in das erste Gebot mit ein, wodurch seine Bedeutung praktisch abgeschwächt wurde.

1528 veröffentlichte Luther eine Bekenntnisschrift zum Abendmahl, einem der zwei Sakramente – das zweite ist die Taufe –, die er beibehielt. In dieser Schrift bekundete er sein Mißfallen gegenüber den Bilderstürmern. Theologisch galten ihm Bilder als Adiaphora, das heißt als im religiösen Sinne gleichgültige Dinge, über die nicht gestritten zu werden braucht. Sie könnten sogar ein äußeres Mittel sein, um innere Gnade auszudrücken.

Um 1530 lehnte Luther dann als nächsten Schritt den einfachen, tischartigen Altar ab. In seinem Psalmenkommentar ließ er sogar Altargemälde zu. Er schrieb bestimmte Bildthemen vor, etwa das Letzte Abendmahl, die Einsetzung eines der beiden Sakramente der lutheranischen Kirche. Aufgrund der Vorgabe Luthers und der lutheranischen Theologie wurde das Letzte Abendmahl zu einem der am häufigsten dargestellten Themen in der Kunst dieser protestantischen Richtung.[22] In Wittenberg und Dessau, Zentren der Reformation, erhielt die Darstellung des Themas noch einen besonderen theologischen und propagandistischen Zug: Die Reformatoren erschienen hier in der Rolle der Jünger, und das Abendmahl wird in beiderlei Gestalt, als Brot und Wein, dargereicht – seit Jan Hus ein theologischer Streitpunkt. Wie auf Riemenschneiders Heiligblutaltar in Rothenburg ob der Tauber, so ist auch in diesen Darstellungen der Augenblick festgehalten, in dem Judas das Abendmahl gereicht wird: Das Angebot der Gnade richtet sich an alle, auch an die Sünder, die es zurückweisen.

Wie diese Bilder zeigen, waren die Themen der protestantischen Altäre nicht »neu« in dem Sinne, daß es sie zuvor nicht gegeben hätte. In der Bildwelt des Luthertums erscheinen Themen wie das Letzte Abendmahl jedoch oft nicht

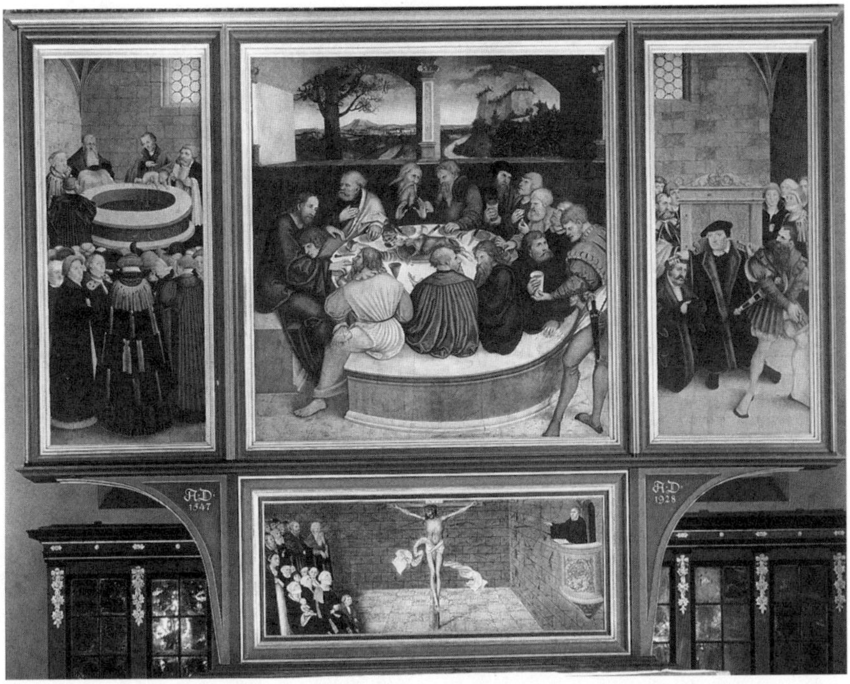

Reformationsaltar in der Stadtkirche St. Marien, Wittenberg, geweiht 1547, von Lukas Cranach d. Ä. und Werkstatt

mehr innerhalb eines Bilderzyklus, sondern werden zum selbständigen Sujet eines Altarbildes; oft erfahren sie auch eine besondere ikonographische Interpretation. Der protestantische Beitrag besteht in der Wahl des Sujets und seiner spezifischen Interpretation.

Beispiele einer neuartigen ikonologischen Betonung finden sich auch in den vielfach wiederholten Darstellungen, die die Ablösung des Gesetzes Mose durch das Evangelium zum Thema haben, beispielsweise auf dem Cranachaltar in der Weimarer Stadtkirche St. Peter und Paul (Herderkirche), 1553–1555. Diese Gegenüberstellungen der Ordnungen des Alten und des Neuen Bundes, von Altem und Neuem Testament verweisen nicht nur auf die typologische Beziehung zwischen den beiden Testamenten, sondern auch auf die Lehre von der Rechtfertigung durch den Glauben allein.

Ein weiteres beliebtes Thema war das von Christus und der Ehebrecherin. Dieses Sujet wurde aus Zyklen zum Leben Christi herausgelöst und verselbständigt. Bezeichnenderweise ist es an der Kanzel der Schloßkirche in Torgau dargestellt, einer der ersten protestantischen Kirchenbauten. Lukas Cranach d. Ä. hat es häufig aufgegriffen. Es handelt sich um die Geschichte von der Frau, die beim Ehebruch ergriffen und von den Pharisäern zu Jesus gebracht wurde, damit er über sie richte, woraufhin er antwortete: »Wer unter euch ohne Sünde ist, der werfe den ersten Stein.« Alle Menschen, so lautete die Auslegung, sind

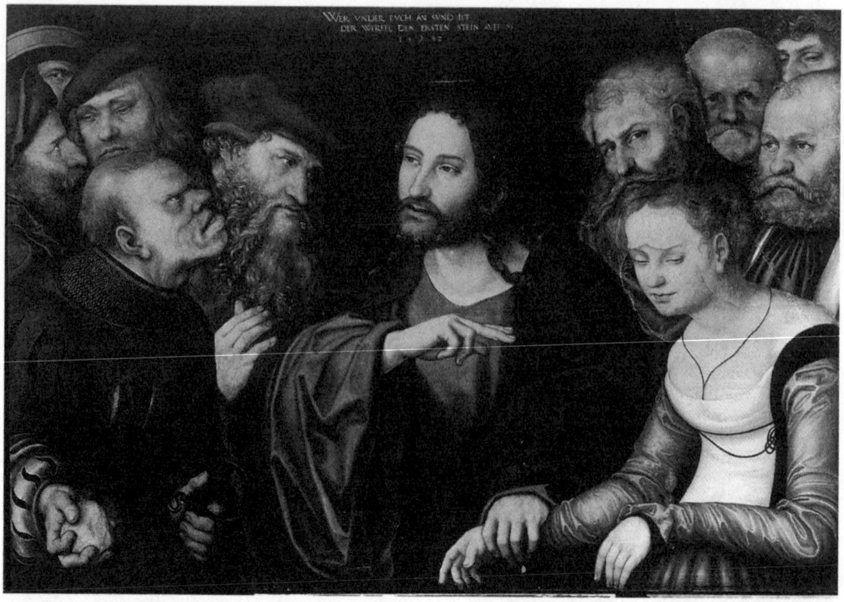

Lukas Cranach d. Ä., *Christus und die Ehebrecherin,* 1532; Budapest, Museum der bildenden Künste

Lukas Cranach d. Ä., *Lasset die Kindlein zu mir kommen,* vor 1537; Frankfurt am Main, Städelsches Kunstinstitut

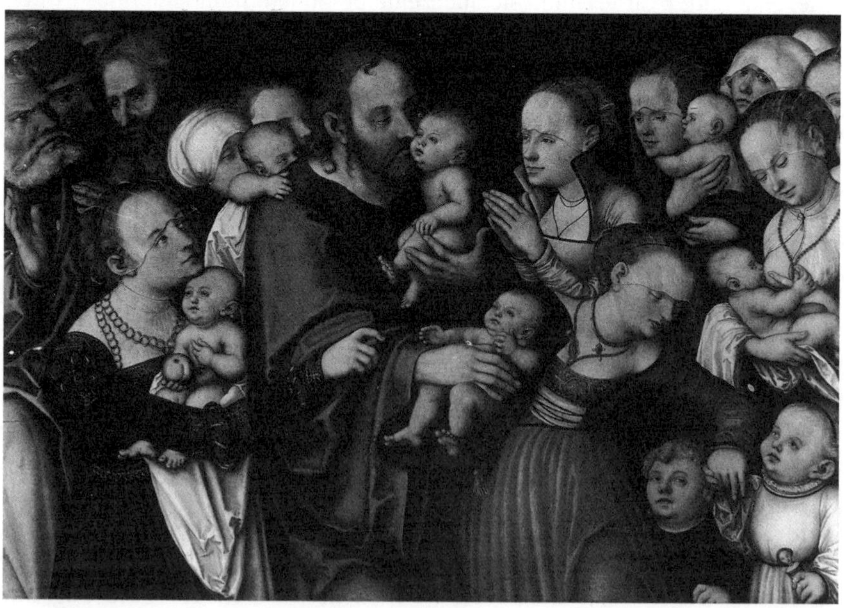

sündig geboren und von Sünde befleckt; gute Werke tragen nicht zur Erlösung bei, und Sünder können erlöst werden. Die Gnade, so die inhärente lutherische Botschaft, kann lebendig machen, und einzig der Glaube und die Gnade Gottes führen zur Erlösung.

Ein weiteres Thema ist die Segnung von Kindern durch Jesus, entsprechend dem Bibelwort »Lasset die Kindlein zu mir kommen«. Das besagt zum einen, daß Gottes Gnade sich auf alle erstreckt, auch auf Kinder, und zum andern verweist die Darstellung Christi mit kleinen Kindern auf das zweite von Luther beibehaltene Sakrament, die Taufe, dank der das Kind, nach dem Bibelwort »Denn ihrer ist das Himmelreich«, in das Reich Gottes eingehen kann.[23]

Neben Altären und Andachtsobjekten förderte das Luthertum noch ein weiteres Genre: das Epitaph.[24] Epitaphe, gemalte oder skulpturale Objekte zum Andenken eines Verstorbenen, sind uns in diesem Buch bereits begegnet, doch nahm dieses Genre in Malerei und Plastik ab der Mitte des 16. Jahrhunderts einen bedeutenden Aufschwung. Epitaphe enthielten oft Porträts des Verstorbenen, ebenso häufig aber auch Darstellungen religiöser Themen. Während extremere protestantische Richtungen, darunter auch der Calvinismus, sämtliche religiösen Bilder verwarfen, verteidigten die Lutheraner diese Gattung von Bildern das ganze Jahrhundert hindurch.[25] Obwohl Epitaphe, anders als Altäre, einem Erinnerungszweck dienen und keine sakramentale oder liturgische Funktion haben, also eher weltliche und private denn sakrale, für die ganze Gemeinde wichtige Objekte sind, können sie häufig das Aussehen von Altären annehmen. Zusammen mit dem Umstand, daß sich hier eine Möglichkeit des Kunstpatronats bot, hatte dies zur Folge, daß in manchen Gegenden Mitteleuropas zwischen einer katholischen Kirche mit ihren Altären und Votivgaben und einer protestantischen Kirche mit ihren Epitaphen auf den ersten Blick kein Unterschied zu erkennen war. Als die Gegenreformation im 17. Jahrhundert etwa in Schlesien Kirchen für den Katholizismus zurückgewann, reichte es denn auch in der Tat oft aus, einen Tisch unter einem Epitaph anzubringen, um dieses in einen Altar zu verwandeln. Solche Altäre finden sich beispielsweise in der Jakobskirche von Nysa (Neisse) oder in Kłodzko (Glatz).

Oft zeigen derartige Objekte den Verstorbenen im Gebet, oft auch handelt es sich um große Porträtplastiken. Viele dieser Darstellungen unterscheiden sich im Format nicht wesentlich von früheren oder auch von späteren Bildwerken im katholischen Mitteleuropa oder sogar in der spanischsprachigen Welt, wo häufig der Stifter in Anbetung der Jungfrau Maria kniend dargestellt ist. Stil oder Formensprache wirken ebenfalls nicht sehr anders als in Werken aus Gebieten, in denen andere Konfessionen dominierten.

Gleiches läßt sich auch über die Gestaltung eines anderen Bestandteils von Kircheneinrichtungen sagen: die Kanzel. Kanzeln waren schon in vorreformatorischer Zeit von Bedeutung, wie an dem in Kapitel 3 behandelten Werk Hans Wittens deutlich wurde; und mit der wachsenden Bedeutung der Predigt in der spätmittelalterlichen Religiosität nahm ihre Zahl zu. Weder in der Form noch in der Funktion gibt es einen Unterschied zwischen diesen »spätmittelalterlichen« Kanzeln und den Kanzeln protestantischer Kirchen. Doch mit der Ausbreitung des Protestantismus rückte die Predigt von Gottes Wort noch stärker

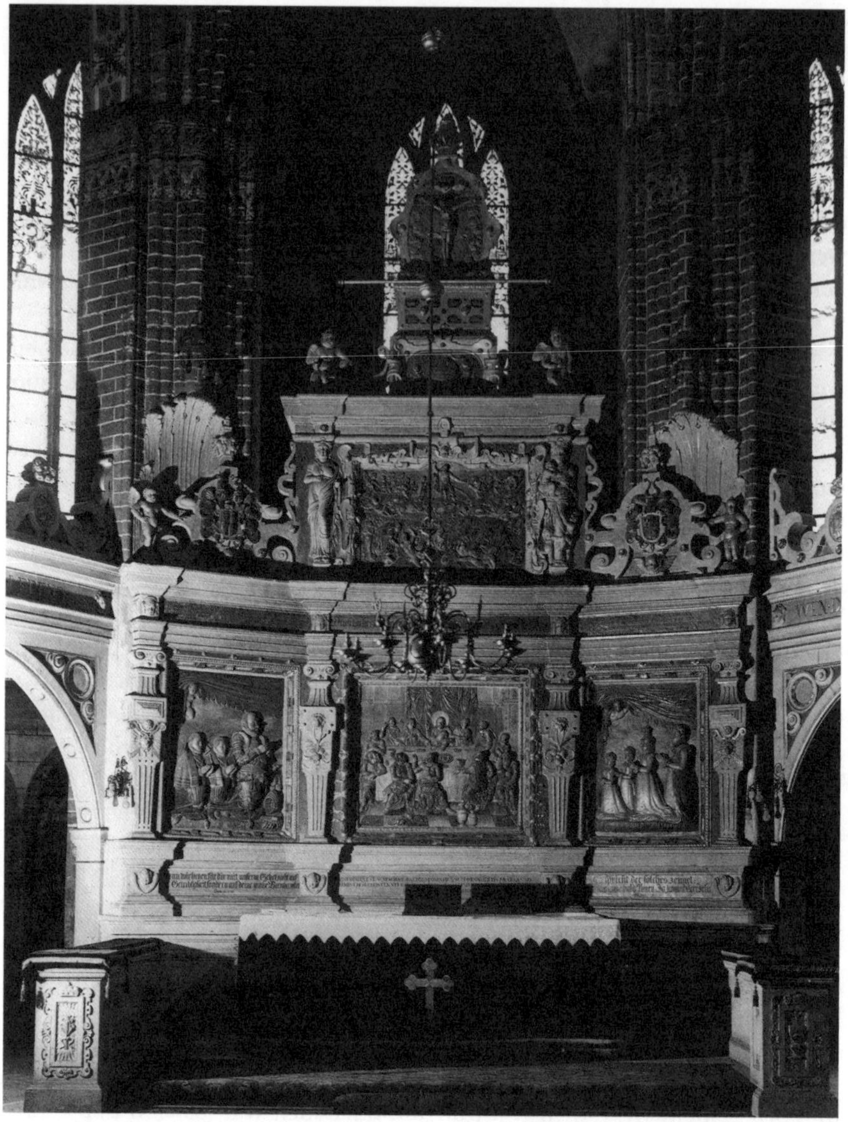

Epitaph-Altar des Grafen Rochus von Lynar, 1581/82, in der Nikolaikirche, Berlin-Spandau

in den Mittelpunkt – *solum verbum, sola scriptura* –, und entsprechend wurden die Kanzeln im 16. und 17. Jahrhundert reicher ausgestaltet; verglichen mit anderen Kunstformen gewannen die Kanzeln in protestantischen Kirchen an Bedeutung. Für ihren Schmuck griff man auf Sujets zurück, die den Protestanten besonders am Herzen lagen: die vier Evangelisten, die Apostel Petrus und Paulus oder Szenen aus dem Leben Christi.[26]

Die Auswirkung der Reformation zeigte sich also eher in der Themenwahl, nicht hingegen in der Form oder der Ausführungsqualität der Werke religiöser Kunst. Doch konnte die künstlerische Qualität auch als gleichgültig angesehen werden – Luther empfahl ausdrücklich, den Inhalt des biblischen Textes so einfach wie möglich im Bilde wiederzugeben. Aufgrund dieser Orientierung an der Bedeutung des Wortes wurde der Inhalt wichtiger als die Form, was für die Entscheidung, wie und von wem ein Werk gestaltet werden sollte, oft nicht ohne Folgen blieb: Jeder Künstler war recht. Vorherrschende Bildthemen waren etwa die Auferstehung (der Triumph über den Tod), die Kreuzigung (durch den Tod zum ewigen Leben), die Taufe (wiederum ein Eintritt ins Leben) oder Szenen aus der Passionsgeschichte.

Ab der Mitte des 16. Jahrhunderts begann sich jedoch in einer anderen Kunstform ein starker protestantischer Einfluß geltend zu machen – in der Architektur. Zunächst hatten die neuen Bekenntnisse vorhandene Gebäude benutzt, doch ab den dreißiger Jahren baute man Kirchen, die speziell den Bedürfnissen des protestantischen Gottesdienstes angemessen sein sollten. In der Mitte des Jahrhunderts ließen auch Gruppen wie die Böhmischen Brüder Kirchen errichten; der Prozeß begann allerdings zunächst im Rahmen von Schloßbauten, die Fürsten lutheranischen Bekenntnisses in Auftrag gaben.

Der Neubau von Kirchen für das neue Bekenntnis zeigt, wie wenig sich der Protestantismus von den politischen Ereignissen und auch von der Renaissance trennen läßt. Der Protestantismus konnte sich ausbreiten und überleben, weil lokale Herrscher und Magnaten ihn förderten, wie etwa der Herzog von Sachsen, der Pfalzgraf bei Rhein oder der Landgraf von Hessen. Die Wahl ihres Bekenntnisses entsprang zum Teil zweifellos ihrer persönlichen Frömmigkeit, aber wohl auch politischen Interessen, weil damit gewisse Unabhängigkeitsbestrebungen gegenüber Kaiser und Reich zum Ausdruck gebracht werden konnten und sich auf diese Weise partikularistische Ziele und lokale Interessen verfolgen ließen. Schließlich ging es auch darum, die Landesherrlichkeit über die Kirche zu gewinnen, was Aussichten auf zusätzliche Einkünfte eröffnete. Die religiöse Spaltung gab den Fürsten also die Möglichkeit, ihre weltliche Herrschaft auf den kirchlichen Bereich auszudehnen.

Die religiösen Differenzen wurden zum Ausgangspunkt für politische Auseinandersetzungen. Nach 1530 führte dies zu offenen Kriegen, die erst 1555 im Augsburger Religionsfrieden mit der Anerkennung des Status quo für die Anhänger des Augsburger Bekenntnisses endeten. Der Friedensschluß, dessen Leitlinie üblicherweise in die Worte *cuius regio, eius religio* gefaßt wird – der Herrscher eines Gebietes bestimmt die Religion seiner Untertanen –, bedeutete die explizite Anerkennung des faktisch bereits etablierten Verhältnisses zwischen Religion und Politik.

Dieses neu entstandene Verhältnis zwischen Kirche und Staat nahmen die ersten ausdrücklich als protestantisch konzipierten Kirchenbauten bereits vorweg und halfen es zu etablieren. Es handelt sich dabei um die 1543 geweihte Schloßkapelle des Pfalzgrafen Ottheinrich zu Neuburg an der Donau sowie um die Schloßkapelle des Kurfürsten von Sachsen in Torgau, die 1544 von Luther selbst geweiht wurde. Torgau war für Luther besonders wichtig, weil hier die

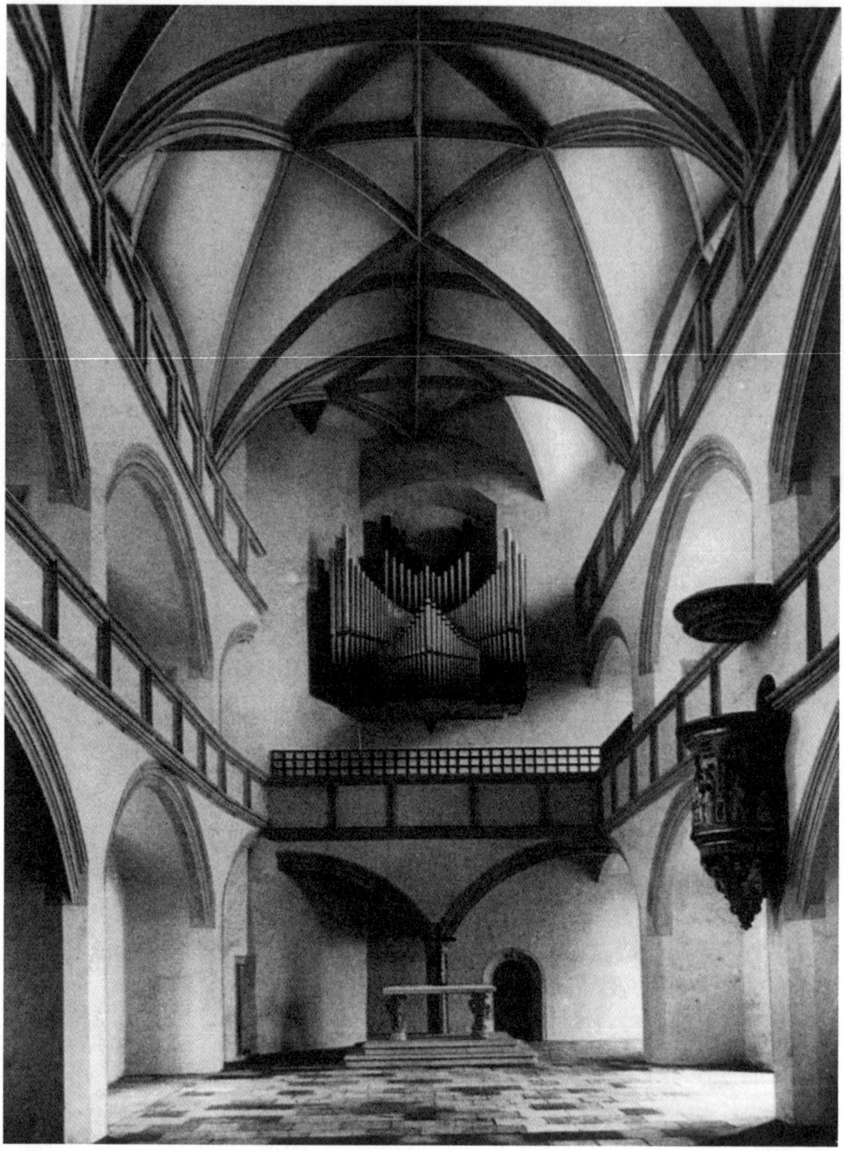

Kapelle von Schloß Hartenfels, Torgau, von Nikolaus Gromann, mit Kanzel von Simon Schröter d. Ä., 1543/44

Artikel der neuen Konfession, des Augsburger Bekenntnisses, 1530 verlesen und gebilligt worden waren. Luther hielt selbst die erste Predigt von der Kanzel dieser Kirche.[27]

Die Raumaufteilung dieser Schloßkirchen entsprach den Bedürfnissen der neuen Liturgie. Zwar wurde in lutheranischen Kirchen der Hochaltar in der Regel beibehalten, aber die Kanzel bekam einen prominenteren Platz. Die entscheidende architektonische Veränderung bestand im Fortfall innerer Stützen wie Pfeiler und Säulen, so daß ein einheitlicher, offener Raum entstand. Damit konnte die ganze Gemeinde den Gottesdienst beobachten und die Predigt hören. Solch offene Kircheninnenräume haben natürlich in den Hallenkirchen einen Vorläufer, und gewisse Parallelen finden sich auch in Italien; das besondere Merkmal der protestantischen Bauten ist jedoch die Beseitigung eines gesonderten Chors oder Altarraums. In der neuen Gemeinschaft der Gläubigen sollten die Kleriker nicht von den Laien getrennt sein. Die gleichen einheitlichen Raumformen treten auch in gleichzeitigen Kirchenbauten anderer Glaubensgemeinschaften auf, etwa bei den Böhmischen Brüdern, deren 1554 errichtete Kirche in Mladá Boleslav (Jungbunzlau) einen einheitlichen Raum mit Seitenemporen zeigt.[28]

Die Raumanlage der deutschen Kirchen macht deutlich, daß die Anwesenheit von »Leuten von Stand«, also Mitgliedern des Hofes, berücksichtigt werden mußte. In den Schloßkapellen war ihnen der Raum auf den Emporen vorbehalten – seit der Aachener Pfalzkapelle Karls des Großen in Westeuropa der Platz für den Herrscher und sein Gefolge. Die Dreiteilung in Torgau läßt vermuten, daß, wie in späteren Kapellen, für die Familie des Kurfürsten eine besondere Ebene reserviert war. Dieses Schema blieb für protestantische Hofkapellen während des gesamten 16. Jahrhunderts gebräuchlich, so in Gottorf, Schwerin, Szczecin (Stettin), Augustusburg, Schmalkalden, aber auch auf dem Lande, wie im österreichischen Loosdorf, oder in österreichischen Städten wie Klagenfurt sowie auch in Böhmen.

Der Bilderschmuck mancher dieser Kirchen zeigt, daß die Reaktion der Reformation auf die Renaissancekunst durchaus nicht eindimensional ausfiel, sondern eine in sich komplexe Form der Auseinandersetzung darstellte. Ein der lutheranischen Sache ergebener Künstler wie Cranach konnte gleichzeitig klassische Themen malen, religiöse Werke für protestantische Auftraggeber schaffen und Altäre und Porträts für Katholiken wie den Kardinal Albrecht von Brandenburg anfertigen. Ein gutes Beispiel für die Anpassung des italienischen Stils an die neue Lehre bieten die Deckengemälde Hans Bocksbergers d. Ä. in der Schloßkapelle von Neuburg an der Donau. Der thematische Gehalt dieses Zyklus mit seiner orthodox protestantischen, auf traditionellen typologischen Bezügen basierenden Botschaft geht auf den bedeutenden Theologen Andreas Osiander zurück. Die einzelnen Formen jedoch erinnern an Dosso Dossi und andere Künstler aus Ferrara. Zudem erweckt das Zentralbild die Illusion, daß sich die Decke, deren Perspektivitätszentrum (Augpunkt) mit der Position des unter ihr stehenden Betrachters zusammenfällt, zum Himmel hin öffnet. Diese Darstellungsweise von unten nach oben, *di sotto in su,* kannte man in Italien schon länger, sie findet sich bei Andrea Mantegnas Gemälde im Herzogspalast von Mantua sowie in Giulio Romanos Arbeiten im Mantuaner Palazzo del Te, ferner in Gemälden Correggios in San Giovanni Evangelista und im Dom von Parma. Und wenn es sich auch nicht um die frühesten Beispiele dieser Art von illusionistischer Deckenmalerei in Deutschland handelt – Georg Pencz beispielsweise hatte in Nürnberg schon derartiges gemalt –, so ist ihr Auftreten innerhalb eines protestantischen Sakralbaus doch bemerkenswert.[29]

Im weiteren Verlauf des Jahrhunderts fanden bauliche und dekorative Elemente der Renaissance immer häufiger in protestantischen Kirchen Verwendung. Von Anfang an wurden in die meisten protestantischen Schloßkapellen Arkaden integriert. Nur wenig später verwandte man in Kapellen, etwa in Augustusburg, auch die klassischen Ordnungen. Und die Portale dieser Gebäude waren von Beginn an in der Formensprache der italienischen Renaissance gestaltet. Die Kapelle in Augustusburg wurde möglicherweise sogar von einem Italiener errichtet[30]; und vieles spricht dafür, daß ein Italiener die sich ebenfalls durch Arkaden auszeichnende Kirche der Böhmischen Brüder in Mladá Boleslav erbaute.

Es scheint, als sei die Krise der Renaissancerezeption um die Mitte des 16. Jahrhunderts vorbei gewesen. Italienische Vorbilder und Beispiele fanden auch bei protestantischen Sakralbauten Verwendung, und man konnte die italienische Manier verwenden, ohne Sanktionen fürchten zu müssen. Alle früheren Auseinandersetzungen und Feindseligkeiten waren vergessen.

Ein Grund dafür könnte in der von der Reformation selbst geförderten Entwicklung einer neuen Einstellung gegenüber stilistischen Unterschieden gelegen haben. In Italien hatte die humanistische Rhetorik das Bildungsideal der gelehrten Beredsamkeit geprägt. Zur rechten *elocutio* in Wort und Schrift gehörte das rechte *decorum,* die Wahl einer dem Auszudrückenden angemessenen Ausdrucksweise. Der ciceronianischen Idealvorstellung nach spricht ein eloquenter Redner von hohen Dingen in erhabener, von niedrigen in schlichter und von mittleren Dingen in mittlerer Weise.

Spätestens seit Alberti hatten italienische Kunsttheoretiker rhetorische Vorstellungen auf die Malerei zu übertragen begonnen. Alberti leitete seine Vorstellungen über den richtigen Aufbau eines Bildes von der Rhetorik ab. Aus rhetorischen Figuren (wie der Antithese oder dem *contrapositum*) wurden entsprechende Konfigurationen der Bildsprache (wie der Kontrapost).

Mitte des 16. Jahrhunderts waren diese Ideen auch in den deutschsprachigen Ländern Gemeingut geworden, nicht zuletzt dank dem protestantischen Erziehungswesen. Die Reformatoren setzten neue Schulordnungen überall dort ein, wo ein Fürst oder der Rat einer Stadt dem neuen Bekenntnis anhing. Sie änderten nicht nur die Lehrpläne der existierenden Schulen, sondern eröffneten, wie zum Beispiel Johannes Sturm in Straßburg oder der Praeceptor Germaniae Melanchthon, vielerorts auch neue Schulen. Deren Ideal bestand, wie Sturm es formulierte, in einer Eloquenz mit Frömmigkeit verbindenden Erziehung. Man verknüpfte also das ältere Ideal der humanistischen Beredsamkeit mit der neuen protestantischen Lehre.

Am wichtigsten aber war, daß Melanchthon selbst eine in den Schulen benutzte Abhandlung zur Rhetorik verfaßte, in der er – wie auch in anderen Texten – direkt auf die bildende Kunst einging. Sowohl in seinem *Lob der Beredsamkeit (Encomium eloquentiae)*[31] wie auch im Zentralteil seiner Rhetorik, wo er die *genera dicendi* (Arten des Ausdrucks) definierte, bezog er sich direkt auf Beispiele aus den bildenden Künsten.[32] Da Melanchthons Werk als Lehrbuch für die rhetorische Ausbildung an den Schulen genutzt wurde, breitete sich diese Denkweise, die rhetorische Vorstellungen des Humanismus auf die Malerei

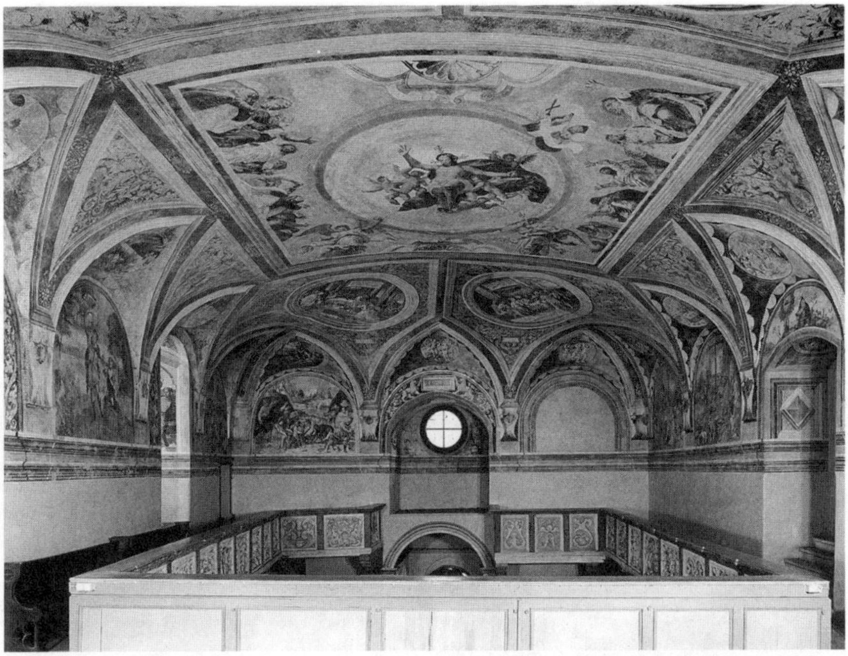

Emporengeschoß der Schloßkapelle von Neuburg an der Donau, ausgemalt von Hans Bocksberger d. Ä., 1543

bezog, weiter aus. Wenn daher am Ende des Jahrhunderts ein Maler, der eine protestantische Schule besucht hatte, vor dem Problem stand, Fragen nach den Kriterien für die rechte Wahl einer Innenraumgestaltung beantworten zu müssen, war es leicht möglich, daß er in Melanchthons von der Rhetorik geprägte Redeweise verfiel und erklärte, alles sei entweder hoch, mittel oder niedrig.[33]

So ist die unveränderte Übernahme einer neuen Ornamentform, beispielsweise bei der Gestaltung des Portals einer Schloßkapelle, fast so etwas wie ein symbolischer Ausdruck einer tiefergehenden Assimilation jener Einstellungen, die der Entscheidung für einen Stil zugrunde liegen. Vielleicht also ist auch die den Erneuerungen im Bildungswesen sich verdankende Wandlung des Stilverständnisses eine jener dauerhaften Veränderungen, die die protestantische Reformation bewirkte.

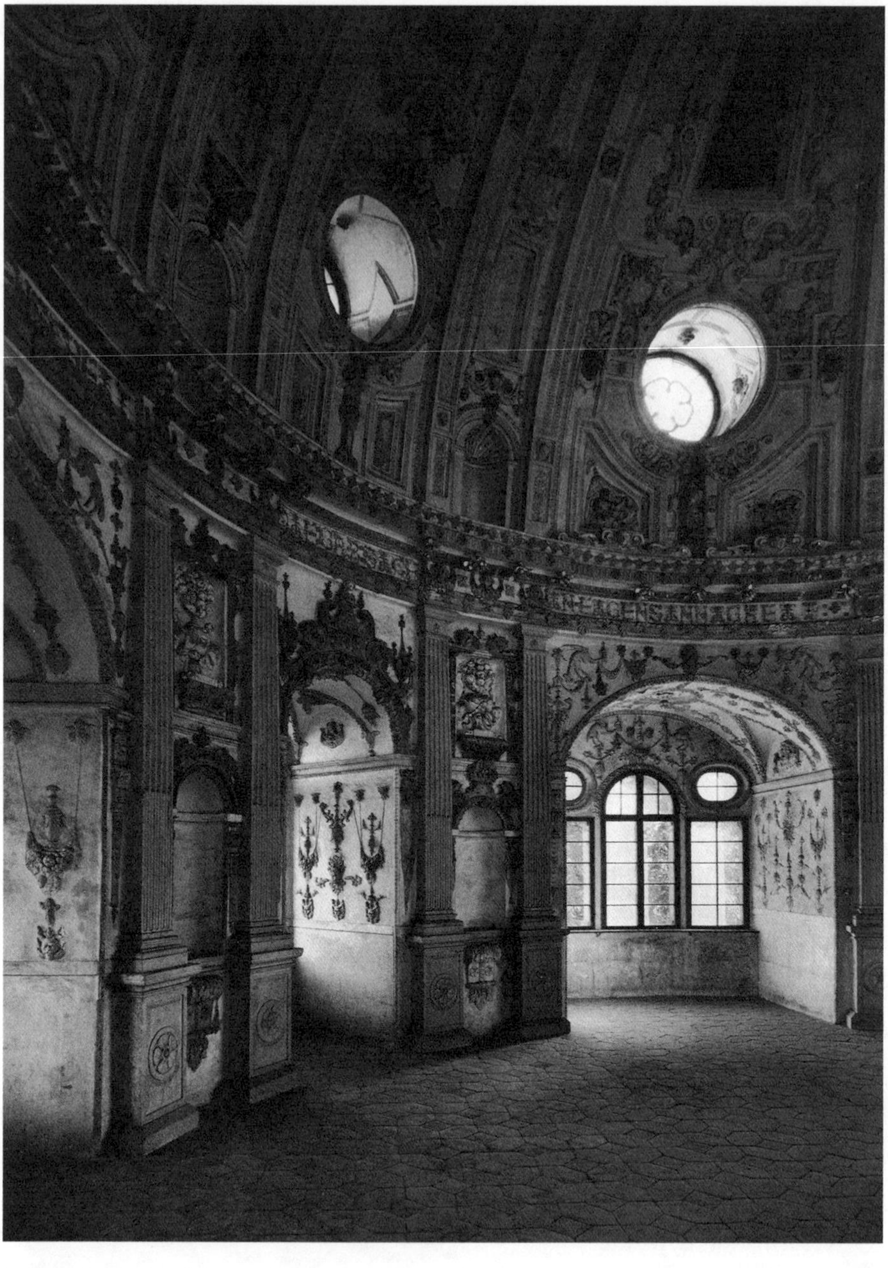

Jindřichův Hradec (Neuhaus), Innengestaltung der Rotunde, von G. P. Martinola, G. Bendel und anderen, 1591–1600

Kapitel 6

HOF, SCHLOSS UND STADT UM DIE MITTE DES 16. JAHRHUNDERTS

Trotz aller Verheerungen findet man in Mitteleuropa auch heute noch eine beträchtliche Anzahl von Bauten, die aus der Mitte des 16. Jahrhunderts stammen. Beispiele der in dieser Zeit aufblühenden städtischen Architektur finden sich in vielen gut erhaltenen Stadtzentren, etwa im mährischen Telč (Teltsch) oder im böhmischen Nové Město nad Metuji (Neustadt an der Mettau). Bedeutende Zeugnisse städtischer Baukunst in dieser Epoche sind die Rathäuser, wie es sie überall in Böhmen, Polen und Deutschland gibt (wie die Beispiele Pilsen, Posen, Altenburg und Rothenburg ob der Tauber belegen). Im ganzen nördlichen Deutschland wurden damals zahlreiche Fürstenschlösser gebaut, von denen noch eine große Zahl erhalten ist. In vielen Städten ließen reiche Familien prächtige Patrizierhäuser errichten, und etliche ältere Schlösser wurden umgebaut und ausgeschmückt.

Schon allein die Menge der nach 1530 errichteten oder umgestalteten Gebäude spricht gegen die oft wiederholte These, mit dem Tod Dürers und der anderen »altdeutschen Meister« oder mit der Reformation habe eine Periode des Verfalls eingesetzt. Eine solche Frage ist ohnehin nicht allein auf der Basis ästhetischer Argumente zu entscheiden, da sich sowohl die Maßstäbe zur Bewertung historischer Bedeutung als auch die Normen des Geschmacks gewandelt haben. Gebäude aus der Mitte des 16. Jahrhunderts wie das Heidelberger Schloß wurden zum Ende des 19. und zu Beginn des 20. Jahrhunderts sogar als die typischsten aller deutschen Baudenkmäler gefeiert; und sie zählen auch weiterhin zu den berühmtesten Bauwerken des Landes – eine Wertschätzung, die heute allerdings, so steht zu hoffen, nicht mit nationalistischen Tendenzen verbunden ist. Im 19. Jahrhundert hatte der Nationalismus nicht nur in Deutschland, sondern etwa auch in Böhmen die Architekten ebenso erfaßt wie die Historiker und Kunsthistoriker, und sie verliehen dieser Gesinnung Ausdruck, indem sie der Architektur des 16. Jahrhunderts nacheiferten.[1]

Eine angemessene Beurteilung der kulturellen Entwicklung erfordert also einen Beurteilungsmaßstab, der eine Auswahl relevanter Kunstwerke und Bauten erlaubt. Während in den ersten Jahrzehnten des 16. Jahrhunderts eine Vielzahl von Meistern eine Fülle religiöser Gemälde und Skulpturen schuf, treten in der Mitte des Jahrhunderts vor allem in Deutschland die Architektur und bis zu einem gewissen Grade auch andere Formen der Baukunst und der plastischen Bildwerke mehr in den Vordergrund.[2] Eine Bewertung, die sich auf die Bauwerke konzentrierte, käme daher sowohl hinsichtlich der Quantität als auch der Qualität zu dem Schluß, daß die um die Mitte des Jahrhunderts entstandenen Werke ihre Vorgänger übertreffen.

Auch wenn also kaum noch Vertreter der älteren Künstlergeneration in Deutschland aktiv waren und die protestantische Förderung von Kirchenbauten, Malerei und Plastik im Vergleich zur früheren Blüte der religiösen Kunst begrenzt war, so ist doch unbestreitbar, daß nach 1530 andere Formen der Kunst und Architektur entstanden, die unsere Aufmerksamkeit verdienen. Zwar veränderte die Reformation zweifellos die Nachfrage nach kirchlicher Kunst sowie ihre Normen und Produktionsbedingungen, doch hatte die katholische Kunstförderung unvermindert weiter Bestand, und es wurden für Anhänger aller Glaubensrichtungen Denkmäler geschaffen. Wie schon angesprochen, gehörten dazu in Polen, Schlesien, Böhmen und Deutschland bevorzugt Epitaphe und Grabmäler. Vor allem aber entwickelte sich ein neues Interesse an profaner Kunst. Die fortgesetzte katholische Förderung religiöser Kunst konnte weder den mit der Reformation einsetzenden Rückgang großer Aufträge – Altargemälde, Kapellen, Kirchen – wettmachen noch einem vielleicht wirklich bei den für Protestanten geschaffenen Werken zu konstatierenden Qualitätsrückgang entgegenwirken, der mit dem stärkeren Interesse der Protestanten an einer betont didaktischen oder propagandistischen Präsentation des Inhalts zusammenhing. Dafür aber begannen sich die früher auf die religiöse Kunst gerichteten Impulse nunmehr verstärkt andere Ventile zu suchen.

Von den um die Mitte des 16. Jahrhunderts entstandenen Werken der Kunst und Architektur verlangen daher die profanen Zwecken dienenden Arbeiten unsere besondere Aufmerksamkeit. Die Architektur und Inneneinrichtung der Privathäuser boten neue Möglichkeiten zur Befriedigung weltlicher Bedürfnisse. Eine Vielzahl plastischer Arbeiten – und zwar nicht nur Grabdenkmäler oder Architekturdekorationen, sondern auch Brunnen und Porträtdarstellungen – entstand zu dieser Zeit. Schon um 1520 entwickelten sich für private Zwecke neue Genres und Medien der Plastik, auf die im nächsten Kapitel näher eingegangen werden wird. Damit verbunden war die Herausbildung eines neuen Kunstverständnisses. In Malerei, Zeichenkunst und Druckgraphik gewann das weltliche Porträt ebenfalls an relativer Bedeutung.

Daß gerade das Bauen zu einem attraktiven Betätigungsfeld wurde, vor allem in protestantischen Regionen, scheint verschiedene Gründe gehabt zu haben.[3] Ein bloß ökonomisches Erklärungsmodell, nach dem eine Zunahme der Bautätigkeit einem Aufschwung in Handel, Produktion und Konsumtion entspricht, reicht nicht hin, denn viele Regionen, in denen sich um die Mitte des Jahrhunderts eine rege bürgerliche Bautätigkeit entwickelte, erlebten in dieser Zeit Stagnation oder gar wirtschaftlichen Niedergang.[4] Doch natürlich tragen ökonomische Umstände zur Erklärung bei: In jenen Jahren gelangten viele neue Familien zu Reichtum. Da aber wirtschaftlicher Erfolg nicht automatisch zu einer Verbesserung des sozialen Status führte – dafür blieb der Berufsstand die bestimmende Größe –, wurde der Besitz eines Hauses, besonders wenn es einen neuen Stil oder eine neue Gestaltung aufwies, zu einem wesentlichen Zeichen des Erfolgs.[5] Diese Art der Selbstdarstellung war eine der wenigen zur Verfügung stehenden Ausdrucksmöglichkeiten, und sie war nach außen hin deutlich sichtbar.

Andere, damit verwandte Motive dürften das Ihre zum Bauboom der Jahrhundertmitte beigetragen haben. Gerade weil einige Gebiete vor wirtschaftlichen Schwierigkeiten standen, kann das Repräsentationsbedürfnis zugenom-

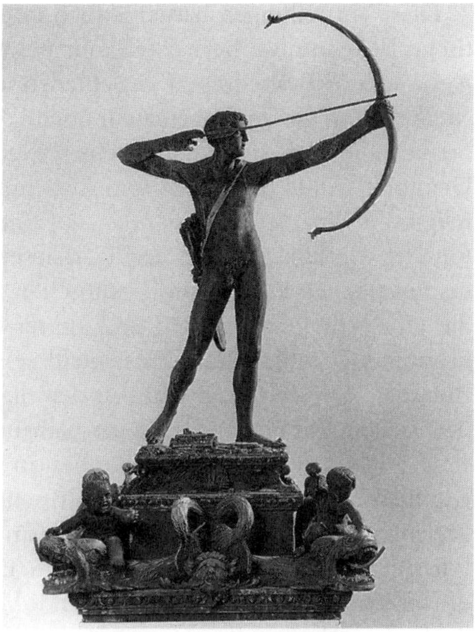

Peter Flötner, *Apollobrunnen,* 1532,
Bronze; Nürnberg, Stadtmuseum
Fembohaus

men haben. Man hat unter Bezug auf andere Situationen die These aufgestellt, daß Investitionen in das eigene Haus in Zeiten, wo kommerzielle Investitionen wenig lohnend erscheinen, besonders attraktiv werden.[6] Am Beispiel der Wirtschafts- und Sozialgeschichte des Florenz der Renaissance hat man allerdings auch argumentiert, daß ein Punkt erreicht werden kann, an dem fortgesetztes Wachstum nur durch Ausrüstungsinvestitionen möglich ist – in der Hoffnung auf Produktionssteigerung durch den Einsatz neuer Technologien. Doch in Deutschland sollte dies noch lange Zeit genausowenig der Fall sein wie in Italien. Vielmehr wurden in Deutschland wie in Florenz Vermögen für Luxusgüter ausgegeben, für Gebäude und Innenausstattungen. Und wie in Florenz scheint auch in Deutschland der ostentative Konsum das Wachstum des Luxusgütersektors noch beschleunigt zu haben. Er hatte also positive Auswirkungen auf die Produktion von Kunst und Kunsthandwerk für den weltlichen Markt.[7]

Auch die mit der Reformation einhergehenden Veränderungen in den Glaubensvorstellungen der Menschen können die aufkommende Neigung zu aufwendiger öffentlicher Selbstdarstellung begünstigt haben, der Individuen oder Körperschaften wie Zünfte oder Stadträte mit dem Errichten und Ausschmücken neuer Gebäude frönten. Der Erfolg auf Erden konnte, besonders im calvinistisch geprägten Denken, als Zeichen der persönlichen Auserwähltheit interpretiert werden. Es entwickelte sich eine ungeschriebene Apologie des ostentativen Konsums, wonach die Zurschaustellung des Reichtums in Form von Privathäusern und ihrer Ausschmückung als konkretes Zeichen des Erfolges in dieser Welt zugleich anzeigte, daß es auch mit dem Seelenheil zum Besten stand.[8]

Diese Vorstellungen hatten jedoch in Gebieten, in denen andere protestantische Bekenntnisse herrschten, nur beschränkte Geltung – Luther beispielsweise lehnte Besitzstreben entschieden ab. Außerdem war das Verhalten der Menschen in diesen Fragen auch noch von einer Reihe anderer Einstellungen bestimmt, die dem Betreiben eines exzessiven Aufwandes Grenzen setzten. Dennoch wurde das Bauen und Ausschmücken von Häusern von den neuen religiösen Überzeugungen noch auf andere Weise begünstigt. Luther selbst forderte, Gerichtsgebäude und Rathäuser zu bemalten Instrumenten der, wie man es nennen könnte, protestantischen Propaganda zu machen. Jedenfalls ist die Überfülle gemalter und skulptierter Bilder, die man an öffentlichen und privaten Gebäuden dieser Zeit antrifft, eine Form der Selbstdarstellung, deren Botschaft sich sicherlich nicht in der allgemeinen Demonstration von Erfolg und Bedeutung erschöpft, die das Gebäude schon an sich darstellt.[9]

Die Reformation führte überdies zu neuen Einstellungen gegenüber der Kunst, die mit einer anderen Wahrnehmungsweise einhergingen. Die von Melanchthon initiierte Bildungsreform mit ihrer starken Betonung der Rhetorik, Dürers Bedeutung für die Entwicklung eines Schrifttums über die bildenden Künste, die zunehmende Verbreitung von »Kunstbüchlein« – all das förderte diese Entwicklung neuer ästhetischer Perspektiven. Dürer, Cranach und andere Künstler hatten damit begonnen, klassische Themen in antikisierender Formensprache darzustellen, und die nächste Generation verfolgte diese Linie weiter. Außerdem sorgten Publikationen wie die von Walter Rivius, dem deutschen Herausgeber und Kommentator des Vitruvius, dafür, daß man sich in Deutschland mit noch weiteren Aspekten der italienischen und antiken Kunsttheorie vertraut machen und eine bessere Kenntnis der stilistischen Normen der Renaissance erlangen konnte.[10] Damit haben wir einige der Faktoren genannt, welche die allgemeine Assimilation von Renaissanceformen begleiteten und erleichterten, und zwar nicht nur an den Höfen und Residenzen der Fürsten und Aristokraten, sondern nun auch in den Städten.

Andererseits haben die Ausführungen über die Rolle der Fürsten als Beschützer der Reformatoren und Förderer der Reformationsbewegung schon angedeutet, warum die Höfe auch noch um die Jahrhundertmitte in sozialen und kulturellen Dingen tonangebend waren. An den Machtverhältnissen hatte sich ja nichts geändert. Im Zuge der Neugestaltung fürstlicher Residenzen entstanden eigens für den protestantischen Gottesdienst konzipierte Räume, Grabmonumente, Kanzeln und religiöse Gemälde. Das auch schlichte Nachahmung beinhaltende Schema der Assimilation italienischer Formen, wonach die italienische Manier zuerst vom Herrscher und den hohen Würdenträgern seines Hofes übernommen wird, um sich dann von dort aus weiterzuverbreiten, findet sich auch in der Geschichte der mitteleuropäischen Renaissancearchitektur um die Mitte des 16. Jahrhunderts wieder, die der Hauptgegenstand dieses Kapitels ist.

Deutlich erkennbar ist dieses Schema bei der Kunstförderung der Habsburger, deren Aufstieg zur mächtigsten Dynastie der Region sicherlich zu den wichtigsten Ereignissen gehört, welche die Geschichte Mitteleuropas ab dem zweiten Viertel des 16. Jahrhunderts prägten. Nach der Schlacht bei Mohács im

Jahre 1526 übernahmen die Habsburger in Böhmen und Teilen Ungarns die Position, die zuvor die Jagiellonen eingenommen hatten. Zusammen mit ihren Erblanden in der Alpenregion Österreichs und ihren Territorien in Norditalien und auf dem Balkan verschaffte ihnen die Herrschaft in diesen Ländern die Machtstellung, die ihrer Dynastie für Jahrhunderte die Hegemonie in dieser Region Mitteleuropas sichern sollte.

Die habsburgische Bautätigkeit und ihre Auswirkungen in Böhmen gewinnen dabei fast symbolische Bedeutung, da mit ihnen auch ein historisch zu nennender Wandel einherging.[11] Im Jahr 1534 berief Ferdinand I. italienische Künstler nach Prag. Zuvor waren italienische Künstler nur sporadisch und über Ungarn nach Böhmen gekommen. Nun aber wurde erstmals eine größere Gruppe italienischer Meister direkt aus ihrer Heimat ins Land geholt, deren Einfluß sich von dem deutscher Künstler wie Benedikt Ried deutlich abheben sollte.[12] Es handelte sich, wie in Schlesien, wo dieser Prozeß ungefähr um die gleiche Zeit einsetzte, um Künstler aus Norditalien. Auch in Polen wurde das italienische Element mehr und mehr durch Künstler aus der Lombardei und Venetien vertreten. Es ist daher falsch, bei der Bewertung der Kunst Mitteleuropas und weiter Teile des übrigen Kontinents Maßstäbe anzulegen, die auf toskanischen oder römischen Vorbildern beruhen. Das gilt, wie Kunsthistoriker zunehmend betonen, sogar für Italien selbst. Denn die Renaissance wurde nur in einer ersten Welle von toskanischen Künstlern nach dem Norden gebracht, danach ging ihre Verbreitung in Mitteleuropa nicht mehr unmittelbar von Florenz oder Rom aus.

Die Berufung der Italiener hing mit den Ansprüchen des Hofs zusammen. Anders als Maximilian I. errichtete Ferdinand I. in seinen verschiedenen Territorien eine Reihe von festen Residenzen: in Prag (wo sein Sohn, Erzherzog Ferdinand II. von Österreich, von 1547 bis 1567 Statthalter war), in Wien sowie (auch wenn dort vor allem sein ältester Sohn, der spätere Kaiser Maximilian II., als Bauherr hervortrat) in Bratislava (Poszony, Preßburg), das als Hauptstadt Ungarns fungierte, seit Buda 1526 unter osmanische Herrschaft gekommen war. In Prag war das erste Ergebnis der Neugestaltung des Schloßkomplexes auf dem Hradschin die Errichtung des Belvedere mit seinen Gärten. Die Wahl des Standorts dieses Bauwerks bekundete einen dynastischen Anspruch in der gleichen Weise, wie ihn zuvor die Jagiellonen mit ihren Bauwerken ausgedrückt hatten. In dieser Hinsicht lassen sich auch Parallelen zwischen den Habsburgern und früheren ungarischen und sogar russischen Herrschern erkennen: Sie alle drückten Burg- oder Schloßhügeln ihren Stempel auf.

Das Belvedere war in dieser Umgebung insofern eine Neuheit, als es sich hier um ein *casino,* ein in einem Garten gelegenes Lustschlößchen, handelte. Durch seine Lage in der Nähe der Burg auf dem Hradschin, mehr aber noch durch seine Form ist es die erste Gartenvilla ihrer Art in Mitteleuropa; seine städtische Umgebung unterscheidet es von den Villen, die die Jagiellonen oder Matthias Corvinus in Ungarn, Böhmen oder Polen errichten ließen. Am Ende eines Gartens gelegen, besteht das Gebäude aus einem von Arkaden umgebenen Korpus; später wurde vor seine Front noch der von Tomáš Jaroš gegos-

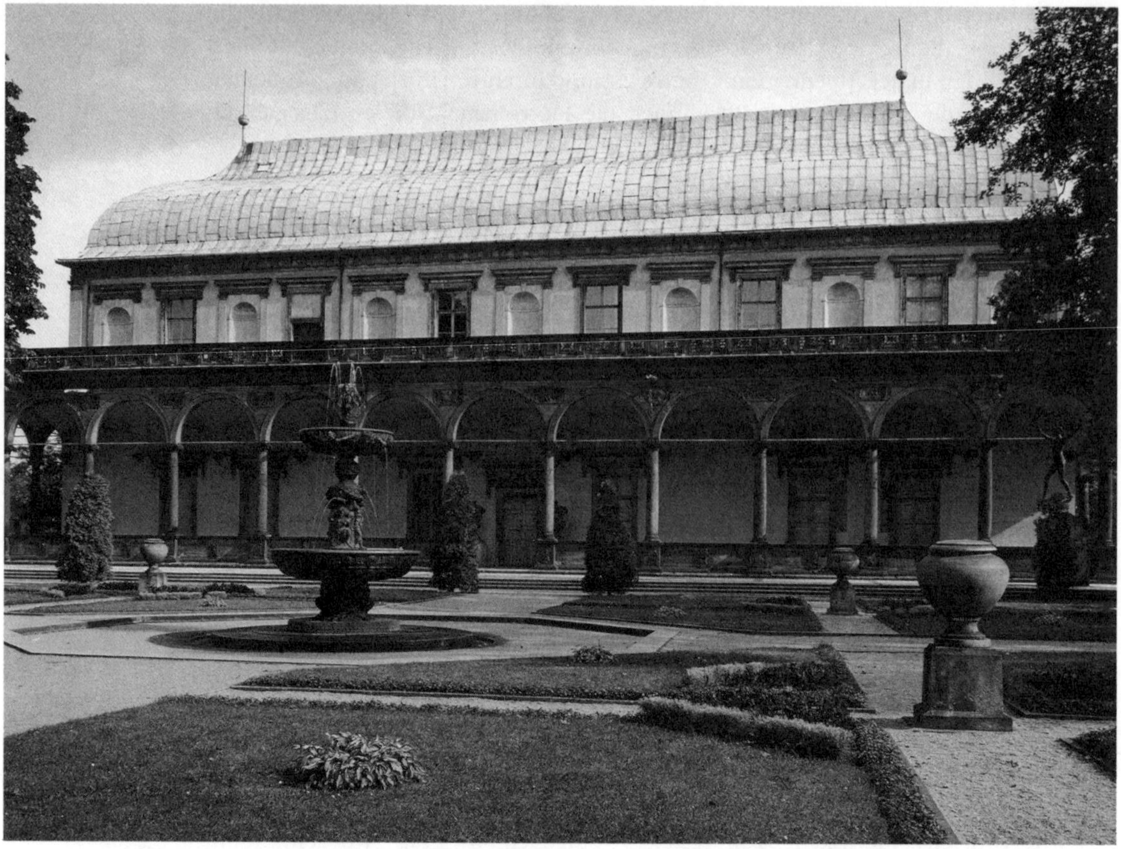

Das Belvedere auf dem Prager Hradschin, 1534/38–1563, von Paolo della Stella und Bonifaz Wolmut; im Vordergrund der »Singende Brunnen« von Francesco Terzio und Hans Peißer, gegossen von Tomáš Jaroš

sene »Singende Brunnen« plaziert. Die Form des Belvedere läßt sich zu italienischen Entwürfen des Cinquecento in Beziehung setzen, für die es letztlich sogar ein schönes Beispiel ist. Paolo della Stella begann den Bau mit einem Untergeschoß, dessen Stil selbst im Vergleich zur damaligen italienischen Architektur insofern avanciert zu nennen ist, als er Ideen Bramantes aufgreift und weiterführt. Obwohl keine einzige neuere angelsächsische Geschichte der Villenarchitektur den Bau zur Kenntnis nimmt, würde er in jeder allgemeinen Geschichte der Gartenarchitektur Beachtung verdienen.[13]

Waren schon Typus und Form des Belvedere neu in dieser Region, so erst recht die in ihm zum Ausdruck kommende Ideologie, die Evokation des Mythos von müßiger Zurückgezogenheit und der Werte des Landlebens. Mit dem Belvedere hält das architektonische Ideal der *rus in urbe* in Böhmen Einzug. Sowohl als Gartenarchitektur wie auch als Ort der Zurückgezogenheit ähnelt es in mancher Hinsicht italienischen Palästen, und wie diese wurde es später zum Schauplatz höfischer Feste.[14] Überdies bietet es, wie schon der

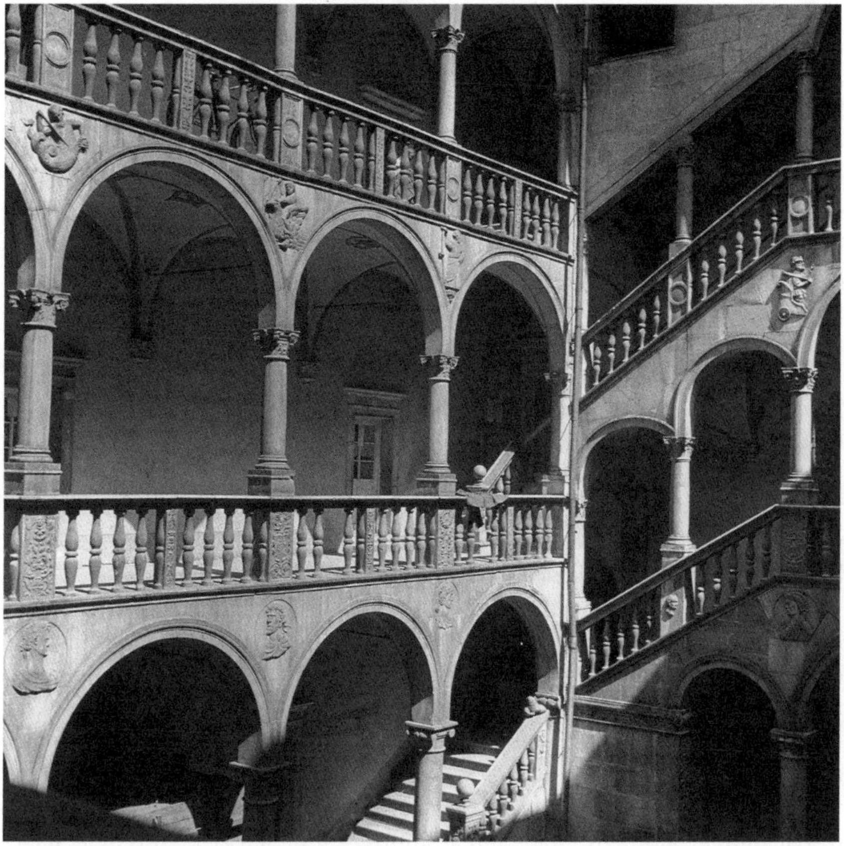

Schloß Porcia, Spittal an der Drau, begonnen in den dreißiger Jahren des 16. Jh.s

Name impliziert, einen herrlichen Blick über Prag. Später beherbergte das Belvedere Teile der kaiserlichen Sammlungen – auch in dieser Funktion ist es italienischen Villen und ihren römischen Vorgängern vergleichbar.[15]

Die Ursprünge einiger der Vorstellungen, die dem Konzept zugrunde liegen, sind vielleicht sogar noch weiter entfernt zu suchen. Ferdinand I. war zwar mit italienischen Ideen vertraut, doch seine Erziehung hatte er in Spanien erhalten. Es ist gut möglich, daß er dort die villenartigen Bauten der muslimischen Herrscher, etwa den Palacio del Generalife von Granada, kennengelernt hatte, wo sich ebenfalls am Ende des Gartens in Verlängerung seiner Achse ein Mirador (ein Belvedere) befindet. Auf direkterem Wege wurde Ferdinand I. vielleicht von dem Palast inspiriert, den sein Bruder Karl V. ab 1527 in Granada errichten ließ und der ebenfalls den habsburgischen Herrschaftsanspruch ausdrückte: Er liegt auf der Alhambra inmitten der Gärten der alten muslimischen Nasridenresidenz, die wie der Prager Hradschin über der Stadt thront.[16]

Die Rolle Spaniens bei der Vermittlung von Ideen verdient größere Aufmerksamkeit. Nicht nur dem habsburgischen Böhmen erwuchsen aus der kaiserlichen Präsenz neue künstlerische Perspektiven, gleiches traf auch für das habsburgische Spanien zu. Zudem lassen sich auch beim ersten Renaissanceschloß in den österreichischen Landen der Habsburger Bezüge zu Spanien feststellen: Schloß Porcia in Spittal an der Drau in Kärnten wurde ungefähr zur selben Zeit wie das Prager Belvedere für Gabriel von Salamanca errichtet, einen der spanischen Adligen, die in Ferdinands Gefolge nach Österreich kamen. Das Schloß zeigt an der Außenfassade Fenster und Portale lombardischer und venezianischer Provenienz, während die dreigeschossigen Arkaden des Innenhofs toskanische und lombardische Elemente kombinieren.[17]

Wie die Arkaden von Schloß Porcia zeigen auch die Arkaden des Prager Belvedere in den Bogenzwickeln skulptierte Reliefs mit antiken Szenen. Obwohl Restaurierungsarbeiten es schwierig gemacht haben, schlüssig ein Bildprogramm zu identifizieren, ist der Grundzug der Bildinhalte recht deutlich. Anders als die Reliefs von Schloß Porcia machen die des Belvedere offensichtlich konkrete Anspielungen, denn sie stellen sowohl Mitglieder des Habsburgerhofs als auch antike Heroen dar. Tatsächlich präsentiert das Belvedere wohl eines der häufig wiederkehrenden Themen der Habsburgermythologie, die Verknüpfung der Dynastie mit Herrschern und Heroen des Altertums. In diesem Sinn lassen sich die Reliefs als eine Form dynastischer Propaganda betrachten. Das Belvedere präsentierte damit nicht nur einen neuen Stil, sondern nutzte auch die Bildsprache der Renaissance in einer für Böhmen neuen Form.

Das obere Geschoß wurde von Bonifaz Wolmut vollendet, der auch andere Bauaufträge auf dem Hradschin ausführte. Zu diesen zeitgenössische italienische Stilelemente integrierenden Werken gehört die Orgelempore des Veitsdoms, bei der die Verarbeitung von Ideen des italienischen Architekturtheoretikers Sebastiano Serlio deutlich erkennbar ist. Der 1556–1561 ausgeführte Entwurf bietet das erste Beispiel für das Übereinandersetzen klassischer Säulenordnungen – dorisch, ionisch, korinthisch – in der Architektur Böhmens. Dieser Gebrauch der klassischen Ordnungen ist nicht nur ein Zeichen stilistischer Innovation, sondern vielleicht auch eine politische Aussage, da er durch seinen Bezug auf das kaiserliche Rom, in dem seine Ursprünge liegen, entsprechende Konnotationen aufweisen kann.[18] Wolmut entwarf auch die Tribüne des Obersten Landschreibers im von 1551 bis 1563 erbauten Prager Landtagssaal. Die Tribüne erinnert durchaus an die Loggetta des Campanile von San Marco in Venedig. Später entwarf Wolmut ein weiteres Gartengebäude für höfische Lustbarkeiten, das Ballhaus (Míčovna), errichtet 1567–1569 in den Gärten des Hradschin; die Verbindung der Kolossalordnung mit Nischen läßt an Entwürfe Andrea Palladios und seines Umkreises denken.

Die Arbeit Bonifaz Wolmuts in einem höfischen Kontext verdient besondere Kommentierung. Wie schon bei Benedikt Ried zeigt sich hier, daß einheimische Künstler und Architekten die Ideen der italienischen Renaissance ganz unmittelbar in ihr lokales Milieu übertragen konnten. Wolmuts

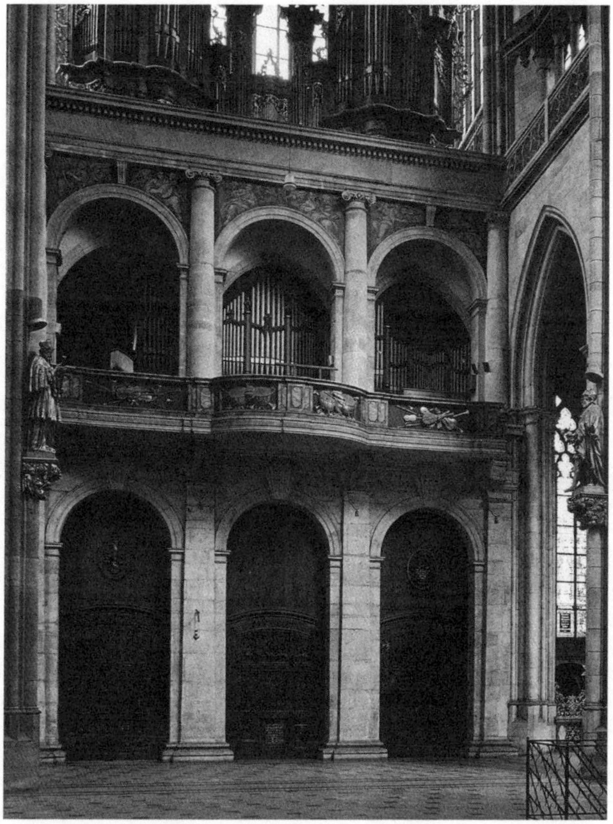

Orgelempore des Prager Veitsdoms, 1556–1561, von Bonifaz Wolmut

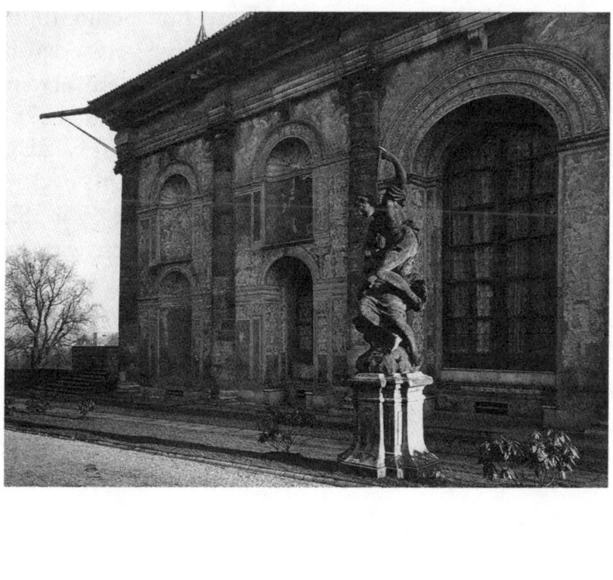

Ballhaus (Mičovna) auf dem Prager Hradschin, 1567 bis 1569, von Bonifaz Wolmut

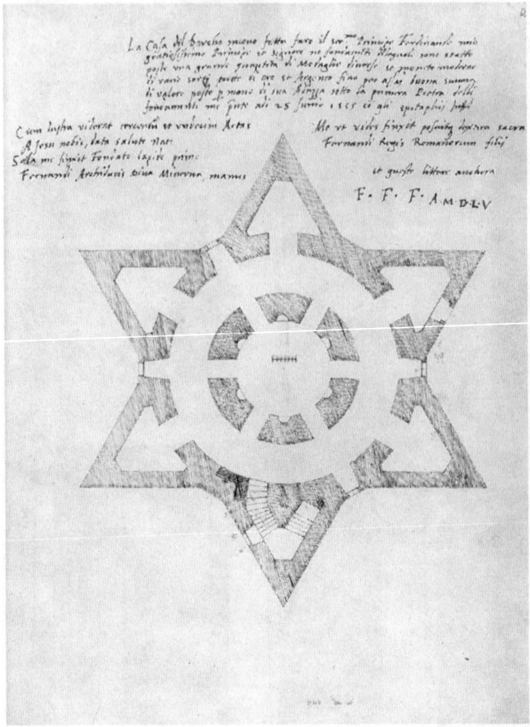

Plan für Schloß Stern, 1555, von Erzherzog Ferdinand von Österreich; Wien, Österreichische Nationalbibliothek, Cod. Min. 108

Verständnis reichte jedoch tiefer; er vermochte die italienischen Formen »richtig« anzuwenden und zugleich für neue Zwecke nutzbar zu machen. Er bediente sich nicht bloß der italienischen Formen und errichtete nicht nur Gebäude mit neuen Funktionen, wie etwa das Ballhaus, sondern erfüllte die Aufträge, die er ausführte, auch mit einem neuen Geist. Wolmut hatte ein wirkliches Verständnis für seine Quellen. Er war ein gebildeter Mann und besaß eine große Bibliothek mit verschiedenen Werken zur Architekturtheorie, darunter die Abhandlungen von Alberti und Serlio. Ihnen entnahm er gängige Begriffe der italienischen Kunsttheorie wie etwa den Begriff der »Historien«, den er zur Beschreibung von Deckengemälden verwendete.[19]

Aber auch der Erzherzog selbst trat als Architekt in Erscheinung. Stolz signierte Ferdinand die Pläne für Schloß Stern (Hvězda), das er auf dem Weißen Berg westlich von Prag errichten ließ, dem Ort, an dem 1620 die für Böhmen so schicksalhafte Schlacht stattfinden sollte. Die Signatur belegt, welche Bedeutung der Erfindung in der Architektur zugesprochen wurde, und zeigt ferner, daß sich auch in Mitteleuropa die Idee von der selbständigen Leistung des Entwurfsarchitekten herauszubilden begann. Das Schloß ist ein frühes Beispiel für jene Architektur mit originellem, hier für jede Geschoßebene abgewandeltem Grundriß, wie sie sich in etlichen Projekten der italienischen Renaissance findet; freilich wurden derartige Pläne in Italien selten ausgeführt, schon gar nicht bei Wohnarchitektur. Es ist auch ein Vorläufer der im frühen 18. Jahrhundert entstehenden phantasievollen Entwürfe des böhmischen

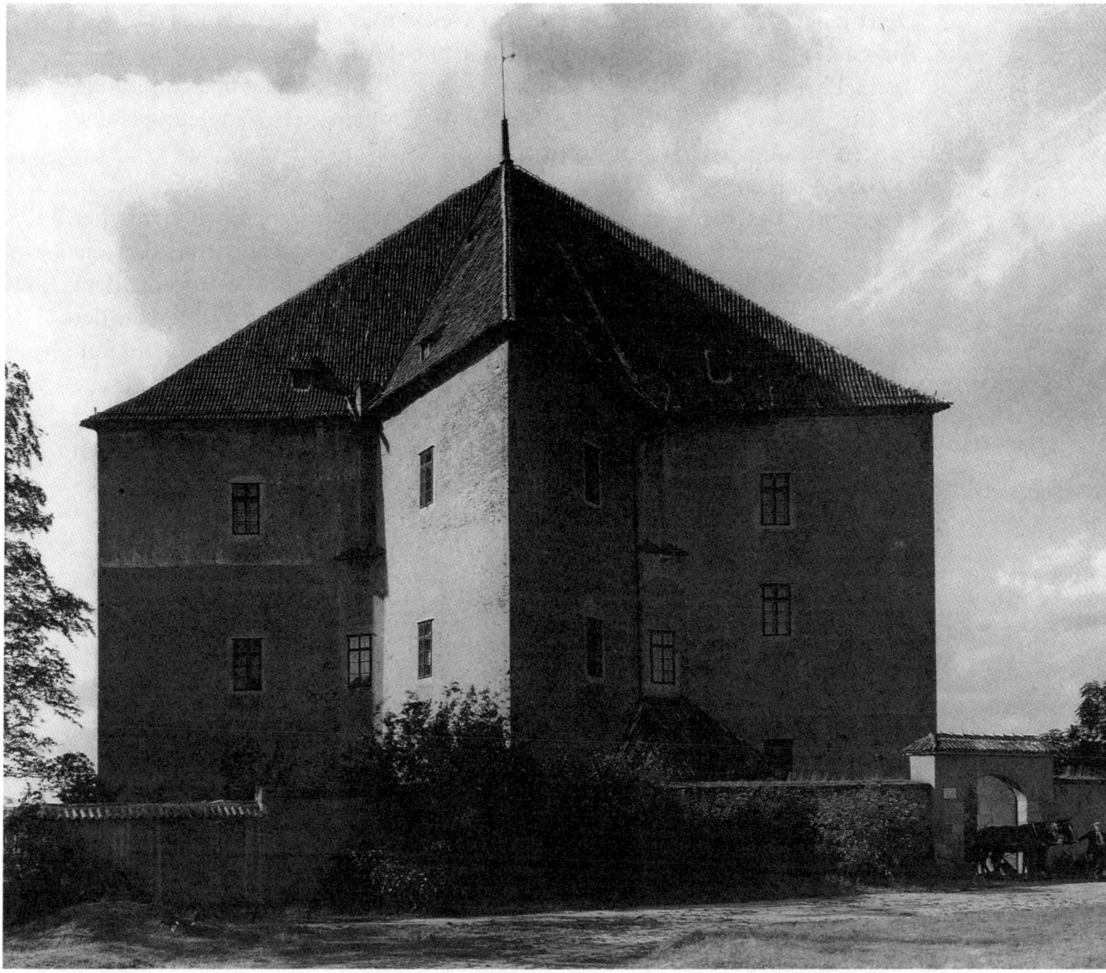

Schloß Stern (Villa Hvězda) bei Prag, 1555–1558, gebaut von Hans Tirol, Juan Maria del Pambio und Giovanni Lucchese nach Plänen des Erzherzogs Ferdinand von Österreich

Architekten Jan Blažej Santini Aichel, zu dessen Architektur sich in der Region ebenfalls wenig Vergleichbares findet. Die italienischen Stukkaturen im Inneren sind von hoher Qualität und gehören zu den frühen Beispielen dieser Dekorationsform in Mitteleuropa. Man hat sie zwar nicht vollständig deuten können, doch befinden sich darunter auf jeden Fall auch Bilder nach Ovid, wie sie in italienischen Dekorationen allgegenwärtig sind.[20]

Anlage und Dekoration von Schloß Stern zeigen, daß die Renaissancevorstellung, künstlerische Betätigung schicke sich auch für einen Fürsten, bis nach Mitteleuropa vorgedrungen war. Dieses Ideal existierte spätestens seit der Zeit der Medici; durch Castigliones Traktat über das Verhalten des vollkommenen Hofmannes, *Il cortegiano,* fand es in der Renaissance breiteren Anklang.

Der Erzherzog ging noch einen Schritt weiter und entfaltete eine Fülle von Aktivitäten: Er arbeitete an der Drehbank, blies Glas, malte Miniaturen und – das ist Thema des folgenden Kapitels – legte sich eine bedeutende Sammlung zu. Im weiteren 16. und im 17. Jahrhundert sollten sich mitteleuropäische Fürsten in immer stärkerem Ausmaß derartigen Tätigkeiten widmen.

Die wachsende Übernahme italienisch geprägter Ideale, wie sie in Ferdinands Beschäftigungen, in der Verbreitung italienischer theoretischer Traktate und in Rivius' Veröffentlichungen zutage trat, bedeutete, daß die Architektur in zunehmendem Maße auf eine Weise begriffen wurde, die dem von der Rhetorik geprägten Stilverständnis vergleichbar ist. Das heißt, der Charakter oder der Stil eines Werks wurde von seinem Ort, seiner Funktion und der Persönlichkeit des Auftraggebers bestimmt. Die architektonische Auswirkung von Gebäuden, die für einen Hof entstanden, wie zum Beispiel Pavillons in Lustgärten, wäre von daher in ihrer möglichen Reichweite neu zu überdenken. Aufgrund der speziellen Funktion dieser Gebäude ist anzunehmen, daß eine Nachahmung nur dort in Frage kam, wo auch ein Bedarf an derartigen Bauten bestand.

Die Lustschlösser der Habsburger fanden in Böhmen jedenfalls, in Česká Lípa (Böhmisch Leipa) und an vielen anderen Orten, eine beträchtliche Resonanz, auch wenn man gemeint hat, ihre Bauaufträge hätten nur begrenzte lokale Auswirkungen gezeitigt.[21] In den achtziger Jahren des 16. Jahrhunderts errichtete Baldassare Maggi in Südböhmen im Zentrum einer großen, recht-

Jindřichův Hradec (Neuhaus), Rotunde, 1591–1600, gebaut von Giovanni Facconi und Antonio Cometa nach Plänen von Baldassare Maggi

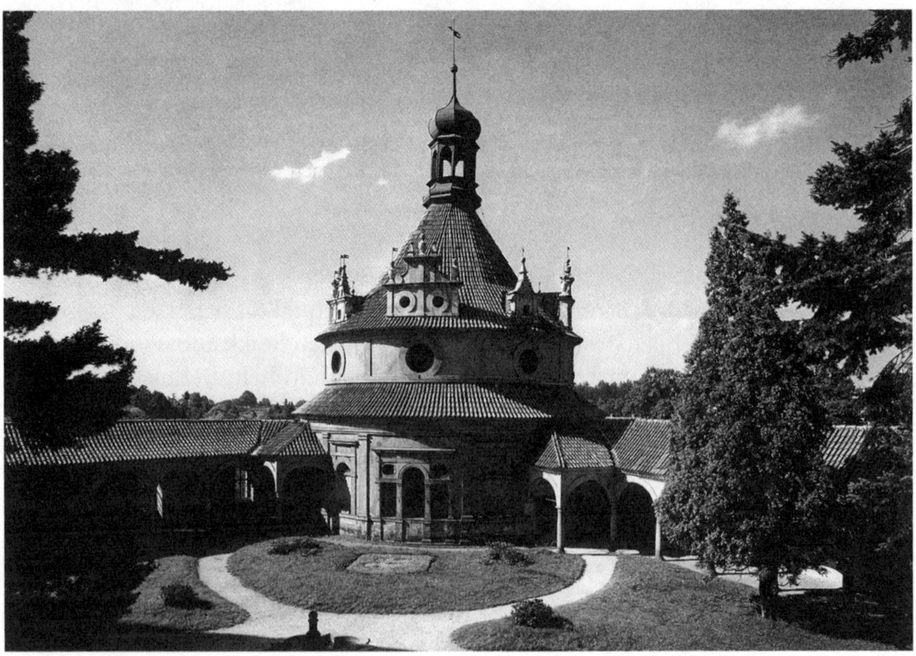

eckigen Gartenanlage ein Lustschloß, dessen Name Kratochvíle (Kurzweil) schon andeutet, daß es als Ort der Erholung und höfischer Belustigungen gedacht war. In Jindřichův Hradec (Neuhaus) bauten Giovanni Facconi und Antonio Cometa im letzten Jahrzehnt des 16. Jahrhunderts nach einem Entwurf von Baldassare Maggi ebenfalls einen Gartenpavillon, einen Zentralbau mit kunstvoller Stuckdekoration von G. P. Martinola und anderen. Da die Auftraggeber beider Bauten auch auf dem Hradschin oder in dessen Nähe residierten und Ämter bei Hofe bekleideten (der Auftraggeber von Jindřichův Hradec, Adam II. z Hradce, war Oberstkanzler von Böhmen und Diplomat) und da sie auch während der Bauzeit mit dem Hof in Verbindung standen, darf man wohl davon ausgehen, daß die Prager Entwürfe hier einen direkten Einfluß ausgeübt haben; es lassen sich auch Verbindungen zu habsburgischen Projekten in Österreich nachweisen, auf die wir weiter unten näher eingehen werden.[22]

Die Errichtung von Lusthäusern wurde zu einer Mode, die sich auch in andere Regionen ausbreitete. Pietro Cucis 1553 in Stuttgart errichtetes Lusthaus steht in dieser Tradition der Gartenarchitektur, wenn auch sein Entwurf von einer gewissen Unabhängigkeit zeugt. In Dresden, dessen Hof enge Verbindungen zu den Habsburgern unterhielt, scheint das Lusthaus, das Giovanni Maria Nosseni entwarf und 1589 zu erbauen begann (im 18. Jahrhundert wurde es durch eine Explosion zerstört), in der Wand- und Dachgestaltung dem Belvedere geähnelt zu haben, wie alte Abbildungen belegen. Als Höhepunkt dieser Gartenarchitektur kann ein weiterer Bau der Habsburger, das Neugebäude bei Wien, angesehen werden. Dieses Werk war einst ein eindrucksvolles Gebäude inmitten einer ausgedehnten Anlage und konnte dem Vergleich mit jedem ähnlichen Bauwerk standhalten. Wahrscheinlich von Jacopo Strada entworfen (auf den wir im nächsten Kapitel ausführlicher eingehen), bot das Gebäude den Anblick einer Villa innerhalb einer quadratischen Anlage. Diese Form kann ebenfalls die Anlagen von Kratochvíle und im mährischen Bučovice (Butschowitz) beeinflußt haben.[23]

In der gesamten Region verbreitete sich auch ein neuer, mit dem habsburgischen Hof verbundener Stil der Schloßarchitektur. Einige der ersten Beispiele dieses Typus entstanden direkt auf Initiative des Königs oder seiner engsten Gefolgsleute, etwa das Schloß von Kostelec nad Černymy Lesý, ein 1549–1558 ausgeführtes Projekt des Königs, entworfen von Hans Tirol und Ulrico und Giovanni Battista Aostalli (Avostalis). Weitere Beispiele sind die Residenz von Ferdinands Sekretär Florian Griesbach in Kaceřov (erbaut 1540–1556), das in den Jahren 1553–1572 ebenfalls für Griesbach errichtete Schloß von Nelahozeves sowie das für die Erbmarschälle von Böhmen, die Berka von Duba und Lipé, von 1557 bis 1562 errichtete Schloß von Moravský Krumlov (Mährisch Kromau). Anders als die Adelssitze der vorigen Generation, etwa in Pernštejn (Pernstein), haben diese Gebäude einen regelmäßigen Grundriß und einen Arkadenhof. Die übereinandergestellten Säulen, die verschiedene dieser Höfe aufweisen, wecken auch hier die von der Antike geprägten Assoziationen zum Kaisertum. In Kaceřov verweisen ein mit Bossenwerk

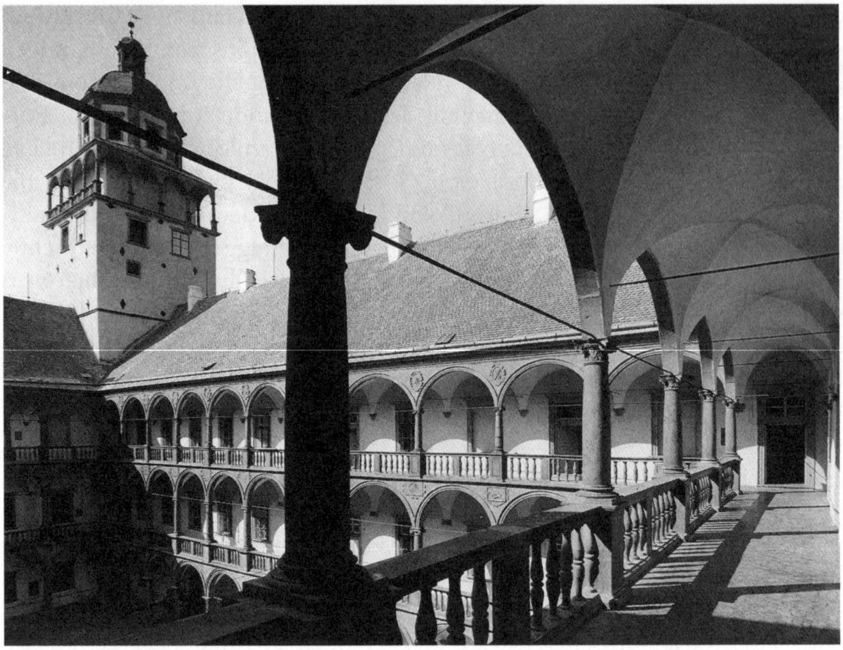

Arkadenhof des Schlosses in Moravský Krumlov (Mährisch Kromau), 1557–1562, von Leone Garove da Bissone

versehenes Portal, der regelmäßige Grundriß der Gartenanlage und weitere dekorative Elemente auf italienische Entwürfe.

Nicht nur in Böhmen, sondern auch in Österreich wirkten auf die Initiative des Hofs oder hoher Hofbeamter zurückgehende Gebäude, wie etwa das Schloß in Spittal an der Drau, beispielgebend für die weitere Entwicklung. Ein Modellfall ist der Schweizerhof der Wiener Hofburg, ein Werk Pietro Ferraboscos, eines jener Militäringenieure und Festungsbaumeister, die schließlich als Architekten arbeiteten. Der Schweizerhof ist ein Arkadenhof und hat ein bossiertes Eingangstor in der Art Serlios, das Schweizertor. Sein architektonischer Einfluß ist bei vielen Adelssitzen Österreichs, Böhmens und Oberungarns (der heutigen Slowakei) festzustellen.[24]

Diese eindrucksvollen italisierenden Bauten standen am Beginn einer ganzen Reihe von Schlössern mit Arkadenhöfen, manchmal mit Rustika und Wappenschildern. Besonders bemerkenswert sind etliche Bauten in Böhmen und Mähren, die klassischere Formen und somit eine stärkere Orientierung an Italien zeigen als die besser bekannten französischen Renaissanceschlösser. Diese Architekturen wurden während der ganzen zweiten Hälfte des 16. und noch zu Anfang des 17. Jahrhunderts errichtet; vergleichbare Bauwerke entstanden auch jenseits der Grenzen Böhmens.

Nachdem die ersten Bauten dieses Typs errichtet waren, ließen sich auch die mit dem Hof verbundenen Adligen viele repräsentative Schlösser in diesem Stil bauen, häufig sogar von Architekten des Hofs. Die kosmopolitischen

Tendenzen der Hofkunst waren demzufolge nicht von ihrem lokalen Umfeld isoliert. In Böhmen begann diese Reihe von Bauprojekten bereits mit dem Umbau des Schlosses von Pardubice (Pardubitz), den Vojtech z Pernštejna (von Pernstein), der Erbkämmerer von Böhmen, begonnen hatte und den die Hofkämmerei fortsetzte, als das Gebäude kaiserliche Residenz wurde. Weitere Beispiele sind das für Vratislav z Pernštejna, einen Höfling und Rat des Wiener Hofs, von Giovanni Battista und Ulrico Aostalli (Avostalis), Architekten im Dienst des Hofes, errichtete Schloß von Litomyšl (Leitomischl); das Schloß von Opočno, errichtet für Vilem Trčka, der den Kaiser bei seiner Ankunft in Böhmen begrüßt hatte, sowie das Schloß von Horšovský Týn (Bischofteinitz), erbaut für Jan z Lobkovic (Johann von Lobkowitz), den Burggrafen der Prager Burg.

Diese Bauten lassen vermuten, daß mit der Übernahme einer neuen Architekturform auch ein neuer Lebensstil importiert wurde. Ähnlich wie in Frankreich mußte die mittelalterliche Burg dem Schloß oder dem Landhaus weichen. Doch tatsächlich scheinen diese neuen Formen nicht etwa deswegen gewählt worden zu sein, weil sie dem von Alberti aufgestellten Ideal der *commoditas* entsprochen hätten; offene Höfe sind dem Klima des Nordens ja nicht gerade angemessen. Vielmehr scheint es dabei auch darum gegangen zu sein, für alle sichtbar eine bestimmte Stellung zu beziehen: Indem Adlige, die an den Hof gezogen worden waren, dessen Vorbild nacheiferten, bekundeten sie ihr politisches Selbstverständnis und demonstrierten ihre soziale Position.

Die Orientierung dieser neuen Mode am Hof zeigt sich im mährischen Bučovice, dessen Schloß am prächtigsten von allen ausgestattet ist. Der Bau wurde für Jan Šembera z Boskovic, den Ratgeber Kaiser Rudolfs II., errichtet. Um den Hof mit seinen dreigeschossigen Arkaden liegt eine Folge von reich mit Malereien und plastischem Schmuck versehenen Räumen, darunter der sogenannte Kaisersaal, eines der großen dekorativen Ensembles des 16. Jahrhunderts. Dieser Raum mit seinen Terrakotta- und Stuckverzierungen braucht mit keinem der aus dieser Zeit erhaltenen Innenräume der italienischen oder französischen Renaissance den Vergleich zu scheuen. Architekt des Schlosses war der kaiserliche Hofarchitekt Ferrabosco; man hat vermutet, daß auch die für die Innendekoration verantwortlichen Künstler zuvor bereits für den kaiserlichen Hof tätig gewesen waren, vielleicht sogar an Schloß Neugebäude bei Wien mitgearbeitet hatten, das die hier verwendete Dekoration angeregt haben mag. Jedenfalls weist der Kaisersaal mit seinen Büsten römischer Kaiser, seinen Götterfiguren und seiner Darstellung des einen Türken niederreitenden Karl V. starke Bezüge zur imperialen Ikonographie auf.[25]

Das Schema der von den Höfen ihren Ausgang nehmenden Verbreitung architektonischer und dekorativer Elemente haben wir bereits in Polen beobachten können, und auch in Deutschland können wir ihm begegnen. Die Rivalität der Fürstenhöfe und das Fehlen eines dominierenden Zentrums hatten zwar zur Folge, daß die Habsburger dort nicht den gleichen Einfluß ausüben konnten wie in ihren eigenen Landen, und es herrschte in Deutschland auch keine mit dem Polen der Jagiellonen vergleichbare Situation. Trotzdem mag Maximilian I. für andere deutsche Fürsten den Anstoß gegeben haben, im

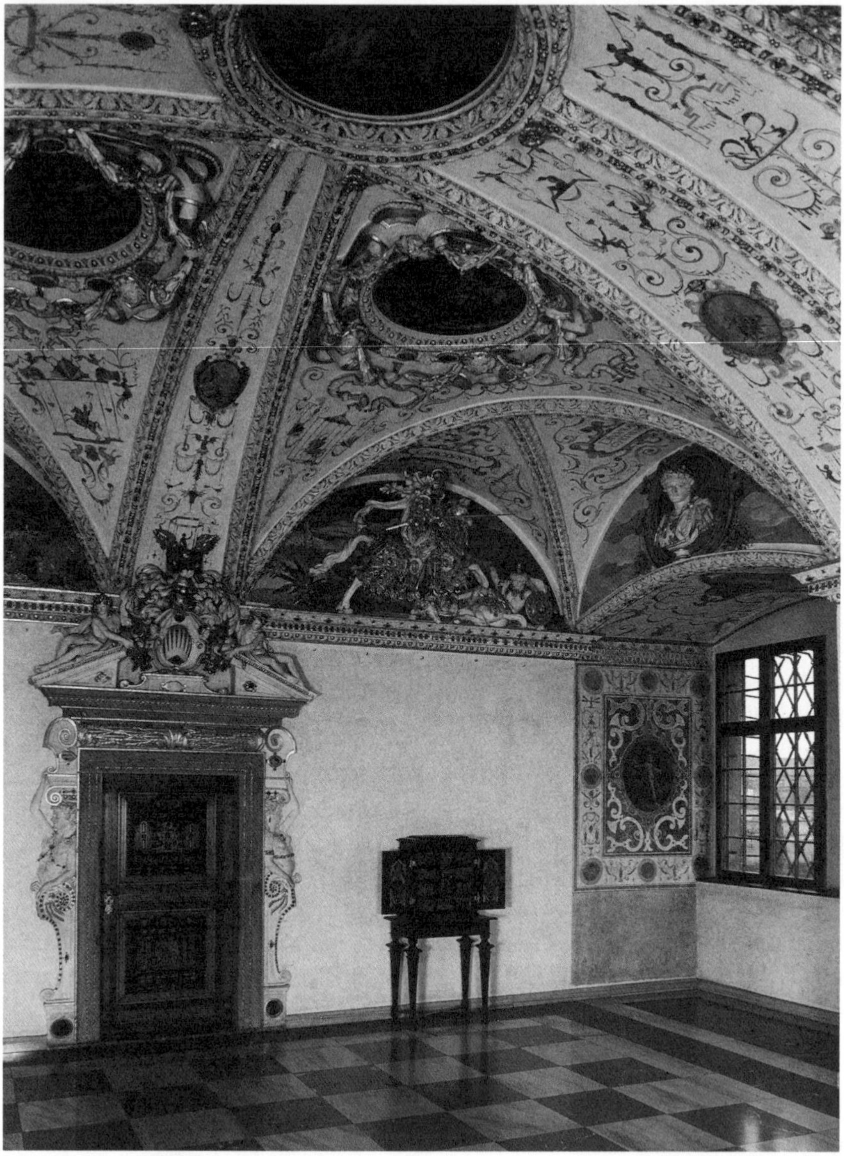

Der Kaisersaal des Schlosses von Bučovice, wohl achtziger Jahre des 16. Jh.s, von Jacopo Strada (?)

Zuge einer Förderung neuer Kunstformen klassische Bildwelten und Formen aufzugreifen.

So bewirkten beispielsweise die bayrischen Wittelsbacher, deren künstlerische Ambitionen sich zuvor, wie etwa die Ausschmückung der kleinen Kirche von Blutenburg bei München zeigt, auf den kirchlichen Bereich und eine Vorliebe für das Gotische beschränkten, um 1530 in ihrem Herrschaftsbereich ebenfalls einen Wandel von Kunst und Architektur.

Während er in Auseinandersetzungen mit einem rivalisierenden Zweig der Wittelsbacher verstrickt war, gab Herzog Wilhelm IV. von Bayern eine Reihe von Gemälden in Auftrag, die Szenen aus der antiken griechischen und römischen Geschichte darstellen sollten; sie waren für den Gartenbau der Münchner Residenz bestimmt. Ab 1528 arbeiteten einige der führenden deutschen Maler an diesen Gemälden, zu denen beispielsweise die berühmte *Alexanderschlacht* Albrecht Altdorfers gehörte. Die Künstler paßten sich in ihrer Malweise eindeutig den Erfordernissen dieses Auftrags an, dessen Thematik häufig zur Wahl eines modifizierten italienischen Stils führte. Über sorgfältige Studien (Altdorfer zog beispielsweise die *Historia Alexandri Magni* des römischen Geschichtsschreibers Curtius Rufus heran) ist die Darstellung der Figuren auf dem Schlachtengemälde an die Texte geknüpft, in denen die historischen Ereignisse beschrieben sind. Zugleich knüpft Altdorfers Bild aber auch an zeitgenössische Ereignisse an, indem es Alexanders Truppen als europäische Ritter abbildet und die Perser mit türkischen Turbanen auftreten läßt.[26] Die auffällige Plazierung des herzoglichen Wappens auf mehreren der Gemälde läßt vermuten, daß Wilhelm keine Bedenken hatte, sich ähnlich wie die Habsburger mit den Herrschern und Heroen des klassischen Altertums zu identifizieren.

Die Stadtresidenz von Landshut, die der dortige Wittelsbacher Herzog Ludwig X. ab 1536 bauen ließ, nimmt mit demonstrativer Geste den Wettbewerb mit den Bauten der in München residierenden Vettern auf, geht aber, wie die für die Höfe Polens und Böhmens geschaffenen Bauwerke, noch einige Schritte weiter. Ludwig X. hatte Italien bereist und sich 1530 in Mantua aufgehalten, wo er wahrscheinlich von Giulio Romanos Palazzo del Te und dem im Renaissancestil errichteten Herzogspalast beeindruckt wurde. Die Anregung durch diese Werke führte zu einem Cinquecento-Palazzo nach Mantuaner Vorbild, einem Palast in rein italienischem Stil inmitten einer deutschen Stadt. Die Fassadengestaltung stammt direkt aus Italien, auch die Innengestaltung wirkt rein italienisch; der sogenannte Italienische Saal mit seinem Tonnengewölbe, den vorgetäuschten Kassetten und seinen Medaillons im klassischen Stil ist besonders bemerkenswert. Zu dieser Zeit malten auch bereits niederländische und deutsche Künstler in diesem Stil; bezeichnend ist zum Beispiel, daß Herman Postumus und Hans Bocksberger d.Ä. in diesem Schloß in einem von der Archäologie inspirierten Stil arbeiteten. Zu ihren Werken gehört die Darstellung einer antiken Statue, des Augsburger Merkur, ausgeführt in Trompe-l'œil-Manier.[27]

Die Errichtung der Landshuter Residenz, in der die Bedürfnisse, zu beeindrucken, mit einem Rivalen zu wetteifern und modisch auf dem neuesten Stand zu sein, zum Ausdruck kommen, vermittelt einen guten Eindruck von den um die Jahrhundertmitte herrschenden Entstehungsbedingungen höfischer Kunst. Gebildete, sachkundige und kunstinteressierte Herrscher mit internationalen Verbindungen, von italienischen Ratgebern und einem humanistischen Zirkel umgeben und in der neuen Literatur bewandert, boten den Künsten überall in der Region ein Forum. Doch zugleich bestimmte der fürstliche Partikularismus, der Ausdruck individueller Herrscherinteressen, das

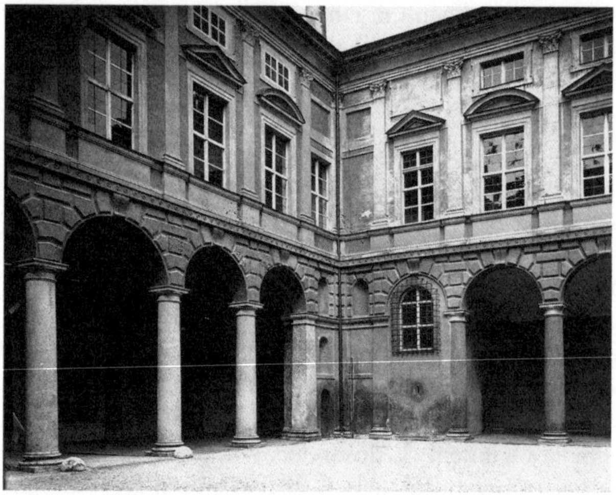

Die Landshuter Residenz, 1543

Handeln der Fürsten auf dem Gebiet der Künste genauso wie in Politik und Religion.

Das hatte verschiedene allgemeine Konsequenzen. Ein besonderes Merkmal der deutschen Kultur bis zur Reichseinigung im 19. Jahrhundert ist die Vielzahl kultureller Zentren. Wie schon bemerkt, gab es hier keine zentrale Metropole, die ein einziges, für die gesamte Region verbindliches Modell hätte durchsetzen können. Deshalb konnten sich regionale Varianten oder lokale Stile herausbilden, und lokale Traditionen konnten auch relativ unbeeinflußt weiterbestehen. Zwar wurden italienische Formen übernommen, doch es war nicht die klassische, ausgewogene Architektur Mittelitaliens, die in der Mitte des 16. Jahrhunderts in Deutschland Verbreitung fand. Deutsche Fürsten holten Kunstwerke, Künstler und Steinmetzen nicht aus der Toskana, sondern ließen sie eher aus Norditalien kommen. Die Tradition italienischer Kunst, mit der die Auftraggeber aus dem Norden in der Regel Bekanntschaft machten, war stärker dekorativ geprägt; die Certosa von Pavia ist ein Beispiel. Obwohl sich also auch in Deutschland ab 1530 eine italienisch geprägte Architektur entwickelte und obwohl ein Einfluß der von den Habsburgern geförderten Formen ebenso zu konstatieren ist wie eine Überschneidung mit älteren Tendenzen, trat aus vielen Gründen eine Vielfalt von Formen auf, die offenbar nicht den kanonischen Regeln entsprachen.

Der Ausbau der Schallaburg bei Melk in Niederösterreich zeigt die neue Architekturmode des mittleren und späten 16. Jahrhunderts. Das Renaissanceschloß wurde 1572 für einen Auftraggeber errichtet, der als Protestant dem Hof eher fern stand; er folgte zwar der Mode, war aber gegenüber den allerneuesten Trends aus gesellschaftlichen Gründen zurückhaltend. Doch birgt das Schloß einen wundervollen Arkadenhof, während es – wie viele Bauten, die an ihre Ursprünge in der Architektur der Trutzburg erinnern wollen – nach außen festungsähnlich wirkt. Die Arkaden sind mit Terrakottadekoration verkleidet; dieses ursprünglich italienische Material ist in Formen gestaltet, die aus

Drucken der deutschen Kleinmeister stammen, so daß das Renaissanceelement hier auf ganz eigentümliche Weise abgewandelt ist.[28]

Die Formentwicklungen in den böhmischen Kronländern, in Schlesien, Polen und Sachsen wurden nicht nur durch die Italiener beeinflußt. Die Tätigkeit von Gruppen wie etwa den Steinmetzen aus Sachsen, deren Wanderungen und deren Bedeutung man bisher wenig Aufmerksamkeit gewidmet hat, kompliziert die ganze Angelegenheit noch zusätzlich. Die verwickelten Verhältnisse in Sachsen sind exemplarisch für die Situation im allgemeinen. Sachsen, eine sehr wohlhabende Region, war, wie auch andere Gebiete des Reiches, zwischen rivalisierenden Souveränen aufgeteilt und ist insofern ein gutes Beispiel für den Partikularismus. Rivalisierende Herzöge stritten um Macht und Erbfolge, um die Kurfürstenwürde und die Einführung der Reformation, und neben den größeren Höfen verfolgten auch noch verschiedene Kleinfürstentümer ihre partikularen Interessen.[29]

In Sachsen entwickelten sich die neuen Entwürfe der dreißiger Jahre des 16. Jahrhunderts direkt aus der im Jahrzehnt zuvor geförderten Architektur. Für den neuen Stil waren Formen charakteristisch, deren Verbreitung auf zuvor in Halle tätige Künstler und Architekten wie Andreas Günther zurückging. Dazu gehörten Zinnenkränze und Giebelformen, wie man sie etwa an dem 1527–1534 von ebendiesem Architekten errichteten Schloß Forderglauchau in Glauchau findet. Diese Formen fanden auch in Torgau Verwendung, wo von

Arkadenhof der Schallaburg bei Melk, Österreich, begonnen 1572

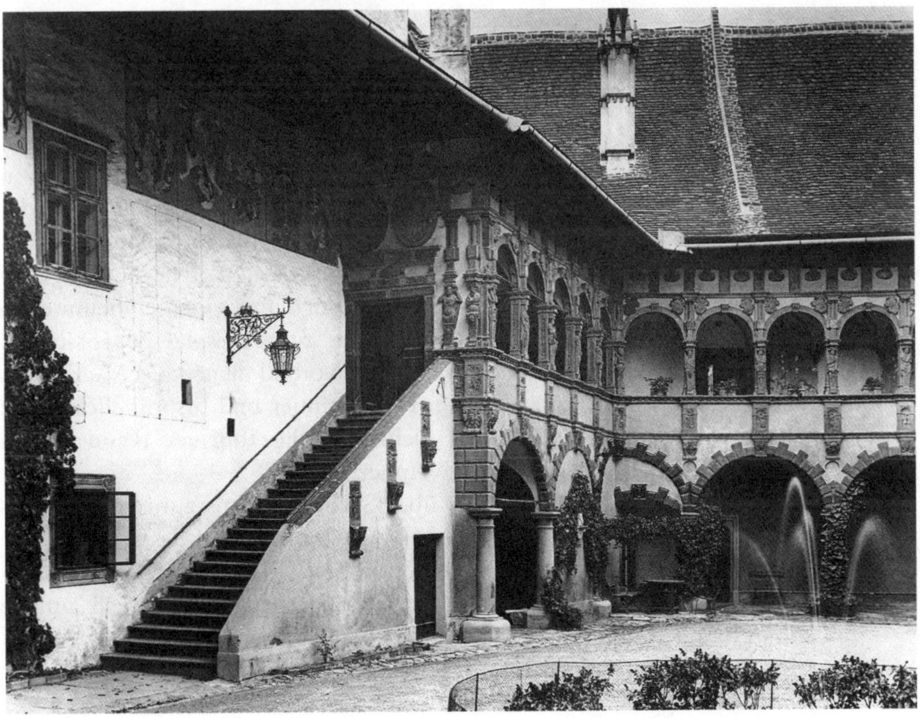

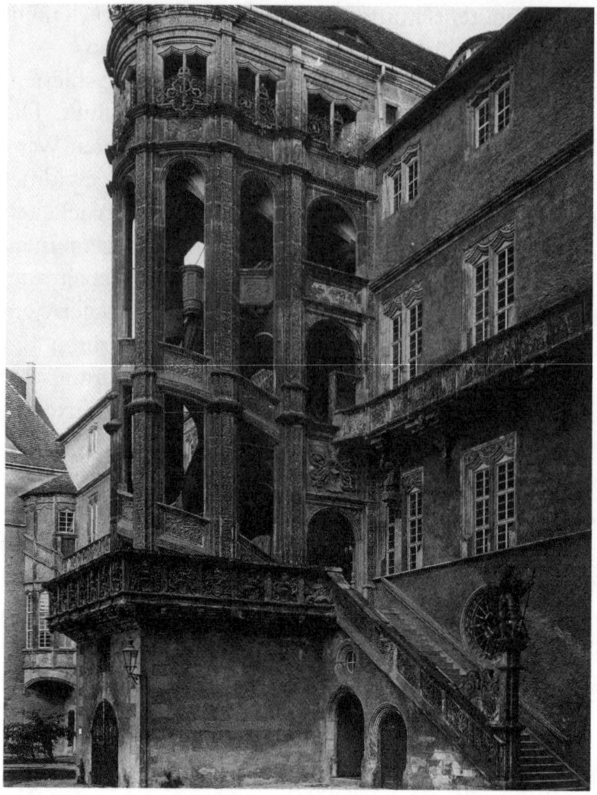

Schloß Hartenfels, Torgau, Johann-Friedrich-Bau mit Großem Wendelstein, 1533–1536, von Konrad Krebs und anderen

1533 bis 1536 der Johann-Friedrich-Bau von Schloß Hartenfels errichtet wurde, dessen Kapelle wir als frühes Beispiel protestantischer Kirchenarchitektur bereits kennengelernt haben. Dieser Flügel des Schlosses mit seinem regelmäßigen, symmetrischen Grundriß geht auf einen Entwurf des in Torgau damals bereits einige Zeit tätigen Konrad Krebs zurück. Die Mitte des Johann-Friedrich-Baus wird durch einen Treppenturm, den Großen Wendelstein, akzentuiert, der einen französischen Typus variiert. Die schwungvolle Form dieses Treppenturms läßt sich jedoch auch mit einer einheimischen Tradition in Verbindung bringen; so konnte zum Beispiel der prächtige Treppenturm der Albrechtsburg in Meißen als Vorbild dienen. Da Meißen das traditionelle Zentrum der sächsischen Herzogtümer und ursprünglicher Sitz der Kurwürde war, verwundert es nicht, daß die Torgauer Residenz des Herzogs an die Architektur Meißens erinnert.[30]

Wie die Torgauer Schloßkapelle über Sachsen hinaus zum Vorbild protestantischer Kapellen wurde, so lieferte auch der Innenhof des Schlosses der gesamten Region ein Vorbild. Steinmetzen und Bildhauer aus Torgau errichteten in Berlin das kurfürstliche Renaissance-Stadtschloß. Auch auf die Plastik in Brandenburg und (Ost-)Preußen übte Sachsen großen Einfluß aus.[31]

In Sachsen begann sich zu dieser Zeit die Stadt Dresden, Sitz eines rivalisierenden Zweigs der Dynastie der Wettiner, zu einem Hauptzentrum der

Künste zu entwickeln. Zunächst wirkte sich auch hier, wie das Dresdner Schloß bezeugt, der Einfluß der Architektur Torgaus und der Plastik der Daucher-Werkstatt aus. Die Verwendung der Formen und die Behandlung der Giebel änderten sich, als Dresden Residenzstadt des Herzogs Moritz wurde. Obwohl Protestant, verbündete Moritz sich in den vierziger Jahren mit Kaiser Karl V., was ihm die Kurwürde eintrug. Eine Möglichkeit, seine neue Würde zu demonstrieren, bestand in der Förderung einer neuen Architektur. Er ließ ein großes neues Schloß errichten, dessen Bau der Auftakt zu umfangreichen städtebaulichen Veränderungen war. Als weitere Manifestationen dieses Statusgewinns wurde im Laufe des 16. Jahrhunderts noch das Lusthaus erbaut, eine Kunstkammer eingerichtet und im Dom zu Freiberg die Grablege der Wettiner gestaltet.[32]

Die zentrale Präsentationsmöglichkeit für einen Herrscher war die Residenz, die er sich errichtete. In diesem Sinne läßt sich das Dresdner Schloß als architektonische Selbstdarstellung interpretieren. Es verband lokale Bauideen – Treppentürme, Giebel und Erker – mit einer ornamentalen Behandlung der klassischen Ordnungen, die eine deutsche Interpretation norditalienischer Formen darstellt. Die klassischen Elemente wurden von Künstlern aus Norditalien ausgeführt; sie schufen eine Loggia mit Arkaden (Ricchino sowie Benedikt und Gabriel de Tholas) und eine sehr elegante Kapelle (Juan Maria del Pambio). Das Portal der Kapelle kombinierte rein italienische Hochrenaissanceformen mit charakteristischen Plastiken deutscher Meister (der Daucher).[33]

Die Dresdner Kapelle diente der Schweriner Schloßkapelle J. B. Parrs als Vorbild. An diesem Beispiel zeigt sich, wie nicht nur die Habsburger, sondern auch andere bedeutende deutsche Höfe, etwa die der Kurfürsten, die Entwicklung in Zentren geringerer Bedeutung beeinflussen konnten, die sich ihrerseits an Höfen mittlerer Größe orientierten und ihnen nachzueifern versuchten.[34]

Mischformen wie in Dresden finden sich überall in der Region, vor allem in Gebieten, wo Deutsche mit Italienern zusammenarbeiteten und wo eine ähnliche Nachfrage nach neuen Bauwerken bestand. In Schlesien beispielsweise versuchte der Herrscher des kleinen Herzogtums Legnica (Liegnitz) in ähnlicher Weise, seine Bedeutung zu unterstreichen. Das bezeugen die Porträtmedaillons an dem Schloßportal aus dem Jahre 1533. Die Rustika und die ziemlich gedrungenen Proportionen dieses Portals sprechen im übrigen dafür, daß hier die für ein anderes Empfinden entwickelte Formgebung der Renaissance von lokalen Kräften in eine bloß dekorative Version ihrer selbst verwandelt wurde. Im Vergleich dazu zeigt das dreigeschossige Torhaus des Schlosses von Brzeg (Brieg) in Schlesien, auf welch gelungene Weise die Künstler- und Architektenfamilie Parr italienische Formgebung in den Norden verpflanzte. Allerdings wurde der Skulpturenschmuck der Fassade wahrscheinlich von Mitgliedern der sächsischen Bildhauerfamilie Walther ab 1551 ausgeführt. Wiederum ist die Verknüpfung der Architektur mit der Bekundung dynastischer Ansprüche evident: Dargestellt sind Angehörige der alten schlesischen Piastendynastie.

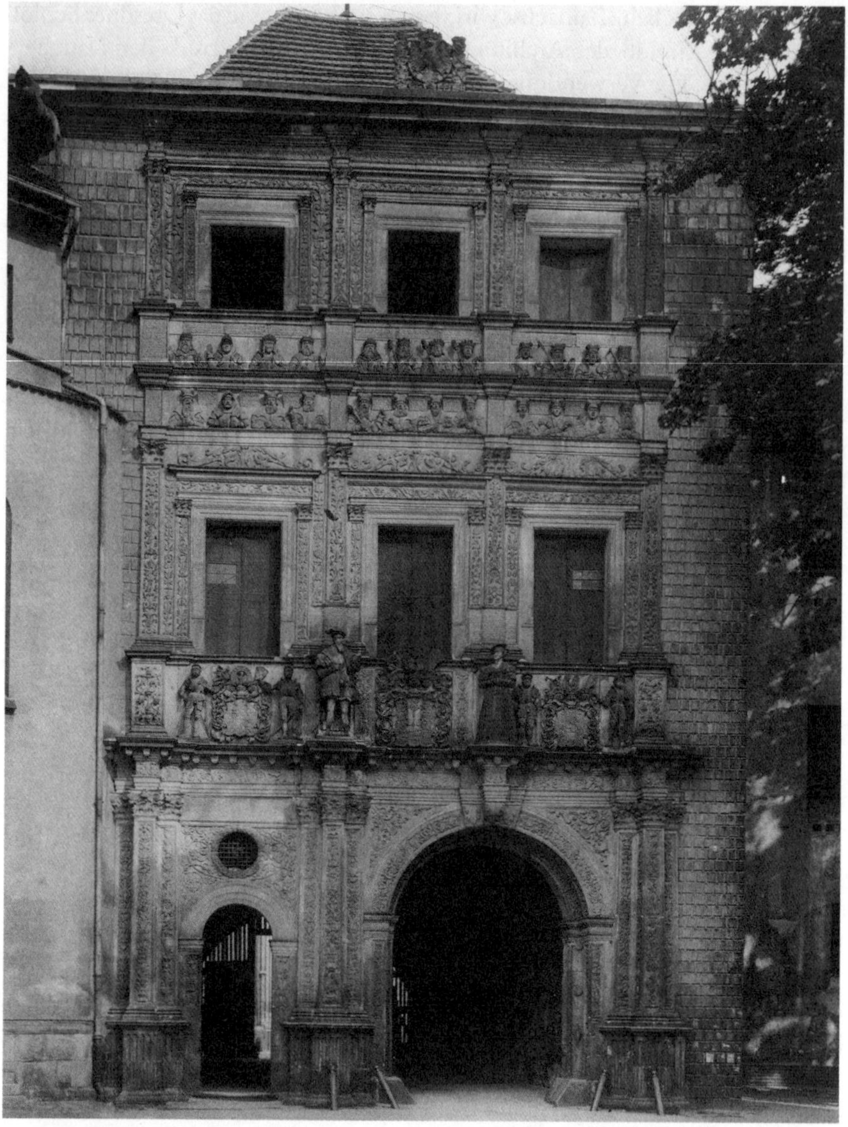

Torbau des Schlosses von Brzeg (Brieg), 1551–1553, mit Skulpturen von Piastenherrschern von Andreas Walther und anderen

Ein ähnliches Muster von Rivalität, Innovation und Kombination findet sich bei vielen Schlössern der fünfziger Jahre des 16. Jahrhunderts. In Mecklenburg beispielsweise arbeitete die Familie Parr am Güstrower Schloß. Sie errichtete auf der Hofseite eine dreigeschossige Arkadenhalle und gab der Fassade ein regelmäßigeres Aussehen; gleichwohl wirkt sie mit ihrer asymmetrischen Gliederung und den hohen Dächern und Giebeln recht phantastisch. Das Gebäude scheint eine Antwort an die Adresse des rivalisierenden Wismarer

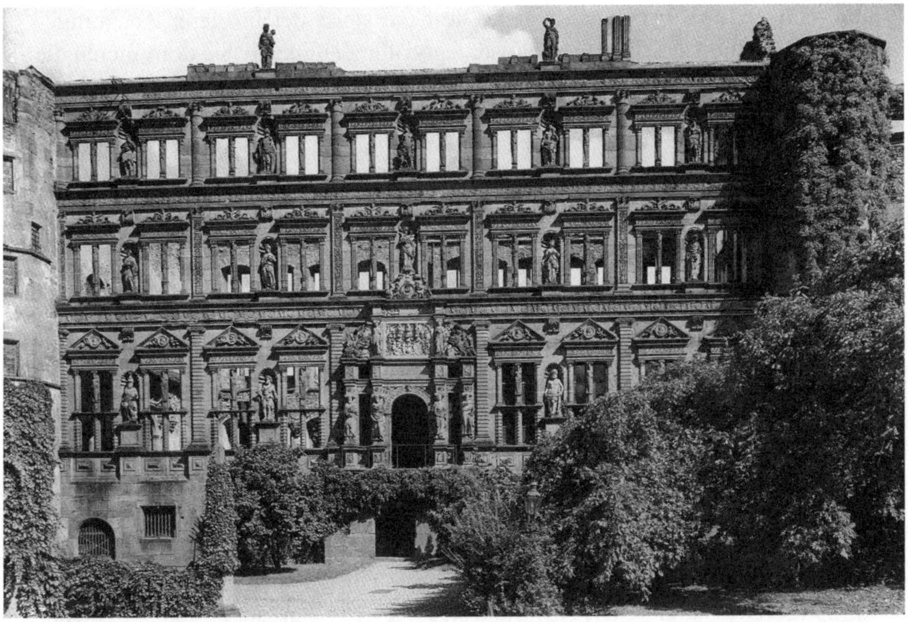

Der Ottheinrichsbau des Heidelberger Schlosses, begonnen um 1556, mit Skulpturen von Alexander Colin

Hofes zu sein, wo niederländische Baumeister 1553/54 nach einem italienischen Schema den Fürstenhof errichteten. Kalkstein- und Terrakottafriese mit Darstellungen aus dem Trojanischen Krieg und des Gleichnisses vom verlorenen Sohn schmücken ihn; die Terrakottafriese stammen von Statius von Düren, einem Lübecker Künstler.[35]

In diesen Kontext höfischer Konkurrenz lassen sich weitere Werke stellen, so der Arkadenhof am Stuttgarter Schloß von Alberlin Tresch und B. und M. Berwart, der ab 1553 errichtet wurde, sowie der etwa zur gleichen Zeit erbaute Arkadenhof der Kulmbacher Plassenburg. Eine Liste aller zu dieser Zeit in Deutschland erbauten Arkadenhöfe wäre zu lang, als daß sie hier aufgeführt werden könnte; erwähnt werden sollte jedoch der berühmteste Schloßbau dieser Zeit, der 1556 begonnene Heidelberger Ottheinrichsbau. Auch in ihm spricht sich das Bedürfnis nach einer unmißverständlichen und eindrucksvollen Botschaft aus. Der Bau war jedoch nur eines von vielen Zeichen für die Ambitionen des pfälzischen Hofes, der sich dem Protestantismus zugewandt hatte. Er tat sich zudem in der Kunstförderung hervor und legte eine bedeutende Sammlung vor allem von Büchern an.

Aber nicht nur Schlösser, sondern ganze Städte konnten solche beeindruckenden Zeichen setzen, und deshalb wollen wir uns noch einmal Fragen städtischer Architektur und der Stadtplanung zuwenden. Innovationen auf diesem Gebiet wurden häufig entweder direkt von Fürsten initiiert oder entwickelten sich in Reaktion auf aristokratische Initiativen. Die Residenzstädte gerieten immer stärker unter den Einfluß der Herrscher, die den Handelsverkehr unter ihre Kontrolle zu bringen suchten. Die Lage vieler der in dieser Zeit umgebauten oder neu errichteten Schlösser legt dafür Zeugnis ab: Sie dominieren die Städte. Eine bemerkenswerte Entwicklung dieses Zeitalters war denn auch der Umbau und die Neuanlage von Städten durch Adlige. Dies konnte etwa nach einer Feuersbrunst geschehen, wie in der böhmischen Stadt Pardubice, die nach 1538 von Jiřík z Olomouc (von Olmütz) für die Herren von Pernštejn neu angelegt wurde. Die symmetrisch angeordneten Häuser wiesen neue Giebelformen auf. Viele Häuser, berichtet eine Chronik aus dem 17. Jahrhundert, wurden mit hohen Giebeln und Erkern gebaut, und zwar aus Stein, um einen Schutz gegen Feuer zu gewährleisten und zugleich ein attraktives Stadtbild zu schaffen.[36] Auch anderswo in Böhmen wurden in dieser Zeit Städte vollständig neu angelegt, so beispielsweise Nové Město nad Metuji (Neustadt an der Mettau), das sich durch einen regelmäßigen Grundriß und neuartige Giebelformen auszeichnete. Doch finden wir solche Beispiele in vielen Teilen Mitteleuropas.

Das beste polnische Beispiel stammt vom Ende des 16. Jahrhunderts: die 1580 erfolgte Gründung der Stadt Zamość durch den polnischen Großkanzler und späteren Großfeldherrn der Krone Jan Zamoyski. Die Stadt wurde nach einem Idealplan gebaut, und auch Institutionen wie eine Akademie für junge Adlige und eine Druckerei waren Ausdruck der neuen Renaissanceideale. Nicht nur einzelne architektonische Motive wie Arkaden und Ziergiebel wurden aus Italien importiert, sondern auch das Konzept der idealen Stadt selbst. Allerdings

Häuser in Nové Město nad Metuji (Neustadt an der Mettau), nach 1526

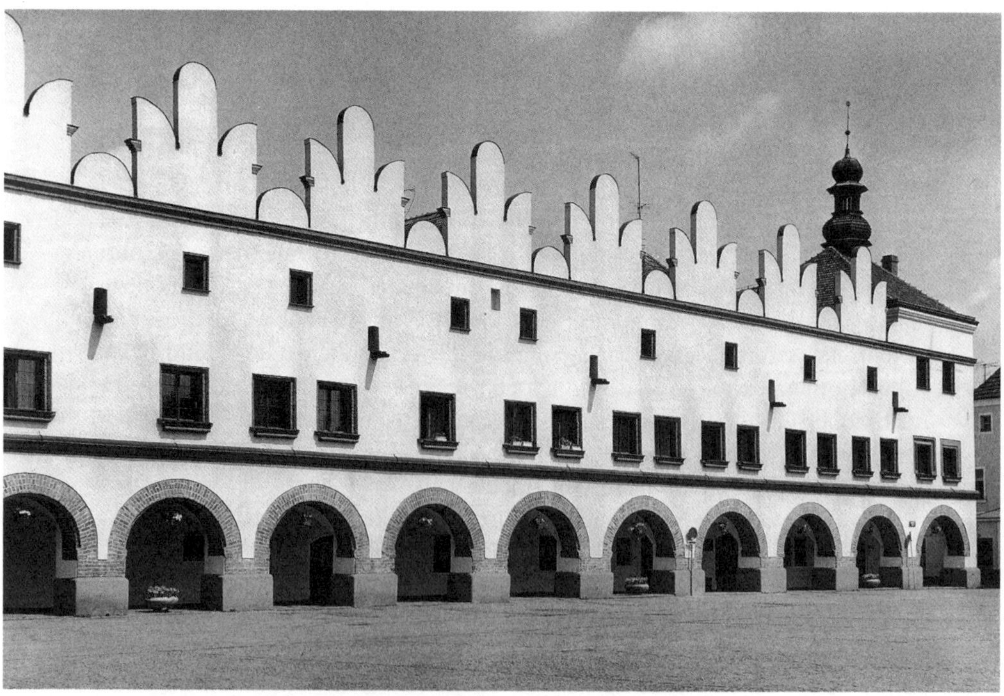

hat man derartige Entwürfe, von einigen wenigen Orten wie Vigevano abgesehen, in Italien weder vollständig noch auch nur teilweise realisiert. Der Planer und Architekt von Zamość war der aus Padua stammende Bernardo Morando, in dessen Werk sich verschiedene Konzepte Serlios und anderer Italiener nachweisen lassen. Der ideale städtische Organismus repräsentiert die von Gott oder einem Herrscher gestiftete Ordnung der Welt. Die der Stadt vorgeschriebene harmonische Geometrie spiegelt die Harmonie des Universums. Indem er eine neue Stadt schafft, übernimmt der Herrscher gewissermaßen Gottes Rolle auf Erden. Diese Vorstellung vom organischen Gefüge der Stadt bezog alle Gruppen, aus denen sich die polnische Bevölkerung zusammensetzte, in gleichem Maße mit ein: Im selben Stil wie die ganze Stadt wurde auch eine Synagoge errichtet, deren Gebäude erhalten ist.[37]

Andererseits läßt sich das Aufblühen der Architektur in freien Städten auch als Zeichen der Selbstbehauptung gegenüber Hof und Aristokratie verstehen. (Die Habsburger beispielsweise schlugen 1547 eine Revolte der böhmischen Stände nieder, die ihr Zentrum in den Städten hatte; dies zeigt klar die Machtverhältnisse jener Zeit.) Da die politische und ökonomische Bedeutung vieler Städte schwand, kann die Bautätigkeit als Beispiel einer symbolischen Kompensation interpretiert werden.[38] In diesem Lichte erscheinen die von Städtern errichteten Gebäude als Reaktion auf einen allgemeinen Trend, der bestimmte Architekturelemente Mode werden ließ. Das Rathaus von Poznań (Posen), das bedeutendste Werk seiner Art in der *respublica Poloniae,* ist ein solcher Fall. Es wurde in den fünfziger Jahren des 16. Jahrhunderts unter Leitung des Norditalieners Giovanni Battista Quadro errichtet. Der italienische Einfluß zeigt sich hier in den Arkadenreihen der Fassade. Zugleich aber erinnert das Gebäude mit seiner zinnenbewehrten Brüstung an einen burgähnlichen Adelssitz. Auch an anderen dekorativen Elementen ist diese Ambivalenz festzustellen. Der Stuckdekor des Inneren entspricht zeitgenössischen italisierenden Mustern, während die Königsporträts, die ursprünglich das Äußere schmückten, nicht nur an den Patriotismus appellierten, sondern zugleich eine besondere Verbundenheit der Stadt mit dem Thron ausdrückten und sich damit gegen den Adel wendeten. Eine solche symbolische Bekundung der politischen Parteinahme findet sich häufig in Städten, die unter der unmittelbaren Herrschaft des Kaisers oder Königs standen.

Auch wo Institutionen und nicht Einzelpersonen als Auftraggeber fungierten, läßt sich das Auftreten antikisierender Elemente in manchen Fällen als Nacheifern verstehen. Arkaden, ein Merkmal der Schloßarchitektur, waren auch bei Rat- oder Ständehäusern zu verwenden, und sie finden sich denn auch beispielsweise bei den Landhäusern im mährischen Brno (Brünn), in Graz und in Klagenfurt (das Klagenfurter Landhaus wurde von Domenico d'Allio errichtet), aber auch an den Rathäusern von Brno und Bratislava (Preßburg), der damaligen Hauptstadt Ungarns.

Das läßt darauf schließen, daß die Übernahme eines Stiles oft nicht eindeutig auf politische oder soziale Affinitäten zurückgeführt werden kann. Charakteristische konstruktive und dekorative Elemente der Architektur in Deutschland zum Beispiel sind hohe, häufig mit Voluten verzierte Giebel, Erker, Prunk-

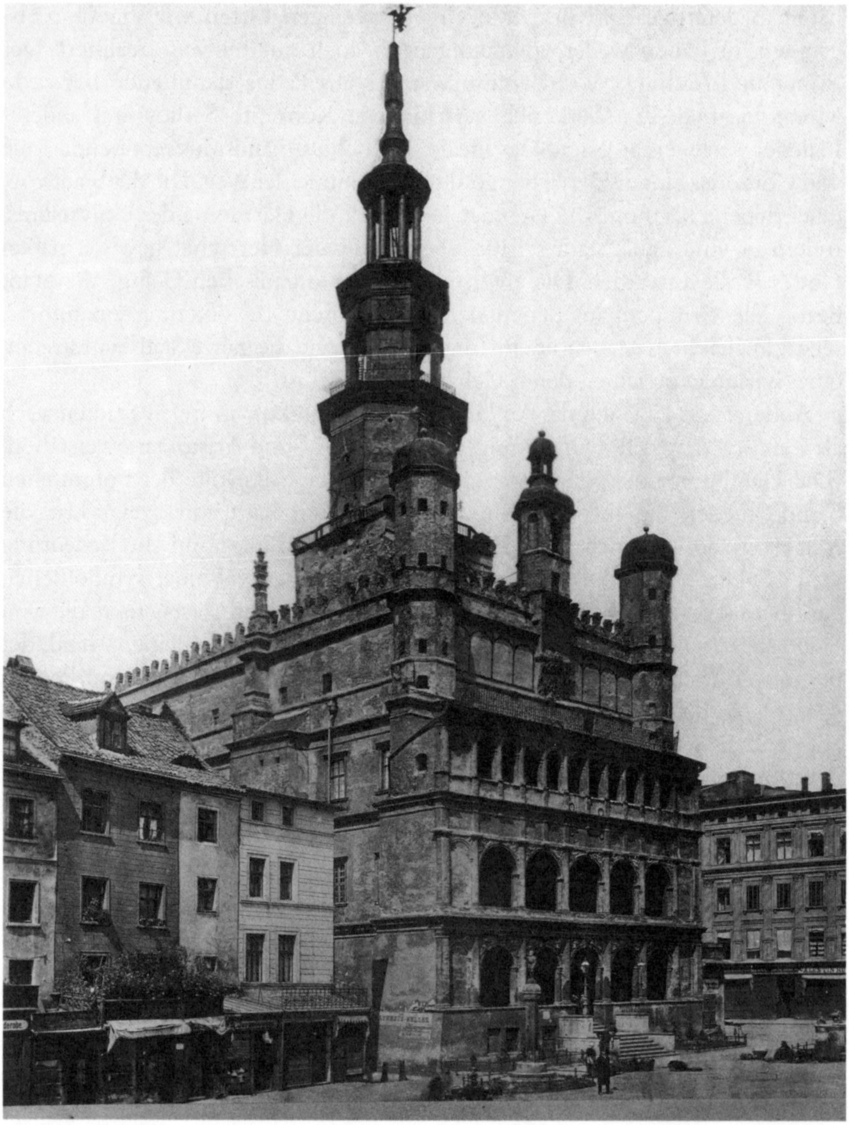

Das Rathaus von Poznań (Posen), 1550–1560, von Giovanni Battista Quadro (Vorkriegsaufnahme)

portale, Relief- und Medaillonschmuck. Diese Elemente treten in verschiedenen Kombinationen auf, und man findet sie an öffentlichen Gebäuden, etwa am 1562–1564 von Nikolaus Gromann errichteten Rathaus von Altenburg, aber auch an prächtigen Patrizierhäusern, etwa dem Leistschen Haus oder dem Rattenfängerhaus in Hameln.

Die Quellen dieser Motive sind so verschieden wie die Herkunftsländer der Menschen, die sie schufen. Zwar fand der Geschmack an der italienischen

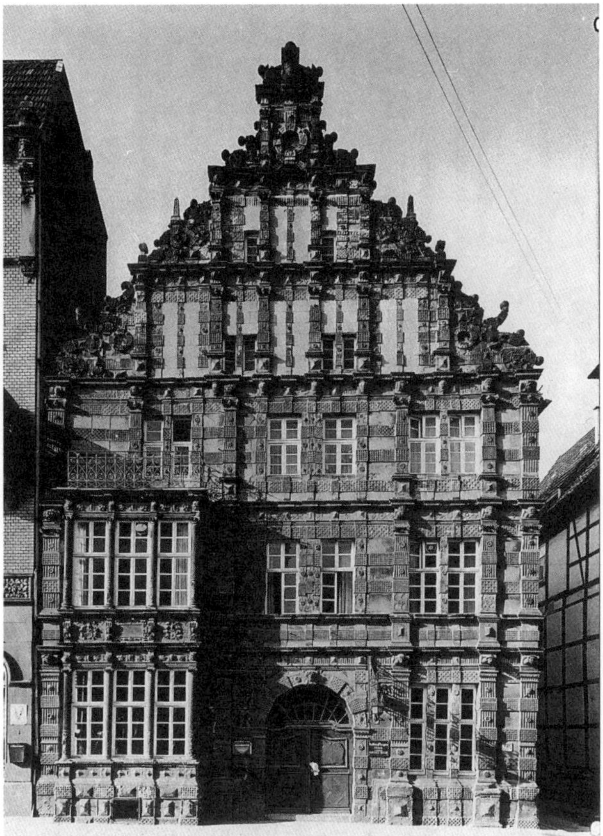

Rattenfängerhaus, Hameln, 1602/03

Manier, am *stile all'antica,* immer weitere Verbreitung, doch waren die Kontakte mit Italien oder Italienern um so schwächer, je größer die Entfernung zu diesem Land war. Anstelle der Italiener verbreiteten dann häufig Niederländer einen neuen Stil. In den Gebieten nördlich des Mains und im gesamten Ostseeraum übten sie, entweder durch direkte Anwesenheit oder aber durch die Verbreitung von Ornamentstichen, großen Einfluß auf Architektur und Innenarchitektur aus. Die auf sie zurückgehende und sich häufig durch hohe Volutengiebel auszeichnende Architektur stellt, wenn sie antikisierende Züge hat, eine Transposition des Renaissancestils dar. Ihre Behandlung der klassischen Ordnungen wirkt vom italienischen Standpunkt aus gesehen oft irregulär. Noch dazu sind diese Gebäude häufig aus Backstein errichtet, oder es findet sich eine vom Backsteinmauerwerk abstechende Dekoration aus Hausteinen.

In Abwesenheit der Italiener konnten die Niederländer oder die ihren Entwürfen nacheifernden Baumeister mit solchen Bauwerken als Repräsentanten der neuen Mode des *stile all'antica* gelten. 1545 bot beispielsweise der niederländische *steenhower* Paul van Hofe dem Lübecker Rat seine Dienste an; er schrieb, er stehe bereit, »allhier einige Gebäude in antiker Weise zu machen, welche Antiken man jetzt für die höchste Kunst erachte, von welcher Kunst

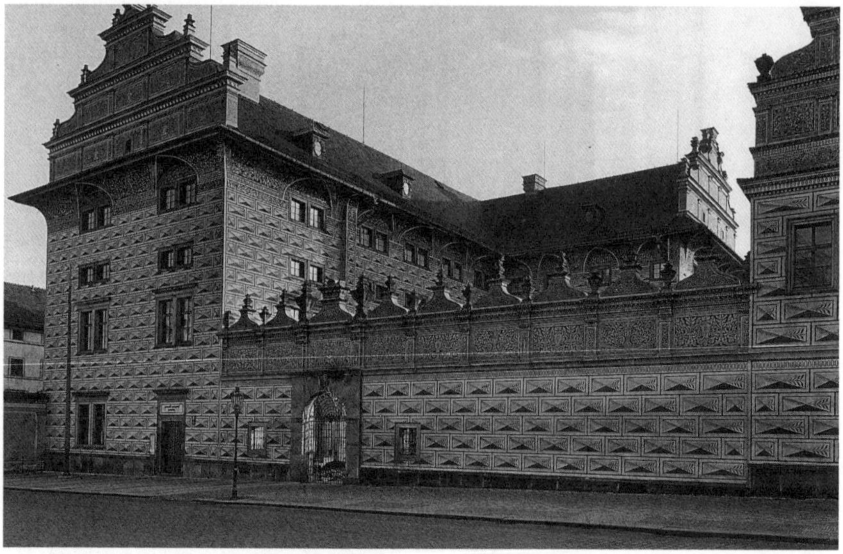

Schwarzenbergpalais (Palais des Jan z Lobkovic) auf dem Prager Hradschin, 1545–1563, von Meister Augustin (wahrscheinlich Agostino Galli)

man aber hier in der Stadt nichts finde«.[39] Ähnlich wie die sächsischen Steinmetzen und Baumeister konnten also auch Niederländer ab den vierziger Jahren des 16. Jahrhunderts in dieser Weise den Renaissancestil verbreiten. Im Ostseeraum wurden zudem häufig Musterbücher wie die des Vredeman de Vries benutzt. Unter den Niederländern, die ihr Gewerbe überall in der Region betrieben, waren so wichtige Persönlichkeiten wie Hans Vredeman de Vries, der in Wolfenbüttel, Braunschweig, Gdańsk (Danzig) und Prag tätig war, oder Anthonis van Opbergen, der außer in Gdańsk auch in Toruń (Thorn) und im dänischen Helsingör arbeitete.[40]

Dieser Überblick über das komplizierte Wechselspiel von Formen innerhalb eines noch komplizierteren sozialen und politischen Gefüges läßt bestimmte Schemata erkennen. Man kann zum Beispiel feststellen, daß zwar die Funktion von Gebäuden offensichtlich entsprechend ihrer Umgebung und ihres Kontextes differiert, die verwendeten Motive jedoch oft auch in unterschiedlichen Milieus die gleichen sind. Die gleichen Formen treten sowohl in der Schloß- und Palastarchitektur als auch bei Rathäusern auf. So läßt sich beispielsweise das 1554-1559 von Giovanni di Statio (Hans Vlach) errichtete Rathaus im böhmischen Plzeń (Pilsen) mit dem Lobkovic-Palais (dem späteren Schwarzenbergpalais) in der Hradschin-Vorstadt vergleichen, das ein Meister Augustin (wahrscheinlich Agostino Galli) ungefähr zur gleichen Zeit (1545–1563) erbaute. Die Reihe der Giebel über der hohen Attika des Pilsener Rathauses erinnert an die Staffelgiebel des Lobkovic-Palais; zudem sind die Mauern beider Gebäude in der in ganz Böhmen beliebten Sgraffitotechnik geschmückt. Die besonders charakteristischen Motive der Epoche findet man zudem sowohl bei weltlichen wie bei Sakralbauten. So wirkt die 1529 hinzugefügte Zinnenbekrönung der Pfarrkirche von Paczków (Patschkau) mit dem Wechsel von Rundbogen- und Kerbzinnen fast wie eine spielerische Variante des sogenannten schlesischen Giebels, wie ihn etwa das 1521–1528 erbaute Haus mit dem goldenen Giebel in Wrocław (Breslau) aufweist.

Angesichts der häufigen Wiederkehr von Motiven und Dekorationstechniken wie Giebel oder Sgraffito haben manche Forscher derartige Merkmale als Zeichen einer spezifisch mitteleuropäischen Renaissancerezeption gedeutet. Da diese Elemente sich an ganz unterschiedlichen Gebäuden finden, wurden diese augenscheinlich von der klassischen Norm abweichenden Muster weder als Kennzeichen einer bestimmten sozialen Klasse oder eines bestimmten religiösen Bekenntnisses interpretiert noch als Merkmal eines Epochenstils, etwa des Manierismus verstanden (der ohnehin ein untauglicher Begriff ist). Man behauptete vielmehr, diese Gebäude würden eine provinzielle Erscheinungsform der Renaissance repräsentieren. Gebäude wie die Tuchhallen von Kraków mit ihrer markanten Attika gelten dann als typisch polnische regionale Variante, als spezifisch polnische Renaissance, während die breiten und komplizierten, oft asymmetrisch gruppierten Giebel und der Sgraffitoschmuck des 1547 umgebauten Schlosses von Horšovský Týn (Bischofteinitz) in Westböhmen ein Ausdruck der spezifisch tschechischen Form der Renaissance sein sollen.[41]

Tatsächlich jedoch tauchen dieselben Elemente überall in der Region auf. Der besondere »böhmische« Giebelabschluß, der sich etwa an der 1562 erbauten Teynschule am Altstädter Ring in Prag findet, ist fast identisch mit dem Giebel des 1536 errichteten Wittenberger Melanchthonhauses. Die irreguläre Gruppierung solcher komplizierten Giebelformen kennzeichnet auch die sogenannte Weserrenaissance, wie sie sich an Gebäuden wie dem Schloß von Stadthagen beobachten läßt. Diese Merkmale allein können daher keinen regionalen Stil konstituieren. Die »polnische Attika« findet sich nicht bloß in Schlesien, sondern in ganz Deutschland und Österreich (nicht nur in der Weserregion, sondern auch in Anhalt, Mecklenburg, Bayern, Salzburg, Niederösterreich und Tirol) wie auch in Ungarn. Die Sgraffitodekoration böhmischer Bauten findet man ebenso an vielen um die Mitte des 16. Jahrhunderts in Österreich entstandenen Bauten; selbst die einzelnen gegenständlichen und ornamentalen Motive sind ganz ähnlich. Solche »grenzübergreifenden« Ähnlichkeiten lassen sich auch bei den in den verschiedenen Ländern gebräuchlichen Formen der Innendekoration feststellen.

Wie die klassischen Ordnungen, die Arkaden, Loggien und aus der Antike abgeleiteten Dekorationsmotive, die uns als Renaissancemerkmale vertrauter sind, scheinen auch diese eher pittoresken Elemente ihren Ursprung in Italien zu haben. Die Form der Brüstung läßt sich nach Venedig und Venetien zurückverfolgen; die Kombination von Halbkreis- und Schwalbenschwanzformen an Giebeln findet sich ebenfalls dort, und das Sgraffito ist ohnehin eine in Italien häufig eingesetzte Dekorationstechnik. Andere Giebelformen wiederum scheinen in den Niederlanden ihren Ursprung zu haben. Wenn man also von lokalen Zentren und Varianten der Renaissance in Mitteleuropa sprechen kann, dann nicht aufgrund des Auftretens von einzelnen Motiven, die als Kennzeichen einer spezifischen lokalen oder gar volksspezifischen Adaption zu betrachten

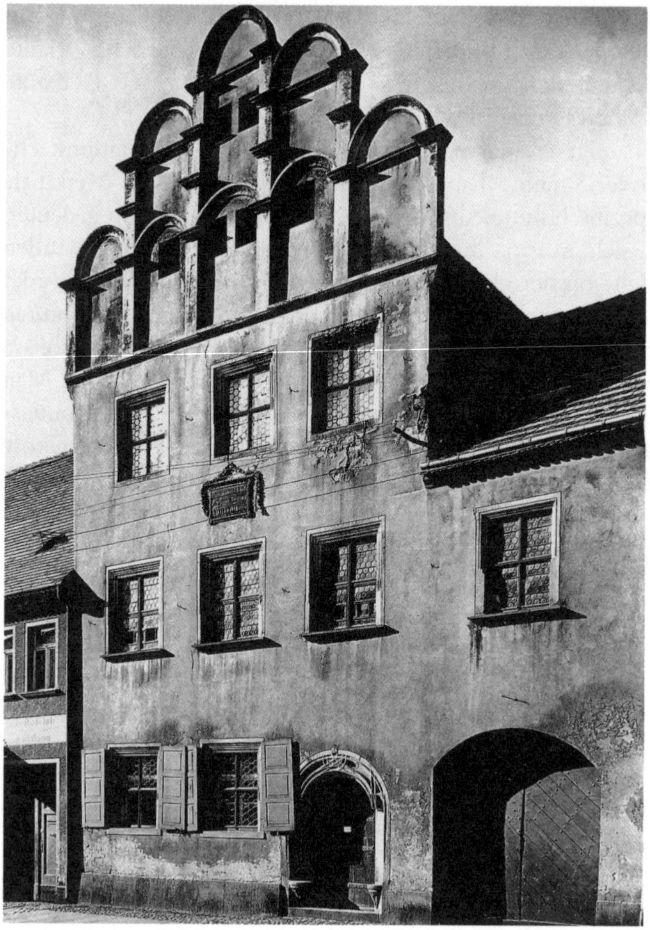

Melanchthonhaus,
Wittenberg, 1536

wären. Die lokalen Varianten sind vielmehr durch die Art ihrer Kombination solcher Einzelmotive und durch deren Verwendung in unterschiedlichen Materialien charakterisiert (Backstein gegenüber Naturstein, andere Steinarten, verputzter Backstein gegenüber unverputzten Quadern). Ob diese Charakteristika auftreten, hängt sowohl von den jeweils verfügbaren Materialien ab wie auch von den Wünschen der Auftraggeber und den Fertigkeiten der beschäftigten Baumeister.

In deutschen Quellen des 16. Jahrhunderts werden die Giebel, die für Bauwerke des Wesergebiets so typisch scheinen, als »welsche Giebel« bezeichnet, ähnlich wie die in Bayern und Schwaben vorkommenden glockenförmigen Turmbekrönungen »welsche Hauben« heißen. Statt solche Termini durch so unangemessene Begriffe wie »Manierismus« zu ersetzen oder gar von »Volksstilen« zu sprechen, sollten wir die Quellen beim Wort nehmen und auch in den pittoreskesten Formen, die wir im Norden finden, ein Zeichen für die weite Verbreitung der Renaissance sehen, einer Renaissance mit vielen lokalen Zentren und Varianten.

Kapitel 7

KUNST UND KUNSTKAMMER: DIE KUNSTSAMMLUNG, EIN PHÄNOMEN DER RENAISSANCE IN MITTELEUROPA

Um die Mitte des 16. Jahrhunderts erschien Kunst in Mitteleuropa in einem neuen Licht. Wie überall, wo die Kultur der Renaissance Fuß faßte, wandelten und mehrten sich auch hier die Funktionen, die Kunst erfüllen konnte. Werke der Skulptur, der Malerei und der sogenannten angewandten Kunst dienten nicht mehr bloß religiösen oder politischen Zwecken, sondern wurden immer häufiger eigens für die Kunstsammlungen geschaffen, die nun in Mitteleuropa entstanden. Diese Kunstsammlungen, die sich in der Mitte des 16. Jahrhunderts verselbständigten, sollten gegen Ende des Jahrhunderts, besonders in den Residenzen der Herrscher, einen erstaunlichen Umfang und große Bedeutung haben.

Die kleine Bronzestatuette eines Kriegers, das *Ehrenpild,* ist ein recht früher Hinweis auf das Entstehen einer neuen Kunstauffassung. Stefan Godl goß sie 1525 nach einem Entwurf von Leonhard Magt für den Erzherzog Ferdinand von Österreich, den späteren Kaiser Ferdinand I., dem wir schon als wichtigem Förderer einer neuen Architektur begegnet sind. Ferdinand war eine Wette eingegangen und ließ, um sie zu gewinnen, eine Aktplastik anfertigen. Wen sie darstellen sollte, wurde nicht weiter bestimmt, sie sollte lediglich eine interessante Haltung zeigen, die Sorgfalt und das Können des Künstlers demonstrieren und mit »Artlichkeit« ausgeführt sein.[1]

Die geforderte meisterliche Komposition und Ausführung lassen erkennen, daß Kunst hier als *ars* oder *techne* aufgefaßt wurde; im Wort »Kunst« ist diese Vorstellung schon insofern enthalten, als es vom Verb »können« abgeleitet ist, und Könnerschaft war die Fähigkeit, die von einem Kunsthandwerker erwartet wurde. Mit seiner Betonung von Ausführung und Pose und seiner Vernachlässigung der Themenstellung näherte sich dieser Auftrag außerdem einer Auffassung, die Kunst als zum Bereich des Ästhetischen gehörend definiert; wir werden darauf zurückkommen. Mit anderen Worten, die Statuette ist zwar ein Gegenstand, der zu einem Zweck geschaffen wurde, doch bestand dieser eben in der Demonstration künstlerischer Meisterschaft – er wurde gemacht, um zu demonstrieren, wie gut er gemacht war. Somit artikulierte sich gerade in jenem Moment, da nach Ansicht bestimmter Kunsthistoriker ein Niedergang der deutschen Kunst einsetzte, eine neue Definition von Kunst, eine Auffassung, die letztendlich zu einer Rechtfertigung der Schaffung von Kunst um der Kunst willen führte.

Der Auftrag für das *Ehrenpild* war nicht das einzige Ereignis jener Zeit, in dem sich eine Änderung in der Einschätzung der künstlerischen Tätigkeit ankündigte. Im selben Jahr, in dem diese Statuette geschaffen wurde, veröffentlichte Dürer seine *Underweysung der Messung,* ein Buch, das die intellektu-

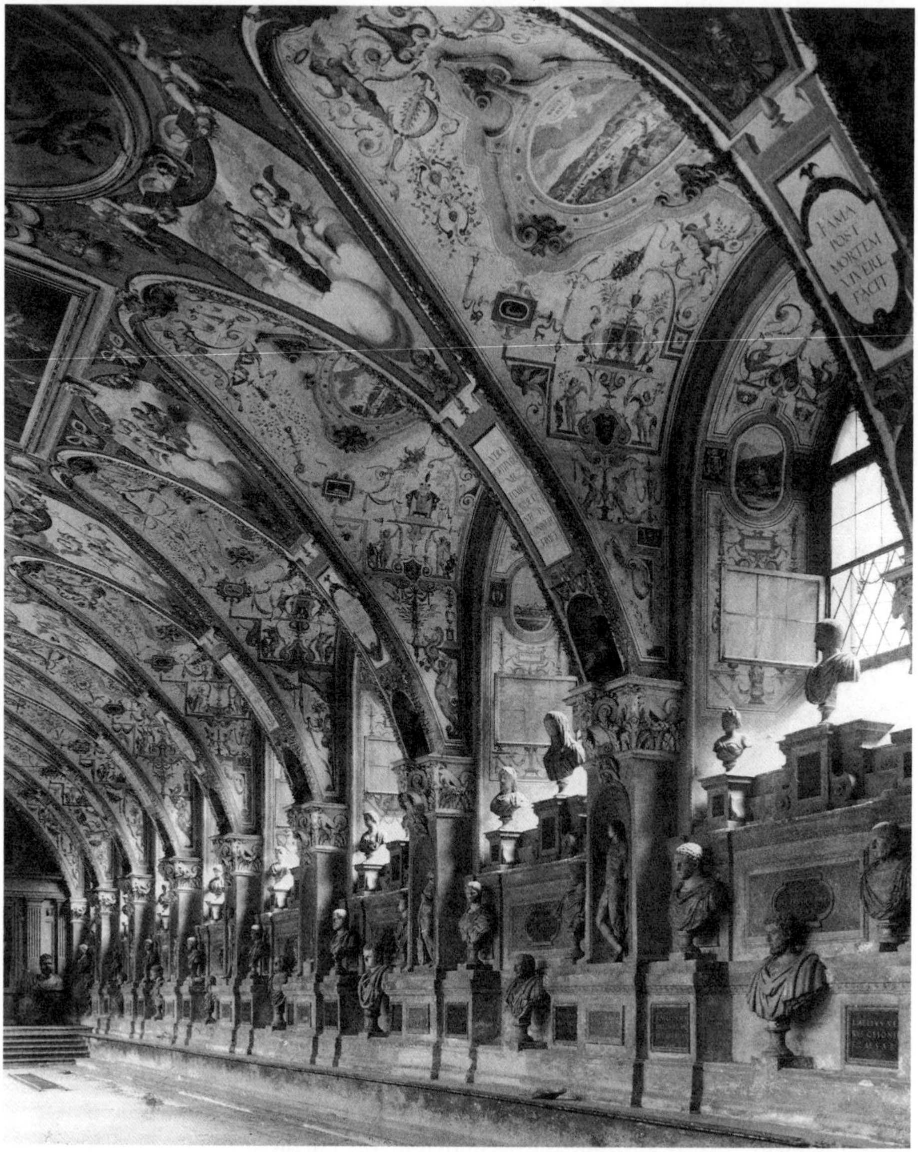

Antiquarium der Münchner Residenz, begonnen 1569, entworfen von Jacopo Strada, dekoriert von Pieter de Witte (Peter Candid) und anderen

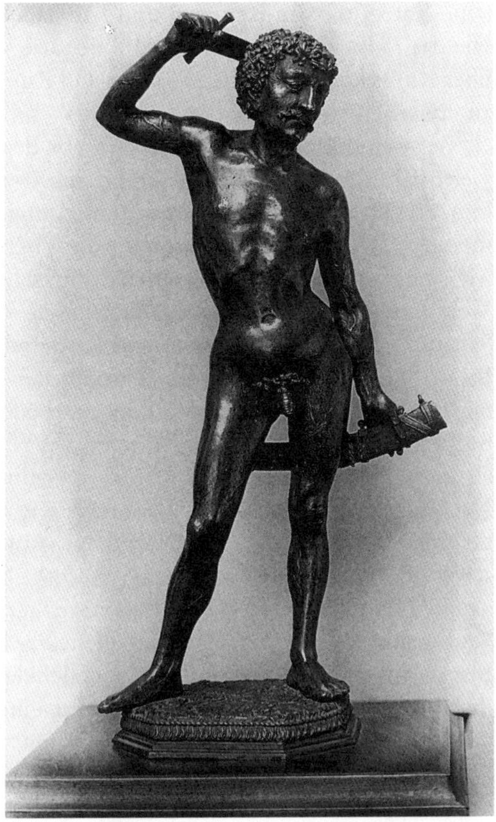

Ehrenpild, 1525, entworfen von Leonhard Magt, gegossen von Stefan Godl; Graz, Landesmuseum Joanneum

elle Natur der Kunst postulierte und Regeln für sie aufzustellen versuchte. Da Regeln begriffen und erlernt werden können, ließ die bildende Kunst sich folglich als eine Art Wissenschaft betrachten.

Dürers Schriften waren der Anstoß für eine Vielzahl von Veröffentlichungen. Etliche dieser Werke, die ab etwa 1530 das ganze Jahrhundert hindurch von Künstlern wie Hans Sebald Beham, Heinrich Vogtherr und später Jost Amman herausgebracht wurden und sich bisweilen direkt an Maler, Bildhauer und andere Kunsthandwerker wandten, hießen explizit »Kunstbüchlin«.[2] In diesen Schriften läßt sich ein Wandel des Kunstbegriffs feststellen. Entsprach die Bedeutung des Wortes Kunst zuvor etwa dem des Artesbegriffs, wie er in den Bezeichnungen Artes liberales, Artes mechanicae oder Artes incertae verwandt wurde, so bezog er sich nunmehr auf den engeren und als unabhängig angesehenen Bereich dessen, was wir heute bildende Kunst nennen.

Während einige dieser »Kunstbüchlin« eindeutig für Künstler geschrieben waren, wandte sich eine Abhandlung über Perspektive wie Hieronymus Rodlers *Eyn schön nützlich Buechlin und Unterweisung der Kunst des Messens* aus dem Jahre 1531 (eine zweite Auflage erschien 1546) bezeichnenderweise ausdrücklich an ein Publikum von »Kunstliebhabern«. Neben Kunsthandwerkern oder Berufskünstlern, den Könnern, bildete sich also offenbar eine neue Kategorie von Kennern und Liebhabern heraus, und Kunstgegenstände wie das *Ehrenpild* waren für diese Kategorie von Menschen bestimmt, die sich über Kunst kundig machen wollten und Kunstwerke in Auftrag zu geben oder zu erwerben wünschten.

Magts und Godls Bronzestatuette war denn auch in der Tat nur einer von vielen Kunstgegenständen dieser Art, die vom zweiten Jahrzehnt des 16. Jahrhunderts an in immer größerer Zahl entstanden. Conrad Meit zum Beispiel meißelte Kleinplastiken aus Stein, die Vischer-Werkstatt produzierte kleine Messingarbeiten, und Christoph Weiditz schnitzte feine Holzstatuetten. Viele Werkstätten hatten ein ganzes Sortiment von gegossenen Medaillons und Schaumünzen, kleinen Szenen und Porträtreliefs aus Holz, Stein, Messing und Bronze im Programm, die ein Grundpfeiler ihres Geschäftes waren.[3] Hervorragende Beispiele sind die schön gearbeiteten Messingreliefs der Vischers und Reliefs aus Solnhofener Schiefer von Hans Daucher, häufig Porträts oder allegorische Darstellungen Karls V. und Ferdinands I. In dem Maße, in dem die Nachfrage nach sakralen Kunstwerken wie etwa Altären abnahm, waren die deutschen Werkstätten zunehmend mit Aufträgen für profane Arbeiten beschäftigt.

Die Herstellung von Werken wie Dauchers Reliefs verdankte sich stets dem Kunstpatronat einzelner, meist hochgestellter Persönlichkeiten wie Ferdinand I. Ihre geringe Größe und ihre Zerbrechlichkeit deuten darauf hin, daß sie nicht für ein größeres Publikum, sondern für einen einzelnen oder höchstens für einige wenige Betrachter gedacht waren. Dies entspricht der generellen Tendenz in der damaligen Kunstproduktion Deutschlands, sich mehr und mehr auf den privaten Konsum auszurichten und eine Nachfrage zu befriedigen, die sich aufgrund eines anderen neuen Phänomens entwickelte – der privaten Kunstsammlung. Die Entstehung und Entwicklung dieses Phänomens ist ebenfalls mit dem Auftreten von Kunstförderern wie Ferdinand I. verbunden.

Sammeln ist zweifellos ein universelles Kulturphänomen. Die symbolische Verschiebung, die das Sammeln seltener, wertvoller oder merkwürdiger Gegenstände beinhaltet, finden wir zu vielen Zeiten und in vielen Kulturen. Schon immer legte der Mensch Sammlungen an: aus Neugier oder Gefallen am Aussehen der Dinge oder aus dem Wunsch, Gegenstände bei sich aufzubewahren, um sie studieren zu können. Der Wunsch zu sammeln geht also über das reine Interesse am Kunstwerk hinaus, und wenn wir die Anfänge des Sammelns beleuchten wollen, müssen wir über die Betrachtung der reinen Kunstgeschichte hinausgehen.

Zu den Vorläufern der mitteleuropäischen Sammlungen des 16. Jahrhunderts gehören schon die sagenhaften Kunstsammlungen der Antike, von denen spätere Generationen durch die Beschreibungen von Schriftstellern wie Plinius dem Älteren erfahren haben. Die Kirchenschätze des Mittelalters hingegen enthielten neben Kunstwerken auch alle Arten von Raritäten. Diese Kirchenschätze, deren Ziborien, Tabernakel und Reliquiare zweifellos oft äußerst kunstvoll gearbeitet sein konnten, sind die Vorläufer so bedeutender Reliquiensammlungen des 16. Jahrhunderts wie der des Erzbischofs Albrecht von Brandenburg.

Auch die Schatzkammern der Herrscher, in denen sie ihre Insignien aufbewahrten, gehören zu den Vorläufern der fürstlichen Sammlungen des 16. Jahrhunderts. Maximilian I. ist auf einer Illustration zu seinem *Weißkunig* inmitten einer solchen Sammlung dargestellt. Einige Gegenstände auf dem Bild lassen jedoch erkennen, daß fürstliche Schatzkammern schon früh Tribute, Gaben und Gastgeschenke anderer Herrscher enthielten; später wurden sie auch Verwahrungsort von Gold- und Silbergegenständen für Haushalt und Tafel.[4]

Schon vom 15. Jahrhundert an finden wir in diesen Sammlungen auch kostbare oder seltene Gegenstände, die nicht nur wegen ihres repräsentativen oder materiellen Werts, sondern um ihrer selbst willen erworben worden waren. Sammlungen enthielten jetzt Gegenstände, die man schön oder merkwürdig fand oder die eine bestimmte historische oder didaktische Bedeutung hatten.

Die Herzöge von Berry und Burgund spielten in der Geschichte des Sammelns eine besonders wichtige Rolle. Beide hatten riesige Sammlungen zusammengetragen, die kostbare Gefäße, prächtige Handschriften und beeindruckende Tapisserien umfaßten. Als Mitglieder des französischen Königshauses oder der burgundische Herzog zu sammeln begannen, wurde das Sammeln zu einer gesellschaftliche Unterschiede demonstrierenden Tätigkeit. Die französischen und burgundischen Vorbilder erhoben das Sammeln zu einer königlichen Beschäftigung, die geeignet war, den Status eines Fürsten zu erhöhen und seine Ansprüche zu rechtfertigen. Für Herrscher mit großen

Begegnung Kaiser Karls V. und Ferdinands von Österreich, nach 1526, Relieftafel von Hans Daucher; New York, Pierpont Morgan Library

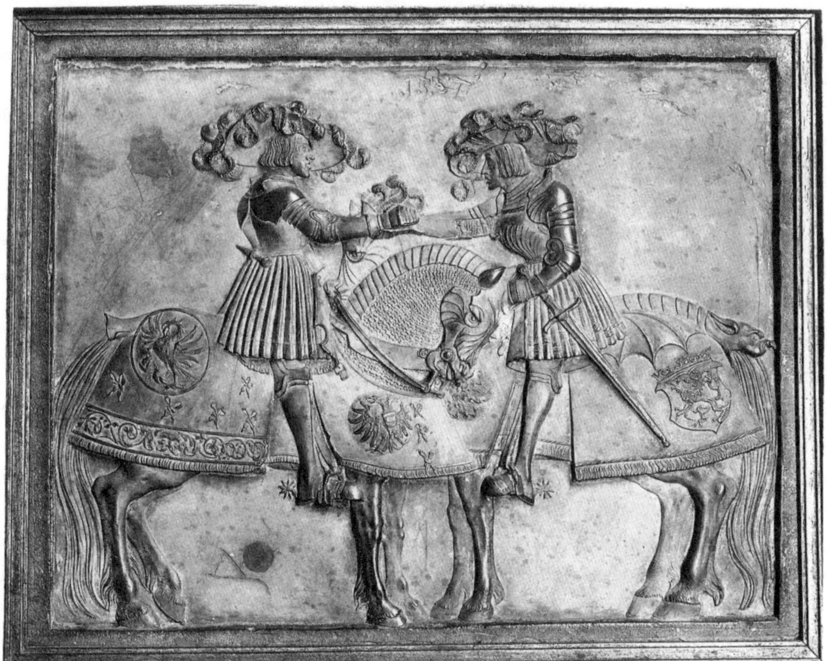

Ambitionen wie etwa die Herzöge von Burgund oder für Emporkömmlinge wie die Medici war es daher unerläßlich, daß sie in diese Form ostentativen Konsums investierten.[5]

Die Sammlungen des burgundischen Hofs waren Bestandteil einer ganzen Maschinerie der Prachtentfaltung, die dem gemeinen Volk, den Vasallen und den Besuchern die Macht und die Würde des Herzogs vor Augen führen sollte. Gelegenheiten dazu gab es viele: Begräbnisse, Hochzeiten, Turniere, Bankette und Besuche bedeutender Persönlichkeiten. Die Sammlungen bewiesen den Reichtum und den guten Geschmack des Eigentümers; bei Banketten konnten Gegenstände aus Silber und Gold auf Kredenzen (Truhen oder Schränken) präsentiert werden; Besuchern konnte der Schatz gezeigt werden; und widerspenstige oder gar aufsässige Untertanen konnten durch kostbare Tapisserien, Edelmetalle und Münzen beeindruckt und eingeschüchtert werden.[6]

Die Habsburger des 16. Jahrhunderts legten – wie wir schon im Falle Maximilians I. gesehen haben – besonderen Wert auf die höfischen Traditionen, wie sie vor allem die Herzöge von Burgund repräsentierten, deren Erbe die Habsburger angetreten hatten. Ferdinand I. zum Beispiel änderte sein Hofzeremoniell, um es burgundischen Bräuchen anzugleichen. Er sammelte französische Handschriften aus dem frühen 14. Jahrhundert und burgundische aus dem 15. Jahrhundert und vergab Aufträge an Buchmaler aus dem einst von Burgund beherrschten Gebiet. Er war auch der erste Habsburger, der über seine verschiedenen Residenzen verstreute kostbare Gegenstände und Gemälde an einem Ort zusammentrug, nämlich der »Kunstkammer«, eine Bezeichnung, die, allerdings in anderer Schreibweise, erstmals 1550 auftaucht.[7]

Die Entstehung der Kunstkammern in der zweiten Hälfte des 16. Jahrhunderts markiert einen entscheidenden Schritt in der Entwicklung des Sammelns. Fürstliche Kunstkammern wurden in Wien, München, Prag, Dresden, Gottorf, Kassel, Stuttgart, Ambras und vielen anderen Orten eingerichtet. Auch Bürger legten Kunstsammlungen an, wie zum Beispiel das Amerbach-Kabinett in Basel zeigt.

Die Kunstkammer Ferdinands I. enthielt Kunstwerke und andere Dinge von Wert oder historischem Interesse, darunter Edelsteine, Medaillen, Münzen und aus dem alten Schatz der Habsburger stammende Gegenstände – Dinge, die um ihrer selbst willen zusammengetragen worden waren oder wegen ihres ästhetischen, historischen oder dynastischen Werts geschätzt wurden. In einer Kunstkammer wurden Gemälde, Skulpturen, Zeichnungen, Bücher und Kunstgegenstände aller Art auf manchmal offensichtlich vom Zufall bestimmte Weise angehäuft und fanden dort zusammen mit ausgestopften Säugetieren, Vögeln und Fischen oder deren Skeletten, Versteinerungen, Uhren, Automaten und wissenschaftlichen Instrumenten ihren Platz. Vom anthropologischen Standpunkt aus gesehen, erscheinen derart eklektische Sammlungen vielleicht gar nicht so seltsam, doch galten diese Vielfalt, diese offensichtliche Ungeordnetheit und die Bizarrerie vieler Sammelobjekte der Renaissanceforschung lange als die hervorstechenden Charakteristika der Kunstkammer und machten sie im Kontext der Renaissance zu etwas Eigentümlichem und Sonderbarem.

Die Wissenschaftler waren sich daher lange Zeit nicht darüber einig, wie die mitteleuropäischen Sammlungen zu interpretieren seien. In dem ersten bedeutenden Werk, das zu diesem Thema erschien, stellte Julius von Schlosser die »Kunst- und Wunderkammer der Spätrenaissance« in Gegensatz zu den Sammlungen der italienischen Renaissance.[8] Seiner Ansicht nach gehörte die Kunstkammer eher zu der für den Norden charakteristischen mittelalterlichen Welt des Spuks und Aberglaubens. In Italien hingegen, der Heimat der Rationalität, habe man verschiedenartige Sammlungen säuberlich voneinander getrennt und ordentlich zusammengestellt; der wahre Ursprung der modernen Kunstsammlung sei also in Italien und nicht im Norden zu suchen.

Die verschiedenen Kunstkammern Mitteleuropas hatten sicherlich etwas Eigentümliches und unterschieden sich zweifellos von modernen Sammlungen. Die Abhandlungen, die seit Schlosser über dieses Thema erschienen sind, haben jedoch viele Ähnlichkeiten zwischen diesen Sammlungen und denen der italienischen Renaissance aufgewiesen. Sowohl in den Schatzkammern der Kirchen des Mittelalters als auch in den Studierzimmern der Fürsten wurden Wert- und Kunstgegenstände zusammen mit Knochen, unbearbeiteten Steinen und Reliquien aufbewahrt – und zwar diesseits wie jenseits der Alpen. Das unterschiedslose Sammeln der mannigfaltigsten Dinge war eine Tradition, die sich im Süden wie im Norden ungebrochen ins 15. und 16. Jahrhundert hinein fortsetzte, und viele italienische *studioli* der Renaissance erweckten mit ihrer eklektischen Anhäufung von Gegenständen wohl genauso wie die Kunstkammern eher den Eindruck eines Speichers.[9] Und in der Sammlung der Galleria delle Mostre des 16. Jahrhunderts im Herzogspalast von Mantua befanden sich Truhen und Schränke, die neben kleinen Kunstwerken und Kuriositäten auch wissenschaftliche Instrumente enthielten.

Ganz wie im Norden, so fand man in Italien nicht nur am Kostbaren, sondern auch am Wundersamen und Seltenen Geschmack. Der Schriftsteller Saba da Castiglione aus Ferrara liefert einen interessanten Beleg für den im 16. Jahrhundert bestehenden kulturellen Austausch: Er gab den Rat, jedes Studierzimmer solle neben Kameen, Münzen, Bronzen und Gemälden auch *bizzarrie* enthalten, die man aus Deutschland beziehen könne.[10]

Mitteleuropäische Sammlungen waren nicht nur in ihrem Inhalt den italienischen ähnlich, sie lassen sich auch hinsichtlich des historischen Hintergrundes, der Ideologie, der Art der Präsentation, des Symbolismus und der Dekoration als Renaissancephänomene begreifen. Beginnen wir mit der Frage der Vorläufer: Der Wunsch, schöne, historisch bedeutsame oder »kuriose« Gegenstände zu besitzen, hatte in Burgund keinen anderen Charakter als im Florenz der Medici. Die Beweggründe für einen ostentativen Konsum, die bei der Einrichtung von Sammlungen mitspielten, waren hier wie dort ganz ähnlich. Der Humanist Filarete (Antonio Averlino) verglich denn auch Piero de' Medicis Leidenschaft, »edle Dinge« wie etwa Kameen zu sammeln, direkt mit der Sammelleidenschaft des Herzogs von Berry. Erinnern wir uns, daß umgekehrt bereits König Matthias Corvinus von Ungarn im 15. Jahrhundert neben den Arbeiten vieler anderer italienischer Künstler auch Werke von

Filarete besaß und daß Herrscher wie Maximilian I. bald darauf begannen, von italienischen Vorbildern inspiriert zu werden.

Auch in Deutschland kam es im 16. Jahrhundert zu einer selektiven Verwendung von Kunstwerken zum Zwecke der Prachtentfaltung, die sich nicht wesentlich von dem Gebrauch unterschied, den die burgundische Propaganda von ihnen machte. Durch Turniere und Zeremonien wurde das Prestige der Herrscher gefördert. Aus jüngerer Zeit sind wir gewohnt, die symbolische Manifestation von Macht und Autorität eher in Bauten, Denkmälern oder auch in der Malerei zu suchen, aber die Höfe von Berry und Burgund zeigen, daß Tapisserien, Gold- und Silbergegenstände und andere Kostbarkeiten besonders bei Hofbanketten eine ähnliche Funktion erfüllen konnten. Die Habsburger und andere Herrscher des 16. Jahrhunderts nutzten aus dem burgundischen Hofzeremoniell entwickelte ritualisierte Feierlichkeiten und sogenannte »Schauessen«, um ihre Macht und Würde zu demonstrieren. Die Schau bei diesen »Schauessen« bestand nicht nur im gewaltigen Konsum erlesener Speisen, sondern auch in der Demonstration des Kapitals, das in den Prunkgegenständen der Tafel steckte.[11] Noch heute versucht man in Sitzungssälen in ganz Europa durch die Zurschaustellung auserlesenen Tafelgeräts zu beeindrucken. Und wertvolle Geschenke, die nicht nur imponieren, sondern auch eine bestimmte Botschaft vermitteln sollen, sind heute noch genauso üblich wie damals.

Italienische Humanisten hatten im 15. Jahrhundert mit der Lehre von der *magnificentia* eine Rechtfertigung für diese Art von ostentativer Prachtentfaltung geliefert. Im Florenz der Medici und im Neapel unter der Herrschaft der Aragonesen wurde eine Ideologie propagiert, nach der hohe Aufwendungen nicht nur für Gebrauchsgegenstände, sondern auch für allein wegen ihrer Pracht erworbene Dinge gerechtfertigt seien, also auch für Kunst. Eine solche Theorie erklärte das Sammeln von Dingen, die wir Kunstwerke nennen würden, nicht nur für vernünftig, sondern implizierte auch, daß es dem Ansehen eines Fürsten zur Ehre gereiche. Laut Jacopo Pontano, einem der Verkünder dieser Lehre, ließ sich die *magnificentia* durch das Sammeln von Gegenständen wie Bronzen, Gemälden, Tapisserien, Möbeln, Teppichen, aus Elfenbein geschnitzten Sätteln, kostbaren Schatullen, Büchern und Gefäßen aus Bergkristall, Gold, Onyx und anderen Edelsteinen demonstrieren. Alles Dinge, die nicht nur in den älteren Sammlungen der italienischen Herrscher und der Medici, sondern auch in den Kunstkammern des 16. Jahrhunderts zu finden waren.

In Mitteleuropa war die Lehre von der *magnificentia* bereits von den Humanisten am Hofe Matthias Corvinus' aufgegriffen und zur Rechtfertigung der Prachtentfaltung ihres Königs genutzt worden. Diese Maxime der Renaissance diente im 16. Jahrhundert auch der Einrichtung der Kunstkammern als Grundlage. Durch die Reformation des Bildungswesens, die etwa im dritten Jahrzehnt des 16. Jahrhunderts einsetzte, gewannen humanistische Lehren weite Verbreitung. Nicht nur die mitteleuropäischen Humanisten, die selbst Sammlungen besaßen, sondern auch viele der Herrscher an den mitteleuropäischen Höfen des 16. Jahrhunderts, die Kunstkammern einrichteten, waren hochgebildet und mit den Idealen der Renaissance wohl vertraut. Der

Begründer der Dresdner Kunstkammer zum Beispiel war von Humanisten erzogen worden und hatte an der Leipziger Universität studiert. Die habsburgischen Nachfolger Ferdinands I., die Kaiser Maximilian II. und Rudolf II., waren überaus kultiviert und beriefen, wie wir im nächsten Kapitel sehen werden, viele Humanisten und Wissenschaftler an ihre Höfe. Das gleiche galt für die Herzöge von Bayern und viele andere Fürsten.

Daß auch an deutschen Höfen Sammlungen eingerichtet wurden, um das Ansehen des Herrschers durch eine seine *magnificentia* zum Ausdruck bringende Prachtentfaltung zu fördern, geht aus mehreren Quellen hervor. Im Gründungsdokument der Münchener Schatzkammer etwa heißt es, sie solle die Größe und Erhabenheit der Wittelsbacher zum Ausdruck bringen und vermehren.[12] Die Bemühungen Rudolfs II. um die Sammlung seines Onkels, des Erzherzogs Ferdinand II. von Österreich, bekunden seine Absicht, die Ehre des Hauses Habsburg hochzuhalten.[13] Sein Nachfolger, Kaiser Matthias, rechtfertigt im 17. Jahrhundert in einem Brief die Einrichtung einer zentralen Kunst- und Schatzkammer in Wien und spricht in ähnlicher Weise davon, die Intentionen des Verstorbenen zu verwirklichen und Ruhm und Ehre des österreichischen Herrscherhauses zu fördern.[14] Als Gabriel Kaltemarckt 1587 dem Herzog von Sachsen vorschlägt, eine Kunstkammer einzurichten (eigentlich handelte es sich um die Reform einer bereits existierenden), betont er, welch unvergänglichen Ruhm das Sammeln von Kunstwerken Monarchen in der Vergangenheit und der Gegenwart eingetragen habe.[15] Sogar die botanischen Sammlungen, die in Hessen angelegt und unterhalten wurden, hat man zumindest zum Teil als Repräsentation des landgräflichen Prestiges betrachtet.[16]

Das Sammeln in Deutschland war nicht nur vom Ethos der Renaissance inspiriert, sondern unterlag auch dem Einfluß von Modetrends, die sich in Italien durchgesetzt hatten. Mittelsmänner, die Humanisten, Händler und Kunstkenner zugleich waren, waren für ihre Klienten und Auftraggeber zugleich als Berater wie auch als Lieferanten tätig. Der vielleicht bekannteste unter ihnen war Jacopo Strada aus Mantua. Für Privatkunden wie die Fugger, aber auch für den bayrischen Hof und den Kaiser besorgte er Entwürfe, beschaffte Kunstgegenstände und Bücher, sammelte Zeichnungen von Sehenswürdigkeiten und fertigte Handschriften an. Er wurde zum »Antiquarius« des kaiserlichen Hofs ernannt, womit in diesem Falle – das Wort hatte verschiedene Bedeutungen – ein neugeschaffener Posten gemeint war, der in etwa dem eines Oberaufsehers oder Kustos der kaiserlichen Sammlungen entsprach. Stradas Porträt von der Hand Tizians (Kunsthistorisches Museum Wien) zeigt ihn zusammen mit einigen der Gegenstände, die er für seine Kunden besorgte, darunter Münzen, Bücher und kleine Skulpturen. Durch die Vermittlung von Männern wie Strada gelangte eine Reihe berühmter antiker Kunstwerke nach Mitteleuropa, zum Beispiel die als Ilioneus bekannte antike Statue eines Niobiden (Glyptothek, München), die zuvor Lorenzo Ghiberti und Pirro Ligorio gehört hatte, nun aber in die Sammlung Rudolfs II. aufgenommen wurde.[17]

Auch aus Kaltemarckts *Bedenken wie eine Kunstcammer aufzurichten sein möchte* von 1587 geht eindeutig hervor, wie sehr man sich am italienischen Vorbild orientierte. Die kleine Schrift enthält viele praktische Ratschläge und den Hinweis, eine Quelle, aus der Kunstwerke zu beziehen seien, sei Italien selbst, denn dort könne man zeitgenössische Kunst, aber auch Altertümer, Abgüsse und Kopien erwerben. Kaltemarckt beruft sich auf italienische Sammler der Renaissancezeit wie die Medici, aber auch auf Herrscher wie Franz I. von Frankreich, Heinrich VIII. von England und die Kaiser Maximilian I. und Maximilian II. Dadurch wird auch deutlich, daß sich das Sammeln von Kunst im Mitteleuropa des späten 16. Jahrhunderts an Vergangenheit und Tradition orientierte und daß die Wahl der Stücke nicht von Lust und Laune geleitet war, sondern auf einem Kanon beruhte. Und dieser Kanon scheint sich bei Kaltemarckt auf so etwas wie einem Sinn für historische Bedeutung gegründet zu haben, denn seine Vorschläge, welche Art Kunst man erwerben solle, laufen auf einen gedrängten Überblick über die Geschichte der verschiedenen Kunstgattungen hinaus. Dieser Überblick scheint auf der zeitgenössischen italienischen Geschichtsschreibung, vor allem auf den Schriften Giorgio Vasaris, des ersten Kunsthistorikers, zu basieren, ergänzt um Künstler aus Ländern nördlich der Alpen. Wegen der problematischen Situation der Kunstrezeption im protestantischen Deutschland der Nachreformationszeit sah Kaltemarckt sich jedoch offenbar genötigt, das Sammeln von Kunst noch eingehender zu rechtfertigen: Als zusätzliche Verteidigung führt er das in der Renaissance allgemein übliche (und aus der Antike vertraute) Argument an, daß Kunst nicht nur eine Quelle des Vergnügens, sondern auch nützlich sein könne.[18]

Wie andere Pläne für die Einrichtung von Kunstkammern, zum Beispiel Samuel Quicchebergs *Inscriptiones* von 1565, blieb auch Kaltemarckts Programm ein nie verwirklichtes Ideal. Dennoch orientierten sich viele der verschiedenen Sammlungen, die in Mitteleuropa eingerichtet wurden, ganz offensichtlich am italienischen Vorbild. Stradas Aktivitäten und Kaltemarckts Empfehlungen belegen, daß sich das Sammeln antiker Kunstwerke von Italien ausgehend nach Deutschland verbreitete. Das neu erwachende Interesse an der klassischen Antike hatte eine lebhafte Nachfrage nach Altertümern zur Folge, und die Medici, die Päpste (im Belvedere des Vatikan) und andere begründeten große Antikensammlungen.[19] An Stradas Vermittlungsleistung und Kaltemarckts Empfehlungen wird deutlich, daß Italien nicht nur eine Quelle für antike Originale war, sondern den Sammlern nördlich der Alpen auch Kopien lieferte.

Wenn die Vorliebe für kleine Bronzestatuetten nicht ohnehin zuerst in Italien aufkam, so wurde sie durch Beispiele der italienischen Renaissancekunst zumindest gefördert. Mehrere italienische Bildhauer der Frührenaissance wie Riccio (Andrea Briosco) versuchten, ihre eigene Version antiker Bronzestatuen zu schaffen. Andere Bildhauer kopierten antike Kunstwerke in Bronze: Die erste signierte und datierte Bronzestatuette der Renaissance ist Filaretes Kopie der Reiterstatue des Mark Aurel in Rom. Werke von Riccio und Filarete gelangten in den Norden; Filaretes Bronzestatuette kam 1585 als Geschenk des Herzogs von Mantua an den Herzog von Sachsen in die Dresdner Kunstkammer. In seinen Ausführungen über die Sammlungen der Medici erwähnt Kaltemarckt ausdrücklich Bronzen und gibt Ratschläge, auf welchem Wege man sie am besten von Italien nach dem Norden transportiert. Sicherlich

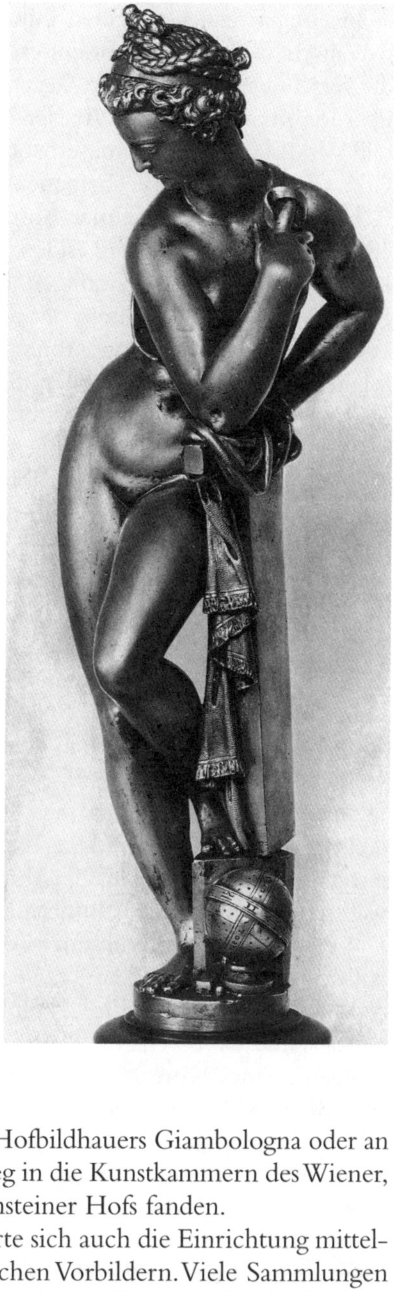

Giambologna, *Astronomie,* 1570–1575;
Wien, Kunsthistorisches Museum

dachte er dabei an Werke des Florentiner Hofbildhauers Giambologna oder an Kopien nach dessen Arbeiten, die ihren Weg in die Kunstkammern des Wiener, Prager, Dresdner, Münchner und Liechtensteiner Hofs fanden.

Wie selbst Schlosser bemerkte, orientierte sich auch die Einrichtung mitteleuropäischer Gemäldegalerien an italienischen Vorbildern. Viele Sammlungen in Mitteleuropa, zum Beispiel die Sammlung Maximilians II. oder die der bayrischen Herzöge und sogar die Sammlung der Fugger in Augsburg, enthielten bedeutende italienische Gemälde. In der größten Gemäldesammlung, die der von 1576 bis 1612 regierende Rudolf II. am Ende des 16. Jahrhunderts anlegte, hingen neben bedeutenden Bildern von Dürer und Pieter Brueghel viele Meisterwerke von Leonardo da Vinci, Tizian, Correggio, Parmigianino, Veronese und Tintoretto.

In einigen Fällen scheinen mitteleuropäische Sammler sich nicht nur am italienischen Geschmack orientiert zu haben, sondern auch die in Italien für die verschiedenen Arten von Gegenständen entwickelten Präsentationsformen übernommen zu haben. Wie der Herzogspalast in Landshut nach dem Vorbild des Palastes in Mantua erbaut worden war, so lieferten die Räume der Gonzaga-Sammlung in ebenjenem Palazzo Ducale nun das Modell für das Gebäude, das die Münchner Antikensammlung aufnehmen sollte, das 1569 erbaute Antiquarium der Residenz. Jacopo Strada hatte für die Planung eine Reihe detaillierter Zeichnungen der Räume anfertigen lassen, die Giulio Romano für die Ausstellung der antiken Kunstwerke im Palast von Mantua entworfen hatte. Der lange, tonnengewölbte Raum des Antiquariums zeigt folglich nach einem ähnlichen Schema wie in Mantua eine Reihe von Fensternischen, in denen Porträtbüsten auf Sockeln präsentiert werden.

Wie die Pläne für Sammlungen, so blieben auch die Programme zu ihrer Präsentation oft unverwirklicht. Nicht so die offenbar ebenfalls von italienischen Prototypen abgeleiteten Entwürfe für die Ausstellungsräume jenes Teils der Sammlung Rudolfs II., der Skulpturen und antike Kunst enthielt. Auf einem Entwurf, den der Hofmaler Bartholomäus Spranger wahrscheinlich in den achtziger Jahren des 16. Jahrhunderts anfertigte, ist eine Anlage zu sehen, die an die italienischen *tribune* erinnert, Räume, in denen antike Kunst ausgestellt wurde; ein Beispiel für einen solchen Raum ist die *antisala* der Biblioteca Marciana in Venedig. Die Nähe dieser Entwurfszeichnung zu Stradas Antiquarium wird schon daran deutlich, daß man die Zeichnung früher Strada selbst zugeschrieben hat. Auf Sprangers Skizze sind, wie in der *antisala,* die Skulpturen in Nischen und auf Sockel gesetzt und die Wandflächen durch Reliefs akzentuiert. Die Stiche, die später von diesen Räumen in Prag angefertigt wurden, bestätigen die Ähnlichkeit mit italienischen Entwürfen (und wahrscheinlich sind die Räume auch in der Tat von Italienern gebaut worden). Die Präsentation der Skulpturen im Dresdner Lusthaus glich ebenfalls der bei italienischen Sammlungen üblichen.[20]

Was hat nun aber die scheinbar bizarre Mischung aus Kunstwerken, *naturalia* und wissenschaftlichen Instrumenten mit der Renaissance zu tun? Die Bedeutung des Wortes »Kunst« im Zusammenhang mit der Kunstkammer umfaßt mehr als handwerkliches Können und ästhetische Qualität. Hier ist eine andere Definition von Kunst aufschlußreich, die ebenfalls bereits in der Philosophie der Antike aufgestellt wurde. Aristoteles erklärte in seiner *Physik* (199a, 15–19), die *techne* sei eine Art Nachschaffen: »Das menschliche Herstellen bringt Gebilde der Natur teils zum Abschluß, nämlich dort, wo sie die Natur selbst nicht zu einem Abschluß zu bringen vermag; teils bildet es Gebilde der Natur nach.«

Um die Relevanz dieses Begriffs für die Kunstkammer zu erkennen, brauchen wir nicht anzunehmen, die Kunsthandwerker, die Gegenstände für die Kunstkammer schufen, oder die Auftraggeber, die diese Gegenstände sammelten, seien mit Aristotelischen Vorstellungen vertraut gewesen, auch wenn das bei den letzteren eher der Fall gewesen sein kann. Erstens stellten die Kunstwerke in der Kunstkammer ganz allgemein eine Ergänzung zu den

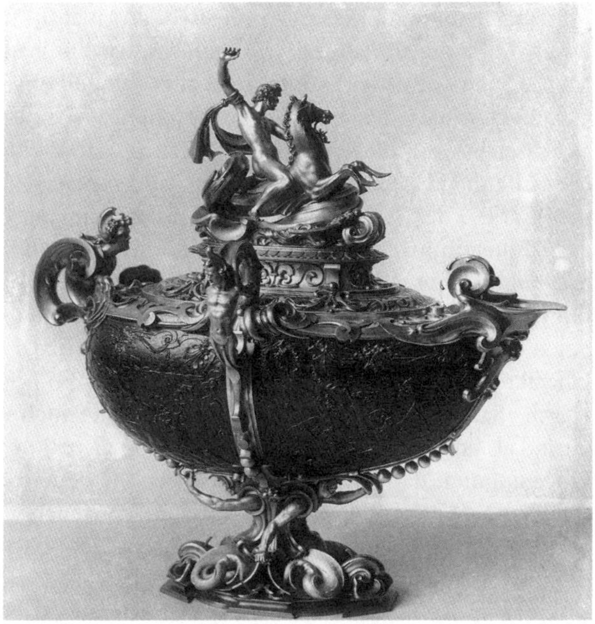
Gefäß aus Seychellennuß, 1602, von Anton Schweinberger; Wien, Kunsthistorisches Museum

Gebilden der Natur dar. Zweitens vollenden Kunstwerke die Werke der Natur, und zwar nicht nur in theoretischem oder metaphorischem Sinne, zum Beispiel wenn das in der Natur gefundene Gold von einem Goldschmied in Kunstgegenstände verwandelt wird, sondern auch in einer ganz konkreten, von prächtigen, eigens für die Kunstkammern angefertigten Gegenständen verkörperten Weise: Augenscheinliche Raritäten wie Straußeneier, Korallenstücke, Narwalhörner (die man für Hörner des Einhorns hielt) und ähnliche Dinge wurden in kostbare Materialien wie Gold gefaßt oder mit Emaille dekoriert. Manche dieser Gegenstände waren auch geschnitzt, etwa aus Rhinozeroshörnern oder aus Kokos- bzw. Seychellennüssen. Sie konnten auch auf kunstvolle Weise kombiniert werden, wie bei den aus Edel- und Halbedelsteinen zusammengesetzten Mosaiken. (Hier sollten wir uns daran erinnern, daß die Arbeiten aus geschliffenen Steinen mit kostbaren Goldfassungen häufig aus italienischen Werkstätten stammten, daß Mosaikkompositionen aus Edel- und Halbedelsteinen ihren Ursprung in Florenz haben, wo sie *commessi in pietre dure* genannt wurden, und daß man auch ganze italienische Werkstätten, die solche Arbeiten ausführten, in den Norden verfrachtete.) Derartige Prunkstücke konnten aus den wunderlichsten und groteskesten Kombinationen bestehen, wie zum Beispiel die Werke, die Anton Schweinberger aus Rhinozeroshörnern, versteinerten Haifischzähnen, Wildschweinhauern und Goldfassungen komponierte. Auch konnte ein Stück Alabaster, Marmor oder anderer Stein den Malgrund für ein Bild abgeben, wobei die Adern zu Meereswellen, Wolken, Landschaften oder Blattwerk werden, wie auf den Bildern Hans von Aachens (Abb. S. 215) und anderer Künstler, die in Schloß Ambras oder der Prager Kunstkammer zu sehen waren.[21]

In der Kunstkammer ergänzten sich also Natur- und Kunstobjekte; beide waren Teil eines umfassenderen Schemas, das durchaus auch Vogelhäuser und Menagerien enthalten konnte. Und alles war Teil eines universellen Systems.

Dieses Schema basierte auf der nördlich wie südlich der Alpen lange Zeit akzeptierten grundlegenden Voraussetzung, daß zwischen *artificialia,* den von Menschenhand geschaffenen Dingen, und *naturalia,* den von Gott geschaffenen Werken der Natur, ein innerer Zusammenhang bestehe. Besaß man also ein Studierzimmer oder eine Kunstkammer, die *artficialia* zusammen mit *naturalia* enthielt, so konnte man eine Sammlung sein eigen nennen, die das Universum in all seinen mannigfaltigen Erscheinungsformen widerspiegelte. Solch eine Kunstkammer oder ein *studiolo* hatte daher einen enzyklopädischen Charakter.

Eine Sammlung des 16. Jahrhunderts konnte auch noch aus einem anderen Grund als enzyklopädisch gelten. In der Renaissance war man noch immer der Überzeugung, daß es zwischen den verschiedenen Aspekten der Welt Entsprechungen gebe. Die vier Jahreszeiten entsprachen den vier Körpersäften beziehungsweise Temperamenten des Menschen, und die wiederum den vier Elementen – alle waren durch vergleichbare Eigenschaften verbunden. Der Mikrokosmos, die kleine Welt, die der Mensch darstellt, entsprach also der größeren Welt, dem Makrokosmos. In der kleinen, vom Menschen gestalteten Welt konnte eine vom Menschen angelegte Sammlung von Gegenständen, die allen Aspekten der größeren Welt oder des Makrokosmos entsprach, daher als Repräsentation der Welt im Mikrokosmos gelten.

Die kosmische Dimension dieser Vorstellung war auch eng mit dem Wunsch nach universellem Wissen verknüpft. Verschiedene Organisationsschemata des menschlichen Wissens, vergleichbar den die Einrichtung der Kunstkammern leitenden Prinzipien, zielten auf das Erfassen und Verstehen des ganzen Universums. Der Humanist Giulio Camillo zum Beispiel entwickelte in seiner mnemotechnischen Abhandlung *Idea del teatro* von 1550 ein Gedächtnistheater. Mit diesem System, das ein wahres Welttheater darstellte, sollte man so viel Wissen in sich aufnehmen, ordnen und behalten können, daß der Verstand schließlich das Universum selbst zu begreifen, zu ordnen und zu beherrschen in der Lage war. Dieser Anspruch hatte sogar einen magischen Beiklang, denn der Mensch sollte das Weltall nicht nur theoretisch oder im übertragenen Sinne, sondern wirklich beherrschen können.[22]

Samuel Quiccheberg griff bei seinen Richtlinien für das Sammeln, die er 1565 in seiner Schrift *Inscriptiones vel tituli theatri amplissimi* aufstellte, direkt auf Camillos Idee vom Welttheater zurück. Sammlungen sollten seiner Ansicht nach gemäß den Elementen, den Lebensaltern, den Himmelsrichtungen und den Jahreszeiten organisiert werden. Sie sollten alle Arten von *naturalia* und *artificialia* enthalten, und die seien jeweils nach Materialien zu ordnen. Durch ihre mikrokosmische Organisation würde die Sammlung dann einen Einblick in den Makrokosmos der Welt gewähren.

Quiccheberg, ein als künstlerischer Berater tätiger flämischer Arzt, sagte, er habe viele Sammlungen studiert, insbesondere die des Herzogs Albrecht V. von Bayern (1550–1579). Keine Kunstkammer ist zwar wirklich nach seinem idealen Schema angelegt worden, doch gab es einige Sammlungen in Italien und Mitteleuropa, die sich in ihrer Präsentation und manchmal auch in ihrer Organisation an ähnlichen Prinzipien orientierten. Im *studiolo* des Herzogs Francesco I. de' Medici aus dem späten 16. Jahrhundert in Florenz hat man Camillos Einfluß erkennen wollen, und es scheint in der Tat einem System gemäß entworfen und organisiert worden zu sein, das an Quicchebergs Programm erinnert. Die Decke war mit den Personifikationen der vier Elemente geschmückt, an den Wänden standen Bronzestatuen von Göttinnen, die den Elementen zugeordnet waren; die Wände selbst waren mit Bildern geschmückt, auf denen die Herstellung oder Entdeckung verschiedener auf die vier Elemente bezogener Gegenstände zu sehen war. An einer Wand war zum Beispiel die Ausgrabung von Diamanten dargestellt, die der Legende nach aus Luft gebildet waren, zusammen mit anderen mit diesem Element assoziierten Dingen. Wahrscheinlich wurden hinter dem Wandfach, auf das dieses Bild gemalt war, sogar tatsächlich Diamanten aufbewahrt.[23]

In der Dekoration eines Vorzimmers zur Kunstkammer Rudolfs II. in Prag scheint ein ähnliches Weltbild zum Ausdruck zu kommen. Ein illusionistisches Deckengemälde zeigt Jupiter, den König der Götter, inmitten der vier Elemente und der zwölf Monate des Jahres. Im Dresdner Lusthaus, das einen Teil der herzoglich-sächsischen Sammlung beherbergte, war eine ähnliche Kombination aus den vier Elementen, Tag und Nacht und den sieben damals bekannten Planeten (darunter die Sonne) dargestellt. Die Raumaufteilung folgte nicht Quicchebergs Richtlinien, doch in der Kunstkammer von Schloß Ambras waren die Objekte immerhin nach Materialien geordnet auf bemalte Schränke verteilt und die Waffenkammer vom übrigen getrennt.[24]

Eine so systematische Ordnung wie in der Kunstkammer von Schloß Ambras war sicher selten, und überhaupt hatten die Vorstellungen, die man sich in der Frühen Neuzeit von Ordnung und Präsentation machte, wenig mit den unsrigen zu tun. Sie gründeten vielmehr auf theoretischen und symbolorientierten Überlegungen, die mit den poetischen und epistemischen Strukturen ihrer Zeit in Einklang standen. Ein Herrscher, der eine universelle Sammlung zusammentrug, machte durch die verschwenderische Zurschaustellung seines Reichtums nicht nur seine herausragende Stellung in der Welt der Menschen geltend, sondern sein Besitz eines solchen Mikrokosmos war zugleich auch eine symbolische Repräsentation seiner Macht über die größere Welt. Im Florentiner *studiolo* zeigt sich dieser Aspekt der kosmologischen Bildlichkeit ganz deutlich, denn das Porträt des Herrschers ist hier Teil des kosmischen Dekors; das gleiche gilt für die *tribuna* der Uffizien. Herrscher, die wie Francesco de' Medici oder Rudolf II. von Alchimie und dem Okkulten fasziniert waren, waren sicher auch empfänglich für die Implikationen des Camilloschen Gedächtnistheaters, das ja durchaus etwas Magisches hatte; sie konnten glauben, durch den Besitz eines Welttheaters in Gestalt ihrer Sammlung vermöchten sie die größere Welt selbst zu erfassen und zu beherrschen.

Dieser okkulte und hermetische Aspekt des Sammelns ist damals ganz offen angesprochen worden. In seinen Vorschlägen, wie Fürsten ihre Sammlungen anzulegen hätten, faßte der große englische Denker Francis Bacon das Sammeln als Teil eines umfassenderen hermetischen Programms auf. Seine Empfehlungen beruhten auf der Auffassung vom Herrscher als Hermes Trismegistos, dem ägyptischen Gottkönig, der in der Renaissance auch die Magie verkörperte. (Rudolf II. wurde aufgrund seines Interesses an Magie und Okkultem sogar der Hermes Trismegistos von Deutschland genannt.) Bacon sagte ausdrücklich, ein Herrscher werde zu einem neuen Hermes Trismegistos, wenn er das von ihm empfohlene Programm naturphilosophischer Studien absolviere, und diese Studien würden durch die Einrichtung von Sammlungen erleichtert.

Auch wenn wir dahingestellt lassen, ob der kosmologische Aspekt der Sammlungen okkulte Implikationen hatte – die symbolisch-repräsentative Funktion des Sammelns jedenfalls ist unbestreitbar. Angesichts unserer modernen öffentlichen Museen und des massenhaften Besuchs von Ausstellungen können wir vielleicht nur schwer begreifen, wie klein im 16. Jahrhundert die Zahl der Menschen war, deren Meinung zählte. Wir müssen uns auch stets vor Augen halten, daß die Formen der Repräsentation damals nicht unbedingt denen entsprochen haben müssen, die wir aus neuerer Zeit gewohnt sind. Doch steht die Beschränkung des Publikums dieser Sammlungen auf eine kleine Gruppe sicherlich in Einklang mit der damaligen Vorliebe für kleine, kompliziert gearbeitete und anspruchsvolle Kunstwerke. Diese Form der Restriktion stimmt auf der anderen Seite mit den Beschränkungen in einer Gesellschaft überein, die von einem strikten hierarchischen Protokoll regiert wurde, nach dem nur einige wenige die nötige Qualifikation besaßen und für würdig erachtet wurden, diese Dinge zu sehen und zu beurteilen.

Die Besichtigung von Sammlungen spielte in der damaligen Diplomatie denn auch eine wichtige Rolle. Wurden Herrscher und Botschafter fremder Höfe in eine Sammlung geführt, so sprach das sehr zu ihren Gunsten, denn nur von wenigen Personen konnte erwartet werden, sie zu verstehen, und nur wenige waren wichtig genug, um durch sie beeindruckt werden zu müssen. Daß die Kunstkammer Rudolfs II. zum Beispiel den gewünschten Effekt hatte, zeigen die Reaktionen der Besucher, die sie als einen seines Besitzers würdigen Schatz beschrieben oder ihre Wirkung mit der einer geräuschvoll geöffneten Tür verglichen.[25]

Obschon diese Sammlungen genauso exklusiv waren, wie Schätze es immer gewesen sind, und manchmal sogar nur ihr Besitzer sie betrachtete und ihre Bedeutung verstand, hatten sie durchaus eine politische Dimension. Denn der Herrscher war nicht seinen Untergebenen oder den Ständen, er war nur Gott verantwortlich. Diese Form der Repräsentation mag bei so zurückgezogen lebenden Herrschern wie Francesco I., Rudolf II. oder Philipp II. von Spanien auch zur symbolischen Konstitution des herrscherlichen Selbst gedient haben.[26]

Der politische oder symbolisch-repräsentative Aspekt des Sammelns schloß aber keineswegs aus, daß es auch anderen Zwecken und Interessen dienen konnte; die Funktionen konnten sich sogar durchaus ergänzen. Sammlungen konnten in einer Art Lagerhaus aufbewahrt werden, wo sie Studienzwecken dienten. Die Prager Kunstkammer zum Beispiel lieferte Kunsthandwerkern

Rohmaterialien, und Künstler konnten die Objekte studieren, um ihnen in ihren eigenen Werken nachzueifern. Die fürstliche Kunstkammer war auch insofern Studiensammlung, als sie *naturalia* enthielt, die Humanisten und Wissenschaftler am Hofe zu Rate ziehen und untersuchen konnten. Manche Sammlungen, die Instrumente und andere Hilfsmittel der Forschung beherbergten, wurden vielleicht zu »wissenschaftlichen« Unternehmungen des betreffenden Hofes genutzt. Die Büchersammlung und wissenschaftlichen Automaten in der Kasseler Kunstkammer des Landgrafen von Hessen und die reiche Sammlung technischer Werkzeuge in der Dresdner Kunstkammer des Kurfürsten von Sachsen hat man als Spiegel der Interessen ihrer Besitzer interpretiert. So mancher Gegenstand aus diesen Sammlungen ist vielleicht auch zur Unterhaltung und bei Festen benutzt worden. Jedenfalls läßt sich in all den Fällen, wo der Zweck der Sammlung, wie Bacon in seiner *Great Instauration* gefordert hatte, die Aneignung praktischen oder theoretischen Wissens war, die Frage stellen, ob Wissen im damaligen gesellschaftlichen Kontext nicht zugleich auch in einem ganz konkreten Sinne Macht bedeutete.[27]

Eine Sammlung wurde wahrscheinlich weit mehr von solchen Menschen als Ort des Studiums und des Verfolgens persönlicher intellektueller Interessen begriffen, die keine politische Macht besaßen – von den Gelehrten oder anderen Privatpersonen jener Zeit, die Sammlungen zusammentrugen. In Anbetracht der hierarchischen Gesellschaftsstruktur ist es unwahrscheinlich, daß ihre Sammlungen mit einem kunstvollen politischen oder kosmologischen Symbolismus verknüpft gewesen sind. Andererseits hat man vor einigen Jahren festgestellt, daß die Sammlungen der Gelehrten und anderer Privatpersonen oft als Statussymbole dienten und manchmal ein Mittel waren, um auf der sozialen Leiter weiter aufzusteigen. Ein Privatmann, der ein Kabinett oder ein Museum mit einem breiten Spektrum von Sammelobjekten anlegte, bewies damit seinen allseits gebildeten Geschmack und seine umfassende Gelehrsamkeit, kurz, er gab zu erkennen, daß er ein Herr von Stand war.[28]

In Mitteleuropa wurden also – aus welchen Beweggründen auch immer – besonders im späten 16. Jahrhundert viele Sammlungen begründet. Das späte 16. und das frühe 17. Jahrhundert können als die große Zeit der fürstlichen Sammlertätigkeit in Mitteleuropa betrachtet werden. Sammlungen wie die von Dresden, München, Ambras oder Prag waren nicht nur wegen der Qualität, sondern auch wegen der Quantität der in ihnen enthaltenen Gegenstände bedeutend.

Die größte dieser Sammlungen war die von Rudolf II. Zwar hat man lange Zeit meist den eigentümlichen und sonderbaren Aspekten seiner Sammlung die Aufmerksamkeit geschenkt, doch sie umfaßte vor allem auch eine Vielzahl bedeutender Kunstwerke. In der Prager Burg befanden sich nicht bloß die bereits erwähnten Meisterwerke, sondern mehrere tausend Gemälde, und der Kaiser nannte viele schöne Statuen von Giambologna und Adriaen de Vries sein eigen. Außer dem Ilioneus besaß er noch verschiedene andere bedeutende Altertümer, darunter auch die Gemma Augustea. Ein Inventar der Kunstkammer, in dem nur Teile der Sammlung, die *naturalia,* wissenschaftliche Instrumente, einige der Bücher, die kleineren Skulpturen und Kunstgegen-

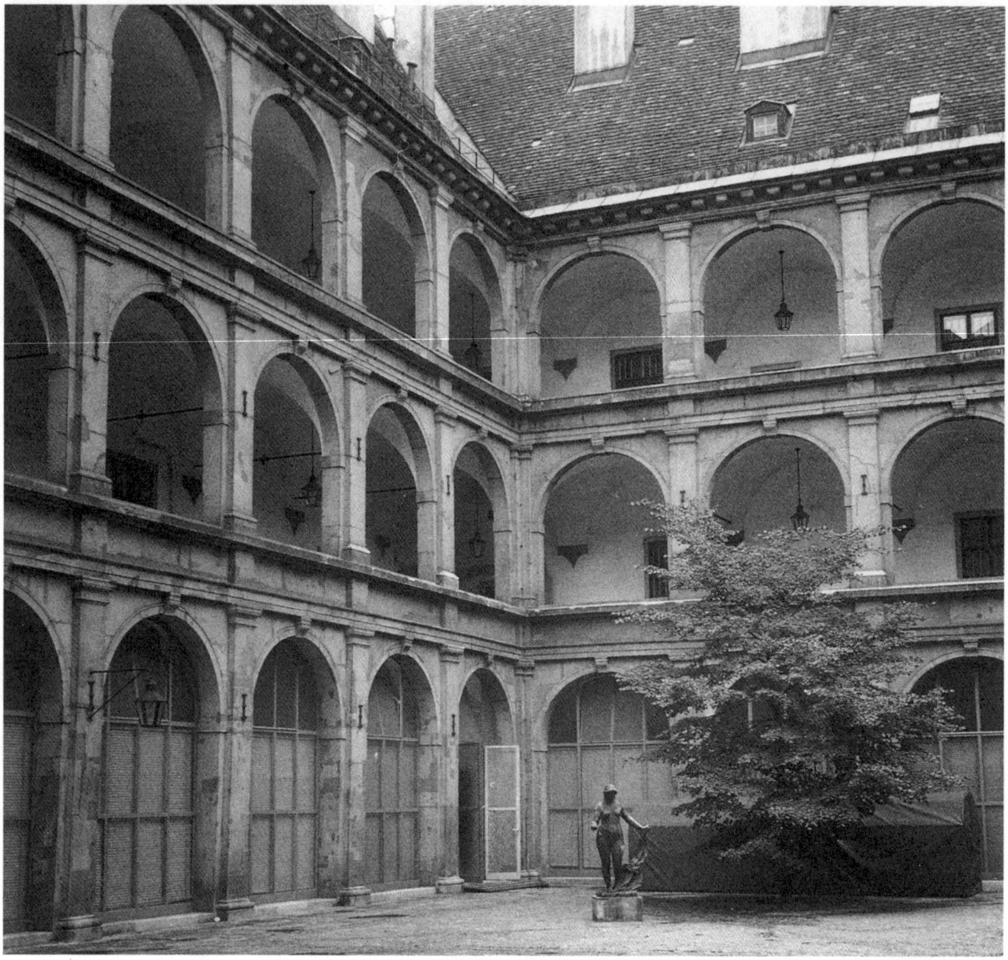

Stallburg, Wien, 1559–1564, vielleicht von Pietro Ferrabosco

stände, aufgelistet waren, umfaßte beinahe vierhundert Blätter. In ihm waren Hunderte von Gegenständen von oft hoher Qualität verzeichnet. Als Carel van Mander, der viele Teile Europas gut kannte, in seinem *Schilder-Boeck* von 1604 darüber schrieb, wohin man reisen müsse, um bedeutende Kunstwerke zu sehen, empfahl er daher Prag an allererster Stelle.[29]

Wie die Geschichte von Ferdinand I. und dem *Ehrenpild* zeigt, war das Sammeln in dieser Zeit eng mit der Kunstförderung verknüpft. Besonders gilt dies bei einem Kaiser wie Rudolf II. Zwar hat es vor kurzem einige Diskussionen über die unterschiedliche Repräsentationsfunktion von Sammlertätigkeit und Mäzenatentum gegeben, doch kann man das Mäzenatentum wohl ebenso wie das Sammeln als eine Form der aufwendigen Lebensführung aus Prestigegründen betrachten. Beide Betätigungen setzen die nötige Muße und die nötigen Mittel voraus, und beide können der Demonstration der *magnifi-*

centia dienen. Das Einrichten einer Sammlung kann auch in einem programmatischen oder systematischen Zusammentragen von Gegenständen bestehen, so daß es, um ein Ensemble abzurunden, notwendig wird, bestimmte Gegenstände in Auftrag zu geben.[30] Tatsächlich wurden an den Höfen häufig Künstler beschäftigt, um Werke gezielt für die dortige Sammlung zu schaffen.[31]

Sammler und Mäzene entwickelten oft ganz ähnliche Aktivitäten. Wenn Sammler die Originale nicht erwerben konnten, gaben sie Kopien in Auftrag. Rudolf II. zum Beispiel beauftragte den kaiserlichen Botschafter in Spanien, den Grafen Khevenhüller, ihm eine Kopie von Correggios *Ganymed* zu beschaffen, sollte das Original nicht zu erwerben sein. Sowohl der Kaiser als auch die bayrischen Herzöge ließen Kopien von Werken Dürers und anderer altdeutscher Meister anfertigen, wenn sie die Originale nicht bekommen konnten.[32] Kaltemarckt schlug vor, die Dresdner Sammlung durch Abgüsse von antiken und zeitgenössischen Skulpturen zu bereichern.[33] Die Herstellung von Kopien ist wohl auch dafür verantwortlich, daß Kunstwerke oft in den Inventarlisten mehrerer Sammlungen auftauchen. In manchen Fällen wurden nicht nur *artificialia,* sondern auch *naturalia* für die Kunst- und Wunderkammern in Auftrag gegeben.

Wir haben schon angedeutet, daß mehrere große Architekturprojekte des späten 16. und frühen 17. Jahrhunderts ihr Entstehen den Sammlungen verdankten. Das Münchner Antiquarium ist einer der bemerkenswertesten Bauten dieser Art; es ist außerdem der größte Profansaal des 16. Jahrhunderts, der nördlich der Alpen erhalten geblieben ist. Die Münchner Münze wurde nicht nur als bayrische Münzanstalt gebaut, sondern sollte die herzogliche Kunstkammer beherbergen. Erzherzog Ferdinand II. von Österreich ließ Schloß Ambras bei Innsbruck eigens zur Aufnahme seiner Sammlungen umbauen. Ferdinands Bruder Maximilian II. (Kaiser von 1564 bis 1576 und Vater Rudolfs II.) ließ die Stallburg in Wien wahrscheinlich auf einen ähnlichen Zweck hin konzipieren, denn er ließ hier nicht nur die kaiserlichen Pferdeställe, sondern auch seine Kunstsammlungen unterbringen. Rudolf II. ließ über den Stallungen, die auf der Prager Burg errichten wurden, für seine Skulpturensammlung den sogenannten Spanischen Saal anlegen. Ein ganzer neuer Flügel, der auf dem Hradschin an das sogenannte »Sommerhaus« angebaut wurde, war für die kaiserliche Kunstkammer und Gemäldesammlung bestimmt. Solche An- und Umbauten für Kunstkammern wurden an vielen Orten vorgenommen, zum Beispiel in Schloß Gottorf bei Schleswig.

Mit dem Entwurf und der Dekoration derartiger Räume wurden oft Künstler beauftragt, ob sie nun von außerhalb an den Hof gerufen wurden oder dort bereits fest tätig waren. Strada, Spranger und Vredeman de Vries haben wir in diesem Zusammenhang bereits erwähnt. Weitere Beispiele sind die Gemälde aus der Werkstatt von Pieter de Witte (Pietro Candido), die später ins Münchner Antiquarium gelangten, und das Deckenfresko von Spranger im Weißen Turm der Prager Burg, in einem Raum in der Mitte einer für die kaiserlichen Sammlungen bestimmten Zimmerflucht .[34] Sowohl Sammlertätigkeit als auch Mäzenatentum waren also Mittel zur Förderung des Prestiges, die beide sowohl eine politische als auch eine emotionale Dimension besaßen. Die

Geschichte von einem Nürnberger Kaufmann des 15. Jahrhunderts, der felsenfest der Überzeugung war, der Schatz der burgundischen Herzöge übertreffe bei weitem die sagenhaften Schätze von San Marco in Venedig, ist ein gutes Beispiel für den Propagandaeffekt einer Sammlung.[35] Den Erben des Burgunderschatzes ging es im 16. Jahrhundert zweifellos darum, einen ähnlichen Effekt zu erzielen.

Nur aus Gründen der übersichtlichen Darstellung also werden hier Sammeln und Mäzenatentum getrennt behandelt. Wenn wir die sich wandelnde Rolle von Kunst und Kunstsammeln im 16. Jahrhundert richtig verstehen wollen, müssen wir uns eingehender mit dem Mäzenatentum, vor allem dem der Fürsten, im späten 16. und frühen 17. Jahrhundert befassen.

Kapitel 8

FÜRSTLICHES MÄZENATENTUM IM SPÄTEN 16. UND FRÜHEN 17. JAHRHUNDERT: DER HOF RUDOLFS II. UND DIE AUSWIRKUNGEN SEINER KUNSTFÖRDERUNG

Der gutunterrichtete niederländische Maler und Kunsthistoriograph Carel van Mander hatte die Bedeutung der mitteleuropäischen Sammlungen klar erkannt, als er dem Kunstinteressierten Prag vor jeder anderen europäischen Stadt empfahl. Er nannte Rudolf II. auch den größten Kunstmäzen seiner Zeit. Der Deutsche Joachim von Sandrart (1608–1688), wie van Mander zugleich Maler und Schriftsteller – wir werden auf ihn zurückkommen –, beschrieb im Jahr 1675 Prag mit ähnlicher Autorität und Emphase als den Parnaß der Künste und Kaiser Rudolf II. (1576–1612), der dort residiert hatte, als ihren berühmtesten Schutzherrn.[1] Aber wenn Prag auch eine hervorragende Stellung einnahm und deshalb hier besondere Aufmerksamkeit verdient, so war es doch nur eines von vielen Zentren fürstlichen Mäzenatentums des späten 16. und frühen 17. Jahrhunderts, wie ja auch die kaiserliche Sammlung zwar einzigartig, aber doch nicht die einzige war.

Diese Epoche kann als die große Ära fürstlichen Mäzenatentums und Sammelns angesehen werden. Immer mehr Sammlungen wurden begründet, und zur gleichen Zeit verwandelten sich viele Fürstenhöfe geradezu in Kunstzentren, die Malerei, Plastik, Zeichnungen, Stiche und Werke der angewandten Kunst hervorbrachten. Wenn von einem Höhepunkt in der Geschichte der Kunst die Rede ist, fällt uns im allgemeinen das Florenz der Renaissance ein, aber wenn Mitteleuropa vielleicht auch nicht so bekannt ist, läßt sich doch mit gutem Recht behaupten, daß dort, allerdings in anderen Gattungen und Bereichen der Kunst, ebenso bedeutende Leistungen zu verzeichnen sind. Wie bereits erwähnt, hat eine Untersuchung der Bautätigkeit im Florenz der Renaissance gezeigt, daß dort das Kapital in den Konsum von Luxusgütern floß und somit Produktionszweige entwickeln half, die eine solche Nachfrage befriedigen konnten. Aus ähnlichen Gründen erlebte um 1600 das Goldschmiede- und Juwelierhandwerk in mitteleuropäischen Städten wie Nürnberg und Augsburg eine Blüte.

In Mitteleuropa entfaltete sich damals ein so lebhaftes Kunstinteresse, daß fürstliche Mäzene, nachdem sie die Stiltendenzen aus anderen Teilen Europas assimiliert hatten, nun ihrerseits starken Einfluß auf das Geschehen im übrigen Europa und selbst jenseits seiner Grenzen ausübten. Zentren wie Prag erlangten überregionale Bedeutung. Der Kaiser (aber auch der König von Polen) und die Spitzen der gesellschaftlichen und politischen Hierarchie leiteten eine Reihe von Entwicklungen in die Wege, die sich auf die Produktion und Konsumtion von Kunst in vielen Schichten der Gesellschaft ebenso auswirkten wie auf die Geschichte der Kunst in vielen Teilen Europas und der Welt.

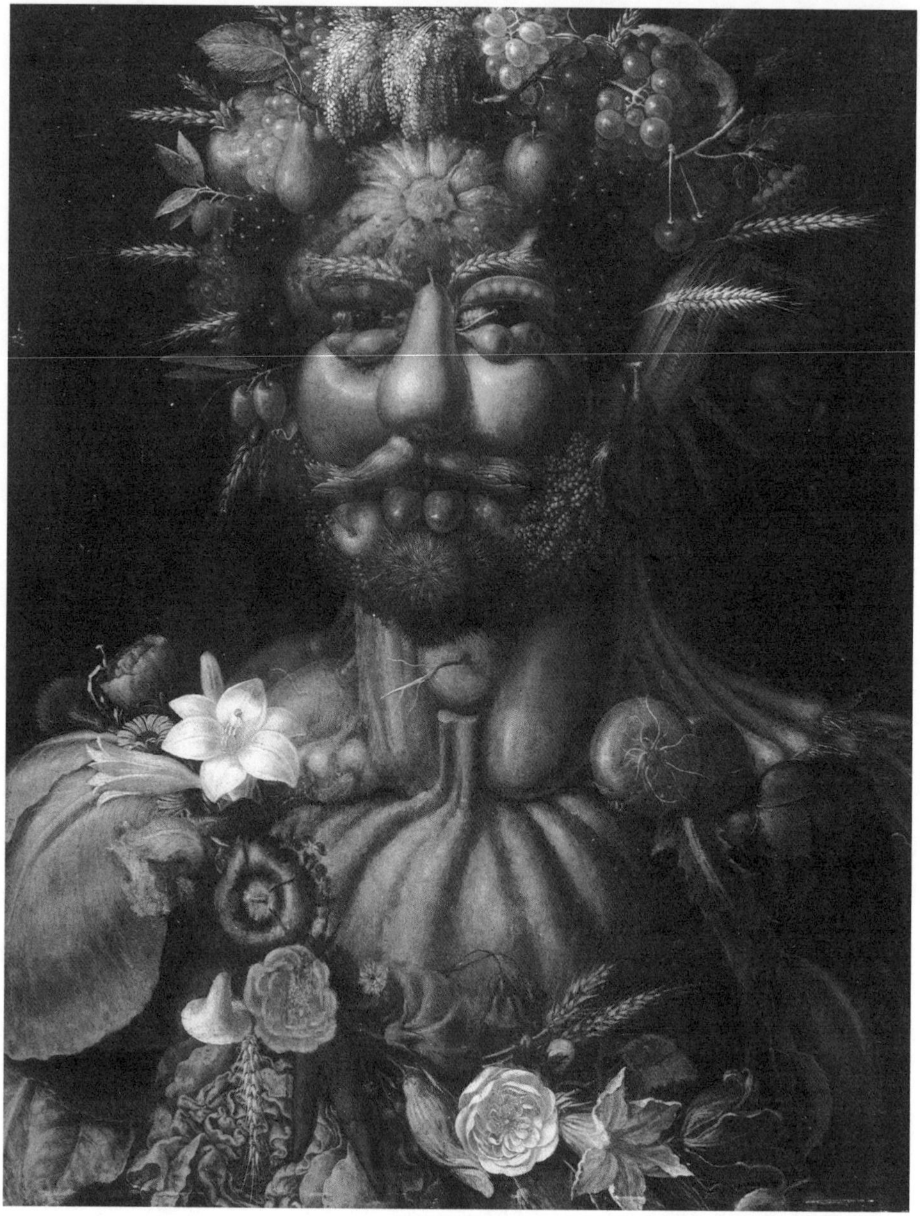

Giuseppe Arcimboldo, *Rudolf II. als Vertumnus,* um 1591; Schloß Skokloster, Schweden

Im späten 16. und frühen 17. Jahrhundert förderten die Herrscher zwar auch weiterhin Bauprojekte, doch konzentrierte sich das Interesse an den Fürstenhöfen nun eher auf die bildenden Künste im engeren Sinne. Das Ideal des kunstliebenden Monarchen verkörperte Rudolf II., und man sagte ihm nach, er habe Künstler und Handwerker in ihren Werkstätten besucht, ihnen zugeschaut, sie überwacht und mit ihnen gearbeitet. Daher wurde ihm häufig vorgeworfen, er habe seine Staatsgeschäfte vernachlässigt. Sein persönliches Engagement für die Künste war aber, im historischen Kontext gesehen, gar nicht so ungewöhnlich. Die Förderung der Künste wurde in ganz Mitteleuropa zur Passion der Fürsten, und sie folgten darin nur einem allgemeineren europäischen Muster. Ein Holzschnitt von Burgkmair aus dem frühen 16. Jahrhundert zeigt Maximilian I., wie er einen Hofmaler anleitet; auch anderen Fürsten der Zeit, wie Franz I. von Frankreich, Margarete von Navarra und Herzog Emanuel von Savoyen, ist nachgesagt worden, sie hätten sich in der Malerei versucht. Daß Rudolf II. malte, ist belegt; und daß Karl V. für Tizian einen Pinsel vom Boden aufgehoben hat, ist eine Legende, die auf ihre Weise zeigt, welche Achtung ein großer Herrscher vor den Künsten bezeugen konnte.

Entwarf Ferdinand II., Erzherzog von Österreich und Landesfürst in Tirol, ein Bauwerk und verfaßte Herzog Heinrich Julius von Braunschweig-Wolfenbüttel Theaterstücke, so versuchten sich viele andere Fürsten Mitteleuropas in der zweiten Hälfte des 16. Jahrhunderts in der bildenden Kunst. Ferdinand selbst beschäftigte sich nicht nur mit Architektur, sondern schuf auch Glasgefäße. Kurfürst August von Sachsen, der Herzog und spätere Kurfürst Maximilian I. von Bayern, Erzherzog Leopold von Habsburg und etwas später Fürst Vladislav Sigismund von Polen haben an der Drehbank gearbeitet.[2] König Sigismund III. von Polen hat sich als Goldschmied, Steinschneider und Maler betätigt, Maximilian I. von Bayern auch als Juwelier, Erzherzog Karl von Habsburg (Bruder Maximilians II. und des Erzherzogs Ferdinand), Herrscher über Innerösterreich, als Tischler.

Das Interesse der Fürsten an Malerei und angewandter Kunst wurde weit mehr als nur ein Zeitvertreib oder eine Belustigung. Wenn sich viele Herrscher aktiv in der Kunstausübung engagierten, so ist leicht zu verstehen, warum die Kunstförderung genau wie das Sammeln zu einer Prestigeangelegenheit wurde, eine Gelegenheit für den Herrscher, seine Bedeutung herauszustellen. In einer Welt von Sammlern und Mäzenen konnte man wohl erwarten, daß der bedeutendste Herrscher auch der bedeutendste Mäzen war. Selbst wenn seine Interessen lange mißverstanden wurden, war die außerordentliche Rolle Rudolfs II. als Kunstförderer wie auch als Sammler seinem protokollarischen Status durchaus angemessen. Unter seiner kaiserlichen Schirmherrschaft arbeiteten mehr als fünfundzwanzig Maler, eine ganze Reihe bedeutender Bildhauer und viele Werkstätten von Steinschneidern, Goldschmieden und Instrumentenmachern für den Hof, eine Zusammenballung künstlerischer Kräfte, die den Höhepunkt fürstlicher Kunstförderung darstellt.[3]

Wie aus dem im vorigen Kapitel gegebenen Überblick über die Sammeltätigkeit schon hervorging, hatte das Mäzenatentum in dieser Zeit ebenso eine politische und diplomatische Funktion wie das Sammeln. Rudolf II. gab mehr-

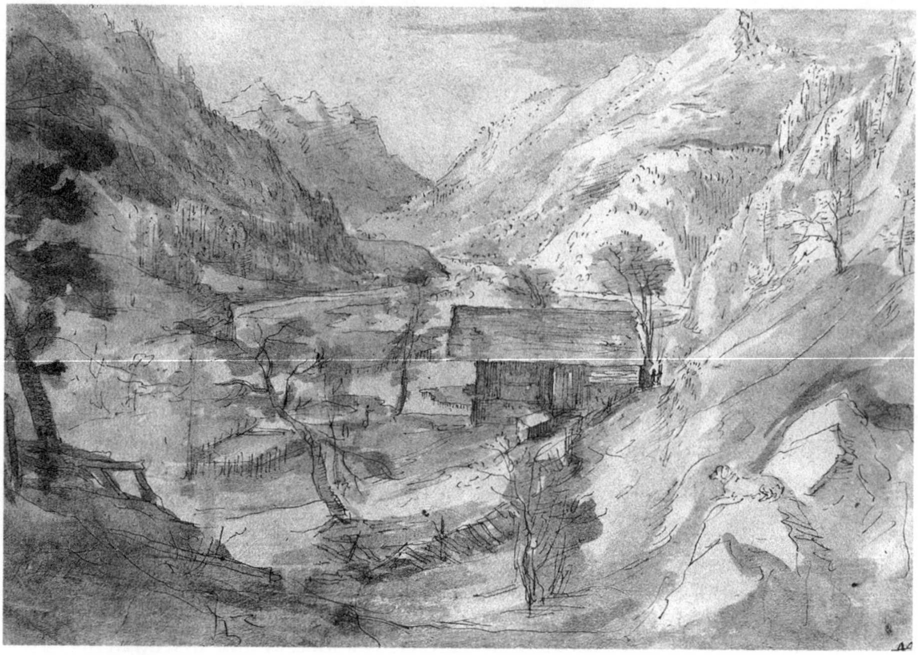

Paulus von Vianen, *Ansicht des Salzachtals bei Salzburg,* um 1601–1603; Berlin, Staatliche Museen Preußischer Kulturbesitz, Kupferstichkabinett

fach der Hoffnung Ausdruck, daß gemeinsame politische Interessen der Herrscher durch gemeinsame Kunstinteressen eine Ergänzung finden könnten; in Dokumenten aus sächsischen Archiven sind ähnliche Erklärungen zu finden.[4] Wenn Künstler, die an einem Hof tätig waren, von einem anderen Hof Aufträge erhielten – wie zum Beispiel die kaiserlichen Hofkünstler Hans von Aachen, Adriaen de Vries und Joseph Heintz –, so geschah das häufig im Rahmen diplomatischer Initiativen. Künstler und Kunstgegenstände konnten auch von einem Hof zum anderen wechseln; der Goldschmied und Zeichner Paulus van Vianen ging zum Beispiel vom Salzburger Hof des Erzbischofs Wolf Dietrich von Raitenau an den Prager Hof. Der Austausch von Geschenken war Bestandteil der Politik; zum Beispiel wurden Uhren und andere Gegenstände an die Hohe Pforte, den Hof des Sultans in Konstantinopel, gesandt. Diese Strategie machte oft die Produktion neuer Werke nötig, und Künstler konnten auch beauftragt werden, Werke zu schaffen, die eine ganz bestimmte Botschaft enthielten, wie etwa diejenigen, die Maximilian II. und Rudolf II. an den Hof der Wettiner in Dresden schickten.[5] Künstler wie Rudolfs »Kammermaler« Hans von Aachen hatten schon die Rolle eines Botschafters übernommen, bevor der berühmte Peter Paul Rubens mit einer solchen Aufgabe betraut wurde; Rubens' Auftraggeber in Mantua sind vielleicht sogar erst aufgrund einer diplomatischen Mission, die Hans von Aachen dorthin geführt hatte, auf die Idee gekommen, Rubens entsprechend einzusetzen.

Die mitteleuropäischen Höfe übernahmen in diesen wie in vielen anderen Dingen Verhaltensweisen, die wir aus dem italienischen Quattrocento und dem Frankreich der Renaissance kennen. Einige mitteleuropäische Fürsten wie der Erzherzog Ferdinand II. von Österreich oder Sigismund August von Polen waren zudem auch durch Heirat mit italienischen Herrscherhäusern verbunden. Die Habsburger sahen überdies in früheren Kaisern wie Karl V., dem Großvater Rudolfs II. (und Ahnherrn mehrerer anderer Dynastien), ihr Vorbild. Auf Rudolf II., der am spanischen Hof aufgewachsen war, wirkte ferner der Einfluß König Philipps II. von Spanien, der aufgrund der habsburgischen Heiratspolitik zeitweise zugleich sein Onkel, Cousin und Schwager war.

Auch aufgrund der multinationalen Zusammensetzung der Entourage der mitteleuropäischen Fürsten war das fürstliche Mäzenatentum in der Region durch kulturelle Wechselbeziehungen geprägt. Viele dieser Herrscher vergaben nicht nur gelegentlich Aufträge an Künstler und Handwerker in traditionellen Zentren wie Augsburg oder Nürnberg, sondern reihten Künstler aus aller Herren Ländern unter ihre Hofbediensteten ein. Künstler deutscher Abstammung waren besonders an kleineren Höfen in großer Zahl zu finden, doch auch sie hatten oft ein Wanderleben geführt und waren in vielen Fällen sogar in Italien gewesen.[6]

Die Künstlerkreise an den größeren Höfen hatten somit oft einen genuin kosmopolitischen Charakter. Rudolf II., der Künstler von überall her an seinen Hof zog, verkörperte daher in dieser wie in anderer Hinsicht das Ideal eines Kaisers, denn er machte Prag wieder zu jenem übernationalen Zentrum der bildenden Künste, das es unter Karl IV. im 14. Jahrhundert schon einmal gewesen war. Unter seiner Schirmherrschaft arbeiteten Steinschneider und Juweliere aus verschiedenen Teilen Italiens, zum Beispiel die Miseroni aus Mailand und die Castrucci aus Florenz, neben niederländischen Goldschmieden wie Jan Vermeyen aus Brüssel und Paulus van Vianen aus Utrecht. Auch Deutsche wie der Augsburger Nikolaus Pfaff und der Nürnberger Anton Schweinberger schufen in Prag herrliche Arbeiten. Rudolf II. übernahm die Italiener Giulio Licinio, Martino Rota und Giuseppe Arcimboldo, die zuvor Hofmaler seines Vaters, Kaiser Maximilians II., gewesen waren, in seinen Dienst; später engagierte er auch Fabrizio Martinengo und Marian de Marianis. Maximilian II. hatte Lucas van Valckenborch beschäftigt, und Rudolf II. nahm die Flamen Bartholomäus Spranger (der für Maximilian auf Stücklohnbasis gearbeitet hatte), Pieter Stevens und Joris (Georg) Hoefnagel fest in kaiserliche Dienste. Hoefnagel hatte zuvor für Erzherzog Ferdinand II. und den Münchner Hof gearbeitet. Auch Roelant Savery und der Holländer Dirck de Quade van Ravesteyn, der Schweizer Joseph Heintz und Deutsche wie Hans von Aachen (der ebenfalls vorher am Münchner Hof tätig gewesen war), Matthias Gundelach und Daniel Fröschl kamen an den Prager Hof.

Der in Den Haag geborene und in Italien (von Giambologna) ausgebildete kaiserliche Kammerbildhauer Adriaen de Vries arbeitete nicht nur für Prag, sondern auch für kleinere Höfe. Dies zeigt, daß die kosmopolitische Ausprägung der Hofkunst nicht auf ihr wichtigstes Zentrum beschränkt war.

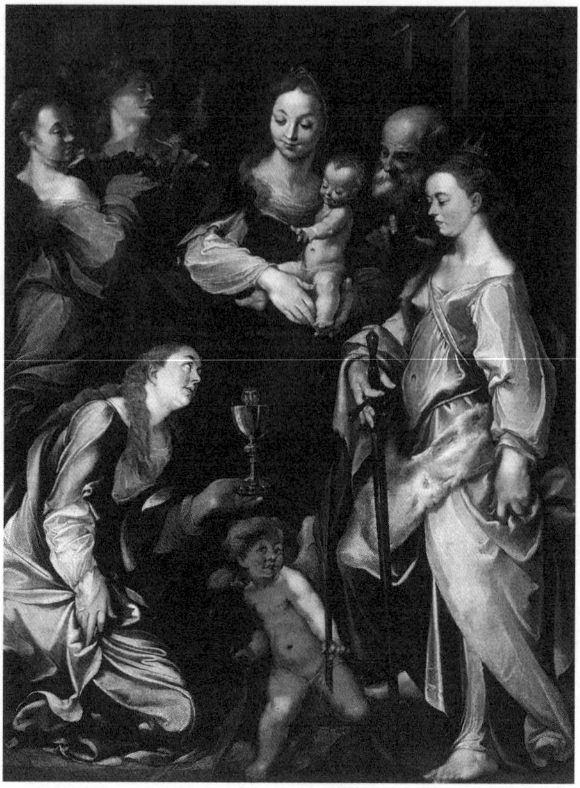

Joseph Heintz d. Ä., *Die Heilige Familie mit den hll. Barbara und Katharina,* um 1595–1600, Altar in der St.-Barbara-Kapelle der St.-Thomas-Kirche auf der Prager Kleinseite

De Vries schuf Plastiken für den Fürsten Karl von Liechtenstein, der auch vielen weiteren Künstlern Aufträge erteilte, und für den Schaumburger Grafen Ernst, an dessen Bückeburger Hof noch andere Niederländer arbeiteten; für Heinrich Julius von Braunschweig-Wolfenbüttel – ebenfalls ein bedeutender Kunstförderer – gestaltete de Vries eine Reiterstatuette, und auch für den Dresdner Hof fertigte er mehrere Skulpturen an.[7]

Durch die feste Bestallung solcher immer kosmopolitischer werdenden Künstlerkreise an den Höfen stieg auch der Status der Künstler, und ihr Betätigungsfeld erweiterte sich. Das Interesse der Herrschenden an der Kunst hob das Ansehen einer Arbeit, die traditionell unter die niederen Tätigkeiten gerechnet worden war. Das Hofrecht, dem ein Künstler mit seiner Anstellung bei Hofe unterstand, befreite ihn von den Beschränkungen der Zunftordnung. Rudolf erhöhte auch den Status jener Prager Künstler, die nicht dem Hofe angehörten, indem er die Prager Malervereinigung per Dekret zu einer »Bruderschaft« und nicht zu einer Zunft erklärte. Der soziale Statusgewinn der Künstler wird auch durch die Tatsache bezeugt, daß der Kaiser Künstler als Botschafter einsetzte oder sie, wie Daniel Fröschl und Hans von Aachen, in seinen Rat aufnahm. Die Aufwertung der Künstler führte sogar dazu, daß Rudolf II., wie Karl V. es vor ihm getan hatte, einige Künstler, zum Beispiel

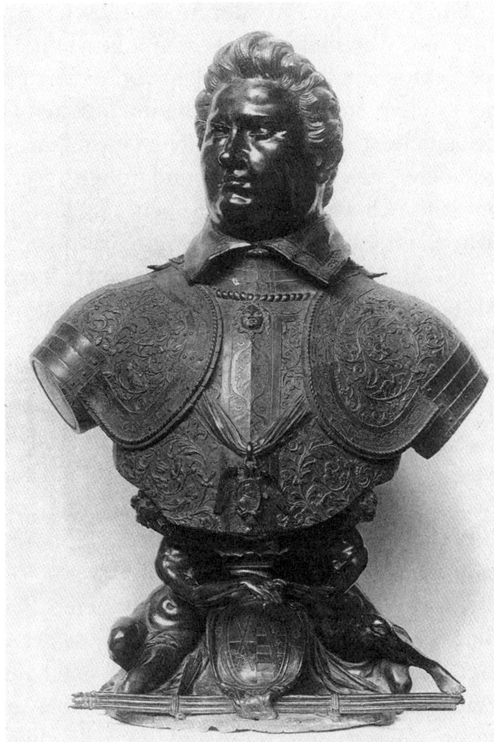

Adriaen de Vries, Bronzebüste des Kurfürsten Christian II. von Sachsen, 1603; Dresden, Staatliche Kunstsammlungen

seine Hofkünstler Arcimboldo, Spranger und von Aachen, in den Adelsstand erhob oder deren Nobilitierung bestätigte.

Diese Statusveränderungen entsprachen einer Auffassung, die in Italien bereits im frühen Quattrocento vertreten worden war: Gegen die Ansicht, die bildenden Künste könnten nicht zu den Artes liberales gezählt werden, da sie mit Handarbeit verbunden seien, die sich für einen Mann höheren Standes nicht schicke, hatte man den edlen und intellektuellen Charakter der bildenden Künste ins Feld geführt. Verteidigungsschriften dieser Art wurden in Mitteleuropa zwar nicht verfaßt, doch es gab zahlreiche allegorische Darstellungen in Form von Gemälden, Plastiken, Stichen und vor allem Zeichnungen, besonders auf Blättern in Stammbüchern, welche die bildende Kunst den freien Künsten beigesellten. Solche Allegorien finden sich zum Beispiel in mehreren Gemälden, Stichen und Zeichnungen Sprangers. Auch die häufig vorkommenden allegorischen Darstellungen, in denen Minerva als Schutzgöttin der Künste auftritt, bekunden den Anspruch der Künstler, ihre Arbeit sei wesentlich als geistige Tätigkeit zu begreifen. Viele dieser Arbeiten demonstrieren schon aufgrund ihres allegorischen Charakters, daß die Kunst jener Zeit hinsichtlich ihrer Voraussetzungen und der Ansprüche, die sie an ihre Betrachter stellte, zunehmend intellektualisiert wurde.[8]

Die Kunst, die unter der Ägide höfischer Auftraggeber, insbesondere in Prag, entstand, war nicht nur kosmopolitischen Ursprungs und von wachsenden intellektuellen Ansprüchen geprägt, sondern befaßte sich auch mit einer Fülle neuer Themen und Inhalte, die sie in neuen Genres und mit neuen Stilmitteln behandelte. Doch ist eine solche Feststellung nicht mißzuverstehen: Natürlich widmeten sich im späten 16. und frühen 17. Jahrhundert die Künstler in Mitteleuropa auch weiterhin Aufgaben, die Hofkünstler schon seit langem erfüllt hatten, und solche Aufgaben gingen häufig über das Schaffen von Kunstgegenständen hinaus. Hofkünstler beschäftigten sich zum Beispiel in Stuttgart, München, Wien und Prag mit der Gestaltung von Festen, Festzügen, Hochzeiten und ähnlichem.[9]

Dabei vernachlässigten die Herrscher weder das sakrale Kunstwerk noch den Kirchenbau. Katholische Fürsten wie die bayrischen Herzöge und die Habsburger gaben prächtige Altäre in Auftrag. Die Ausschmückung der St.-Michaels-Kirche in München mit ihren von Christoph Schwarz, Hans von Aachen und anderen Künstlern geschaffenen Altargemälden ist von besonders verschwenderischer Pracht. Auch die Hofkünstler Rudolfs II. wie zum Beispiel Spranger schufen Altarbilder, selbst wenn solche Arbeiten im Rahmen ihres Gesamtwerks nur einen untergeordneten Platz einnehmen (ein bedeutendes Beispiel rudolfinischer sakraler Kunst ist der von Spranger, Hans von Aachen, Heintz und Vredeman de Vries 1598 geschaffene Altar für die Hofkapelle der Prager Burg). Hofkünstler arbeiteten aber auch für protestantische Auftraggeber; Spranger etwa schuf mehrere Epitaphe in Prag und für Kunden anderenorts.[10] Zu den Aufgaben eines Hofmalers gehörte überdies das Herstellen fürstlicher Bildnisse; in München, Prag, Dresden und an vielen anderen Höfen des Reiches wurden zahlreiche offizielle Porträts, Stiche und Plastiken des jeweiligen Herrschers geschaffen, die seine Größe und seine Tugenden darstellen sollten.[11]

Gegen 1600 machte sich jedoch, vor allem in Prag, eine bedeutende Veränderung in Funktion, Form und Inhalt der Kunstproduktion bemerkbar. Eines der erstaunlichsten Herrscherporträts dieser Jahre zeigt, daß sich sogar in diesem traditionellen Genre ein bemerkenswerter Wandel vollzog. In Giuseppe Arcimboldos (1527–1593) faszinierendem Porträt Rudolfs II. als Vertumnus, der etruskisch-römische Gott der Jahreszeiten, manifestieren sich nicht nur die Besonderheiten rudolfinischer Kunst, sondern auch viele neuere Merkmale der Kunst jener Zeit überhaupt. Dieses Gemälde bildet den Höhepunkt von Arcimboldos Serie anthropomorpher Kompositionen aus Früchten, Gemüsen und anderen Dingen, die so zusammengefügt sind, daß sie das darzustellende Sujet bilden.[12]

Gedichte, die mit Wissen und offensichtlicher Billigung des Künstlers dem Bild beigegeben waren (Arcimboldo malte das Bild nach seiner Rückkehr nach Mailand und schickte es von dort nach Prag), geben Aufschluß über das Sujet und offenbaren die Bildintention, ganz wie die Gedichte, die über zwanzig Jahre zuvor zusammen mit seinen Gemälden der vier Jahreszeiten und der vier Elemente Kaiser Maximilian II. überreicht worden waren. Die Darstellung Rudolfs II. als Vertumnus war keineswegs als simpler Scherz gemeint. Ihre amüsante äußere Form birgt einen tieferen Sinn: Der Kaiser herrscht über die Jahreszeiten, wie er über die Länder der Welt herrscht. Blumen, Obst und Früchte des Feldes aus den verschiedenen Jahreszeiten schließen sich harmonisch zu einem Abbild des kaiserlichen Antlitzes zusammen und werden so zum Symbol seiner alles umspannenden und vereinigenden Herrschaft. In der Interpretation der Renaissance war Vertumnus auch der Gott der Elemente, so daß Rudolf II., der Gebieter über die Welt des Menschen, den Mikrokosmos, damit auch zum Gebieter über die Elemente des Makrokosmos erklärt wird. Der ewige Kreislauf der Jahreszeiten repräsentiert symbolisch die immerwährende Herrschaft der Habsburger, und wie sich die Früchte und Blumen aus allen Jahreszeiten harmonisch zu einem Bild fügen, so ist auch Rudolfs Herrschaft von harmonischem Einklang geprägt, und seine Majestät ist so unvergänglich wie die ewige Ordnung der Natur. Das Porträt verkündet zudem die Rückkehr eines goldenen Zeitalters des Friedens und des Wohlstands, in dem, wie in einem ewigen Frühling, Früchte und Blumen aller Jahreszeiten gleichzeitig gedeihen.

Die Verbreitung, die Arcimboldos Bildsprache fand – Jahreszeitenzyklen von oder nach ihm befanden sich außer in Prag auch in den Sammlungen in Dresden, München, Liechtenstein und in spanischen Sammlungen und wurden von vielen Werkstätten nachgeahmt –, spricht für die Resonanz, auf die sie stieß. Arcimboldos Gemälde sind faszinierende Kunstwerke, nicht bloß weil ihre verblüffende Bildsprache so bizarr wirkt, sondern weil sich an ihnen viele Aspekte der mitteleuropäischen Kunst jener Zeit offenbaren. Das Porträt war offensichtlich auf den Geschmack eines ganz bestimmten Herrschers abgestimmt und ihm persönlich zugedacht (der italienische Künstler und Kunsttheoretiker G.P. Lomazzo bemerkte, der Kaiser habe es mit Ungeduld erwartet), also nicht zur breiten Rezeption bestimmt. Und doch besaß es eine politische Botschaft, die es in Form einer allegorischen Personifikation ausdrückte, als deren Quelle die antike Mythologie diente. Damit steht dieses Bild in der Renaissancetradition der Rezeption antiker Literatur, in diesem Fall einer Elegie des Sextus Propertius. Es wirkt humorvoll und scherzhaft, doch in seinem Scherz ist ihm ernst. Dieser Zug wie auch sein allegorischer Charakter lassen Arcimboldos Werk mit anderen Elementen der symbolischen Bildsprache der Renaissance wie etwa dem Emblem oder Sinnbild verbunden erscheinen; man hat das Gemälde denn auch in der Tat mit der Hieroglyphe verglichen. Daß Arcimboldo außerdem aus dem Studium der Natur schöpfte, ist ebenfalls nicht unbemerkt geblieben, und in dieser Hinsicht kann man sein Werk mit neuen, naturalistischen Genres der Zeit vergleichen. Sein fremd wirkender Stil läßt die innovative Qualität der Kunst in Prag erkennen. Und schließlich weist seine theoretische Durchdringung und Behandlung der malerischen Stilmittel durch ihre Verknüpfung mit literarischen und wissenschaftlichen Prämissen viele Parallelen zu Rhetorik und Dichtkunst auf.

Viele Kunstwerke, die damals für Sammler geschaffen wurden, waren wie Arcimboldos Porträt des Kaisers persönlicher oder privater Natur und tendierten mitunter zur Bizarrerie. So manches eindeutig nicht zum Gebrauch bestimmte Goldschmiedestück gehört in diese Kategorie, zum Beispiel

Christoph Jamnitzers Prunkkanne mit zugehöriger Schüssel, Nikolaus Pfaffs Deckelpokal aus Rhinozeroshorn mit seinen grotesken Wildschweinhauern oder Schweinbergers goldgefaßte und geschnitzte Seychellennuß (Abb. S. 197). Auch kleine Bronzen und die eleganten, funktionslosen Gefäße aus geschnittenem Stein mit ihren grotesken Formen und Maskaronen aus den Werkstätten der Saracchi und Miseroni gehören zu dieser Art von Kunstwerken.

Obwohl man eine politische Botschaft im allgemeinen eher von Werken erwartet, die monumentaler sind und deren Aussage daher leichter zu vernehmen ist, konnten auch kleine, kunstvoll gearbeitete Sammlerobjekte, die für die Kunstkammer gedacht waren, eine solche Funktion erfüllen. Auch der Brunnen Wenzel Jamnitzers, auf dem die Welt über den Elementen dargestellt war und von der Figur des Kaisers gekrönt wurde, brachte zum Ausdruck, daß der Kaiser der Beherrscher der Welt war.[13] Die bronzene Reiterstatuette von Adriaen de Vries, die Heinrich Julius darstellte (ehemals Herzog Anton Ulrich-Museum Braunschweig), und ähnliche Bildnisskulpturen Rudolfs II. fungierten trotz ihrer relativ kleinen Größe als Medien der Repräsentation.

In der exklusiven Welt der Fürsten zählten nur wenige, und der Betrachterkreis von damals hatte nichts dem großen Publikum unserer Zeit gemein. Es wäre ein Fehler anzunehmen, daß ein Fürst der Spätrenaissance, wäre es ihm möglich gewesen, zu den massenwirksamen und eingängigeren Propagandamitteln gegriffen hätte, die wir aus dem 19. und 20. Jahrhundert gewohnt sind. Es ist jedoch belegt, daß eine private Beschäftigung wie das Mäzenatentum und das Sammeln auch eine öffentliche Dimension haben und sich auf diejenigen auswirken konnte, die die fürstlichen Besitztümer niemals zu Gesicht bekamen.[14] Und dies trägt mit zur Erklärung von Inhalt und Form der damals geschaffenen Werke bei.

Viele Kunstwerke, die für die Fürsten angefertigt wurden, darunter auch Bilder mit politischem Inhalt, waren nicht nur klein, sondern auch allegorisch verschlüsselt und richteten sich nur an die *cognoscenti,* die Wissenden, nicht an die Menge.[15] Die komplizierte und schwerverständliche Sprache vieler Bildwerke jener Zeit gehört zu den charakteristischsten Merkmalen der damaligen Kunst. Sie spricht für die Gelehrsamkeit der Künstler (oder der an den Entwürfen beteiligten Humanisten), aber auch der Auftraggeber, die solche Eigenschaften von dieser Kunst erwarteten.

Die Verwendung von Allegorien, oft unter Einbeziehung mythologischer Gestalten wie Vertumnus, zeugt von der Vertrautheit mit antiken Themen. In dem Maße, wie die mitteleuropäischen Höfe sich die Renaissancekultur zu eigen machten, wurde die Darstellung von Szenen aus der antiken Geschichte und der klassischen Mythologie in ihrer Kunst immer häufiger. Alberti hatte schon in der Mitte des Quattrocento die Historienmalerei zur Hauptaufgabe eines Malers erklärt, und diese Auffassung (und der Begriff) verbreitete sich auch in Mitteleuropa. In allen deutschsprachigen Ländern, an kleinen wie an großen Höfen kamen Zeichnungen und Gemälde mit mythologischen Themen in Mode.

Die in Prag geschaffenen Bilder von Göttern und Göttinnen, Halbgöttern und Halbgöttinnen gehören zu den eindrucksvollsten Werken dieser Art.

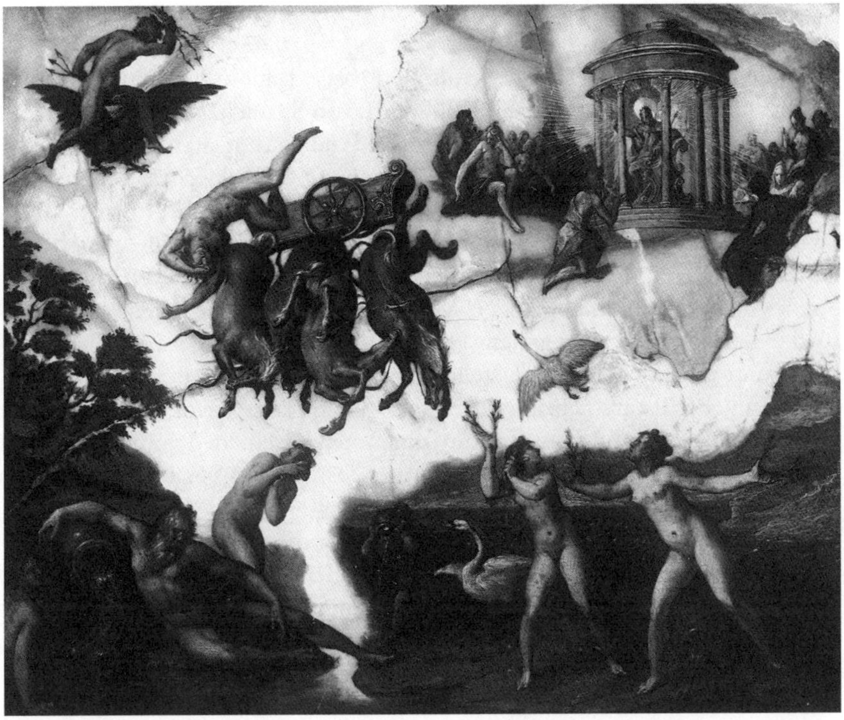

Hans von Aachen, *Der Sturz des Phaeton,* um 1598, Ölgemälde auf Alabaster; Wien, Kunsthistorisches Museum (in Schloß Ambras ausgestellt)

Künstler wie Spranger stellten ineinander verschlungene Gestalten in erotischen Posen dar. Diese Bilder wurden entweder (auf offenbar unangemessene Weise) allegorisch interpretiert, oder man hat sie als Zeichen für Rudolfs Interesse am Obszönen, wenn nicht gar Perversen gedeutet. Doch Aktbilder und erotische Darstellungen wurden an vielen Höfen geschätzt.[16]

Solche Themen waren in der europäischen Kunstwelt nichts Neues. Berühmte Mäzene wie Alfonso d'Este, Federico Gonzaga und Philipp II. von Spanien hatten Gemälde dieser Art in Auftrag gegeben. Viele italienische Bilder, etwa das Gemälde eines Liebespaares von Giulio Romano in Sankt Petersburg, ganz zu schweigen von seinen berühmt-berüchtigten *Modi* (eine Art illustriertem Kamasutra der Renaissance), sind erheblich eindeutiger als irgendein vergleichbares mitteleuropäisches Werk. Wie Arcimboldos Version des Vertumnusthemas lassen sie sich als Teil der Antikenrezeption der Renaissance betrachten; ihnen dienen Quellen wie Ovid, Homer, Apuleius und Vergil (oder auch Renaissanceliteratur von Autoren wie Tasso) als Vorwand. Wie Arcimboldos Bild des Vertumnus übersetzen sie Dichtung in Malerei. Deshalb nannte man in Italien eine Malerei mit erotischer Thematik, wie etwa Tizians Mythologien, *poesie.* Von diesen Bildern hat man gesagt, sie hätten Stil und Inhalt der antiken Malerei wiederaufleben lassen und daher genau die Art der Gestaltung eines durch seine klassischen Vorläufer sanktionierten profanen

Themas repräsentiert, die als einem aristokratischen Auftraggeber angemessen gelten konnte.[17]

Von einer Folge von Tizians berühmten *poesie,* Bildern nach Sujets wie der Vermählung Danaes mit Zeus für Philipp II. von Spanien, wurde für Maximilian II. eine Werkstattreplik hergestellt. Für Rudolf II. malten Tintoretto und Paolo Veronese Bilder dieser Art. Diese Vorstellung von Bildern als Dichtungen, in der die alte Idee des *ut pictura poesis* aufscheint, war auch in Mitteleuropa verbreitet. Hoefnagel griff sie in Gedichten, die er schrieb, in spielerischer Abwandlung auf; Tapisserien in Schloß Ambras wurden als »ovidianische Poesie« beschrieben und Sprangers Mythologien mit Recht »poetische Mittelstuck« genannt. Wie viele andere Hofkünstler hatte Spranger in Italien gearbeitet und war mit solchen Vorstellungen zweifellos vertraut: Sein humanistischer Ratgeber Paulus Fabritius, der 1577 – einige Jahre bevor derartige Bilder für Rudolf II. entstanden – mit ihm zusammen an einem Triumphbogen für einen Festzug oder Trionfo arbeitete, nannte einige von Sprangers Gemälden »poetische Personifikationen«.[18]

Wie Tintoretto, der für Rudolf II. Bilder über die Geschichte von Herkules und Omphale malte, darunter eines, auf dem Herkules einen Faun aus seinem Bett vertreibt, so behandelten auch rudolfinische Künstler solche Themen humoristisch. Auf vielen von Sprangers Gemälden, besonders in den Bildern *Herkules, Deianira und Nessus* und *Herkules und Omphale,* wird das Sujet in ähnlicher Manier zur Pikanterie. Der Cupido, der das Zeichen des *cornuto,* des Hahnreis, macht, verweist diese Bilder aus dem Reich des Epos, in dem Tizian zu Hause war, ins Reich des Epigramms. Das Vorbild aller Epigrammatiker der Renaissance, der römische Dichter Martial, sagte, Scherzgedichte fänden erst dann Gefallen, wenn sie eine laszive Note hätten. Im epigrammatischen Charakter dieser Werke spiegelt sich also gleichsam die Vorliebe der Renaissancedichtung für Epigramm und Elegie (Formen, in denen vor allem Properz und Martial, der auch bei den Jesuiten sehr beliebt war, Vorbilder waren). Die Verdichtung von Witz und Geist zu so stark mit Bedeutung aufgeladenen Bildern wie den Gemälden Sprangers und Arcimboldos, ein Charakteristikum dieser raffinierten, ja alexandrinischen Hofkultur, war auch eine Folge der Wertschätzung, die andere Kunstformen in dieser Kultur erfuhren.

In der Vorliebe für das Paradox, wie es sich in Arcimboldos ernsten Scherzen oder auch im Epigramm findet, hat man eines der distinktiven Merkmale der Kultur jener Zeit erkannt. Ihr entspricht eine an diesen Höfen sehr beliebte Ausdrucksform, die *impresa* oder das Emblem, in dem sich Wort und Bild auf häufig paradoxe Art und Weise zu einer tieferen Aussage vereinen. Diese Renaissancehieroglyphen – um das Wort zu gebrauchen, mit dem man Arcimboldos Malerei charakterisiert hat – waren begehrte Sammelobjekte für die Kunstkammer. Ottavio Strada, der einige Zeit kaiserlicher Antiquarius war, verschaffte vielen berühmten Persönlichkeiten Sammlungen von Emblemata. Seine eigene wurde später als Vorlage für eine dreibändige Ausgabe des Prager Hofkupferstechers Aegidius Sadeler verwendet, die in Zusammenarbeit mit Jacobus Typotius und Anselm Boethius de Boodt entstand. Schon am Hof Maximilians II. hatte Johannes Sambucus ein Emblembuch veröffentlicht, und

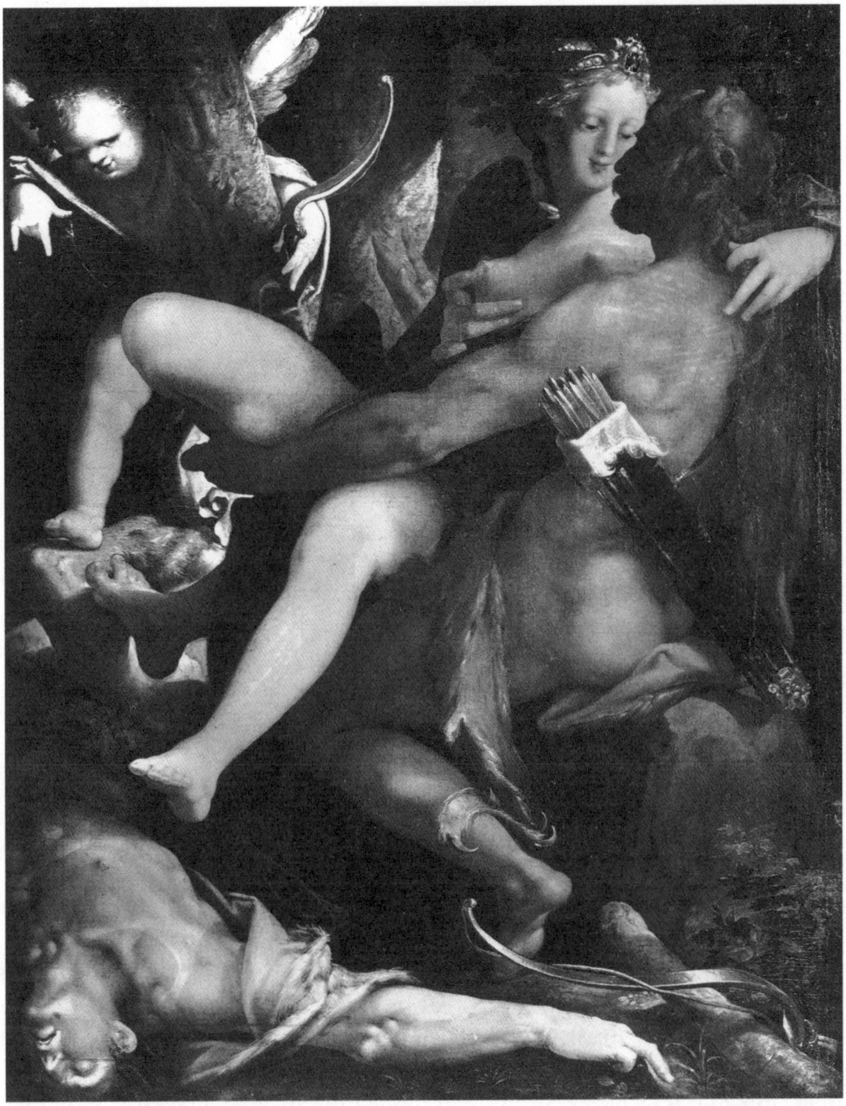

Bartholomäus Spranger, *Herkules, Deianira und Nessus,* nach 1580; Wien, Kunsthistorisches Museum

1581 veröffentlichte Juan de Borja in Prag das erste spanische Emblembuch überhaupt.[19]

Viele Hofkünstler nahmen emblematische Elemente in ihre Bilder auf; Hans von Aachen und Dirck de Quade van Ravesteyn zum Beispiel integrierten Impresen in ihre Gemälde für Rudolf II.[20] Joris Hoefnagel schuf für Erzherzog Ferdinand II. sowie für den Münchner und den Prager Hof Werke mit emblematischem Inhalt, die an die Bilder Arcimboldos gemahnen, darunter seine berühmten vier Bücher der Elemente, in denen jedes der vier Elemente durch

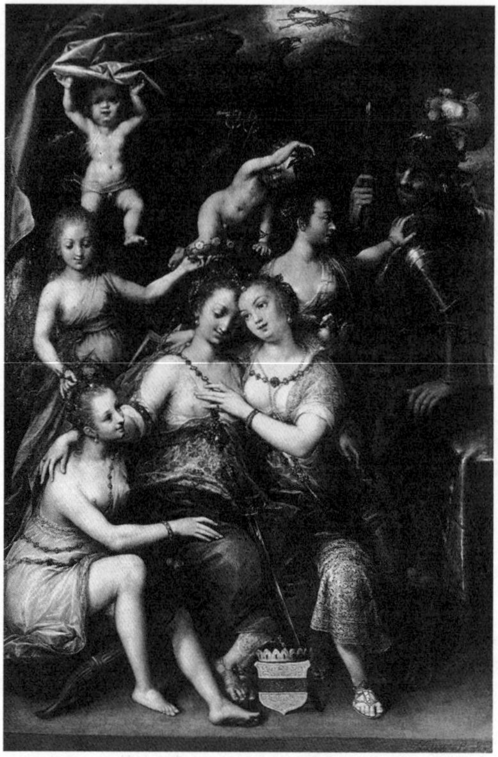

Dirck de Quade van Ravesteyn, *Allegorie der Herrschaft Rudolfs II.*, 1603; Prag, Nationalgalerie

Tierdarstellungen illustriert wird, so etwa die Luft durch Vögel und das Feuer durch Insekten.[21]

Diese Studien mit ihrem intellektuellen Anspruch und naturgeschichtlichen Inhalt lassen sich mit den Aktivitäten der bedeutenden Zirkel von Wissenschaftlern und Humanisten in Verbindung bringen, die sich an verschiedenen Höfen versammelt hatten. In Kassel und Prag erfreuten sich berühmte Astronomen, Mathematiker und Instrumentenmacher wie Tycho Brahe und Jost Bürgi der Förderung des Hofes, und auch Johannes Kepler war später in Prag tätig. Der Reichsgraf Simon von Lippe unterhielt ebenfalls Verbindungen zu Bürgi. Das rudolfinische Prag steht in dem Ruf, wie ein Magnet alle Arten von Okkultisten, Astrologen und Alchimisten angezogen zu haben, aber wie zuvor schon am Wiener Hof Maximilians II., so sammelten sich auch in Prag in erster Linie Gelehrte der verschiedensten Wissensgebiete. Darunter waren nicht nur berüchtigte Okkultisten wie John Dee, sondern auch der Astronom Paulus Fabritius und nach ihm seine berühmten Kollegen Brahe und Kepler; die Botaniker Pietro Andrea Mattioli, Carolus Clusius, Rembert Dodonaeus, Hugo Blotius und Oliver Busbeck; Humanisten wie Julius Alexandrinus und Crato von Craftsheim; und der Historiker Johannes Sambucus. Die Höfe Mitteleuropas, an denen sich eine derartige Gelehrsamkeit entfaltete, konnten folglich mit den unabhängigen Universitäten konkurrieren und sie auf manchen Gebieten, etwa der Astronomie, sogar übertreffen.

Hoefnagels (und Arcimboldos) Naturstudien waren nur zwei der vielen besonders in Prag geförderten künstlerischen Erzeugnisse, in denen sich die intellektuellen Interessen der Höfe niederschlugen. Diese Interessen standen untereinander in enger Wechselwirkung und befruchteten sich gegenseitig, doch wollen wir uns hier nur mit ihren Auswirkungen auf die Künste beschäftigen.[22] Solche Naturstudien wurden, wie man weiß, von anderen Hofkünstlern weitergeführt und vervollständigt.[23] Ihre Miniaturen wurden in der Prager Kunstkammer zusammen mit ähnlichen Werken bekannter Illustratoren gesammelt; Rudolf II. besaß Bücher über Vögel und Fische von Jacopo Ligozzi, und Jacques de Gheyn überreichte ihm ein Buch, in dem vornehmlich Blumen abgebildet waren. Das unter dem Namen seines Besitzers Maximilian I. von Bayern bekannte, mit Naturstudien geschmückte Gebetbuch entstand wahrscheinlich in Prag, doch die Kunstkammer von München, wo Hoefnagel ja auch arbeitete, enthielt ähnliche Werke. Und daß solche Studien auch andernorts begehrt waren, geht aus der Korrespondenz des Kaufmanns und Sammlers Philipp Hainhofer hervor. Die von den Jamnitzers für den Prager und für den Dresdner Hof angefertigten Abgüsse von *naturalia* dienten dem gleichen Interesse.

Die vor kurzem wiederentdeckten elf Bände, die im Auftrag des kaiserlichen Leibarztes Anselm Boethius de Boodt und von ihm selbst illustriert wurden, zeigen, wie sehr man sich damals an den Höfen für Naturgeschichte inter-

Tafel XXXXVII aus *Animalia Quadrupedia et Reptilia (Terra),* einem von vier Büchern mit Miniaturen zu den vier Elementen, zwischen 1575 und 1590; Washington, D. C., National Gallery of Art

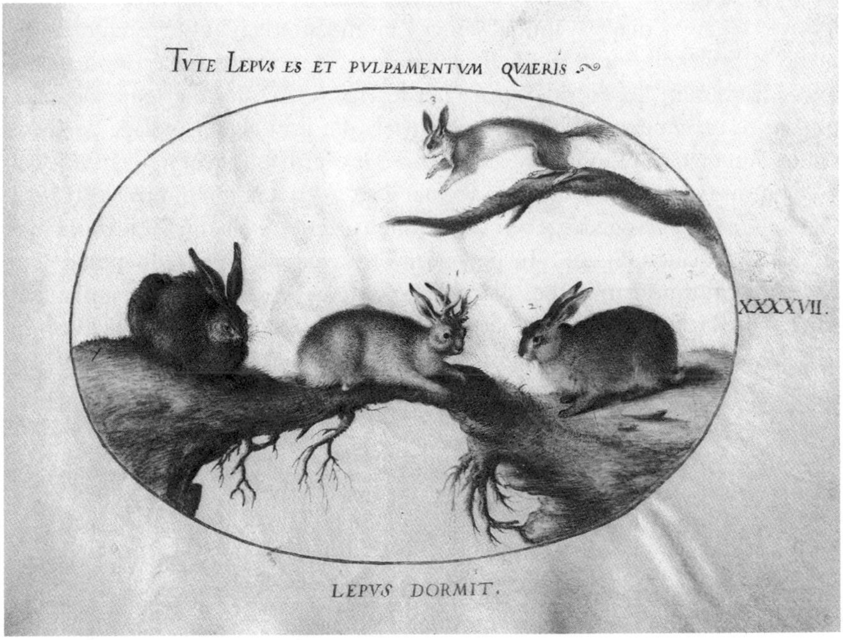

essierte. De Boodt veröffentlichte auch eines der ersten Bücher über Edelsteinkunde. Rudolf II. sammelte nicht nur die vielfältigsten *naturalia* in seiner Kunstkammer, sondern legte zudem, wie etwa auch Maximilian II. und Erzherzog Ferdinand II., botanische Gärten, Vogelhäuser, Fischteiche und Tiergehege an, um die Studien der vielen Naturkundler an seinem Hof zu unterstützen.[24]

Als Resultat dieser Förderung naturgeschichtlicher Studien seitens des Hofes entstanden nicht nur peinlich genaue Studien nach der Natur, wie sie bei de Gheyn oder manchmal auch bei Hoefnagel zu finden sind. Die Auswirkungen dieser Interessen auf die bildende Kunst waren tiefgreifender: Hoefnagels Buchmalereien, in denen Pflanzen und Tiere mit allen Finessen des Trompe-l'œil wiedergegeben sind, repräsentieren bereits eine Vorstufe des eigenständigen Stillebens, also einer Malerei, in der das abgebildete Stilleben das unabhängige Sujet eines großformatigen Leinwandgemäldes ist. In späteren Miniaturen vollziehen Hoefnagel und de Gheyn den nächsten Schritt: Hier sind die Vasen und Insekten, Blumen und Pflanzen zwar immer noch auf ein Pergamentblatt gemalt, aber von jeder Verbindung mit einem Text befreit.[25] Die Abbildung der Natur scheint in diesen Bildern bereits eine unabhängige Darstellungsform zu sein. Es war nur noch ein kleiner Schritt von dieser Form der Abbildung im Rahmen der Buchmalerei zum eigenständigen Stilleben in Öl auf Holz oder Leinwand. Aus Bestandsverzeichnissen ist zu entnehmen, daß Hoefnagel Bilder dieser Art gemalt hat, und einige der frühesten noch erhaltenen Werke dieser Gattung stammen von der Hand de Gheyns und wurden für den Kaiser geschaffen.

Die ältesten erhaltenen selbständigen Stilleben in Öl auf Holz, die ein niederländischer Maler geschaffen hat, stammen von dem Hofkünstler Roelant Savery und datieren etwa von 1603. Auch diese Art der Malerei wurde am Hof kultiviert. Savery malte während seiner Zeit in kaiserlichen Diensten nicht nur mehrere Stilleben, sondern auch einige der ersten Landschaften und Genrebilder nach dem Leben oder »naer het leven«, wie er auf die seine Beobachtungen festhaltenden Zeichnungen schrieb, die ihm als Grundlage zu diesen Gemälden dienten. Sandrart berichtete, der Kaiser habe Savery eigens mit dem Auftrag ausgesandt, seltene Wunder der Natur zu zeichnen, um sie dann in seinen Gemälden wiedergeben zu können (siehe auch die Zeichnung von Paulus van Vianen, S. 208). In gewisser Weise war dies der Höhepunkt jenes Interesses an topographischer Darstellung, wie es Werke von auch an anderen Orten des Habsburgerreiches tätigen Künstlern bekunden, etwa die Veduten von Jakob und Joris Hoefnagel oder die Gemälde und Zeichnungen von Lucas und Frederik van Valckenborch. Zuvor hatte schon Wolf Dietrich von Raitenau an seinem Salzburger Hof die Anfertigung von Studien der Natur und der Topographie durch die Künstler gefördert.[26]

Die Erweiterung des Gattungsspektrums durch diese naturalistischen Werke ist ein Zeichen dafür, daß in der mitteleuropäischen Kunst nicht nur die erfinderische Bildsprache Arcimboldos eine innovative Leistung repräsentiert. Man hat Arcimboldos geistreiches Spiel mit den Konzetti der Renaissanceliteratur verglichen, aber auch mit dem Manierismus in der bildenden Kunst

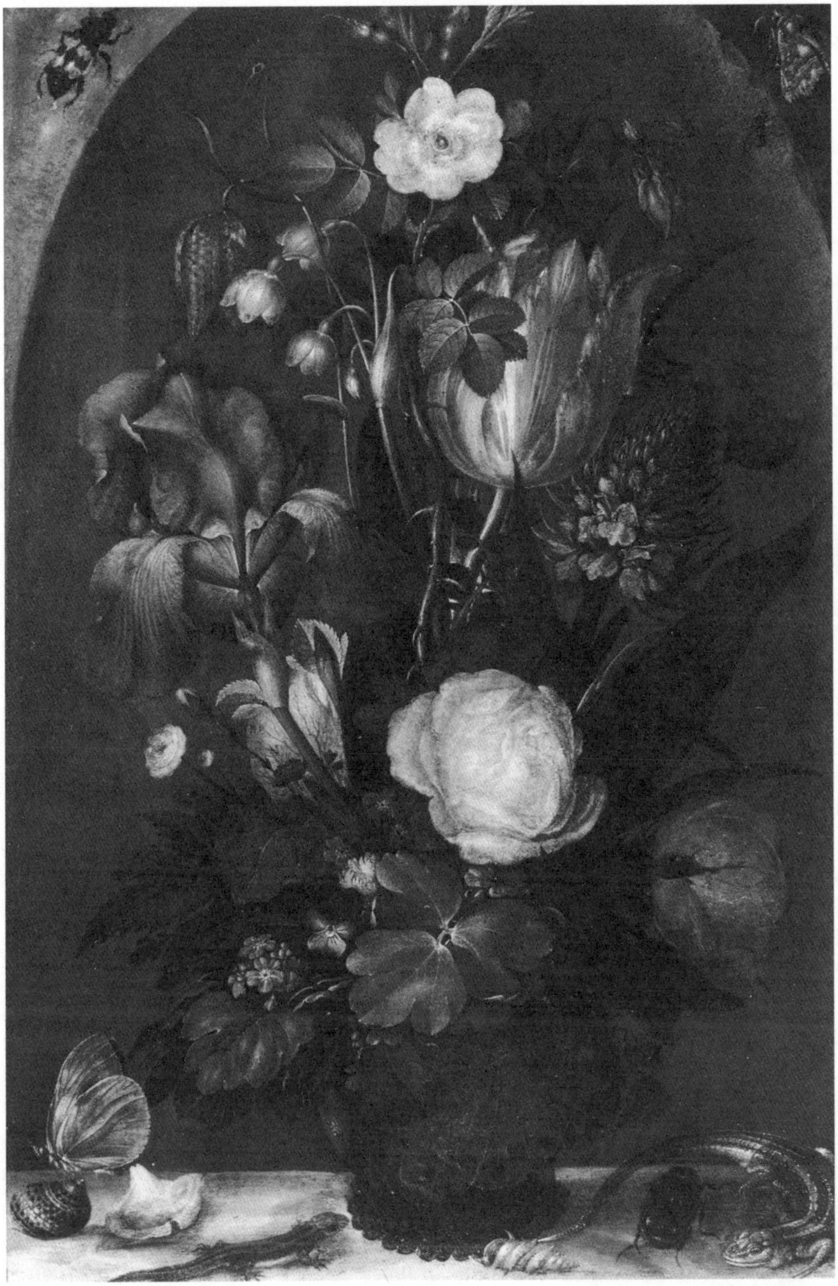

Roelant Savery, *Stilleben mit Blumen,* 1603; Utrecht, Centraal Museum

identifiziert. Der komplex verschachtelte geistige Gehalt, die komplizierten Kompositionen, das Erotische, die gestreckten Proportionen der Figuren, die übertriebenen Gesten und verdrehten Haltungen – all diese Elemente, die sich in vielen an den Höfen Mitteleuropas entstandenen Gemälden, Zeichnungen und Plastiken finden, lassen sich zweifellos mit der *maniera* des italienischen Cinquecento vergleichen und von daher als manieristisch bezeichnen. Insofern lassen sie sich unter die Kategorie des internationalen Manierismus subsumieren oder, besser noch, als Zeichen für die Existenz eines kosmopolitischen höfischen Stils betrachten. Die Tatsache jedoch, daß es auch Werke gab, die auf Beobachtung und getreuer Nachahmung der Natur beruhten statt auf einer Übertreibung und Idealisierung um der Mode willen (denn so ist die *maniera* definiert), zeigt, daß sich die Innovationsleistungen der Kunst jener Zeit auch von einem anderen Gesichtspunkt aus betrachten lassen.

Arcimboldo selbst gibt in einem Text, der von einem geplanten Dekor mit Grotesken handelt, zu verstehen, daß er in dem ewigen Konflikt zwischen *anciens* und *modernes* auf seiten der letzteren stehe. Ein Künstler habe die Freiheit zu erfinden und solle nicht lediglich den antiken Vorbildern nacheifern. Dementsprechend zeichnete Arcimboldo, um den freien Raum zwischen den Grotesken zu füllen, Szenen aus der in der Antike unbekannten Seidenraupenzucht. Arcimboldos Gemälde wurden als moderne Erfindungen betrachtet, und etliche Künstler in Prag machten deutlich, daß sie demselben Ideal anhingen. Arcimboldos Kunst wendete sich zudem an einen Kaiser, der neue Wege in den Wissenschaften genauso förderte wie in den Künsten – eine Praxis, die erklärlich wird, wenn man davon ausgeht, daß sie einer modernen Einstellung entsprang.[27]

Arcimboldos Malerei ist auch deshalb als modern bezeichnet worden, weil er eine Fülle rhetorischer und poetischer Kunstgriffe verwendete.[28] Die Beschreibung von Arcimboldos Malerei mit Hilfe einer für verbalsprachliche Kunstformen entwickelten Terminologie ist insofern gerechtfertigt, als solche Begriffe nicht nur auf Arcimboldos Werke anwendbar sind, sondern auf eine ganze Kategorie der Malerei, die sich als poetische Malerei begreifen läßt. Wenn Maler ihre Kunst nicht nur unter den Schutz Minervas, sondern auch unter den Schutz Merkurs stellten, des Gottes der Beredsamkeit, so zeigt das, daß sie ihr Ideal in der Rede- und Dichtkunst sahen. Folglich können, um nur ein Beispiel zu nennen, die so häufigen Phänomene des *contrapposto* (der Gewichtsverlagerung in der Haltung von Figuren; der Kontrastierung von Gesten, Geschlecht und Alter der Figuren sowie von Farben und Formen in einer Komposition; und sogar die Paarung von Themen wie in Sprangers Bildern *Glaukos und Scylla* und *Salmakis und Hermaphroditos*) als Spielarten eines Elements der literarischen Rhetorik, nämlich der Antithese, begriffen werden.

Die Parallelen zur literarischen Rhetorik, die diese Form der bildenden Kunst aufweist, verweisen auf ihre literarischen und akademischen Voraussetzungen. Zwar gab es in Mitteleuropa damals noch keine Akademien, doch das akademische Ideal wurde von den in Mitteleuropa tätigen Künstlern häufig mit Hilfe von Allegorien evoziert, besonders in allegorischen Darstellungen der Verbindung von Merkur und Minerva (Hermes und Athene), die unter anderem für Hermathena, das Symbol der Akademie, stehen. Aber für diese Akademie war das Ideal der Eloquenz nicht nur gleichbedeutend mit der Verfügung über eine reiche Vielfalt ornamentaler Figuren – daher die visuellen Entsprechungen zu rhetorischen Tropen –, sondern auch mit einer der Verschiedenheit der Inhalte entsprechenden Vielfalt der Ausdrucksformen. Bildende Künstler scheinen sich an ähnlichen Vorstellungen orientiert zu haben.[29] Will man also dem Einfluß der Kunst mitteleuropäischer Höfe nachspüren, so muß man eine Vielfalt stilistischer Tendenzen im Auge behalten.

Die an den Höfen geförderte Kunst, insbesondere die des Prager Hofes, fand eine ausnehmend starke Resonanz; aus diesem Grunde sind wir hier so oft auf Prag zurückgekommen. Das Prestige des Kaisers verlieh seinen Interessen und Aktivitäten Bedeutung, und die Kompositionsweise und der Stil der Prager Künstler waren daher von nachhaltiger Wirkung. Selbst wenn die Sammlungen der Höfe relativ unzugänglich blieben, erhielt man doch Kenntnis von der Kunst, die sie förderten, und man erfuhr auch, was diese Kunst und ihre Förderung bedeuteten.

Die Innovationen der Hofkünstler konnten über viele Informationswege bekannt werden und Verbreitung finden. Die von van Mander erwähnte Anziehungskraft des Prager Hofes lockte viele Künstler an, auch Jan Brueghel, den berühmtesten unter ihnen. Künstler kamen auch eigens, um bei ihren am Hof tätigen Kollegen zu studieren. Der Dresdner Herzog gewährte mehreren seiner Künstler sogar eine Art Stipendium für ein Studium in Prag – ein eindeutiges Zeichen dafür, welche Anziehungskraft der kaiserliche Hof selbst noch auf den Hof eines Kurfürsten ausübte. Nicht nur hochgestellte Besucher, sondern auch manche Künstler und Personen, die über die nötigen Beziehungen verfügten, konnten die kaiserlichen Sammlungen besichtigen; wir wissen zum Beispiel, daß Spranger in den achtziger Jahren des 16. Jahrhunderts Besuchern Zutritt zu den Sammlungen verschaffte und in dieser Zeit Kopien seiner Werke entstanden.

Werke von Hofkünstlern gelangten aber auch auf anderem Wege an die Öffentlichkeit, sie waren zum Beispiel in Kirchen in Prag und anderenorts zu sehen. Kaiserliche Hofkünstler führten zudem nicht nur Aufträge für andere Höfe aus, sondern auch für bürgerliche und adlige Mäzene in Böhmen. Viele Kunstwerke verließen den Hof auch als Geschenke.

Für die größte Verbreitung sorgten indes die Kupferstecher, die von einer Vielzahl von Höfen beschäftigt wurden. So machte der Kaiser beispielsweise Aegidius Sadeler zum Hofkupferstecher. Die Reproduktion von Bildern in Form von Kupferstichen stößt auf so manches Vorurteil, doch die Arbeiten Sadelers, wie die anderer Kupferstecher der Zeit, sind von hervorragender Qualität, und ihr Bemühen, der Vorlage bei ihrer Übertragung in ein anderes Medium nachzueifern, kann als eigenständiges künstlerisches Bestreben gelten. Auf jeden Fall spielte Aegidius – wie zuvor sein Onkel Jan Sadeler in München – eine überaus große Rolle bei der Verbreitung von Wissen über die künstlerischen Entwicklungen in Prag. Auch andere niederländische Kupferstecher wie Jan Muller, Hendrick Goltzius, Jan Saenredam und Jacob Matham machten die Prager Kunst bekannt.

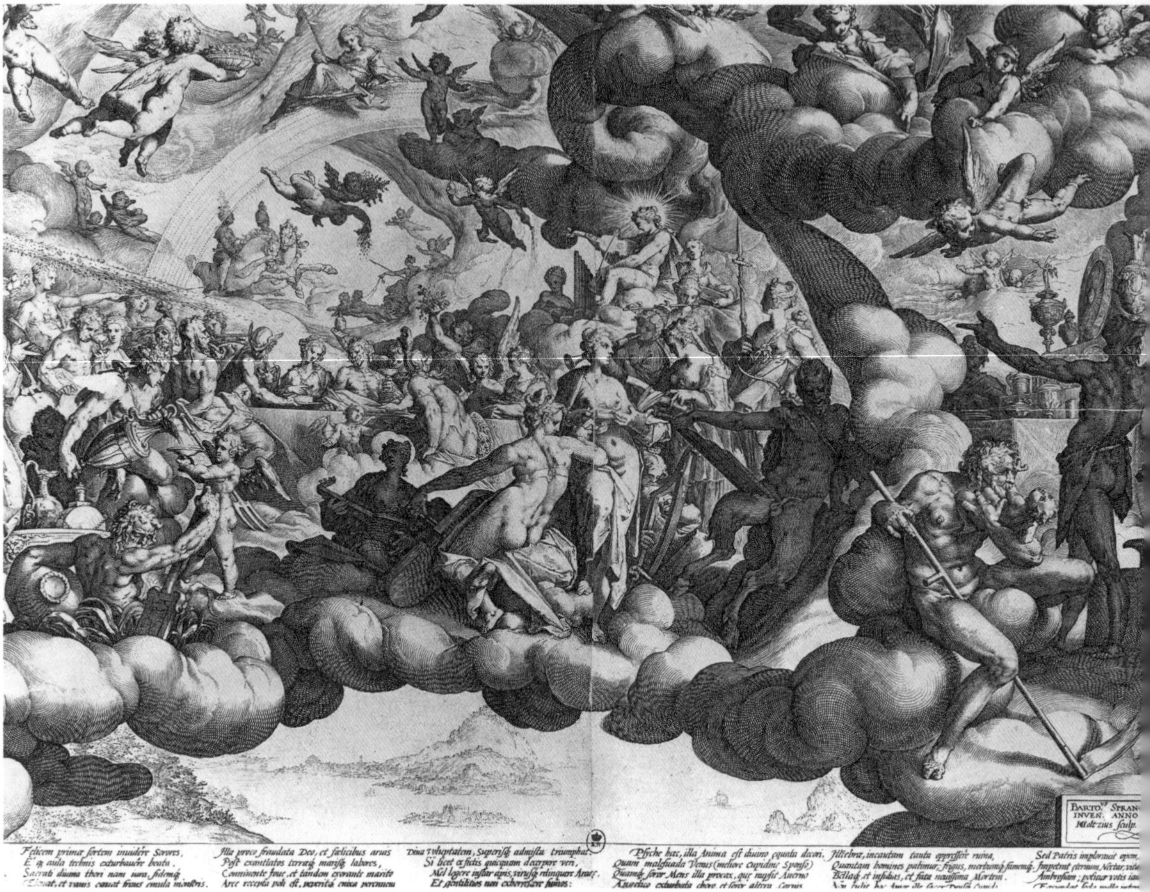

Hendrick Goltzius nach Bartholomäus Spranger, *Festmahl der Götter,* 1587, Kupferstich (Ausschnitt)

Die Folge davon war, daß die höfische Kunstförderung, beginnend mit Prag, in ganz Europa große Resonanz fand. Adlige Mäzene wie die Rosenbergs wollten trotz unterschiedlicher Voraussetzungen und Interessen dem Vorbild nicht nachstehen und suchten ihr Prestige durch den Umbau ihrer Schlösser und die Einrichtung von Sammlungen zu vergrößern.[30] Die Sammelleidenschaft verbreitete sich auch in bürgerlichen Kreisen. In solchen Sammlungen fand sich zumeist auch ein Porträt des Kaisers, was darauf hinweist, daß auch bürgerliche Sammler sich am Modell des kaiserlichen Hofs orientierten.[31] Mieczysław Zlat hat die bürgerliche Kunstförderung sogar als Versuch einer Nobilitierung durch Kunst beschrieben.[32]

Prag und Breslau (auf das sich Zlat bezieht) standen in enger Verbindung miteinander; nicht nur gelangten Gemälde und Skulpturen aus Prag nach Breslau, sondern Breslauer Künstler besuchten wahrscheinlich auch den Prager Hof. Die rudolfinische Mal- und Zeichenkunst war daher von großem

Einfluß auf in Breslau tätige Künstler wie etwa Jacob Walther und David Heydenreich.

Ihr Werk ist eines der vielen Zeugnisse für die Wirkung der Prager Historienmaler. Wenn vom Manierismus in Mitteleuropa gesprochen wird, dann ist damit in Wahrheit oft die Assimilation der Produkte aus dem Umkreis des Prager Hofes gemeint. Dies gilt besonders für Zentren wie Wolfenbüttel und Dresden, die dem Prager Hof nahestanden. Aber auch an kleineren Zentren versuchte man den kaiserlichen Künstlern nachzueifern.[33]

Die Kunst des Prager Hofes war selbst in entlegenen Gegenden der Region von nachhaltiger Wirkung. Prager Gemälde blieben bis ins 18. Jahrhundert für viele lokale Künstler eine Quelle der Inspiration, so zum Beispiel für den im wesentlichen in Niederschlesien tätigen Michael Willmann. Für etliche Künstler in Polen, Preußen, Ungarn und Österreich verloren sie bis weit ins 17. Jahrhundert hinein nichts von ihrer prägenden Kraft.[34]

Der Einfluß der Prager Schule ging sogar weit über die Grenzen Mitteleuropas hinaus. Hendrick Goltzius' Stiche machten den Prager Stil der Figurenmalerei in Holland bekannt, wo er in den achtziger und neunziger Jahren des 16. Jahrhunderts zu einer der Grundlagen des »holländischen Manierismus« wurde. Dies ist jener wohlbekannte, zwischen 1580 und 1600 von Künstlern in Utrecht (Abraham Bloemart und Joachim Wtewael) und Haarlem (Cornelis Cornelisz, Goltzius und van Mander) praktizierte Stil, bei dem Figuren mit verdrehten Gliedern und verspannten Haltungen in exzentrische Kompositionen gezwängt sind, deren Bildraum nicht selten ebenso verzerrt ist wie das Kolorit und die Posen der in ihn gestellten Figuren. In den Niederlanden sammelte man Landschaften und Genrebilder von Savery, die in der nächsten Generation Künstlern wie Gillis de Hondecoeter, Herman Saftleven und Lambert Dooner zum Vorbild dienten. Die Prager Stiche waren auch eine der Quellen der Lothringer Schule: Nicolas Poussin begann seine Laufbahn, indem er Joseph Heintz kopierte. Hans von Aachens Kompositionen waren sogar in Molfetta in Apulien bekannt, denn das auf 1596 datierte Gemälde des flämischen Künstlers Gaspar Hovic in der dortigen Kirche S. Bernardino ist eine Kopie eines bekannten Stiches von Sadeler nach Hans von Aachen.[35]

Aber der Einfluß rudolfinischer Kunst war nicht auf Europa begrenzt. In Indien hat man Mogul-Miniaturen gefunden, die Kopien nach Spranger sind; Wandbilder in Lima lassen Vorlagen der Sadelers erkennen. Zu Beginn des 17. Jahrhunderts also hatte die Kunst Mitteleuropas, wie sich am deutlichsten an der Prager Hofkunst zeigt, nicht mehr nur den Part des Lernenden oder Nehmenden, sondern spielte im künstlerischen und stilistischen Austausch eine gleichberechtigte und manchmal sogar eine führende Rolle.

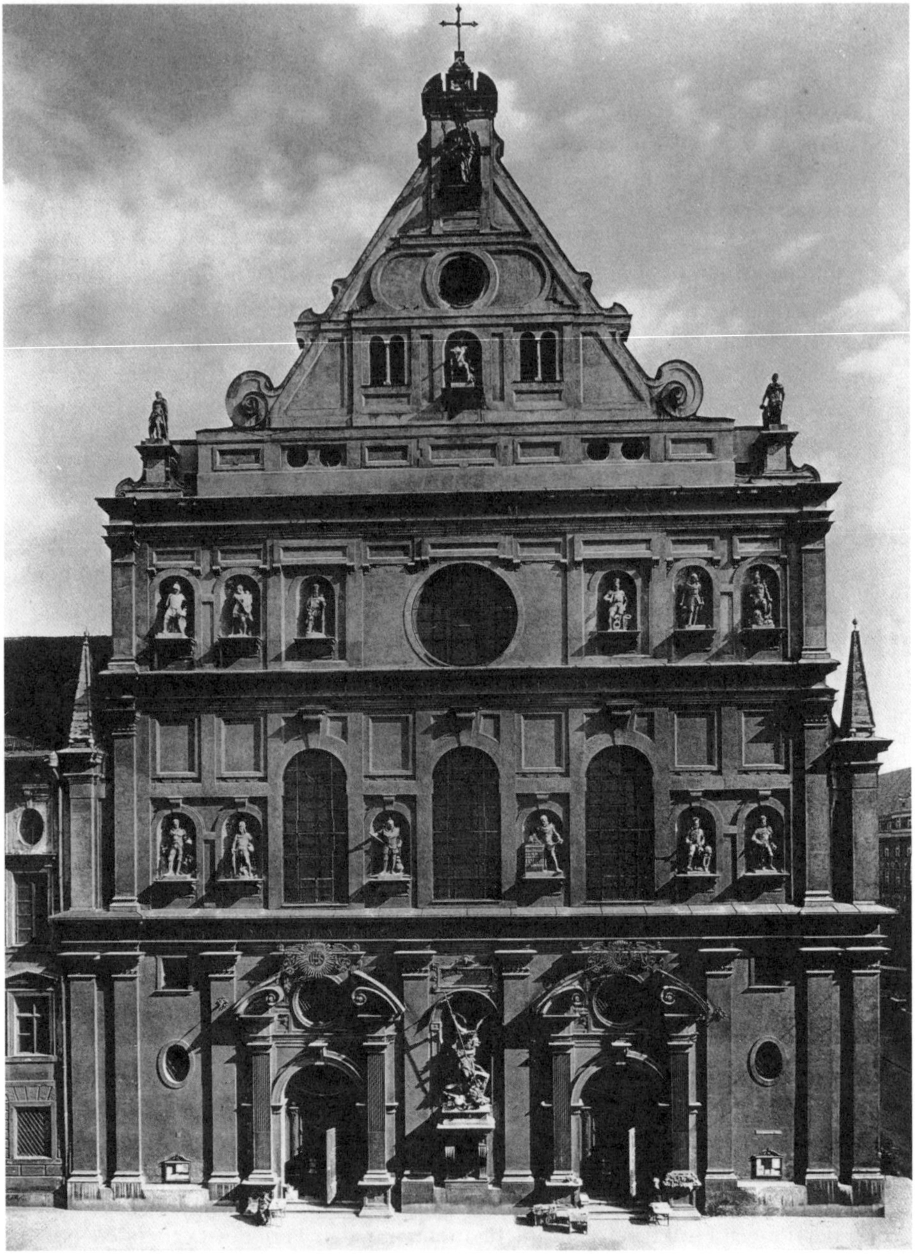

St.-Michaels-Kirche, München, 1583–1597, von Friedrich Sustris und anderen

Kapitel 9

KUNST AM VORABEND DES DREISSIGJÄHRIGEN KRIEGES: DIE GEGENREFORMATION UND DIE KÜNSTE

In den Jahren vor dem Dreißigjährigen Krieg erlebten die bildenden Künste in Mitteleuropa eine außerordentlich produktive Periode. Die schöpferischen Kräfte, die damals freigesetzt wurden, wirkten sogar noch nach den schicksalhaften Ereignissen weiter, die Mitteleuropa im zweiten Jahrzehnt des 17. Jahrhunderts zu überrollen begannen. Meist wird die Epoche vor 1620 in der Kunstgeschichte allerdings bestenfalls als kurzes Zwischenspiel angesehen, das von der bald darauf hereinbrechenden Katastrophe des Dreißigjährigen Krieges (und den damit in Verbindung stehenden Ereignissen von vergleichbarer zerstörerischer Kraft in Polen und Ungarn) überschattet wurde und durch sie ein gewaltsames Ende fand. Aber selbst diese Auffassung setzt immerhin stillschweigend voraus, daß es vor dem Krieg eine Zeit des Friedens und Wohlstands gab, die vieles hervorbrachte, was dazu verdammt war, der Zerstörung anheimzufallen.

Vor dem Krieg entwickelten sich besonders die Höfe zu Zentren der Literatur und der Kunst. Das Ottoneum in Kassel, das erste Bauwerk (1608) in den deutschsprachigen Ländern, das als fester Spielort für Theateraufführungen errichtet wurde, repräsentiert exemplarisch die Förderung, welche die Höfe der literarischen Produktion und der wissenschaftlichen Gelehrsamkeit zukommen ließen. Fahrende Schauspieler zogen durch alle deutschsprachigen Lande, und englische Komödianten waren von Wolfenbüttel bis Königsberg zu bewundern.[1] Unter Herzog Heinrich Julius von Braunschweig-Wolfenbüttel, der selbst literarisch als einer der ersten Autoren von in deutscher Prosa verfaßten Stücken hervortrat und zu den Förderern der 1576 gegründeten Helmstedter Universität gehörte, nahmen das Mäzenatentum und die fürstliche Beschäftigung mit der Kunst am Wolfenbütteler Hof einen neuen Aufschwung. Herzog August führte später im 17. Jahrhundert Heinrich Julius' Werk fort; seine Büchersammlung wurde zum Grundstock einer der großen europäischen Bibliotheken, der Herzog-August-Bibliothek in Wolfenbüttel.[2]

Diese Entwicklungen hatten auch Auswirkungen auf die bildenden Künste. In diesem Zusammenhang ist auf das Juleum in Helmstedt, das die Universität beherbergte, und das Ottoneum in Kassel zu verweisen. Gerade das Juleum erinnert uns daran, daß dies zugleich auch eine Zeit war, in der in allen mitteleuropäischen Ländern das Geistesleben eine wachsende Energie entfaltete.[3]

Wie es um die Gelehrsamkeit in dieser Zeit stand, läßt sich an den Bibliotheken ablesen. Es war in der Tat eine der letzten großen Epochen universeller Bildung, denn Männer wie Kepler schrieben auch über Optik und Musik, verfaßten gelehrte Dichtung, betrieben humanistische Forschung und waren zugleich meisterhafte Zeichner. Viele Denker jener Epoche suchten

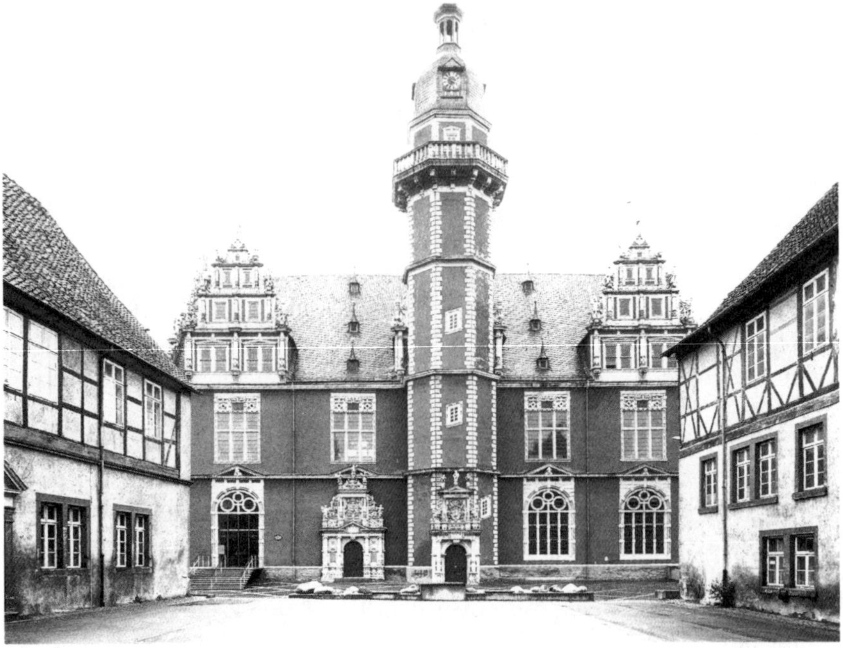

Juleum, Helmstedt, 1592–1597, von Paul Francke

nach einem Universalsystem, das Vernunft und Religion harmonisch verbinden und in einer Zeit der Kämpfe und Zwistigkeiten die widerstreitenden Kräfte in eine gemeinsame Bahn lenken sollte.

Ist man bereit, außer diesen kulturellen Leistungen des beginnenden 17. Jahrhunderts (zu denen man die Musik nur wenig früherer Komponisten wie Orlando di Lasso, Philipp de Monte oder Michael Praetorius hinzuzählen kann) auch die Bedeutung der Kunst und der Architektur dieser Zeit anzuerkennen, so läßt sich vielleicht das Klischee korrigieren, das in der sich mit der Kultur Mitteleuropas beschäftigenden Geschichtsschreibung über diese Zeit immer wieder vorgebracht worden ist. Man hat vor allem der deutschen Kunst des ausgehenden 15. und frühen 16. Jahrhunderts so viel Aufmerksamkeit gewidmet und dabei die folgenden Perioden so sehr vernachlässigt und sogar als unbedeutend abgetan, daß es fast vermessen scheint, wenn man zumindest einen Teil des Interesses auf das lenken möchte, was ein Jahrhundert später geschaffen wurde. Und doch gibt es in der Zeit um 1600 vieles, was der Beachtung wert ist – sogar so viel, daß die Kapitel in diesem Buch, die dem späten 16. und dem frühen 17. Jahrhundert gewidmet sind, ganz ähnlich wie die, die sich mit dem frühen 16. Jahrhundert befassen, lediglich einen allgemeinen Überblick bieten und nur einige Werke vorstellen können.

Für die Blüte der Künste um 1600 lassen sich viele Erklärungen finden; eine liegt in der intellektuellen Vitalität der Zeit. Weitere Gründe sind in der Sammeltätigkeit und der Kunstförderung der Höfe zu suchen, die wir in den vorhergehenden Kapiteln behandelt haben. Und diese Faktoren sind miteinander verbunden, denn zur Kunstkammer gehörte häufig die Bibliothek, und beide dienten der Bildung und Forschung.[4]

Die kulturellen Interessen der Höfe und die Qualität der in zahlreichen künstlerischen Zentren geschaffenen Kunstwerke regten wiederum Kunst und Handwerk an. Man hat den weitreichenden Einfluß der Sammlungen und des damit verbundenen Mäzenatentums, das am kaiserlichen Hof seinen Ausgang nahm, oft unterschätzt, vielleicht weil man sich in seinen politischen Vorstellungen von den Gegebenheiten der eigenen Zeit leiten ließ, einer Zeit, in der Machtpolitik die Führung der Staatsgeschäfte bestimmt oder Propaganda und Medien die öffentliche Meinung prägen. Doch in einer von Fürsten, Prälaten und Patriziern beherrschten Welt, in der der Geschmack einiger weniger Männer darüber entschied, welche Kunst entstand oder gesammelt wurde, wirkte sich dieser Geschmack einer kleinen Elite auch in gesamtgesellschaftlicher Hinsicht entsprechend stilbestimmend und richtungsweisend aus.

Die von den Höfen geförderte künstlerische Tätigkeit betraf nicht nur Sammelobjekte. Auch die Architektur genoß umfassende Förderung, die sich im Bau einer Vielzahl fürstlicher Schlösser und Residenzen äußerte, in denen natürlich auch Räume oder Bauten für die Sammlungen eingerichtet wurden. Der kaiserliche Hof in Wien mag dafür als Beispiel dienen. In den sechziger und siebziger Jahren des 16. Jahrhunderts hatte Maximilian II. unter anderem das Neugebäude errichten und der Hofburg die Stallburg mit ihrem monumentalen Arkadenhof hinzufügen lassen, in der seine Sammlungen untergebracht wurden. Rudolf II. vollendete nach seiner Thronbesteigung einige Bauprojekte seines Vaters, zum Beispiel die Amalienburg der Wiener Hofburg. Als er in den achtziger Jahren seinen Hof nach Prag verlegte, ließ er an verschiedenen Orten in Böhmen umfangreiche Baumaßnahmen vornehmen. Auf der Prager Burg entstanden die sogenannten Spanischen Stallungen, der Spanische Flügel mit dem Spanischen Saal und dem Neuen Saal darüber und der Mitteltrakt des Palastes, durch den diese Gebäudeteile mit dem sogenannten Sommerhaus verbunden wurden. Diese Bauten waren für die kaiserlichen Sammlungen bestimmt. Wahrscheinlich entstanden damals auch die mächtige, rustifizierte Durchfahrt zum Palastkomplex, nach Rudolfs Nachfolger Matthiastor benannt, sowie mehrere andere Portale (zum Beispiel das zur Elisabethkapelle im Palast). Im Inneren der Burg wurden ebenfalls viele Veränderungen vorgenommen. In Bubeneč (Bubentsch) im Norden Prags ließ Rudolf II. eine Grotte und eine Mühle bauen, die von der Steinschneidewerkstatt benutzt wurde. Auch die Gartenanlagen der Prager Burg wurden neu gestaltet. Die Paläste und Gärten in Lysá und Brandýs nad Labem (Brandeis), ebenfalls in Böhmen, wurden für den Kaiser neu ausgestattet beziehungsweise neu angelegt. Rudolf II. förderte zudem den Bau mehrerer Prager Kirchen, darunter auch protestantische Gotteshäuser. Die St.-Rochus-Kirche westlich des Hradschins in Strahov, ein Bauwerk im gotischen Stil, stiftete er aufgrund eines Gelübdes zum Dank für das Ende einer Pestepidemie.[5]

Auch der polnische Hof förderte die Kunst sowohl im sakralen wie im profanen Bereich. Sigismund III. Wasa, der erste polnische König schwedischer Abstammung, war ein Amateurkünstler wie Rudolf II. und wurde ebenfalls wegen seiner Interessen an Kunst und Wissenschaft kritisiert; auch er wurde vom kaiserlichen Hofmaler Joseph Heintz porträtiert. Auch Sigismunds Projekte dienten Repräsentationszwecken. Der unter seiner Ägide vorgenommene Umbau und die Renovierung der traditionellen Residenz der polnischen Könige, des Wawel in Kraków – das Äquivalent zum Hradschin –, vermittelten eine eindeutige dynastische Botschaft. Ein noch markanteres persönliches Zeichen setzte er, als er 1597 Warschau zur Hauptstadt erklärte. In Warschau beauftragte er Matteo Castello, den italienischen Architekten, den er bereits in Kraków beschäftigt hatte, mit dem Bau eines beeindruckenden neuen Schlosses. Wie Rudolf unterstützte Sigismund Kirchenbauprojekte, worauf wir gleich noch näher eingehen werden.[6]

Die Kunst an den Fürstenhöfen um 1600 ist zwar in jüngerer Zeit in Veröffentlichungen und Ausstellungen behandelt worden, aber es ist noch immer nötig zu betonen, daß das Interesse an den Künsten für die Herrscher mehr war als eine Privatangelegenheit oder eine Ablenkung von angeblich wichtigeren Geschäften. Welche Gründe auch immer dazu beigetragen haben mögen, daß sich Rudolf und Sigismund mit Kunst beschäftigten – jedenfalls war ihr Interesse mit dafür verantwortlich, daß sich ein Modell etablierte, demzufolge es für einen Herrscher (oder Adligen) nicht nur zum guten Ton gehörte, Kunst zu sammeln und als Kunstmäzen aufzutreten, sondern geradezu obligatorisch war. Wie wir gesehen haben, fühlten sich dadurch auch Bürger angeregt, ein Gleiches zu tun. Besonders die mächtigeren Fürsten des Reiches folgten dem kaiserlichen Vorbild, wenn ihre Aktivitäten nicht sogar zu denen der Habsburger parallel verliefen, aber auch weniger bedeutende Fürsten und Adlige schlossen sich an, und in Polen und Ungarn wetteiferten Magnaten mit dem königlichen Hof.

Die Förderung der Künste konnte in der Politik des späten 16. und frühen 17. Jahrhunderts zusätzliche Bedeutung als Ausdruck von Selbstbehauptung und Selbstverherrlichung gewinnen. Der Bau der vielen Renaissanceschlösser in Mitteleuropa war auch von partikularistischen Interessen geleitet worden, die überhaupt während der gesamten Frühen Neuzeit zu den treibenden Kräften fürstlicher Kunstförderung gehörten. Formale und inhaltliche Aspekte vieler Werke, die um 1600 entstanden, lassen sich darüber hinaus als Ausdruck einer wachsenden Rivalität interpretieren, die Teil der Spannungen war, die zum Dreißigjährigen Krieg führen sollten.

In Deutschland ließen katholische wie protestantische Fürsten neue Schlösser bauen oder bestehende erweitern. Der Dresdner Hof des ehrgeizigen sächsischen Kurfürsten war besonders aktiv. Zahlreiche Künstler – nicht nur deutsche Maler, von denen viele im Banne Prags standen, sondern auch italienische Architekten wie Giovanni Maria Nosseni und Bildhauer wie Carlo de Cesare – arbeiteten für den sächsischen Hof. Auch deutsche Goldschmiede wie die Kellerthalers und deutsche Bildhauer wie die Walthers waren dort tätig. Die Arbeiten am Schloß im Herzen Dresdens wurden mit der Vollendung des Hofes und dem Bau des Langen Ganges weitergeführt.[7]

Einige der vielen neuen Schlösser überall in Deutschland verdienen besondere Erwähnung: Langenburg, Weikersheim, Bückeburg, Bevern, Glücksburg, Stettin, Schwerin und Tübingen – Bauten, die in ihren verwendeten Stilelementen viele Ähnlichkeiten aufweisen. In Schmalkalden ließ der Landgraf von Hessen in den achtziger Jahren des 16. Jahrhunderts ein neues Schloß mit eindrucksvollen Toreinfahrten, einer großen Kapelle, gemalten figuralen Wand- und Pfeilerdekorationen und ornamentalen Kaminverkleidungen errichten. Wie Schloß Glücksburg in Schleswig-Holstein (1584 begonnen) erhielt auch das Schmalkaldener Schloß Wilhelmsburg einen quadratischen Grundriß, wie er uns von französischen Renaissanceschlössern her vertraut ist, doch die Innendekoration folgte zeitgemäßer niederländischer Manier. Die Herzöge von Pommern, die schon in der ersten Hälfte des 16. Jahrhunderts mit dem Bau der Stettiner Residenz im Renaissancestil begonnen hatten, vollendeten den Hof ihres Schlosses in mehreren Bauabschnitten in den achtziger Jahren und fügten im frühen 17. Jahrhundert einen frei stehenden fünften Flügel hinzu. Das Schloß des Herzogs von Mecklenburg in Schwerin wurde im frühen 17. Jahrhundert von G. E. Piloot mit mehreren Giebeln in einem neuen Stil versehen.[8]

Die partikularistischen Aspekte des Mäzenatentums offenbaren sich in Heidelberg besonders deutlich. Die Kunstförderung des Kurfürsten Friedrich IV. von der Pfalz stand ganz im Dienst seiner ehrgeizigen politischen Manöver. Als einer der Anführer des militanten calvinistischen Lagers trat er der 1608 gebildeten protestantischen Union bei, die infolge der durch den Augsburger Religionsfrieden von 1555 ausgelösten Unzufriedenheit entstand: Dort war festgelegt worden, daß der Herrscher nach dem Prinzip »cuius regio, eius religio« die Religion in seinem Lande bestimmen konnte, doch galt der Friede nur für die Katholiken und die Anhänger der Confessio Augustana, nicht aber für andere Bekenntnisse, vor allem nicht für die Calvinisten. In Reaktion auf die Union gründeten 1609 Maximilian I. von Bayern und die süddeutschen Bischöfe die katholische Liga, die sich außer an Rom vor allem an den habsburgischen Landen und dem militanteren spanischen Hof orientierte.

Der Streit zwischen diesen Lagern schlug sich auch in der Kunst nieder. Der sogenannte Friedrichsbau in Heidelberg, der Anfang des 17. Jahrhunderts für Friedrich errichtet wurde, bedeutete nicht allein die Fortführung der Bautätigkeit unter Ottheinrich, sondern war zudem nur eines von mehreren grandiosen Projekten des Kurfürsten, die einem Herrscher, der Ansprüche auf einen Königsthron erhob, angemessen sein sollten. Das Erdgeschoß zeichnet sich durch Zwillingsfenster mit Ochsenaugen darüber aus, zwischen den oberen Stockwerken verläuft kräftiges, verkröpftes Gurtgesims und ornamentales Beschlagwerk, und Volutengiebel bilden den Abschluß der Fassade. Beschlag- und Rollwerk gehörte damals zu den Schmuckelementen eines neuen niederländischen Baustils. Somit verkündete die Gestaltung des Friedrichbaus nicht nur, daß man in Heidelberg der neuesten Architekturmode folgte, sondern auch, daß man sich hier, wie in den meisten calvinistischen Zentren und im nördlichen Deutschland, kulturell zum Teil an Holland orientierte. Deutlicher noch ist eine andere politische Aussage des Schlosses, die dynastische, politische und religiöse Aspekte in einer für die Zeit charakteristischen Weise vereint: Friedrich ließ die Fassade mit Statuen seiner Ahnen und Vorgänger schmücken, angefangen bei Karl dem Großen, und mit einer

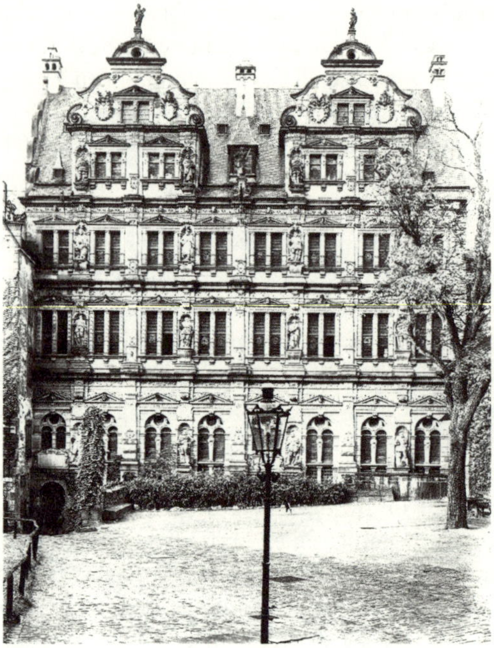

Der Friedrichsbau des Heidelberger Schlosses, 1601 bis 1607, von Johannes Schoch

Inschrift versehen, die unter anderem erklärt, daß das Schloß auch als Andachtsstätte gedacht sei. Insofern läßt sich diese Fassade als in Stein gehauene Antwort auf die Fassade einer Münchner Kirche interpretieren (wir kommen darauf zurück), mit dem Unterschied, daß in der Residenzstadt eines protestantischen Fürsten politische und religiöse Ansprüche an einem Schloß, also einem Profanbau, bekundet wurden und nicht an einer Kirche.

Der Englische Bau und die Gartenanlagen, die für Friedrich V., den Nachfolger Friedrichs IV., im zweiten Jahrzehnt des 17. Jahrhunderts geschaffen wurden, waren sogar noch stärker mit Bedeutung aufgeladen. Der Englische Bau wurde im palladianischen Stil entworfen und ist dem berühmten englischen Architekten Inigo Jones zugeschrieben worden; wenn das richtig ist, könnte er als Zeichen der Verbindung mit England betrachtet werden, denn Friedrich hatte Elisabeth, die Tochter des englischen Königs Jakob I., geheiratet. Der Hortus Palatinus wurde auf dem Schloßberg von Jones' Vertrautem, dem hugenottischen Gartenarchitekten und Ingenieur Salomon de Caus, angelegt. Jones und de Caus waren in jenen Wissenschaften versiert, deren Kenntnis der römische Architekturtheoretiker Vitruv von einem Architekten gefordert hatte: Maß und Proportion, Musik, Perspektive und Mechanik. Die Arbeit dieser beiden Männer in Heidelberg markiert somit den Beginn einer spezifisch nördlichen Interpretation des Vitruvianismus.[9]

Das Interesse an diesen Wissenschaften spiegelte sich in dem Garten wider. Man hat überzeugend dargelegt, daß der Heidelberger Garten trotz seiner eher

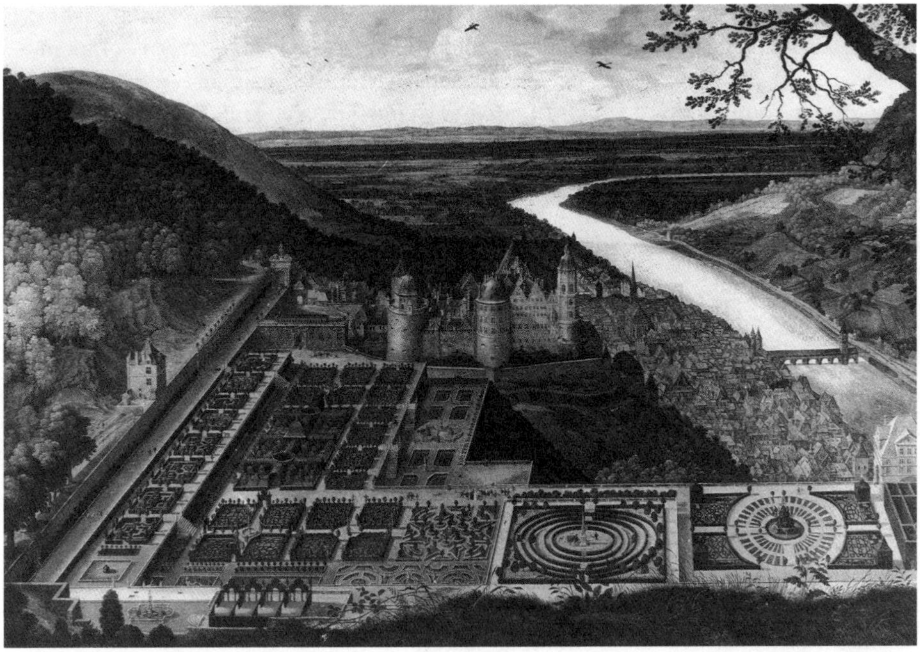

Der Garten des Heidelberger Schlosses (Hortus Palatinus), 1616–1619, von Salomon de Caus (Gemälde von Jacques Foucquières, 1620)

traditionellen Form eine tiefgründige politische Symbolik besaß, in der die Hoffnungen zum Ausdruck kamen, die sich, besonders nach seiner Heirat mit Elisabeth im Jahre 1613, an Friedrich knüpften. Man hat diese Hoffnungen mit den alchimistischen, vielleicht auch rosenkreuzerischen Bestrebungen in Verbindung gebracht, die im Umfeld dieses Herrschers aufkamen. Wie wir in Kapitel 7 bemerkt haben, konnte dieses Interesse am Okkulten auch eine politische Dimension erlangen. Die synkretistischen Tendenzen konnten politisch so ausgelegt werden, daß man den Herrscher als Harmoniestifter begriff, der die Gegensätze der Welt in Einklang bringt. Von daher hat man die Gartenanlage als Ausdruck eines kohärenten Programms zur Reformierung der Welt gedeutet.[10]

Jedenfalls standen diese Ambitionen in direkter Beziehung zu Böhmen und richteten sich daher vielleicht wirklich auf eine Fortschreibung der Welt Rudolfs II. Doch alle Hoffnungen zerschlugen sich: Die Wahl Friedrichs V. zum König von Böhmen (1619) ließ einen regionalen Konflikt zur Reichsangelegenheit werden und führte direkt zum Dreißigjährigen Krieg. Das böhmische Heer wurde 1620 in der Schlacht am Weißen Berge, am Fuße eines anderen Gartens, nämlich des Gartens von Schloß Stern bei Prag, von den Truppen Kaiser Ferdinands II. und der Liga geschlagen, und Friedrich, der »Winterkönig«, mußte nach Holland flüchten. Die Pfalz wurde erobert, das Heidelberger Schloß und seine Gärten von den Truppen des Herzogs von Bayern verwüstet. Die pfälzische Kurwürde fiel 1623 an Bayern.

Die ehrgeizigen Wittelsbacher hatten in den siebziger Jahren des 16. Jahrhunderts eine Gruppe von Italienern und Niederländern nach Bayern kommen lassen, um die Burg Trausnitz in Landshut weiter auszubauen. Sie riefen die Künstler dann an den Münchner Hof, der eine Zeitlang so bedeutend wurde, daß er sogar Prag Konkurrenz machte. Zu den Künstlern am herzoglich bayrischen Hof gehörten, um nur einige Maler zu nennen, die in Italien ausgebildeten Niederländer Friedrich Sustris und Pieter de Witte (Pietro Candido), Engelhard de Pee und zeitweise auch Joris Hoefnagel, die Italiener Antonio Maria Viani und Cosimo Ponzago und die Deutschen Christoph Schwarz, Hans Mielich und Hans von Aachen. Auch die Bildhauer kamen aus vielen verschiedenen Ländern: Hubert Gerhard (1550–1642) aus Amsterdam arbeitete neben Hans Krumper (um 1570–1634) und dem Italiener Carlo Pallago. Dazu gesellten sich italienische Steinschnittkünstler wie die Saracchi aus Mailand und deutsche Elfenbeinschnitzer wie Christoph Angermaier. In den neunziger Jahren wurden einige dieser Künstler nicht mehr weiter beschäftigt, da Maximilian I. Sparmaßnahmen ergriff und auch strenger auf die »Rechtgläubigkeit« der an seinem Hofe Tätigen zu achten begann. Immerhin aber wurden die neue herzogliche Residenz und die Gartenanlagen in München, wenn auch mit einigen Unterbrechungen, von den achtziger Jahren des 16. bis ins frühe 17. Jahrhundert hinein erheblich erweitert und umgestaltet.[11]

Der bayrische Hof, glühender Verfechter der katholischen Sache, förderte die Ausbreitung der Jesuiten in Bayern und berief sie an die Universität Ingolstadt; auch die Ausstattung einer dortigen Kirche wurde teilweise vom Herzog gestiftet. Die Wittelsbacher errichteten überdies den ersten Sakralbau der Jesuiten in den deutschen Ordensprovinzen, die St.-Michaels-Kirche in München. Das neben einem Jesuitenkolleg gelegene Bauwerk wurde in einer frühen Festschrift ein dem Erzengel Michael als Kirche und Schule der Gesellschaft Jesu geweihtes bayrisches Siegeszeichen genannt (»Trophaea bavarica Sancto Michaeli Archangelo in templo et gymnasio societatis Jesu dicata«). Die Schrift erwähnt auch, eine frühchristliche, dem hl. Michael geweihte Kirche aus der Zeit Konstantins sei das Vorbild gewesen. Die Wahl des hl. Michael als Patron und der Bezug auf dieses frühchristliche Vorbild lassen den Geist der Gegenreformation erkennen. Der beim Jüngsten Gericht die Seelen wägende Erzengel Michael führt auch die himmlischen Heerscharen gegen Satan und seine Helfershelfer. Wie Michael den abtrünnigen Luzifer stürzte und Konstantin, der erste christliche Kaiser, die Heiden bekämpfte, so soll die streitende Kirche gegen die protestantische Häresie kämpfen. Die frühchristliche Kirche, so hieß es, sei überdies an einem Ort errichtet worden, wo zuvor ein den Argonauten geweihter Tempel gestanden habe. In der Renaissance galten die Argonauten als eine Art Ritterschar, und ihre Suche nach dem Goldenen Vlies war das Vorbild des vornehmsten europäischen Ritterordens, des Ordens vom Goldenen Vlies, in den Wilhelm V. von Bayern, der Bauherr dieser Kirche, 1585 aufgenommen worden war. Die Argonauten mußten einen Drachen besiegen, um einen goldenen Lohn zu erringen (ein Sinnbild des himmlischen Lohns). Die Wahl des hl. Michael als Motiv der in der Nische zwischen den Portalen stehenden Skulptur ist hier nicht bloß durch seine

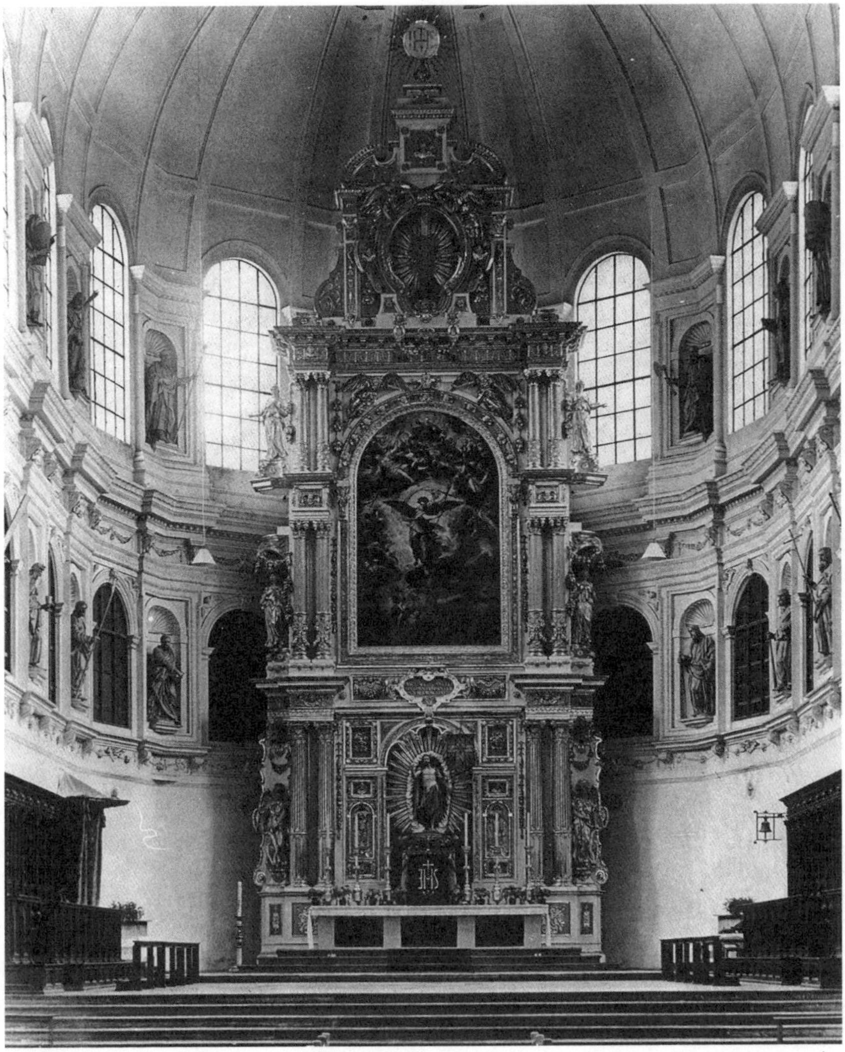

St.-Michaels-Kirche, München, 1583–1597, von Friedrich Sustris und anderen; Altargemälde von Christoph Schwarz, 1586–1590

Funktion als Kirchenpatron veranlaßt, sondern versinnbildlicht den Kampf gegen die Häresie des Protestantismus. Entsprechend wählt die Skulptur für die Figur des Erzengels die Darstellungskonvention des Drachentöters, wobei hier, wie es des öfteren der Fall ist, eine bocksfüßige Teufelsgestalt die Stelle des Drachen einnimmt. So wird der bayrische Herrscher (Wilhelm V. oder sein Nachfolger Maximilian I., der den Kirchenbau vollendete) zu einem Helden, der für eine gerechte Sache streitet, ein neuer Argonaut, der einen Drachen besiegt, ein neuer Konstantin, der wider die Heiden ins Feld zieht, ein neuer heiliger Michael im Kampf gegen die Kräfte Satans (Abb. S. 226).

Das Innere der Wandpfeilerkirche, das Friedrich Sustris, ein italienischer Baumeister, Maler und Dekorateur niederländischer Herkunft, entwarf, präsentiert sich als mächtiger, einheitlicher Raum mit Emporen über den Kapellennischen. Diese Gestaltung gleicht der anderer Jesuitenkirchen (offensichtlich orientiert an der Kirche Il Gesù in Rom); das gewaltige Tonnengewölbe läßt jedoch auch an antike Formen wie die der Maxentiusbasilika in Rom denken. Triumphbogenartige Elemente entsprechen ebenfalls der kämpferischen Aussage des Bauwerks.

Das Figurenprogramm der Fassade diente eindeutig der Propaganda: Es zeigt die Vorfahren der Wittelsbacher (unter Einschluß dreier habsburgischer Kaiser) als Schutzherren der Kirche. Vergleichbare Darstellungen dynastischer Folgen an der Fassade eines Bauwerks finden sich mit den Piasten am aus der Mitte des 16. Jahrhunderts stammenden Schloß in Brzeg (Brieg) oder den Pfalzgrafen am Heidelberger Friedrichsbau; und natürlich kennen wir ähnliche Figurensequenzen auch von mittelalterlichen Kirchen. Im Unterschied zu den anderen Beispielen aus der hier behandelten Zeit sind die Bildnisse der Herrscher hier allerdings nicht an einer Schloß-, sondern an einer Kirchenfassade angebracht, die somit, ganz wie die Wand in einer Kunstkammer, als »Bilderwand« dient. Und tatsächlich nannte man diese Kirche auch ein Antiquarium. Wie die bayrische Kunstkammer oder das Münchner Antiquarium – das Sustris gut kannte, denn der angrenzende Grottenhoftrakt der Residenz war sein Werk – läßt sich daher auch St. Michael als Werk interpretieren, das dazu bestimmt war, Ruhm und Ansehen der Wittelsbacher zu mehren.[12] Maximilian I. richtete in der Residenz auch eine Art christlicher Kunstkammer ein, die Reiche Kapelle, die auf ihre Weise diesem Repräsentationswunsch entsprach. Sie war mit Edelsteinen und vergoldeter Bronze geschmückt und enthielt Reliquien, aber auch eine Orgel, deren Gehäuse Hoefnagel reich mit Bildern von *naturalia* bemalte.

Da politische Differenzen seit der Reformation dazu neigten, mit religiösen Konflikten zu verschmelzen, und da die Fürsten oft gleichzeitig auch hohe geistliche Würdenträger waren, war die fürstliche Kunstförderung, wie wir am Beispiel der St.-Michaels-Kirche gesehen haben, in dieser Zeit unentwirrbar mit der Produktion sakraler Kunst und Architektur verknüpft. Seit dem Augsburger Religionsfrieden gehörte die Gründung von Kirchen zu den wichtigen Anliegen der Staatspolitik. Doch das Prinzip funktionierte in beide Richtungen. So zeigt das 1605–1614 von Georg Ridinger für den Erzbischof von Mainz erbaute Schloß Johannisburg in Aschaffenburg, daß Männer der Kirche auch für persönliche Zwecke eindrucksvolle Bauten errichten ließen – unterschiedliche Interessen mußten nicht zu unterschiedlichen Resultaten führen. Diese Residenz hat einen quadratischen Grundriß französischer Art und beeindruckt mit massiven, sechsstöckigen Türmen mit welschen Hauben. Weder Grundriß noch Türme folgen exakt einem italienischen Vorbild; das festungsähnliche Aussehen von Schloß Johannisburg, die Lage über einem Fluß und die gewaltigen Ausmaße erinnern an das Heidelberger Schloß, das weniger als hundert Kilometer entfernt liegt und mit dem der Aschaffenburger Bau einige Elemente wie steile Dächer und (allerdings nicht formgleiche)

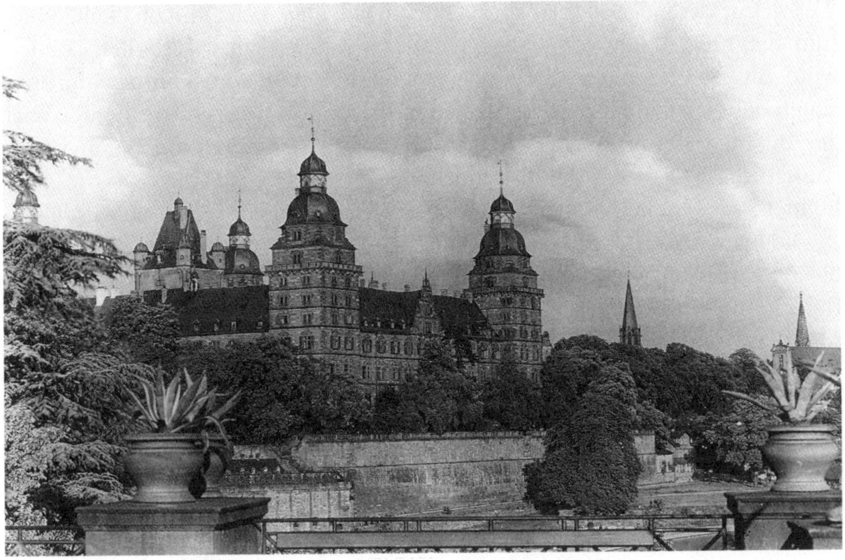

Schloß Johannisburg, Aschaffenburg, 1605–1614, von Georg Ridinger

Volutengiebel gemeinsam hat. Auf ominösere Weise läßt sich Schloß Johannisburg auch als typische Reaktion eines Rechtgläubigen auf die okkulten Interessen des Heidelberger Herrschers betrachten: Das Land, auf dem das Schloß gebaut wurde, und die ungeheuren Kosten für den Bau, 900 000 Gulden, wurden von den Opfern der Hexenverfolgungen konfisziert.

Ein anderer katholischer Bischof, der Fürstbischof von Salzburg, schuf ein Gegenstück zum Heidelberger Garten, denn natürlich ergingen sich nicht nur protestantische Herrscher gerne in prächtigen Interieurs und lieblichen Gärten. Marcus Sitticus von Hohenems ließ sich 1613/14 in Hellbrunn bei Salzburg von dem Architekten Santino Solari, der wie viele seiner Kollegen aus dem Val d'Intelvi zwischen Como und Lugano kam, eine Residenz bauen, die er mit Gartenanlagen umgab. Der Erzbischof bewies damit den gleichen Hang zum Luxus wie sein Vorgänger Wolf Dietrich von Raitenau, der abgesehen von seinen privateren Liebhabereien (er lebte mit einer Mätresse) auch ein berühmter Kunstliebhaber war: Er gab schon vor Rudolf II. Landschaftszeichnungen in Auftrag, errichtete die Bischofsresidenz neu und ließ ein Mausoleum für sich erbauen, beide mit schönen italienischen Stuckarbeiten geschmückt.[13]

Mehr und mehr übernahmen auch kirchliche Institutionen die im weltlichen Bereich so geläufige Strategie, Kunst und Architektur als Mittel zur Repräsentation und zum Ausdruck einer Ideologie einzusetzen; im Kampf um die Seelen, den Katholiken, Lutheraner und Calvinisten ausfochten, spielte auch die Kunst eine Rolle. In der Tat wurde der Begriff der Propaganda im Sinne der *propaganda fide,* der Verbreitung des Glaubens, im 17. Jahrhundert durch die Jesuiten aufgebracht. Die bildenden Künste wurden als wichtige

Werkzeuge der Gegenreformation erkannt. Die *utilitas,* die Nützlichkeit, wurde zum die Produktion von Kunst rechtfertigenden Prinzip erhoben. Zudem wurden neue Orden gegründet oder um diese Zeit in Mitteleuropa tätig, unter denen die Gesellschaft Jesu der bedeutendste war. Andererseits brauchten auch die Anhänger der protestantischen Konfessionen Kultstätten mit angemessener Ausstattung. Die Folge war, daß am Ende des 16. und zu Anfang des 17. Jahrhunderts viele neue Kirchen gebaut, geschmückt und ausgestattet wurden.

Die Hauptträger der neuen katholischen Architektur waren in vielen Fällen die reformierten oder neuen Orden wie Karmeliter und Jesuiten, und ihre Beteiligung wirft die Frage auf, in welcher Form sich die katholische Erneuerung und Gegenreformation in der Kunst und Architektur Mitteleuropas manifestierte. Es ist die Geschichte eines kämpferischen Katholizismus, der zurückzugewinnen trachtete, was an den Protestantismus verlorengegangen war, und der es im Kampf um Seelen und Land mit ebenso militanten Calvinisten zu tun hatte. Die Jesuiten spielten besonders im 17. Jahrhundert bei der Verbreitung neuer künstlerischer Strömungen über ganz Europa hinweg zweifellos eine ganz bedeutende Rolle. Doch stellt sich angesichts ihrer Kunstförderung die entscheidende Frage, ob es so etwas wie einen besonderen Stil der Gegenreformation gab, der in den vielen neuen Kirchen seinen Niederschlag fand. Das ist eine alte Streitfrage, deren Diskussion einsetzte, als man begann, neue künstlerische Ideen oder neue Kunstformen mit den neuen Orden, vor allem den Jesuiten, in Verbindung zu bringen.

Diese Vorstellungen sind für den Bereich der italienischen Kunstgeschichte inzwischen als problematisch erkannt: Mit keinem der in Rom tätigen Orden beispielsweise läßt sich ein für ihn spezifischer Stil verbinden. Francis Haskell hat gezeigt, daß sich die Jesuiten im späten 16. und im 17. Jahrhundert in die Gesellschaft integrierten und in ihren künstlerischen Vorstellungen an ihr soziales Umfeld anpaßten, daß sie keinen bestimmten Stil hätten durchsetzen können, auch wenn sie gewollt hätten, und daß die Vergabe von Aufträgen ohnehin Sache einzelner Mäzene war.[14] Auch im Norden zeigten die Jesuiten eine ausgesprochene Fähigkeit, sich den örtlichen Verhältnissen und den einzelnen Auftraggebern anzupassen. Diese Fähigkeit wird durch die ausgeprägte Formenvielfalt der ersten jesuitischen Bauwerke nördlich der Alpen belegt.

Die erste Jesuitenkirche in den deutschen Ordensprovinzen war St. Michael in München. Ihr Inneres erinnert an römische Vorbilder, während die Fassade nicht nur mehr der Präsentation von Skulpturen dient, sondern auch eine Giebelform aufweist, die unverkennbar nördlich ist. Daß eine andere frühe Jesuitenkirche, die in ihrem Äußeren dem Typ der Gegenreformationskirche gleicht, wie ihn Il Gesù oder Sant'Andrea della Valle in Rom repräsentieren, in Kraków steht, mag für manchen eine Überraschung sein: Es handelt sich um eine der ersten Jesuitenkirchen Polens, St. Peter und Paul in Kraków. Der Bau wurde mit königlicher Unterstützung errichtet und von einem für den Hof tätigen Architekten – wahrscheinlich Giovanni Maria Bernardoni (1541–1605) – begonnen und nach dessen Tod von Matteo Castello, einem der Baumeister des Warschauer Schlosses, weitergeführt, der den ursprünglichen Entwurf abänderte.[15] Castello (und Bernardoni?) wählten einen rein italienischen Stil, viel-

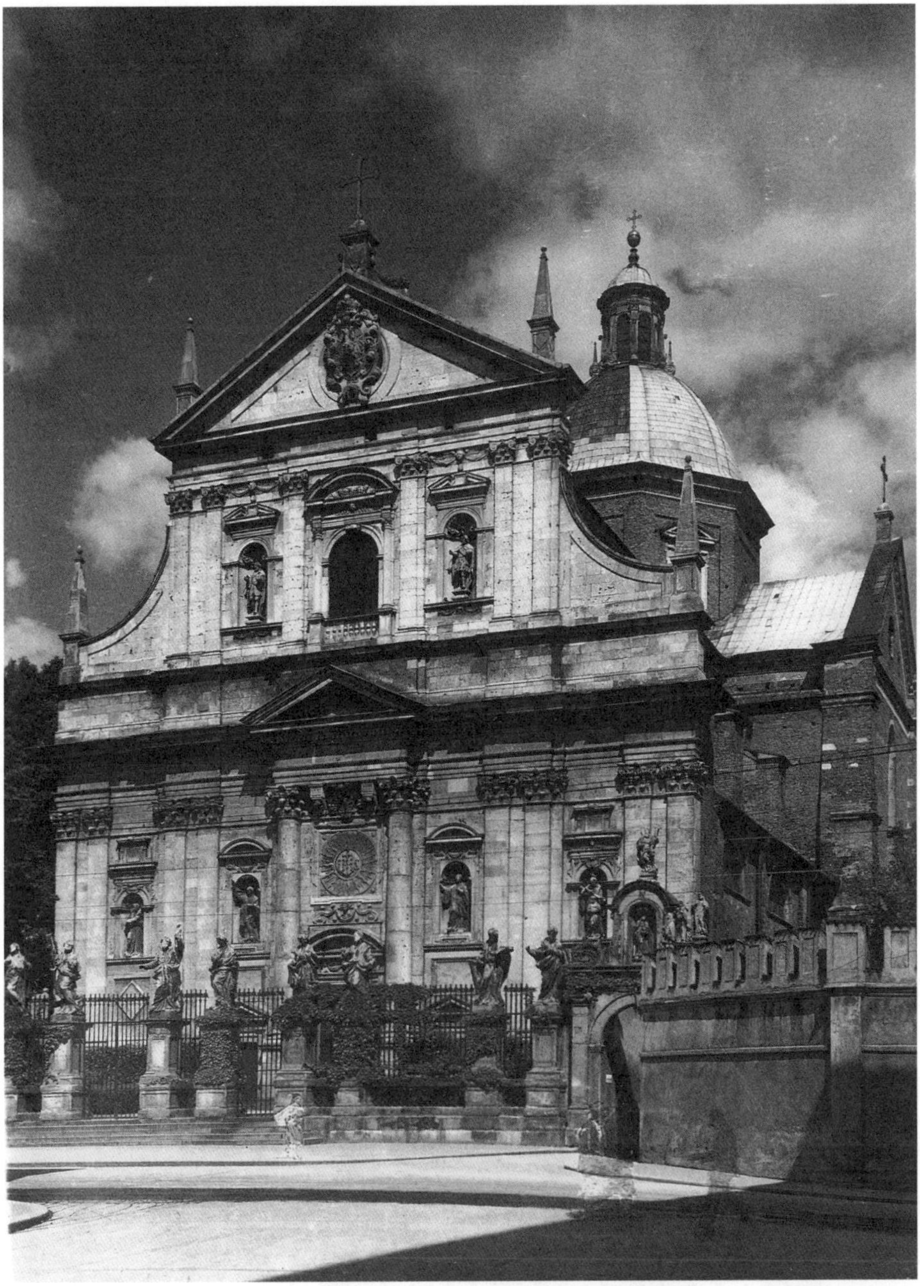

Jesuitenkirche St. Peter und Paul, Kraków, 1597–1635, erbaut von Giovanni Maria Bernardoni und (mit erheblichen Veränderungen) Matteo Castello

leicht weil der Bau der Kirche vom Hof gefördert wurde, der eine starke Bindung an Rom hatte und schon seit langem italienische Bauweisen vorzog. Bei dieser und anderen derartigen Kirchen waren auch neue Anforderungen zu berücksichtigen: Wie in der Mutterkirche der Jesuiten in Rom, so war auch hier eine Kanzel für die Predigten einzuplanen, und der Priester mußte für alle Gläubigen sichtbar sein.

Die architektonische Anlage der ersten Jesuitenkirche im nördlichen Deutschland steht in deutlichem Gegensatz zu dieser italienisch geprägten Form. St. Petri in Münster, Westfalen, wurde 1590–1597 von dem Architekten Johann Roßkott nach einem Basilikagrundriß, aber in gotischen Formen erbaut. Die Kirche scheint ein Beispiel für eine bewußte Bewahrung der Gotik zu sein; vielleicht haben die Jesuiten die in Westfalen und im Rheinland stark vertretene gotische Bautradition als Charakteristikum des deutschen Mittelalters angesehen, an das sie hier anknüpfen wollten. Außerdem besaß vielleicht gerade Münster starke lokale Tendenzen in diese Richtung, denn hier hatte der Bildhauer Heinrich Brabender 1536 das Domportal mit einer Figur des hl. Paulus vervollständigt, deren Stil ganz dem des mittelalterlichen Paradieses entspricht. Eine ähnliche gotisierende Gestaltung zeigt auch die erste Kollegiatskirche der Jesuiten, St. Mariä Himmelfahrt (1618) in Köln, einer Stadt mit zahlreichen romanischen und gotischen Kirchen – wenn sie auch, wie andere Kirchen der Reformation und der Gegenreformation, als Emporenbasilika gestaltet ist und daher grandioser wirkt.[16] Der Einfluß der Religion und des

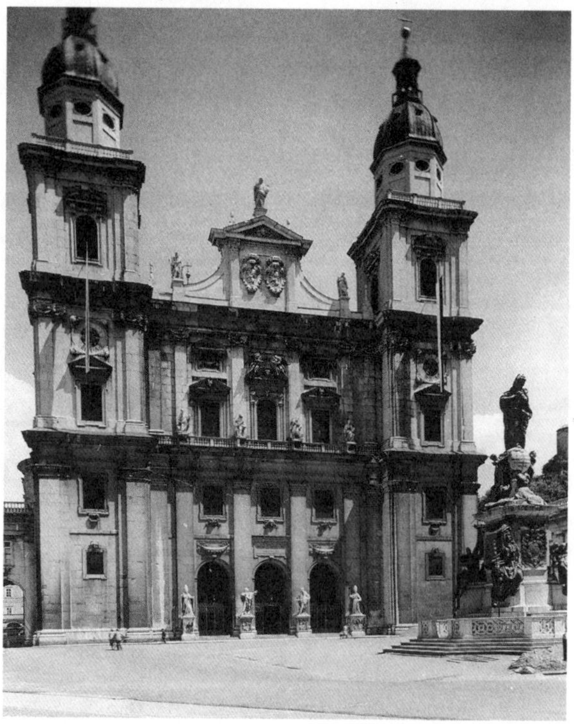

Salzburger Dom, begonnen 1614 von Santino Solari nach Plänen von Vicenzo Scamozzi

Sektenwesens hat sich daher wahrscheinlich eher in der Ideologie und Ikonographie ausgewirkt als in Stilmerkmalen.

Eine ähnliche stilistische Vielfalt bestimmt auch die Architektur der Kirchen, die nicht für die neuen Orden gebaut wurden. Ein gutes Beispiel für die Entwicklung eines neueren Typs von Kirchenarchitektur ist der Dom von Salzburg. 1604 berief der bereits erwähnte Wolf Dietrich von Raitenau den Italiener Vicenzo Scamozzi an die Salzach, der einen teilweise palladianischen Bau entwarf. Wolf Dietrichs Nachfolger Marcus Sitticus übernahm den Plan, aber sein Baumeister wurde Santino Solari. Wie Il Gesù hat der Dom einen großen freien Innenraum; auch hier wurden wohl die homiletischen Zwecke berücksichtigt. Doch wie frühere Bauten einheimischer Stiltradition wurde der Dom mit Emporen versehen, so daß man ihn als deutsche, aber durch italienische Beispiele beeinflußte Predigerkirche beschreiben könnte. Er hat eine oktogonale Kuppel, wie sie aus römischer oder auch aus nordischer Architektur bekannt ist, und eine italienisch gestaltete Fassade – jedoch mit zwei Türmen, wie sie für viele deutsche Kirchen typisch sind. Als Erzbischof Paris Lodron 1628 die Kirche weihte, wurde der Domplatz davor angelegt. Auch dieses Bauwerk ist eines jener »prime objects«, von denen in der Folgezeit in den mitteleuropäischen Ländern viele »Repliken« geschaffen wurden.

Bei allem Einfluß, den der in Salzburg gepflegte italisierende Stil auf die Kirchenbaukunst hatte – er war doch nur einer von vielen, die bei ähnlichen Bauten verwendet wurden. Wie verschiedenartig von Bischöfen initiierte Bauwerke sein konnten, sieht man in Würzburg. Die Chorerweiterung der Kirche auf dem Marienberg, die Julius Echter von Mespelbrunn um 1600 in diesem Fürstbischofssitz bauen ließ (dessen Status dem Salzburgs glich), hat über einem Netzgewölbe ein Satteldach, und der alte Rundbau erhielt Spitzbogenfenster und ein geschweiftes Dach mit Laterne. Hier führte die offensichtliche Vorliebe des Auftraggebers für die Gotik zur Ausbildung eines nachgotischen Architekturstils, des Juliusstils, wie er häufig genannt wird; er prägt eine ganze Reihe Würzburger Bauten.

Auch die damals für Kirchen in Auftrag gegebenen Skulpturen zeigen stilistische Vielfalt. Die Förderung solcher Werke entsprang wie die Förderung der Bauten auch weiterhin den traditionellen Beweggründen für ein Patronat sakraler Kunst: um seiner Frömmigkeit einen sichtbaren Ausdruck zu verleihen, um eine gute Tat zu tun, um sich sein Seelenheil zu sichern, um sein Auserwähltsein zu offenbaren oder einfach um Gott zu ehren. Einerseits führte das zu Werken eines eher internationalen Stils, zum Beispiel in den Arbeiten der Bronzebildhauer Hubert Gerhard und Hans Reichle, die in Italien gewesen waren. Andererseits aber führte die große Nachfrage nach Ausstattungen für neue Kirchen oder einer Neudekoration alter Kirchen auch dazu, daß in bestimmten süddeutschen Zentren wie Weilheim die Holzschnitzerei wiederauflebte. Sie verdient mehr Aufmerksamkeit, als man ihr im allgemeinen gewidmet hat.

Der Stil der Holzschnitzereien blieb wegen der unverändert fortbestehenden religiösen Bräuche in Süddeutschland den heimischen Traditionen verbunden, wie an Hans Deglers 1604 und 1607 entstandenen Altären für die

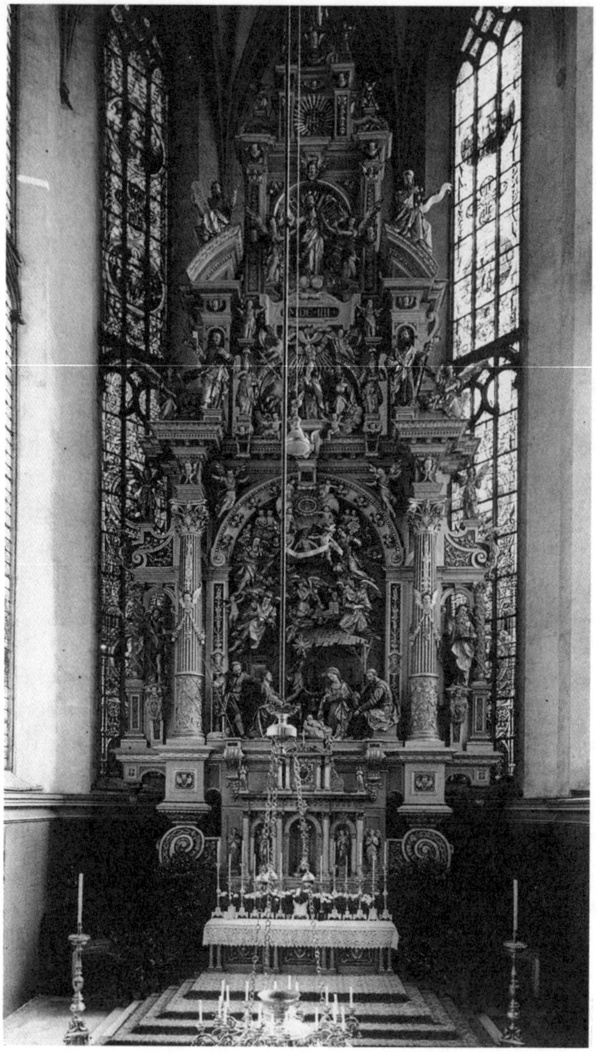

Hochaltar in St. Ulrich und Afra, Augsburg, 1604–1607, von Hans Degler

Augsburger Kirche St. Ulrich und Afra und an Jörg Zürns großem Lindenholzaltar (1613–1619) im Münster St. Nikolaus in Überlingen zu sehen ist. Diese Werke kombinieren ornamentale Renaissancemotive, klassische Ordnungen, Maskarone und Voluten, aber in ihrem Aufbau bleiben sie der Tradition der Flügelaltäre treu. Beim Überlinger Altar fühlt man sich ferner auch an Krippenfiguren erinnert. Diese Werke demonstrieren, daß es möglich war, das Verlangen nach neuen Stilformen (wie sie sich hier in der Ornamentik zeigen) zu befriedigen und zugleich die angeblich spezifisch »demotischen« Formen der Organisation visueller Erfahrung in die Komposition zu integrieren.[17]

Auch die protestantische sakrale Skulptur und Architektur entwickelte am Vorabend des Dreißigjährigen Kriegs keinen eigenständigen Stil, was beweist,

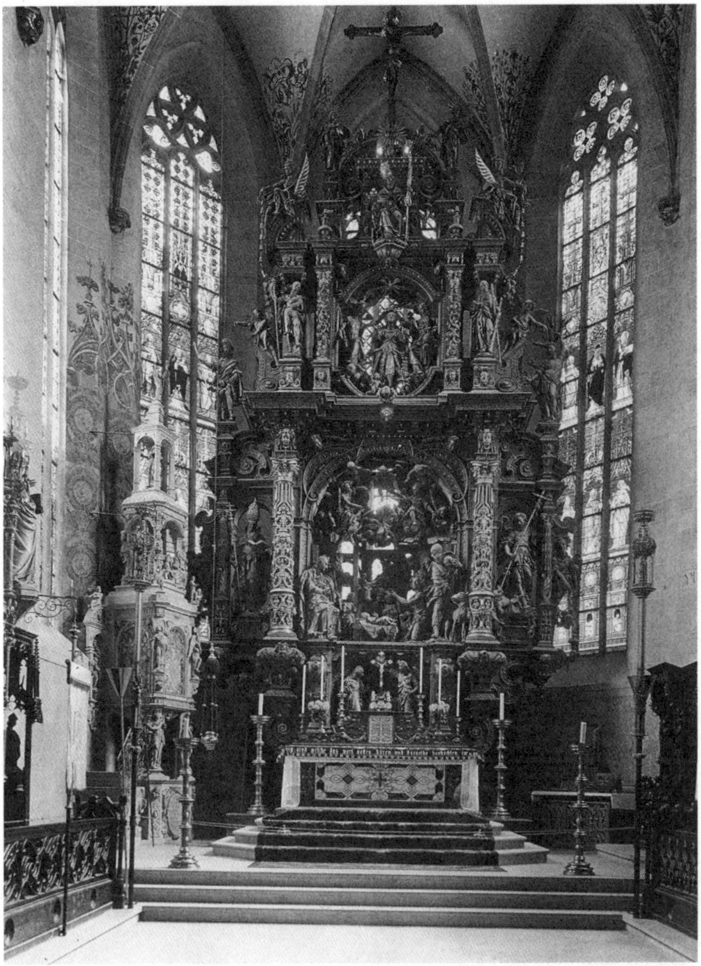

Hochaltar in St. Nikolaus, Überlingen, 1613–1619, von Jörg Zürn

wie schwierig es sogar ist, mit einer der Konfessionen einen bestimmten Stil zu verknüpfen. Beispielsweise machte sich der Einfluß des nominell katholischen kaiserlichen Hofes auch bei der Ausstattung protestantischer Kirchen bemerkbar. Die Habsburger hatten imposante Grabstätten errichten lassen, zuerst das Grabmal Maximilians I. in Innsbruck, dann unter Maximilian II. und Rudolf II. das Grabmal für Ferdinand I. und Maximilian II. im Prager Veitsdom (ein Werk Alexander Colins). Die Dresdner Herzöge wandelten im späten 16. Jahrhundert den Chor des Doms im sächsischen Freiberg in eine Begräbniskapelle für die Wettiner (albertinische Linie) um. Das Grabmal für Moritz von Sachsen, von Niederländern geschaffen, befand sich dort schon seit der Jahrhundertmitte, doch gegen Ende des Jahrhunderts wurde die gotische Apsis der Kirche von den Italienern Giovanni Maria Nosseni und Carlo di Cesare umgestaltet. Dieses bemerkenswerte gotische Gegenstück zur Sacrestia nuova und zur Capella dei Principi, den Grabstätten der Medici in San Lorenzo in Florenz, beherbergt lebensgroße Bronzestatuen der verstorbenen Herzöge, die in Nischen stehen und über denen musizierende Stuckengel schweben.[18] Auch Fürst Ernst von Schaumburg beauftragte Nosseni, in Stadthagen ein Mausoleum zu entwerfen; der Zentralbau enthält ein bedeutendes monumentales Grabmal von Adriaen de Vries.[19]

Einerseits spricht manches dafür, daß solche Projekte vorrangig von dynastischen Interessen motiviert waren und daß die Stilzusammenhänge von daher zu erklären sind. Andererseits läßt sich die Bauweise protestantischer Kirchen auch ohne Rekurs auf ihre politische Repräsentationsfunktion mit der katholischen Kirchenarchitektur Mitteleuropas in Zusammenhang bringen, und zwar nicht nur aufgrund für beide geltender liturgischer Erfordernisse, sondern auch, und das mag überraschender sein, aufgrund der Bezüge zu italienischen Vorbildern, die beide aufweisen. Alle rivalisierenden Konfessionen benötigten eine neue Form des Kirchenraumes, eine weite, offene Arena für den Prediger. Deshalb konnte eine protestantische Kirche wie die tonnengewölbte, mit Arkaden versehene Stadtkirche von Klagenfurt nach der Unterdrückung des Protestantismus in Kärnten in den neunziger Jahren des 16. Jahrhunderts problemlos katholischen Zwecken angepaßt werden.

Umgekehrt basierten zwei der wichtigsten Kirchen, die in Prag für die Lutheraner gebaut wurden, letztendlich auf römischen Vorbildern, so daß man durchaus behaupten kann, daß militante protestantische Gruppen in Prag die

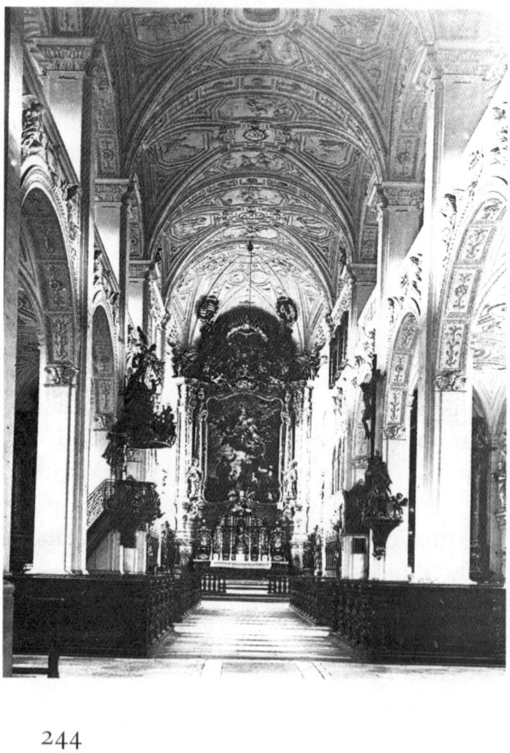

Hofkirche, Neuburg an der Donau, 1607–1618, von Joseph Heintz; Stuckdekoration von Antonio und Michele Castelli, 1616–1618 (ursprünglich drei Altarbilder von Peter Paul Rubens)

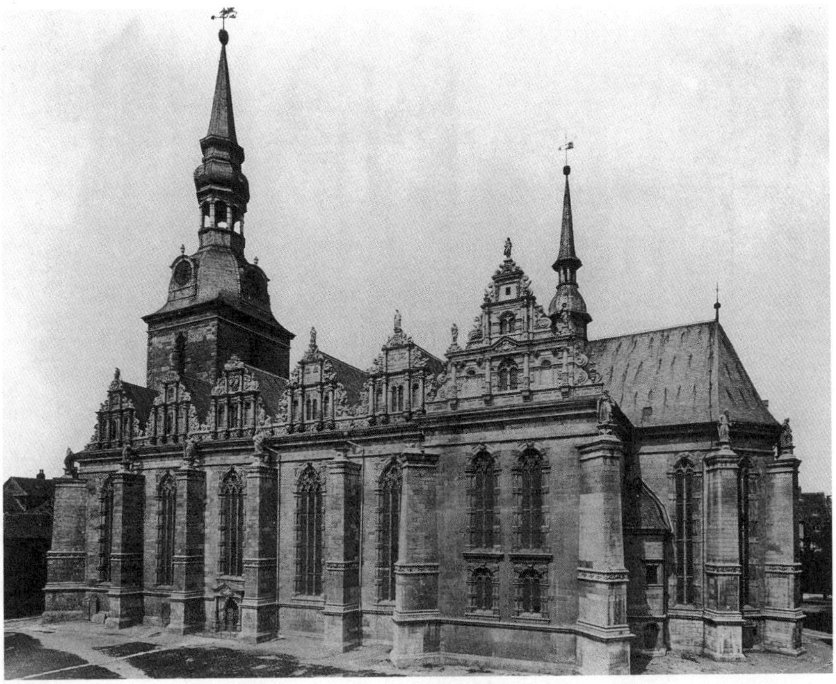

Marienkirche, Wolfenbüttel, begonnen 1608, von Paul Francke und anderen

Formen der militanten Gegenreformation übernahmen. Die ehemalige lutheranische Dreifaltigkeitskirche auf der Kleinseite (1609 begonnen) wurde von dem Italiener Giovanni Maria Filippi entworfen und Giacomo della Portas Trinità dei Monti in Rom aus den achtziger Jahren des 16. Jahrhunderts nachgebildet; die Salvatorkirche in der Altstadt, 1611–1614 als Kirche der deutschen Lutheraner erbaut, zeigt eine ähnliche Fassade, und ihr Grundriß entspricht der Tradition, die mit Vignolas Il Gesù begann. Die Planung dieser beiden Kirchen steht mit dem Bau der protestantischen Hofkirche in Neuburg an der Donau in Verbindung, einem Entwurf des Hofmalers Joseph Heintz, der auch für andere protestantische Auftraggeber tätig war: Der Innenraum zeigt von frei stehenden Pfeilern gestützte Emporen und ein stuckiertes Tonnengewölbe; die Fassade wird von zwei riesigen toskanischen Wandpfeilern beherrscht und von einem massiven Turm gekrönt. Alle diese Kirchen sind später problemlos zu katholischen Kirchen geworden.[20]

In anderen Städten Mitteleuropas hingegen entstanden imposante quasigotische Sakralbauten, zum Beispiel die unter der Ägide Ernsts von Schaumburg errichtete Stadtkirche von Bückeburg (wahrscheinlich von Hans Wulff 1610–1615 erbaut) oder die Marienkirche in Wolfenbüttel, die Paul Francke für Herzog Heinrich Julius erbaute (1608 begonnen). Beides sind Hallenkirchen mit Kreuzrippengewölben und (im Falle Bückeburgs modifizierten) Spitzbogen und Maßwerkfenstern. Die Kirche in Wolfenbüttel zeichnet sich außen durch

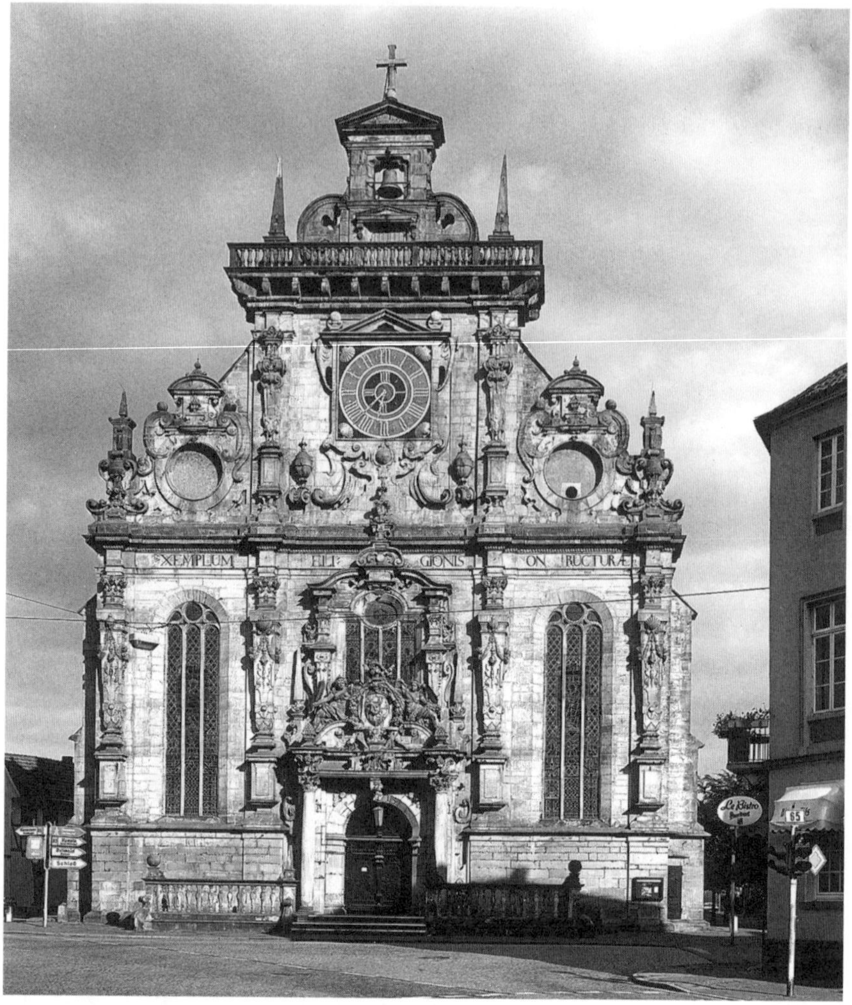

Stadtkirche, Bückeburg, um 1610–1615, wohl von Hans Wulff

kräftige Strebepfeiler aus und hat oktogonale Pfeiler, die Bückeburger Kirche hingegen Rundpfeiler. Und während die gotische Formensprache der Marienkirche durch niederländisch anmutende Zwerchhäuser abgeschwächt wird, geschieht dies bei der Stadtkirche von Bückeburg durch eine komplizierte Fassade mit Ohrmuschelornamenten, Säulen und Pilastern, die den im mexikanischen Barock so häufigen kunstvollen Estípites ähneln. Scheinbar bescheiden behauptet eine Inschrift, es handele sich um ein Exempel der Religion, nicht der Baukunst (»Exemplum religionis non structurae«).[21]

Nicht nur Fürstenhöfe oder die Kirche betätigten sich intensiv auf dem Gebiet der Architektur. In Polen zum Beispiel konkurrierten Hochadel, Landadel und Patrizier mit dem Hof; ebenso in Ungarn. Diese Bauherren übernahmen meist italisierende Entwürfe, die dem »polnischen Himmel und pol-

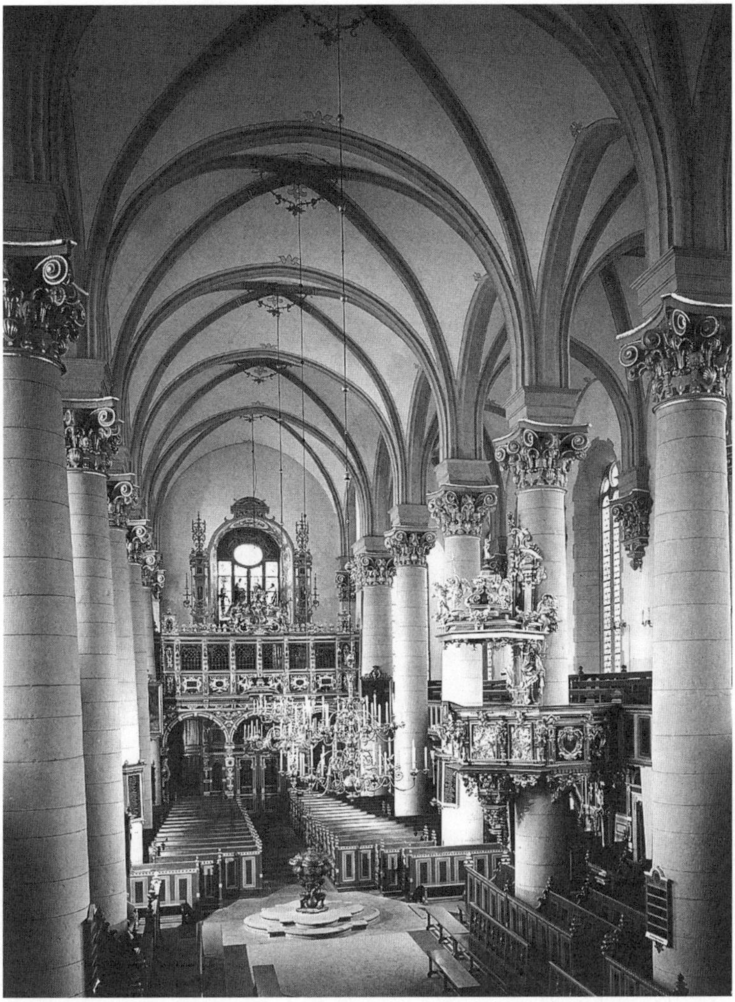

Stadtkirche, Bückeburg, Blick zum Eingang

nischen Gebräuchen« angepaßt wurden, wie es in der ersten Abhandlung über Architektur in polnischer Sprache etwas später hieß.[22] Das von dem königlichen Architekten und Bildhauer Santi Gucci Fiorentino erbaute, symmetrisch in einem System von Pavillons angelegte Palais Mirów (1585–1595) in Kśiąż Wielki ist eine polnische Spielart des italienischen Palazzo in fortezza. Baranów (1591–1606) und Krasiczyn (1598–1633) hingegen sind frei stehende Vierflügelbauten mit zylindrischen Ecktürmen, betonten Toren und Attiken mit Ziergiebeln; beide haben einen Arkadenhof, doch in Baranów liegt der Hof ein Stockwerk über dem Erdniveau; beide Schlösser zeigen ungewöhnliche dekorative Elemente.

Auch in Ungarn entstanden eindeutig neue Formen. In Nagybicse (heute Bytča, Slowakei) schufen italienische Baumeister ein Residenzschloß mit

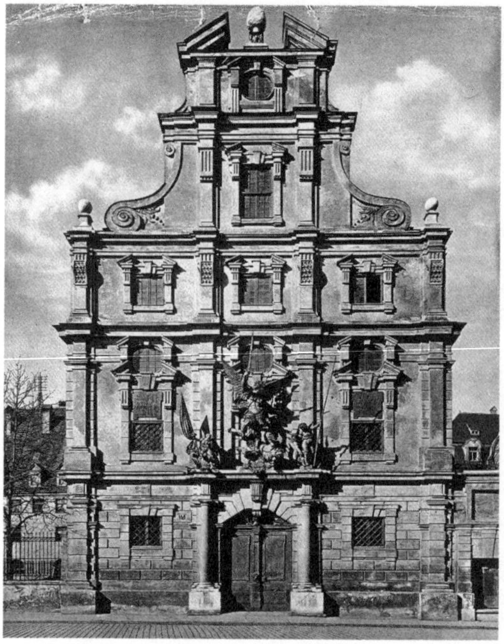

Zeughaus, Augsburg, 1602–1607, von Joseph Heintz, mit Statue des hl. Michael von Hans Reichle, 1603–1606

einem separaten Gebäude, dem Hochzeitspalais, das sich durch Sgraffitoschmuck und ein kunstvolles, elegantes Tor auszeichnet.[23]

Neben Fürsten und Adel förderten auch die Städte neue Bauprojekte. Die immer umfangreicher werdenden öffentlichen Aufgaben erklären die Fülle neuer, ausgebauter oder umgestalteter Rathäuser um 1600, von Konstanz (um 1595–1598) bis Stadthagen (1595/96) oder Bremen (1595, hauptsächlich jedoch 1608–1612), aber auch in Ungarn (Bratislava, heute Slowakei, 1581 begonnen)[24] und Polen (Gdańsk, in den neunziger Jahren begonnen). Auch andere öffentliche Bauten entstanden: in Augsburg beispielsweise das Zeughaus, die Stadtwaage, Schulen und die Stadtmetzg; zudem wurden hier viele Häuser, Brücken, Grabmäler und Brunnen mit einer beeindruckenden Anzahl von Bronzestatuen geschmückt. Besonders bemerkenswert darunter sind der Augustusbrunnen von Hubert Gerhard sowie der Herkules- und der Merkurbrunnen von Adriaen de Vries. Diesen Augsburger Bronzestandbildern scheint zwar kein kohärentes ikonographisches Programm zugrunde zu liegen, doch künden sie deutlich genug von der Macht und dem Wohlstand der Stadt. Sie können allerdings auch eine ganz pointierte Botschaft vermitteln, wie zum Beispiel Hans Reichles über dem Portal des Zeughauses angebrachte Bronzestatue des hl. Michael (1603–1606), die als »Trotzmichel« eine Antwort des nachreformatorischen Augsburg auf die Michaelsstatue in München darstellt.[25]

In dem monumentalen neuen Augsburger Rathaus des »Stadtwerkmeisters« Elias Holl fanden die Prätentionen dieser reichsunmittelbaren Stadt ihren vollkommensten Ausdruck. Dieses Gebäude in klassisch orientiertem Stil weist

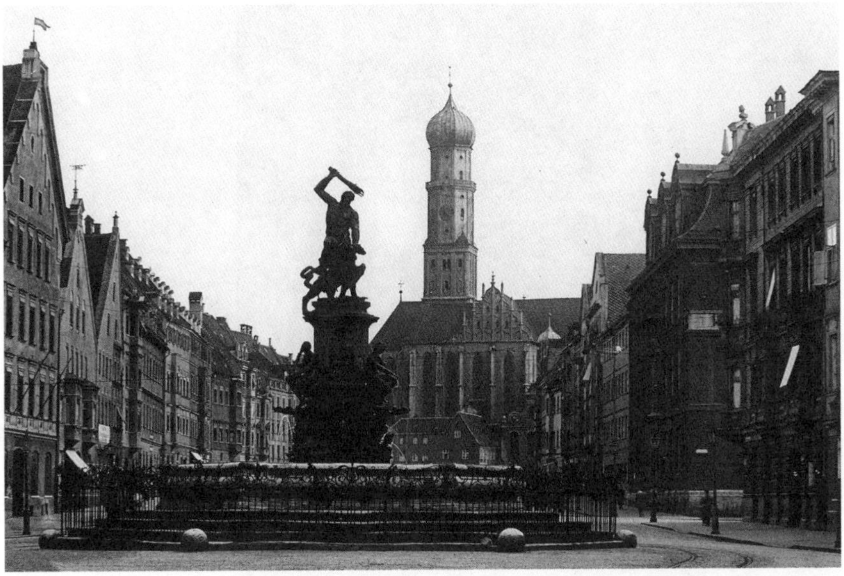

Herkulesbrunnen in der Maximilianstraße, Augsburg, 1602, von Adriaen de Vries (Vorkriegsaufnahme)

Rathaus, Augsburg (Bau von Elias Holl, 1605–1620), Goldener Saal mit Gemälden von Matthias Kager (nach Pieter de Witte) und Hans Rottenhammer, 1620/21 und später (Vorkriegsaufnahme)

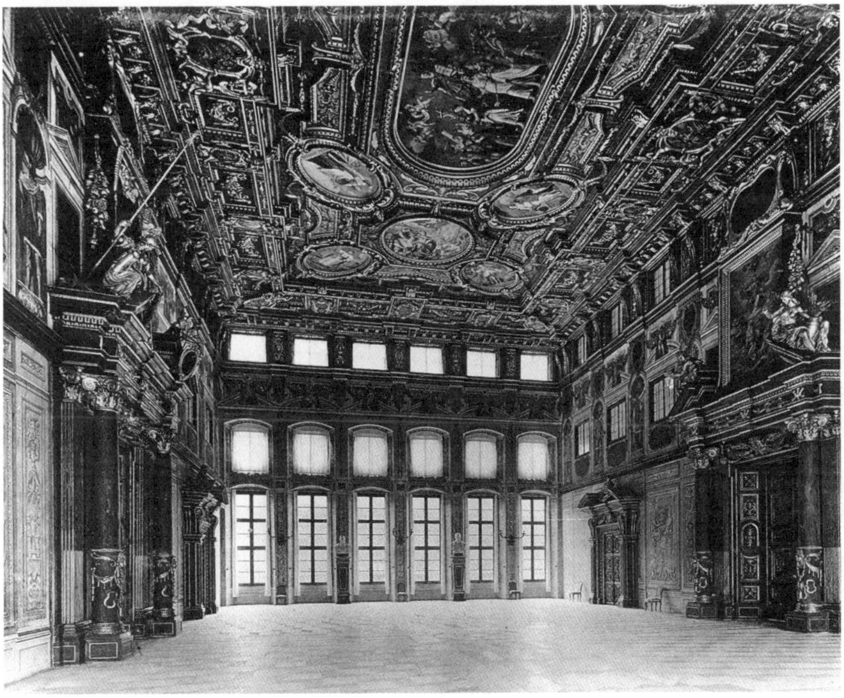

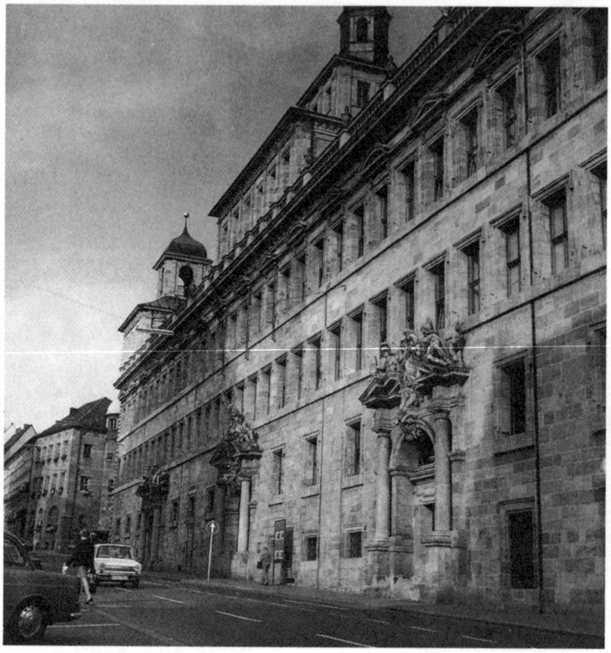

Rathaus, Nürnberg, 1616–1622, von Jakob Wolff d. J.

eine ganze Reihe signifikanter Bezüge auf. Es ist wie ein Renaissancepalazzo konzipiert und verkörpert die Idee der kaiserlichen Villa in città.[26] In seiner regelmäßigen Bauweise läßt es sich mit dem Nürnberger Rathaus vergleichen, das ebenfalls einheimische Bauelemente wie Giebel, Brüstungen oder Erker zugunsten einer klassischen Architektur vermeidet. Beide Rathäuser sind imposante, großzügige Gebäude, deren regelmäßige Bauweise zu der anderer Rathäuser, etwa der des Rathauses von Altenburg in Sachsen (1562–1564), in auffälligem Kontrast steht. Die Fassade und die vorderen Räume des Nürnberger Rathauses von Jakob Wolff d. J. erstrecken sich wie bei einem großen Stadtpalais entlang der Straßenfront. Diese beiden als Residenz einer Stadtregierung konzipierten Rathäuser sind im doppelten Sinne des Wortes repräsentative Bauten.[27]

Der Ruhm einer Stadt konnte auch durch das Innere ihrer großen öffentlichen Bauten repräsentiert werden. Die Decke des Goldenen Saales im Augsburger Rathaus wurde von Matthias Kager und Hans Rottenhammer mit Allegorien und Szenen aus der Stadtgeschichte ausgemalt. Augsburg war auch im frühen 17. Jahrhundert noch ein bedeutendes Zentrum der bildenden Kunst, was sich auch daran zeigte, daß der ehemalige Hofkünstler Matthias Gundelach inzwischen hier arbeitete. Der führende Maler der Stadt war Hans Rottenhammer, und er blieb es bis zu seinem Tode im Jahre 1625. Rottenhammer war in Italien gewesen, wo er in Venedig mit niederländischen Landschaftsmalern und vielen venezianischen Künstlern verkehrt hatte. Doch auch viele andere Augsburger Maler konnten eine ähnliche künstlerische Laufbahn vorweisen.

Das Beispiel Augsburg zeigt, daß zu dieser Zeit auch die Städte in der Lage waren, als Kunstmäzene hervorzutreten. Noch herrschte Frieden im Reich, wenn er auch häufig bedroht war, und noch gab man Geld für Hermes und Athene, nicht für Ares aus. Zwar ist es schwierig, die wirtschaftliche Lage der mitteleuropäischen Länder insgesamt einzuschätzen, doch haben Einzelforschungen ergeben, daß kleine Städte wie Nördlingen in Schwaben, aber auch norddeutsche Städte im Wesergebiet in den Jahren vor 1620 eine wirtschaftliche Blüte erlebten.[28] Augsburg hatte am Ende des 16. Jahrhunderts gerade eine Zeit wirtschaftlicher Schwierigkeiten hinter sich gebracht. Wenn die Wirtschaftslage in Deutschland auch generell nicht so günstig war wie etwa um 1500 und vielleicht einiges auf einen Rückgang der Wirtschaft Mitteleuropas schon vor 1620 hinweist, so war die Situation doch von Ort zu Ort verschieden. Vieles spricht dafür, daß zumindest die Oberschicht, die Klasse der Kunstmäzene, in dieser Zeit prosperierte. Die umfangreichen Bauprojekte in Städten wie Augsburg lassen nicht gerade darauf schließen, daß man einen Konjunkturrückgang befürchtete. Auf jeden Fall verfügten in vielen Städten Mitteleuropas sowohl öffentliche Institutionen als auch Privatpersonen über genügend Mittel und Motivation zur Förderung von Kunstwerken, so daß die Städte in den Jahrzehnten um 1600 auch weiterhin blühende Kunstzentren waren.

In den Niederlanden dagegen, vor allem in den südlichen Niederlanden, führten religiöse und politische Unruhen zu einem Exodus von Künstlern und Kunsthandwerkern, aber auch von Kaufleuten und Kapital. Von dem Niedergang Antwerpens nach der Blockade der Scheldemündung profitierten norddeutsche und polnische Städte nicht nur in ökonomischer Hinsicht, sondern auch durch den Zustrom zum Teil erstrangiger niederländischer Künstler, die es beileibe nicht nur an die Höfe zog. Frankenthal in der Pfalz wurde neben Frankfurt am Main und Köln zu einem Sammelpunkt von Flüchtlingen protestantischen Glaubens, darunter auch viele Maler. Freie Städte wie Nürnberg, wo Nicolaus Neufchâtel sich niederließ, und Augsburg, wo Adriaen de Vries und Hubert Gerhard arbeiteten, zogen ebenfalls Vorteile aus der Immigration.[29]

Ein polnisches Beispiel ist hier aufschlußreich. Gdańsk (Danzig), ab 1457 unter polnischer Oberhoheit und wichtigste Hafenstadt Polens, Warenumschlagplatz Schlesiens und Entrepot, gewann damals außerordentlich an Reichtum und Bedeutung. In der Zeit zwischen dem Niedergang Antwerpens und dem Aufstieg Amsterdams errang Gdańsk auch internationale Bedeutung, bevor der Handel durch den Dreißigjährigen Krieg und den Kampf um die Vormachtstellung im Ostseeraum ruiniert wurde. Die wiederaufgebauten siebenstöckigen Häuser und die zahlreichen restaurierten und rekonstruierten öffentlichen Bauten aus der damaligen Zeit zeugen vom einstigen Reichtum der Stadt: Stadttore wie das Grüne Tor von dem Niederländer Anthonis van Opbergen, das Hohe Tor von Hans Kramer und das Große Zeughaus, das Altstädtische Rathaus und das Observatorium, ebenfalls von van Opbergen, und all die Bürger- und Handelshäuser, darunter der Artushof. Viele Bauten haben eine prächtige Innenausstattung, zum Beispiel der Rote Saal im Rechtstädtischen Rathaus mit Gemälden von Isaac van den Blocke und Hans

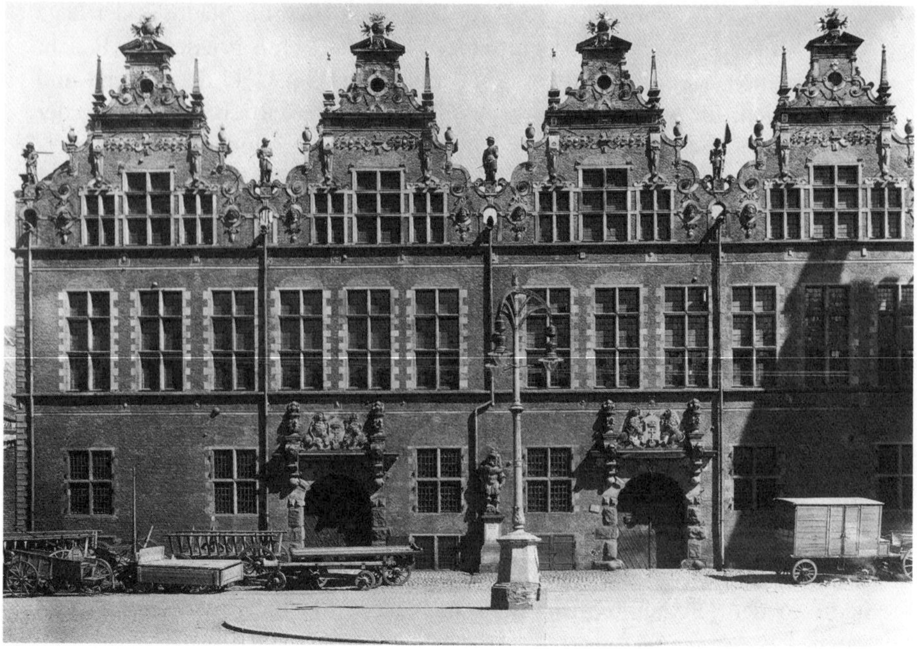

Westfassade des Zeughauses, Gdańsk (Danzig), 1602–1605, von Anthonis van Opbergen

Vredeman de Vries (Abb. S. 255) und der einstmals reich mit Gemälden und Skulpturen geschmückte Artushof mit Werken von Anton Möller. Aus jener Zeit stammen auch mehrere bedeutende Plastiken, etwa der Neptunbrunnen vor dem Artushof sowie Epitaphe und Grabskulpturen in den verschiedenen Kirchen, geschaffen von führenden niederländischen Bildhauern, die Malern wie Vredeman de Vries und van den Blocke durchaus ebenbürtig waren.[30]

Viele norddeutsche Städte wie Bremen, Lübeck und kleinere Städte an der Weser, aber auch Königsberg in Ostpreußen bereicherten damals ihr Stadtbild durch Bauwerke und Skulpturen. Die Gründung von Werkstätten in einer ganzen Reihe von Städten neben Augsburg und Nürnberg sorgte also dafür, daß sich auch außerhalb der Höfe blühende Kunstzentren entwickelten, in denen neben den schon behandelten Kunstformen auch Graphik, Möbelschreinerei und Schnitzkunst einen Aufschwung nahmen.

Eine strenge Scheidelinie zwischen Hof und Stadt zu ziehen ist genauso schwierig, wie zwischen den Bau- und Kunststilen der verschiedenen Konfessionen unterscheiden zu wollen. Die sozialen Kriterien geben uns zwar eine allgemeine Orientierung, doch stellen sich die konkreten Verhältnisse, wie häufig in der Geschichte Mitteleuropas, in Wirklichkeit komplizierter dar. Nimmt man das höchste Niveau der Kunst als Maßstab, so war die Kunstförderung vor dem Dreißigjährigen Krieg, wie schon seit Mitte des 16. Jahrhunderts, wohl tatsächlich eher Sache der Höfe als der freien Städte, doch lassen sich Kunst und Künstler selten ausschließlich mit einem ganz bestimmten

Milieu identifizieren. Hof und Stadt konnten durchaus denselben Künstler beauftragen, und der Künstler konnte beiden sogar ähnliche Werke liefern. Ein seit Beginn des 16. Jahrhunderts etabliertes Schema künstlerischen Austauschs hatte auch weiterhin Bestand: Künstler aus bedeutenden Produktionszentren wie Augsburg und Nürnberg schufen Kunstwerke für die Höfe, und umgekehrt arbeiteten Hofkünstler aus den Werkstätten in den fürstlichen Residenzen auch für das städtische Patriziat. Welch enge Verbindung zwischen den verschiedenen Orten der Kunstproduktion bestand, zeigt der rege Austausch zwischen Prag und Augsburg: Rudolfs Hofbildhauer Adriaen de Vries und der Maler Joseph Heintz arbeiteten beide in Augsburg, bevor sie nach Prag gingen, und Heintz lieferte weiterhin Werke an Auftraggeber in der schwäbischen Reichsstadt und entwarf dort sogar öffentliche Bauten. Der kaiserliche Maler Hans von Aachen arbeitete während der Zeit, in der er am bayrischen Hof in München tätig war, für die Fugger in Augsburg; nach dem Tod Kaiser Rudolfs II. ging sein Hofmaler Matthias Gundelach nach Augsburg, wo er unter anderem bedeutende Gemälde für das Rathaus schuf. Hans Vredeman de Vries ging von Wolfenbüttel nach Gdańsk und dann nach Prag.

Wenn sich auch für die frühere Zeit mehr oder weniger stichhaltig behaupten läßt, die Kunst Mitteleuropas sei in mancherlei Hinsicht eigenständige Wege gegangen, so ist nicht zu übersehen, daß sie nun, um 1600, in allgemeinere europäische Strömungen eingegliedert ist. Besondere Aufgaben, Anforderungen und lokale Traditionen verleihen ihr zwar einen eigenen Charakter und machen sie von dem, was in anderen Regionen Europas entstand, unterscheidbar, aber selbst provinzielle Kunstwerke weisen zumindest in der Ornamentik eine nicht nur auf Mitteleuropa beschränkte, sondern in großen Teilen Europas nördlich der Alpen übliche Formensprache auf, wie zum Beispiel Roll- und Beschlagwerk, Ohrmuschelstil und ähnliches, dazu die klassischen Ordnungen und ihre Variationen. Viele Umstände trugen dazu bei, daß die Kunst Mitteleuropas einen kosmopolitischen Charakter erhielt. In Mitteleuropa arbeiteten nicht nur Künstler und Architekten aus den Niederlanden, wie zum Beispiel Adriaen de Vries, Friedrich Sustris und Pieter de Witte (Pietro Candido), oder aus der Schweiz, wie Joseph Heintz. Viele der in der Region tätigen Künstler waren zudem zuvor in Italien gewesen.

Hinzu kommt, daß auch bedeutende italienische Architekten wie Vicenzo Scamozzi, Santino Solari und Giovanni Maria Filippi in Mitteleuropa arbeiteten. Deshalb entsprach die Architektur von Schlössern und Kirchen häufig einer italienischen Tradition, auch wenn sie offensichtlich nicht in jeder Hinsicht mit der in Italien zu findenden identisch war. Die italienischen Architekten, die in Mitteleuropa arbeiteten, wie Solari in Salzburg, schufen Bauwerke, die denen ihrer Heimat ähnlich waren.

Viele der in Italien entwickelten Ideen, rhetorischen Prinzipien und Kunsttheorien waren nördlich der Alpen allgemein bekannt und selbstverständlich geworden. Italienische Traktate zur Architektur, wie der von Sebastiano Serlio, scheinen weite Verbreitung gefunden zu haben. In ihnen wurde die Architektur gleichsam zu einer Art Wissenschaft erhoben und der Architekt damit zu einem Gelehrten erklärt. Einer solchen Auffassung war schon in der

Mitte des 16. Jahrhunderts durch Männer wie Bonifaz Wolmut der Weg bereitet worden. Angeregt durch diese italienischen Vorbilder entwickelte sich schließlich auch eine einheimische Tradition des Architekturtraktats.

Die Autoren dieser Abhandlungen waren Männer wie Joseph Furttenbach d. Ä. und Heinrich Schickhardt d. J., der die als Idealstadt konzipierte Stadtanlage von Freudenstadt entwarf. Beide unternahmen Reisen nach Italien.[31] In dieser Zeit wurde es ohnehin wieder üblich, daß deutsche Künstler über die Alpen nach Italien zogen, eine Zeitlang dort arbeiteten und dann wieder in ihre Heimat zurückkehrten. Das galt ebenso für Bildhauer wie Hans Reichle, der in Italien bei Giambologna lernte, wie für Maler wie Hans von Aachen und Hans Rottenhammer. Die wahrscheinlich bekanntesten deutschen Maler jener Zeit, Adam Elsheimer und Johann Liss, die wir im nächsten Kapitel behandeln werden, verbrachten einen großen Teil ihres Lebens in Italien.

Ein Ergebnis davon war, daß sich sogar solche Architekten ernsthaft mit dem italienischen Stil auseinandersetzen mußten, die ihm, wie man es von Elias Holl, dem Erbauer des Augsburger Rathauses, behauptet hat, ablehnend gegenüberstanden. Ein kürzlich erschienenes Buch über die Architektur zur Zeit des Dreißigjährigen Krieges zeigt, in welchem Maße die deutsche Architektur damals unter italienischem Einfluß stand. Die an der Antike orientierten Wertmaßstäbe der Renaissance bestimmten damals auch das Denken in Deutschland.[32] Man hat die Architektur des frühen 17. Jahrhunderts daher »klassizistisch« genannt, und dieser Begriff scheint berechtigt zu sein, solange man mit ihm keine restriktive Auffassung der Hochrenaissance oder eine falsche Opposition zum Barock verbindet. Allerdings wirft seine Verwendung ein Problem des Stils und der Stilanalyse auf. Auch wenn Werke oft für ganz bestimmte Funktionen geschaffen wurden und sich keine milieu- oder konfessionsspezifischen Unterschiede ausmachen lassen, so gilt dennoch, daß importierte Architekturformen in verschiedenen Gebieten auf verschiedene Weise aufgenommen und angewandt wurden: Die Werke, die Italiener an einem Ort bauten, glichen nicht denen, die sie an einem anderen Ort errichteten, und die niederländischen Einflüsse wirkten sich ebenfalls an verschiedenen Orten verschieden aus. Wie in Zeichnung und Malerei, so läßt sich in der Architektur dieser Zeit eine Entwicklung regionaler Stile feststellen.

Solche Unterschiede lassen sich auch in der Kunst und Architektur eines Reiches wie Polen ausmachen. Wie oben bereits erwähnt, hat man behauptet, der »Himmel und die Gebräuche« Polens hätten zur Herausbildung eines landestypischen künstlerischen Idioms geführt. Doch wenn eine solche nationale Kunstsprache existierte, dann hatte sie viele Dialekte, die untereinander ebenso verschieden zu sein scheinen, wie sie gemeinsam eine nationale Kunstsprache konstituieren. Diese Verschiedenheit lag in den Materialien, den Künstlern, den Traditionen und den Aufgaben begründet. So weisen Kunst und Architektur in Gdańsk und an anderen Orten im Norden einen niederländisch beeinflußten Stil auf, denn mit den niederländischen Handelsschiffen gelangten auch Ideen über die Ostsee. Der Mangel an Steinen und der traditionelle Backsteinbau spielten bei der Übernahme des niederländischen Baustils ebenfalls eine Rolle, ebenso wie die protestantische Religion der Auftraggeber und

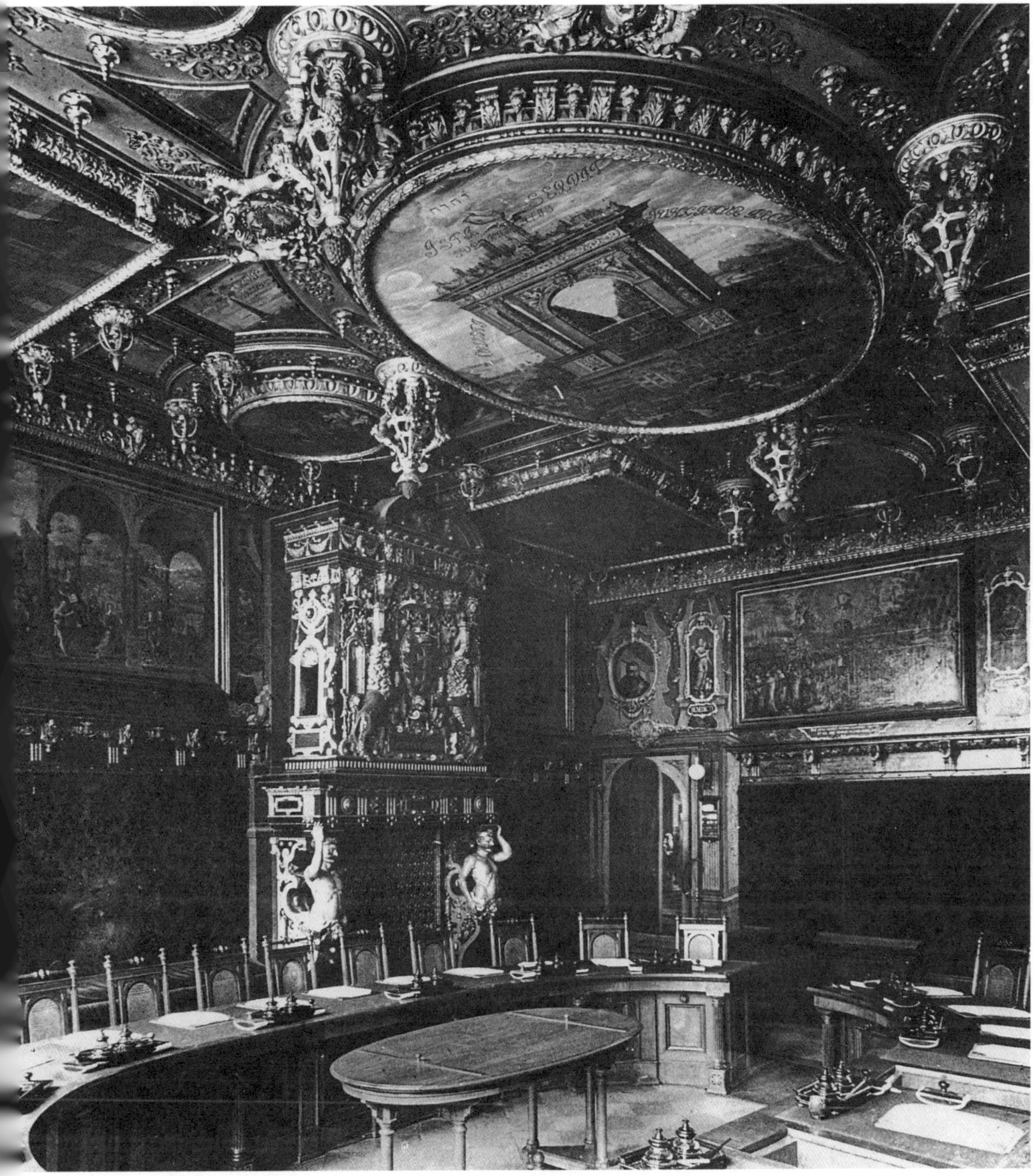

Roter Saal des Rechtstädtischen Rathauses, Gdańsk (Danzig), mit Gemälden von Hans Vredeman de Vries, 1594–1596, und Isaac van den Blocke, 1608

ihre Handelsinteressen.[33] Arbeiteten die Niederländer im Norden Polens, so waren die Italiener im Südosten, in der Gegend um Lwów (Lemberg, L'viv) und in Lublin, tätig. In Lublin und Umgebung schufen Stukkatoren wie Jacopo Balin einen spezifischen Lubliner Stil, der auch in Kazimierz Dolny, Sandomierz und anderswo zu sehen ist. In Lwów dagegen wurde in einem anderen Stil gearbeitet, der nicht so viel Stuck verwendete, die Architektur aber genauso prägte. Wie sehr die Italiener in der Lage waren, sich sowohl traditionellen Aufgaben als auch den Wünschen der Orthodoxen oder anderer Konfessionen anzupassen, zeigen Bauten wie die Kirche St. Bernhard in Lwów und Arbeiten für Sekten wie die Wallachianer.[34]

Es ist nicht nötig, die vielfältigen Unterschiede in der Kunst und Architektur Polens oder der deutschen Lande noch weiter zu spezifizieren. Vielfalt heißt Formenreichtum, und dieser Formenreichtum bedeutet, daß die Kunst und die Architektur Mitteleuropas in den Jahren vor dem Dreißigjährigen Krieg eine außerordentliche Blüte erlebten.

Kapitel 10

DIE KUNST UND DER DREISSIGJÄHRIGE KRIEG

Die von 1618 bis 1648 andauernden bewaffneten Auseinandersetzungen in Mitteleuropa, die bedeutendste Folge miteinander verbundener Ereignisse in der ersten Hälfte des 17. Jahrhunderts, gelten nach weitverbreiteter Meinung als die große Katastrophe in der frühneuzeitlichen Geschichte Mitteleuropas. Man hat daher lange geglaubt, der Dreißigjährige Krieg sei für die Kultur der gesamten Region ein vollkommenes Desaster gewesen und habe unter anderem einen Bruch in der Entwicklung der Künste bewirkt. Infolgedessen haben die Historiker nur wenig unternommen, den tatsächlichen Sachverhalt zu ermitteln und diese überwältigend negative Sicht zu korrigieren.[1] Wie die richtungweisende »Jahrhundertausstellung« über deutsche Barock- und Rokokokunst zeigte, die 1914, kurz vor dem Ausbruch des Ersten Weltkriegs, stattfand, hatten deutsche Kunsthistoriker damals bereits begonnen, der Periode nach 1650 einige Aufmerksamkeit zu widmen, und im 20. Jahrhundert galt die Zeit nach 1680 meist als Epoche, in der die Kunst einen bedeutenden Aufschwung erlebte. Aber diese Anerkennung der Kunst nach 1680 hat auf der anderen Seite den allgemeinen Eindruck verstärkt, die vorhergehende Zeit des Dreißigjährigen Krieges sei eine nur von Zerstörung und nicht auch von Kreativität geprägte Epoche gewesen.

Zweifellos brachte der Krieg vielen Gebieten des Heiligen Römischen Reiches Tod, Entvölkerung und Vertreibung. Besonders Protestanten, unter ihnen viele Künstler, wurden in die Diaspora getrieben. Der Krieg führte, zusammen mit dem Bevölkerungsrückgang, auch zu einer wirtschaftlichen Depression (oder beschleunigte, wie manche meinen, einen bereits vorhandenen wirtschaftlichen Niedergang). Böhmen, wo die rudolfinische Kultur gerade eine Blütezeit erlebt hatte, war mehrfach Kriegsschauplatz. Dort hatte sich der Konflikt mit der 1618 zum Prager Fenstersturz führenden Revolte der böhmischen Stände auch entzündet. Die Wahl Friedrichs V. von der Pfalz (der uns im vorangegangenen Kapitel als Erbauer des Heidelberger Friedrichsbaus begegnet ist) zum böhmischen König im Jahre 1619 brachte das Faß zum Überlaufen und führte zum offenen Krieg. Der lokale Konflikt verwandelte sich schnell in einen europäischen. In der Schlacht am Weißen Berge bei Prag (wo sich Schloß Stern befindet) erlitten die böhmischen Stände eine verheerende Niederlage; die Macht der Habsburger wurde wiederhergestellt. Im Zuge der Rekatholisierung wurden Zehntausende von Protestanten ins Exil getrieben. In den zwanziger Jahren verwüsteten die Truppen des ungarischen Rebellen Bethlen Gabor Mähren, schwedische Armeen fielen mehrmals in Mähren und Schlesien ein, 1648 plünderten die Schweden Prag. Handel und Produktion lagen in Böhmen danieder, der Wohlstand der Städte ging zurück. Eine künstlich herbeigeführte Münzverschlechterung förderte zudem den Bankrott und die Enteignung vieler Grundbesitzer und die Übertragung von Ländereien und Gütern.

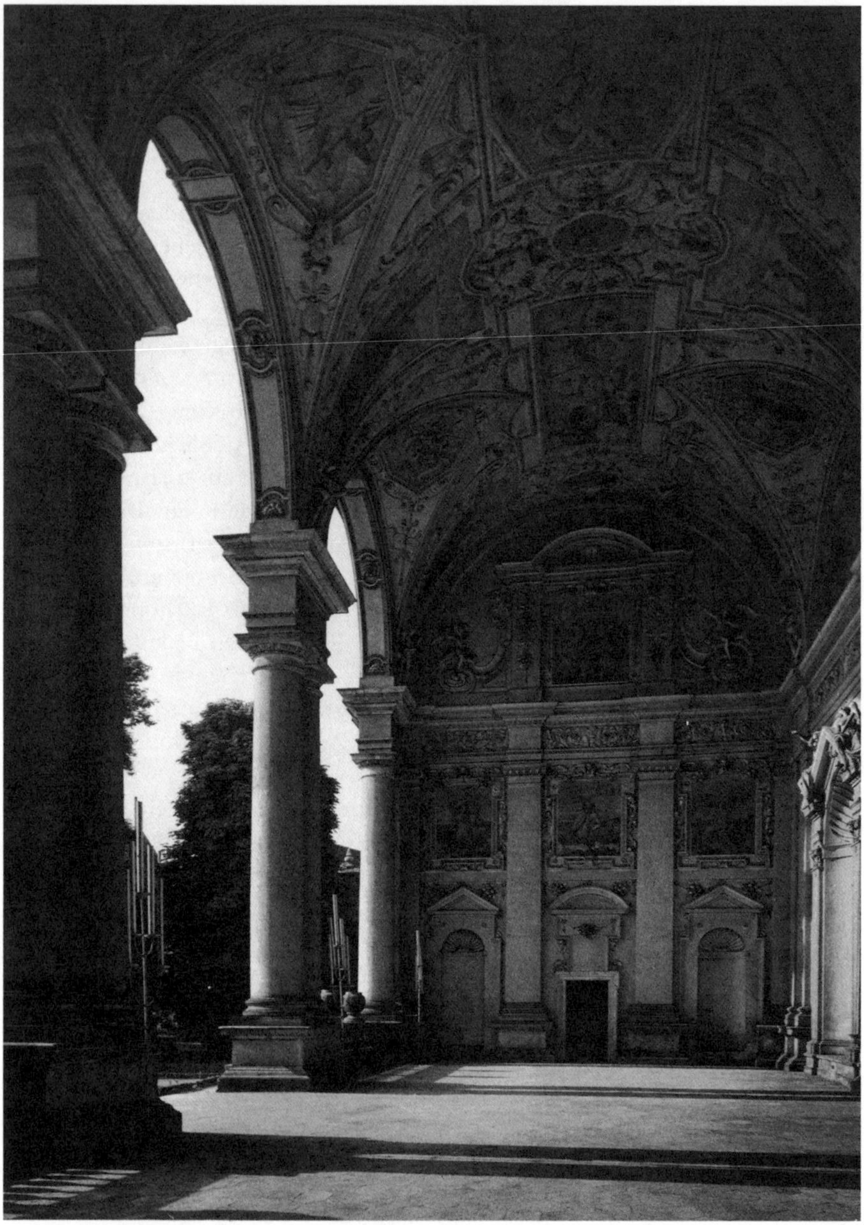

Loggia des Palais Waldstein, Prag, Kleinseite, von Giovanni Pieroni, mit Stuckdekoration und Fresken von Bartolommeo Baccio del Bianco, 1623–1629

Der Krieg griff bald auf die deutschen Gebiete des Reiches über. Die Pfalz wurde ein Schlachtfeld, Heidelberg 1622 eingenommen und geplündert. Frankenthal, das eine bedeutende Schule von Malern aus den Niederlanden beherbergt hatte, war jetzt ein Ort, den man floh. Friedrich V. ging ins Exil nach Holland.

Viele andere Gebiete erlitten ein ähnliches Schicksal. 1625 zog Christian IV. Dänemark in den Konflikt hinein, und der Krieg weitete sich auf Norddeutschland aus, wo die Heere Tillys und Wallensteins Verwüstung und Tod säten. 1631 wurde das bedeutende Handelszentrum Magdeburg niedergebrannt, und viele seiner Einwohner kamen ums Leben. Als in den frühen dreißiger Jahren die Schweden unter Gustav Adolf in Deutschland einfielen, ging es Bayern und Franken nicht besser; Sachsen wurde Schauplatz großer Schlachten zwischen Gustav Adolf und Wallenstein, und immer wieder zogen Heere durch das Land. Der Krieg griff auf Schwaben über, wo die Schweden in der wichtigen Schlacht bei Nördlingen geschlagen wurden. Als gegen Ende des Krieges auch Frankreich sich aktiv an den Kämpfen beteiligte, nahmen die Zerstörungen noch größere Ausmaße an; insbesondere das Rheinland wurde in den vierziger Jahren wiederholt verwüstet.

Durch die Plünderungen von Lebensmittelvorräten und die Zerstörung der Felder kam es überdies zu Hungersnöten, und die Truppen und ihr Troß verbreiteten Krankheiten, was zu großen Verlusten an Menschenleben führte. Nach Schätzungen hatten manche Gebiete Sachsens und Thüringens am Ende des Krieges die Hälfte und härter getroffene Länder wie Brandenburg bis zu siebzig Prozent ihrer Bevölkerung oder mehr eingebüßt. Auch in vielen anderen Gegenden waren die Bevölkerungszahlen drastisch gesunken.

Nicht nur Deutschland und Böhmen boten ein solches Bild der Zerstörung. Fremde Heere fielen wiederholt in Österreich ein, wo es außerdem zu Bauernaufständen kam, die brutal unterdrückt wurden; Protestanten wurden vertrieben und ermordet. Bethlen Gabors Aufstand in Ungarn verbreitete ebenfalls Chaos und Zerstörung. Die Gebiete der polnisch-litauischen Realunion blieben vom Dreißigjährigen Krieg zwar verschont, aber Polen war seit dem Beginn des Jahrhunderts in einen Konflikt mit Schweden und auch mit Moskau verwickelt.[2]

Dies Panorama der Vernichtung und Verwüstung scheint die Meinung der Nachwelt zu rechtfertigen, daß jene Zeit nicht viel Positives zuwege gebracht habe. In einem Buch des Malers und Kunsthistoriographen Joachim von Sandrart wird das Schicksal der bildenden Künste anschaulich beschrieben: »Die Königin Germania sahe ihre mit herrlichen Gemälden gezierte Paläste und Kirchen hin und wieder in der Lohe auffliegen, und ihre Augen wurden von Rauch und Weinen dermaßen verdunkelt, daß ihr keine Begierde oder Kraft übrig bleiben konte, nach dieser Kunst zu sehen, von welcher nun schiene, daß sie in eine lange und ewige Nacht wolte schlaffen gehen. Also geriethe solche in Vergessenheit, und diejenige, so hiervon Beruff macheten, in Armut und Verachtung: daher sie das Pollet fallen liesen, und anstatt des Pinsels den Spiss oder Bettelstab ergreiffen musten, auch vornehme Personen sich schämeten, ihre Kinder zu so verachteten Leuten in die Lehre zu schicken.«[3]

Diese dramatische Beschreibung enthält in der Tat viel Wahres. Bedeutende Zentren gesellschaftlichen und kulturellen Lebens verloren ihre Vitalität. Heidelberg mit seinem Schloß, seinen Gärten und Sammlungen sowie Magdeburg, ein berühmtes Zentrum der Bildhauerei, wurden geplündert und in Schutt und Asche gelegt. Heidelbergs berühmte Bibliotheca Palatina wurde der Bibliothek des Vatikans einverleibt. Was von den Sammlungen Rudolfs II. im Prager Hradschin übriggeblieben war, wurde 1648 geplündert. Viele Höfe in Deutschland sahen sich nicht mehr in der Lage, künstlerische Projekte zu fördern. Der mit dem Abbruch geregelter Handelsbeziehungen einsetzende allgemeine wirtschaftliche Niedergang nivellierte die Unterschiede, die zuvor noch zwischen den verschiedenen Gegenden Deutschlands bestanden haben mochten. Kunstwerke waren immer weniger gefragt. Viele Künstler, darunter auch Sandrart, zogen fort und suchten anderswo Arbeit. Die allgemeine Lage in Mitteleuropa erscheint noch trostloser, vergleicht man sie mit den Niederlanden, wo die Malerei gerade eine Blütezeit erlebte.

Und doch ist dies nicht die ganze Wahrheit über das Schicksal der Künste in Mitteleuropa während der Zeit des Dreißigjährigen Krieges. Die Behauptung, die Kunst habe in dieser kunsthistorisch ausschließlich negativ zu bewertenden Epoche in der gesamten Region brach gelegen, läßt vieles von dem unberücksichtigt, was damals gleichwohl geschaffen wurde. Weite Gebiete Mitteleuropas, einschließlich Polens und Ungarns (mitsamt der Slowakei), waren vom Dreißigjährigen Krieg nicht direkt betroffen. Daß Ungarn zum Beispiel auf dem Gebiet der Malerei damals in der Tat nichts Bedeutendes hervorbrachte, ist insofern ein hartnäckiges Problem, als andere Künste, wie zum Beispiel die Goldschmiedekunst, von der Kunstgeschichte oft ignoriert und übersehen werden – eine Einstellung, die keine angemessene Beurteilung der damaligen künstlerischen Leistungen in Mitteleuropa zuläßt, da gerade in dieser Region (zum Beispiel in Ungarn) die angewandte Kunst des Goldschmieds oft eine bedeutendere Rolle spielte als in anderen Teilen Europas.[4] Und was Polen anbetrifft, so kann die Zeit des Dreißigjährigen Krieges hier zumindest hinsichtlich der architektonischen Leistungen als einer der Höhepunkte in der Geschichte dieses Landes gelten. Aber auch in Deutschland und Böhmen fanden bemerkenswerte Entwicklungen statt, die bedeutende Konsequenzen für die Zukunft hatten.

Selbst in unserer Zeit hat der Krieg die Künstler nicht von der Arbeit abgehalten (wie die während des Zweiten Weltkrieges nach Amerika emigrierten Künstler oder Picasso in Paris beweisen), und mit dem totalen Krieg, den das 20. Jahrhundert erlebt hat, sind die bewaffneten Konflikte des 17. Jahrhunderts nicht zu vergleichen. Die militärische Zerstörungskraft war damals weitaus geringer: Die Bevölkerungsverluste mögen zwar prozentual höher gewesen sein, doch waren sie im Gegensatz zu unserem Zeitalter nicht direkt das Resultat militärischer Aktionen, von Bombardierung, Massenmord und »ethnischer Säuberung«, sondern eher die Folge wahlloser, blinder Gewalttaten, meist aber von Krankheiten und Hungersnöten, die alle Parteien gleicherweise heimsuchten. Zweifellos dürfen das menschliche Leid und die materielle Zerstörung, die der Dreißigjährige Krieg verursachte, in ihrer Größenordnung nicht unterschätzt werden, aber das Ausmaß der Vernichtung materieller Kulturgüter war damals, von Ausnahmen wie Magdeburg abgesehen, unvergleichlich geringer als in den Kriegen unserer Zeit – beim Kunstraub allerdings liegen die Verhältnisse anders.[5]

Auf jeden Fall traf der Krieg in der Frühen Neuzeit nicht alle Gegenden gleichzeitig, und er traf sie auch nicht mit gleicher Härte: Eine drei Jahrzehnte währende Folge von Konflikten hatte nicht die zerstörerische Intensität wie eine konzentrierte Verwüstung über einen Zeitraum von nur wenigen Jahren. Am härtesten traf der Dreißigjährige Krieg die Bauern auf dem Lande und die Bevölkerung der Dörfer und kleinen Städte, weniger jedoch die größeren, befestigten Städte oder Residenzen, in denen die Künste gepflegt worden waren. Einige Großstädte wie Augsburg, Lübeck und Hamburg und sogar ganze Gebiete wie der Nordwesten Deutschlands und die Alpenregion blieben mehr oder minder verschont. Wenn also behauptet wird, es sei weder gebaut noch gemalt worden, so wird dabei vergessen, daß die Künste in manchen Gegenden, die unberührt blieben oder erst später unmittelbar in den Krieg verstrickt wurden, sehr wohl gedeihen konnten.

Im späten 20. Jahrhundert hat die Kunstgeschichte endlich erkannt, daß in den deutschen und bis zu einem gewissen Grade auch in den böhmischen Landen während dieser Jahrzehnte ein beträchtliches Maß an Kunst, vor allem an Architektur, geschaffen wurde.[6] Zieht man dazu noch die architektonischen Leistungen in Betracht, die Polen und Ungarn in dieser Zeit aufzuweisen haben, dann ergibt sich ein anderes Bild der Kunstgeschichte Mitteleuropas: ein komplexeres und bunteres Bild, das, wie stets in Mitteleuropa, regionale und lokale Differenzierungen gestattet. Trotz der Erfahrungen des Krieges und seiner Folgen hatten in vielen Gebieten ältere Funktionen, Stile und Typen der Kunstförderung auch weiterhin Bestand, während gleichzeitig, gemeinsam mit neueren Einstellungen und Ideologien, denen sie Gestalt verliehen, auch neuere Themen, Typen und Interessen aufkamen.

Wenn man nicht anerkennt, daß es in der ersten Hälfte des 17. Jahrhunderts nicht nur Zerstörung gab, sondern zugleich auch Traditionen weitergeführt und Innovationen entwickelt wurden, dann kann man die kulturellen Leistungen des späten 17. und frühen 18. Jahrhunderts schwerlich richtig einordnen oder einschätzen. Dies gilt für Literatur und Musik genauso wie für die bildenden Künste. Denn in der Epoche des Dreißigjährigen Krieges begann eine Blütezeit der deutschen Literatur; unter den vielen Schriftstellern, die von Königsberg bis Württemberg von sich reden machten, ist vor allem Martin Opitz zu nennen. Auch bedeutende Philosophen und Pädagogen wie Johann Amos Comenius aus Böhmen traten auf den Plan. Vielleicht zum Teil als Reaktion auf die kriegerischen Konflikte und Zerstörungen der Zeit nahmen späthumanistische Schriften wie die von Johann Valentin Andreae, Jakob Böhme und der Rosenkreuzer oft die Form utopischer oder pansophischer Traktate an. Utopien vermittelten die Vision einer besseren Welt, und die Pansophie bot eine Philosophie oder Theosophie, die konträre Überzeugungen auf eine für alle Parteien akzeptabel sein wollende Weise versöhnte.[7]

Ein charakteristisches Werk ist Andreaes Schrift *Christianopolis,* die zu Beginn des Krieges, 1619, veröffentlicht wurde und eine von der utopischen Stadt Christianopolis verkörperte ideale Gesellschaftsordnung präsentiert. Da Lehre und Studium durch Bilder erleichtert werden sollen, wird der Kunst hier ein besonderer Platz eingeräumt. Die Malerei erscheint als Tätigkeits- und Unterrichtsgebiet, das viele verschiedene Wissenschaften, darunter Architektur, Festungsbau und mechanische Künste, umfaßt.[8]

Bücher dieser Art erschienen in florierenden Verlagen, die sich auch auf die lebendige Tradition des Kupferstichs stützen konnten. Aegidius Sadeler zum Beispiel war in Prag bis zu seinem Tode 1629 unablässig als Kupferstecher tätig und bildete in dieser Zeit wahrscheinlich einige der führenden Figuren der nächsten Generation wie Joachim von Sandrart und Wenzel (Václav) Hollar aus. Prächtig illustrierte, allerdings weniger utopisch-religiös ausgerichtete Texte wurden auch in Frankfurt am Main und in der Pfalz verlegt. Auf einer anderen Ebene fand eine populäre Bildsprache in Form von Propaganda weite Verbreitung.[9] Es wimmelte vor allem von Flugblättern, die eine Mischung aus Information und Polemik darstellten. Auch wenn die Bilder dieser Drucke von unterschiedlicher Qualität waren, so entfalteten sie zweifellos doch eine beträchtliche Wirkung.[10]

Dies war auch eine Zeit, in der sich eine eigenständige deutsche Musik entwickelte und der Grundstein für die großen musikalischen Leistungen des späten 17. und des 18. Jahrhunderts gelegt wurde. Es war, um nur einige Namen zu nennen, die Epoche von Heinrich Schütz, Michael Praetorius und Johann Jakob Froberger. Diese Komponisten ließen sich wie die bildenden Künstler von vielen, vornehmlich italienischen und niederländischen Vorbildern inspirieren, um ihr eigenes schöpferisches Idiom zu entwickeln.

Auch für die bildende Kunst ist belegt, daß bestehende Traditionen überall in Deutschland, teils gänzlich unbehindert, teils mit Unterbrechungen weitergeführt wurden. Begonnene Projekte wurden nicht einfach aufgegeben, weil in einer anderen Gegend der Krieg ausbrach. Protestanten im Norden zum Beispiel gaben nach wie vor Altäre und Epitaphe in Auftrag. Diese Aufträge boten zusammen mit der Herstellung von Chorgestühl, von Kanzeln und, der musikalischen Tradition entsprechend, von Orgelprospekten vielen Bildhauern und Bildschnitzern Arbeitsmöglichkeiten. In manchen Gegenden Norddeutschlands, so in Hamburg, Bremen, Lübeck, Oldenburg und Holstein, hatten diese Künstler daher nach wie vor die Chance, in den traditionellen Medien eine beachtliche Karriere zu machen. Ludwig Münstermanns bemerkenswerte Holz- und Steinplastiken in der Oldenburger und Bremer Gegend oder die Werke der Familie Gudewerdt in Eckernförde sind nur einige Beispiele. Die polychromen Werke Münstermanns sind meist sehr kunstvoll gearbeitet, und man hat sie kürzlich denn auch als Phänomene beschrieben, die sich »zwischen protestantischer Askese und gegenreformatorischer Sinnlichkeit« bewegen.[11]

Außerordentliche Werke wurden auch in katholischen Gegenden geschaffen. In Westfalen gab es weiterhin bedeutende Werkstätten für Holzschnitzerei und Steinskulptur, zum Beispiel die Werkstatt der Familie Gröninger in

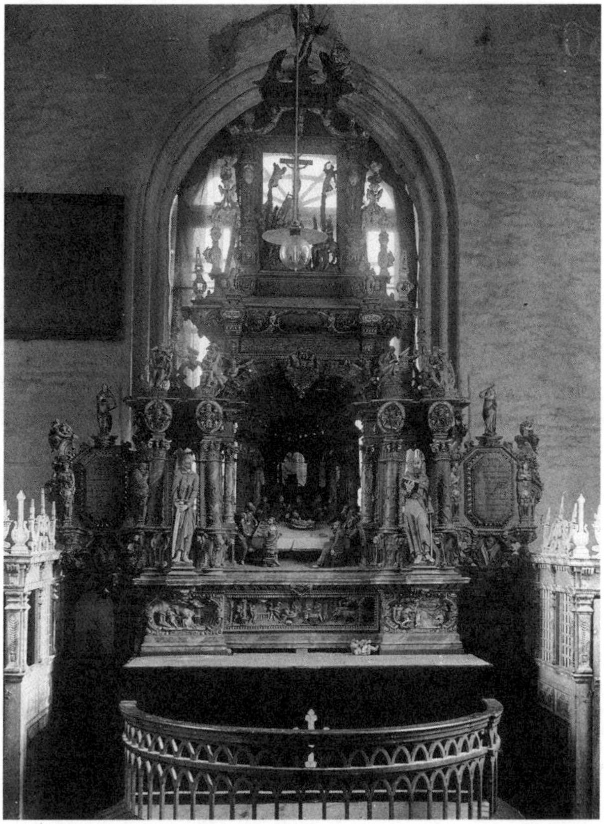

Altar von Ludwig Münstermann, Rodenkirchen, 1629

Paderborn und Münster.[12] Wie das Beispiel Hans Deglers in Augsburg schon früher gezeigt hatte, bestand im Süden, etwa in Orten wie Weilheim, die Tradition der Lindenholzschnitzerei fort. In Bayern wurden kleine Kirchen und viele bedeutende Wallfahrtsstätten wie Altötting, für die der katholische Generalissimus Tilly eine bemerkenswerte Grablege mit seiner lebensgroßen Figur in Auftrag gab, mit sakralen Kunstwerken ausgestattet. Auch in Österreich lebte die Lindenholzschnitzerei weiter; im nächsten Kapitel wird davon die Rede sein.

An einigen höfischen Zentren ging die fürstliche Kunstförderung unvermindert so lange weiter, bis die Katastrophe sie ereilte. Der Hof der Wittelsbacher in Bayern ließ bis in die dreißiger Jahre des 17. Jahrhunderts sowohl Arbeiten am Herrenhaus (dem späteren Alten Schloß) in Schleißheim als auch an der Residenz in München ausführen, wo auch Familiengrabmäler und öffentliche Denkmäler errichtet wurden. Selbst nach den Einfällen der Schweden wurde hier das künstlerische Schaffen in einem gewissen Maße wiederaufgenommen. Auch am Hof der Wettiner in Sachsen kam die Arbeit an vielen seiner größeren und kleineren Residenzen nicht zum Erliegen. In Dresden wurde die Kunst der Bildhauerei, deren berühmteste Vertreter der Familie Walther angehörten, bis in die Mitte des Jahrhunderts ausgeübt, und zumindest bis in die frühen dreißiger Jahre blieben hier auch Maler tätig. Über Dresdens Pracht konnte Jakob Böhme 1624 sagen: »Dresden ist jetzt eine Jubelstadt, wie vor der Zeit Prag war.«[13]

Das Kriegselend mancher Städte bedeutete das Glück anderer, die nicht so hart getroffen waren und sich gegenüber ihren Konkurrenten nun um so besser behaupten konnten. In Schwäbisch Hall zum Beispiel gelang es den Kerns, eine Werkstatt von überregionaler Bedeutung aufzubauen. Augsburg blieb vom Krieg verschont und führte seine in den vorherigen Kapiteln erwähnten großen Projekte auf den Gebieten der Architektur, Skulptur, Malerei oder Innenausstattung in den Kriegsjahren weiter.[14] Während sich in Frankfurt am Main, das Georg Flegel und andere Stillebenmaler eine Zeitlang zu einem florierenden Zentrum gemacht hatten, und in einigen anderen freien Reichsstädten ein relativer Niedergang bemerkbar zu machen begann[15], entwickelte sich Augsburg, fast als müßte es die Verluste kompensieren, zum führenden Schauplatz der Künste. Die Stadt sollte sich diesen Rang im späten 17. Jahrhundert sichern und ihn durch das ganze 18. Jahrhundert behalten. Während der Kriegsjahre erwarben viele führende politische Persönlichkeiten Kunstgegenstände aus Augsburg, dessen führende Künstler Gustav Adolf von Schweden eine Bronzebüste, ein Ganzfigurporträt und einen Kunstschrank zum Geschenk machten. Augsburg erreichte damals in der Möbelherstellung und Edelmetallverarbeitung, insbesondere der Goldschmiedekunst, eine dominierende Stellung in Deutschland. Ein Bildhauer und Schnitzer wie Georg Petel brachte es zu internationalem Ruf, und seine Werke waren in ganz Europa gefragt.

Die Tatsache, daß Deutschland und Böhmen zu einem internationalen Kriegsschauplatz wurden, läßt sich kunsthistorisch auch unter einem Aspekt betrachten, der nicht unbedingt negativ ist: Das Eindringen fremder Heere und die Exilierung von Künstlern sorgten für einen vermehrten internationalen Kontakt, der die Integration Mitteleuropas und seiner Künstler in eine gemeinsame Entwicklung der europäischen Kultur beschleunigte. Diesen Aspekt der Folgen des Dreißigjährigen Krieges gilt es genauer zu betrachten.

Schon im 16. Jahrhundert war die Isolation der mitteleuropäischen Gebiete durchbrochen worden und hatte sich seitdem noch weiter verringert; für fremde Künstler war es längst nichts Besonderes mehr, in Deutschland und Böhmen zu arbeiten. Auch in Anbetracht der Unterbrechungen, die der Krieg mit sich brachte, änderten sich diese Verhältnisse nach dem Beginn des 17. Jahrhunderts nicht wesentlich. Wie bei den ungefähr ein Jahrhundert zuvor nach Mitteleuropa gekommenen niederländischen und italienischen Künstlern stellt sich auch hier eher die Frage, wie die Tätigkeit ausländischer Künstler in Mitteleuropa und das Auftreten der von ihnen inspirierten Kunst zu interpretieren ist.

Die dem vorangegangenen Kapitel zu entnehmende These, daß auch die Kunst und Architektur des frühen 17. Jahrhunderts ihre Rolle in den Konflikten spielte, bedarf daher weiterer Erläuterung. Kunst diente nach wie vor ideologischen Zwecken; verschiedene künstlerische Innovationen der katholischen Partei in Bayern zum Beispiel hatten weiterhin militanten Charakter. Der alte

Brauch, Siegessäulen zu errichten, wurde in Deutschland zuerst in München wiederbelebt, wo im Jahre 1638 die Mariensäule aufgestellt wurde: Maria erscheint als Patrona Bavariae, unter deren Schutz sich die Bayern erfolgreich der protestantischen »Ungläubigen« erwehrt hatten. Und auch die Rolle der Jesuiten in dieser Zeit läßt sich als die eines »Stoßtrupps« Roms begreifen, der die zurückeroberten Territorien rekatholisierte und an der Spitze einer Bewegung stand, die auch die Gründung neuer Schulen und Kirchen beinhaltete.[16]

Wir haben bereits festgestellt, daß sich mit dem Auftreten der Jesuiten in Mitteleuropa zunächst kein spezifischer Stil in Verbindung bringen läßt. Im Laufe der Jahre kam jedoch bei den Kirchen der deutschen Jesuiten immer mehr ein ganz bestimmter neuerer Typus der Kirchenarchitektur in Mode. Das erste Beispiel dafür ist die Studienkirche in Dillingen an der Donau (1610 bis 1617). In der Planidee an St. Michael in München orientiert, erscheint dieser Typ von außen als schlichter rechteckiger, allerdings mit klassischen Pilastern geschmückter Block, während das Innere sich als weiträumiger Predigtsaal präsentiert. Dieser Eindruck entsteht dadurch, daß die Pfeiler in die Wand hinein verlegt sind, wo sie die Funktion der aus der einheimischen gotischen Tradition vertrauten Strebepfeiler übernehmen. Solche Wandpfeilerkirchen, die vielen Bauten des 18. Jahrhunderts als Inspirationsquelle dienen sollten, errichtete der Orden bald auch in Eichstätt (1617–1620), Innsbruck (1619/20) und Düsseldorf (St. Andreas, 1622–1629).[17]

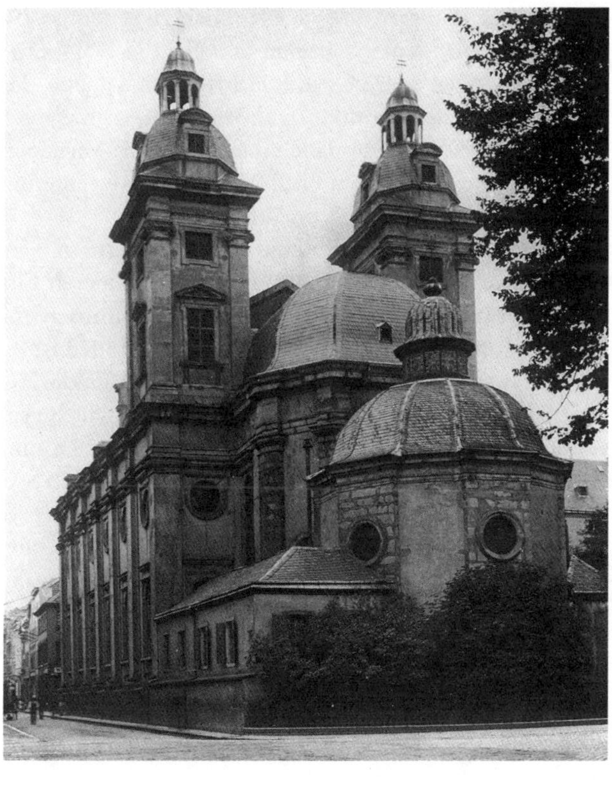

St. Andreas, Düsseldorf, 1622–1629

Da die katholischen Orden, insbesondere die Jesuiten, die sich dem Papst direkt unterstellt hatten, religiös und institutionell an Rom gebunden waren, neigten sie andererseits gerade während des Krieges in der Architektur zu Formen, die den neuesten italienischen Kirchenentwürfen und -ausstattungen entsprachen. Baumeister wie Vignola und Carlo Maderno prägten einen Baustil, der in Mitteleuropa zunehmend übernommen wurde, besonders bei Kirchen, die für die Jesuiten und andere Orden bestimmt waren. Angesichts dieses Phänomens sind manche Kunsthistoriker zu der Feststellung gelangt, daß der auf dem Gebiet der Architektur mit diesen römischen Entwicklungen gleichzusetzende »Barock« nach der Schlacht am Weißen Berge den »Manierismus« der rudolfinischen Ära abgelöst habe.[18]

Wir wollen dahingestellt sein lassen, ob mit solchen Begriffen etwas gewonnen ist, und halten fest, daß der polnische Hof, wie schon gesagt, bereits vom frühen 17. Jahrhundert an beim Bau von Jesuitenkirchen römischen Vorbildern folgte. In den österreichischen Landen waren die Jesuiten schon seit den fünfziger Jahren des 16. Jahrhunderts, seit der Ankunft des Petrus Canisius, in Wien vertreten, und als Ferdinand II., der den Jesuitenpater Lamormaini zum Beichtvater hatte, 1619 Kaiser wurde, setzten sich römische Bauformen auch in Österreich durch. Der Kaiser zeigte sich in vieler Hinsicht der Politik des Jesuitenordens und damit Rom verbunden; er ließ die Protestanten vertreiben und provozierte damit 1626 die bereits erwähnten Bauernaufstände in Niederösterreich, die brutal niedergeschlagen wurden. Auch dies vermittelt einen Eindruck von der militanten Unversöhnlichkeit der Kontroverse, in deren Kontext der Bau großer neuer Kirchen zu sehen ist. Bemerkenswert ist auch, daß gerade 1627, einem großen Jahr für die Habsburger und die katholische Sache, in Wien der Grundstein für eine neue Jesuitenkirche und ein Gymnasium gelegt wurde: In diesem Jahr wurde der protestantische König Christian IV. von Dänemark besiegt und die Verneuerte Landesordnung für Böhmen erlassen, die den Grundbesitz neu verteilte und das Land zum habsburgischen Erbkönigreich erklärte.

Der Bau der Wiener Jesuitenkirche orientierte sich an dem gleichen Modell wie die Kirchenbauten in Salzburg und an anderen Orten, die von Italienern entworfen und den mitteleuropäischen Verhältnissen entsprechend modifiziert worden waren. Charakteristisch für dieses Modell ist ein zentraler Baukörper im Stile Vignolas mit einer zweitürmigen Fassade. Auch die älteren Orden übernahmen römische Baustile. Manche Entwürfe erinnern an San Carlo ai Catinari in Rom; ein gutes Beispiel dafür ist die Dominikanerkirche in Wien, die ab 1631 von den Italienern Jacopo Spazzo (Jakob Spatz), Antonio Canevale und Cipriano Biasino erbaut wurde.[19]

In Ungarn hielten die neuen italisierenden Stile durch die Jesuiten Einzug. Die Jesuitenkirche im oberungarischen (heute slowakischen) Trnava (Nagyszombat, Tyrnau), 1628 begonnen, ist wahrscheinlich von einem Mitglied der Familie Spezza erbaut worden, denn sie gleicht Andrea Spezzas Entwurf für die Karmeliterkirche in Bielany bei Kraków aus der gleichen Zeit. Die Außengestaltung mit einer von zwei Türmen flankierten Fassade entspricht einem italisierenden Modell, und das Innere besteht aus einem einheitlichen Raum mit

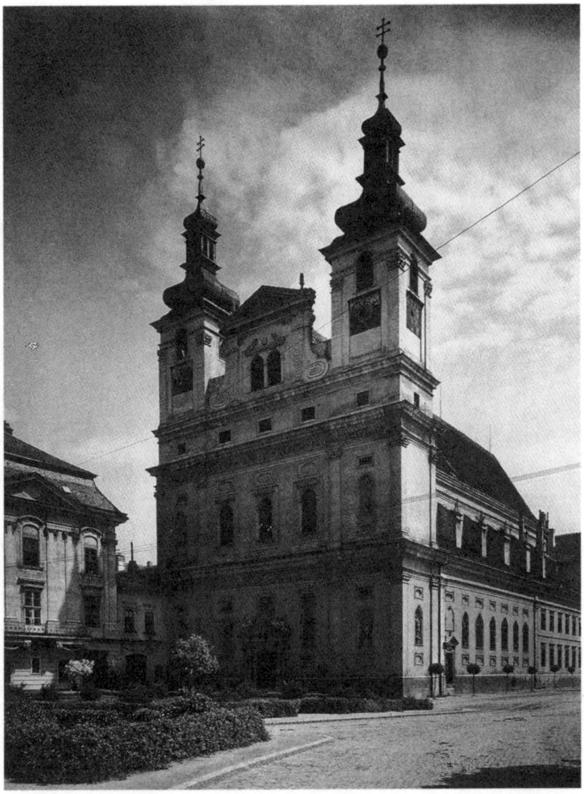

Jesuitenkirche (Universitätskirche St. Johannes der Täufer), Trnava (Tyrnau), 1622–1629, wahrscheinlich von Pietro und Antonio Spezza (Spazzo)

reduzierten Seitenkapellen wie in den römischen Vorbildern. Der Grundriß und die Lage des Altars jedoch folgen nicht genau dem Prototyp der jesuitischen Mutterkirche in Rom, sondern verweisen eher auf die daraus abgewandelten Formen der Jesuitenkirchen in Wien und München. Die von Giovanni Battista Rosso entworfene Stuckdekoration, mit deren Ausführung 1639 begonnen wurde, ist eine der ersten ihrer Art in Mitteleuropa, die dann durch Italiener weitere Verbreitung in der Region fand. In ihrer Extravaganz scheint sie in gewisser Weise schon das Rokoko des 18. Jahrhunderts vorwegzunehmen, doch wird diese Art der Innendekoration, die für viele Kirchen des späteren 17. Jahrhunderts bezeichnend ist, in Abgrenzung zum »Freskobarock« des 18. Jahrhunderts oft »Stuckbarock« genannt, weil plastische Dekorationselemente aus Stuck überwiegen. Gemalte Embleme runden die Dekoration der Kirche ab. Das Emblem ist zuerst hauptsächlich in der Literatur verwendet worden und besteht üblicherweise aus einer symbolischen Darstellung (Sinnbild), einer Überschrift (Motto) und einer erklärenden Subscriptio (zumeist in gebundener Form, z. B. als Epigramm); es gehörte zu den allgegenwärtigen Ausdrucksformen Mitteleuropas und fand auch in der Kirchendekoration seinen Platz.[20]

Die in Trnava geschaffenen Bau- und Dekorationsformen wurden in Ungarn zu Vorbildern, die während des ganzen Jahrhunderts große Resonanz fan-

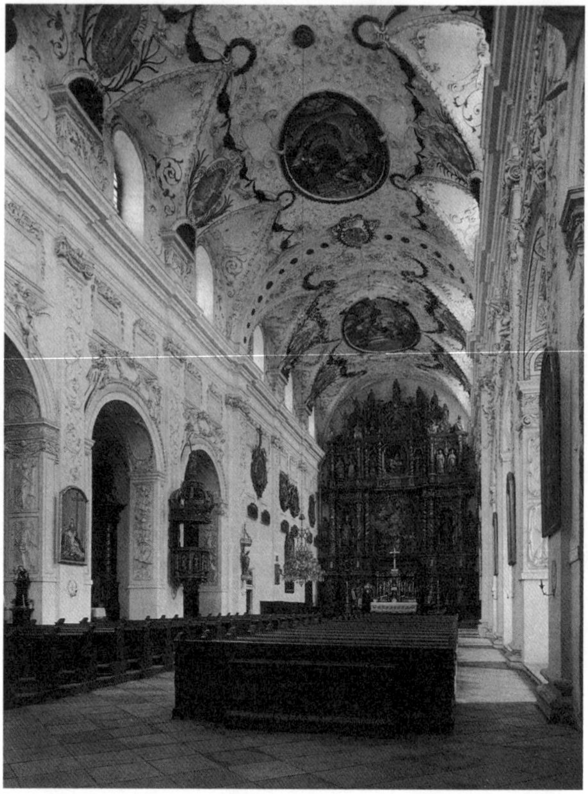

Inneres der Jesuitenkirche, Trnava; Stuckdekoration von Giovanni Battista Rosso und Jacopo Tornini, 1639–1655; Stuckdekoration des Langhauses von Antonio Conti, 1699/1700; Hochaltar 1636–1640, mit Skulpturen von Veit Stadler

den. Binnen kurzem waren sie in Győr (Raab) im westlichen Ungarn und ab 1673 in Košice (Kassa, Kaschau) im Nordosten der Slowakei zu finden, noch später auch in Siebenbürgen (im heutigen Rumänien).[21] Beginnend mit der Kirche in Nysa (Neisse) spielten Italiener, die mit deutschsprachigen Künstlern zusammenarbeiteten, im späten 17. Jahrhundert auch in Schlesien eine ähnliche Rolle.[22]

Diese Verbreitung italienischer Stilformen in Ungarn erinnert an die Vorgänge im 16. Jahrhundert, und mit den niederländischen Aktivitäten in Mitteleuropa verhielt es sich ähnlich. In der Danziger Gegend blieben Isaac van den Blocke und andere niederländische Bildhauer aktiv. Altarbilder von Peter Paul Rubens, dem führenden Künstler der Zeit und Repräsentanten neuer Strömungen in der Malerei, schmückten Kirchen im gesamten katholischen Deutschland, zum Beispiel Altäre in Freising, Neuburg an der Donau, Köln und Prag; die beiden letzteren entstanden erst in den dreißiger Jahren des 17. Jahrhunderts.[23]

Selbst Sandrarts Beobachtung, daß deutsche Künstler in fremden Ländern Arbeit suchen mußten, läßt sich als Zeugnis einer zunehmenden Einbindung der Kunst und der Künstler Mitteleuropas in die kulturellen Entwicklungsprozesse anderer Regionen des Kontinents begreifen. Daß deutsche Künstler im Ausland tätig waren, ist nicht allein auf die Wirren des Dreißigjährigen

Krieges zurückzuführen, sondern stellt wiederum eine Fortsetzung früherer Entwicklungen dar. Auch lange Italienaufenthalte waren keineswegs etwas Neues. Zwei führende deutsche Maler der ersten Dekaden des 17. Jahrhunderts, Adam Elsheimer und Johann Liss, zog es nach Italien, wo der eine vor dem Ausbruch des Dreißigjährigen Krieges, der andere in den ersten Jahren seines Wütens seinen Zenit als Künstler erlebte. Bei beiden war der Krieg offensichtlich nicht für ihren Weggang nach Italien verantwortlich.[24] Elsheimer ist ein Musterbeispiel: Er wurde 1578 in Frankfurt am Main geboren, einem Zentrum des Handels und der Wirtschaft, aber auch in einem gewissen Maße der Kultur, das durch niederländische Emigranten einige Belebung erfuhr. Seine erste Ausbildung erhielt er dort bei Philipp Uffenbach, einem Schüler von Matthias Grünewald, was ihn eindeutig mit der älteren deutschen Tradition verbindet. Elsheimers früheste bekannte Werke sind überdies Entwürfe für Fenster und Blätter für Stammbücher (*alba amicorum*). Die Entstehung des Stammbuchs verdankt sich der Gewohnheit protestantischer Studenten, Philipp Melanchthons *Loci communes rerum theologicarum* als Gedenkbuch zu benutzen: Sie sammelten darin handschriftliche Eintragungen von berühmten Persönlichkeiten, die sie auf ihren Reisen trafen, oder von Freunden und Verwandten. Im 17. Jahrhundert hatte das Stammbuch nicht nur in akademischen Kreisen weite Verbreitung gefunden.[25] Die religiösen Themen von Elsheimers frühen Bildern lassen sich mit traditionellen Funktionen der Kunst in Verbindung bringen, ganz ähnlich, wie seine Stammbuchblätter einer Mode des späten 16. und frühen 17. Jahrhunderts entsprechen. Elsheimer malte seine Bilder meist auf kleine Kupfertafeln; sie stellten religiöse Themen dar und waren als Sammlerstücke beliebt – eine charakteristische Kunstgattung der Zeit.

Ab 1600 in Rom, schuf Elsheimer subtile, leuchtende Meisterwerke, Landschaften oder nächtliche Szenerien mit religiösen oder mythologischen Motiven. Rubens betrauerte seinen Tod – er starb im Jahr 1610 –, und auch Rembrandt wurde später von diesen Arbeiten beeinflußt. Elsheimer gehört damit zu der sehr kleinen Schar deutscher Maler des 17. Jahrhunderts, die einen Platz im europäischen Kunstkanon beanspruchen dürfen. Seine Kunst ist der Beweis für einen außerhalb Deutschlands geleisteten Beitrag deutscher Kunst zur europäischen Kulturgeschichte, auch wenn dies nicht häufig anerkannt wird.[26]

Auch die Wanderungen von Johann Liss, einem Künstler der Generation nach Elsheimer und von europäischem Rang, können schwerlich auf den Krieg zurückgeführt werden. Der aus Holstein stammende Liss ging, wahrscheinlich um 1620, zuerst nach Holland und von dort aus nach Rom, wo er sich jener Kolonie von Künstlern aus dem Norden anschloß, der auch Elsheimer angehört hatte. Eine Zeichnung aus dieser Zeit signierte er als Deutscher aus Holstein. Aber bald zog es ihn nach Venedig, wo er schon in den frühen zwanziger Jahren zu der Überzeugung gelangt sein muß, daß ihm diese Stadt bessere Möglichkeiten bot als der Norden, und folglich blieb und arbeitete er dort. Erst in den letzten Jahren ist auch Liss ein europäischer Rang zuerkannt worden. Seine Übernahme des venezianischen Malstils läßt sich als

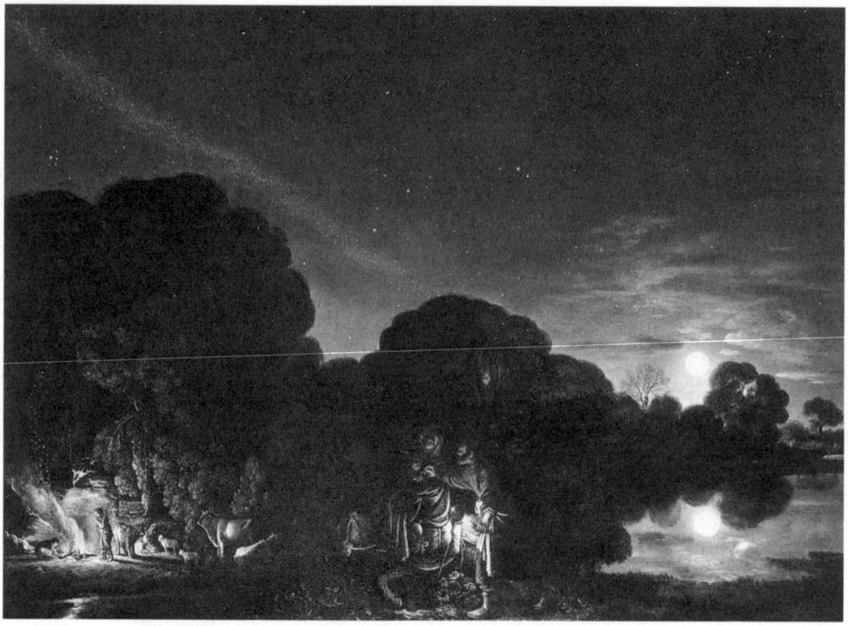

Adam Elsheimer, *Die Flucht nach Ägypten,* um 1609; München, Bayerische Staatsgemäldesammlungen, Alte Pinakothek

Beitrag zur Wiederbelebung der lokalen Tradition verstehen, und viele spätere Maler des Seicento und Settecento wurden von ihm inspiriert.[27]

Das Beispiel dieser Maler zeigt, daß wir bei der Betrachtung der Rolle, die Italiener und Niederländer in Deutschland spielten, auch der wachsenden Bedeutung der Deutschen im Ausland Beachtung schenken müssen. Viele bekannte (und weniger bekannte) Künstler des »Goldenen Zeitalters« der holländischen (nordniederländischen) Malerei im 17. Jahrhundert kamen in Wahrheit aus Deutschland.[28] Der berühmte Prager Radierer und Zeichner Wenzel Hollar und der aus Lübeck stammende Maler Godfrey Kneller (Gottfried Kniller) arbeiteten in England und eine Zeitlang auch in Antwerpen. All dies weist darauf hin, daß die Schicksale der Künste in Europa zu dieser Zeit eng miteinander verflochten waren.

Zweifellos sind manche dieser Künstler, auch bedeutende Maler wie Sandrart und Johann Heinrich Schönfeld, in der Zeit des Dreißigjährigen Krieges zum Teil wegen der ungünstigen Verhältnisse, die sich ihnen zu Hause boten, ins Ausland gegangen, doch lassen sich ihre Erfahrungen unter einem anderen, internationaleren Gesichtspunkt betrachten. Schönfeld, der aus der kleinen Stadt Biberach an der Riß kam, verbrachte lange Zeit in Italien und lernte dort von Salvator Rosa, Bernardo Cavallino, Giovanni Benedetto Castiglione und anderen Künstlern. Er griff vor allem die damals in der italienischen Malerei gängigen Sujets auf und führte sie später in Mitteleuropa ein: Pastoralen und Landschaftsbilder, häufig mit »arkadischen«, das heißt italienischen Szenerien;

religiöse und antike Historien (auch hier stets mit einem entschieden italienischen Flair); sowie italisierende Genreszenen.[29]

Sandrarts Laufbahn dagegen wurde, wie schon aus seiner oben zitierten Schilderung hervorgeht, von den Unruhen des Krieges stärker geprägt. 1606 geboren, war er in den zwanziger Jahren Schüler von Aegidius Sadeler, dem Hofkupferstecher Rudolfs II. und letzten der bedeutenden Künstler dieses Kreises, der noch in Prag wirkte. In den späten zwanziger Jahren arbeitete Sandrart als Schüler des holländischen Caravaggisten Gerrit van Honthorst. 1626/27 war er in England, wo er den berühmten Porträtisten Sir Anthony van Dyck traf, an dessen gesellschaftlichen Ambitionen er sich anscheinend ebenso ein Beispiel nahm wie an dessen Stil. Von 1628 bis 1635 hielt Sandrart sich dann in Italien auf; dort lernte er viele wichtige Künstler kennen, darunter Poussin, Claude Lorrain und etliche zeitgenössische italienische Maler. Zwischen 1637 und 1642 befand er sich in Amsterdam, zu eben der Zeit, als Rembrandt seine höchste Bedeutung erreichte. Sandrarts negative Reaktion auf Rembrandt, auf die wir noch zurückkommen werden, sagt einiges über seine ästhetischen Auffassungen aus.

Sandrarts Biographie legt den Gedanken nahe, daß der Ansporn zu all diesen Reisen nicht allein die günstigen Gelegenheiten waren, die sich ihm boten. Sein Weg ins Ausland folgte den Spuren vieler Künstler, die nach Deutschland gekommen waren, in umgekehrter Richtung, denn die Niederlande und Italien waren nach wie vor wichtige Inspirationsquellen für die mitteleuropäische Kunst. Sandrarts Lehrer und Vorbilder, der rudolfinische Kupferstecher Sadeler, Honthorst und van Dyck, hatten alle in Italien gearbeitet (Sadeler in Venedig), und nicht nur Sandrart, sondern auch viele andere Künstler und Architekten reisten weiterhin zum Studium in den Süden. Eine solche Erfahrung konnte nicht nur zur Assimilation italienischer Formelemente und Inhalte führen, sondern wie in Sandrarts Fall auch zur Übernahme der dahinter liegenden Ideen: Sandrart schrieb später selbst kunsttheoretische Abhandlungen.

Überhaupt ist zu berücksichtigen, daß Italien in jener Zeit auf Künstler aus ganz Europa eine ungeheure Anziehungskraft ausübte. Viele bedeutende Maler wie Rubens, Poussin und Diego Velázquez hielten sich längere Zeit in Italien auf. Andere überragende Gestalten der Kunstgeschichte wie Claude Lorrain und Jusepe (José) de Ribera verbrachten dort nahezu ihre ganze Schaffenszeit. In Rom gab es so viele Künstler aus dem Norden, daß sie eigene Vereinigungen gründeten, zum Beispiel die »Bentvueghels«, die Gruppe der nordischen Genre- und Landschaftsmaler in Rom, zu der auch viele Deutsche gehörten. Es wäre ganz offensichtlich verfehlt, wollten wir dieses Phänomen allein den Auswirkungen des Dreißigjährigen Krieges zuschreiben.

Sandrart selbst war der Ansicht, ein Künstler müsse zur Vervollkommnung seiner Ausbildung unbedingt nach Italien gehen. Den Böhmen Karel Škréta, dem wir im nächsten Kapitel begegnen werden, lobte er unter anderem deshalb, weil er die italienische Kunst an der Quelle eingesogen habe. Umgekehrt kritisierte er Rembrandt, weil dieser eine solche Reise nicht für nötig gehalten hatte.[30]

Auch hier drängt sich wieder der Vergleich mit der damaligen Situation in der deutschen Musik und Literatur auf. Die deutschen Komponisten Heinrich Schütz und Johann Jakob Froberger reisten ebenfalls nach Italien und profitierten von dem, was sie bei so hervorragenden Komponisten wie Giovanni Gabrieli und Girolamo Frescobaldi lernten. Und auch die Herausbildung der deutschen Literatur und Poetik vollzog sich damals im Dialog mit der Kunst fremder Sprachen.

In dieser Epoche wurden mehrere deutsche Sprachgesellschaften gegründet, angefangen mit der Fruchtbringenden Gesellschaft, die sich 1617 in Anhalt-Köthen konstituierte. Diese Gesellschaften machten sich die Reinigung der deutschen Sprache zur Aufgabe und förderten eine deutschsprachige Literatur und die Entwicklung einer deutschen Poetik, ein Ziel, das Martin Opitz bereits mit einer Veröffentlichung von 1617 zu erreichen suchte und dem sich um die Mitte des Jahrhunderts noch viele andere Schriftsteller widmeten. Die Gesellschaften beschäftigten sich auch mit der Adaption italienischer, spanischer und französischer Literaturformen, wie zum Beispiel der Hirtendichtung. Diese Bemühungen lassen sich in vieler Hinsicht mit Sandrarts oder Schönfelds Aneignung fremder Elemente und ihrer Assimilation künstlerischer Tendenzen in Europa vergleichen.[31]

Wie veränderte soziale Verhältnisse eine Veränderung in den Formen der Kunst bedingten und Mitteleuropa sich schließlich in ein Gesamtbild integrierte, läßt sich am besten am Beispiel Polens demonstrieren, wo damals viele Bauwerke errichtet wurden. Wie im Reich, so bestanden auch in den riesigen Gebieten Polen-Litauens hinsichtlich der kunsthistorisch relevanten Phänomene beträchtliche regionale Unterschiede, die, wie es stets der Fall ist, fast ausschließlich die obersten Ränge der sozialen Hierarchie betrafen, und daher waren es vor allem Schlösser, Landsitze und (zu dieser Zeit allerdings in einem geringeren Maße) auch Rathäuser, in denen der stilistische Pluralismus fortbestand.[32]

Wie wir im letzten Kapitel gesehen haben, vertrat der Wasa-Hof in Warschau, wo Sigismund III. bis 1632 und Wladislaw IV. bis 1648 als König herrschte, eine kosmopolitisch ausgerichtete Kunstpolitik. Polen griff nicht in den Dreißigjährigen Krieg ein, aber die polnischen Wasa sympathisierten aufgrund ihrer Religionszugehörigkeit und ehelicher Verbindungen (Sigismund war der Schwager Ferdinands II.) trotz ihrer schwedischen Abstammung mit dem Habsburgerhof. Zu Beginn des 17. Jahrhunderts hatte der rudolfinische Hofkünstler Joseph Heintz Sigismund porträtiert. Der Hof setzte sich, wie die Habsburger es seit den zwanziger Jahren des 17. Jahrhunderts taten, für die Jesuiten ein und förderte daher auch einen unmittelbar an Rom orientierten Kirchenbaustil. Die rein römische Fassade der 1622–1630 erbauten Jesuitenkirche in Kraków entstand ungefähr zeitgleich mit der in Prag. Auch bei der Grabkapelle der Wasa in der Kathedrale auf dem Wawel, bei Kapellen der Kathedrale in Wilno (Vilnius in Litauen), bei der Gestaltung von Räumen im Warschauer Schloß und den Plänen für ein Schloß in Ujazdów im Stile Serlios übernahm der Hof sehr rasch erlesene italienische Formen. Für weitere Porträts favorisierte Sigismund Maler aus dem Kreis um Rubens.[33]

Unter Wladislaw IV. machten sich am Hof zwar auch französische Einflüsse geltend, doch auf dem Gebiet der Architektur genossen nach wie vor Italiener wie der Lombarde Constantino Tencalla und der Römer Agostino Locci die Förderung des Königs. Die Kunst wurde auch weiterhin für politische Zwecke genutzt: 1644 ließ Wladislaw eine Säule zu Ehren seines Vaters Sigismund an einer wichtigen Straßenkreuzung vor dem Warschauer Schloß aufstellen. Die Sigismundsäule, von römischen Architekten und italienischen Bildhauern geschaffen, erinnert an antike römische Prototypen. Der König ist in seinem Krönungsmantel mit Krone dargestellt, zugleich aber auch in voller Rüstung als Verteidiger des Glaubens mit einem Kreuz in der einen und einem Säbel, der polnischen Waffe, in der anderen Hand.

Die Unterschiede zwischen dieser Art von dynastischem Monument und den Mariensäulen, die der Münchner und der Wiener Hof fast zur gleichen Zeit errichten ließen, machen die Situation in Polen deutlich. Kunst wurde in Polen während der Herrschaft der Wasa häufig für politische Propagandazwecke genutzt.[34] Die Sigismundsäule scheint einerseits die universellen oder zumindest europäischen Prätentionen der Polen als Verteidiger des christlichen Glaubens anzusprechen, sich andererseits aber auch an ihren Behauptungswillen als Nation zu wenden – Elemente einer sich entwickelnden Problematik, auf die wir zurückkommen werden. Da Polen in die Angelegenheiten Rußlands verwickelt war, standen sich hier Katholizismus und orthodoxer Glaube gegenüber, und vielleicht wurde mit dieser Säule der Anspruch zum Ausdruck gebracht, Polen sei der wahre Gegenpol zu den Machtbestrebungen des »Dritten Rom«. In einer Gesellschaft, deren nationale Identität sich immer mehr über die Kultur ihrer Magnaten definierte, fand dieser Weg, einen politischen Anspruch durch ein Monument zu bekunden, breite Resonanz.

Im 17. Jahrhundert besaßen viele polnische Magnaten ausgedehnte Ländereien und gründeten ihre eigenen Residenzen und Hofhaltungen. Sie ließen sich nicht nur Schlösser bauen, sondern förderten auch die Gründung von Kirchen und Klöstern, wobei sie dem Vorbild des Hofes folgten und ihre an der neuesten Mode orientierten Projekte durch italienische Architekten und Handwerker ausführen ließen. Die Geschichte der polnischen Kunst des 16. Jahrhunderts wiederholte sich also im 17. Jahrhundert insofern, als internationale Stilformen zunächst vom Hof übernommen wurden und sich dann über das ganze Land ausbreiteten. Der Tenor dieses Musters war jedoch im 17. Jahrhundert ein anderer: Nach der Lubliner Union von 1569 bestand das Doppelreich aus einer großen Vielfalt von Völkern und Religionen, und die Verbreitung kultureller Stile kann infolgedessen als Versuch betrachtet werden, eine nationale Identität zu etablieren und die östlichen Territorien zu polonisieren. Viele der mächtigsten Magnaten besaßen Land im Osten, und die Übernahme und Verbreitung europäischer Modeströmungen war somit ein Mittel, um im ganzen Land, einschließlich der mehr orthodox geprägten Teile, einheitliche Wertvorstellungen durchzusetzen und regionale Unterschiede zu nivellieren.[35]

Zu dieser Zeit begannen die Magnaten auch einen noch aufwendigeren, in der polnischen Kulturgeschichte viel gerühmten Lebensstil zu entwickeln.

Prachtentfaltung um jeden Preis und das Bemühen, durch Pomp zu beeindrucken, wurden zur großen Mode. Nicht wegen des gesellschaftlichen Nutzens oder um der Schönheit willen wurden riesige Summen in große und kunstvolle Bauwerke investiert, sondern allein um den Ehrgeiz der Auftraggeber zu befriedigen, die ihre hohe gesellschaftliche Stellung demonstrieren und Mitglieder des Kleinadels (Schlachta) beeindrucken und an sich binden wollten.

Letzten Endes kann diese Art der Kunstförderung als Ausdruck des Ideals der *magnificentia* betrachtet werden, jener alten, vom Humanismus der Renaissance wiederbelebten Vorstellung, daß ein großer Mann seinen Status auch entsprechend demonstriert, nämlich durch große Aufwendungen für Luxusgüter. Waren früher jedoch die durch diese Vorstellung motivierten Ausgaben der europäischen Höfe oft in öffentliche Projekte geflossen oder, wie im späten 16. Jahrhundert, in private Sammlungen, so investierte man nun hauptsächlich in umfangreiche Bauprojekte. Von den in Westeuropa (etwa in Venedig oder Amsterdam) in dieser Zeit geschaffenen Bauten stachen die Projekte in Polen (zu denen sich in Böhmen ein signifikantes Gegenstück findet, auf das wir gleich kommen werden) durch ihre Größenordnung ab, mit der sie sogar spätere Entwicklungen wie Versailles und viele andere mitteleuropäische Beispiele antizipierten.[36]

Die Architekten und Baumeister dieser Magnatenschlösser waren häufig Italiener, die ihren eigenen Stil mit traditionellen regionalen Merkmalen zu gelegentlich sogar idiosynkratischen Formen kombinierten. Der 1637–1641 erbaute Palast der Krakauer Bischöfe in Kielce zum Beispiel, der von Tomaso Poncino (und Giovanni Trevano?) entworfen wurde, hat einen Eingang mit einer Loggia, gesprengte Giebel über den Fenstern und sogar dekorative Obelisken, die damals der neuesten römischen Mode entsprachen; wie das königliche Schloß in Ujazdów hat er, wie oft in nördlichen Ländern anzutreffen, ein hohes Walmdach und Ecktürme.

Auch extrem idiosynkratische Bauweisen fanden in der polnischen Architektur dieser Zeit Verwendung. In der Kirchenarchitektur diente die 1635 bis 1648 nach Entwürfen Cristoforo Bonaduras erbaute Kirche von Grodzisk Wielkopolski mit ihrem gelängten Grundriß, ihrer eigentümlichen Kuppelmassierung und ihrer geradezu spielerischen Verwendung der architektonischen Ordnungen einer ganzen Reihe phantasievoller, wenn nicht gar manierierter Sakralbauten in der Gegend von Poznań (Posen) als Vorbild. Architekten der nächsten Generation wie Jan Catenazzi führten diese Tradition fort.[37] Das Schloß Krzyżtopór in Ujazd, zwischen 1627 und 1644 für Krzysztof Ossoliński, den Bruder des polnischen Kanzlers, erbaut, ist im Bereich des Profanbaus ein Werk von vergleichbarem Charakter. Es kombinierte Festungs-, Schloß- und Palastformen mit Motiven im Stile Serlios (etwa die Fenster- und Türöffnungen sowie der ovale Arkadenhof) und einem geheimen persönlichen Symbolismus.

Das vielleicht schönste Beispiel für diesen Typ des Palazzo in fortezza, das als Höhepunkt des »Palastjahrzehnts« (der vierziger Jahre des 17. Jahrhunderts) in Polen eingestuft wurde[38], ist in Podhorce (jetzt Pidgirce in der Ukraine) zu sehen. Das 1635–1640 erbaute Schloß Koniecpolski ist in seiner Gesamtanlage

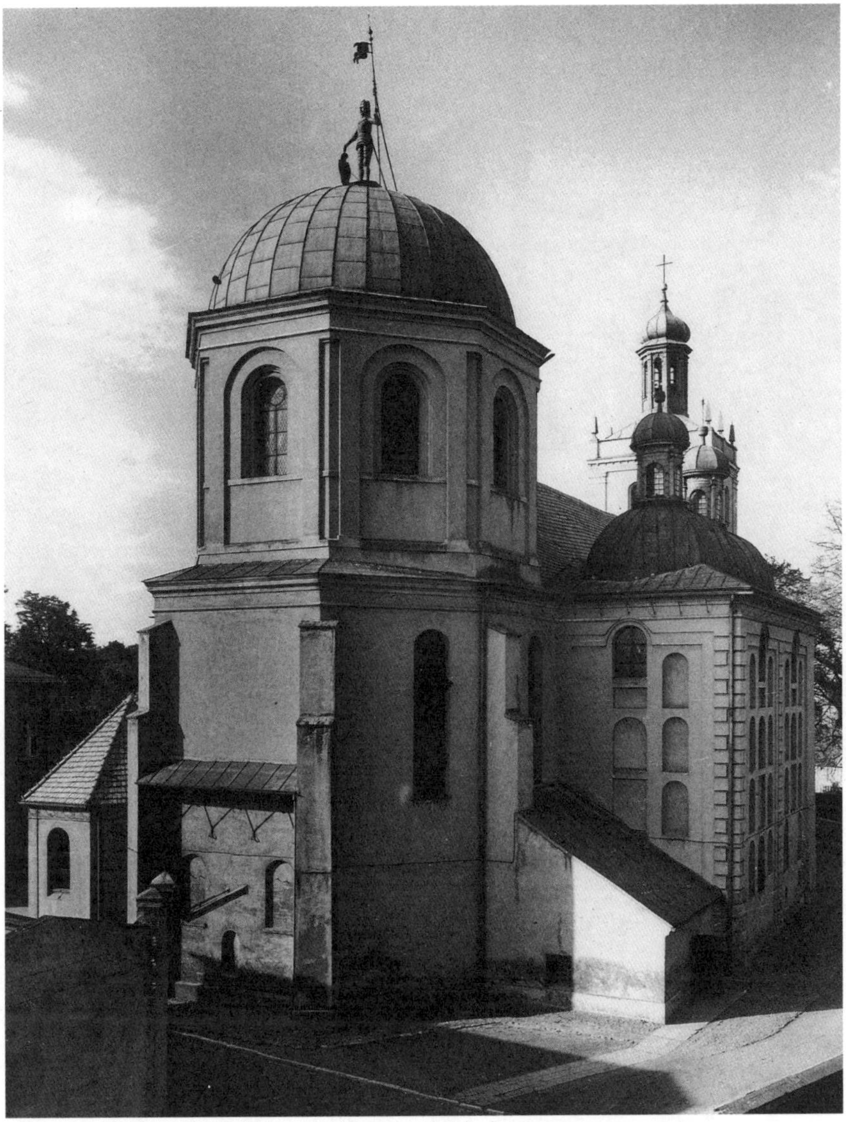

Pfarrkirche, Grodzisk Wielkopolski, 1635–1648, von Cristoforo Bonadura d. Ä.

und seinem Grundriß mit den vom Mittelbau vorspringenden Seitenflügeln von französischer Architektur inspiriert und sogar von einer symmetrischen französischen Gartenanlage umgeben. Solche Entwürfe selbst jenseits des Dnjestr zu finden beweist die Stärke des westlichen Einflusses. Die Aufrisse und dekorativen Details jedoch haben nichts Französisches: Die Fassade erinnert zumindest in ihrer Anlage an einen Bau von Vicenzo Scamozzi, während die Fenstergestaltung von römischen Bauwerken übernommen scheint; die Loggien an den Flanken der Eingangsseite ähneln eher toskanischen Proto-

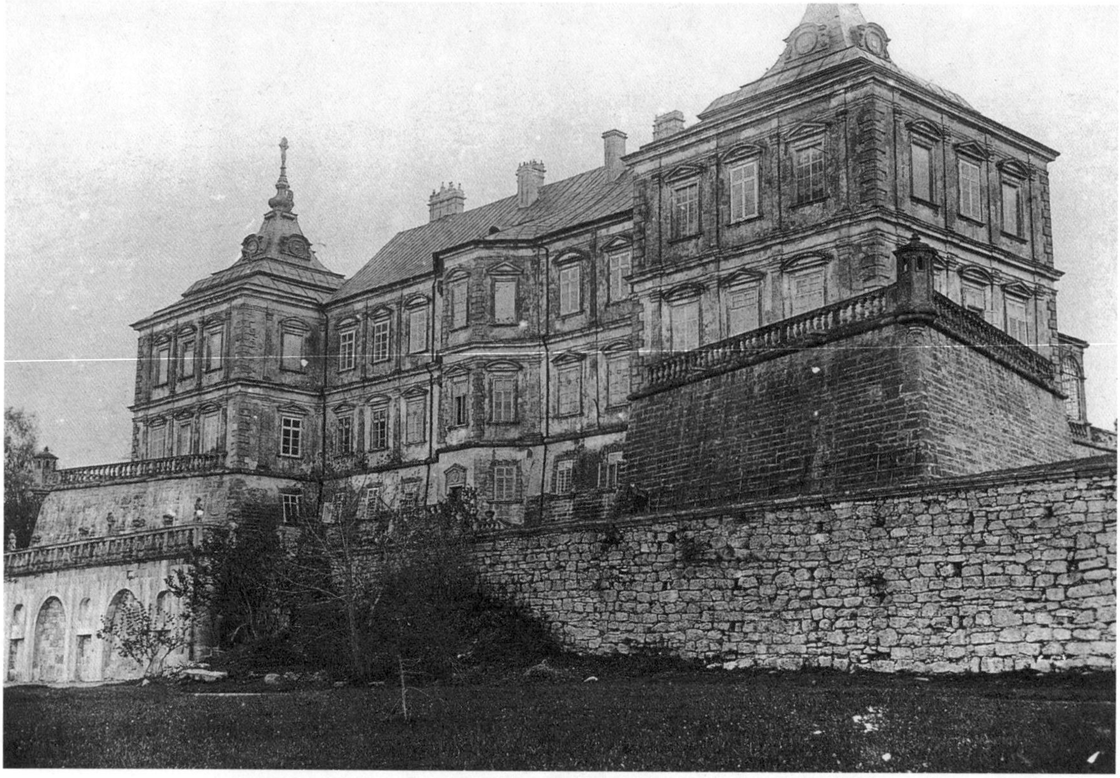

Schloß Koniecpolski, Podhorce (Pidgirce), Ukraine, 1635–1640, von Andrea dell'Agua und Guillaume Le Vasseur de Beauplan, Gartenseite

typen; die einzelnen dekorativen Elemente, darunter Masken, Schilde und militärische Paraphernalien, die umgekehrten Guttae und die äußere Bearbeitung sprechen eine eher manieristische Sprache. Die noch existierenden Innenportale deuten ebenfalls auf eine manieristische Architektur hin. Viele dieser Adligen waren erst vor relativ kurzer Zeit zu Macht und Ansehen gelangt, und die Größenordnung ihrer Projekte läßt sich mit diesem Parvenüstatus in Verbindung bringen. Einer vergleichbaren Situation können wir im Reich begegnen, wo auch die in diesen Fällen verwendeten Architekturelemente so ziemlich die gleichen sind.

Das bringt uns zum letzten Gegenstand dieses Kapitels, nach Böhmen, wo wir in der Person des Albrecht Wenzel Eusebius von Wallenstein (z Valdštejna, 1583–1634) einem den polnischen Magnaten vergleichbaren Kunstmäzen begegnen. Wallensteins Aufträge datieren aus den zwanziger Jahren des 17. Jahrhunderts, er war daher vielen anderen Adligen des Ostens zeitlich voraus und setzte ein noch individuelleres Beispiel. Wichtiger aber ist, daß seine Geschichte geeignet scheint, das komplizierte Wechselspiel von Kunst und Krieg in der Zeit des Dreißigjährigen Krieges zu erhellen.

Wallenstein war ein Parvenü, der die Kunst in all ihren Erscheinungsformen in einem noch größeren Maße als die polnischen Magnaten benutzte, um seinen ungeheuren Aufstieg zu demonstrieren. Er war in Heřmanice (Hermanitz) in Ostböhmen geboren und stammte aus einer protestantischen Familie des örtlichen Kleinadels; sein Stand könnte mit dem der Angehörigen der polnischen Schlachta verglichen werden. Er besuchte in Altdorf die Nürnberger Akademie, von der er jedoch verwiesen wurde. Als kluger politischer und gesellschaftlicher Taktierer, der er war, konvertierte er bald zum Katholizismus, heiratete eine reiche ältere Frau aus einer angesehenen Familie und legte so den Grundstein zu seinem Vermögen. Damit war er auch in den zwanziger Jahren auf der Seite der Gewinner, nämlich auf der Seite der Habsburger und der katholischen Partei. Durch geschickte Wirtschaftsführung machte er seine Besitzungen zu Mustergütern, die ihm die Unterhaltung eines Heeres ermöglichten. Eine Zeitlang machte er sich der kaiserlichen Sache unentbehrlich und erlangte bis zu seinem Fall und seiner Ermordung im Jahre 1634 viele Ehren, darunter Herzogtümer und Ländereien.

In den zwanziger Jahren des 17. Jahrhunderts, nach der Schlacht am Weißen Berge, profitierte Wallenstein neben mährischen Magnaten wie den Dietrichsteins und den Liechtensteins, die ebenfalls die Habsburger unterstützten, von der Konfiskation und dem Zwangsverkauf protestantischen Grundbesitzes in Böhmen. Während die Liechtensteins und die Dietrichsteins ihre Besitztümer in Mähren vergrößerten, erhielt Wallenstein riesige Güter im Nordosten und Osten Böhmens in der Gegend von Jičín (Gitschin), Mnichovo Hradište (Münchengrätz) und Frýdlant (Friedland) sowie bei Duchcov (Dux) im Nordwesten Böhmens und bei Sagan (Zagań) in Schlesien. Der aufstrebende mährische Adel engagierte sich in den zwanziger und dreißiger Jahren in vielen großen Bauvorhaben; die Dietrichsteins bauten Residenzen in Brno (Brünn) und auf ihrem Besitz in Nikolsburg (Mikulov), und die Liechtensteins bauten Kirchen und Paläste in Vranov (Frain) bei Brno und vor allem in Valtice (Feldsberg) und Lednice (Eisgrub) an der heutigen österreichischen Grenze.

Wallenstein jedoch, der mit der Beschäftigung Keplers als Astrologe auch die lokale Tradition der Wissenschaftsförderung fortsetzte (auch wenn Kepler die Aufgabe hatte, ihn mit Horoskopen zu versorgen), begann schon vor diesen mährischen Magnaten eine umfassende Förderung der Künste, die überdies innovativer, interessanter und bedeutender war. Da er ein Emporkömmling war, muß ihm ein glänzendes Auftreten erst recht ein Bedürfnis gewesen sein. Er ließ ein Palais bauen, das neben dem Hradschin-Komplex der größte Palast Prags ist, eine riesige Anlage mit Ställen und einem Garten, direkt in der Mitte der Kleinseite, wo er zwischen 1621, dem Jahr, in dem der Architekt Andrea Spezza für ihn zu arbeiten begann, und 1623 mehr als zwanzig Häuser aufkaufte. Das Resultat von Spezzas Zusammenarbeit mit dem Florentiner Giovanni Pieroni und Nicolò Sebregondi war nicht nur von immenser Größe, sondern hätte auch in Italien als der neuesten Mode entsprechend gegolten.

Stil und Thematik der Innendekoration sind sogar noch bemerkenswerter. Die Sala grande, der Hauptempfangssaal im Piano nobile (dem ersten Stock) im Zentrum des Palais, enthält schöne Stuckarbeiten von Santi Galli wie auch

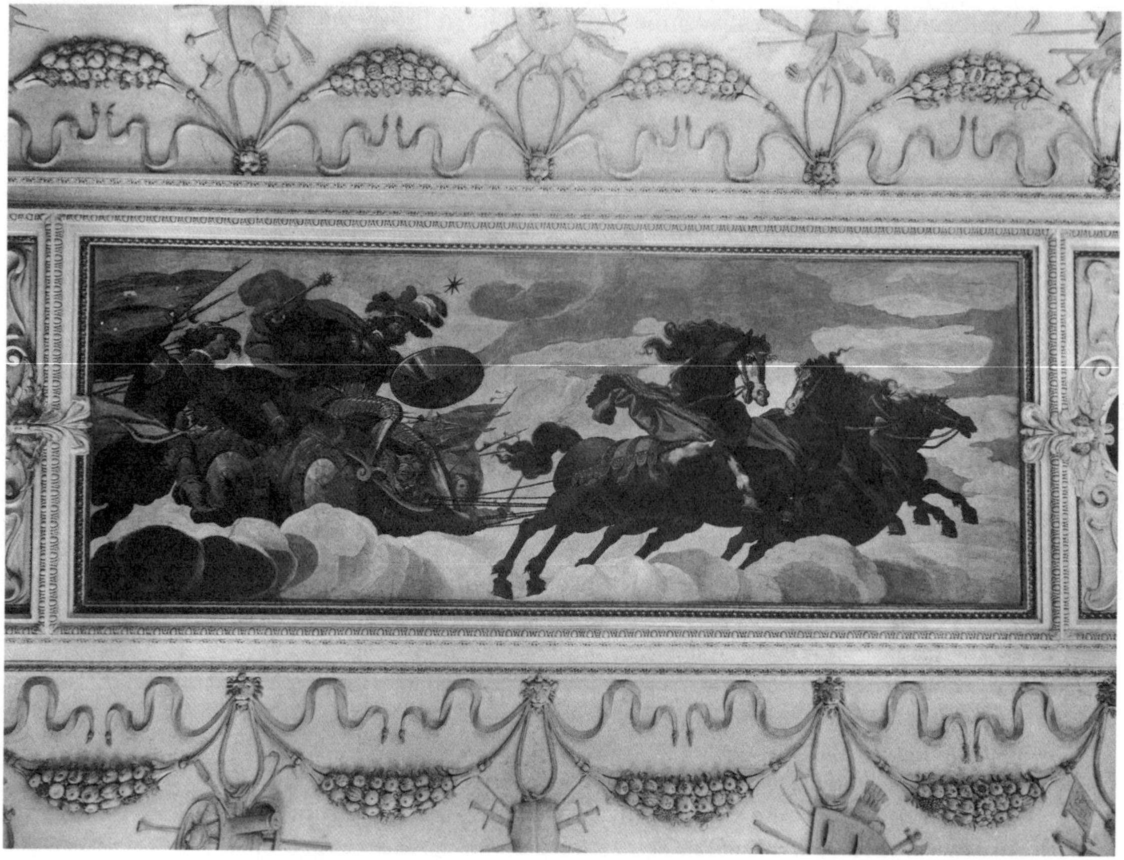

Deckenfresko und Stuckdekoration der Sala grande, um 1625–1628, von Santi Galli und Bartolommeo Baccio del Bianco, im Palais Waldstein, Prag, 1623 von Andrea Spezza begonnen, vollendet von Giovanni Pieroni und Nicolò Sebregondi

wahrscheinlich von dem Florentiner Baccio del Bianco. Baccio schuf 1625–1628 auch das Deckenfresko, in dem er Motive römischer Fresken, der *Aurora*-Deckengemälde Guercinos und Guido Renis, kombinierte, aber nicht die Göttin der Morgendämmerung darstellte, sondern ein dem Auftraggeber und der Zeit eher angemessenes Thema, nämlich den Kriegsgott Mars in seinem Streitwagen. Da die Werke Guercinos und Renis von 1621–1623 beziehungsweise 1615 datieren, entsprach Baccios Fresko also dem damals aktuellsten italienischen Geschmack; tatsächlich läßt es sich als das erste italienische barocke Kunstwerk dieser Art betrachten, das von einem Italiener nördlich der Alpen ausgeführt wurde. Die Gestalt des Mars weist zudem eine ausgesprochene Ähnlichkeit mit Wallenstein auf. Dieses Fresko läßt sich also als eines der ersten Beispiele einer »weltlichen Apotheose« ansehen, der Personifikation eines Herrschers – in diesem Falle eines Feldherrn – als göttliche Figur. Insofern ist es dem großen Gemäldezyklus vergleichbar, mit dem Rubens zu etwa der gleichen Zeit Maria de' Medici verherrlichte.[39]

Die Bildsprache, mit der in der Sala grande der Ruhm Wallensteins verkündet wird, steht in der Tradition der Ikonographie der Habsburger und ihrer Funktion, die wir bereits kennengelernt haben. Die Dekoration der Kapelle des Palais Waldstein hingegen – ein erstaunlicher, in etwa quadratischer Raum, der seiner Zusammendrängung auf einer relativ kleinen Grundfläche dadurch entgehen zu wollen scheint, daß er sich über drei Stockwerke in die Höhe erstreckt – gehört einem älteren, jagiellonischen Typ an und weist insbesondere mit dem im Prager Veitsdom befindlichen Gemäldezyklus zum Leben des hl. Wenzel, der ja auch Wallensteins Namenspatron war, einige Verwandtschaft auf. Die in der Wenzelskapelle im Veitsdom verwendete Bildsprache wird von Wallenstein auf bemerkenswerte Weise einen Schritt weiter getrieben. Dort sind Mitglieder des jagiellonischen Hofs als Zeugen der Ereignisse im Leben des Heiligen dargestellt und dadurch mit der Vergangenheit Böhmens verknüpft; in Baccios Gemälde jedoch, Mittelstück eines beachtenswerten, von dem ehemaligen Hofbildhauer Ernest Heidelberger geschnitzten Altars mit stark überlängten Engeln, erscheint Wallenstein selbst als der böhmische Nationalheilige.

Als Krönung des Ganzen befindet sich im Palais auch noch ein sogenannter astrologischer Korridor mit Darstellungen der Elemente, der Planeten und der Tierkreiszeichen, in dem Wallenstein wiederum als Mars erscheint. Ein Modell zur Deutung anderer Aspekte dieser bislang unerklärt gebliebenen Dekoration ist vielleicht im Hradschin zu finden, nämlich Vredeman de Vries' kosmologisches Entrée zu den kaiserlichen Sammlungen, das einen ähnlich dekorierten astrologischen Korridor enthält. Wie die architektonischen Details, die Ikonographie und die Beschäftigung bestimmter Künstler, so ist auch dies einer der vielen Belege dafür, daß Wallenstein das Erbe Rudolfs II. antreten wollte.

Mit den Gartenanlagen des Palais knüpfte Wallenstein ebenfalls an die Vergangenheit an. Viele der dort aufgestellten, 1648 nach Schweden verschleppten Bronzeplastiken des rudolfinischen Hofkünstlers Adriaen de Vries (heute stehen dort Kopien) verkündeten mythologische Botschaften, darunter auch die der Herkulessage. Da Herkules in der alten königlichen, besonders der habsburgischen Ikonographie, schon immer als Ahnherr oder Personifikation des Herrschers galt, ist es durchaus möglich, daß auch Wallenstein diese Assoziation für sich in Anspruch nahm und hier als Hercules Bohemicus figurierte. Entsprechend hat die Statue des Neptun vielleicht Wallenstein in seiner neuen Funktion als Admiral der baltischen Flotte repräsentiert. Solche ikonographischen Bezüge finden sich wohl auch in der Dekoration der außerordentlichen, höchst italienisch anmutenden Loggia des Gartens, einer der ersten ihrer Art in Mitteleuropa. Baccios Stuckdekorationen mit militärischen und maritimen Motiven und die Fresken mit Darstellungen antiker Helden, darunter Äneas und Odysseus, lassen sich ebenfalls als Identifikationen des Generalissimus lesen.

Die außerordentliche Anlage wird durch monumentale Ställe und eine Reitschule ergänzt. Wir kennen derartige Bauten aus der Renaissancearchitektur Mitteleuropas, doch auch diese Elemente wurden von Wallenstein abgewandelt. Zudem tauchen sie hier das erste Mal in Prag oder Böhmen auf; sie

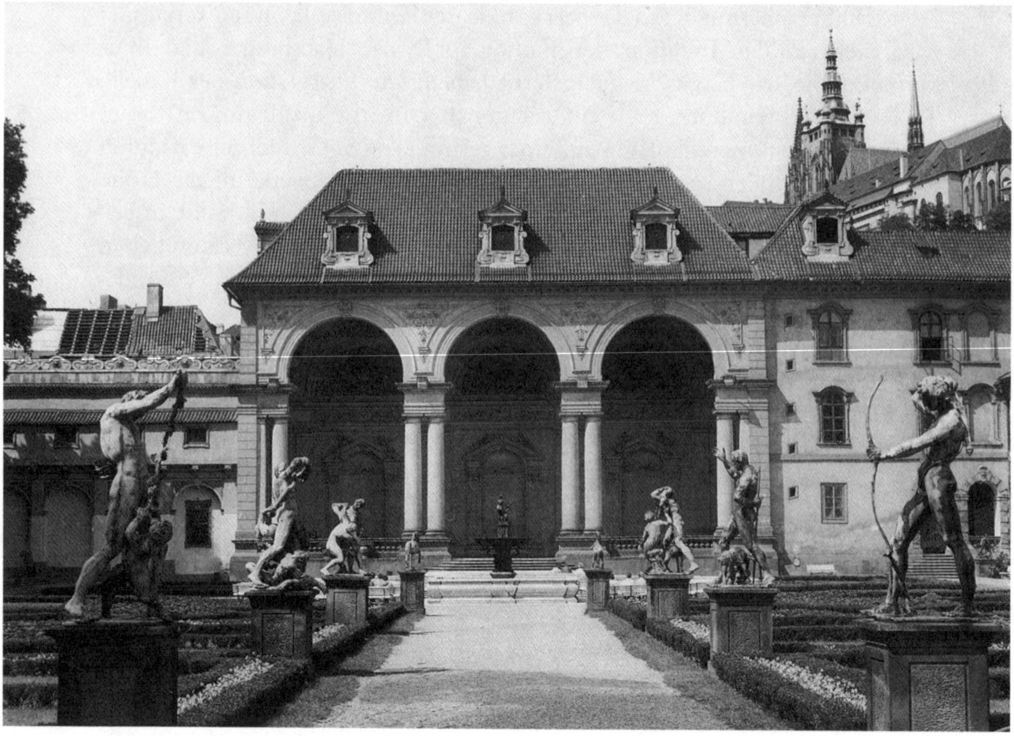

Loggia und Garten des Palais Waldstein, mit Kopien der Plastiken von Adriaen de Vries, zwanziger Jahre des 17. Jh.s (Originale in Schloß Drottningholm, Schweden)

stehen am Beginn einer Tradition, die am Ende des Jahrhunderts in den Bauwerken eines Fischer von Erlach gipfelt.

Wallensteins spektakuläres Mäzenatentum begnügte sich aber nicht mit seiner Prager Residenz. Er errichtete auch eine Residenz in Jičín (Gitschin), das er sozusagen zur Hauptstadt seines Herzogtums Friedland machte. Wie ein Magnat des 16. Jahrhunderts begann er mit der Umgestaltung der Stadt. Augenscheinlich ging es ihm darum, für ein neues Herzogtum (oder Königreich?) nicht nur ein Schloß zu bauen, sondern eine Hauptstadt von angemessener Großartigkeit anzulegen, einschließlich umfangreicher kirchlicher Einrichtungen, die Anlaß zu der Vermutung geben, daß Wallenstein diese kleine Stadt zum Bischofssitz machen wollte. Nicolò Sebregondi und Andrea Spezza bauten die Pfarrkirche St. Jakobus, einen bemerkenswerten, symmetrisch konzipierten Zentralbau mit einer Kuppel über vier tonnengewölbten Kreuzarmen, der palladianisch wirkende architektonische Elemente aufweist. Den daneben liegenden Palast ließ Wallenstein umbauen und erweitern, so daß auf dem Stadtplatz ein großer Komplex entstand; der Platz selbst erhielt eine regelmäßige Form. Die Jesuiten und Kartäuser, die Wallenstein in die Stadt rief, ließen Kirchen in einem neuen internationalen, klassisch inspirierten Stil errichten.

Eine Lindenallee führt von Jičín zu einer *villina,* einem Lustschlößchen, im nahe gelegenen Valdice (Walditz). Dieser Entwurf einer Allee als Verbindung von Residenzen geht allen vergleichbaren Anlagen in Italien voraus. Am Ende der Allee steht eine Loggia mit Ausblick, die eine überdimensionale Version der Loggia des Prager Palais darstellt. Sie ist ein frühes Beispiel einer, wie man sagen könnte, architektonischen Gigantomanie und bietet daher einen passenden Abschluß unserer Betrachtung des Wallensteinschen Mäzenatentums, denn sie scheint die Richtung zu symbolisieren, die ihr Erbauer einschlug.[40]

Wenn wir die Dekoration der Prager Residenz Rudolfs II. mit der des Palais Waldstein vergleichen, so wird offenbar, in welcher Weise sich die Denkweise, die Einstellung verändert hatte, die sich in solchen Bauten verkörperte. Die Auffassung, die rudolfinische Allegorie und die Sammeltätigkeit des Kaisers ließen sich als Ausdruck imperialer Majestät interpretieren, ist gelegentlich bezweifelt worden, da eine solche Botschaft nur indirekt vermittelt worden sei, die Formate dafür zu klein gewesen seien und nur eine Handvoll Menschen die Dinge überhaupt zu Gesicht bekommen hätten, wenn sie nicht ohnehin nur für den Kaiser selbst bestimmt waren. Doch die Kunstförderung Rudolfs II. sollte nicht nach den Normen eines anderen Zeitalters beurteilt werden, auch nicht nach den Maßstäben der Zeit Wallensteins. Die für Wallenstein geschaffenen Werke lassen erkennen, daß man aus der rudolfinischen Ära Lehren gezogen hatte, und sie verraten die konsequente Anwendung dieser Lehren auf veränderte Umstände. Die kleinen Formate, deren sich die rudolfinische Bildsprache bediente, die allegorische Verschlüsselung ihrer Bedeutung sowie die offensichtliche Abgeschiedenheit der Räume, in denen die kaiserlichen Sammlungen aufbewahrt wurden, und die Tatsache, daß diese Räume jeder triumphalen Dekoration entbehrten – all das ist nicht unbedingt so zu interpretieren, als ob die rudolfinische Kunst und Sammeltätigkeit keine repräsentative Funktion besessen hätte und nicht auf eine Verkündigung des imperialen Gedankens ausgerichtet gewesen wäre. Rudolfs Sammlungen und seine imperiale Ikonographie richteten sich an einen kleinen, exklusiven Kreis von *cognoscenti,* vielleicht sogar nur an den Kaiser selbst. In der Welt um 1600 zählte letztendlich nur eine kleine Gruppe von Herrschern und ihren Ratgebern, und diejenigen, die eingeweiht waren und Bescheid wußten, konnten die Botschaft auch erhalten. Eine breitere Öffentlichkeit zu erreichen war nicht nötig.[41]

Zur Zeit des Dreißigjährigen Kriegs hatte sich die Lage offensichtlich verändert, und zwar drastisch. Die Auseinandersetzungen im Reich zogen sogar die kaiserliche Autorität selbst in Zweifel. Die in jeder Hinsicht großspurige Kunstförderung Wallensteins war eine Reaktion auf diese veränderte Situation. Wallensteins Titel waren eigens für ihn geschaffen worden, seine Stellung war häufig gefährdet. Wallensteins Wendung älterer Elemente der rudolfinischen Ära ins Grandiose, seine modifizierende Verwendung älterer Herrschaftsmetaphern und seine Selbstglorifizierung in einer aufdringlicheren, plakativeren Bildsprache – dies alles zeigt an, worum es in jener oft »barock« genannten Kultur ging und was auf dem Spiel stand (auch manche der für ihn geschaffenen Gemälde, die, wie man gezeigt hat, die Bildsprache der römischen

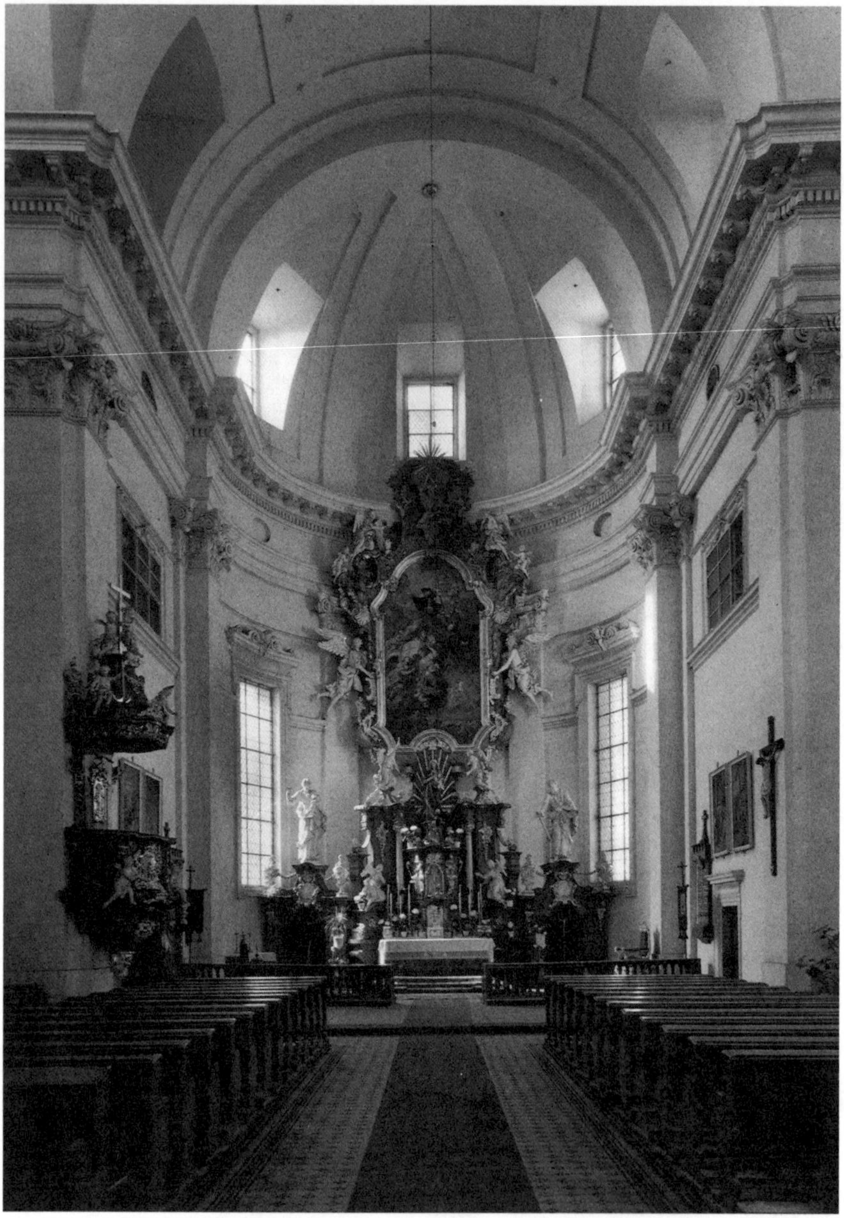

St.-Jakobs-Kirche, Jičín (Gitschin), begonnen um 1627, von Giovanni Pieroni, Andrea Spezza und Nicolò Sebregondi

Meister des Seicento evozieren, lassen dies erkennen). Hier scheint der Begriff »barock« mehr denn je gerechtfertigt: In Wallensteins Aufträgen werden schiere Größe und Großartigkeit zu Metaphern für Macht an sich.

Damit war für die nächste Generation von Auftraggebern in Böhmen der Tenor vorgegeben. Wieder handelte es sich zum Teil um Parvenüs, um neu geadelte Generäle. Einige, wie zum Beispiel Rombaldo Collalto, beschäftigten Architekten wie Giovanni Pieroni bei der Planung für den Bau einer Kirche und eines Schlosses im mährischen Brtnice (Pirnitz) im Jahre 1641; andere entwickelten wie Wallenstein Geschmack an neueren Formen, so etwa Ottavio Piccolomini, der 1654–1658 in Náchod in Nordböhmen von Carlo Lurago eine stuckgeschmückte Kapelle erbauen ließ. Überall aber setzte sich die neue Neigung zum Grandiosen durch. Wenn Wallensteins Bauaufträge den nur wenig später begonnenen Bauprojekten schon nicht direkt als Vorbild und Ansporn dienten, dann liefen sie zu den anderen während des Krieges angefangenen, aber nicht fertiggestellten großen Bauvorhaben zumindest parallel – Beispiele sind etwa die großen Schlösser in Weimar (Giovanni Bonalino, um 1630, vollendet 1650) und Gotha (Schloß Friedenstein von Andreas Rudolff und anderen, Planung ab 1640, vollendet 1654). Auf jeden Fall gaben Wallensteins Aktivitäten den Entwicklungen in Böhmen einen bedeutenden Impuls. Unsere Untersuchung des Verhältnisses zwischen dem Dreißigjährigen Krieg und der Entwicklung der Kunst erlaubt zumindest einen Schluß: Ein ehrgeiziger General initiierte einen bedeutenden Wandel im Bereich der Kunst, und mit diesem Wandel war sowohl im Bereich der sakralen als auch im Bereich der profanen Kunst der Weg bereitet für vieles, was sich im späteren 17. Jahrhundert in Böhmen und analog in ganz Mitteleuropa noch entwickeln sollte.

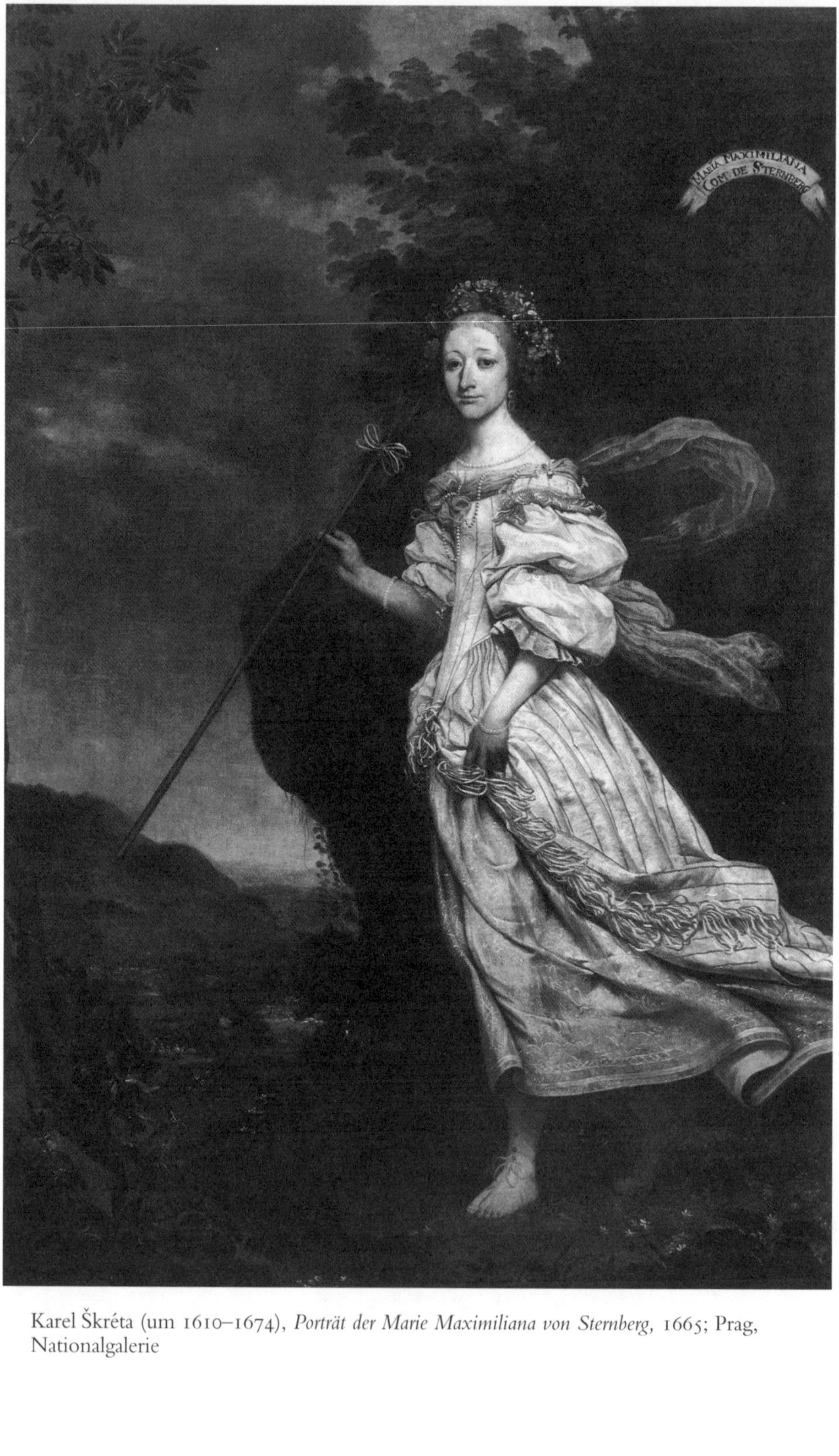

Karel Škréta (um 1610–1674), *Porträt der Marie Maximiliana von Sternberg,* 1665; Prag, Nationalgalerie

Kapitel 11

KUNST UND ARCHITEKTUR NACH DEM DREISSIGJÄHRIGEN KRIEG

In Sandrarts *Teutscher Academie* findet sich nicht nur eine Beschreibung der schrecklichen Folgen des Dreißigjährigen Krieges, sondern sie enthält (ebenfalls in der ihr beigefügten, wahrscheinlich nicht von Sandrart selbst stammenden Biographie des Autors) auch eine Schilderung des neuen Aufschwungs, den die Künste schon bald nach Kriegsende nahmen: »Das gnädige Schicksal erbarmete sich dieser Finsternis, und liesse der Teutschen Kunstwelt eine neue Sonne aufgehen, die die schlummernde Freulein Pictura wieder aufweckte, die Nacht zertriebe und ihr den Tag anbrechen machte. Dieser [...] Herr Joachim von Sandrart machte, daß sie [die Künste] nun wieder hierum geliebet, bewundert, verehrt und reichlich belohnet werden.«[1]

Das Jahr 1648, in dem der Dreißigjährige Krieg offiziell beendet wurde, brachte dem Heiligen Römischen Reich allerdings ganz andere Veränderungen als dem Königreich Polen. Während in Münster und Osnabrück der Westfälische Friede ausgehandelt wurde, bestieg Jan II. Kazimierz (Johann II. Kasimir), der letzte Wasa-Herrscher in Polen, den Thron. Zwar durchstreiften marodierende Soldaten auch manche Gegenden Deutschlands noch bis in die frühen fünfziger Jahre des 17. Jahrhunderts, doch hatten Deutschland und Böhmen nun im wesentlichen die Wirrnisse und Schrecken hinter sich. Polen allerdings sollte diesen Erfahrungen noch viele Jahre ausgesetzt sein.

Schon zuvor hatten schwedische Heere in Polen gekämpft, und jetzt, nach den Schlachten in Deutschland, fielen sie wieder in das Land ein. In der Ukraine erhoben sich Kosaken und verwüsteten Städte und Klöster. Die Unruhen in Polen endeten erst nach 1669, nachdem die östliche Ukraine an Moskau gefallen und Michael Wiśniowiecki zum König gewählt worden war – ein träger Monarch, von dem es hieß, er spreche viele Sprachen, wisse aber in keiner etwas von Bedeutung zu sagen. Wie verheerend die Konflikte in Polen waren, zeigt sich am Beispiel Masowiens (der Gegend um Warschau), das im 17. Jahrhundert schätzungsweise 64 Prozent seiner Bevölkerung einbüßte. Erst 1674, mit der Wahl des Hetmans Jan (Johann) Sobieski zum polnischen König, ein Jahr nach seinem großen Sieg in der zweiten Schlacht von Chocim über die Türken, die erneut auf dem Vormarsch nach Westen waren, wurde Polen von der Bedrohung durch fremde Heere für einige Zeit befreit.[2] Nun erst konnten die Künste, die in den vierziger Jahren in Polen eine solche Blüte erlebt hatten, wieder gedeihen; eine Entwicklung, die wir im nächsten Kapitel eingehender betrachten werden.

Die oben zitierte Beschreibung aus der *Teutschen Academie* trifft also eher auf deutsche und böhmische Lande zu, wo die Verhältnisse allerdings auch während des dritten Viertels des 17. Jahrhunderts stark variierten. Waren die Orte und Landschaften während des Krieges zu verschiedenen Zeiten und in verschiedenem Maße von Tod, Hunger und Seuchen heimgesucht worden, so fielen nach dem Kriege auch die Anzeichen für eine Erholung entsprechend unterschiedlich aus. In diesem Prozeß der Regeneration machten sich einerseits Tendenzen einer künstlerischen Innovation bemerkbar, die zum Teil die weitere Assimilation stilistischer Normen und kultureller Werte aus anderen Teilen Europas beinhaltete, andererseits waren mit der Wiederbelebung traditioneller künstlerischer Formen und Verfahren auch gegenläufige konservative Tendenzen festzustellen. Wie so oft in Mitteleuropa standen sich auch nun wieder Kosmopolitismus und zentripetaler Regionalismus, Anpassung an internationale Strömungen und Behauptung lokaler Identität gegenüber.

Wie zuvor, so bildeten die künstlerischen Entwicklungen auch jetzt nur einen Strang in einem komplexen sozialen und kulturellen Gewebe. Ohnehin pflegen Entwicklungen in der Kunst parallel zu Entwicklungen auf anderen Gebieten der »höheren« Kultur und des geistigen Lebens einer Zeit zu verlaufen. So waren die Universitäten nach der Mitte des 17. Jahrhunderts, vielleicht als Reaktion auf die unsicheren Zeiten, durch eine Art intellektuellen Konservativismus charakterisiert. Vor der großen Zeit eines Thomasius und eines Leibniz im späten 17. Jahrhundert, vor der »Krise des europäischen Geistes« um 1685, von der Paul Hazard vor vielen Jahren gesprochen hat[3], machten die deutschen Universitäten eine Phase der Restauration und des Festhaltens am »Bewährten« durch, deren Schema bestimmten Aspekten der damaligen Kunst vergleichbar ist. Man hat die ebenfalls schon ältere These, die deutschen Universitäten hätten erst am Ende des Jahrhunderts Nennenswertes hervorgebracht, nachdem durch Ereignisse wie die 1694 erfolgende Gründung der Universität in Halle ein neuer Wind ins deutsche Geistesleben gekommen sei, inzwischen jedoch korrigiert. Denn auch in der Periode zwischen 1650 und 1685 ist Bedeutendes geleistet worden, vor allem in den Rechtswissenschaften und der Philosophie, und es läßt sich durchaus behaupten, die Fundamente der großen geistigen Errungenschaften des 18. Jahrhunderts seien in dieser Zeit gelegt worden.[4]

Es war die Jugendzeit von Gottfried Wilhelm Leibniz, und manche seiner späteren Erkenntnisse wurden damals in gewisser Weise vorgeprägt. Viele Gelehrte bemühten sich um ein umfassenderes Verständnis der Welt, auch wenn ihre Schriften häufig durch die besonderen sozialen Umstände, in denen sie lebten, bedingt waren und auf sie reagierten. Als Universalgelehrter, der er war, stand Leibniz durchaus in der Tradition des mitteleuropäischen Enzyklopädismus, wie ihn Polyhistoren wie Daniel Georg Morhof repräsentierten, die in ihren Büchern das gesamte Wissen ihrer Zeit zu erfassen versuchten. Leibniz hatte neben Philosophie auch Jurisprudenz studiert, und seine späteren einschlägigen Schriften befaßten sich mit Themen und Problemen, die im dritten Viertel des Jahrhunderts aufgeworfen worden waren – einer Zeit, in der Samuel Pufendorf (1632–1694) in seinen Werken *De officio hominis et civis iuxta legem naturalem* (1673) und *De iure naturae et gentium* (1672) die Begriffe des Völker- und Naturrechts neu definiert hatte. Auch die Dichtkunst und andere literarische Gattungen florierten in dieser Periode. Das geistige Leben der Zeit war also, so könnte man sagen, mit einer

Neubewertung der Tradition befaßt, und dasselbe traf weitgehend auch auf die bildenden Künste zu.[5]

Die Entwicklung der Kunst stand selbstverständlich auch mit den ökonomischen und sozialen Bedingungen in Zusammenhang. Sicherlich brachte der Frieden große Erleichterung, aber das heißt nicht, daß er einen lang anhaltenden Wirtschaftsaufschwung bewirkt hätte, der in Deutschland nicht nur die Künste, sondern auch die Kultur im allgemeinen regenerieren ließ. Die wirtschaftliche Erholung deutscher Städte in den fünfziger und frühen sechziger Jahren des 17. Jahrhunderts scheint von sehr kurzer Dauer gewesen zu sein. Zwar liegen keine verläßlichen Untersuchungen über die Region als Ganze vor, doch lehren mikrohistorische Studien, daß die nach dem Dreißigjährigen Krieg einsetzende wirtschaftliche Regeneration schon bald wieder unterbrochen wurde.[6] Die Türken waren schon in den sechziger Jahren wieder in Ungarn und Österreich eingefallen, und in den siebziger und achtziger Jahren begannen die Franzosen neue Feldzüge im Westen Deutschlands. Die Vertreibung der Protestanten aus vielen katholischen Gebieten hatte ebenfalls verheerende Folgen, besonders für Handwerk und Handel. Die allgemeine Situation entsprach daher wohl eher einer über einen langen Zeitraum verlaufenden Kurve wirtschaftlichen Niedergangs mit unregelmäßigen Ausschlägen nach oben.

Doch Bedingungen, die sich in einer Gegend für eine soziale Gruppe nachteilig auswirkten, konnten für eine andere Gruppe vorteilhaft sein. Die neuen sozialen und wirtschaftlichen Bedingungen östlich der Elbe zum Beispiel, vor allem jenseits des Bug, verhalfen einem Teil der Gesellschaft zu neuem Reichtum. Wie wir am Beispiel der polnischen Magnaten bereits gesehen haben, ermöglichte hier der Wandel der Verhältnisse eine umfangreiche Förderung der Künste, und es wurden auch einige bemerkenswerte Kunstsammlungen zusammengetragen. Nicht nur in Polen, sondern auch in anderen dieser östlichen Gebiete, einschließlich jener, die durch den Krieg verwüstet oder entvölkert worden waren, entstanden große Latifundien. Die gleiche Entwicklung vollzog sich noch im selben Jahrhundert auch in Niederösterreich, nachdem die Türken dort eingefallen waren. Eine solche Konzentration von Grundbesitz in einer Hand wurde zudem auch durch die Rückkehr zu älteren Formen der Beziehung zwischen Grundherren und Abhängigen und die Aufhebung bäuerlicher Freiheit ermöglicht: 1608 in Ungarn, 1632 in Kurland, 1633 in Ostpreußen, 1649 in Mecklenburg (und Rußland), 1654 in Brandenburg. Der bekannte Unterschied in den Formen der Agrarverfassung westlich und östlich der Elbe bildete sich in diesen Jahren voll heraus; im Osten entwickelte sich das System der Gutsherrschaft mit Erbuntertänigkeit und Frondienst. Mit der Vergrößerung der Adelsgüter auf Kosten der Bauern verringerte sich zudem die Fläche kultivierten Ackerlandes, mit dem Ergebnis, daß das Land in manchen Gegenden noch mehr verwüstet und entvölkert wurde.

Diese Konzentration riesiger Güter in der Hand einzelner Adliger, Fürsten oder religiöser Orden, im Reich wie zuvor schon in Polen, schuf, so negativ sie sich auf lange Sicht vor allem für die Bauern auswirkte, zugleich die wirtschaftliche Grundlage dafür, daß Kunst und Architektur in den deutschen und böhmischen Landen einen Aufschwung nehmen konnten. Vor allem in Böhmen, Mähren und Schlesien entstanden große neue Schlösser, und im Zuge der wie zuvor schon in Österreich, so nun auch dort weiter betriebenen Rekatholisierung wurden in diesen Gebieten wie auch in den Alpenländern etliche Klöster gegründet oder restauriert und neue Kirchen gebaut.

Zwar hatten der Krieg und seine Verwüstungen das kulturelle Leben in Mitteleuropa nicht zum Erliegen gebracht, aber sie hatten die kleineren freien Städte am Ende doch ihrer relativen Bedeutung als Förderer und Produktionszentren der Künste beraubt. Künstler und Handwerker konzentrierten sich nun in größeren Städten wie Augsburg, wo Werkstätten und damit handwerkliche Traditionen erhalten geblieben waren und wo, wie wir sehen werden, neue Akademien gegründet wurden. Die sich auf diese Weise entwickelnde Symbiose kam allerdings erst im 18. Jahrhundert deutlicher zum Tragen, so daß die Vitalität dieser großen und so mancher noch bestehender kleinerer Kunstzentren nun mehr denn je von Aufträgen außerhalb des städtischen Umfelds abhing, die der Adel und die Klöster zu vergeben hatten. Ähnlich verhielt es sich auch in der Welt der Wissenschaften und der Gelehrsamkeit, wo die älteren Universitäten mit Ritterakademien und den im Dienst der Höfe tätigen Literaten oder Intellektuellen konkurrieren mußten.[7]

Mit einiger Berechtigung läßt sich also behaupten, daß für die Geschichte der Kunst in den deutschen Städten nicht die Mitte des 16., sondern die Mitte des 17. Jahrhunderts die eigentliche Wasserscheide darstellt. Höfe und Klöster hatten immer schon eine bedeutende Rolle in der Förderung der Künste gespielt, jetzt aber stellten sie und der Adel die unabhängigen Städte weitgehend in den Schatten. Jene Art der Kunstförderung, die im späten 15. und frühen 16. Jahrhundert häufig Sache das Stadtpatriziats gewesen war, wurde nun in Deutschland wie auch anderswo nicht nur Sache des Adels und der Fürsten, sondern vor allem auch Sache der Kirche, der älteren Orden und der neueren wie der Gesellschaft Jesu.[8]

Das heißt nicht, daß kleinere Zentren gar keine Kunst mehr hervorgebracht hätten. Bevor wir auf die Städte, Klöster und Höfe eingehen, wollen wir uns diesen daher zuerst zuwenden. An vielen kleineren Orten wurden ab der Mitte des 17. Jahrhunderts, mitunter im Rahmen neuer religiöser Bewegungen, lokale Traditionen wiederbelebt, und neue formale Elemente wurden oft auf einen alten Stock gepfropft. Aber diese Orte waren meist in Randgebieten, besonders in Berggegenden oder im Süden der Region gelegen. In diesen Gebieten hatten sich die Werkstätten durch Weitergabe einer Familientradition erhalten, und zwar sowohl in katholischen als auch in protestantischen Gegenden, zum Beispiel im Erzgebirge nahe der Elbe, wo die Familien Walther, Heermann und Böhme das ganze 17. Jahrhundert hindurch ungebrochen tätig waren.[9] Überdies erlangte das in Mitteleuropa häufig anzutreffende Spannungsverhältnis zwischen den volkstümlichen und den elaborierten Aspekten der Bildsprache damals eine neue Bedeutungsdimension.

In den Alpenländern, in Kurbayern, Oberösterreich, Tirol und besonders in den unversehrten Territorien des Erzbischofs von Salzburg wie auch in

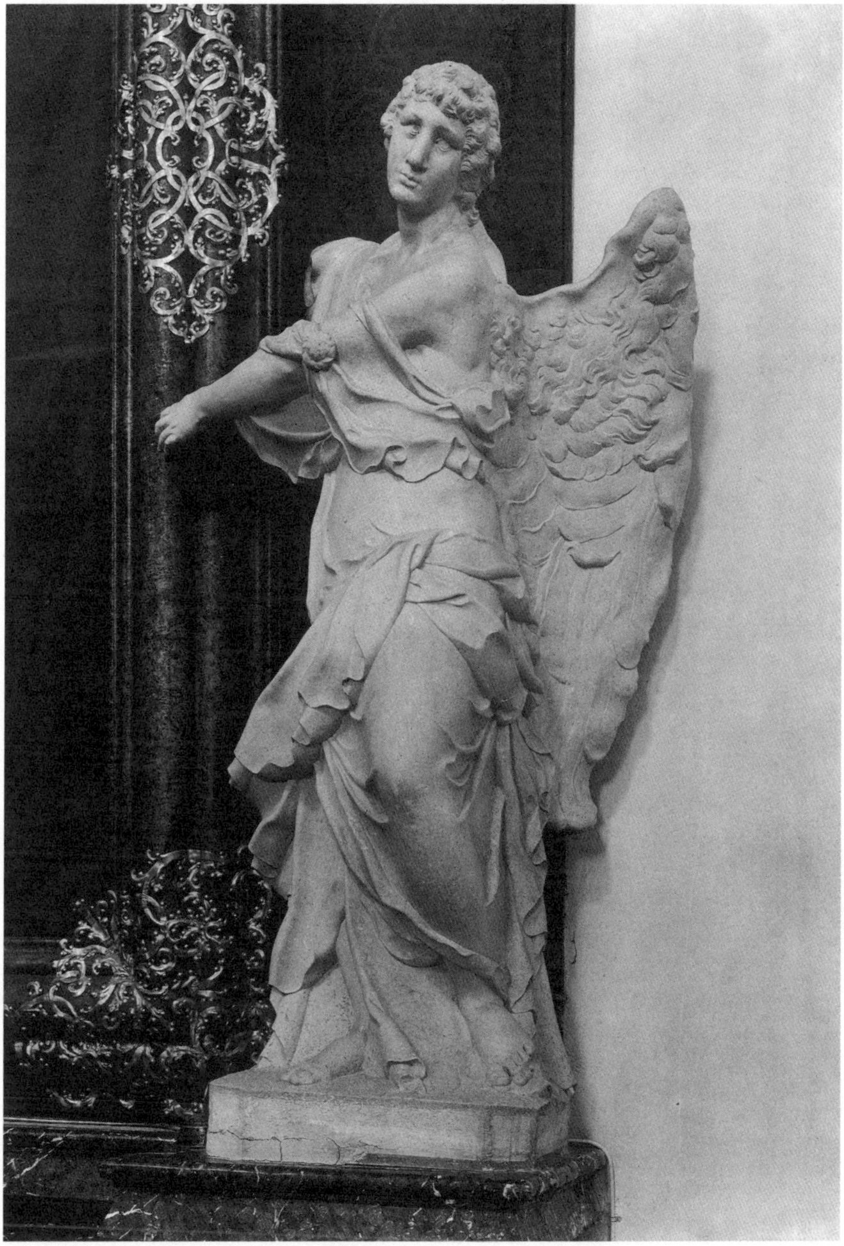

Engel eines Altars von Michael Zürn d. J., 1683–1686, Kirche der Benediktinerabtei Kremsmünster, Österreich

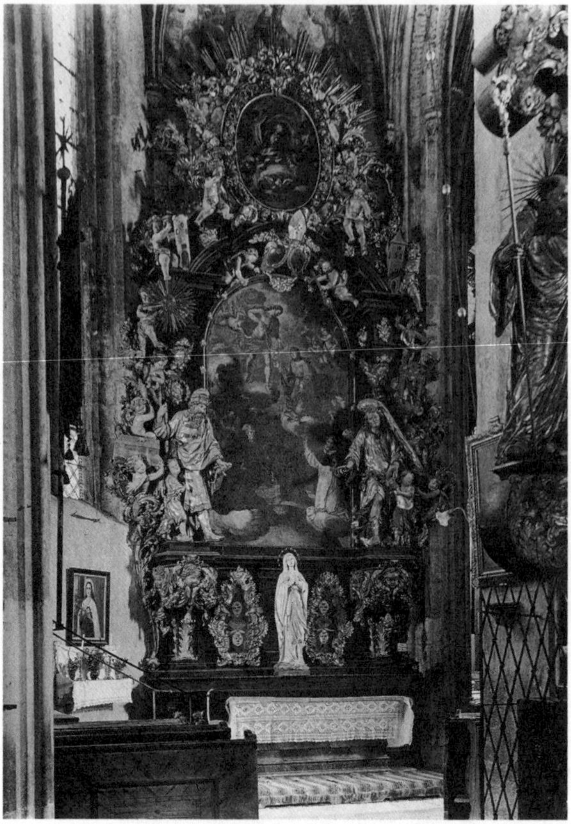

Rosenkranzaltar von Meinrad Guggenbichler, 1706, Wallfahrtskirche, St. Wolfgang am Abersee

anderen Gegenden, wo der Katholizismus nie verschwunden oder aber wieder durchgesetzt worden war (wie in Ober- und Niederösterreich oder den tschechischen Gebieten), bestand weiterhin Nachfrage nach Kirchenausstattungen. Bildhauerwerkstätten arbeiteten wie zuvor für Pfarr-, Wallfahrts- und Klosterkirchen – zum Beispiel die Familie Zürn, die ursprünglich aus Schwaben kam und vier Generationen von Bildhauern hervorbrachte; ihre Werke sind von Schwaben bis nach Mähren zu finden.[10] Die Schwanthalers arbeiteten, angefangen mit Thomas Schwanthaler (1634–1707), fünf Generationen lang in Bayern und Oberösterreich, bis ins 19. Jahrhundert hinein. Mit ihrer Werkstatt lassen sich auch andere bemerkenswerte Bildhauer des späten 17. und frühen 18. Jahrhunderts in Verbindung bringen, so zum Beispiel Meinrad Guggenbichler (1649–1723) und Andreas Thamasch (1639–1697).[11]

Die Orte, für die die Arbeiten der im Alpen- oder Voralpenbereich angesiedelten Werkstätten bestimmt waren, sagen bereits etwas über die Bindung ihrer Kunst an lokale Traditionen aus. Bewegt wirkende Steinfiguren von Michael Zürn d. J. (1654–1698) schmücken die Kirche von Kremsmünster, einer alten Benediktinerabtei in Oberösterreich. Mondsee, eine andere Benediktinerabtei, ist mit zahlreichen Schnitzwerken von Guggenbichler ausgestattet und das Zisterzienserkloster in Stams mit Plastiken von Andreas Thamasch. Bedeutende

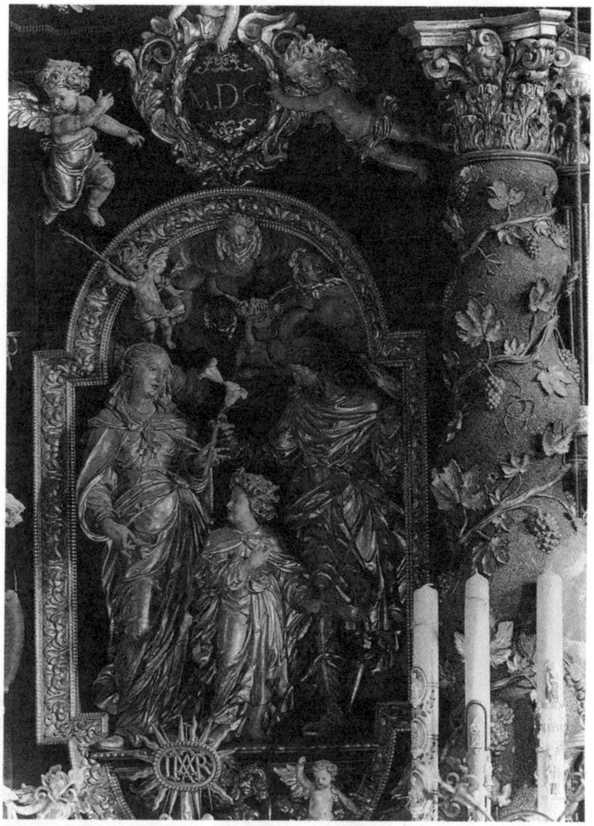

Heilige Familie auf einem Doppelaltar von Thomas Schwanthaler, 1675/76, Wallfahrtskirche, St. Wolfgang am Abersee

Altäre von Thomas Schwanthaler und Meinrad Guggenbichler befinden sich in der Wallfahrtskirche von St. Wolfgang am Abersee im Salzkammergut, in der auch der berühmte Hochaltar von Michael Pacher steht. Wenn traditionelle Wallfahrtsstätten wie St. Wolfgang mit neuen Altären ausgestattet wurden, so läßt das erkennen, in welcher Beziehung diese neuen Werke zur Wiederbelebung volkstümlicher oder lokaler Formen der Religiosität standen.

Die besonders in ländlichen Gegenden zu registrierende Wiederbelebung von Wallfahrten und der damit verbundenen Heiligenverehrung ist offensichtlich auch ein Ausdruck der energischen Aktivität, die die katholische Kirche in diesen Gebieten entfaltete: ein Zeichen, daß die katholische Erneuerung im 17. Jahrhundert eine neue Richtung einschlug. Auch spielte dabei sicherlich eine Rolle, daß Oberösterreich, Salzburg und Teile Tirols Gebiete waren, in denen kurz zuvor noch viele Protestanten gelebt hatten (aus Salzburg wurden sie erst 1731 vertrieben). In einer Epoche, in der die kriegerischen Auseinandersetzungen gezeigt hatten, welche Brisanz in den religiösen Fragen lag, und in der heftige theologische Debatten ausgetragen wurden, war das Schaffen religiöser Bildwerke mehr als nur eine traditionelle Aufgabe des Künstlers. Die Herstellung von Altären, Tabernakeln und anderen Devotionalien entsprach vielmehr verschiedenen Lehrentscheidungen des Trienter Konzils. So erforderte die Verehrung des Altarsakraments einen würdigen Behälter für die geweihte Hostie. Die auffällige Präsenz von Heiligen in vielen dieser Werke läßt sich zudem als Reaktion auf die protestantische Ablehnung des Heiligenkults begreifen.

Die erneute Bekräftigung der Tradition war ein Prozeß, in den sowohl der Auftraggeber als auch der Künstler einbezogen sein konnte. Die Werkstätten der Schwanthaler, Guggenbichler und Thamasch schufen (häufig polychrome) Werke aus Lindenholz: ein traditionelles Medium der Region. Ob das Medium aus einer bestimmten Absicht heraus verwendet wurde, ist schwer zu beurteilen, doch daß die Künstler die lokalen Traditionen respektierten, ist unverkennbar: Thomas Schwanthaler zum Beispiel zerstörte oder entfernte Pachers Altar in St. Wolfgang nicht, wie ihm aufgetragen worden war und wie es so oft bei der »Modernisierung« von Kirchen im 17. und 18. Jahrhundert geschah, sondern er plazierte seine eigenen Werke an einer anderen Stelle der Kirche.

Trotz ihres Konservativismus und ihrer Bindung an die Tradition konnten diese neuen Altäre zugleich auch auf Veränderungen im Zeitgeschmack reagieren, indem sie neuere Elemente in ältere Formen integrierten. Schwanthalers Doppelaltar in St. Wolfgang zum Beispiel zeigt den Einfluß des Flamen Jean Delcour, eines jener in klassischen Formen arbeitenden Bildhauer, wie

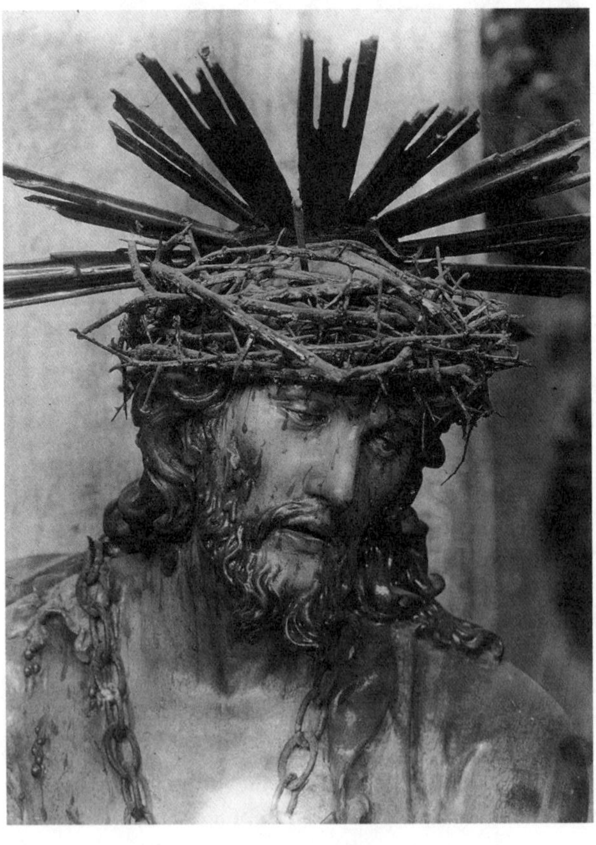

Schmerzensmann von Meinrad Guggenbichler, um 1706, Wallfahrtskirche, St. Wolfgang am Abersee

man sie an den Höfen damals mehr und mehr antraf. Andererseits entsprachen das verstärkte Pathos dieser Werke und der virtuose Gebrauch der Schnitzkunst und der Polychromie zur Steigerung der veristischen Wirkung einer in ganz Europa verbreiteten Tendenz. Sie lassen (am auffälligsten allerdings Guggenbichlers etwas spätere Werke, zum Beispiel sein blutüberströmter Schmerzensmann von etwa 1706 in St. Wolfgang) eine naturalistische Detailtreue und eine Betonung schauerlicher Einzelheiten erkennen, die auch Skulpturen aus einem ganz anderen Teil Europas aufweisen: Die Werke dieser österreichischen (und deutschen) Bildhauer des späten 17. und frühen 18. Jahrhunderts erinnern an die spanische Tradition des 17. Jahrhunderts, die mit Juan Martíñez Montanes begann und sich in den Werken von Pedro de Mena, Juan de Mesa und anderen fortsetzte.

Parallelen zu diesem expressiven Naturalismus finden sich auch in anderen Bereichen der damaligen mitteleuropäischen Kultur, auch in der Malerei. Die extrem naturalistischen Tendenzen der polychromen Plastik hatten nicht nur in anderen Gattungen der bildenden Kunst ihre Entsprechung, sondern können überdies mit der dem Barockdrama eigenen Tendenz zur extremen Visualisierung verglichen werden, die nicht nur in Werken protestantischer Autoren, sondern auch und vor allem im Jesuitendrama deutlich wurde. Dramatische Aufführungen erhielten einen festen Platz im Lehrplan der Schulen. Stücke wie Jakob Bidermanns *Cenodoxus* lassen sich diesen Bildwerken insofern an die Seite stellen, als in ihnen alle nur möglichen mimetischen Mittel eingesetzt wurden, um den Zuschauer zu rühren oder in Furcht und Schrecken zu versetzen: Angeblich haben die packenden Darstellungen der Höllenqualen in solchen Dramen Massen von Zuschauern zum katholischen Glauben zurückgeführt. Diese Stücke waren nicht nur sehr lang, sondern voll barockem Schwulst. Was damals die Menge bewegte, scheint das gleiche gewesen zu sein wie das, was heute das Filmpublikum fasziniert: die Spezialeffekte. Auch die Predigten eines Abraham a Santa Clara mit ihrer Mischung aus Ermahnungen, Wortspielen und Possenreißerei entsprechen dieser Aufführungspraxis. Ganz allgemein kann man sagen, daß die theatralische und dramatische Ausgestaltung der Predigtrituale ihr Pendant in der Ausstattung der Kirchen hatte, die ebenfalls darauf abzielte, ein Publikum aufzuwühlen und emotional zu erschüttern.

Das theatralische Element, das sich in deutschen und österreichischen Altären noch bis weit ins 18. Jahrhundert hinein konstatieren läßt, äußerte sich auch in verschiedenen Aspekten ihrer Bildorganisation. Die Heiligenfiguren dieser Altäre interagieren oft untereinander oder sind durch Gesten, aber auch konzeptionell mit dem Altargemälde verbunden, das vielfach das Zentrum des Ensembles einnimmt. Der Flügelaltar des 17. Jahrhunderts ist durch ein in die Mitte gesetztes Gemälde gekennzeichnet, das zum Hauptgegenstand der Verehrung wird; dieses zentrale Element (das auch aus mehreren Gemälden bestehen kann) ist mit Skulpturen kombiniert und wird oft von ihnen flankiert. Auch den italienischen Künstlern der Renaissance war es darum gegangen, beim Betrachter Reaktionen hervorzurufen[12], doch diese interaktive Mischung von Kunstgattungen innerhalb ein und desselben Werkes ist neu und hat nichts mehr mit dem eher statischen Nebeneinander oder der Separatheit der Teile in den Altären des 16. Jahrhunderts zu tun. Sie läßt sich vielmehr mit dem *bel composto,* der schönen Zusammensetzung, eines Bernini vergleichen. Kompositionen dieser Art begegnen wir in der nächsten Periode mitteleuropäischer Kunst häufig.

Die volkstümlichere oder demotische Seite der mitteleuropäischen Kunst kann jedoch trotz dieser neueren Elemente nicht nur als traditionsgebunden gelten, sondern wirkt im Vergleich zu der stilistischen Veränderung, die Werke aus anderen Gegenden der Region aufweisen, sogar in gewissem Maße rückschrittlich. Auf jeden Fall tauchte diese Kunst an eher entlegenen Orten auf, die nicht mit den mitteleuropäischen freien Reichsstädten und Residenzen von Fürsten und Magnaten zu vergleichen waren, wo in der Kunst und im geistigen Leben bedeutende formale, intellektuelle und institutionelle Erneuerungen stattfanden.

Die Rückkehr der beiden bedeutendsten deutschen Maler der Mitte des 17. Jahrhunderts in ihre Heimat – Joachim von Sandrart in der Mitte der vierziger Jahre und Johann Heinrich Schönfeld im Jahre 1651 – kann als Anzeichen dafür betrachtet werden, daß es mit der Kunst damals wieder aufwärtsging. Im Lebensweg dieser Künstler spiegelt sich das Schicksal der deutschen Kunst wider. Während des Dreißigjährigen Krieges waren beide in der Fremde gewesen; nach ihrer Rückkehr ließen sie sich in den wichtigsten »Metropolen« Süddeutschlands, in Augsburg (Schönfeld) und Nürnberg (Sandrart), nieder und spielten eine bedeutende Rolle im Kunstschaffen dieser Städte. Sie vermittelten formale und thematische Neuerungen, die sie in Italien und den Niederlanden kennengelernt hatten, und waren unmittelbar an den geistigen und institutionellen Veränderungen in ihrer neuen Wahlheimat beteiligt.

Sandrart und besonders Schönfeld führten durch ihr persönliches Beispiel und ihre Lehrtätigkeit die neueste Formensprache der italienischen Historienmalerei des Seicento sowohl in ihren klassizistischen wie auch in ihren elegischen Aspekten in Deutschland ein; Sandrart tat sich darüber hinaus als Porträtist hervor. Beide waren in entscheidendem Maße dafür verantwortlich, daß die deutsche Malerei wieder zu einem integralen Bestandteil der Geschichte der europäischen Malerei zu werden vermochte. Während sich Sandrarts persönliches Wirken in Nürnberg allerdings auf die Ausbildung von Porträtisten wie Matthäus Merian d. J. (Sohn des berühmten Kupferstechers und Bruder der Naturmalerin Maria Sibylla) und bis zu einem gewissen Grad auch von Daniel Preissler, seinem Nachfolger als Direktor der Akademie und Begründer einer Künstlerdynastie, beschränkt zu haben scheint, gelang es Schönfeld auf einzigartige Weise, der Malerei in Augsburg eine neue Richtung zu geben.[13]

Beiden war auch zu verdanken, daß die beiden Städte, vor allem aber Augsburg, wieder zu einem bedeutenden Produktionszentrum im Dienste geistlicher und adliger Mäzene im ganzen süddeutschen Raum wurden. Augsburg konnte diese Position bis ins späte 18. Jahrhundert hinein behaupten, die Zeit Matthäus Günthers (gest. 1788). In der Mitte der vierziger Jahre des 17. Jahrhunderts hatte Sandrart seinen berühmten Gemäldezyklus der zwölf Monate aus den Niederlanden an Kurfürst Maximilian von Bayern schicken lassen, und als er selbst um 1650 nach Nürnberg kam, boten ihm die Zeremonien und öffentlichen Feierlichkeiten anläßlich des Kriegsendes hinreichend Beschäftigungsmöglichkeiten, und er porträtierte viele der Gäste und Teilnehmer. Sandrart lieferte dem Erzherzog Leopold Wilhelm 1648 auch ein Altarbild, und Schönfeld malte später eine Reihe religiöser Bilder für Karl von Liechtenstein, den Bischof von Olomouc (Olmütz).

Sandrart und Schönfeld erfüllten nicht nur Aufträge für viele Klöster, Kathedralen und Schlösser des Gebiets (für die sie manchmal auch gemeinsam tätig waren), sondern steuerten auch zu einem anderen Kulturphänomen viele Werke bei. Der Bischof von Olmütz und der Erzherzog von Österreich nämlich sorgten für die Wiederbelebung einer Praxis des Mäzenatentums, deren letzter Vertreter Maximilian I. von Bayern gewesen war: Sie sammelten in großem Stil. Auch mehrere böhmische und mährische Magnatenfamilien, besonders die Černín (Czernin) und die Nostic (Nostitz), legten damals bedeutende Sammlungen an.[14] Für seine neue Residenz in Kroměříž (Kremsier) erwarb Liechtenstein, der nicht mit der bekannteren Fürstenfamilie in Vaduz verwandte Primas von Mähren, eine Gruppe von Gemälden, die in ganz Europa berühmt waren, darunter Meisterwerke von Tizian *(Die Schindung des Marsyas),* van Dyck und anderen Meistern, die sich immer noch in Kroměříž befinden.

Erzherzog Leopold Wilhelm gelang es während seiner Statthalterschaft, einst zur Sammlung der Habsburger gehörende Werke zurückzugewinnen, angefangen mit Werken von Künstlern wie Pieter Brueghel, die Teil der Sammlung

Ansicht der Sammlung des Erzherzogs Leopold Wilhelm in der Stallburg, Wien, Stich von Franz van den Steen nach Niclas van Hoy, um 1659

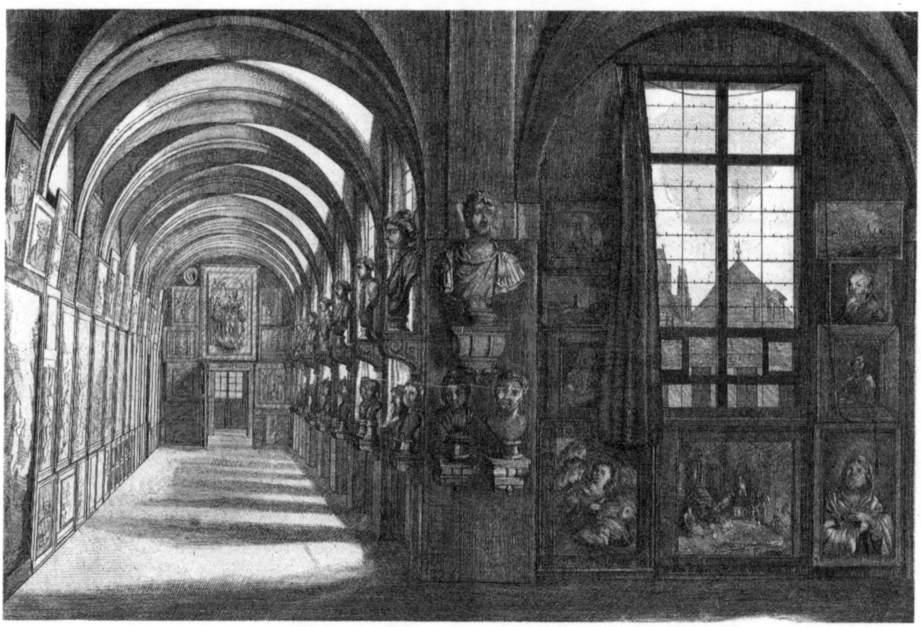

Rudolfs II. gewesen waren und die er aus den Niederlanden zurückerwarb. Dann richtete er die Sammlung im Prager Hradschin, die 1648 von den Schweden geplündert worden war, teilweise wieder ein und installierte schließlich eine Sammlung in der Wiener Stallburg, in der ein Jahrhundert zuvor die Sammlungen Maximilians II. untergebracht worden waren. Er beauftragte David Teniers, diese Sammlung in Gemälden und Stichen zu dokumentieren. All dies läßt erkennen, daß hier bewußt die Aktivitäten vergangener Herrscher wiederaufgenommen wurden.

Sandrart war nicht nur ein bedeutender Maler – er wurde der deutsche Apelles genannt –, er stellte die deutsche Malerei auch auf eine neue institutionelle Grundlage, denn auf seine Initiative geht die Einrichtung der ersten beiden deutschen Kunstakademien zurück. Die genauen Umstände sind zwar nicht bekannt, doch gründeten die Räte der Städte Augsburg und Nürnberg ihre Akademien, kurze Zeit nachdem Sandrart Vorstöße in dieser Richtung unternommen hatte. Nach diesem Vorbild entstanden dann auch private Akademien, wie sie zum Beispiel auf mehreren Bildern von Johann Heiss zu sehen sind. An den zu dieser Zeit neu gegründeten Ritterakademien wurde ebenfalls Zeichnen gelehrt.

An Sandrarts Akademie wurde nicht nur jener praktische Unterricht erteilt, für den er in seinen Schriften so lebhaft plädiert hatte, sondern sie sollte auch, in Anlehnung an das ihm vertraute italienische Vorbild, theoretische und technische Grundlagen vermitteln. Die Einrichtung dieser Institutionen ist in engem Zusammenhang mit seiner zweibändigen Schrift zu sehen, deren Titel Sandrarts Ziel genau ausdrückt: die *Teutsche Academie der edlen Bau-, Bild- und Mahlerey-Künste* von 1675/1679. Dieses Werk gleicht dem anderer Künstler und Kunstschriftsteller wie Giorgio Vasari in Italien oder Carel van Mander in den Niederlanden. Es enthält Lebensbeschreibungen von Künstlern und ist die erste umfassende Kunstgeschichte des deutschen Sprachraums. Sandrart gibt hier seinem Berufsstand eine Geschichte und dem Künstler einen Kanon von Vorbildern. Wie Vasaris *Vite* enthält die *Academie* außerdem technische Erläuterungen, und wie Vasari und van Mander erörtert Sandrart auch theoretische Fragen und stellt die bildenden Künste somit auf eine solidere intellektuelle Basis. Wie van Mander fügt Sandrart seinem Text eine Übersetzung von Ovids *Metamorphosen* bei und hilft damit dem Künstler, sich mit einem Standardthema der europäischen Malerei, nämlich der antiken Mythologie, vertraut zu machen. Schließlich enthält das Buch noch eine Beschreibung antiker Ruinen. Sandrarts Werk lieferte also der deutschen Kunst sowohl eine theoretische als auch eine praktische Grundlage, und es sollte eine große Vorbildwirkung haben: Innerhalb der nächsten hundert Jahre erschienen in deutscher Sprache nicht nur die erste europäische Architekturgeschichte und die erste allgemeine Kunstgeschichte, sondern in Deutschland bildete sich auch zuerst eine unabhängige Kunstkritik und philosophische Ästhetik heraus.

Sandrarts Bestrebungen hatten eine Parallele in der deutschen Literatur der Zeit, die europäische Genres, Typen und Erscheinungsformen assimilierte und dabei zugleich eine Annäherung an die Antike suchte. Seine Verbindung zur Literatur liegt auf der Hand, denn er war nicht nur selbst Schriftsteller, sondern

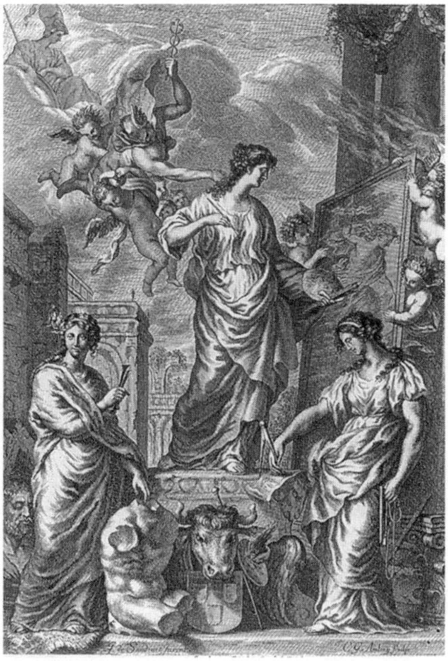

Titelkupfer von Band 1 der *Teutschen Academie,* 1675; Nürnberg, Germanisches Nationalmuseum

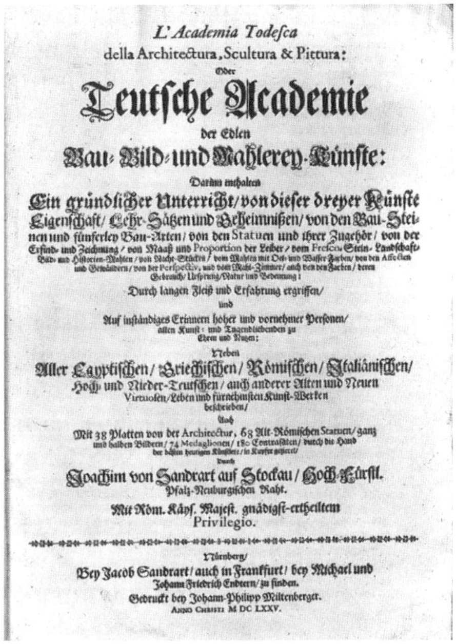

L'Academia Todesca
della Architectura, Scultura & Pittura:
Oder
Teutsche Academie
der Edlen
Bau- Bild- und Mahlerey-Künste:
Darinn enthalten
Ein gründlicher Unterricht / von dieser dreyer Künste Eigenschaft / Lehr-Sätzen und Geheimnißen / von den Bau-Steinen und fünferley Bau-Arten / von den Statuen und ihrer Zugehör / von der Erfind- und Zeichnung / von Maaß und Proportion der Leiber / vom Fresco-Stein- Landschaft- Bild- und Historien-Mahlen / von Nacht-Stücken / vom Mahlen mit Oel- und Wasser-Farben / von den Affecten und Gewändern / von der Perspectiv, und dem Mahl-Zimmer / auch von den Farben / deren Gebrauch / Ursprung / Natur und Bedeutung:
Durch langen Fleiß und Erfahrung ergriffen /
und
Auf inständiges Erinnern hoher und vornehmer Personen / allen Kunst- und Tugendliebenden zu Ehren und Nutzen:
Neben
Aller Egyptischen / Griechischen / Römischen / Italiänischen / Hoch- und Nieder-Teutschen / auch anderer Alten und Neuen Virtuosen / Leben und fürnehmsten Kunst-Werken beschreiben /
Auch
Mit 38 Platten von der Architectur, 68 Alt-Römischen Statuen / ganz und halben Bildern / 74 Medaglionen / 180 Contrafäten / durch die Hand der besten heutigen Künstlere / in Kupfer gezieret /
Durch
Joachim von Sandrart auf Stockau / Hoch-Fürstl. Pfalz-Neuburgischen Raht.
Mit Röm. Käys. Majest. gnädigst-ertheiltem Privilegio.
Nürnberg /
Bey Jacob Sandrart / auch in Frankfurt / bey Michael und Johann Friedrich Endtern / zu finden.
Gedruckt bey Johann-Philipp Miltenberger.
Anno Christi M DC LXXV.

Titelseite von Band 1 der *Teutschen Academie,* 1675; Berlin, Staatliche Museen Preußischer Kulturbesitz, Kupferstichkabinett

hatte Kontakt zu Literaten seiner Zeit, zumindest seit seinem Aufenthalt in den Niederlanden, wo der berühmte Dichter Joost van den Vondel seine *Monate* pries. Georg Philipp Harsdörffer, der Mittelpunkt des Nürnberger Dichterkreises, entwarf Programme für Zeremonien, aber auch Embleme für Bilder, die Sandrart um 1650 malte. Ihm wird – neben einem anderen Nürnberger Schriftsteller, Sigmund von Birken – verschiedentlich Sandrarts Biographie zugeschrieben, aus der wir oben zitiert haben.

Bemerkenswert ist auch, daß die Schriftsteller, mit denen Sandrart in Deutschland in Verbindung stand, zu den Begründern der im letzten Kapitel erwähnten Dichter- und Sprachgesellschaften gehörten. Ihre Bemühungen verraten ein Bewußtsein für Fragen des literarischen Stils. Während Sandrart der deutschen Kunst eine theoretische Grundlage gab, taten sie das gleiche für die deutsche Literatur. Das Wirken Sandrarts und der literarischen Gesellschaften kann daher als Teil einer allgemeinen Bewegung gesehen werden, die Deutschland auf das kulturelle Niveau des übrigen Europa bringen sollte.[15] Sandrart und die Literaten nahmen die Ziele der »deutschen patriotischen Bewegung«, wie sie später genannt wurde, vorweg. Zu dieser Bewegung gehörten die Bestrebungen Philipp von Zesens zur Reinigung der deutschen Sprache, die durch von Zesen und Leibniz angeregte Gründung der Deutschgesinnten Genossenschaft, der Versuch, eine deutschsprachige Oper ins Leben zu rufen, und die Einführung des Deutschen als Unterrichtssprache an den Universitäten durch Christian Thomasius 1687/88 in Leipzig und dann in Halle.[16]

Die literarischen Gesellschaften entwickelten für sich und ihre Mitglieder auch eigene Emblemata. Schon vor Sandrart fühlten sich etliche ihrer Gründer der bildenden Kunst verbunden: Martin Opitz zum Beispiel sang das Loblied des schlesischen Künstlers Bartholomäus Strobel.[17] Das erinnert uns daran, daß Schlesien während des 17. Jahrhunderts auch lange Zeit ein florierendes Zentrum der Literatur war und so bedeutende Gestalten wie Opitz, Andreas Gryphius, Angelus Silesius und Daniel Casper von Lohenstein hervorgebracht hat.

Führende schlesische Maler wie Strobel verbrachten jedoch den größten Teil ihres Lebens in Polen. Erst in den fünfziger Jahren des 17. Jahrhunderts vollzog sich in Schlesien eine merkliche Entwicklung der bildenden Künste, doch die bemerkenswertesten Werke aus diesem Jahrzehnt fallen eher wegen ihrer Zimmermannskunst als wegen ihrer architektonischen Anlage auf. Es handelt sich um die großen Fachwerkbauten der sogenannten Friedenskirchen in den damaligen Vorstädten von Glogów (Glogau), Jawór (Jauer) und Świdnica (Schweidnitz). Man wählte diese Bauweise, weil es Protestanten nicht erlaubt war, innerhalb der Stadtmauern Kirchen aus Stein zu errichten.

Zu einer Erneuerung der Malerei kam es in Schlesien erst nach 1660 mit der Ankunft Michael Willmanns. Willmann stammte aus Ostpreußen und war, wie so viele andere deutsche Künstler, um 1650 in Amsterdam gewesen, wo er viel von Jakob Backer und auch etliche der von Rembrandt, Rubens, Ruisdael und van Dyck eingeführten Neuerungen in sich aufgenommen hatte. Nach einem Aufenthalt in Prag, dessen Sammlungen ebenfalls Spuren in seinem späteren Werk hinterließen, und einer kurzen Zeit am Hofe des Großen Kuhfürsten in Berlin zog es ihn nach Schlesien, wo er den Rest seines Lebens verbrachte.[18]

Dem unabhängigen Willmann war es aufgrund von Zunftbeschränkungen nicht möglich, in der schlesischen Metropole Wrocław (Breslau) zu arbeiten, so daß er für eine Institution tätig wurde, deren Werkstätten in direkter Konkurrenz zu den städtischen Zentren arbeiteten. Von 1660 an stand er im Dienst der Zisterzienserabtei in Lubiąż (Leubus) und wirkte dort und in den Schwesterabteien in Henryków (Heinrichau) und besonders in Krzeszów (Grüssau). Diese Klöster waren mitverantwortlich für den allgemeinen Aufschwung, den Architektur und Skulptur in Schlesien nahmen und zu dem nun Willmann auf dem Gebiet der Malerei seinen Teil beisteuerte.[19] Der Grüssauer Abt Bernardus Rosa erteilte ihm zahlreiche Aufträge, zum Beispiel betraute er ihn gegen Ende des Jahrhunderts mit der Ausführung der Fresken in der Abteikirche St. Josef. Willmann, der auch ein Meister der Landschafts- und Tiermalerei war, schuf mehrere Zyklen religiöser Bilder, darunter in den sechziger Jahren eine Reihe bemerkenswerter Martyrienbilder in Lubiąż. Seine sich durch echt barocken Schwulst, freie Handhabung der Farbe, offene Kompositionsweise und dramatische Bewegtheit auszeichnenden Gemälde sind eine Synthese vieler Elemente der niederländischen Malerei seiner Zeit. Wie Schönfeld, so begründete auch Willmann eine lokale Malerschule, die von seinem Stiefsohn und Erben, Johann Christoph Liška, und dann von dessen Erben und Willmanns Enkelsohn, Georg Wilhelm Neunherz, weitergeführt wurde.

Von Willmanns Bildern in Lubiąż und an anderen Orten hat man gesagt, sie würden ein *theatrum sacrum* konstituieren. Wie die Messen, die Prozessionen und die apologetische Literatur gehörten auch sie zu den Waffen, mit denen die römisch-katholische Kirche damals in Schlesien um die Seelen kämpfte, denn das Land war im späten 17. Jahrhundert wegen der vielen dort vertretenen Konfessionen noch immer ein religiöses, wenn nicht sogar militärisches Schlachtfeld. Zu den Seelen, die für den Katholizismus gewonnen wurden, gehörte nicht nur Willmann, sondern auch der unter dem Namen Angelus Silesius bekannte Dichter Johann Scheffler, der mit dem Kloster in Krzeszów und also auch mit Willmann in engem Kontakt stand. Sandrart beschreibt Willmann, der Schefflers poetische Schöpfungen in visuelle Bilder umsetzte, als eifrigen Leser von Historien und Gedichten; dieses Interesse zeigt sich denn auch in den Themen seiner Werke.

Der erneute Aufschwung von Literatur und Kunst in Schlesien war kein Zufall, denn neben den geistlichen Förderern spielten auch die Magnaten eine bedeutende Rolle als Auftraggeber, und auch sie förderten die Zusammenarbeit von Schriftstellern und Künstlern. Wie Willmann die religiösen Werke des Angelus Silesius illustrierte, so gestaltete Rauchmiller die Titelblätter einiger Dramen Lohensteins, der seinerseits wiederum die Texte und das Programm für das in den siebziger Jahren gebaute bemerkenswerte Mausoleum der letzten schlesischen Piastenlinie (Liegnitz-Brieg-Wohlau, erloschen 1675) in Legnica (Liegnitz) lieferte. Die Tradition der Präsentation einer Reihe von Ahnenporträts, die mit dem Schloß in Brzeg (Brieg; Abb. S. 176) begonnen hatte, fand hier einen ebenso eindrucksvollen Abschluß: Die Statuen der Angehörigen der Piastendynastie sind in dem oktogonalen Mausoleum so angeordnet, daß sie über den Raum der Kapelle hinweg miteinander kommunizieren. Aus dem *theatrum sacrum* wird ein *theatrum familiale:* Die Piasten werden verherrlicht, da es mit ihnen zu Ende geht. Das Zusammenwirken von Malerei, Text und Plastik, das sich bei Bildhauern wie Schwanthaler erst ankündigte, findet hier seine Verwirklichung.[20]

Die Skulpturen in diesem Mausoleum stammen von Matthias Rauchmiller, die Fresken und Stuckarbeiten jedoch von Carlo Rossi und Domenico Antonio Rossi. Die Beschäftigung italienischer Künstler durch einen fürstlichen Mäzen führt uns auf eine allgemeinere Frage und bringt uns zu Rauchmillers nächstem Auftraggeber, dem Oberherrn von Schlesien, Kaiser Leopold I. Unter der Herrschaft Leopolds I. (1658–1705), der ein herausragender Förderer von Architektur und Musik war und selbst komponierte, wurden die Bemühungen der Habsburger, sich wieder ihre alte Machtstellung in Europa zu sichern, von entsprechenden Anstrengungen auf dem Gebiet der bildenden Künste begleitet, die zumindest in ihren Intentionen, wenn nicht sogar in ihrem praktischen Erfolg, von gleicher Konsequenz waren. Zuletzt hatte der Hof Rudolfs II. die überragende Stellung der Habsburger in der mitteleuropäischen Kunst demonstriert. Diese Welt der Kunst war durch den Dreißigjährigen Krieg und seine für die Länder der Habsburger besonders verheerenden Folgen zerstört worden. Alte Formen des Mäzenatentums verschwanden, als der Hof von Prag nach Wien verlegt wurde, wo er dann bis zum

Schluß residierte. Um Mißverständnissen vorzubeugen, ist allerdings festzuhalten, daß es auch unter der Herrschaft Ferdinands III. (1637–1657) einige Bestrebungen zur Aufrechterhaltung einer kulturellen Kontinuität auch im Bereich der Kunstförderung gegeben hatte, wie Aufträge für Kirchen in den zwanziger Jahren und die Beschäftigung von Johann Wilhelm Baur und Tobias Pöck in den dreißiger und vierziger Jahren belegen. Für eine Kontinuität auf dem Gebiet der Musik spricht das Beispiel Johann Jakob Frobergers, der bis 1658 am Hofe blieb und mit dem die Tradition der Klaviermusik am kaiserlichen Hofe begann, die sich bis Mozart fortsetzte. Erst mit der Thronbesteigung Leopolds I. jedoch lebte die kaiserliche Kunstförderung wieder in größerem Umfang auf.[21]

Kulturell orientierte sich der Wiener Hof, genau wie die schlesischen Piasten und viele andere mitteleuropäische Herrscher, zunächst an Italien, nicht zuletzt wegen der Familienbande der Habsburger mit den Gonzaga. Zudem wurden in den österreichischen Landen traditionellerweise Meister aus der Comer Gegend und aus Graubünden in der Schweiz beschäftigt. Musik und Oper am Hofe Leopolds I. waren zunächst eine Domäne der Italiener; erst später folgten ihnen Deutsche. Im Gegensatz zu anderen deutschen Höfen, deren Sprache Französisch war, wurde in Wien hauptsächlich Italienisch gesprochen: Der toskanische Botschafter Lorenzo Magalotti schrieb an den Großherzog der Toskana, er komme am kaiserlichen Hof nicht dazu, sein Deutsch zu üben, weil man in Wien so viel Italienisch spreche.[22]

Nicht nur in Musik und Sprache, auch in der Architektur hielt sich in diesen Teilen Mitteleuropas ein im wesentlichen italienisch geprägtes Ideal. Wie wir im letzten Kapitel gesehen haben, bekam diese Orientierung im sakralen Bereich von den Jesuiten und im profanen Bereich von Wallenstein neue Impulse. Die theoretischen Werke über Architektur, die nun zu erscheinen begannen, artikulierten dieses Ideal. In Polen erschien zunächst 1659 in Kraków die *Krótka nauka budownicza* (»Kurze Wissenschaft des Bauens«) und 1678 das *Collectionum seu de pulchro architecturae sacrae et civilis compendio collectorum Liber unus* des Jesuiten Bartłomiej Nataniel Wąsowski, des Architekten der Jesuitenkirche in Poznań.[23] Diese Bücher hatten sich zum Ziel gesetzt, die »Regeln« der Architektur in Polen weiter zu verbreiten, und andere Abhandlungen folgten ihnen. Schon der Titel des ersten Werkes, das in der Landessprache abgefaßt ist, zeigt allerdings, daß die klassische Tradition den polnischen Gegebenheiten angepaßt werden sollte. In der deutschsprachigen Welt hatten Veröffentlichungen, in denen die architektonischen Ordnungen zumindest in einer Folge von Stichen präsentiert wurden, eine längere Tradition. Um 1678 schrieb der weitgereiste Fürst Karl Eusebius von Liechtenstein einen Architekturtraktat. Und die erwähnte *Krótka nauka* wird einem polnischen Edelmann, Lukasz Opalinski, zugeschrieben, ein weiteres Zeugnis für das besondere Verhältnis von aristokratischem Auftraggeber und Architektur.[24]

Liechtensteins Abhandlung ist ein Beleg für die weite Verbreitung der Übernahme italienischer Ideen und Moden. Wie ein anderer adliger Autor, Wolf Helmhard von Hohberg, schrieb, konnte man geradezu voraussetzen, daß ein Aristokrat im Zeichnen und in der Architektur bewandert war und sich auf diesen Gebieten betätigte.[25] Liechtenstein bemerkte in seinem Traktat, das »Welschlandt« übertreffe in seiner Baukunst die ganze Welt, weshalb man seiner Manier und keiner anderen folgen müsse, denn sie sei schön, eindrucksvoll und majestätisch.[26] Mit seiner etwas naiven Ausrichtung an allem Italienischen und seinem Plädoyer für die Verwendung der architektonischen Ordnungen artikulierte Liechtenstein jedoch ein Ideal, das sich radikal von dem unterschied, das vorher in Mitteleuropa, zum Beispiel in Prag, vertreten worden war. Die Maler und Bildhauer Rudolfs II. hatten, wie wir gesehen haben, eine subtilere Kunst geschaffen, die sich in komplizierten Allegorien mit manchmal erotischem Inhalt ausdrückte, in denen sich Witz und Gelehrsamkeit vereinten, und diese kleinen Gegenstände waren für Kenner, nicht für ein breiteres Publikum gedacht gewesen.[27] Zu diesen subtilen Ausdrucksformen fürstlicher Magnifizenz stehen Liechtensteins Ansichten in deutlichem Gegensatz. Er betont nicht nur, wie wichtig es sei, die architektonischen Ordnungen zu verwenden, sondern macht auch noch andere konkrete Angaben, wie eine Architektur auszusehen habe, die sich für einen ambitiösen Mäzen schicke. Wenn Liechtenstein davon spricht, sie müsse eindrucksvoll und majestätisch sein, dann scheint er die Auffassung explizit zu machen, die den auf Wallenstein zurückgehenden Veränderungen in Böhmen implizit zugrunde lag. Ein eindrucksvolles und majestätisches Bauwerk ist für ihn eines, das sich lang erstreckt, und je länger es ist, desto erhabener und vornehmer ist es für ihn. Denn eine lange Reihe gleichmäßig angeordneter Fenster und Säulen macht nach seiner Ansicht den größten Eindruck und wirkt am prächtigsten.[28]

Der Bau des sogenannten Leopoldinischen Trakts der Wiener Hofburg in den sechziger Jahren des 17. Jahrhunderts antizipierte die Vorstellungen Liechtensteins und läßt sich mit seiner die Geschosse übergreifenden vertikalen Großordnung und seiner einheitlichen, horizontalen Reihung von fünfundzwanzig Fensterfeldern an der zum Heldenplatz hin gelegenen, etwa einhundertzwanzig Meter langen Fassadenfront als Verwirklichung dieses Ideals betrachten. Das Gebäude scheint durch bloße Wiederholung und Masse beeindrucken zu wollen. Die Pilaster der Fassadengliederung entsprechen der toskanischen Ordnung und ruhen auf einer rustizierten Basis. Diese Formensprache geht letztlich auf Michelangelos Entwürfe für den Kapitolspalast mit seinen über zwei Stockwerke reichenden Kolossalpilastern zurück, und auch die Rustizierung der Basis kann als dessen Idee gelten. Betrachtet man den Leopoldinischen Trakt als Erfüllung der Liechtensteinschen Kriterien, dann läßt sich die mitteleuropäische Vorstellung vom Eindrucksvollen und Majestätischen durchaus von ihren genau zur gleichen Zeit entwickelten französischen Alternativen unterscheiden, auch wenn das, was in Versailles dann letztendlich gebaut wurde, von ihr nicht weit entfernt war. Die französischen Schloßentwürfe aus den sechziger Jahren des 17. Jahrhunderts weisen eine Pavillonanlage oder eine andere Form der Gliederung in mehrere Gebäudeblöcke auf und damit auch einen größeren inneren Kontrast, obwohl die einzelnen Teile stets dem Ganzen untergeordnet sind.[29]

Da der Leopoldinische Trakt aus den frühen Jahren der Herrschaft des Kaisers stammt, läßt er sich vielleicht als Ausdruck der Absicht deuten, die Größe des

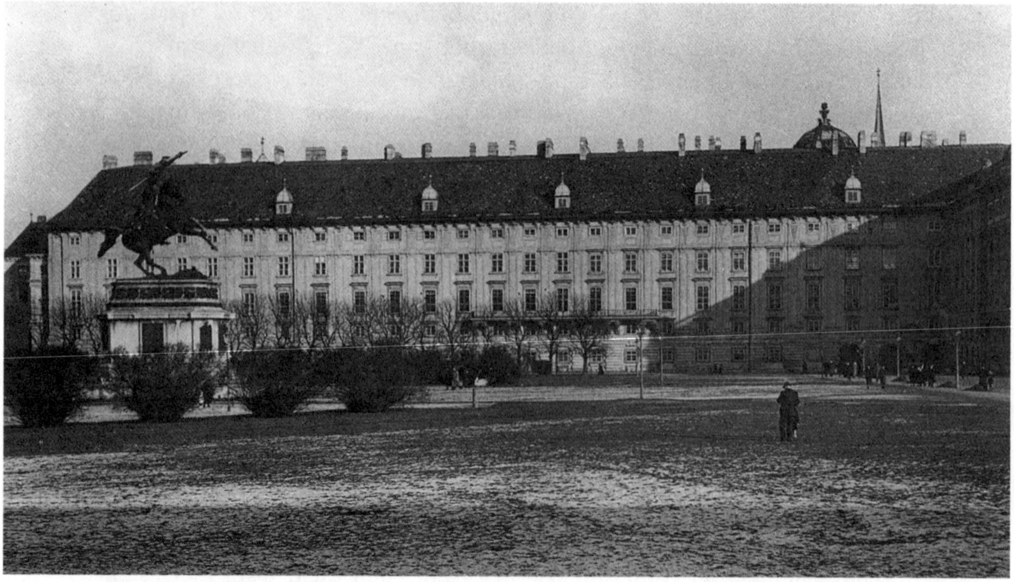

Leopoldinischer Trakt der Hofburg, Wien, 1660–1666, von Filiberto Lucchese, (ab 1672 von G. P. Tencalla erweitert)

Hauses Habsburg wiederzubeleben. Auch wenn man vor einiger Zeit die Bedeutung des Kaiserhauses bei der Umgestaltung Wiens in eine imposante Hauptstadt in Frage gestellt hat[30], so ist der Leopoldinische Trakt dessen unbeschadet sicherlich nicht nur ein frühes Beispiel einer Palastarchitektur in grandiosem Stil, sondern antizipiert auch spätere Wiener Adelsresidenzen, die, wie man hervorgehoben hat, ebenfalls von Italienern entworfen wurden.[31] Es läßt sich sogar behaupten, daß der Leopoldinische Trakt nicht nur ein Vorläufer dieser Architektur gewesen ist, sondern direkt zum Bau dieser Residenzen angeregt und ihn inspiriert hat – jener Adelspaläste also, die nach einer neueren Auffassung das Antlitz der *Vienna gloriosa* am Ende des 17. Jahrhunderts viel eher geprägt haben sollen als die Paläste der Habsburger.[32] Zudem scheint es gerechtfertigt, den Bau dieses Trakts als Bestandteil einer ungebrochenen Tradition der Übernahme italienischer Baustile zu begreifen, die durch die späteren Bauten fortgesetzt wurde.

Diese Art der Architektur beeinflußte schon bald die Gestaltung der Residenzen, die sich die Magnaten des Habsburgerreiches erbauen ließen. Das Palais Černín auf dem Prager Hradschin war mit seiner neunundzwanzig Fensterachsen und dreißig Pilaster zählenden Front von einhundertfünfzig Metern Länge sogar eine noch größer dimensionierte Verwirklichung des von Liechtenstein artikulierten Ideals. Der Architekt dieses Palais war Francesco Caratti, der aus Lugano gekommen war und für Wenzel Eusebius von Lobkowitz in Roudnice (Raudnitz an der Elbe) eine andere große Residenz entworfen hatte.[33] Beispiele italisierender Grandezza tauchten auch in der Provinz auf, wo sich die Auffassung, Repräsentation durch Architektur bedeute Legitimation, ebenfalls verbreitet hatte. In Petronell in Niederösterreich errichteten Diego und Carlo Martino Carlone nach Plänen von Filiberto Lucchese ab 1673 ein großes Schloß für die Trautsons, und in Eisenstadt im Burgenland (früher Kismarton, Ungarn) baute C. M. Carlone ab etwa 1663 für Pál Eszterházy jene Residenz, in der später Haydn arbeitete. Dies Bauwerk ist eine provinzielle Variante des Standardpalais mit Rustika, einer Höhe von vier Stockwerken und über zwei Stockwerke führenden Kolossalpilastern.[34]

Im dritten Viertel des 17. Jahrhunderts kam es somit zu einer »Bauwelle«, die zwar nicht solche Ausmaße annahm wie die vom »Bauwurm« des 18. Jahrhunderts ausgelöste Bauwut, aber doch in einer beachtlichen Fülle von Gebäuden resultierte. Karl Eusebius von Liechtenstein beteiligte sich als Amateurarchitekt selbst am Entwurf eines phantastischen fünfstöckigen Schlosses in Mähren, das auf einem schroffen Felsen in Plumlov (Plumenau) liegt und von seinem Sohn erbaut wurde.[35] Bischof Karl von Liechtenstein beauftragte italienische Architekten, ihm für seine beiden mährischen Residenzen Olomouc und Kroměříž standesgemäße Schlösser zu bauen, deren große Blöcke ebenfalls eine Kolossalordnung und regelmäßige Fensterreihen aufweisen.

Die Errichtung solcher Gebäude verweist auf einen Wandel in den gesellschaftlichen Verhältnissen.[36] Wie wir schon im vorhergehenden Kapitel bemerkt haben, waren Auftraggeber wie die Liechtensteins und Dietrichsteins, ähnlich wie Wallenstein vor ihnen, Emporkömmlinge, die von der Vertreibung der Protestanten aus Mähren und der Konfiskation ihrer Güter profitiert hatten. Ihre Schlösser entstanden nicht nur aus dem Verlangen, es dem königlichen Vorbild gleichzutun, sondern waren auch Ausdruck der Rivalität, die – gerade in den böhmischen Landen – zwischen der »Soldateska« (den Berufssoldaten wie Wallenstein, Piccolomini und Rudolf Colloredo), den

Palais Černín, Prag, 1668 begonnen, von Francesco Caratti

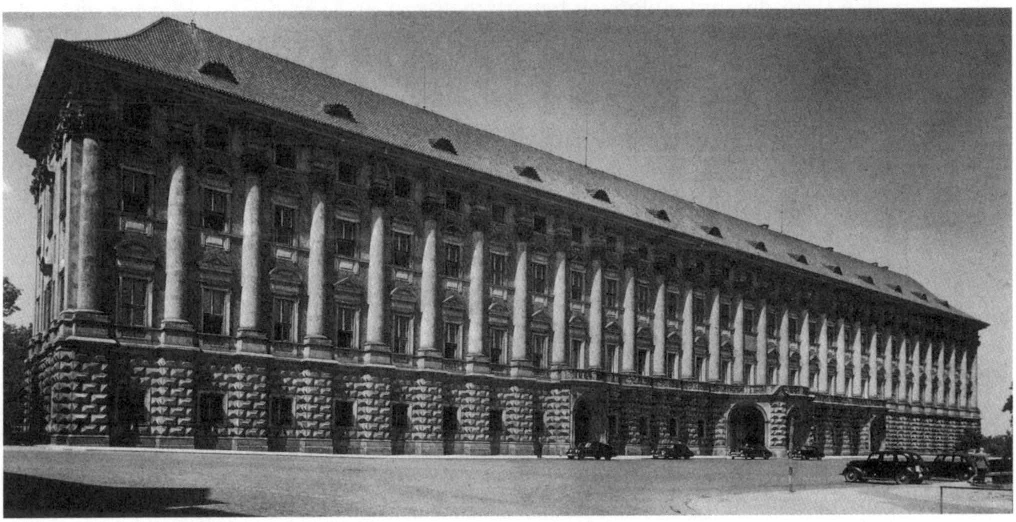

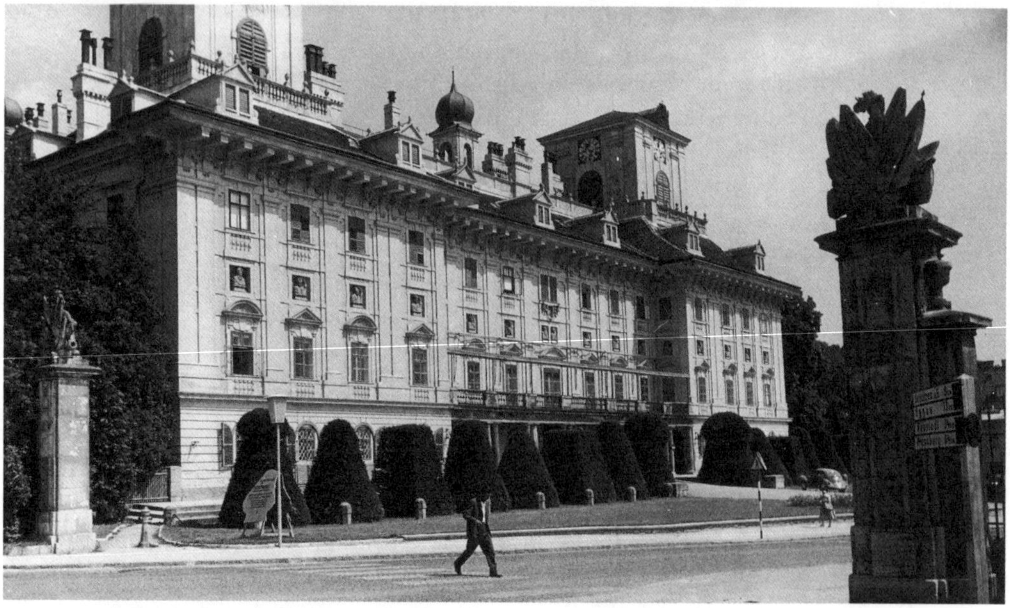

Schloß Eszterházy, Eisenstadt, 1663–1672 von Carlo Martino Carlone umgebaut (nach Plänen von Filiberto Lucchese?)

Kriegsgewinnlern wie den Liechtensteins und dem alteingesessenen Adel herrschte.

Diese verstärkte profane Repräsentationsbautätigkeit hatte vergleichbare Hintergründe wie die Bemühungen der religiösen Orden, die in Schlesien, Böhmen und Mähren (wie auch in Österreich) die Bevölkerung wieder für den katholischen Glauben zu gewinnen suchten. Auch die Orden errichteten oft riesige Gebäude, wozu sie wirtschaftlich in der Lage waren, da sie ihren großen Grundbesitz erfolgreich bewirtschafteten und verwalteten, und das oft effizienter als der Adel, mit dem sie gelegentlich konkurrierten. Und zudem hatten auch sie von den Vertreibungen profitiert.

Welche Resultate die kirchliche Kunstförderung in der Zeit nach dem Dreißigjährigen Krieg zeitigte, läßt sich exemplarisch an den drei Kirchen und Kollegien erkennen, die gleich nach Kriegsende von den Jesuiten in Prag erbaut wurden. Sie waren Bestandteil ihrer Bemühungen zur Überwindung der in Prag noch lebendigen »tschechischen Häresie«. In der Prager Altstadt ließen sie zwischen 1644 und 1658 von Carlo Lurago ihre zentrale Lehranstalt, das riesige Gebäude des Collegium Clementinum, errichten. Die Wahl ausgerechnet dieses Architekten, der auch für die Soldateska (zum Beispiel in Náchod für die Piccolomini) arbeitete und dessen Familie auch der alteingesessenen Aristokratie (zum Beispiel den Nostic) diente, hing wohl mit ihrem Konkurrenzverhältnis zu diesen beiden Gruppen zusammen. Die Größe des Kollegs ist Ausdruck der Macht und der Prätentionen der Gegenreformation, für die Grandiosität mit Grandeur gleichbedeutend war.

Die Jesuiten waren sich dabei der Symbol- und Propagandafunktionen der Kunst durchaus bewußt, wie auch ihre Fassadengestaltung der an das Kolleg angrenzenden Salvatorkirche zeigt (siehe Abb. S. 312). Das Kolleg drückt die Bedeutung der Jesuiten durch seine Ausmaße aus, aber die von Lurago entworfene neue Kirchenfassade mit Skulpturen von Jan Jiří Bendl verkündet noch andere deutliche Botschaften. Die Skulpturen stellen Schutzheilige Böhmens dar, Säulen der böhmischen Kirche, und sie erheben sich über einer an einen dreiteiligen Triumphbogen erinnernden Konstruktion. Dieses Triumphieren wird noch durch die Ausrichtung der Fassade verstärkt, die den Platz abschließt und der Karlsbrücke und dem Altstädter Brückenturm zugewandt ist, die Kaiser Karl IV. im 14. Jahrhundert hatte erbauen lassen. Der Turm, dem sie gegenübersteht, ist als Symbol des Triumphs interpretiert worden, als eine Art Ersatztriumphbogen, und seine Inschriften verweisen auf die böhmischen Könige des Mittelalters.[37] Diesem weltlichen Symbol setzten die Jesuiten ihr eigenes kirchliches Symbol entgegen: Die Position des Staates nimmt nun die streitende und triumphierende Kirche ein.

In der Mitte des 17. Jahrhunderts förderten die vom Hof unterstützten Jesuiten in Wien die Einführung sowohl des neuen italisierenden Stils als auch neuer ikonographischer Entwicklungen; sie spielten also eine ähnliche Rolle wie der Hof.[38] In dieser Stadt ließen sie 1646 eine Mariensäule errichten, die zwar in München schon eine Vorgängerin hatte, aber in den habsburgischen Landen die erste von vielen war. Die Heilige Jungfrau erfüllte in Österreich genauso wie in Bayern die Rolle einer Schutzpatronin und Fürsprecherin des Landes; insofern war sie so etwas wie die oberste Befehlshaberin der gegen-

Jesuitenkirche Zu den neun Chören der Engel, Wien, 1662, Fassade von Filiberto Lucchese (?); Mariensäule, Bronzeguß von 1664–1667 als Ersatz des Marmors von 1646

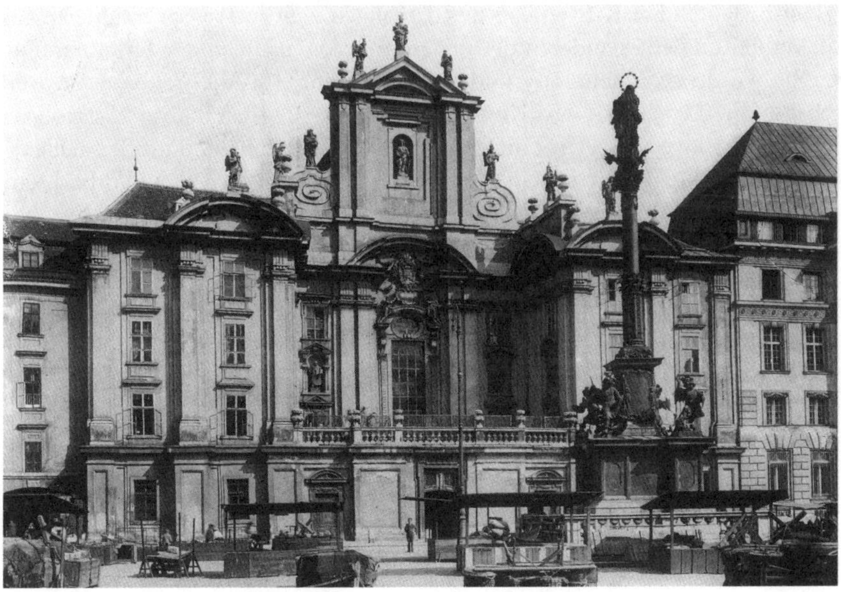

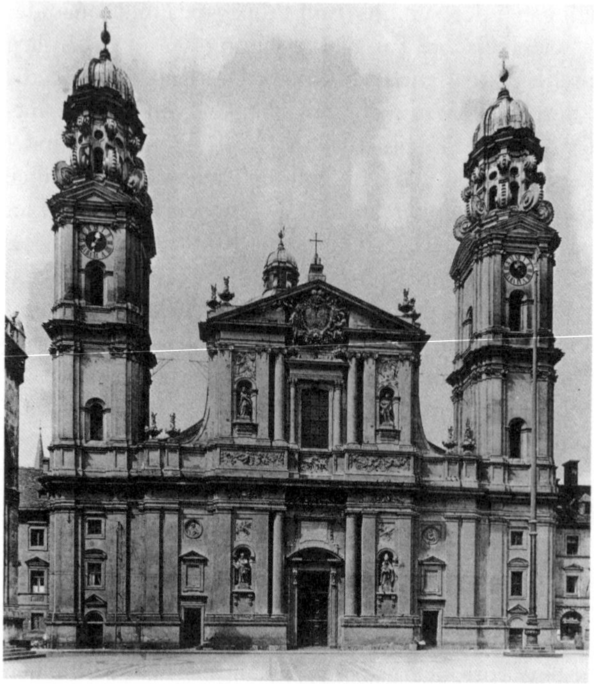

Theatinerkirche, München, von Enrico Zuccalli, 1663–1688, Pläne von Agostino Barelli

reformatorischen Streitkräfte. Ihr Bild nahm außerdem schon deshalb einen militant antiprotestantischen Charakter an, weil es auf eine Siegessäule gesetzt war. Und da die Kirche Am Hof, vor der sie aufgestellt wurde, selbst an ein Proszenium und zugleich an einen Triumphbogen erinnert, wurde diese Assoziation noch verstärkt.

Der bedeutendste Kirchenbau der damaligen Zeit in Bayern resultierte aus der Verbreitung eines anderen der neueren Orden, nämlich der Theatiner. Die Kirche wurde zwischen 1663 und 1688 für Henriette Adelaide von Savoyen gebaut, die Gemahlin des Kurfürsten Ferdinand Maria, des Nachfolgers Maximilians I. von Bayern. Zunächst hatte man versucht, den großen italienischen Architekten Guarino Guarini, dessen Bauten in Bayern als Vorbild sehr geschätzt waren, mit dem Entwurf der Theatinerkirche zu beauftragen, begnügte sich aber dann mit Agostino Barelli aus Graubünden. Der ebenfalls aus Graubünden kommende Enrico Zuccalli, der am Ende des Jahrhunderts der bedeutendste Architekt des bayrischen Hofes für profane wie auch für sakrale Bauwerke war, vollendete die Münchner Theatinerkirche, die der Mutterkirche des Ordens in Rom, S. Andrea della Valle, gleicht.[39]

All diese neuen Kirchen wurden mit Altären von bedeutenden Malern ausgestattet, in deren Laufbahn es zu einer ähnlichen künstlerischen Neuorientierung kam, wie sie die Architektur erlebte. Die Gemälde in der Theatinerkirche stammen von Sandrart und Johann Karl Loth, einem Deutschen, der wie Liss in Venedig gearbeitet hatte und nach München zurückgekehrt war, um dort eine Malerschule zu gründen.[40] Der bedeutend-

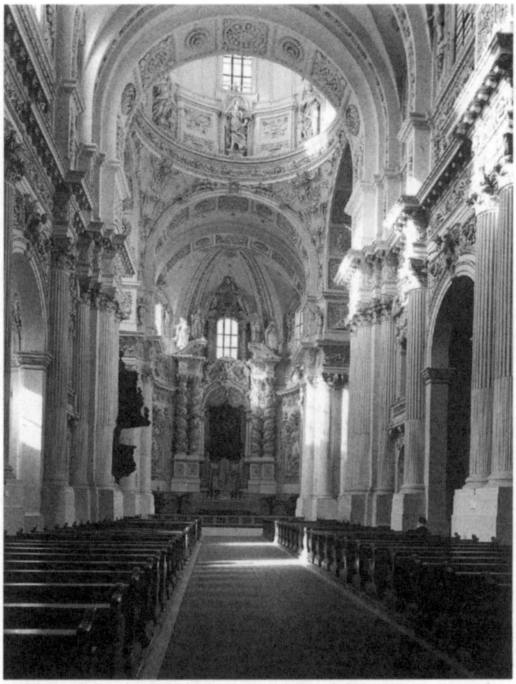

Theatinerkirche, München, Blick nach Osten

ste Maler von Altarbildern für böhmische Kirchen war Karel Škréta. Er war 1610 in Prag als Sohn eines Hofbeamten geboren worden und hatte seine Ausbildung vielleicht bei Aegidius Sadeler begonnen, der letzten bedeutenden Gestalt der rudolfinischen Ära in Prag. Bald mußte er jedoch wie so viele Tausend andere Protestanten emigrieren und ging in den zwanziger Jahren zunächst nach Deutschland und dann, 1628, nach Italien. In Rom, wo er so berühmten Malern wie Poussin begegnete, konvertierte er zum Katholizismus. Am Ende der dreißiger Jahre kehrte er nach Böhmen zurück, wo seine Werke von den vierziger Jahren an nachweisbar sind.

Škréta betätigte sich sowohl als Porträtist von Prälaten und Adligen wie auch als Maler religiöser Themen, wobei er in diesem Bereich hauptsächlich damit beschäftigt war, die große Nachfrage nach Altar- und Votivbildern zu befriedigen, die für all die neuen Kirchen und als Ersatz für die 1620/21 in einer Welle des Bildersturms vernichteten oder verlorengegangenen Werke gebraucht wurden. Wie die Architekten neue Elemente in die böhmische Baukunst einführten, so führte Škréta neue Elemente in die böhmische Malerei ein – Elemente, die an Simon Vouet und Poussins Klassizismus erinnern und sich bei ihm mit einer flüssigen Malweise verbinden. Man hat ihn zwar den böhmischen oder Prager Apelles genannt, doch wurde er außerhalb seiner Heimat nicht sehr bekannt. Ob wir Sandrarts Urteil über Škréta akzeptieren oder nicht, jedenfalls war er der erste herausragende böhmische Künstler seiner Zeit, der nach Rom ging und von dort italienische Stilformen mit nach Hause brachte. Damit schuf er eine der Grundlagen für die spätere Entwicklung der Malerei in dieser Region.[41]

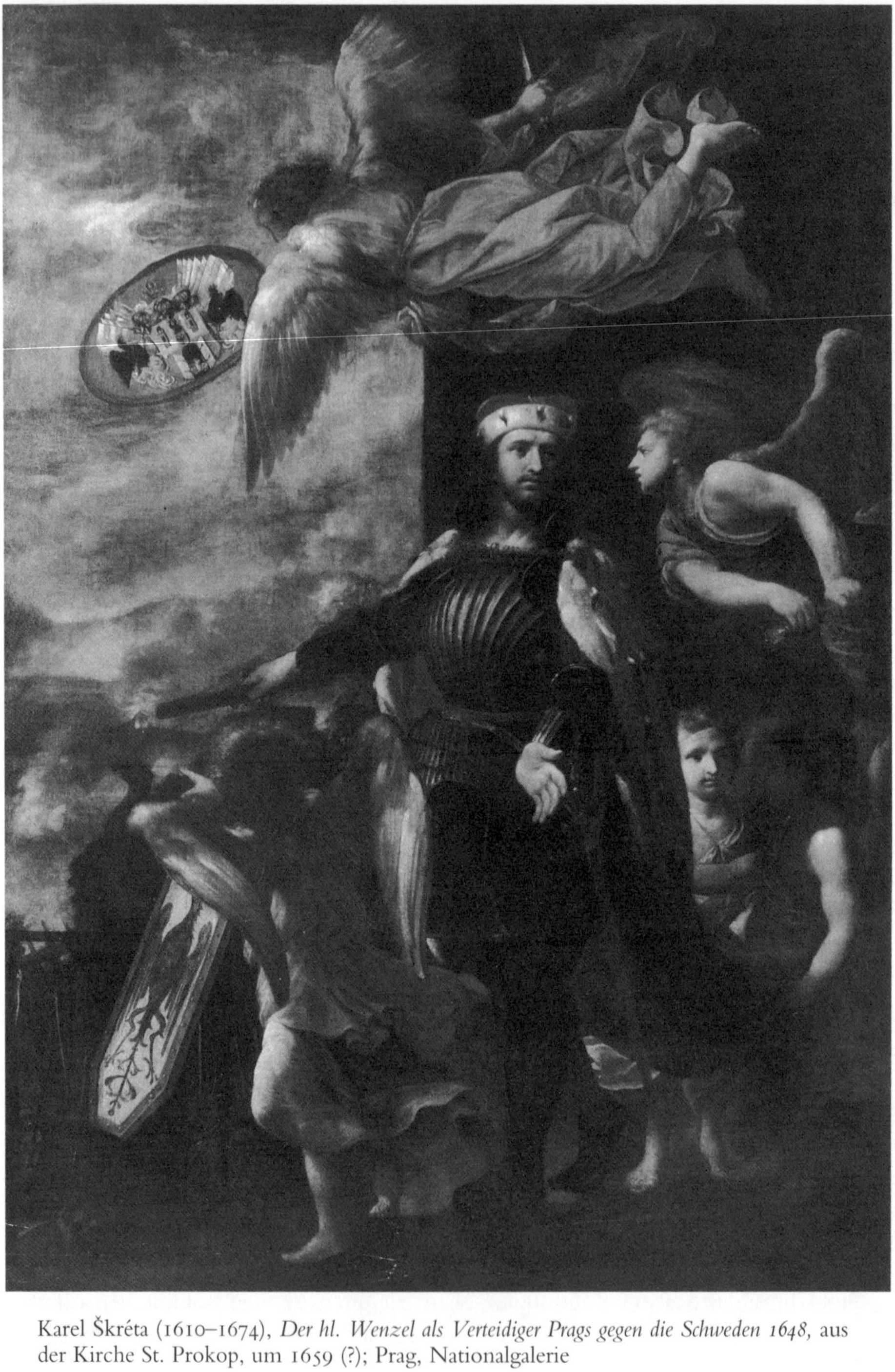

Karel Škréta (1610–1674), *Der hl. Wenzel als Verteidiger Prags gegen die Schweden 1648,* aus der Kirche St. Prokop, um 1659 (?); Prag, Nationalgalerie

Die sich in jener Zeit wieder verstärkenden künstlerischen Aktivitäten in Mitteleuropa waren in ihren Neuerungen zwar hauptsächlich an Italien und den Niederlanden orientiert, doch wurde nun auch das Frankreich Ludwigs XIV. zu einer Quelle kultureller Ideale. Als das kurfürstliche Schloß in Dresden im späten 17. Jahrhundert in einem neuen Geschmack gestaltete Räumlichkeiten erhielt, war dies ein Schritt, der einen Wandel in den Geschicken dieser Stadt anzukündigen schien, die sich im 18. Jahrhundert zu einem blühenden Kunstzentrum entwickeln sollte. Wolf Caspar von Klengel, ein Architekt, der so von allem Italienischen durchdrungen war, daß er sogar die Anmerkungen auf seinen Zeichnungen in Italienisch schrieb, entwarf nördlich der Elbe eine neue Stadt, deren Straßen strahlenförmig vom Kopf der zum Schloß führenden Brücke ausgingen. Dieser Entwurf ist römisch genannt worden, doch er scheint auch der Anlage von Versailles zu entsprechen, die eine ähnliche Fächerform hat. Das Palais im Großen Garten, das Johann Georg Starcke ab 1678 erbaute, war zweifellos von französischen Entwürfen inspiriert, auch wenn ihm ein Plan Klengels zugrunde gelegen haben sollte. Die strenge Fassadengliederung, vor allem die mit Giebeln versehenen Seitenfassaden seiner Flügel, erinnern an Claude Perraults Ostfassade des Louvre. Der symmetrische Entwurf, vor allem der Mittelrisalit mit Segmentgiebel über gekuppelten Kompositsäulen, die ihrerseits über eine gekuppelte toskanische Ordnung gesetzt sind, erinnert außerdem an eine alte französische Tradition, die auf Philibert Delorme zurückgeht, auch wenn verschiedene Elemente wie die Verwendung von Konsolen als Stützen des Architravs nicht vollkommen der klassischen Regel entsprechen. Der in französischer Manier angelegte Garten enthielt acht Kavalierhäuser und eine Fülle von Gartenskulpturen und war offenbar fast unmittelbar von Marly le Roi, der Residenz Ludwigs XIV., beeinflußt.[42]

Im benachbarten Böhmen führte der aus Burgund stammende Architekt Jean-Baptiste Mathey, der sich 1675 in Prag niederließ und dort bis zu seinem Tode im Jahre 1696 tätig war, ähnliche Neuerungen ein. Von 1679 an arbeitete er für den Grafen Václav (Wenzel) Sternberg an der Sommerresidenz Schloß Troja, einem Jagdschloß außerhalb Prags inmitten eines großen Parks in französischem Stil. Dieses bedeutende Bauwerk ist eine Dreiflügelanlage mit erhöhtem Mittelteil des Corps de logis; mit seiner französischen Form und rhythmischen Gliederung gemahnt es an Vaux-le-Vicomte. Wie andere zeitgenössische französische Bauten erinnert es jedoch durch die Kolossalpilaster, den Wechsel von Dreiecks- und Segmentgiebeln über den Fenstern und die reichen Fensterrahmungen mit Kartuschen darunter auch an römische und berninische Architektur.[43]

Matheys wichtigster sakraler Bau war die St.-Franziskus-Kirche der Kreuzherren mit dem roten Stern, die 1679–1688 für den einzigen in Böhmen entstandenen Orden gebaut wurde. Der Orden, der auf eine reiche Geschichte zurückblicken konnte, wollte sich, wie der Adel, für den Mathey auch arbeitete, mit dem Bau seiner Kirche an einer geschichtsträchtigen Stelle – direkt an der Karlsbrücke, am Weg, den die Könige nahmen, und nahe dem Jesuitenkolleg – von neuem Geltung verschaffen. Die römischen Vorbilder des Grundkonzepts

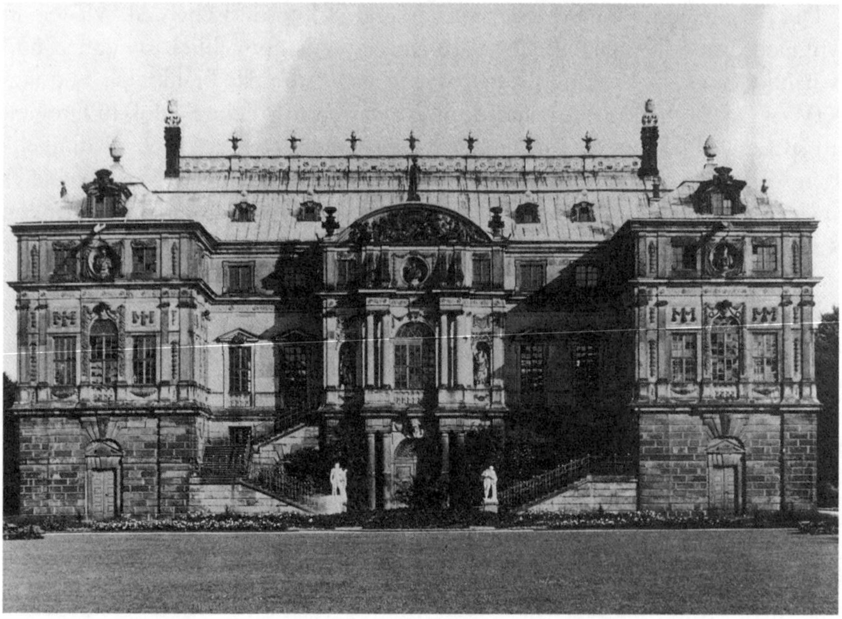

Palais im Großen Garten, Dresden, 1678–1683, von Johann Georg Starcke (Vorkriegsaufnahme)

Schloß Troja, Prag, 1679–1696, von Jean-Baptiste Mathey, Mittelteil des Corps de logis mit Treppenskulpturen *Gigantomachie* von Paul Heermann, 1705

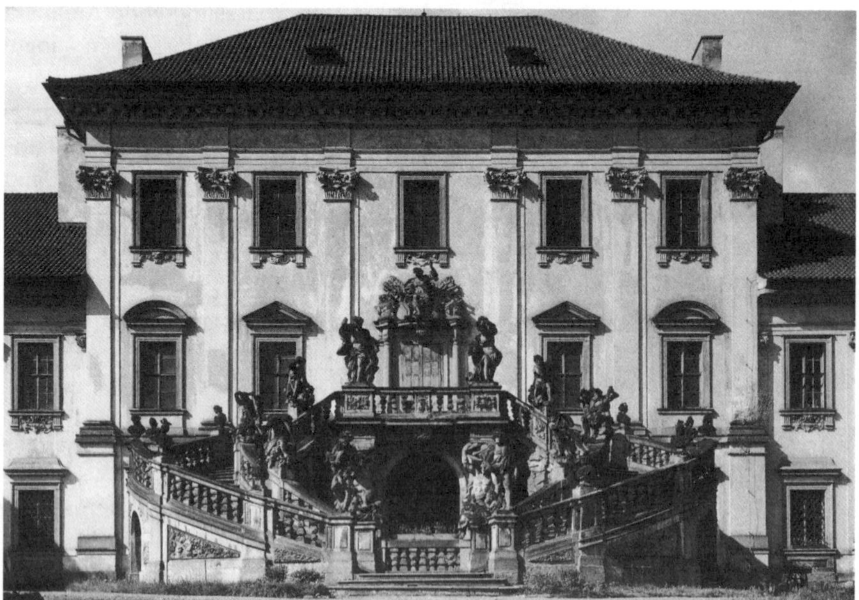

dieser Kirche sind nicht zu verkennen, aber aufgrund der Fassadengliederung und ihrer kubischen Proportionen mit einer Kuppel auf hohem Tambour über ovalem Zentralraum kann sie als französischer klassizistischer Bau betrachtet werden.

»Klassizistische« Tendenzen in der Kunst des 17. Jahrhunderts, wie sie an dieser Architektur erkennbar sind, wurden indes nicht nur von französischen Baumeistern verbreitet. Sie repräsentieren auch eine bestimmte Interpretation der klassischen vitruvianischen Tradition, die in Italien im späten 16. Jahrhundert zum Beispiel durch Andrea Palladio vertreten worden war und die seine Anhänger im Norden aufgriffen.

Zum Schluß dieses Kapitels sei noch darauf hingewiesen, daß es einen weiteren nichtgallischen Einfluß gab, der sogar innerhalb jener stilistischen Strömung zum Ausdruck kam, die man als französischen Klassizismus bezeichnet. Wenn wir Werken begegnen, die dem Versailler Klassizismus zu entsprechen scheinen, dann kann es durchaus sein, daß wir in Wirklichkeit auf Spuren der Niederländer und ihrer Schüler gestoßen sind, deren Einfluß damals bis Sankt Petersburg reichte. In der Architektur wurzelte dieser Trend im holländischen Palladianismus des 17. Jahrhunderts; in der Plastik ging er auf die von François Duquesnoy repräsentierte Alternative zu Bernini in Rom zurück; und in der Malerei entsprang er dem, was man häufig als niederländischen oder flämischen Klassizismus bezeichnet hat. Wir sollten außerdem nicht vergessen, daß dies auch einige der Quellen waren, aus denen der Stil von Versailles hervorging. Die Auftraggeber im Norden Mitteleuropas hatten es allerdings nicht nötig, von diesen Entwicklungen auf dem Umweg über Versailles Kenntnis zu erlangen, denn sie hatten dazu durch die ihnen zur Verfügung stehenden niederländischen und in den Niederlanden ausgebildeten Künstler einen ganz unmittelbaren Zugang, so wie auch die Gestaltung von Versailles ja direkt durch die Niederländer beeinflußt worden war.[44]

In der Malerei repräsentierten in Mitteleuropa Maler wie Adriaen van der Werff, der am Düsseldorfer Hof arbeitete, den niederländischen Einfluß. Auf dem Gebiet der Skulptur sprach das Werk Jérôme Duquesnoys d. J. sogar Auftraggeber an, die sonst eher dem italienischen Barock zuneigten – so zum Beispiel Karl Eusebius von Liechtenstein, der Bronzestatuen von Duquesnoy für seine Sammlung erwarb. Duquesnoy und andere niederländische Bildhauer aus diesem Kreis arbeiteten auch für den Erzherzog Leopold Wilhelm, der lange in Brüssel residiert hatte. François Dieussart, der zur Zeit Duquesnoys in Rom tätig war, schuf Werke für den Hof des Königs von England, den Fürsten von Oranien, den König von Dänemark und den Kurfürsten Friedrich Wilhelm von Brandenburg, der sein Land aufgrund seiner ehelichen Verbindung mit dem Hause Oranien zu einem Außenposten niederländischer klassizistischer Kunst machte.

Die Werke niederländischer Bildhauer wie Dieussart konnten, wie zuvor die Werke der Italiener, geradezu zum Inbegriff der Hofkunst von Herrschern wie dem Großen Kurfürsten werden. Von der Mitte des 17. Jahrhunderts an wurden niederländische Bildhauer, die häufig in der klassizistischen Manier Duquesnoys arbeiteten, an vielen mitteleuropäischen Residenzen beschäftigt.

Bartholomeus Eggers zum Beispiel folgte Dieussart an den Hof des Großen Kurfürsten und arbeitete in den achtziger Jahren mehrmals in Berlin. Um 1660 lieferte Artus Quellinus d. J., der in Rom zum Kreis von Duquesnoy gehört hatte, Gartenskulpturen für die brandenburgischen Residenzen in Berlin und Kleve und schuf ein bedeutendes Denkmal des Feldmarschalls Christoph Sparr in der Berliner Marienkirche. Ihm sind auch die herrlichen Grabmäler des Herzogs und der Herzogin von Gottorf im Schleswiger Dom zu verdanken. Die Beschäftigung niederländischer Künstler fand in der Zeit um 1700 mit der Arbeit von Gabriel Grupello in Düsseldorf und Mannheim, von Wilhelm de Grof in München und Thomas Quellinus in Dänemark und Polen ihre Fortsetzung.

Die wichtige Rolle, die die Niederländer in der Entwicklung der Kunst dieser Zeit spielten, wäre noch weiter zu verfolgen. Die Bedeutung des Klassizismus in allen Bereichen der niederländischen Kunst ist bislang nicht ausreichend gewürdigt und die weite Verbreitung des niederländischen Klassizismus nicht genügend herausgestellt worden. Infolgedessen hat man diese Strömungen nicht als wichtige Elemente eines kulturellen Austauschprozesses erkannt, der häufig einfach nur dem Einfluß Frankreichs zugeschrieben wird. Doch wie es scheint, hatte der Klassizismus in der Hofkunst auch niederländi-

Kreuzherrenplatz, Prag, mit Kirche der Kreuzherren mit dem roten Stern, 1679–1688, von Jean-Baptiste Mathey, und der Kirche St. Salvator von Carlo Lurago und anderen; Fassade 1654 begonnen, mit Statuen von Jan Jiří Bendl

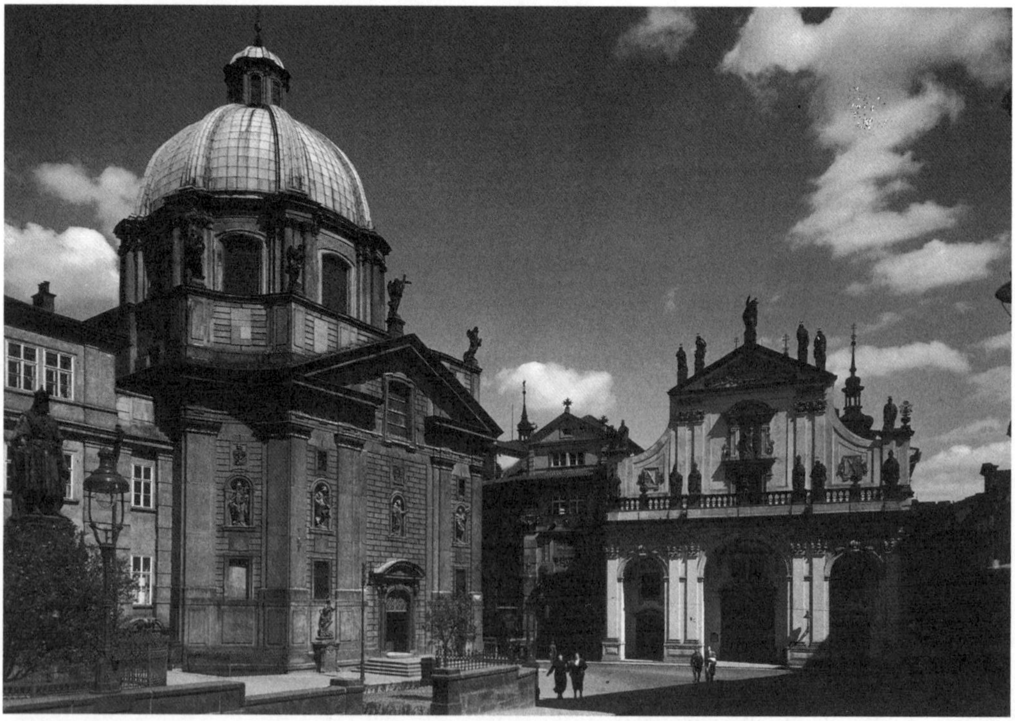

sche Ursprünge: Seine Verbreitung im Bereich der Bildhauerei durch Künstler wie Duquesnoy, die Familie Quellinus oder die de Keysers und ihre Schüler ist ein noch offenes Feld zukünftiger Forschung. Ähnliches gilt auch für die Malerei und die Architektur.

Die Erneuerung der Kunst in Mitteleuropa nach dem Dreißigjährigen Krieg brachte die Region stärker unter den Einfluß jener Länder, die für die europäische Kultur in der Mitte des 17. Jahrhunderts weitgehend prägend waren: Frankreich, Italien und die Niederlande. In der nächsten Epoche übernahmen zwei Zentren, Wien und Warschau, die kulturelle Führung in der Region und entwickelten im Zuge der Verarbeitung dieser Einflüsse und der Auseinandersetzung damit neue Synthesen. Der in vieler Hinsicht miteinander verwobenen Geschichte dieser Zentren wollen wir uns nun zuwenden.

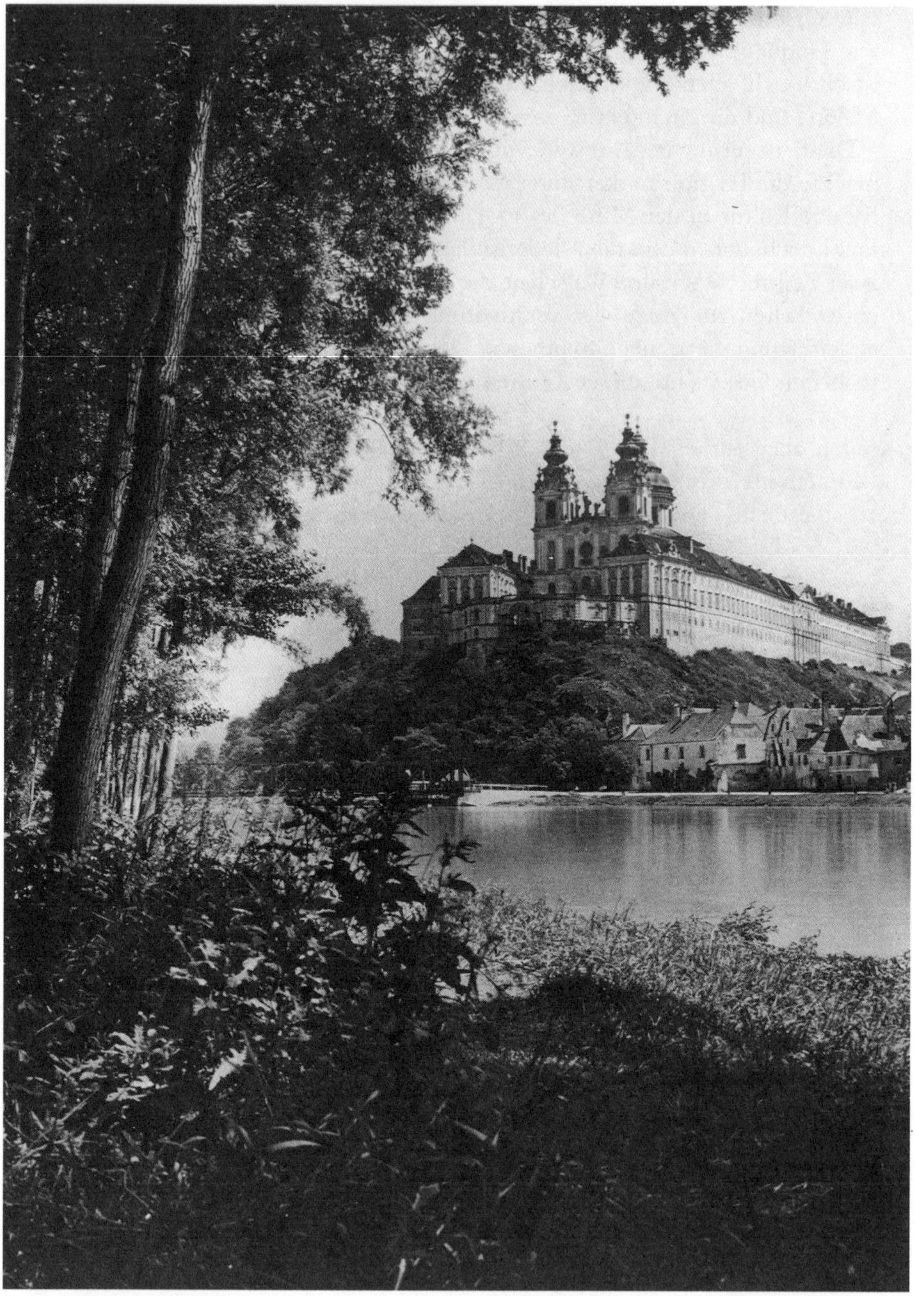

Stift Melk, Neubau 1702 begonnen, von Jakob Prandtauer (1660–1726), vollendet von Joseph Munggenast; Ansicht von Südwesten

Kapitel 12

POLONIA VICTORIOSA, AUSTRIA GLORIOSA

Angeführt vom polnischen König Jan (Johann) Sobieski und unter der Teilnahme vieler europäischer Fürsten, stürmte 1683 eine Armee die Höhen des Kahlenberges im Südwesten Wiens herab und vertrieb die Türken, von denen die Stadt belagert wurde. Die Befreiung Wiens läutete das Ende der Konflikte ein, die in den sechziger Jahren begonnen hatten. Von nun an war Mitteleuropa durch die Osmanen nicht mehr bedroht.

Der Sieg bei Wien bedeutete für die Habsburger einen Wendepunkt, für die Polen aber einen Höhepunkt ihrer Geschichte, denn sie standen in jenem Moment im Mittelpunkt des europäischen Geschehens. Unter Sobieskis Herrschaft erreichte Polen seine größte politische Bedeutung. Doch bereits mit dem Tod des Königs im Jahre 1696 begann ein langer Niedergang des Landes, das erneut die Beute fremder Dynastien wurde und in den nächsten Jahrzehnten schätzungsweise ein Drittel seiner Bevölkerung verlor.

Anders das Schicksal der Habsburger: Nachdem die Türkengefahr vor Wien abgewehrt worden war, organisierten sie mit Hilfe verschiedener Fürsten einen neuen europäischen Kreuzzug, vertrieben die Türken aus Ungarn, Kroatien und Serbien und sicherten sich eine Vormachtstellung in Südost- und Mitteleuropa. Zur gleichen Zeit stellten sie sich in Deutschland an die Spitze einer Fürstenkoalition, um einer Bedrohung aus dem Westen zu begegnen. Eine Reihe von Kriegen folgte, in denen die Habsburger den Heeren des französischen Königs Ludwig XIV. gegenüberstanden, insbesondere der Spanische Erbfolgekrieg im frühen 18. Jahrhundert. Als Ergebnis der Friedensverträge, die diesen Konflikt beendeten, gewannen die Habsburger 1713 die südlichen Niederlande und, allerdings nur bis 1735, auch das Königreich Neapel mit der Insel Sardinien, die sie 1720 gegen Sizilien eintauschten. Die österreichischen Habsburger hatten damit die Rückschläge kompensiert, die sie im Dreißigjährigen Krieg erlitten hatten. Sie spielten von nun an bis zum späten 18. Jahrhundert eine führende Rolle im Konzert der europäischen Nationen und konnten diese Position in gewisser Weise sogar noch bis zum Ende des Ersten Weltkriegs, dem Friedensvertrag von Saint-Germain, behaupten.

Diese Ereignisse hatten bedeutende Folgen für die Künste. Die Epoche nach der Befreiung Wiens im Jahre 1683 gilt besonders wegen der barocken Schlösser und Kirchen, die nun in den habsburgischen Landen errichtet wurden, als »glorreiche« Zeit österreichischer Kunst und Architektur. In und um Wien herum betrieben der kaiserliche Hof, der Adel und die kirchlichen Auftraggeber, ob Pfarren oder Klöster, ein Mäzenatentum großen Stils. Es wurden viele eindrucksvolle Kirchen, Klöster, Stadtpaläste und Landschlösser gebaut. Die Herrschaft Sobieskis war für die Geschichte der Kultur in Polen von ähnlicher Bedeutung, und Warschau und seine Umgebung erlebten in dieser Zeit einen Aufschwung, der dem Wiens vergleichbar war.

Man kann durchaus behaupten, daß die Ereignisse von 1683 der Kunst einen symbolischen Stempel aufdrückten. Für gewöhnlich behandelt man die Kunst und Architektur Polens ab dem späten 17. Jahrhundert allerdings nicht mit der Österreichs zusammen, und es bestehen in der Tat ja auch deutliche Unterschiede zwischen beiden Ländern. Doch liegen diese Unterschiede weniger in unterschiedlichen Formen der Kunstförderung begründet, denn die Auftraggeber waren in beiden Fällen die Krone, die Magnaten und die Orden. Es lag eher an der unterschiedlichen kulturellen Orientierung und an einem anderen Selbstverständnis, daß man in beiden Ländern unterschiedliche Künstler und Stilformen bevorzugte. Polnische und österreichische Mäzene suchten ihr Selbstbewußtsein in neuen plastischen Formen auszudrücken, und an der Wahl, die sie dabei jeweils trafen, werden die kulturellen Unterschiede in der Region deutlich.

Die Kunst, die in Polen unter Sobieskis Herrschaft aufblühte, war von der Übernahme internationaler klassizistischer und italisierender Strömungen geprägt, die an regionale Eigenheiten angepaßt wurden.[1] Nach dem Vorbild anderer polnischer Könige sorgte Sobieski dafür, daß die polnische Krone im Land wieder die führende Rolle in der Kunstförderung übernahm. Er hatte seine Laufbahn als Hetman (Oberbefehlshaber des Heeres) begonnen und besaß überall in Polen großen Grundbesitz, dessen Zentrum jedoch, wie damals bei vielen Magnaten, im Osten des Landes lag, in seinem Falle in der Nähe von Lwów (L'viv, Lemberg, heute Ukraine). Seine Geburtsstadt Olesko ließ er später mit Gartenanlagen und -skulpturen schmücken; in Źółkiew (Źolkva, Nesterjov) und Jaworów ließ er Residenzen bauen, Podhorce wurde neu ausgeschmückt. Für die Kollegiatskirche in Źółkiew, die eine Art königliches Pantheon werden sollte, gab er bei Andreas Schlüter Denkmäler und bei dem in Rom ausgebildeten Martino Altomonte Gemälde in Auftrag.[2] Bemerkenswert ist, daß er zur gleichen Zeit den Bau der dortigen Synagoge unterstützte, die in einer Variante eines einheimischen Stilidioms des 17. Jahrhunderts errichtet wurde, mit der typischen hohen Attika.[3]

Zur Förderung seiner königlichen Machtinteressen ließ Sobieski bald nach seiner Thronbesteigung in Gdańsk (Danzig), einem entlegenen Teil seines Herrschaftsgebiets, für die Katholiken die Königliche Kapelle errichten, gleich neben der bedeutendsten Kirche der Stadt, der Marienkirche. In dieser Kapelle trat der klassizistische Stil, der für seine Herrschaft so bezeichnend werden sollte, zum erstenmal klar zu Tage. Dieser Stil fand besonders durch die Werke des Bildhauers Andreas Schlüter und des Architekten Tylman van Gameren in Polen Verbreitung. Der aus Utrecht gebürtige van Gameren war in Italien gewesen und in den siebziger Jahren des 17. Jahrhunderts nach Polen gekommen. Er arbeitete in einem Stil, der dem Palladianismus und den Werken des Architekten Vincenzo Scamozzi, die er vielleicht gesehen hatte, verpflichtet war.[4]

Wie in Österreich, so setzte sich, allerdings aus anderen Gründen, auch in Polen der Stil, der im Lande dominierend werden sollte, nicht nur bei den Kirchen und königlichen Residenzen durch, sondern auch bei den Schlössern der Magnaten. Adlige bestimmten in Polen das Kulturleben schon darum wesentlich mit, weil hier der König aufgrund des Systems des Wahlkönigtums

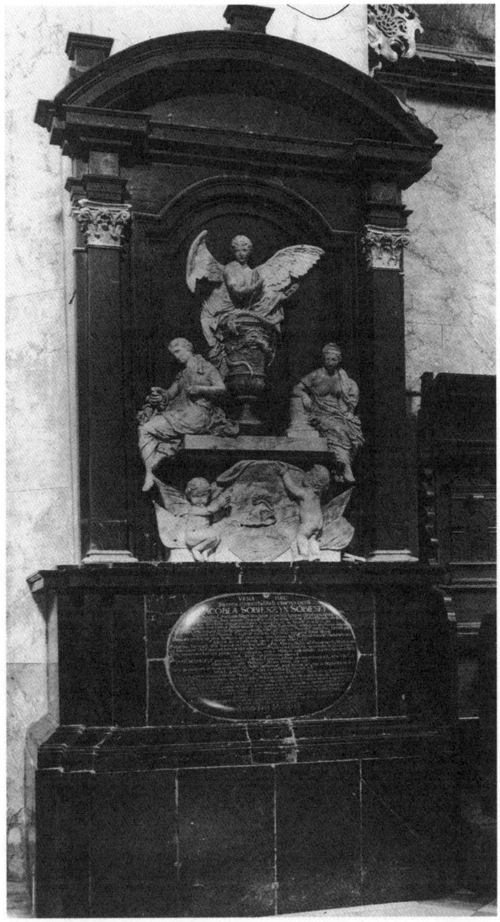

Grabmal des Jakub Sobieski, 1692–1694, von Andreas Schlüter; Kollegiatskirche, Żółkiew (Żolkva, Nesterjov), heute Ukraine (Vorkriegsaufnahme)

nur ein Primus inter pares und nicht die alleinige Macht im Lande war. Ihr Einfluß war um so bedeutender, als der Zuwachs an freiem Grund und Boden, wie wir schon erwähnt haben, zahlreichen Mitgliedern der Schlachta (des Land- und Kleinadels) zu riesigen Gütern verholfen hatte. Daher waren Magnaten wie Jan Krasiński, der ein herrliches, von van Gameren erbautes und von Schlüter dekoriertes Palais in Warschau besaß, oder Stanisław Lubomirski in der Lage, in der Kunstförderung eine ebenso bedeutende Rolle zu spielen wie die österreichischen Aristokraten des späten 17. Jahrhunderts.

Für diese Epoche ist charakteristisch, daß der neue Stil vornehmlich in Warschau und seiner Umgebung beziehungsweise in Wien und seiner Umgebung in Erscheinung trat. Zuvor waren Kraków, Wilno (Vilnius), Gdańsk und Lwów die führenden Zentren der polnischen (polnisch-litauischen) Kultur gewesen, doch unter Jan Sobieski wurde Warschau, das seit dem frühen 17. Jahrhundert Königsresidenz war, zusammen mit dem nahe gelegenen Wilanów zum wichtigsten Kulturzentrum des Landes.[5] Ähnlich stach Wien nun endgültig Städte wie Prag oder Innsbruck aus.

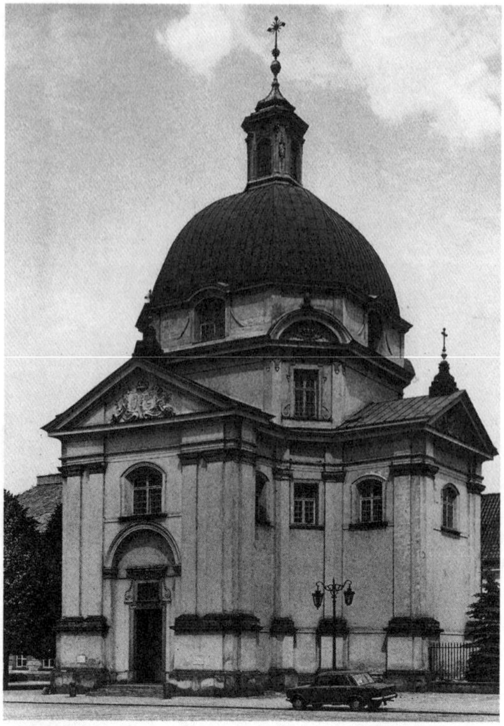

Sakramentinerinnenkirche, Warschau, 1688–1692, von Tylman van Gameren

Tylman van Gameren baute mehrere Kirchen in Polen; Zentralbauten, unter denen die Warschauer Sakramentinerinnenkirche, ein Gegenstück zu Matheys Kreuzherrenkirche in Prag, herausragt. Dieser verhalten palladianische Bau von 1688–1692 war für einen neuen Orden bestimmt und griff in der Anlage auf eine Bauweise zurück, die schon lange für Grabkapellen verwendet wurde. Einer von van Gamerens wichtigsten noch erhaltenen Profanbauten in Warschau ist das bereits erwähnte große Krasiński-Palais aus den achtziger Jahren, eine großartige Anlage in gemäßigt klassischer Formensprache. Können wir die Sakramentinerinnenkirche mit der Prager Kreuzherrenkirche vergleichen, so ist dieses Palais eine Art polnischer Louvre, dessen Fassade sein klassizistisches Äußeres ähnelt. Eine charakteristische Eigenheit ist jedoch der skulpturengeschmückte Giebel (wahrscheinlich Arbeiten Andreas Schlüters): Die Reliefs stellen römische Helden dar, von denen die Krasińskis abzustammen behaupteten.[6]

Die Fassaden eines Schlosses, das Sobieski ab dem Ende der siebziger Jahre vor den Toren Warschaus errichten ließ, wurden von Schlüter und anderen Bildhauern mit vergleichbaren Reliefs geschmückt, die Themen aus der Antike zeigen, sowie mit Statuen, die Tugenden verkörpern. Es handelt sich um die Villa nova in Wilanów, deren Name schon die italienischen Ursprünge ihrer Konzeption verrät. Das Schloß wurde von Agostino Locci, einem in Polen ansässigen Architekten, entworfen, dessen Familie aus Rom stammte. Diese eingeschossige Villa außerhalb der Stadt ist am italienischen und letztlich römi-

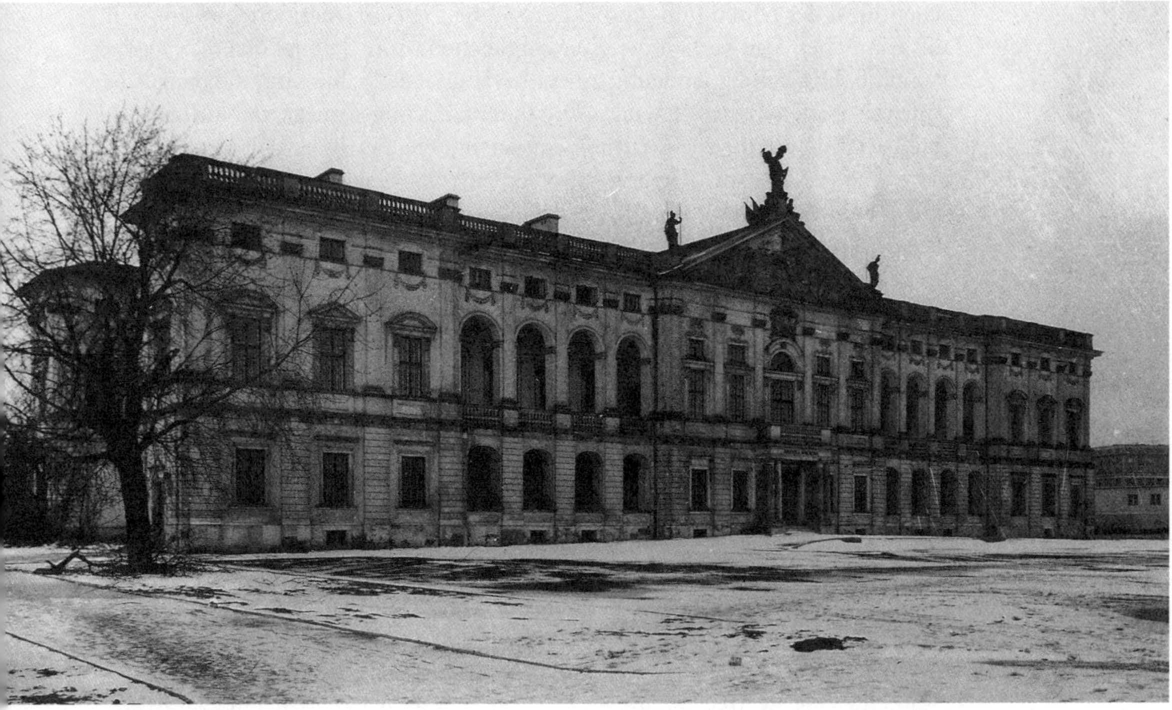

Krasiński-Palais, Warschau, 1689–1695, von Tylman von Gameren, mit Skulpturen von Andreas Schlüter

Schloß Wilanów bei Warschau, 1677–1696, von Agostino Locci, mit Skulpturen von Andreas Schlüter und anderen

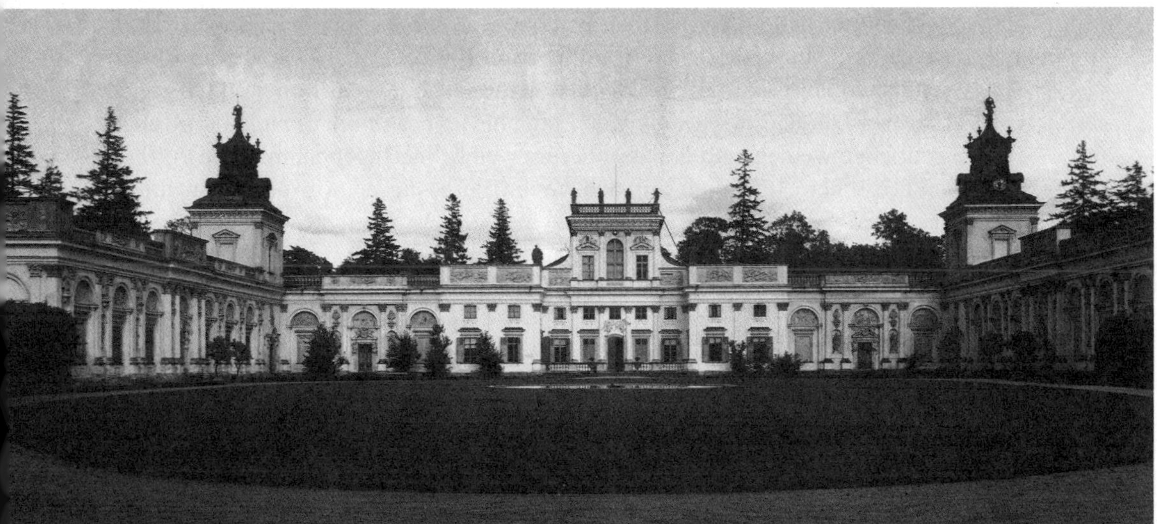

schen Ideal der Muße und Zurückgezogenheit *(otium)* orientiert. Sie läßt sich mit römischen Bauwerken der Zeit vergleichen, zum Beispiel der Villa Doria Pamphili, und gehört eindeutig zur vitruvianischen Architektur, die damals in ganz Europa wiederbelebt wurde. Die hufeisenförmige Anlage verbindet mehrere Pavillons; die Innenausstattung entspricht dem damals aktuellsten klassisch geprägten Geschmack, wie etwa die Gemälde von französischen und italienischen Künstlern, zum Beispiel dem Florentiner Michelangelo Palloni, beweisen. Diese beiden polnischen Schloßbauten stehen exemplarisch für die in einer Vielzahl anderer Schlösser, darunter auch van Gamerens Palais in Nieborów, verwirklichten neuen architektonischen Konzeptionen, die sich in Polen durchsetzten.[7]

Die Werke, die Andreas Schlüter im Auftrag Sobieskis und der polnischen Schlachta für Wilanów und zur gleichen Zeit auch für verschiedene Kirchen schuf, sind eine Art bildhauerisches Gegenstück zu van Gamerens Architektur. Später wurde Schlüter wohl auch, wie wir später noch sehen werden, von französischer Skulptur beeinflußt, doch wenn sich nacheinander nicht nur Sobieski, sondern auch der preußische König Friedrich I. und Peter der Große von Rußland der Dienste dieses aus Danzig stammenden Künstlers versicherten, so lag das offenbar nicht daran, daß man ihn mit dem französischen Klassizismus identifiziert hätte.

Ein Brief Agostino Loccis von 1681, in dem er den Bildhauer dem König empfiehlt, macht dies deutlich. Locci schreibt, dieser *statuarius* sei dafür bekannt, Putti im Stile Duquesnoys machen zu können. Schlüter war für Sobieski sehr wahrscheinlich deshalb interessant, weil er Werke in der Manier dieses flämischen Meisters zu arbeiten vermochte, der im 17. Jahrhundert die große Alternative zu Bernini war. Und dies hat sicher auch den Berliner Hof überzeugt, an dem die Niederländer stark vertreten waren – man denke nur an Dieussart und Eggers und an die zahlreichen holländischen Maler und Gemälde in Berlin. In der Tat hatte der Kurfürst, als Schlüter nach Berlin kam, kurz zuvor erst einen Putto von Duquesnoy für seine Sammlung erworben.[8]

Schlüter hatte diese Formensprache vielleicht von den vielen niederländischen und von Niederländern inspirierten Bildhauern gelernt, die im Ostseeraum einschließlich der polnischen Küste tätig waren. Ihm können in der Manier Duquesnoys gearbeitete Epitaphe in Frombork (Frauenburg) zugeschrieben werden, und die idealisierten weiblichen Tugenden und die Putti mit militärischen Attributen auf den Grabmälern, die er, wie belegt ist, für die Familien Sobieski und Danilowicz in Żółkiew (Nesterjov) geschaffen hat, zeigen ebenfalls eine deutliche Verwandtschaft mit den Skulpturen des *Fiammingo.* Schlüter kann daher in mehrfacher Hinsicht mit der durch van Gameren repräsentierten Strömung des niederländischen Klassizismus in Verbindung gebracht werden.

Diese klassizistischen Tendenzen wurden in Polen von jener idiosynkratischen, in der polnischen Kultur des 16. Jahrhunderts wurzelnden Bewegung vereinnahmt, die als Sarmatismus bekannt ist und im 17. und 18. Jahrhundert eine besondere Blüte erlebte.[9] Der Sarmatismus ist eine spezifisch polnische Variante der nationalen Selbstdefinition der Völker im Zuge der Renaissance.[10]

Das allgemeine Streben der Renaissance nach einer Rückkehr zu den Quellen veranlaßte die Völker Europas, nach ihren jeweiligen (mythischen) Ursprüngen zu suchen oder sie sich notfalls zu konstruieren. Die Polen suchten im Sarmatismus eine Bestätigung, daß auch sie, wie andere Europäer, von Völkern abstammten, die bereits bei den Schriftstellern der Antike Erwähnung gefunden hatten. Nur suchten sie sich noch ältere Ahnen als andere Völker: Sie identifizierten sich geographisch mit den östlichen Gebieten des Kontinents und daher mit deren Urbevölkerung, den Sarmaten, die zum Beispiel von dem griechischen Historiker Herodot erwähnt, aber in der Antike natürlich nur vage beschrieben und quasi wie ein mythisches Volk behandelt wurden. Die Polen behaupteten, ihre Ahnen seien aus der Gegend des Schwarzen Meeres gekommen und hätten sich in den Gebieten zwischen Weichsel und Dnjepr niedergelassen.

Die Angehörigen dieser Bewegung in der polnischen Schlachta gaben sich ein Aussehen, das ihrer Vorstellung nach typisch sarmatisch war: geschorene Köpfe mit einem Haarknoten und lange Gewänder, was in Wirklichkeit an bekannte asiatische und türkische Trachten erinnert. Und da die Sarmaten ein Reitervolk gewesen waren, pflegten sie auch ihre berühmte »geflügelte« Kavallerie. Bei den von Polen besonders gern geförderten Kunstwerken, nämlich den Porträts, kann man davon ausgehen, daß sie in einem Bezug zum Sarmatismus standen. Es entwickelte sich zum Beispiel ein besonderer Typ des Begräbnisporträts, bei dem ein zinnernes Brustbild des Verstorbenen erst auf den Sarg plaziert und später an einem Epitaph angebracht wurde.[11]

Abgesehen von diesem Porträttyp, der in unzähligen Exemplaren erschien, hatte der Sarmatismus allerdings nur wenig direkte Auswirkungen auf die bildenden Künste. Er ist aber mit anderen Ideen assoziiert worden, die im 17. Jahrhundert verbreitet waren, und hat deshalb einer auch für die Künste bedeutsamen kulturellen Bewegung ihren Namen gegeben. Die Polen betrachteten sich schon lange als von Gott erwähltes Bollwerk des Christentums, und ihre Siege über die Türken konnten solche Vorstellungen nur nähren. Sie schätzten ferner ihre »goldene Freiheit« über alles, ein nationaler Charakterzug, der sie angeblich anderen Nationen Europas überlegen machte.[12] Den Sarmatismus zur Zeit Sobieskis hat man als »aufgeklärten Sarmatismus« bezeichnet und van Gamerens und Schlüters Werke unter diese Kategorie gerechnet.[13] Im Zuge der Verknüpfung einer neuen Herrschaftsideologie mit römischen und antiken Werten wurden auch ihre Werke in diesem Sinne funktionalisiert.

Zum Beispiel wurden die Residenzen der Magnaten oder des Königs mit bildlichen Verweisen auf eine mythische römische Vergangenheit ausgestattet. Sobieski selbst und andere Mitglieder der Schlachta ließen sich von Bildhauern und Malern als römische Führer in Toga und Kriegsrüstung darstellen, doch gleichzeitig unverkennbar als Abkömmlinge der Sarmaten mit Schnurrbart und Helm. Solche Darstellungen, vor allem in den zahlreichen Reiterporträts, waren der Höhepunkt der propagandistischen Bildsprache Polens, die im späten 16. Jahrhundert ihren Anfang genommen hatte.[14] Sie paßten zu einer Nation, die sich mit tugendhaften Römern verglich und für die Verteidiger der europäischen Zivilisation hielt, weil sie Wien vor den Türken gerettet hatte.

Diesen Ansprüchen zum Trotz konnte Polen in den Jahrzehnten nach Sobieskis Tod und der Thronbesteigung des sächsischen Wettiners nur zunehmend inhaltsärmer werdende Reste dieser Größe bewahren.[15] Die Zeit der *Polonia victoriosa* unter Sobieski war für Polen auch eine große Zeit der Kunst und Architektur gewesen, die aber mit ihm zugleich ihr Ende fand. Ihre nächste Blütezeit erlebten die Künste nicht in Polen, sondern in Österreich.

Schon seit langem hatten die Habsburger in Österreich die Kunst, die sie in Auftrag gaben und sammelten, als imperiales Propagandamedium genutzt. Im späten 17. Jahrhundert, als sich die kulturelle und politische Mission des Kaisers des Heiligen Römischen Reiches aufgrund der veränderten Situation in Mitteleuropa nun gegen die Türken und die Franzosen richtete, spannten sie Kunst und Literatur erneut für ihre Zwecke ein.[16] Eine mit dem Kaiserhaus in diesem Sinne verbundende Kunst und Architektur erfuhr nach 1683 einen Aufschwung; auch wenn der Hof nur langsam eine führende Rolle bei der Auftragsvergabe zu spielen begann, so plante er doch schon sehr bald die ersten Projekte. Im Unterschied zu Polen jedoch waren die Kunstwerke, die der Hof in dem veränderten Klima der achtziger und neunziger Jahre in Auftrag gab, unmittelbar von Gianlorenzo Bernini und seinem Kreis geprägt. Fischer von Erlach schuf in diesen Jahren die Grundlagen für einen neuen imperialen Stil, der einige Jahrzehnte später schließlich zur vollen Entfaltung kam.[17]

Der 1656 geborene Johann Bernhard Fischer von Erlach hielt sich schon um 1671 in Italien auf, wo er in Rom den Architekten Carlo Fontana, den Altertumsforscher Gian Pietro Bellori und vor allem Bernini kennenlernte.[18] Die Beziehung zu Bernini war für ihn von großer Bedeutung. Denn suchen wir nach einer damaligen Alternative zum französischen Stil als Inbegriff eines Klassizismus, wie er, wenn auch in landesspezifischer Modifikation, in Polen übernommen worden war, dann stoßen wir auf den Stil Berninis, der geradezu einen Gegenpol dazu darstellte – denken wir nur daran, wie außerordentlich kühl Bernini in Frankreich aufgenommen wurde. Auch die Verbindung zu Fontana ist wichtig, denn viele der im ausgehenden 17. und beginnenden 18. Jahrhundert eine dominierende Rolle spielenden Architekten standen in einer Beziehung zu Fontana oder seiner römischen Werkstatt.

Fischer von Erlach ging 1687 wieder in den Norden, wo er sein erstes Werk interessanterweise für einen Liechtenstein schuf, einen Entwurf für monumentale Stallgebäude in Lednice (Eisgrub), jetzt in Mähren. Dieses Projekt deutet darauf hin, daß seine Ideen mit denen der Erben Karl Eusebius von Liechtensteins in Einklang standen, und es ist zugleich ein Beleg dafür, daß der kaiserliche Hof den neuen Stil nicht als erster förderte.[19]

Auf jeden Fall demonstrieren Fischers kurze Zeit später entstandene erste bedeutende Entwürfe für ein Projekt in Wien auf programmatische Weise seine bewußte Entscheidung für eine neue Alternative in der Architektur. Unter seinen Plänen zur Gestaltung des Einzugs des künftigen Kaisers Joseph I. (1705–1711), des Sohns und Nachfolgers Leopolds I., waren auch Entwürfe für Triumphpforten der ausländischen Kaufleute und des Wiener Stadtrats. Diese Pforten gehen auf einen römischen Brauch zurück und waren schon in der Festarchitektur der älteren Habsburger verwendet worden, doch wird ihre dynastische Botschaft nun auch durch eine schwülstige barocke Ornamentik vermittelt.[20] Sie tragen die Embleme der Habsburger, zum Beispiel das *plus ultra,* jene Doppelsäulen, die die Säulen des Herkules, die traditionellen Grenzen der Welt, repräsentieren, über die hinaus die Habsburger ihr Reich erweitert hatten. In Übereinstimmung mit einem traditionellen genealogischen Anspruch der Habsburger ist auf ihnen der Prinz auch als neuer Herkules dargestellt. Damit scheint Fischer direkt auf die Ansprüche des französischen Herrscherhauses zu reagieren, das behauptete, vom gallischen Herkules abzustammen; und auch die Präsentation des Prinzen als neue Sonne, als Sonnenkönig – ein in einem anderen Entwurf Fischers aus jener Zeit wiederkehrendes Motiv –, stellt eine Antwort auf Versailles dar.

Fischers Bildsprache hatte eine ganz bestimmte Stoßrichtung. Eine Reihe von Reliefs auf einer der Pforten stellt die Siege über die Türken und über die Franzosen dar, mit denen die Habsburger und ihre Verbündeten im Heiligen Römischen Reich seit 1688 Krieg führten. Auch Fischers Architekturformen wurden von seinen Zeitgenossen als antifranzösisch betrachtet, und es hieß, Fischer habe eine neue nationale Architektur entworfen. In einem Werk, das den vielsagenden Titel *Ehren-Ruff Teutschlands* trägt und 1691 in Wien veröffentlicht wurde, beschrieb Hans Jakob Wagner von Wagenfels Josephs Einzug folgendermaßen: »[...] und dieses war ein sehr schöner Triumph und Ehrentag an welchem nicht allein Ihre königliche Majestaet als wie ein zur Frolockung des sämmtlichen Volcks vom Himmel herabgeschikter Engel in das Weltherrschende Wienn, mit einer unvergleichlichen und von der Teutschen Weisheit wohlangeordneten Pracht Sieg-Prangend eingeritten, sondern an welchem auch die Teutsche Kunst und Geschicklichkeit wider die Hochachtung der Ausslånder in den Gemüthern aller Zuschauer einen sehr herrlichen Sieg erhalten hat.«[21]

Als Werk eines einheimischen Architekten wurde Fischers Architektur also als selbstbewußter Ausdruck einen neuen dynastischen Geistes betrachtet. Wagner pries Deutschland und seine Architektur und schrieb, man sage von seinen Städten und Bauten, sie überträfen Paris und kämen ihren italienischen Vorbildern zumindest gleich. Gegenüber Frankreich wird hier ein dünkelhafter Ton angeschlagen, und ein neues Selbstwertgefühl kommt zum Ausdruck: Die österreichische Kunst wird der Kunst Italiens gleichgesetzt. Nicht Versailles also, das in Deutschland schon Nachahmer gefunden hatte, galt den Österreichern als höchster Maßstab, sondern – wie schon zuvor unter Leopolds Herrschaft – Italien. Nur daß die einheimische Kunst nun als den italienischen Werken gleichwertig betrachtet wurde.[22]

Ihren unmittelbaren Ausdruck fand diese neue Architektur in Fischers Entwurf von etwa 1690 für ein Schloß in Schönbrunn bei Wien. Der Kaiser, der erneute Ansprüche auf die Vormachtstellung in Europa erhob, bedurfte einer angemesseneren Residenz als der Wiener Hofburg. Wieder war es Wagner von Wagenfels, der diese Prätentionen klar artikulierte: »Kaiser sein, heisst nichts anderes, als grösster Herr der Erde sein.«[23] Die gargantuesken Ausmaße des Projekts waren von jener Idee der Grandezza geleitet, die das 17. Jahrhundert hervorgebracht hatte; sie waren jedoch nicht nur eine Antwort auf Versailles,

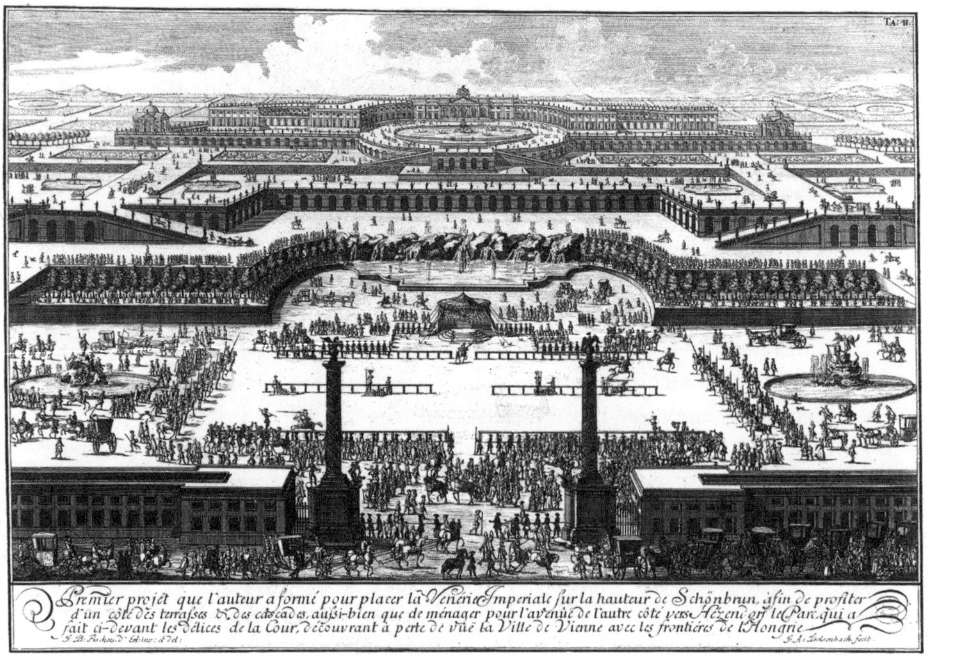

Johann Bernhard Fischer von Erlach (1656–1723), Idealplan für Schloß- und Gartenanlage von Schönbrunn, um 1690, veröffentlicht in Fischers *Entwurff einer historischen Architectur,* 1721

sondern hatten auch andere Gründe. Die Türken hatten das Gebiet um Wien verwüstet und in Schutt und Asche gelegt, Niederösterreich hatte schätzungsweise neunzig Prozent seiner Bevölkerung verloren. Wie in anderen Gegenden, die ähnliche Verluste erlitten hatten, bot diese Situation eine Gelegenheit, ganze Landstriche zu annektieren, deren Besitz den großen Bauvorhaben eine wirtschaftliche Grundlage gab. Und schließlich brauchte der Kaiser, wie Ludwig XIV., einen Hof, der zum Mittelpunkt der Interessen nicht nur des österreichischen, sondern des Adels im ganzen Reich werden konnte.

In der Architektur von Schönbrunn drückte sich somit vielleicht das aus, was der kaiserliche Rat Philipp Wilhelm Hörnigk im Titel seines 1684 erschienenen Buches offen ausgesprochen hatte: »Österreich über alles, wenn es nur will.« Dieses Buch verkündete die Auffassung, eine Organisierung des Staatshaushalts nach kameralistischen Prinzipien werde Österreich ähnlich unabhängig und autark machen, wie es Frankreich durch den Merkantilismus Colberts geworden sei. Es plädierte für eine Zentralisierung der Verwaltung und eine Reorganisation der Hoffinanzen zum Zwecke der Produktionssteigerung und der Förderung des Handels. Eine solche Politik war zumindest geeignet, die zur Finanzierung der Kunst und Architektur dieser Zeit nötigen Mittel zu schaffen.[24]

Unabhängigkeit sollte auch in der Architektur erzielt werden. Fischers ursprünglicher Plan für Schönbrunn, der noch über Karl Eusebius von

Liechtensteins Vorstellung von Grandezza hinausging, übertrumpfte Versailles und ließ den Leopoldinischen Trakt der Hofburg in seiner Konzeption weit hinter sich. Ein Über-Versailles war geplant – größer, auf einem Hügel gelegen und reicher an Stilbezügen. Fischer entwickelte eine neue Form der Architektur, die nicht nur eine Reaktion auf die in Versailles verwendeten Formen war, sondern ihre Anregungen auch aus einer der großen Alternativen des 17. Jahrhunderts zu Versailles bezog – jenem Modell, das in Frankreich keinen Erfolg gehabt hatte: die Kunst Berninis. Entsprechend der universellen imperialen Ansprüche, die seine Architektur repräsentieren sollte, bezog Fischer aber auch französische Stilformen ein, so etwa mit den Brunnenanlagen, den von einem Mittelbau ausgehenden raumgreifenden Flügeln und den pavillonartigen Elementen, die in dieser Form bei königlichen Bauwerken in Mitteleuropa zuvor noch nicht integriert worden waren. Der geschwungene Mittelbau jedoch war aus Berninis Entwurf für den Louvre und einigen seiner Kirchenbauten abgeleitet. Auch in manchen seiner symbolgeladenen Details stellte der Plan für Schönbrunn eine Kampfansage gegen Frankreich und eine Herausforderung des Sonnenkönigs dar, so zum Beispiel durch das weithin sichtbare habsburgische Emblem der zwei Säulen mit ihrer Wiederaufnahme der Herkulesallegorik oder durch die Herkules und Apollo, den Gott des Lichtes und der Künste, verkörpernden Brunnenfiguren.[25]

Fischers Entwürfe wurden zwar nicht in der geplanten Form realisiert, fanden aber schließlich durch sein Buch *Entwurff einer historischen Architectur* (Wien 1721) Verbreitung. Diese erste Universalgeschichte der Architektur gibt einen Eindruck von der intellektuellen und künstlerischen Kreativität Fischers und seines Umfelds. Das Buch behandelt ein so weites Gebiet, daß es mit den Schriften der Polyhistoren des späten 17. Jahrhunderts vergleichbar ist, die ihn wohl beeinflußt hatten (darunter auch Christopher Wren). Fischer von Erlach stand vielleicht sogar mit einigen dieser Gelehrten in Verbindung, so zum Beispiel mit dem deutschen Jesuiten und Universalgelehrten Athanasius Kircher, den er möglicherweise in Rom kennenlernte. Auf jeden Fall griff er für die exotischeren Themenkreise seines Buches eindeutig auf Material aus Kirchers Büchern zurück, zum Beispiel in den Abschnitten über Ägypten, und den Werken Kirchers und anderer Jesuiten verdanken sich wahrscheinlich auch die Illustrationen zu Ostasien.[26]

Fischers Buch gibt zunächst eine Übersicht über die Geschichte der Architektur aller Völker und Zeiten und präsentiert am Ende, als komme man zum Höhepunkt, seine eigenen Entwürfe. Dies ist ein weiteres Zeichen für die imperiale Universalität von Fischers Entwürfen, denn die Botschaft scheint eindeutig: Diese Architektur ist großartig, allumfassend und von universeller historischer Bedeutung, repräsentiert sie doch die Vollendung der Architektur einander ablösender Weltreiche, deren Entwicklung vom Nahen Osten über die Griechen und Römer bis zum Heiligen Römischen Reich verlief und nun in Wien ihren krönenden Abschluß findet.[27] Als Schlußpunkt dieser historischen Folge sind in Fischers Architektur alle vorherigen Ideen integriert, offensichtlich römische Elemente und eine griechische Tempelfront ebenso wie, um moderne Stilbezeichnungen zu benutzen, Renaissance- und Barockformen.[28]

Nicht zu Unrecht hat man Fischers Entwürfe für den Kaiser auch als architektonische Verkörperung eines Leibnizschen Ideals interpretiert, als Ausdruck des Ideals universeller Harmonie und Ordnung.[29]

Dieser grandiose Plan für Schönbrunn ist nicht realisiert worden; das Schloß wurde im frühen 18. Jahrhundert in reduzierter Form gebaut. Aber Fischer von Erlach konnte eine ganze Reihe anderer Projekte verwirklichen. Er und viele andere Architekten, darunter auch Italiener, bauten zahlreiche Paläste in Wien und Umgebung, deren Stilkombination diesem Entwurf nicht unähnlich ist. In Wien und den österreichischen Landen brach in den neunziger Jahren des 17. Jahrhunderts eine regelrechte Bauwut aus, die erst mit dem Schlesischen Krieg 1740 (und dem Österreichischen Erbfolgekrieg) abflaute. Die Lobkowitz, Dietrichsteins und Liechtensteins aus Böhmen und Mähren, die Trautsons und Schönborns aus Österreich und die ungarischen Familien Batthyany und Eszterházy zum Beispiel ließen prunkvolle Paläste errichten.

Trotz aller protonationalistischen Bekundungen der Zeitgenossen wurden neben einheimischen Architekten auch weiterhin italienische Baumeister und Bildhauer beschäftigt, um diese Nachfrage zu befriedigen. Domenico Egidio Rossi und Domenico Martinelli entwarfen das Gartenpalais Liechtenstein in Wien, das mit Skulpturen von Giovanni Giuliani und Gemälden von Andrea Pozzo ausgestattet wurde. Andrea Pozzo, ein Meister der illusionistischen Malerei, hatte in Rom in der Kirche Il Gesù und anderen Bauwerken gearbeitet, bevor er in den Norden ging.[30] Aus der umfangreichen Korrespondenz von Wenzel Liechtenstein mit Marcantonio Franceschini, dem führenden Künstler der Bologneser Schule, geht hervor, daß Liechtenstein eindeutig die Italiener bevorzugte.[31] An den Fresken der Sala terrena im Gartenpalais Liechtenstein war nur ein einziger österreichischer Maler beteiligt, Johann Michael Rottmayr.[32] Im Gegensatz zu Warschau glichen hier somit nicht nur die Idealpläne, sondern auch zahlreiche tatsächlich gebaute Schlösser den barocken Bauwerken in Rom und Bologna. Im Gartenpalais Liechtenstein schufen mehrere Künstler zusammen eine Verbindung von Malerei, Skulptur und Architektur, die ein wahres österreichisches *bel composto* darstellt, bei dem zuvor für religiöse Zwecke eingesetzte Berninische Stilmittel, wie Pozzos Beitrag zeigt, nun zur Verherrlichung einer adligen Familie dienten.[33]

In früheren kunsthistorischen Arbeiten wurde die Rolle der Deutschen und des Kaiserhauses bei der Umgestaltung Wiens überbewertet, zumindest was die Herrschaft Leopolds I. und seines Sohnes Joseph I. betraf, und neuere Arbeiten haben diese schiefe Sicht zu Recht korrigiert. Dennoch ist es nach wie vor gerechtfertigt, in der Stimmung, die 1683 nach der Befreiung Wiens herrschte, eine der Ursachen für die Entstehung dieser Bauten zu sehen. Und es ist auch nach wie vor gerechtfertigt anzunehmen, daß sich die Idealvorstellung von Wien als Residenz eines bedeutenden Kaisers ebenso stimulierend auf die Aktivitäten des Adels auswirkte wie das ältere Modell des Leopoldinischen Trakts und Fischers erste Pläne für kaiserliche Bauten. Der Adel brauchte als Zeichen seines Prestiges große Stadtpalais, die seinem Rang und seiner Würde entsprechend prächtig und auf der Höhe der Zeit sein mußten. Der kaiserliche Hofarchitekt Fischer von Erlach war denn auch am Entwurf mehrerer

Stadtpalais beteiligt, insbesondere am Entwurf für das Stadtschloß des Prinzen Eugen, des Türkenbezwingers.

Der Plan für Schönbrunn, wenn nicht sogar die Ausführung in veränderter Form (1696–1711), ging überdies auch dem Bau vieler der Garten- oder Sommerpalais und Lustschlößchen voraus, die sich der Adel in der Umgebung von Wien errichten ließ – begünstigt durch den Umstand, daß aufgrund der Verwüstungen durch die Türken gleich vor den Toren Wiens weite Flächen brachliegenden Landes für große Gartenanlagen und Bauvorhaben aller Art zur Verfügung standen. Einige dieser Bauwerke, wie das Palais Trautson, entwarf Fischer von Erlach selbst. Häufig umfaßten sie, wie das Casino Althan von etwa 1693 (also etwas früher als der Baubeginn Schönbrunns), Nebengebäude und Gartenpavillons. Das Casino Althan ist ein typisches Beispiel für die erfinderische Freiheit, die man sich bei solchen Bauwerken nehmen konnte, denn eigentlich brauchte ein Gartenpavillon keinen anderen Zweck zu erfüllen, als Schutz vor der Witterung zu gewähren. Fischer von Erlach schuf hier eine Kombination aus dem borrominianischen Konzept eines Rundbaus mit Seitenflügeln und einem französischen X-förmigen Grundriß.

Ihre Vollendung fanden diese Gartenpalais in den beiden für den Fürsten Schwarzenberg und den Prinzen Eugen errichteten Bauten. Das Belvedere für Prinz Eugen, von Fischers jüngerem Rivalen Johann Lukas von Hildebrandt (1663–1745) erbaut, und das Schwarzenbergpalais, an dem Fischer und von Hildebrandt gemeinsam arbeiteten, schließen beide eine Gartenanlage ein.[34] Das 1697 begonnene Schwarzenbergpalais besteht aus einem von Seitenflügeln eingefaßten ovalen Zentralelement, dessen Form, dem fürstlichen Rang der Familie angemessen, an eine Adelskrone erinnert. Die Fassade mit ihrer Kolossalordnung und einem Arkadenportikus, der an die Loggia in Valdice oder das Palais Waldstein in Prag erinnert, wirkt eher italienisch. Das um 1720 begonnene Belvedere dagegen besteht aus zwei langgestreckten separaten Baukörpern, von denen der eine am oberen und der andere am unteren Ende eines abfallenden Geländes steht. Vom Oberen Belvedere hat man eine herrliche Aussicht auf Wien, daher der Name. Zwischen diesen Bauten wurde ein an französischen Entwürfen orientierter Garten angelegt, an dessen Seite eine Orangerie errichtet wurde. Der Entwurf der Gartenanlage stammte von Dominique Girard, einem Schüler des berühmten französischen Gartenarchitekten Le Nôtre, der zuvor für Max Emanuel von Bayern gearbeitet hatte, dem wir im nächsten Kapitel begegnen werden.

Der in Genua geborene Hildebrandt war sicher mit italienischen Entwürfen vertraut, zum Beispiel mit den Bauten Guarino Guarinis; er war auch Schüler von Carlo Fontana gewesen, dessen Ideen sich in seinem Werk ebenfalls widerspiegeln. Wie Fischer trat er in den Dienst des Hofes, arbeitete zugleich aber auch für den Adel des Reiches. Wie Fischer trug er zur Entstehung einer kosmopolitischen Architektur bei, in der Motive fremder Herkunft Bestandteile eines neuartigen Ganzen wurden. So weisen seine Außengestaltungen manchmal französische Motive wie Mansarddächer auf, und bei ihnen findet sich auch sehr früh schon ein vom französischen Régence-Stil übernommenes Element, nämlich Bandelwerk. Überhaupt verwendete er französische

Elemente vorrangig in der Ornamentik, während er in der Modellierung des Raumes und der Kontrastierung der Massen, besonders bei Sakralbauten, in postberninischer Manier verfuhr.

Die Bauplastik und äußere Gestaltung des Oberen Belvedere hat natürlich auch eine symbolische Dimension. Sie repräsentiert die Heldentaten eines großen Feldherrn, der wie Sobieski die Türken besiegte und Kommandant der christlichen Heere auf der Balkanhalbinsel war. Diese großartige Residenz bildet das kontinentale Gegenstück zur monumentalen Triumpharchitektur des englischen Blenheim Palace, das Sir John Vanbrugh für Prinz Eugens Waffenbruder, den Herzog von Marlborough, entwarf. Trophäen und militärische Embleme, die auf seinen Besitzer verweisen, krönen das Belvedere, und seine Ecktürme erinnern an alte Châteaux-forts, die ja letztendlich die Vorläufer des Schlosses sind. Die Bedachung des Belvedere kann auch als Reihe von Zelten, als Heerlager gedeutet werden.

Das Innere des Oberen Belvedere stellte Hildebrandt vor ein bauliches Problem, weil das Gelände zur Stadt hin abfällt. Hildebrandt löste dieses Problem meisterlich, indem er eine dreiläufige Treppe mit zwei Armen schuf, die den Niveauunterschied auch optisch ausgleicht. Die Entwicklung der Treppenanlagen, die Fischer von Erlach und vor allem Hildebrandt selbst geschaffen hatten (auf dessen Arbeit in Pommersfelden wir im nächsten Kapitel eingehen werden), fand in dieser Treppe des Oberen Belvedere ihren krönenden Abschluß. Hier ist sie im wörtlichen Sinne ins Zentrum des Bauwerks gerückt, denn sie vermittelt zwischen den beiden Fassaden des Palais. Treppen

Oberes Belvedere, Wien, 1721/22, von Johann Lukas Hildebrandt (1663–1745); Hoffront (Teichseite)

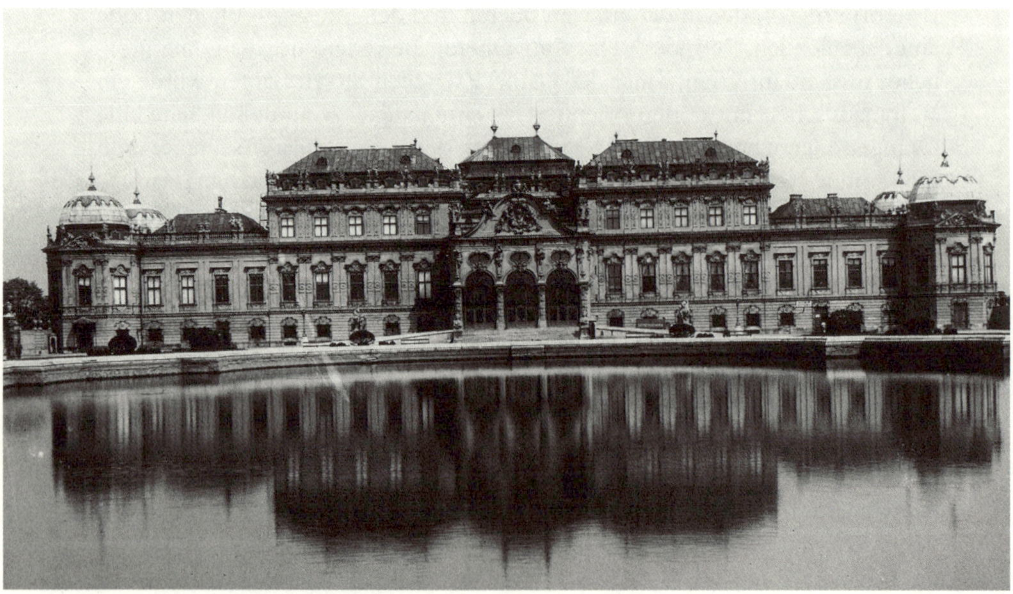

spielten in der zeremoniellen Funktion solcher Gebäude eine wichtige Rolle, denn eine ausgeklügelte Etikette schrieb nicht nur genau vor, wo ein wichtiger Besucher zu empfangen war, sondern bestimmte auch die Anordnung der Räume im Schloß.[35] Die Atlanten an der Wand des Treppenhauses im Oberen Belvedere und in der Sala terrena haben eine symbolische Bedeutung, denn sie scheinen zu besagen, daß das Reich auf den Schultern des heldenhaften Prinzen Eugen ebenso sicher ruht wie die Welt auf den Schultern des Atlas. Martino Altomontes Fresken im Inneren des Belvedere, deren Thema die Apotheose des Prinzen ist, weisen ebenfalls diese heroischen und herkuleanischen Assoziationen auf, genauso wie Balthasar Permosers Statue der *Apotheose des Prinzen Eugen,* die ihn als Herkules darstellt.[36]

In einem Palais wie dem Belvedere erfüllten die Räume einer Flucht jeweils bestimmte Funktionen. Zu ihnen gehörte ebenso ein Marmorsaal und ein Spiegelkabinett wie ein Spielzimmer und eine Kapelle. Für den kosmopolitischen Charakter dieser Architektur ist kennzeichnend, daß sie nach italienischem Vorbild gestaltete große und formell wirkende Prunkräume mit intimeren Räumen kombiniert. Manche dieser Raumkonzepte wie zum Beispiel das Spiegelkabinett (das ebenfalls in Pommersfelden einen Vorläufer hatte) waren vielleicht aus Frankreich übernommen worden. Der eigentliche Ursprungsort des Spiegelkabinetts allerdings sind die Niederlande.[37] Und anstelle der großen Bibliothek, die das Schloß des Prinzen Eugen aufwies, hatte ein Schloß wie Pommersfelden eine Gemäldegalerie.

Aber wo auch immer die stilistischen Vorbilder lagen und ob sie sich in Bauten für den Kaiser oder seinen Feldmarschall Prinz Eugen (der sich auch Schloßhof an der March außerhalb Wiens als riesige Residenz umbauen ließ) oder in Bauten anderer Höflinge niederschlugen – Monumente wie das Belvedere galten den Zeitgenossen als Ausdruck von Österreichs Ruhm. In einem Buch von 1700 nannte Pater Ignaz Reiffenstüel die Stadt ausdrücklich »Vienna gloriosa« und schrieb: »Mit ihrer riesigen Ausdehnung, ihren vielen und herrlichen Bauwerken, ihren wunderbaren Blumen und Früchten aus fremden Gegenden, ihren ganzen Wäldchen von schirmenden Bäumen, ihren Statuen, Bildern und anderen Gartenfreuden bringen diese Gärten und Stätten der Erholung der Stadt Wien ebensoviel Ruhm ein, wie sie den Seelen der Menschen wahre Wonne und Freude verschaffen.«[38]

Der Hof und seine Architekten hatten schon unter Leopolds I. Herrschaft das Ideal der *Vienna gloriosa* entworfen, und seine Verwirklichung hatte mit Schönbrunn und den Residenzen des Adels begonnen. Doch ein echter »Kaiserstil«, der sich als verbindliche Repräsentationsform der Habsburger identifizieren läßt, entwickelte sich erst in der Zeit Karls VI. (Kaiser von 1711 bis 1740), in der auch das Belvedere erbaut wurde.[39] Karl VI. beauftragte Joseph Emanuel Fischer von Erlach, der hier Ideen seines Vaters in die Praxis umsetzte, mit dem Bau des Reichskanzleitrakts der Wiener Hofburg. Der Kaiserstil beschränkte sich unter Karls Herrschaft bald allerdings nicht mehr nur auf die für Hof und Höflinge erbaute Palastarchitektur, sondern nahm allgemeine kulturelle Dimensionen an und begann auch die Kunst, die Religion und den Wissenschaftsbetrieb zu prägen.

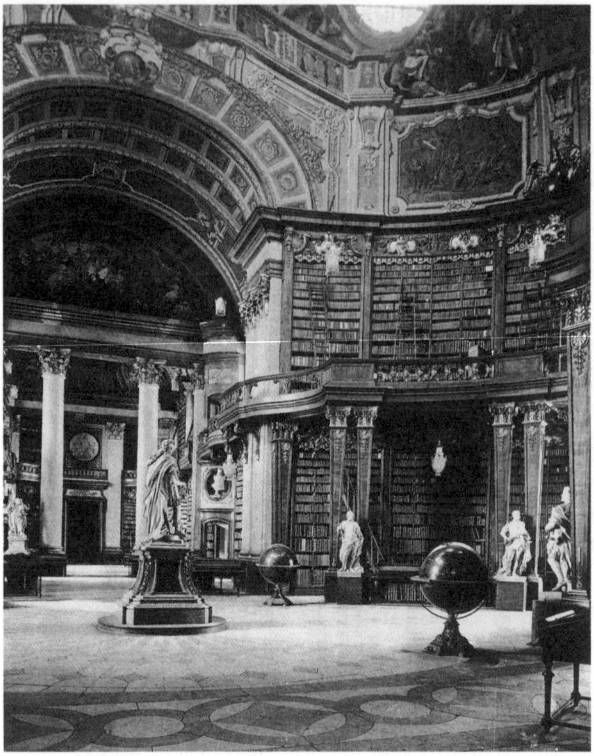

Hofbibliothek, Wien, 1722 nach Plänen Johann Bernhard Fischer von Erlachs begonnen, 1735 von Joseph Emanuel Fischer von Erlach vollendet, mit Fresken von Daniel Gran, 1726–1730 (Ergänzungen von Franz Anton Maulbertsch, 1769)

Der ältere Fischer von Erlach entwarf beispielsweise die an den älteren Schweizerhof in der Hofburg angrenzende Hofbibliothek (heute Nationalbibliothek). Dieses Gebäude diente der Archivierung alten und neuen Wissens und demonstrierte somit das Interesse des Hofes an einer wissenschaftlichen Kultur. Sein Entwurf verkörpert ein mit der Leibnizschen Lehre von der prästabilierten Harmonie vergleichbares Konzept einer universellen, harmonischen Architektur; auch die Anordnung der Bücher weist in diese Richtung. Fischer von Erlachs Synthese steht sogar in einer unmittelbaren Beziehung zu Leibniz, denn der Architekt griff hier explizit dessen Ideen für den Bau einer Bibliothek auf: ein Zentralbau mit einer Kuppel, der an einen Musentempel gemahnt. Zudem war der Bau auch durch die königliche Bibliothek im Escorial inspiriert, ein langgestreckter offener Raum mit Bücherregalen. Dieser Bezug auf Spanien war insofern bedeutsam, als Karl VI. auch den spanischen Thron anstrebte. Das Ganze wurde überdies mit einem zentralen elliptischen Raum kombiniert, eine Form, die Fischer schon im Entwurf für einen Ahnensaal in Schloß Althan in Mähren verwendet hatte.[40]

Inzwischen gab es genügend österreichische Maler, die entweder in Italien ausgebildet worden waren oder sich an italienischen Vorbildern orientierten, deren Können sich mit dem der Ausländer messen konnte. Daher gelang es einem der führenden Künstler Österreichs, Daniel Gran, den Auftrag für das Deckenfresko der Bibliothek zu bekommen, das er in jener aus Rom bekannten illusionistischen Manier *di sotto in su* malte, die Andrea Pozzo in die habsburgischen Lande eingeführt hatte. Das Fresko repräsentiert einen Querschnitt der in jener Zeit von den Künstlern entwickelten bildsprachlichen Mittel. Sein von einem Gelehrten des Hofes ausgedachtes allegorisches Programm verwendet Hieroglyphen, Impresen, ikonologische Personifikationen und historische Figuren, um, wie es hieß, »hieroglyphisch-historische und poetische Gedanken« auszudrücken. Dargestellt ist der Triumph der Gelehrsamkeit über Neid und Unwissen. Die Personifikation des Ruhms, die ein Medaillon mit dem Bildnis Karls VI. hält, macht deutlich, daß es sich um eine Allegorie der Förderung von Kunst und Wissenschaft durch die Habsburger handelt.[41] Diese Art gelehrter Allegorik konnte auch in anderen Bereichen der Kunst genutzt werden.

Eine verwandte Seite der Kunst Fischer von Erlachs, die ebenfalls unter der Regierung Karls VI. eine weitere Entwicklung nahm, zeichnete sich bereits in der Zusammenarbeit mit Paul Strudel und Ludovico Burnacini an der Pestsäule ab, die in Wien als Dankopfer nach einer überstandenen Pestepidemie aufgestellt wurde. Burnacini hatte den ursprünglichen Entwurf um Wolken bereichert und der Säule damit eine lebendigere und »barockere« Wirkung gegeben. Daß die Habsburger gerade ein solches öffentliches Denkmal in Auftrag gaben, besagt einiges über den Unterschied zwischen ihrem Kunstpatronat und jenem, dem wir in Polen und Schlesien begegnet sind. Ein polnischer König hatte für einen Vorgänger eine Säule aufstellen lassen (die Sigismundsäule in Warschau), und in Schlesien hatte Rauchmiller Dynastengrabmäler geschaffen – die Habsburger hingegen ließen ihn ein Denkmal mit religiösem Inhalt errichten, das gleichzeitig deutlich vernehmbare politische Untertöne hatte.

Der Plan zu dieser Pestsäule war 1679 gefaßt worden; sie war damit die erste im Habsburgerreich. Sie repräsentiert einen weiteren Aspekt der universalen Ansprüche der Habsburger, der sich ungefähr zur Zeit der schicksalhaften Belagerung Wiens durch die Türken entwickelte. Die allmächtige Heilige Dreifaltigkeit, die über den Wolken ihren Sitz hat, herrscht über Engel, Menschen und die österreichische Monarchie, symbolisiert durch die Embleme der konstitutiven Bestandteile des Reiches. Kaiser Leopold I. kniet im Gebet versunken vor der Personifikation des Glaubens und bittet für sein Volk und sein Reich. Die implizite Botschaft lautet, es sei seinem siegreichen Glauben zu verdanken, daß die Stadt vom Würgegriff der Pest ebenso befreit wurde wie von dem der Türken. Engel bringen ihm aus der Höhe Herrschaftsembleme und zeigen damit, daß er als Herrscher von Gottes Gnaden regiert. Zudem ist es durchaus möglich, daß die hier dargestellte Verehrung der Dreifaltigkeit durch den Kaiser damals auch eine antimoslemische (möglicherweise auch antijüdische) sowie antiunitarische (antiprotestantische) Stoßrichtung hatte.[42] Das Denkmal verlieh somit den populären und protopatriotischen (und entsprechend selbstgerechten und intoleranten) Predigten eines Abraham a Santa Clara einen sichtbaren Ausdruck und zugleich eine politische Wendung.

Anders als in Polen nahm diese Art von Militanz in Österreich einen spezifisch dynastischen Charakter an. Im Osten hatten Jan Sobieski und viele

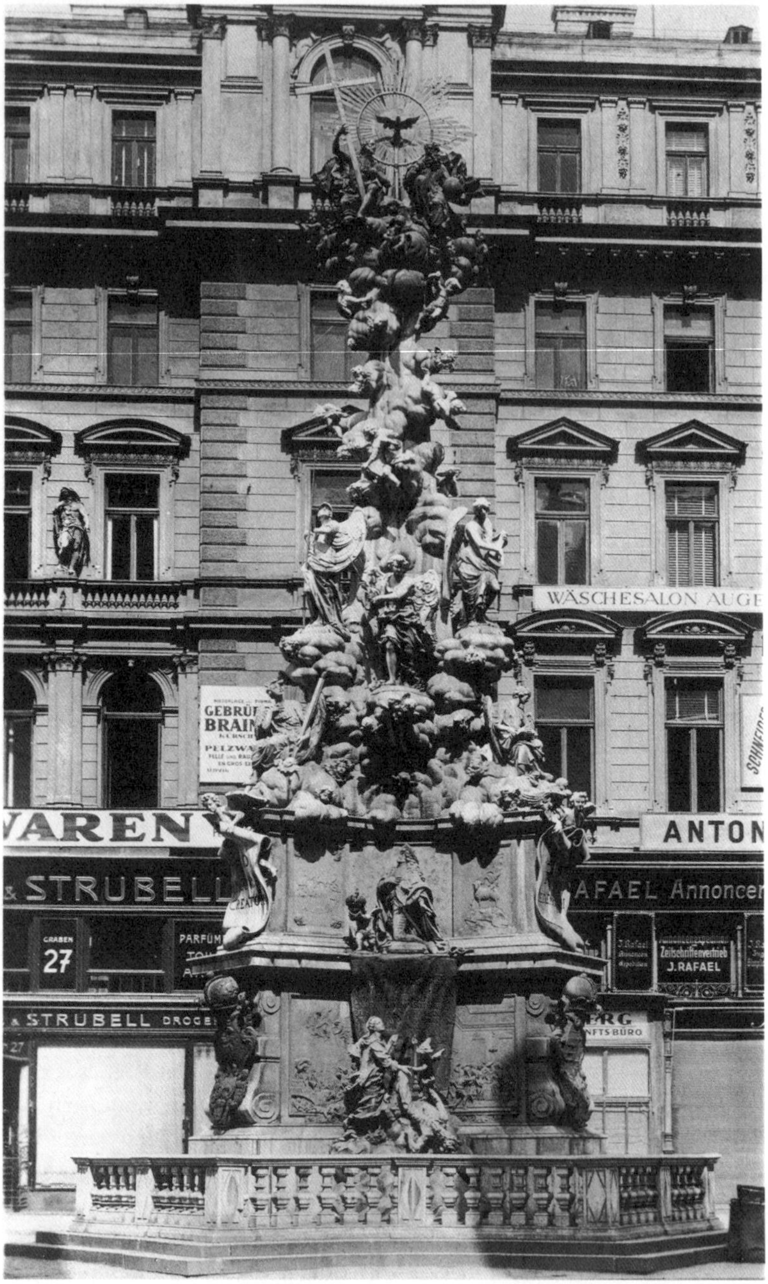

Die Pestsäule am Graben, Wien, 1682–1694, von Matthias Rauchmiller (1645–1686), mit plastischem Schmuck von Paul Strudel; Entwurf von Johann Bernhard Fischer von Erlach und Ludovico Burnacini

katholische Magnaten zum Beispiel Werke für die Wallfahrtskirche Święta Lipka (Heiligelinde) in Ostpreußen gestiftet. Gegenstand der Wallfahrten war, ähnlich wie im mexikanischen Ocotlán, ein wundertätiges Acheiron, ein nicht von Menschenhänden geschaffenes Bild. Die Jesuiten machten es zu einem Ausgangspunkt missionarischer Tätigkeit. Das Gemälde von Altomonte, das Sobieski für diese Wallfahrtskirche stiftete, war nichts weiter als ein allgemeiner Ausdruck der Frömmigkeit. Die Wiener Pestsäule hingegen erklärte die Pietas zu einer spezifisch habsburgischen oder kaiserlichen Tugend.

Dieser Aspekt der habsburgischen Propaganda eröffnet ein besseres Verständnis vieler Werke der Kunst und Architektur der damaligen Zeit. Eine Tugend der römischen Kaiser der Antike, mit denen die Habsburger sich als Kaiser des Heiligen Römischen Reiches identifizieren konnten, war die Pietas, die Tugend des gottesfürchtigen, pflichtgetreuen und gerechten Äneas, des Ahnen der Julier. Sie war auch Gegenstand mittelalterlicher Traktate wie des *Miroir des Princes* gewesen, der ein Modell frommen und gottgefälligen Verhaltens aufgestellt hatte. Es gab auch andere Verhaltensmodelle für einen Herrscher, zum Beispiel Machiavellis berühmt-berüchtigten *Principe* oder den Etatismus Ludwigs XIV. Die Habsburger jedoch erhoben in Übereinstimmung mit der damaligen Vorstellung von Religiosität als legitimierender Herrschaftsgrundlage den Anspruch, mittels der Tugend der Frömmigkeit zu herrschen. Ihre Frömmigkeit hatte der Dynastie Ruhm gebracht und sie befähigt, die Türken und die Franzosen abzuwehren. Die auf der Pestsäule dargestellte Dreifaltigkeit von Gerechtigkeit, Weisheit und Barmherzigkeit ist das Urbild monarchischer Tugenden und damit auch derjenigen Tugenden, die die Habsburger zu verkörpern beanspruchten.[43]

Geschichte und Schicksal des Reiches und seiner Menschen werden auf dieser Säule in eine heilige Geschichte verwandelt. Sie verfolgte also ein ähnliches Ziel wie Fischers *Entwurff einer historischen Architectur,* in dem er seine eigene Architektur als Höhepunkt einer mit Salomos Tempel beginnenden Geschichte darstellt. Die Förderung der Frömmigkeit und die Unterstützung der Kirche durch die Habsburger fanden ihre Begründung in ihrer Verehrung der Heiligen Jungfrau Maria, des Kreuzes und der Dreifaltigkeit sowie in einem spezifisch römisch-katholischen Konzept der Eucharistie und ihrer Verehrungswürdigkeit, als dessen Verteidiger sich die Habsburger betrachteten. Als Kaiser eines als heilig und römisch begriffenen Reiches konnten die habsburgischen Dynasten ihre Ambitionen auch in Kirchenprojekten zum Ausdruck bringen. Diese Ambitionen wurden schon in den ursprünglichen Entwürfen für die Peterskirche am Graben in Wien offenbar. Die Kirche war von Leopold I. 1679 gegründet worden, wurde aber erst beträchtlich später gebaut, höchstwahrscheinlich von Hildebrandt. Der Entwurf dieser Kirche zeigt eine Verbindung barocker Türme, alla romana übereck gestellt, mit einem dem römischen Ideal entsprechenden überkuppelten Zentralbau. Neben seinem italienisch geprägten Stil läßt der Entwurf erkennen, daß der Hof schon früh ein Interesse an symbolträchtiger Architektur entwickelte.[44]

Fischer von Erlachs Entwurf der Karlskirche stellt den Höhepunkt der Verbindung von sakraler Kunst mit dynastischem Symbolismus dar, sie ist der höchste Ausdruck eines quasi-leibnizschen Ideals universeller Harmonie in imperialer Gestalt, den die Zeit hervorbrachte.[45] Die Karlskirche kann als imperiale kirchliche Kunst interpretiert werden. Als letzte in Fischers Buch abgebildete Kirche krönt der Entwurf die Geschichte einer Weltarchitektur, die bei Salomos Tempel ihren Ausgang nahm. Diese Kirche verkörpert auch deshalb eine universelle Architektur, weil sie unterschiedliche Elemente harmonisiert und durch ihre Symbolik das Ideal einer Monarchie ausdrückt, die in der *pietas austriaca* ihre Kardinaltugend zu haben behauptete. Die sich einem Gelübde verdankende Karlskirche kombiniert einen zentralen elliptischen Raum mit einer axialen Raumordnung, die durch die pantheonartige Tempelfront eine zusätzliche Betonung erhält. Die römisch inspirierte Gestaltung enthält auch seitliche Elemente, die einladende Kolonnaden suggerieren, wie wir sie am Petersdom in Rom finden. Zugleich bleibt die Zweiturmfassade des Mittelalters erhalten, nur sind die Türme hier weit zur Seite versetzt. Die Triumphsäulen zu beiden Seiten des Portikus verstärken hingegen das antikisierende Moment. Diese Säulen verweisen zugleich aber auch auf die Bibelstelle (1. Kön. 7, 15–22), in der beschrieben wird, wie Hiram vor dem Tempel Salomos zwei Säulen aufstellt. Die Säulen der Karlskirche sind allerdings auf eine Weise bekrönt, die sogar an Minarette denken läßt. Dieser Vergleich ist gar nicht so weit hergeholt, denn der kaiserliche Rat Carl Gustav Heraeus nannte Wien ein neues Rom und ein neues Konstantinopel. Zudem galt Karl, wie sein Vater Leopold, als Türkenbezwinger und damit als Sieger über die Heiden. Man konnte daher in ihm einen neuen Konstantin sehen, der schließlich Konstantinopel selbst wieder erobern würde. Der spiralförmig verlaufende Reliefdekor der beiden Säulen läßt an gewundene Säulen denken, sogenannte salomonische Säulen; insofern liegt eine direkte Anspielung auf Salomos Tempel vor. Die Säulen vor dem Salomonischen Tempel hießen Jachin und Boas; diese Namen wurden verschieden gedeutet, bilden aber wahrscheinlich einen Satz mit der Bedeutung: »Er [Gott] wird Festigkeit und Stärke geben.« Sie spielen also auch auf die christlichen Tugenden der Standhaftigkeit *(constantia)* und der Stärke und Tapferkeit *(fortitudo)* an, die als persönliche Tugenden Kaiser Karls VI. galten. Gleichzeitig repräsentieren sie jedoch auch das traditionelle habsburgische Sinnbild der Herkulessäulen, deren Auftreten hier insofern besonders bedeutsam war, als Karl VI. Ansprüche auf den spanischen Thron erhob, den Thron eines Landes also, das mit den Säulen des Herkules (der Meerenge von Gibraltar) assoziiert wird. Zudem hatte Spanien, wo Karl während des Spanischen Erbfolgekrieges zeitweise gelebt hatte, jenseits dieser Säulen ein neues, überseeisches Reich gewonnen, das der Beweis seiner weltumspannenden Herrschaft war. Der spiralförmige Fries der Säulen mit seinen Szenen aus dem Leben des hl. Karl Borromäus, des Schutzheiligen der Kirche, erinnert mit seiner historisierenden Darstellung zudem auch noch an die Trajanssäule in Rom. Ursprünglich hatte man die Säulen mit Szenen aus den Viten Karls des Großen und Karls des Kühnen schmücken wollen, denn der eine dieser beiden Namensvettern des Kaisers galt als Gründer des Reiches und der andere als sein burgundischer Ahnherr. Überdies erinnert der Grundriß der Karlskirche durchaus an den der Aachener Pfalzkapelle. All die-

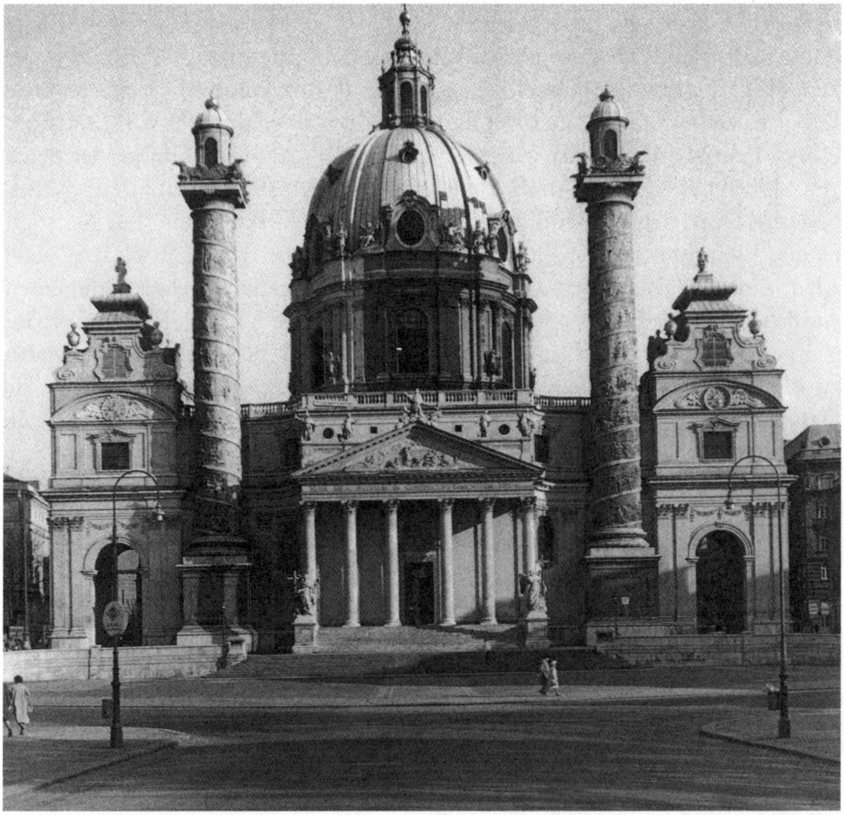

Karlskirche, Wien, 1716 von Johann Bernhard Fischer von Erlach begonnen, 1737 vollendet

se Bezüge machen dieses Bauwerk zum Inbegriff eines Ideals heiligen römischen Kaisertums.

Die Geistlichkeit scheint von sakraler Kunst und Architektur eine Auffassung gehabt zu haben, die sich von der des Hofes nicht sehr unterschied.[46] Vergessen wir nicht, daß viele hohe Geistliche zum Adel gehörten und beide Gruppen daher gemeinsame kulturelle Interessen besaßen. Sowohl die Klöster als auch der Weltklerus kämpften für die römisch-katholische Sache. Die Krone hatte vielen klösterlichen Einrichtungen Land überschrieben, und Vertreter der Kirche waren häufig in Angelegenheiten des Hofes verwickelt. In Ungarn, Schauplatz so vieler Schlachten gegen die Türken, war die Verbindung von Krone und Kirche besonders eng, und hier waren christliches Triumphgefühl und Kreuzfahrermentalität stark entwickelt. Wie der Kaiser seine Frömmigkeit hervorhob, so konnte umgekehrt die Kirche triumphierende, sogar imperiale Züge annehmen.

Ein auffallendes Beispiel ist eine bemerkenswerte, für ein Werk aus den dreißiger Jahren des 18. Jahrhunderts ungewöhnliche Bleiplastik von Georg Raphael Donner (1693–1741), die zu bezeugen scheint, daß dieser kämpferische und triumphierende Geist in der ganzen ersten Hälfte des 18. Jahrhunderts fortlebte. Donner war ein führender Künstler, der auch Beziehungen zum Hof hatte; auf ihn geht ein allegorisches Porträt von Karl VI. als römischer Kaiser zurück. Imre (Emmerich) Eszterházy, der als Erzbischof von Esztergom (Gran) Primas von Ungarn war, rief ihn nach Poszony (Preßburg), der heutigen slowakischen Hauptstadt Bratislava und damaligen Hauptstadt Oberungarns. Dort richtete Donner eine bedeutende Werkstatt ein. Für die sogenannte Elemosynariuskapelle der St.-Martins-Kirche der Stadt schuf er einen Altar; eine der Marmorskulpturen zeigt den knienden Prälaten mit einem Ausdruck echter Frömmigkeit. Den Hochaltar der Kirche (er wurde später größtenteils entfernt) schmückte Donner mit einer Bleiplastik des hl. Martin zu Pferde, der seinen Mantel mit dem Bettler teilt; aber der Heilige hat die Gestalt eines Husaren angenommen, so daß es fast aussieht, als kämpfe hier ein ungarischer Reiter gegen einen Türken.[47]

Vergleichbaren Ausdruck fand dieser Geist auch in den zahlreichen Klosterbauten aus dem ersten Drittel des 18. Jahrhunderts. Sie können zum Teil als Reaktion der Klöster auf die Situation in Niederösterreich, besonders in der Umgebung Wiens, aber auch in Ungarn betrachtet werden, wo weite Landstriche von den Türken verwüstet worden waren und wiederaufgebaut und bevölkert werden mußten. Dies war für die Klöster zugleich eine Gelegenheit, ihren Grundbesitz zu vermehren. Häufig waren sie die einzigen sozialen und wirtschaftlichen Einrichtungen, die in diesen Gegenden noch existierten. Ihre führende Stellung verschaffte ihnen die Mittel zum Bauen, erweckte in ihnen aber auch das Verlangen, dabei ihrer politischen und sozialen Bedeutung Ausdruck zu verleihen.

Infolgedessen kam es zum Bau einer ganzen Reihe beeindruckender Klöster und Abteien, die wesentlich dazu beitrugen, daß sich diese Gegenden erholen und wieder einen Aufschwung nehmen konnten. Weltliche Gründe allein reichen jedoch sicherlich nicht hin, um all das zu erklären, was hier geschaffen wurde. Da die meisten dieser Bauten von älteren Orden und nicht etwa von den Jesuiten errichtet wurden, sind sie nicht mit dem Geist der Gegenreformation zu identifizieren. Auch seelsorgerische Belange können nicht erklären, warum in der Gegend von Traisen, in der Wachau und an der Donau nahe beieinander mehrere riesige Klöster entstanden.

Funktion, Konstruktion, Symbolik und Stil dieser Bauten lassen vielmehr erkennen, daß es zwischen Belangen der Frömmigkeit und der Politik keine strenge Trennung gab. Wenn die Schlösser der Fürsten die Residenzen der Götter auf Erden sind, wie man gesagt hat, dann waren diese überaus prächtig und großzügig angelegten Klöster und Abteien Residenzen von Kirchenfürsten (und in Deutschland hatten manche Äbte in der Tat zugleich auch den Status eines weltlichen Fürsten). Die Bauten scheinen die Loyalität dieser Institutionen gegenüber dem kaiserlichen Hof, der sie förderte, ebenso zum Ausdruck zu bringen wie deren enge Verbundenheit mit dem Reich, dessen Verfassung ihnen politische Bedeutung verlieh.

Wenn wir diese Abteien mit Schlössern vergleichen können, dann ist ein Stift wie Melk eine große Festung. Stift Melk, mit dessen Neubau Jakob

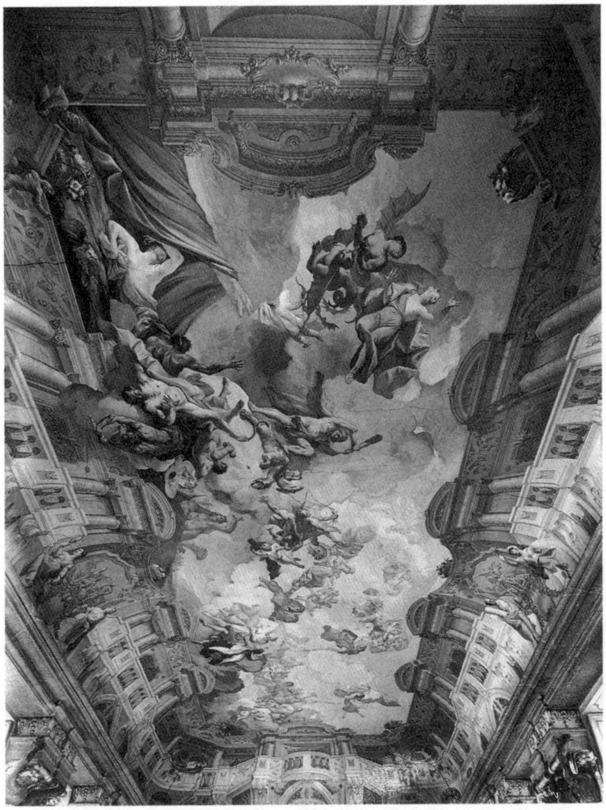

Hercules heroicus,
Tugendallegorie,
Fresko von
Paul Troger, 1731,
im Marmorsaal
von Stift Melk

Prandtauer 1702 begann, hat eine festungsähnliche Lage hoch über der Donau.[48] Die Benediktiner bauten ihre Klöster seit ihrer Gründung in Subiaco mit Vorliebe am Hang oder auf der Spitze eines Hügels. Prandtauer veränderte bewußt die Ausrichtung der Stiftskirche, um die geographische Lage so gut wie möglich auszunutzen, setzte die Eingangsfassade als Schaustück nach Westen und davor ein Tor, das einem Triumphbogen gleicht. Einem Besucher, der den Fluß hinuntergefahren kam, mußte dieser weithin sichtbare Eingang als Symbol der triumphierenden Kirche erscheinen. Allerdings war und ist die Anlage von der Donau aus in Wirklichkeit unzugänglich, und der Besucher muß das Stift durch den Torbau an der Ostseite betreten, der in Stil und Symbolik an die imperiale Architektur Fischer von Erlachs gemahnt. Das Stiftsgebäude selbst erinnert in seiner Form an Fischers Palais Trautson, und die beiden Säulen davor evozieren das kaiserliche Symbol, die Säulen des Herkules.

Solche Bezüge liefern uns auch einen Schlüssel zum Verständnis der Räumlichkeiten und ihrer Dekoration. Viele Klöster an der Donau enthalten »Kaiserzimmer« und eine »Kaiserstiege«, die für einen eventuellen Aufenthalt des Herrschers konzipiert waren. Auf der einen Seite der Stiftskirche von Melk liegt die Bibliothek, auf der anderen Seite gelangt man über ein Treppenhaus in einen Marmorsaal. Die Decken dieser Räume sind mit illusionistischen allegorischen Fresken eines weiteren führenden österreichischen Malers, Paul Troger (1698–1762), geschmückt; im Marmorsaal ist in Gestalt des Hercules heroicus der Triumph der Mäßigung, in der Bibliothek in Gestalt des Hercules christianus der Triumph der göttlichen Weisheit dargestellt. Diese kaum christlich zu nennenden Herkulesdarstellungen in Sälen, von denen einer am Ende der dem Kaiser vorbehaltenen Räume liegt, der andere dessen jenseits des Kolomanihofs gelegenes Pendant darstellt, erlauben die Interpretation, daß hier der Kaiser selbst als neuer Herkules gemeint ist. Er ist es, der in Verbindung mit der Kirche über das Laster triumphiert und die Weisheit fördert. Die Malereien stammen aus etwas späterer Zeit als das Bauwerk selbst und komplettieren dessen Aussage. Die Kirche, die zwischen diesen beiden Trakten liegt, ist mit Marmor geschmückt und enthält Fresken von Johann Michael Rottmayr, die den Triumph des hl. Benedikt und verschiedene Heilige des Benediktinerordens darstellen. Sie vervollständigen diese Anlage, die man zu Recht ein Gesamtkunstwerk der bildenden Künste genannt hat.

Melk steht als Beispiel für eine ganze Reihe herrlicher Klosterbauten, die mit ihrer architektonischen Anlage, ihrer malerischen und plastischen Ausstattung und ihrer formalen Kombination von Elementen den Triumph der Kirche in einer Weise verkünden, die sich vom kaiserlichen barocken Pathos der Vienna gloriosa nicht sehr unterscheidet. Sie verwandeln die österreichischen Lande in eine Art sakraler Landschaft. Von all diesen Anlagen sei besonders St. Florian in Oberösterreich erwähnt, weil dieser Bau verdeutlicht, wie eng das Kaiserhaus mit den großen Klöstern Österreichs und die Klöster selbst untereinander verbunden waren. Die Räumlichkeiten in Melk sind nicht mehr in ihrem ursprünglichen Zustand, doch finden wir im Augustiner-Chorherrenstift St. Florian, das zum Teil ebenfalls von Prandtauer erbaut wurde, Ersatz für Details, die in Melk fehlen. Die Treppe in St. Florian wurde 1706 bis 1714 von Prandtauer für den zeremoniellen Einzug des Herrschers angelegt, wenn er dort auf seinem Weg entlang der Donau Station machte. Wie die Treppe im Wiener Belvedere, so erleichterte auch diese das Befolgen der Etikette, denn der Prälat konnte hier seinen Besucher auf einer angemessenen Ebene begrüßen. Der Stiftshof wurde um dieses herrliche Treppenhaus herum angelegt, auch das ein nicht durch die kirchlichen Funktionen des Klosters zu begründendes Element.

Von den vielen ähnlichen Beispielen, die unter anderem in Zwettl und Altenburg und auch in Ungarn zu finden sind, möchten wir auf zwei hinweisen, die für das damals dominierende Klima der *pietas austriaca* besonders charakteristisch sind.[49] Die Neuen Stiftsgebäude des Stifts Klosterneuburg, mit deren Bau erst relativ spät, nämlich 1730, begonnen wurde, stammen von Joseph Emanuel Fischer von Erlach und Domenico d'Allio. Als Vorbild diente, wie schon bei der Wiener Hofbibliothek, eindeutig der Escorial, jener Kirchen- und Klosterkomplex, der für König Philipp II. von Spanien gebaut worden war und religiöse und säkulare Funktionen in sich vereinte. Karl VI. war 1703 als Karl III. zum König von Spanien ausgerufen worden, und wenn er seine Krone auch verloren hatte, so gab er sich doch immer noch als spanischer König. Daher gemahnte Klosterneuburg an die Welt Philipps und sogar

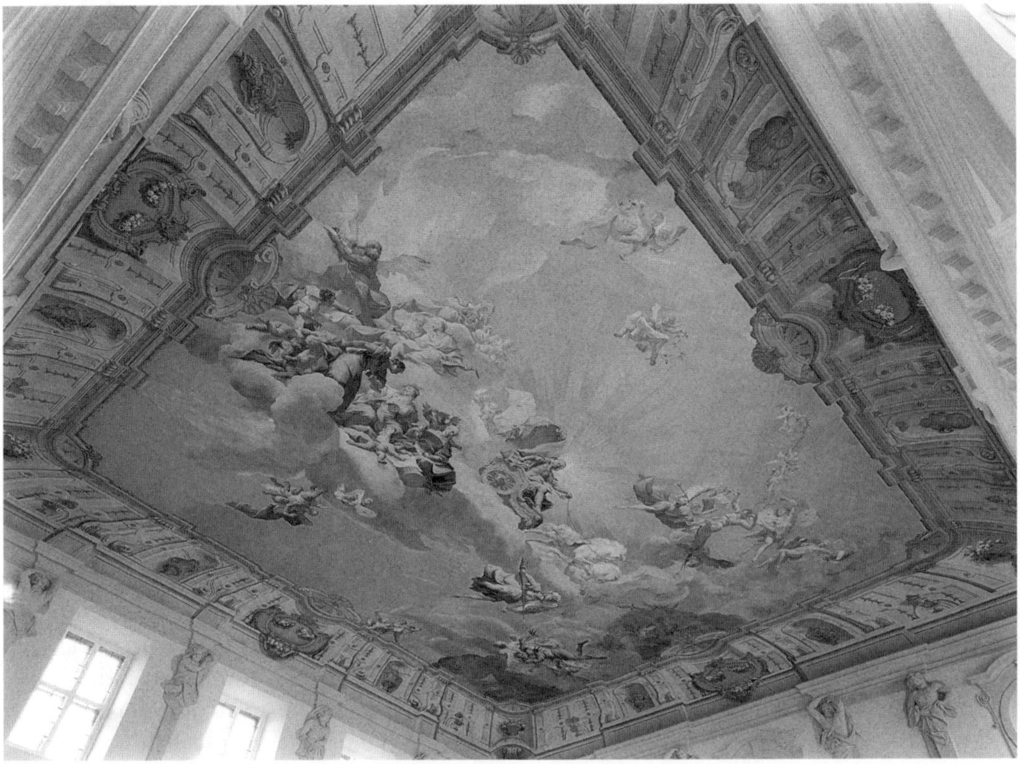

Deckenfresko der Kaiserstiege von Stift Göttweig, 1738, von Paul Troger

mehr noch an die seines Namensvetters Karl V., der gleichzeitig König von Spanien und Kaiser des Heiligen Römischen Reiches gewesen war. Karl VI. gedachte sich nach Klosterneuburg zurückzuziehen, wie Kaiser Karl V. sich nach Juste zurückgezogen hatte, aber nach einem Klosterneuburg, das nach dem Vorbild des Escorial neu gestaltet war. Der Plan des Neuen Stiftsgebäudes versuchte nicht nur, dem Escorial nachzueifern, Klosterneuburg sollte vielmehr ein kaiserlicher Über-Escorial werden, so wie Schönbrunn als Über-Versailles geplant worden war. Alle Höfe und Blöcke waren als separate Einheiten konzipiert; jeder Block sollte von einer Kuppel überragt und jede Kuppel mit einer der Kronen oder Insignien des Hauses Habsburg versehen werden. Auch wenn dieser grandiose Plan nur zu Teilen verwirklicht wurde, war das Chorherrenstift Klosterneuburg anschließend nicht einfach mehr nur ein Kloster, sondern eine in einen Palastkomplex verwandelte Kirche, eine Verkündung imperialer Ideologie.

Die Benediktinerabtei Göttweig, in nicht allzu großer Entfernung von Melk in der Wachau gelegen, wurde etwas früher, ab 1719, von Johann Lukas von Hildebrandt nach einem Plan begonnen, aber nicht vollendet, der sich ebenfalls am Escorial orientierte und die enge Verflechtung imperialer und religiöser Ideen demonstriert. Wie Melk und Klosterneuburg gleicht auch Stift

Göttweig einer Festung, denn es liegt auf einer das Donautal hoch überragenden Vorhöhe. Diese Bevorzugung einer wehrhaften Lage mag mit der Vorstellung von der Kirche als einer Festung Gottes zusammenhängen, doch war die Wahl des Standorts ursprünglich wohl auch von ganz praktischen Sicherheitsüberlegungen bestimmt gewesen. Jedenfalls erfüllte auch der Neubau in Göttweig mit seiner im Zentrum gegiebelter Gebäudeblocks liegenden Kirche alle Anforderungen an eine Residenz, und in seiner Verbindung von Kloster- und Schloßanlage erinnert er wieder an den Escorial.

Im Deckengemälde von Paul Troger über der herrlichen Kaiserstiege wird der Bezug auf den Kaiser explizit. Das Bild stellt nicht den hl. Benedikt in der Glorie dar, auch keine allegorische Figur des triumphierenden Herkules oder des Lichts in der Gestalt des Apoll wie an anderen Orten. Hier läßt der Weg der Sonne über den Himmel vielleicht an eine der feierlichen Prozessionen der Mönche denken, die in den Ritualen der klösterlichen Institutionen eine große Rolle spielen und deren Weg schon in der Anlage der Klöster selbst vorgezeichnet ist. Das Licht, das die Welt erleuchtet, kann auch als das Licht des Glaubens verstanden werden. Aber die Figur, die das Licht bringt, ist keine idealisierte Figur des Apoll – das Antlitz des heidnischen Gottes ist das Kaiser Karls VI. selbst. Diese Form der Herrscherapotheose erinnert an die Darstellung Wallensteins in einer ähnlichen Pose als Mars in einem Streitwagen, aber der klösterliche Kontext läßt Karl VI. als wahrhaft heiligen und römischen Kaiser erscheinen. Einerseits drückt dieses Bild den Triumph der *pietas austriaca* aus, die in dieser Ära in den österreichischen Landen einen solchen Reichtum an Kunst und Architektur zeitigte. Andererseits erinnert uns das Bild, auch wenn es nicht unmittelbar vom Kaiser selbst in Auftrag gegeben worden ist, erneut an die intensive Kunstförderung dieses Habsburgers, dessen Patronat vielen fürstlichen Auftraggebern im Heiligen Römischen Reich ein Leitstern war.

Kapitel 13

ARCHITEKTUR, KUNST UND SAMMELTÄTIGKEIT AN DEUTSCHEN HÖFEN IM FRÜHEN 18. JAHRHUNDERT

In einem Ausspruch Friedrichs II. von Preußen über die mitteleuropäischen Herrscher des 18. Jahrhunderts hat man so etwas wie ein Motto der höfischen Kultur Deutschlands im frühen 18. Jahrhundert sehen wollen: »Noch der allerjüngste Sproß einer apanagierten Linie hält sich in seiner Einbildung für einen kleinen Ludwig XIV.: er baut sein Versailles, küßt seine Maintenon und hält sich seine Armee.«[1]

Auf den ersten Blick scheint es unbestreitbar zu sein, daß der Sonnenkönig im späten 17. und besonders im frühen 18. Jahrhundert vielen Höfen in ganz Europa ein leuchtendes Vorbild war. Zahlreiche Zeitgenossen berichten, wie geblendet deutsche Besucher von Frankreich waren, auch wenn der Spanische Erbfolgekrieg viele deutsche Staaten in den ersten vierzehn Jahren des 18. Jahrhunderts veranlaßte, sich gegen Frankreich zu stellen. Daraus resultierte eine Beschäftigung vieler französischer Künstler (und Musiker) an den Höfen Mitteleuropas, mit der eine weitreichende kulturelle Neuorientierung einherging. Maler wie Louis de Sylvestre und Antoine Pesne, Architekten wie Nicolas de Pigage, Lackkünstler wie Gérard Dagly und eine Fülle anderer Künstler, Handwerker und Gartenarchitekten kamen oder wurden an deutsche Höfe gerufen, um ihr Können zu beweisen. Wo bislang ein solcher Wandel nicht ohnehin schon stattgefunden hatte, sorgten sie mit dafür, daß die internationale Sprache der Kultur in vielen Teilen Mitteleuropas statt vom Italienischen nun vom Französischen bestimmt wurde.[2]

Friedrich II. ließ später selbst ein Schloß bauen, das er Sanssouci nannte, und förderte und sammelte Werke französischer Handwerker und Künstler, wie wir in Kapitel 16 sehen werden, doch zugleich war dieser berühmte Frankophile notorisch unfähig, zu würdigen, was seine Zeitgenossen Mitte des 18. Jahrhunderts in Deutschland hervorbrachten. Während dieser preußische König häufig als deutscher Held betrachtet und Friedrich der Große genannt wird, hatte er für die Kultur der Länder um ihn herum nur Geringschätzung übrig.[3] Er führte Krieg gegen Österreich und Rußland, verachtete die Polen und partizipierte an der ersten Teilung ihres Landes. Auch wenn Friedrich II. als kunstliebender König hingestellt wird, scheint er sich doch nicht bewußt gewesen zu sein oder hat nicht anerkennen wollen, daß es in Mitteleuropa durchaus Alternativen zu dem Modell Versailles (und zu Marly sowie zu den beiden Trianons, die für ihn von besonderer Bedeutung waren) gab.

Eine kritische Untersuchung von Friedrichs Beobachtung liefert uns daher eine gute Einführung in dieses Kapitel. Der Einfluß oder die Bedeutung von Versailles und Frankreich überhaupt läßt sich natürlich nicht bestreiten, doch scheint die Sonne der Bourbonen so strahlend hell gewesen zu sein, daß man in der Kunstgeschichte für Alternativen in der Hofkunst des späten 17. und

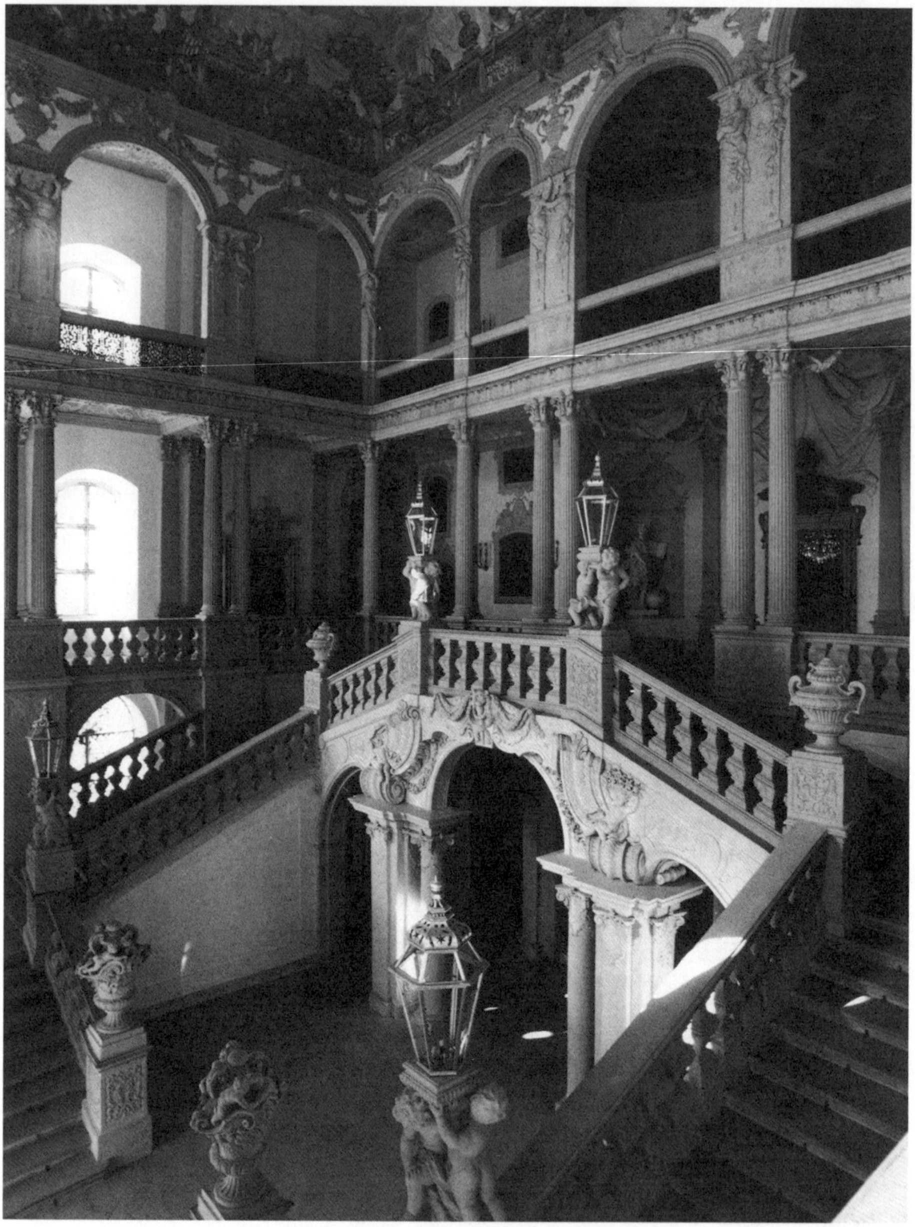

Treppenhaus in Schloß Weißenstein, Pommersfelden, 1711–1718; Bauwerk von Johann Dientzenhofer, Treppe von Johann Lukas von Hildebrandt frühen 18. Jahrhunderts wie geblendet gewesen ist und die deutsche Übernahme und Umgestaltung auch anderer ausländischer Quellen gar nicht wahrgenommen hat. Und doch standen damals neben Versailles weitere Modelle zur Verfügung. Es gab Höfe, die andere Wege einschlugen; zwei von ihnen, den polnischen und den österreichischen Hof, haben wir schon näher betrachtet.[4] Wenn wir uns ein vollständigeres Bild machen wollen, müssen wir uns von Versailles, so strahlend und fesselnd es uns erscheinen mag, abwenden und statt dessen seine Alternativen in Augenschein nehmen, wobei es gilt, auch die allgemeine politische und soziale Lage in Betracht zu ziehen.

In einer von Fürsten beherrschten Welt konzentrierte sich das Hofleben auf die Residenz. Wie Friedrich Carl von Moser in seinem *Teutschen Hofrecht* von 1754/55 erklärte: »Die Residenz ist die ordentliche, beständige Wohnung des Regenten an dem Ort, wo der eigentliche Sitz des Hofs und der Collegien ist. Hier ist der Regent eigentlich zu Haus und bey Abmessung des Ceremoniels und Feststellung dessen Regeln ist eigentlich auf den in der Residenz gewöhnlichen Gebrauch zu sehen; indem auf Lust- und Land-Häusern viles weggelassen und resp. nachgegeben wird.«[5]

Forschungen über die Hofgesellschaft des späten 17. und 18. Jahrhunderts im Reich und in Frankreich haben gezeigt, daß die Entwicklung von Sitte und Zeremoniell zu einem Theater der Selbstdarstellung den Interessen des Hofes diente. Wie so oft schon zuvor hatten auch die Musik und die Künste häufig dem Ausdruck herrscherlicher Autorität und dem Streben nach Reputation zu dienen. Neue Schlösser waren die Gelegenheit, dafür ein angemessenes architektonisches Ambiente zu schaffen, besonders wenn die Residenzen sich von den Zerstörungen durch die Kriege des 17. Jahrhunderts noch nicht erholt hatten oder wenn die alten Schlösser ohnehin einer Renovierung bedurft hätten. Oft kam es auch zu einer Anpassung älterer Bauten an die Erfordernisse der neueren Formen des Hofzeremoniells.[6]

Das Konkurrieren um Ruhm und Prestige wurde dadurch verschärft, daß ältere Dynastien wie die Habsburger und die Romanows in Rußland sowie auch solche, die noch relativ neu waren (zu denen wir auch die Bourbonen in ihrer Rolle als Könige Frankreichs zählen können), sich genötigt sahen, ihre Bedeutung verstärkt geltend zu machen, denn innerhalb von zwei Jahrzehnten waren mehrere deutsche Fürsten zu Königen avanciert: der Kurfürst von Brandenburg zum König in Preußen, der Kurfürst von Hannover zum König von England und der Kurfürst von Sachsen zum König von Polen. Andere Höfe, zum Beispiel der bayrische, strebten nach einem ähnlichen Status, und auch viele kleine Duodezfürsten versuchten ihnen nachzueifern.

Das Sammeln und die Förderung der bildenden Kunst blieben zwar weiterhin Mittel, eine Ideologie der Magnifizenz und Grandeur zum Ausdruck zu bringen, doch die beliebteste Ausdrucksform wurde der Schloßbau. Diese Präferenz hatte noch einen anderen Grund: Viele Fürsten im Reich interessierten sich persönlich für Architektur und entwarfen Bauwerke. Kaiser Joseph I. (1705–1711) war von Fischer von Erlach in Architektur unterwiesen worden. August der Starke von Sachsen fertigte für seine zahlreichen Projekte nicht nur Skizzen an, sondern sprach auch von seiner besonderen Liebe zum Bauen, mit dem er sich zu belustigen pflege. Max Emanuel von Bayern vertrieb sich im Exil die Zeit mit dem Zeichnen von Entwürfen und bemerkte, beim Betrachten seiner Zeichnungen bereite ihm allein schon der Gedanke an einen zukünftigen Bau Freude. Lothar Franz von Schönborn sprach von »seiner Stiege« in Pommersfelden, die nicht »reformirt« werden dürfe, sie sei von seiner Invention und sein Meisterstück.[7] Hatte das Sammeln oder die Beschäftigung mit Kunst im 16. Jahrhundert vielleicht zum guten Ton gehört, so wurden sie jetzt zur Leidenschaft.

Wie in Frankreich, so drückten sich die absolutistischen Ansprüche auch in Deutschland oft in Form riesiger Bauwerke aus. Wie Moser sagte: »Es ist wohl nicht leicht ein Regent in Teutschland, welcher nicht nebst seiner ordentlichen Residenz noch ein oder etliche Lust-, Jagd- und Land-Schlösser hätte.«[8] In der Mitte des Jahrhunderts konnte der von der anderen Rheinseite herüberblickende Montesquieu sagen, Versailles habe alle deutschen Fürsten ruiniert.[9] In Bayern trugen die umfangreichen Bauvorhaben in den ersten Jahrzehnten des Jahrhunderts zum Ruin der Hoffinanzen bei. Das Streben des Kurfürsten von Bayern nach dem kaiserlichen Thron und der Krieg, der daraus in den vierziger Jahren des 18. Jahrhunderts resultierte, machten das finanzielle Desaster des bayrischen Staates dann vollständig.[10]

Da das Reich politisch und religiös zersplittert war, entsprach die kulturelle Orientierung eines seiner Teilstaaten oft seinen politischen oder ideologischen Allianzen. Wie das Bündnis der Habsburger mit England und den norddeutschen Fürstenhäusern gegen Bayern und Frankreich oder die Rivalität Habsburgs mit Bayern zu Beginn des Jahrhunderts zeigen, war die Konfessionszugehörigkeit inzwischen jedoch in keiner Weise mehr maßgebend für die Politik, sondern das Handeln wurde mehr als je zuvor von politischem und dynastischem Ehrgeiz bestimmt.[11] Auf dramatische Weise wurde dies in den neunziger Jahren des 17. Jahrhunderts deutlich, als August von Sachsen, der immerhin über das Land herrschte, in dem die lutherische Reformation ihren Anfang genommen hatte, zum Katholizismus übertrat, um den polnischen Thron zu erlangen. In einer Reihe von deutschen Staaten (keineswegs allein in den protestantischen) entwickelte sich allerdings ein anderes Absolutismusverständnis als in Frankreich, da hier auch die Verantwortung des Herrschers für die Wohlfahrt seiner Untertanen und nicht nur seine Macht über sie betont wurde und man hier den Fürsten nicht nur als Verkörperung, sondern auch als Diener seines Staates begriff. Wie wir sehen werden, wirkten sich solche Vorstellungen auch auf die Künste aus.[12]

Damit können wir nun einschätzen, was es mit der Äußerung Friedrichs auf sich hatte. Ein Hof konnte damals eben nicht nur auf das französische Modell zurückgreifen, sondern sich je nach seiner Orientierung auch anderer Modelle bedienen, um seine Reputation zu heben und seinen Interessen zu frönen. Der »Bauwurm« des 18. Jahrhunderts nährte sich aus einer Vielzahl ästhetischer, ideologischer und intellektueller Quellen.

In einem anderen Zusammenhang erkannte auch Friedrich II. diese Vielfalt stillschweigend an und vermochte die außerordentlichen Leistungen der vorangegangenen Epoche in seiner Liste ihrer Hauptwerke durchaus zu würdigen: »Was man an schöner Baukunst im Norden sieht, stammt ungefähr aus der gleichen Zeit: das Schloß und das Zeughaus in Berlin, die Reichskanzlei und die Kirche des heiligen Karl Borommeo in Wien, das Schloß zu Nymphenburg in Bayern, die Augustusbrücke und der Zwinger in Dresden, das Kurfürstliche Schloß in Mannheim, das Schloß des Herzogs von Württemberg in Ludwigsburg.«[13]

Wir wollen Friedrichs Empfehlungen folgen und uns auf einige der damaligen Zentren konzentrieren, indem wir uns aus der großen Anzahl von Bauten und Innenausstattungen des frühen 18. Jahrhunderts einige exemplarische Fälle herausgreifen. Beginnen wollen wir, wie er es auch tat, mit der Architektur seiner Vorgänger in Berlin.[14] Im Jahrhundert vor der Thronbesteigung Friedrichs II. hatte Brandenburg-Preußen erheblich an Bedeutung gewonnen. Der Markgraf von Brandenburg besaß zwar die Kurwürde, aber das Land war lange Zeit eines der ärmsten Deutschlands gewesen; wegen seines schlechten Bodens nannte man es die »Streusandbüchse« des Heiligen Römischen Reiches. Im Dreißigjährigen Krieg und seinen Nachwehen war es stark zerstört worden. Erst unter Friedrich Wilhelm, dem Großen Kurfürsten (1640–1688), begann der Aufstieg Brandenburg-Preußens, das 1648 im Frieden von Osnabrück im Westen wie im Norden Land hinzugewann. Der Vertrag von Wehlau und der Friede von Oliva, der 1660 den Ersten Nordischen Krieg beendete, brachte den Hohenzollern die Anerkennung ihrer Souveränität im Herzogtum Preußen. In der Schlacht bei Fehrbellin errang der Große Kurfürst 1675 einen entscheidenden Sieg über die Schweden und brach damit deren Vorherrschaft in Norddeutschland. Friedrich Wilhelm legte außerdem die wirtschaftliche Grundlage für den Aufschwung des Landes. Mit dem Edikt von Potsdam im Jahre 1685 öffnete er den Hugenotten die Tore seines Landes – ein folgenreicher Schritt, der viele gut ausgebildete Handwerker und Künstler nach Brandenburg brachte. Er förderte die Einrichtung von Manufakturen und begann in Berlin und Umgebung Residenzen zu bauen und neu auszustatten.[15]

Friedrich Wilhelms Nachfolger, Kurfürst Friedrich III., verwirklichte die Ambitionen der Hohenzollern in Preußen, das nicht zum Heiligen Römischen Reich gehörte. Polen, der ehemalige Souverän des Herzogtums, war nach Sobieskis Tod nicht mehr zu fürchten, und die Habsburger brauchten die Unterstützung der Hohenzollern gegen Frankreich, daher ergriff Friedrich III. die Gelegenheit zu einer Rangerhöhung als äußerer Anerkennung der vom Großen Kurfürsten erreichten Machtstellung und krönte sich 1701 in Königsberg selbst zum König Friedrich I. in Preußen.[16] Damit konnte Preußen nun den gleichen Status beanspruchen wie andere deutsche Länder, zum Beispiel Sachsen, dessen Herzog König von Polen war, oder wie der Kurfürst von Hannover (einer 1692 neugeschaffenen Kurwürde), der 1714 König von England wurde.

Die Politik des Großen Kurfürsten war eher pragmatisch orientiert gewesen, doch auch er hatte den Künsten durchaus einen Platz zugestanden und seine Residenzen in Berlin und Potsdam neu gestaltet. König Friedrich I. aber erkannte, daß sich ein Staat, der im Konzert der Großmächte eine Rolle spielen wollte, auch intensiv der Förderung der Kunst und Architektur widmen mußte.

Zugleich verfolgte er damit auch praktische Ziele, zum Beispiel die Manufakturen in seinem Reich zu verbessern und den Handel anzuregen. Dafür bedurfte es jedoch ausgebildeter Künstler und Handwerker, so daß 1696 in Berlin eine Akademie der Künste gegründet wurde. Diese Gründung stand in Zusammenhang mit der Einrichtung anderer Bildungsstätten, zum Beispiel der Universität in Halle 1694, neuer Schulen und der Akademie der Wissenschaften in Berlin. Neben der Dresdner Akademie, deren Gründungsdatum unsicher ist, aber früher gewesen sein mag, war dies die erste Akademie, die von einem Hof im Norden eingerichtet wurde.[17]

Friedrich I. war sich bewußt, daß eine neue, aufstrebende Monarchie ein passendes Forum brauchte, und gab entsprechende Bauten und Monumente in Auftrag. Da Berlin alles andere als eine Metropole war, stand er vor der Notwendigkeit, seine königliche Residenzstadt praktisch erst zu schaffen; er ließ daher in dieser Stadt neue Viertel erbauen, viele öffentliche Bauten errichten und etliche Institutionen gründen.

Einige Künstler kamen zwar aus Frankreich nach Brandenburg, aber das kulturelle Vorbild waren unter dem Großen Kurfürsten und in den ersten Jahren der Herrschaft Friedrichs I. die Niederlande. Die Hohenzollern waren mit dem Hause Nassau, mit dem sie durch Heirat verknüpft waren, verbündet gewesen. Friedrich Wilhelm hatte sich als junger Mann in den Niederlanden aufgehalten und war ein Freund von Johann Maurits von Nassau-Siegen, einem bedeutenden Sammler und Mäzen. Brandenburg hatte 1672 und in den achtziger Jahren an Hollands Seite gegen Frankreich gekämpft. Zusammen mit England, den südlichen Niederlanden (und den Habsburgern) hatte sich Friedrich I. im Spanischen Erbfolgekrieg gegen die Franzosen und ihre Verbündeten gestellt.

Am Beispiel des Bildhauers Andreas Schlüter lassen sich die Interpretationsprobleme aufzeigen, die eine Bewertung der Entwicklungen in Berlin und seiner Umgebung aufwirft. Daß Schlüter Polen verließ und 1694 nach Brandenburg kam, scheint ein Zeichen für Preußens Aufstieg zu einer Großmacht zu sein, genauso wie die Tatsache, daß er 1714 dann nach Rußland ging, mit dessen Aufstieg zu einer westlich orientierten europäischen Macht in Verbindung gebracht werden kann. Die ersten bedeutenden Projekte Schlüters vor der Krönung Friedrichs I. waren ein Reiterstandbild des Großen Kurfürsten und eine Statue von Friedrich selbst. Da beide Skulpturen die Herrscher in römischem Gewand präsentieren[18], erinnert ihre Ikonographie an römische Kaiserporträts. Sie lassen aber auch unbestreitbar den Einfluß der Statuen Ludwigs XIV. erkennen. Das ursprünglich (ähnlich dem auf der Bastion des Pont-Neuf stehenden Reiterstandbild Heinrichs IV.) auf einer Brücke postierte Reiterstandbild ist von François Girardon beeinflußt, und die Statue Friedrichs ist von Antoine Coysevox' Statue des Sonnenkönigs inspiriert. Insofern könnte man behaupten, daß sich Schlüter hier bei seinem Versuch, für Brandenburg-Preußen eine dem Anspruch der Hohenzollern angemessene Bildsprache zu finden, an Frankreich orientierte.

Aber gegen die Bedeutung solcher Bezüge spricht, daß Schlüter für seine königlichen Auftraggeber – Jan Sobieski, Friedrich I. und Peter den Großen

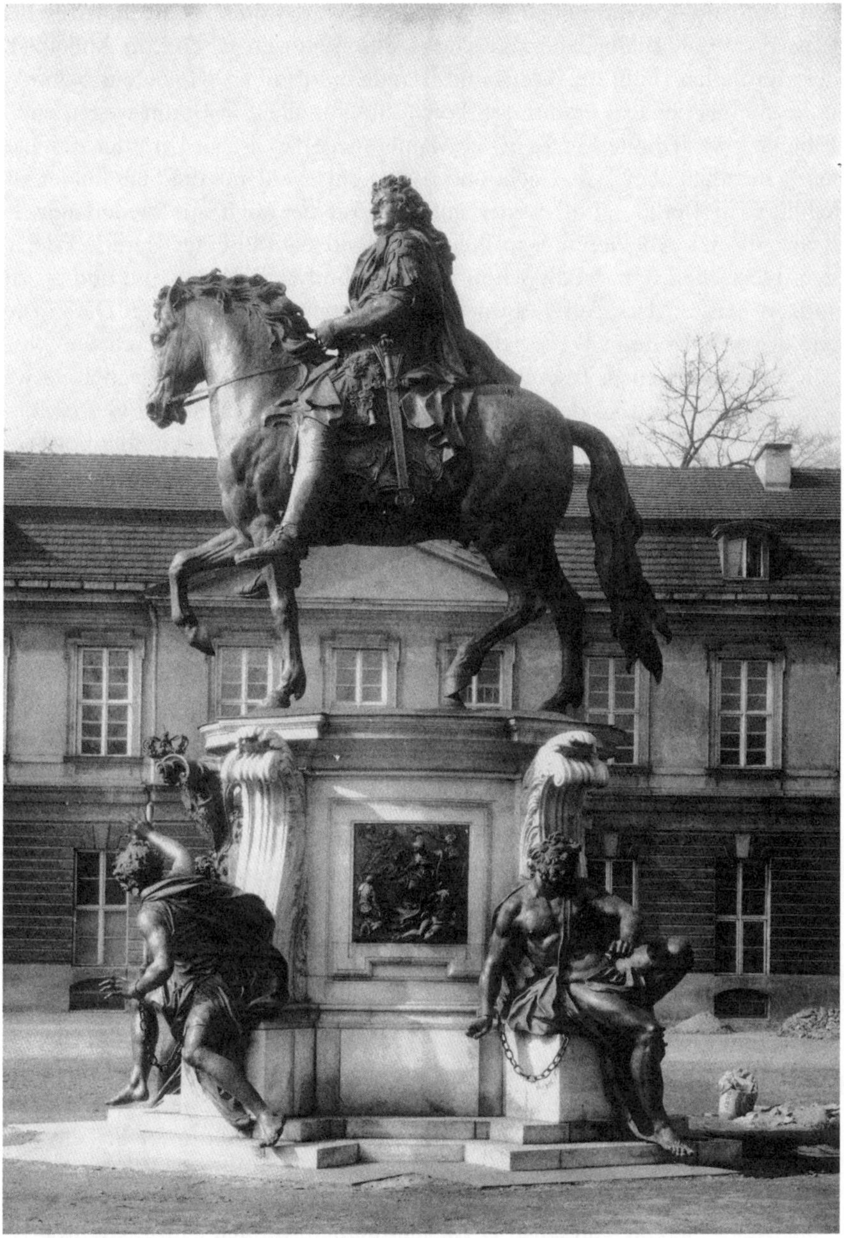

Reiterstandbild des Großen Kurfürsten, 1697–1700, von Andreas Schlüter; jetziger Standort vor Schloß Charlottenburg, Berlin

von Rußland – ursprünglich nicht wegen seiner Affinität zum französischen Klassizismus als Bildhauer interessant gewesen zu sein scheint. In Anbetracht der kulturellen Tradition Polens und Brandenburgs ist es, wie bereits bemerkt, wahrscheinlicher, daß man ihn in Polen und vor allem in Berlin wegen seiner Fähigkeit beschäftigte, Werke in der Manier niederländischer Künstler zu schaffen.[19] Letztlich aber lassen sich, und das ist entscheidend, die Standbilder, die Schlüter in Berlin schuf, weder auf französische noch auf niederländische Konventionen reduzieren. Sein Reiterstandbild steht in einer Tradition derartiger Herrscherbildnisse, die schon lange vor Ludwig XIV. bestand und bis zur antiken Statue Mark Aurels zurückreicht.[20] Auch mittelalterliche Denkmäler wie der Magdeburger Reiter, die zu Ehren eines Herrschers geschaffen worden waren, können als Inspirationsquelle gedient haben, denn Magdeburg war seit 1680 preußisch. In der Gewandung und, noch auffälliger, im Gestus erinnert Schlüters Großer Kurfürst auch an Francesco Mocchis Reiterdenkmal von Alessandro Farnese in Piacenza und an ähnliche Werke Giambolognas und seiner Nachfolger.

Einerseits wirkt Schlüters Darstellung vitaler und aggressiver als vergleichbare Werke, denn rings um den Sockel sitzen die Temperamente personifizierende Sklavenfiguren (allerdings hatte man auch der Statue Heinrichs IV. vier Gefangene als Sockelfiguren beigegeben). Vielleicht kommt hier die Idee oder Mission des neuen preußischen Staates zum Ausdruck, der mit seiner wachsenden militärischen Stärke schließlich seine Nachbarn und Rivalen, vor allem im Süden (Sachsen), in den Schatten stellen sollte. Andererseits galt diese Statue damals als Bild eines Herrschers, der sich dem Dienst am Staate verpflichtete.[21] Schlüter entwarf später Kirchenplastiken, darunter die Kanzel für Berlins Marienkirche (1703), königliche Sarkophage und Grabkapellen, die alle wenig oder nichts mit französischen Vorbildern zu tun haben.

Auch in Schlüters Architekturentwürfen zeigt sich, daß den Künstlern und den Auftraggebern in jener Zeit ein subtileres und komplizierteres Spektrum stilistischer Möglichkeiten zur Verfügung stand.[22] Wie der Staat Brandenburg-Preußen expandierte, so expandierte auch die Stadt Berlin. Unter dem Großen Kurfürsten und Friedrich I. wurden mehrere neue Vorstädte (Dorotheenstadt, Friedrichstadt) gegründet. Schon in den vierziger Jahren des 17. Jahrhunderts war eine von Bäumen gesäumte Straße geplant worden, die aber erst später gebaut wurde: Unter den Linden. Am Anfang dieser sich unter Friedrich II. zur Prachtstraße entwickelnden Allee wurde an einer städtebaulich wichtigen Stelle, wo die Straße nach einer Brücke eine leichte Biegung macht, das Zeughaus errichtet, ein Gebäude, das symbolisch für die Richtung steht, in die der Staat sich bewegte. Das 1695 begonnene und 1706 vollendete Zeughaus wurde von Johann Arnold Nering und Jean de Bodt entworfen. Man hat es zwar als Palast im französischen Stil beschrieben und mit dem Werk von François Blondel verglichen, aber die französische Monarchie hat derart aufwendige Bauten nicht für öffentliche Zwecke errichten lassen. Diese öffentliche Funktion repräsentativer Bauten, für die auch Schlüters schöner Entwurf für ein Postgebäude ein Beispiel ist, bezeugt, daß hier ein anderer Absolutismusbegriff vorherrschte.[23] Daß die preußische Krone auch öffentliche Bauten und Einrichtungen förderte, entsprach den Ideen der Aufklärung, aber auch einem protestantischen Ideal des Königtums.

Das Erscheinungsbild des Zeughauses wird stark von Schlüters Skulpturenschmuck bestimmt. Im Innenhof des Gebäudes sind über zwanzig Masken sterbender Krieger angebracht, die stilistisch eine expressive Strömung der deutschen Bildhauerei repräsentieren, vergleichbar mit dem gemarterten Kopf eines Verdammten von Balthasar Permoser aus rot und weiß geflecktem Marmor, der wirkt, als würden tatsächlich Flammen um ihn züngeln (Leipzig, Museum der bildenden Künste). Permoser, der vor allem durch seine Skulpturen am Dresdner Zwinger bekannt ist, sollte mit Schlüter zusammen an der Dekoration des Berliner Stadtschlosses arbeiten. Die Bedeutung der Masken am Zeughaus jedoch ist noch immer nicht geklärt.[24]

In Verlängerung der Lindenallee erstreckten sich mehrere Kilometer weit Felder, und eine Straße und ein Kanal führten zu einer 1701 bei Schloß Lietzenburg entstandenen Siedlung, die sich zu einer eigenständigen Stadt entwickelte und dies bis 1920 blieb. Diese Siedlung erhielt, wie auch das Schloß,

Schloß Charlottenburg, Berlin, 1695–1713, von Johann Arnold Nering und Johann Friedrich Eosander von Göthe (Vorkriegsaufnahme)

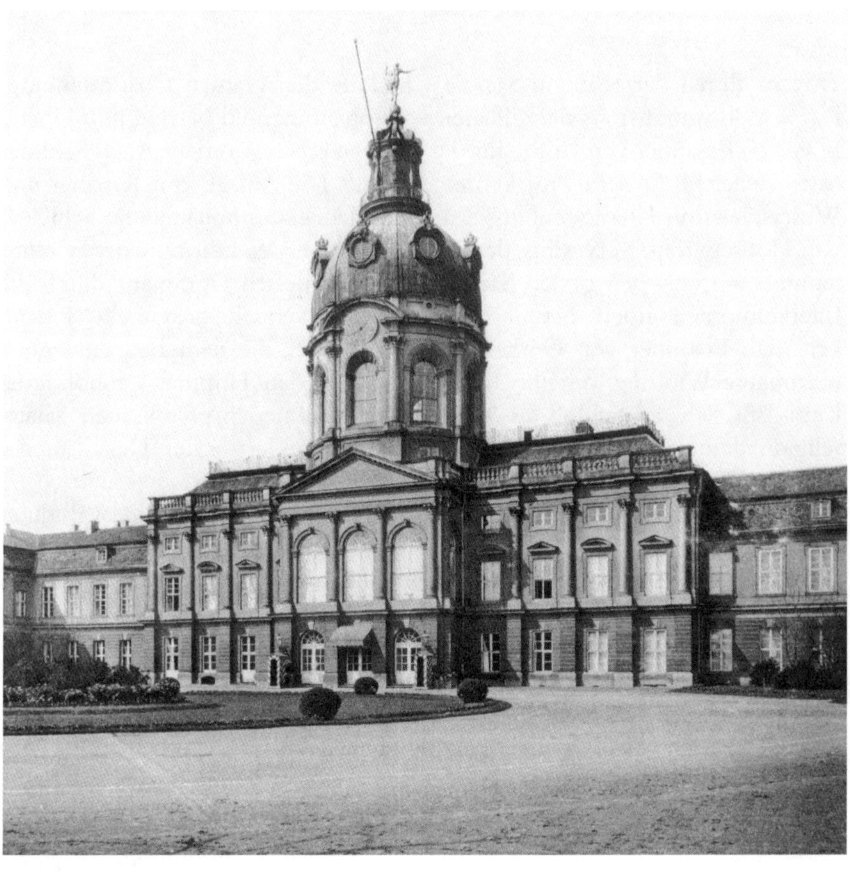

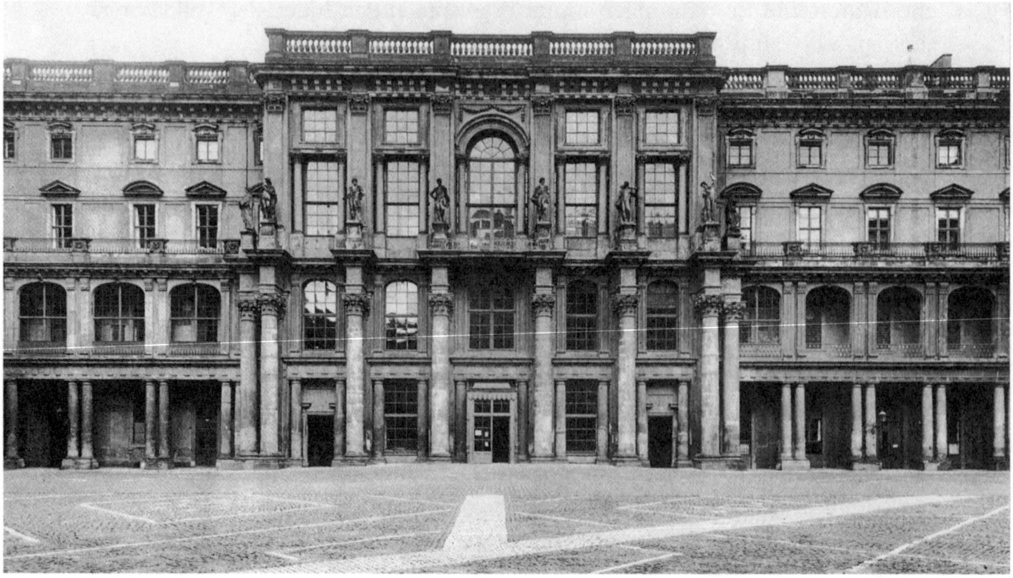

Hof des Berliner Stadtschlosses, begonnen 1698, von Andreas Schlüter (Vorkriegsaufnahme)

1705 zu Ehren der Königin Sophie Charlotte den Namen Charlottenburg. Das Schloß war ab 1695 nach Plänen von Johann Arnold Nering und Johann Friedrich Eosander von Göthe für die Königin erbaut worden. Auch Schlüter hatte vielleicht an dem Projekt mitgewirkt.[25] Die Anlage von Kanälen und Wasserspielen in Charlottenburg erinnert jedenfalls an holländische Schlösser wie Honselaardijk.[26] Nering, der aus Wesel nahe der holländischen Grenze stammte, entwarf den ovalen Saal in der Mitte, dessen Dominanz durch die Interkolumnien noch betont wird. Der schwedische Architekt Johann Friedrich Eosander von Göthe schuf die Kuppel, die dem Bau eine noch prächtigere Wirkung verleiht. Da eine Kuppel den Himmel symbolisieren kann, läßt sich das Schloß als Mittelpunkt einer neuen preußischen Staatsreligion deuten, eine Vorstellung, die ein Jahrhundert später Hegel an der Berliner Universität propagieren sollte.

Im Zentrum von Berlin, am Ausgangspunkt der Lindenallee, lag das Berliner Schloß, das Friedrich I. schon zu Beginn seiner Regierung als Kurfürst zu planen begonnen hatte.[27] Es wurde schließlich eines der größten Schlösser Europas, größer als Versailles, und, weil es in der Mitte der damals noch recht kleinen Stadt lag, auch auffälliger. Im Stadtschloß der preußischen Könige kamen die Prätentionen Berlins zum Ausdruck, lange bevor die Stadt selbst sie zu repräsentieren vermochte.

Schlüter mußte die schon bestehenden Teile des Schlosses in seinen Entwurf einarbeiten und zugleich verschwinden lassen, und er bewältigte diese Aufgabe meisterlich. Für den mehr oder minder quadratischen Bau, der dabei entstand, könnte die Cour carrée des Louvre Pate gestanden haben, aber der Aufriß entsprach mindestens ebenso deutlich den Ideen seines ehemaligen Kollegen van Gameren, und die Portale mit ihren von Skulpturen gekrönten Kolossalsäulen waren ganz und gar nicht französisch. Das Schloß hatte majestätische Innenhöfe, mit Kolonnaden versehen, die vor die Risalite gesetzt waren. Schlüter verwandelte damit sozusagen einen italisierenden Klosterhof in einen französischen oder norditalienischen Palastkomplex. Die Risalite verbargen große, eindrucksvolle Treppenhäuser mit massiver Stuck- und Steinplastik. Solche Skulpturen fanden sich auch in einigen Räumen, die letztlich von Michelangelo oder Bernini inspiriert waren, aber doch ihre eigene Sprache sprachen. Die Skulpturen und Gemälde in manchen Räumen waren allegorische Darstellungen, in denen die Hohenzollern verherrlicht wurden.

Obwohl Berlin demonstriert, daß man Frankreich die Gefolgschaft verweigern konnte, ohne gezwungen zu sein, sich an Wien zu orientieren, und man von einem in Mitteleuropa verbreiteten »Reichsstil« nur mit gehörigen Einschränkungen sprechen kann, läßt sich nicht bestreiten, daß das wenn schon nicht allein vom Wiener Hof, dann doch von dort arbeitenden Künstlern und Architekten geschaffene Vorbild zumindest für jene Residenzen maßgebend war, deren Besitzer dem kaiserlichen Hof eng verbunden waren. Fischer von Erlach fertigte sogar für Friedrich I. einen Plan für ein Lustschloß in Berlin an, das mit einer Front von fünfzig Fensterachsen noch gigantischer konzipiert war als Schönbrunn; dieser Plan hat Schlüters Entwürfe möglicherweise beeinflußt.

Überdies waren die Habsburger im 18. Jahrhundert trotz ihrer im Dreißigjährigen Krieg erlittenen Rückschläge keineswegs eine zu vernachlässigende Größe in Deutschland. Wie R. J. W. Evans gezeigt hat, verlief damals quer durch Deutschland, von Schwaben über Franken bis Thüringen und sogar bis zu Teilen von Sachsen, ein breiter Gürtel von Fürstentümern, deren Herrscher sich an Wien orientierten.[28] In vielen dieser Fürstentümer stellten ausschließlich österreichische Familien die Bischöfe und Domherren. Auch Salzburg gehörte dazu, das zwar bis zum Beginn des 19. Jahrhunderts ein unabhängiges Erzbistum blieb, aber, wie Evans ebenfalls aufgewiesen hat, hinter seiner großartigen Fassade mehr und mehr ein Stück österreichische Provinz wurde. Diese Situation spiegelt sich in der Architektur wider, deren bedeutendste Werke des 18. Jahrhunderts von Fischer von Erlach und Hildebrandt gebaut wurden, darunter die Kollegienkirche, Schloß Klesheim, das salzburgische Schönbrunn, und Schloß Mirabell, die salzburgische Hofburg.

Fischer von Erlachs Hauptwerke aus den neunziger Jahren des 17. Jahrhunderts waren Aufträge für Salzburg, so daß man durchaus behaupten kann, daß die harmonische Verschmelzung von Elementen, die seine Wiener Bauten charakterisiert, hier zuerst realisiert wurde. Die Kollegienkirche, eine Synthese aus Zentralbau und Basilika, zeigt dies deutlich. Der Entwurf vereint Elemente, die sowohl italienischen (etwa San Carlo ai Catinari in Rom) als auch französischen Vorbildern (wie Jacques Le Merciers Kirche der Sorbonne) entlehnt sind; die konvexe Fassade scheint von Borromini inspiriert. Die Kirche enthält auch symbolische Bezüge wie zum Beispiel die beiden Säulen im Inneren, die auf den Tempel Salomos verweisen. Der Erzbischof Thun-Hohenstein beschäftigte Fischer von Erlach nicht nur deshalb, weil er sich an Wien orientierte,

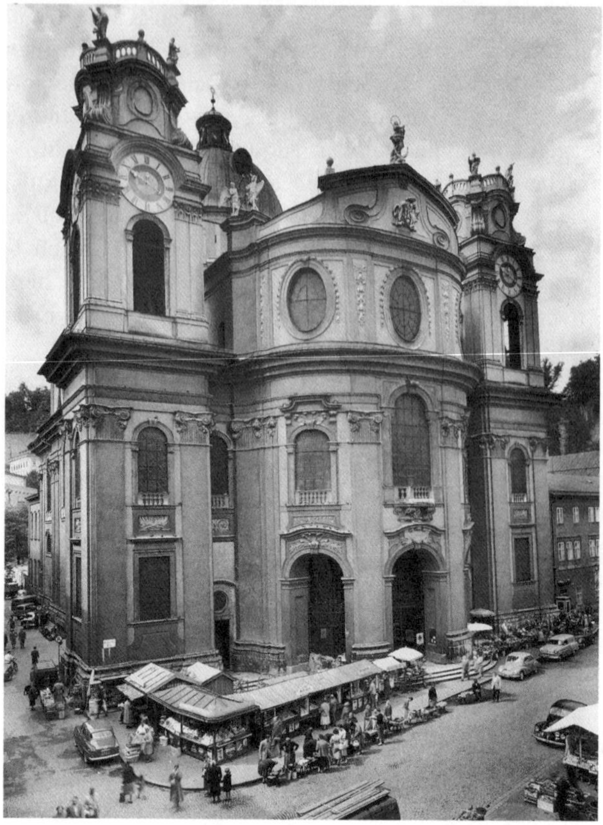

Kollegienkirche, Salzburg, 1696–1707, von Johann Bernhard Fischer von Erlach

sondern auch, weil er gegenüber den Italienern, die Salzburgs Kunst und Architektur zuvor dominiert hatten, eine persönliche Abneigung hegte.[29]

Auch die Bauten, die von Mitgliedern der Familie Schönborn errichtet wurden, sind für die These vom »Reichsstil« aufschlußreich. Ihre Stellung als Fürstbischöfe machte sie zu traditionellen Verbündeten des Kaisers.[30] Lothar Franz von Schönborn, Fürstbischof von Bamberg, einem der Bischofssitze, die seine Familie in der Mainregion innehatte, ließ seine Residenz zwischen 1695 und 1704 von Johann Leonhard Dientzenhofer ausbauen. Dientzenhofer gehörte zu einer Familie fränkischer Architekten, der wir noch öfter begegnen werden. Die übereinandergesetzten Pilaster an diesem Bau sind von Entwürfen Abraham Leutners inspiriert, einem anderen Franken, der seine Laufbahn am Černín-Palais in Prag begonnen hatte. Sie machen den Bau zu einer lokalen Spielart italienischer Grandezza. Das Innere der Bamberger Neuen Residenz ist ein frühes Beispiel eines Dekorationsstils, der im späten 17. und frühen 18. Jahrhundert in vielen Schlössern verwendet wurde. Die Residenz enthält einen Kaisersaal mit einem illusionistischen Deckengemälde, Räume mit Tapisserien, ein Chinesisches Kabinett mit eingelegten Lackmalereien, wie sie bald sehr in Mode kommen sollten, und Räume mit Holzvertäfelungen.

Diese Bauweise wurde jedoch bald durch etwas ersetzt, was Lothar Franz »teutscher Gusto« nannte und sein Neffe Friedrich Karl von Schönborn treffender als »Wiener goût« bezeichnete. Friedrich Karl, der drei Jahrzehnte in Wien das Amt des Reichsvizekanzlers bekleidete, ließ sich von Johann Lukas von Hildebrandt, dem Architekten des Wiener Belvedere, ein Gartenpalais erbauen, das ein Musterbeispiel dieses Geschmacks ist. Seit 1695 auch Erzbischof von Mainz, bekleidete Lothar Franz das Amt des Reichserzkanzlers, so daß man beide getrost mit der kaisertreuen Partei im Reich identifizieren kann. Ob Hildebrandts Arbeit für die Schönborns als Beleg für einen »Reichsstil« zu betrachten ist oder nicht, jedenfalls offenbart sich in einer Äußerung von Lothar Franz eine pointierte und rivalitätsbewußte Einstellung: »Per dir'il vero, man ist dahier gewiß in besser und splendideren Gusto als in Frankreich selbsten.«[31]

Im Jahr 1710 ließ Lothar Franz die Pläne für sein Schloß Weißenstein in Pommersfelden von Hildebrandt überarbeiten. Dieses Landschloß, das dem Fürstbischof von Bamberg als Sommerresidenz diente, war von Johann Dientzenhofer, einem anderen Mitglied dieser Familie, begonnen worden. Hildebrandt verwandelte die Fassade in ein Ebenbild des neuen, reformierten internationalen Stils der Wiener Architektur um 1700. Sie wienerisch zu nennen ist allerdings insofern problematisch, als sie ähnlichen Entwürfen für Bauten in Wien zeitlich vorausgeht. Ein verwandtes Problem taucht auch bei

Neue Residenz, Bamberg, 1695 begonnen, von Johann Leonhard Dientzenhofer; Kaisersaal mit Malereien von Melchior Steidl, 1707–1709

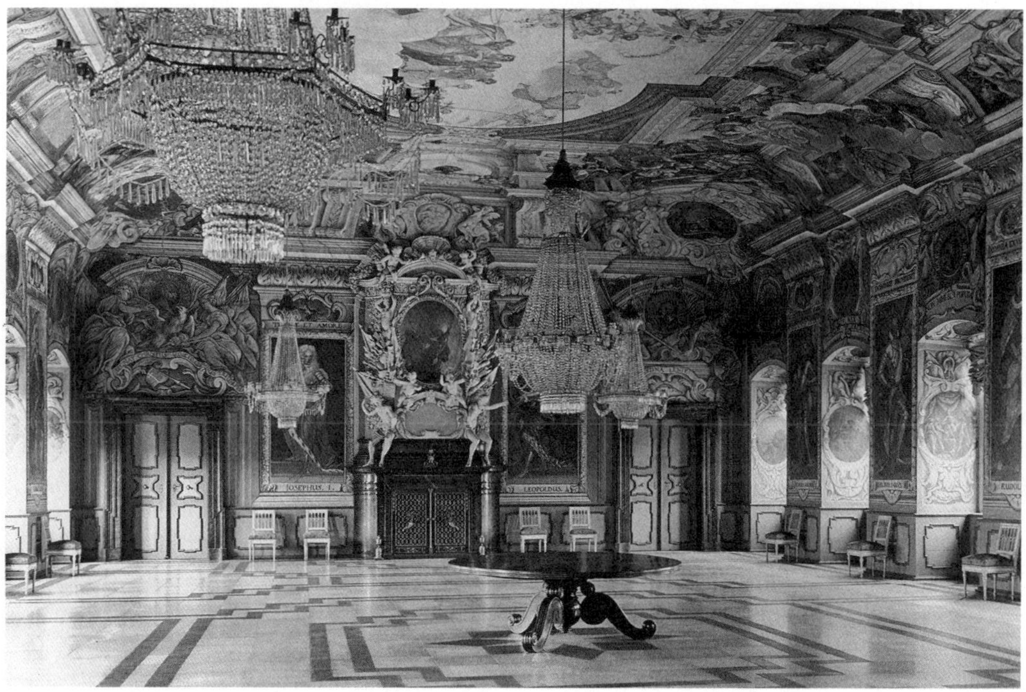

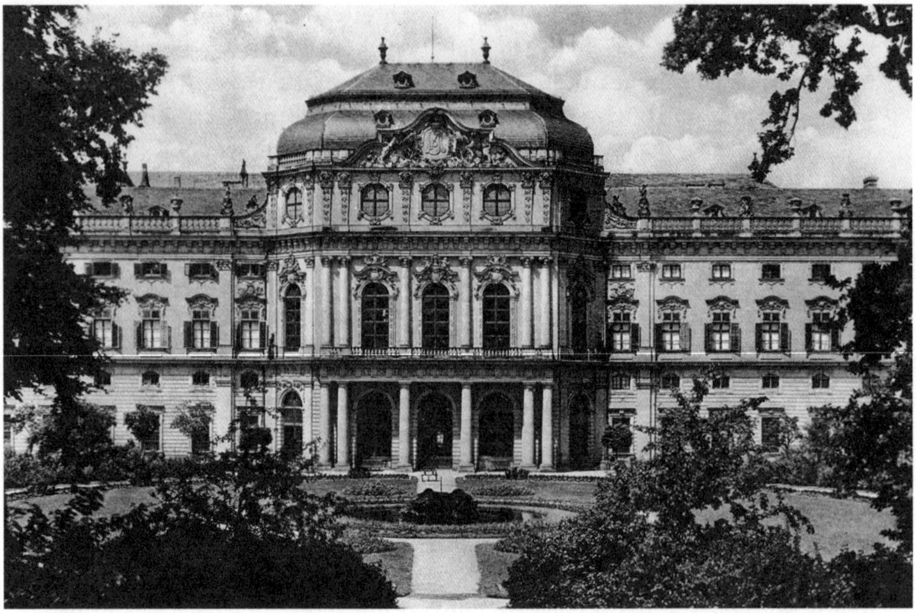

Residenz, Würzburg, 1720–1724 und 1729–1744, von Johann Lukas von Hildebrandt und Balthasar Neumann; Gartenfront

der Beurteilung der Innenausstattung auf. Pommersfelden ist vor allem als Ensemble wichtig: Einerseits zeigt es mit einer als Grotte gestalteten Sala terrena ein italisierendes Element, andererseits enthält es ein Spiegelkabinett und andere Räume mit französisch inspirierter Holztäfelung. Aber es umfaßt auch einen Raum mit chinesischem Porzellan, einen Marmorsaal und eine Große Galerie, in der Lothar Franz viele bedeutende Gemälde hängen hatte. Viele dieser Elemente, deren Ursprung nicht Wien ist, wurden zuvor bereits in die Bamberger Residenz integriert. Hinsichtlich des Porzellansaals hat man nicht nur französische Einflüsse nachgewiesen, sondern neuerdings auch eine niederländische Inspirationsquelle entdeckt.

In der grandiosen Treppenanlage von Schloß Pommersfelden, die Lothar Franz als seine Invention bezeichnete, verbindet sich eine den Arkadenhöfen Böhmens und Mährens ähnelnde Form mit einer symmetrisch angelegten zweiarmigen Treppe. Jeder dieser Arme ist dreiläufig mit gegensinnig endendem Richtungswechsel. Eine wichtige Vorläuferin dieser Anlage war die Botschafter-Treppe in Versailles. In der Mitte des Schlosses gelegen, eignete sich die Pommersfeldener Treppe hervorragend als Kulisse für die bis ins kleinste ausgefeilte Etikette des Hofzeremoniells. Sie geht nicht nur der Treppenanlage des Wiener Belvedere, sondern auch der Treppe der Würzburger Residenz zeitlich voraus, deren grandioser Entwurf den Höhepunkt dieser Folge von Treppenhäusern darstellt. Der Bau der Würzburger Residenz wurde 1720–1724 nach einem Entwurf von Johann Lukas von Hildebrandt für einen anderen

Schönborn, den Fürstbischof Johann Philipp Franz, begonnen. Ihr herrliches, von Balthasar Neumann entworfenes und erst relativ spät, zwischen 1729 und 1744 errichtetes Treppenhaus bot dem Theater der Repräsentation noch größere Möglichkeiten. Da das Treppenhausgewölbe und der Kaisersaal der Würzburger Residenz zudem erst in den fünfziger Jahren des 18. Jahrhunderts von Tiepolo mit Fresken ausgemalt und geschmückt wurden, kann dieser Komplex eigentlich nur im Vergleich mit Bauwerken einer etwas späteren Epoche angemessen gewürdigt werden.

Als letztes Bauwerk in dieser Reihe von Schönborn-Schlössern wollen wir Schloß Damiansburg in Bruchsal erwähnen, das sich Kardinal Damian Hugo von Schönborn, der Fürstbischof von Speyer, erbauen ließ, da das Bischofspalais in Speyer von den Franzosen zerstört worden war. Schloß Damiansburg unterscheidet sich von den zuvor behandelten Bauwerken schon durch die Art und Weise, wie es finanziert wurde. Damian Hugo ging dabei sehr sorgsam vor und achtete darauf, die Manufakturen am Orte zu beschäftigen, so daß er trotz der hohen Baukosten nicht in die roten Zahlen geriet, ganz im Gegensatz zu seinem Bruder Friedrich Karl, der seine Besessenheit vom Bauwurm auch durch Amtsmißbrauch und Erpressung jüdischer Untertanen zu finanzieren suchte. Die Bruchsaler Residenz schlug in der Baukunst insofern eine neue Saite an, als sie sehr weiträumig konzipiert und aus Ziegeln gebaut wurde. Dafür gab es sicher auch einen praktischen Grund, denn nach der Erfahrung von Speyer wollte man sich besser vor Feuer schützen. Obwohl Damian Hugo ein treuer Anhänger Wiens war und an diesem Bau auch Balthasar Neumann mitgearbeitet hat, ist hier nur ein schwaches Echo des Wiener Geschmacks oder gar des sogenannten Reichsstils zu vernehmen.[32]

Schloß Damiansburg, Bruchsal, 1720–1741, von Johann Georg Seitz, Michael Ludwig Rohrer, Anselm Freiherr Ritter zu Groenesteyn und Balthasar Neumann

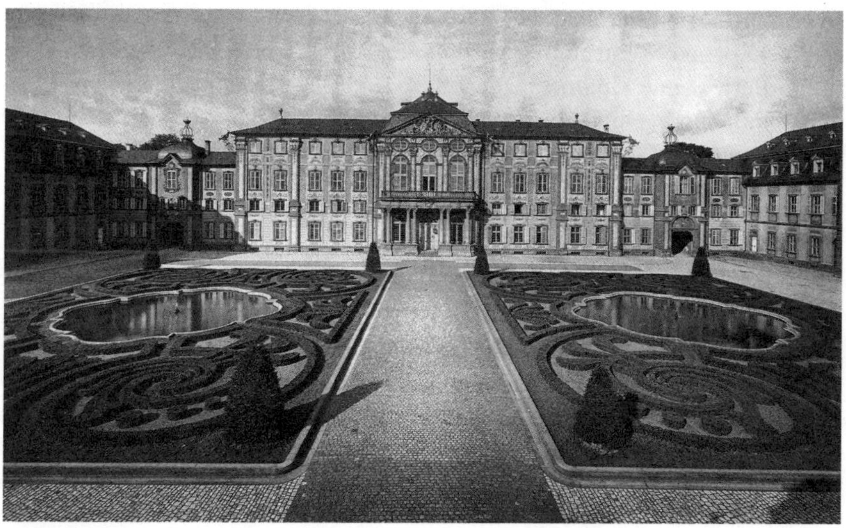

Der letzte Hof, den Friedrich II. von Preußen in seiner Liste von Bauwerken aufführte, war der des Herzogs von Württemberg – ein gutes Beispiel für einen Hof geringerer Bedeutung und für die Optionen, die einem solchen Herrscher zur Verfügung standen.[33] Württemberg und seine neue herzogliche Residenz in Ludwigsburg können für eine Vielzahl anderer Fürsten in Südwestdeutschland stehen, die ebenfalls neue Residenzstädte schufen. Dazu gehören der Markgraf von Baden-Baden, der Rastatt erbaute, der Markgraf von Baden-Durlach, der Karlsruhe gründete, und der Kurfürst von der Pfalz, der das von Friedrich ebenfalls erwähnte Mannheim anlegte.[34]

Eberhard Ludwig, Herzog von Württemberg, Verbündeter der Habsburger und der Engländer in der Schlacht bei Höchstädt, begann 1704 (dem Jahr der Schlacht) mit dem Bau von Ludwigsburg. Er war ein passionierter Jäger, so daß er an der Stelle eines alten herzoglichen Jagdsitzes ein neues Jagdschloß zu erbauen begann. Dabei versuchte er es dem Sonnenkönig gleichzutun, denn auch er verwandelte seinen alten Jagdsitz in ein Schloß von riesigen Ausmaßen. Er legte auch, ebenfalls ganz nach dem Vorbild von Versailles, wo sich vom Schloß ausgehend ein symmetrisches Stadtbild entwickelt hatte, eine völlig neue Stadt mit regelmäßigem Grundriß an. Nach diesem Muster wurde besonders häufig im Südwesten Deutschlands verfahren, einem Gebiet, in dem es schon lange viele rivalisierende Duodezfürsten gab und wo es nicht ungewöhnlich war, daß ein Souverän einem ganzen Landstrich seinen Stempel aufprägte und eine neue Stadt aus dem Boden stampfte. So zum Beispiel die rivalisierenden Markgrafen von Baden-Baden und Baden-Durlach, die um ihre neuen Schlösser in Rastatt und Karlsruhe zugleich auch neue Städte gründeten.

Ähnlich wie die schließliche Verlegung der Residenz nach Ludwigsburg von Herzog Eberhard Ludwig auch als politischer Affront gegen den seine absolutistische Regierung bekämpfenden Stuttgarter Landtag der württembergischen Landstände gemeint war, hatte Ludwig XIV. seinen Hof auch deshalb nach Versailles verlegt, um Paris und die Gefahr einer neuen Fronde zu vermeiden. Doch im Unterschied zu dem Sonnenkönig, der die Aristokratie Frankreichs an seinen Hof in Versailles zog, gelang es Eberhard Ludwig nicht, seinen Hof zu einem echten Zentrum der vornehmen Welt Württembergs zu machen. Er »importierte« seine Höflinge daher aus so entlegenen Gebieten wie Mecklenburg, und durch einen dieser Importe, nämlich seine Mätresse Christiane Wilhelmine von Graevenitz, die berühmte »Graveline«, wurde sein Schloß zu einem Mittelpunkt höfischen Lebens. Er hatte also einen weiteren Grund, Stuttgart zu fliehen: In Ludwigsburg konnte er seiner Frau aus dem Wege gehen und seiner Mätresse ihren eigenen Hof bieten. Das Schloß wurde ein Ort der Spiele und des Vergnügens, und seine Ausstattung und Architektur verraten diese Funktion; daher steht nur die ursprüngliche Idee zum Bau von Ludwigsburg in einer Beziehung zu Versailles, nicht aber seine tatsächliche äußere und innere Gestaltung. Deutsche Architekten, Philipp Joseph Jenisch und Johann Friedrich Nette, entwarfen den Bau, das Innere aber wurde von Riccardo Retti, Andreas Quittainer, Donato Giuseppe Frisoni, Diego und Carlo Carlone, Giuseppe Baroffio, Pietro Scotti und Luca Antonio Columba gestaltet. Wie ihre Namen bezeugen, waren viele von ihnen Italiener, vor allem

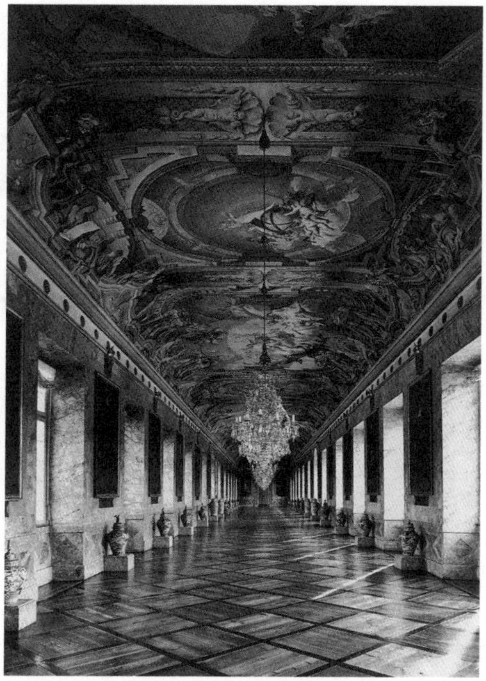

Schloß Ludwigsburg, 1704 begonnen von Philipp Joseph Jenisch, verändert von Johann Friedrich Nette, ab 1715 Weiterbau von Donato Giuseppe Frisoni; Ahnengalerie mit Fresken von Carlo Innocenzo Carlone, 1731–1733

aus Norditalien. Frisoni und Retti kamen, wie so viele der italienischen Künstler, die in der Frühen Neuzeit nach Norden gekommen waren, aus der Comer Gegend.

Diese Gruppe hatte zuvor in Prag gearbeitet, und bei näherer Betrachtung zählt der Aufriß des Schlosses auch eher zu den italienisch beeinflußten Entwürfen, wie wir sie im späten 17. Jahrhundert in Prag oder Wien finden. Das Innere des Schlosses ist ebenfalls außergewöhnlich. Die Räumlichkeiten schließen sich in ausgewogener Verteilung um einen Innenhof, so daß die Form der Anlage die doppelte Funktion des Ortes als Rastplatz für Jäger und Zentrum höfischen Lebens zum Ausdruck bringt. Der Block des Schlosses besteht aus den beiden Quertrakten des Alten und des Neuen Corps de Logis, die durch zwei lange Seitentrakte miteinander verbunden sind. Jedem der beiden Seitentrakte ist zur Außenseite hin eine Kapelle angegliedert, wobei die Schloßkapelle für eine ursprünglich dem protestantischen Kultus geweihte Kirche ungewöhnlich prächtig ausgestattet wurde. Auch ein Theaterbau gehört zum Komplex. Das Schloß enthält prächtig gestaltete Treppenhäuser, eine Ahnengalerie mit einem Deckenfresko von Carlone, Prunksäle, darunter den für einen neugegründeten Ritterorden bestimmten Ordenssaal, und nicht nur ein Spiegelkabinett, wie überall, sondern sogar zwei Spiegelgalerien. Neben dem Theater und dem Ordenssaal ist auch der Spielpavillon eine Besonderheit des Schlosses.

Die Räume sind reich mit Stein- und Stuckdekorationen verziert, am prächtigsten die Spiegelgalerien, die gut erkennen lassen, auf welche Weise hier das

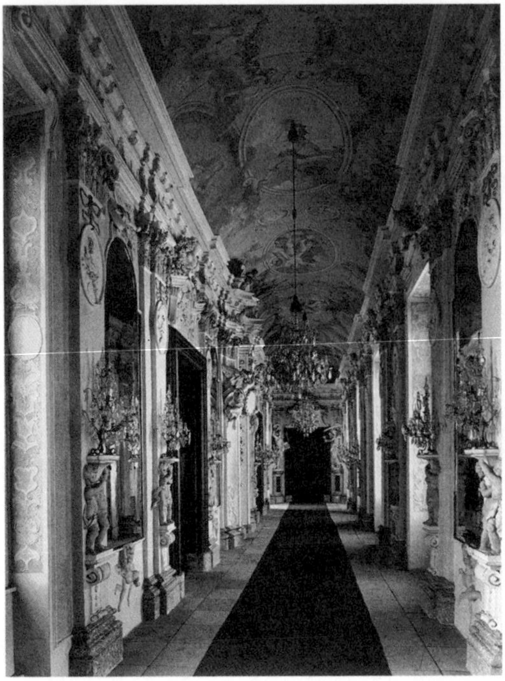

Schloß Ludwigsburg, Spiegelsaal mit Stuckdekoration von Donato Giuseppe Frisoni

Schloß Ludwigsburg, Ordenssaal, 1709–1712, von J. F. Nette, mit Deckenfresko von P. Scotti und Giuseppe Baroffio, 1731

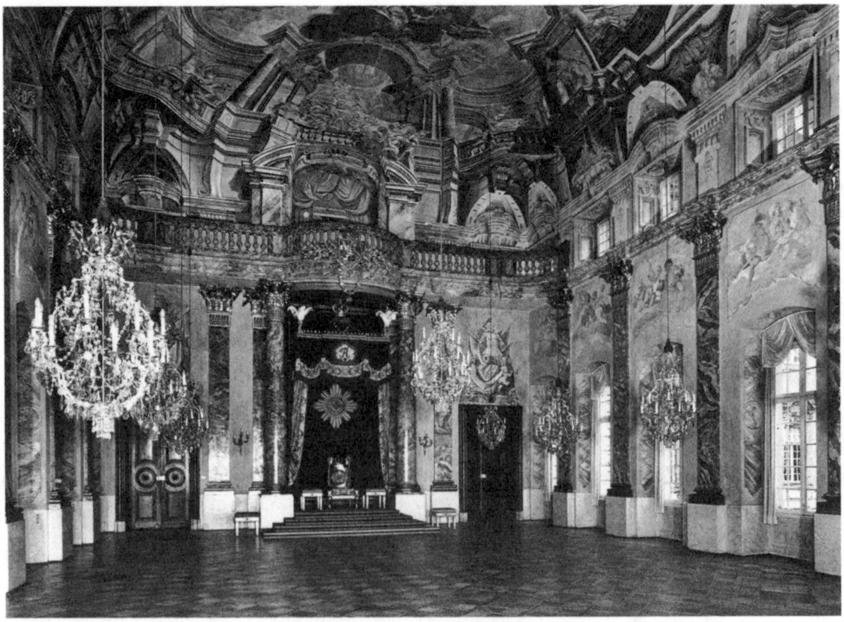

Versailler Vorbild, die Galerie des glaces, modifiziert wurde: Sie wirken mit ihren mächtigen Stuckverzierungen und den dazu passenden Spiegeln wie ein Versailles à l'italienne. Tatsächlich liefert Ludwigsburg, das oft mit Versailles verglichen wird, eines der besten Beispiele für einen italienisch geprägten Geschmack. Und in seiner eigentümlichen Kombination von Geschmacksrichtungen, Stilformen und Funktionen ist es ein Musterbeispiel der für die deutschen Höfe des frühen 18. Jahrhunderts so charakteristischen Amalgamierungen.

Nach den Anhängern der kaiserlichen Partei wollen wir uns nun dem anderen Ende des politischen Spektrums zuwenden, nämlich dem bayrischen Hof, der sich in der ersten Hälfte des 18. Jahrhunderts ganz eindeutig an Frankreich und seiner Kultur ausrichtete.[35] Bayern hatte im Spanischen Erbfolgekrieg auf seiten Frankreichs gestanden. Nachdem der Herzog von Marlborough und der Prinz Eugen die Franzosen 1704 in der Schlacht von Höchstädt geschlagen hatten, wurde der bayrische Kurfürst Max Emanuel ins Exil gezwungen. Waren Kunst und Architektur die Mittel, in denen sich die Bedeutung eines Fürsten ausdrückte, so erhob Bayern in jenen Jahren nur geringe Ansprüche.

Max Emanuel ging von München zunächst in die Spanischen Niederlande, dann nach Frankreich, wo man seine Träume von Macht und Größe weiter nährte. Als sein Nachfolger Karl Albrecht als Karl VII. in den vierziger Jahren des 18. Jahrhunderts Kaiser wurde, verwirklichten sich für kurze Zeit die Hoffnungen seines Hauses. Max Emanuels Bündnis mit Frankreich und sein Exil verstärkten den Vorbildcharakter, den die französische Kultur für Bayern hatte, so daß Versailles und Marly auch nach seiner Rückkehr nach München für Bayern das Ideal blieben.

Das Nymphenburger Schloß, dessen Bau anfänglich vom Typ der *venaria reale,* dem königlichen Jagdsitz Savoyens, inspiriert gewesen war und an dem Enrico Zuccalli gearbeitet hatte, nahm zunächst die Form eines niederländischen Schlosses mit Kanälen an. Dann übernahm Joseph Effner den Bau; er hatte seine Ausbildung bei Germain Boffrand erhalten, einem führenden französischen Architekten der Zeit, und gab dem Schloß eine eindeutig französische Prägung. Bei Schloß Schleißheim, einem anderen Projekt Effners, versicherte er sich sogar der direkten Mitarbeit eines Franzosen, nämlich Robert de Cottes. Im 16. Jahrhundert war in Schleißheim für Wilhelm V. eine »Musterschwaige« und ein Herrenhaus erbaut worden, das Maximilian I. im 17. Jahrhundert in das später so genannte Alte Schloß umwandelte. In den achtziger Jahren des 17. Jahrhunderts hatte Enrico Zuccalli Schloß Lustheim hinzugebaut, ein Parkkasino im italienischen Stil mit Eckpavillons. Zuccalli hatte auch den Bau des Neuen Schlosses begonnen. Dessen Fassade weist Elemente auf, die Versailles gleichen, und die separate Dachgestaltung der seitlichen Flügel erinnert an Vaux-le-Vicomte. Die Anlage der Innenräume in Nymphenburg und in Schleißheim geht auf Effner zurück, aber die Wandgliederung wurde später verändert und mit Spiegeln und Porträts in Contrecourbe (mit C- und S-Kurven) französischen Vorbildern angepaßt. In diesen Räumen dominiert die ornamentale Gestaltung der Oberfläche über die Struktur des Bauwerks.

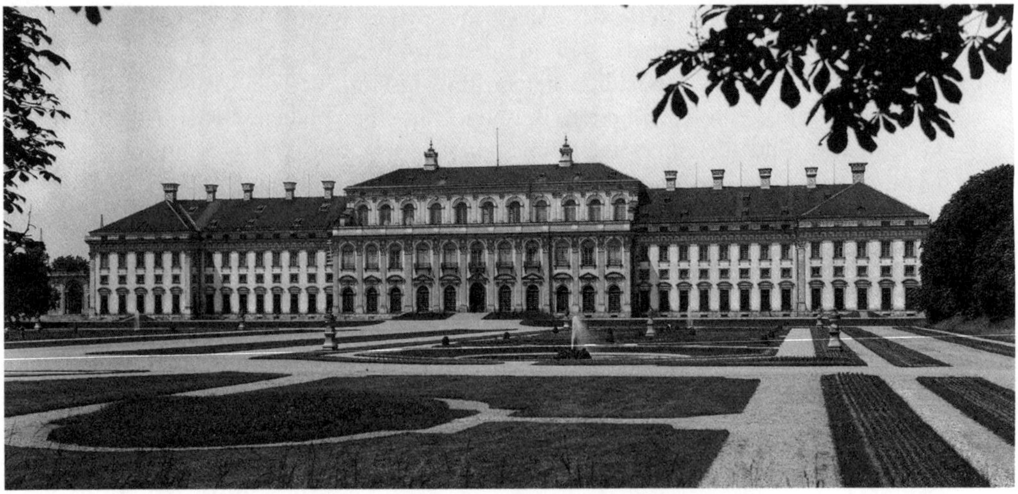

Schleißheim, Neues Schloß, 1701–1726, von Enrico Zuccalli, vollendet von Joseph Effner

In Nymphenburg legte Effner zusammen mit dem Gartenarchitekten Dominique Girard, der später am Wiener Belvedere arbeitete, einen von strengem Liniengefüge beherrschten Park an – der erste Garten in Deutschland, der in der Tradition von Girards Lehrer Le Nôtre konzipiert war. Der Park des Nymphenburger Schlosses zeichnet sich durch Achsensymmetrie, geometrische Aufteilung in Parterres und Kanäle aus. Wie in Versailles, so wurde auch der Park in Nymphenburg mit einer Reihe von kleineren Gebäuden ausgestattet, darunter die Badenburg, die Pagodenburg und die sogenannte Magdalenenklause, auf die wir zum Teil später noch näher eingehen werden. Max Emanuel konnte sich schon am 22. Mai 1712 in einem Brief brüsten: »Ich kann Euch versichern, daß mein Garten, meine Wälder, Wasser und Promenaden mitten in Frankreich liegen könnten.«

Für ein anderes Land, dessen Bedeutung selbst sein Feind Friedrich II. anerkennen mußte, der es mit Krieg überzog und seine Hauptstadt 1760 sogar bombardierte, waren jedoch weder Frankreich noch Wien maßgebend. Unter Herzog Friedrich August I. (1694–1733), der wegen seiner angeblichen physischen, nicht politischen Stärke unter dem Namen August der Starke bekannt ist, und seinem Sohn Friedrich August II. errang die sächsische Hauptstadt Dresden im Bereich der Musik und Kunst eine kulturelle Führungsposition.[36]

In der Zeit, als Sachsen auf dem Höhepunkt seiner politischen Bedeutung war, erlangte Dresden eine entsprechende Bedeutung auf dem Gebiet der Kunst und Architektur. Es gelang Friedrich August, als August II. zum polnischen König gewählt zu werden, nachdem er zum katholischen Glauben übergetreten war und Unsummen an Bestechungsgeldern gezahlt hatte. Damit wurde Dresden zur Residenz eines Herrschers, dessen Machtbereich sich von Mitteldeutschland bis Weißrußland erstreckte, und Sachsen, das zuvor nur innerhalb Deutschlands von einiger Bedeutung gewesen war, wurde durch die

Verbindung mit Polen zu einem Land, dessen Prätentionen darauf gerichtet waren, auch unter den europäischen Großmächten eine Rolle zu spielen. Polen genügte dem Ehrgeiz Augusts des Starken noch nicht, denn nachdem er zum katholischen Glauben übergetreten war und seinen Sohn mit einer Tochter Kaiser Josephs I. verlobt hatte, träumte er nicht nur von einer wirtschaftlichen und politischen Expansion Polens, sondern auch davon, für die Wettiner auch die Kaiserkrone zu erlangen.

Die radikale Veränderung der Stellung und der Ambitionen Sachsens hatte unmittelbare Auswirkungen auf die Führung der Hofhaltung. Die sächsischen Herrscher vernachlässigten Polen keineswegs, aber der Große Nordische Krieg (der Kampf um die Vormachtstellung im Ostseeraum, 1700–1721), in den sie das Land verwickelten, hatte verheerende Folgen für diesen Teil ihres Herrschaftsbereichs. Sie reformierten zwar später die königliche Verwaltung und die Armee in Polen und trugen sich mit Plänen für Stadt- und Schloßbauten in Warschau (darunter das sogenannte Sächsische Schloß mit Park), doch der eigentliche Mittelpunkt ihrer Interessen lag weiterhin in Dresden. Man kann sagen, daß Polen zumindest in den ersten Jahrzehnten des 18. Jahrhunderts seine künstlerische Energie einbüßte und auf diesem Gebiet, trotz einiger Neuerungen in Warschau oder Kraków, so etwas wie eine sächsische Provinz wurde. Nur die interessanten architektonischen Entwicklungen in Litauen bildeten eine Ausnahme.[37]

Wie andere Monarchen, vor allem Leopold I. und Ludwig XIV., so wollte auch August der Starke seine Macht und Größe öffentlich kundtun. Der Aufschwung der Künste stand folglich in unmittelbarem Zusammenhang mit den Interessen des Herrschers. August hatte bei Wolf Caspar von Klengel Unterricht genommen (wie Joseph I. bei Fischer von Erlach) und war leidenschaftlich an Architektur interessiert.[38]

Schon im ersten Jahrzehnt des 18. Jahrhunderts (den Jahren der katastrophalen Verwicklung Polens in den Nordischen Krieg) organisierte August in Dresden Festlichkeiten, um Besucher zu beeindrucken und wichtige Ereignisse wie zum Beispiel die Verlobung seines Sohnes mit gebührender Pracht zu feiern. In ganz Europa wurde Dresden seiner Feste wegen berühmt. Das Hoforchester, zu dem Johann Joachim Quantz, Silvius Leopold Weiß und Johann Georg Pisendel gehörten, war eines der besten in ganz Europa (es führte die Oboe in Deutschland ein). Auch Johann Sebastian Bach, der zuvor an den nahe gelegenen kleinen Höfen von Anhalt-Köthen und Sachsen-Weimar angestellt gewesen war, ließ sich schließlich im sächsischen Leipzig nieder.

Die Feste Augusts des Starken übertrafen alles, was man in Mitteleuropa in dieser Hinsicht bisher gesehen hatte. Sie waren größer, dauerten länger, und der Luxus der Kostüme und Requisiten war unerreicht. Unter seiner Herrschaft fanden in unablässiger Folge Maskeraden, Jagdgesellschaften, Schützenfeste, Reiterspiele, Bälle, Theateraufführungen, Opernvorstellungen und andere Vergnügungen statt. Diese Prachtentfaltung förderte nicht nur den Ruf des Herrschers, sondern verhalf Dresden durch die Schaffung neuer Erwerbszweige und den Besuch vieler Potentaten und Touristen zu einem wirtschaftlichen Aufschwung.[39] Auch wenn die von August initiierte Dresdner

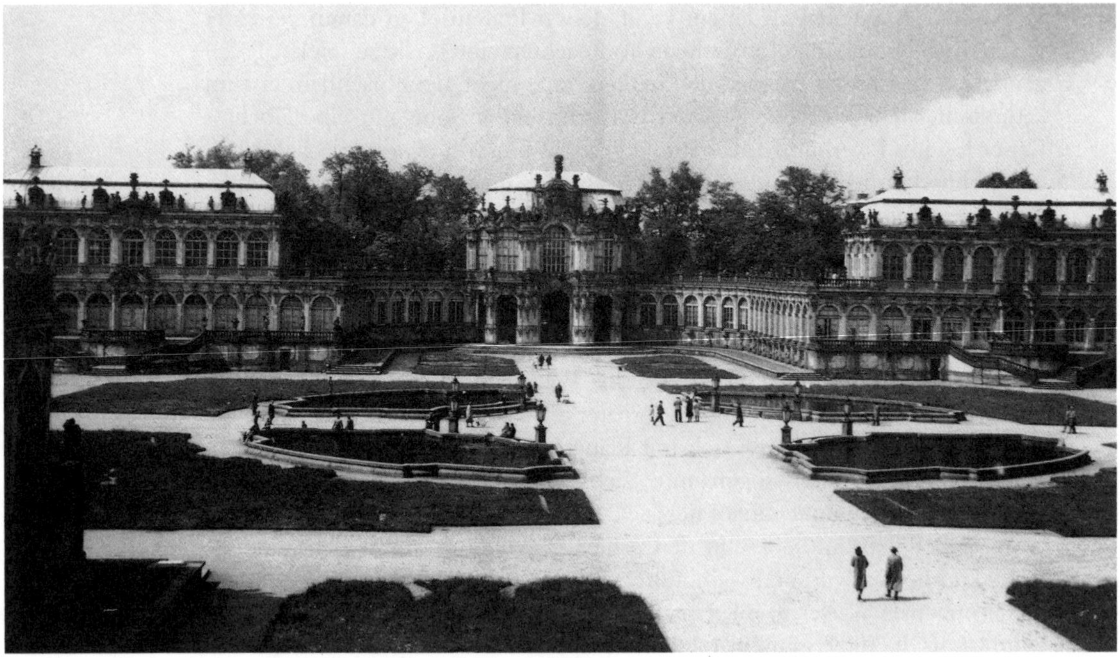

Zwinger, Dresden, 1711–1728, von Matthäus Daniel Pöppelmann (1662–1736)

Festkultur ebenso wie seine Sammeltätigkeit und die Art seiner Verwaltung in Verbindung mit dem Absolutismus zu sehen sind, so konnten sich in diesem Verhalten doch auch »rationale« oder »aufgeklärte« Interessen offenbaren.

Eines der bemerkenswertesten Bauwerke Europas, der Dresdner Zwinger, verdankt sich sowohl dem Interesse Augusts an Architektur wie der bedeutenden Rolle, die er der Festkultur an seinem Hof zuwies. Auch der Aufschwung, den die Künste ganz generell in Dresden nahmen, hing mit den Interessen des Monarchen zusammen, denn die Vergnügungen des Hofes bedurften eines angemessenen Rahmens. So entstand nicht nur Dresdens erstes Opernhaus, sondern auch der Zwinger. 1711 begann der Architekt Matthäus Pöppelmann mit dem Entwurf des Baus, der mit seiner schwungvollen Linienführung und seinem Wechsel von offenen und geschlossenen Räumen das architektonische Gegenstück zu den Quadrillen und Balletten darstellt, die in seinem Hof stattfanden. Die Nymphen und Satyrn, mit denen Permoser und seine Gehilfen die Fassaden schmückten, waren für die Feste, die hier stattfanden, genau die richtigen Zuschauer. Der Zwinger diente auch als Orangerie für seltene Pflanzen, die nach Dresden gebracht wurden. Er verkörpert in exemplarischer Weise die für das 18. Jahrhundert so charakteristische Kombination von Festkultur und Aufklärung, verbunden mit einer Vorliebe für das Exotische.[40]

Da August der Starke als Feldherr nicht viel taugte, liefert uns der Zwinger einen weiteren Beleg für die These, daß Fürsten durch großartige Bauwerke genauso unsterblich werden konnten wie durch große Siege. In der für das

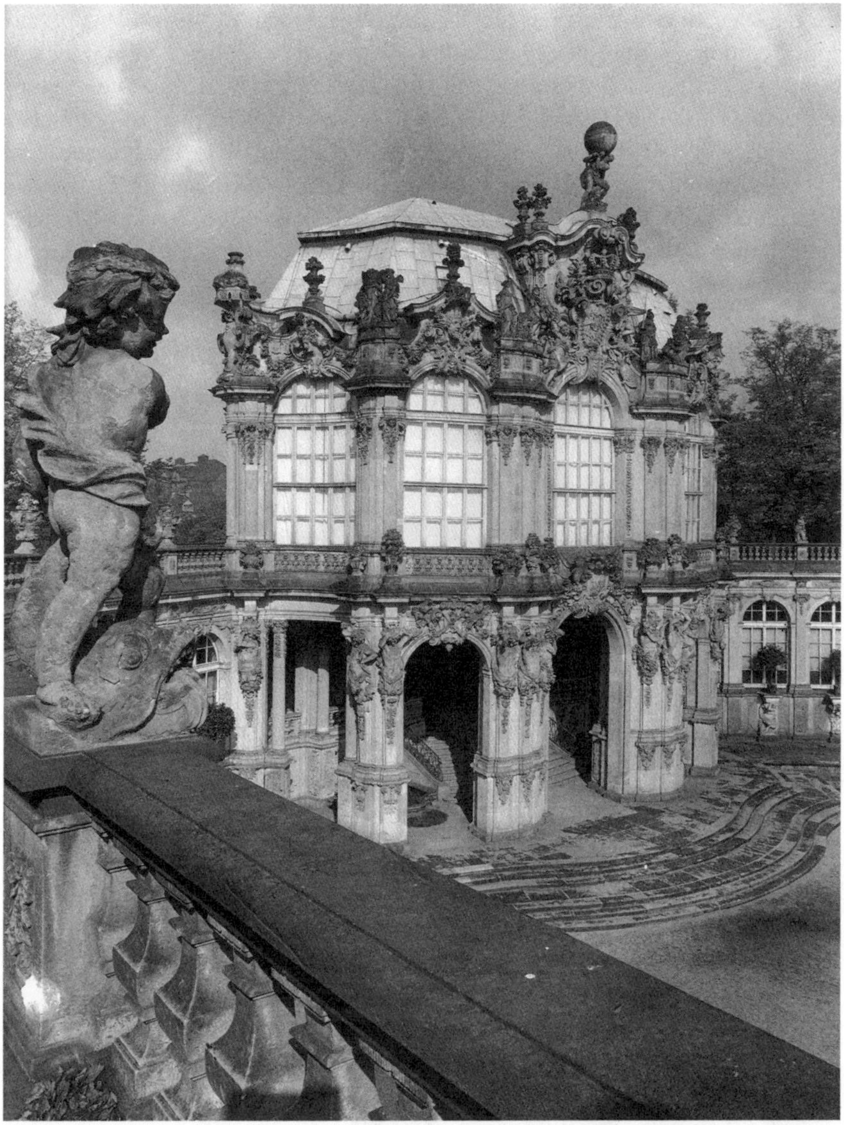

Zwinger, Dresden, Wallpavillon mit Skulpturen von Balthasar Permoser und anderen (Vorkriegsaufnahme)

Barock typischen Sprache der Allegorien verkündete dieser Bau eine politische Botschaft, zum Beispiel durch den von einem sächsischen Herkules bekrönten Wallpavillon und durch das Kronentor. Die Krone, die über der Kuppel des Tores angebracht wurde, bezog sich offensichtlich auf die Königskrone, die August gerade in Polen erlangt hatte, der sächsische Herkules hingegen verkörperte einen Anspruch, den, wie wir schon bemerkt haben, viele Könige erhoben. Doch meinte der Herkules hier nicht nur einen Helden von unüberwindlicher Kraft, als der sich August der Starke so gern präsentierte, sondern spielte auch auf die Idee eines siegreichen Dulders an. Da die Figur des Herkules überdies zum Symbolrepertoire der Habsburger gehörte, repräsentierte sie möglicherweise auch Augusts Ambitionen auf den Kaiserthron und seine Verbindung mit dem Hause der Habsburger. Und da Herkules außerdem zum polnischen Symbolrepertoire gehörte, funktionierte die Figur auch in dieser Richtung.[41]

Dresden sollte in eine grandiose kaiserliche oder königliche Hauptstadt verwandelt werden, und der Zwinger war Teil dieses Plans. Johann Gottfried Herder und andere Besucher verglichen die Stadt später mit Florenz, August aber schwebte eher so etwas wie eine deutsche Ausgabe von Venedig vor, einer Stadt, die er auf einer Italienreise in den neunziger Jahren gesehen und bewundert hatte. Die Elbe sollte der Canal Grande sein, und ihre durch die von Friedrich II. erwähnte große steinerne Brücke verbundenen Ufer sollten Paläste säumen.

Einer dieser Paläste war das Holländische Palais, das August 1717 erwarb und zur Aufnahme eines Teiles seiner Sammlung bestimmte. Während des sich lange hinziehenden Umbaus erhielt das Bauwerk den Namen Japanisches Palais. Es sollte ganz in Porzellan ausgestaltet werden, selbst die Kapelle sollte in Porzellan gehalten sein.

Diese Pläne erinnern uns daran, daß damals in Sachsen ein Ereignis von höchster Bedeutung stattfand, nämlich die europäische Erfindung des Porzellans. Das sehr begehrte Porzellan war zuvor hauptsächlich durch die niederländische Ostindienkompanie aus Japan und China nach Europa importiert worden. Wie alles Exotische, so war auch das Fernöstliche in jener Zeit eine große Mode, die nicht nur das Japanische Palais Augusts inspirierte, son-

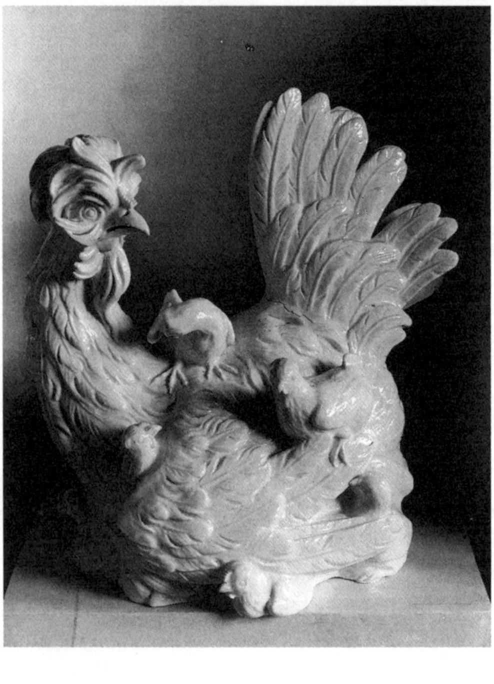

Hahn aus Porzellan, von Johann Joachim Kändler. Die Porzellanherstellung in Europa wurde 1709 von Johann Friedrich Böttger (1682–1719) erfunden.

dern auch die Dachformen und die Außendekoration der Schloßanlage, die Pöppelmann für ihn 1720–1724 etwas flußaufwärts in Pillnitz erbaute. August unterstützte daher die Bemühungen, das Geheimnis der Porzellanherstellung zu ergründen. 1709 gelang es Johann Friedrich Böttger in Dresden, eine Formel zu finden, und schon im Jahr darauf richtete August im nahe gelegenen Meißen eine Porzellanmanufaktur ein, wo noch heute produziert wird. Wegen der wirtschaftlichen und künstlerischen Bedeutung des Porzellans versuchte man seine Herstellungsmethode geheimzuhalten, und Böttger wurde zur Sicherheit sogar in Gewahrsam genommen. August der Starke trug in Dresden eine riesige Sammlung von chinesischem, japanischem und Meißener Porzellan zusammen, die 1730 im Japanischen Palais untergebracht wurde.

Diese Porzellansammlung war nur eine der vielen bedeutenden Sammlungen, die in Dresden angelegt wurden.[42] Als August seine Pläne für eine völlige Neugestaltung der Stadt aufgeben mußte, konzentrierte er sein Interesse auf die Dresdner Sammlungen. Es scheint fast so, als ob das Sammeln von Kunstwerken bei ihm die Funktion der Architektur übernommen hätte, die Pracht und den Ruhm seines Hofes auszudrücken. Jedenfalls erweiterte und vergrößerte August nach 1710 die kurfürstlichen Sammlungen nicht nur, sondern organisierte sie auch vollkommen neu.

Diese Neuorganisation umfaßte eine Reihe von Maßnahmen, die für die Geschichte des Sammelns in Europa richtungweisend sein sollten. Zunächst ließ August der Starke die Stiche und Zeichnungen aus dem Bestand der Kunstkammer in das neugegründete Kupferstichkabinett überführen. Dies war einer der ersten Schritte eines Rationalisierungsprozesses, von dem uns durch Caspar-Friedrich Neickel eine detaillierte Beschreibung überliefert ist.[43] Das nach dem Vorbild Ludwigs XIV. angelegte Dresdner Kupferstichkabinett wurde zur ersten eigenständigen staatlichen oder königlichen Sammlung von Zeichnungen und Stichen in Deutschland. Seine Entstehung bezeugt nicht nur, daß graphische Sammlungen zunehmend an Bedeutung gewannen, sondern kann als der erste Versuch gelten, die universale Kunstkammer der Renaissance aufzulösen, ein wichtiger Schritt hin zur Entwicklung der spezialisierten modernen Museen für Kunst und Wissenschaft.

Im Zuge der Rationalisierung und Erweiterung der Dresdner Sammlungen – und das Wort Rationalisierung ist hier durchaus in Einklang mit Vorstellungen gebraucht, wie sie im Zeitalter der Aufklärung weit verbreitet waren und auch in Dresden große Auswirkungen zeitigten – wurden die naturgeschichtlichen Sammelobjekte ausgesondert und in ein neu gegründetes Museum für Naturgeschichte überführt, das der Öffentlichkeit zugänglich gemacht wurde.

Ein Ereignis von ähnlicher Bedeutung war die Einrichtung des Grünen Gewölbes. 1721 erteilte August der Starke den Auftrag, eine Reihe von Räumen im Erdgeschoß des Schlosses, die zuvor als »geheimes Depot« benutzt worden waren, in einen angemessenen Aufbewahrungsort für eine völlig neue Art von Sammlung umzubauen. Die Neugestaltung dieser Räume von 1723 bis 1727 läßt erneut das Versailler Vorbild erkennen. Die Bildhauer Johann

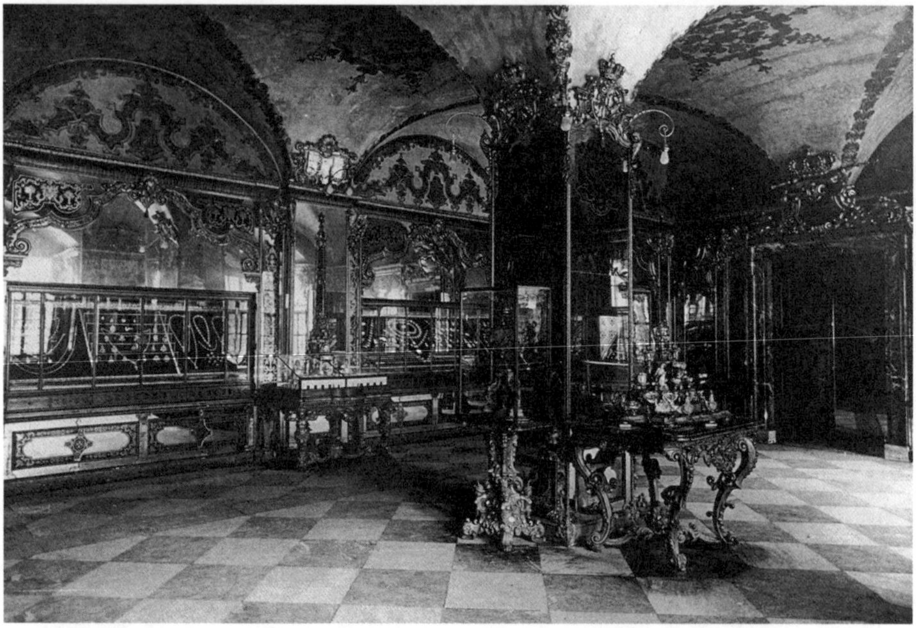

Dresden, Residenzschloß, Grünes Gewölbe (Elfenbeinzimmer) im Westflügel, 1723 begonnen; Ausgestaltung von J. J. Kändler, Benjamin Thomae, Raymond Leplat und anderen nach Entwürfen von Matthäus Daniel Pöppelmann (Vorkriegsaufnahme)

Joachim Kändler und Benjamin Thomae, der Goldschmied Johann Melchior Dinglinger und der Lackkünstler Martin Schnell legten alle Hand an das Werk, das wahrscheinlich von Baron Raymond Leplat geleitet wurde. Die besten Bildhauer und Dekorateure, die Dresden zu bieten hatte, schufen ein Raumensemble, das mit Spiegeln, Lackarbeiten, Vergoldungen, Samt und Vitrinen ausgestattet war. Dann wählte man aus den Beständen der Dresdner Sammlungen die Pretiosen, die Kleinplastiken und Werke angewandter Kunst aus und stellte sie in diesen Räumen zur Schau.

Die königliche Sammlung von Kleinbronzen, Elfenbeinschnitzereien, Silber, Gold, Juwelen, Gegenständen aus Edel- und Halbedelsteinen und auch seine »Kunstkammerstücke« sollten im Grünen Gewölbe im besten Licht gezeigt werden. Diese Kunstkammerstücke haben zwar in einigen der zur Kunstkammer der Renaissance gehörenden Objekte ihre Vorläufer und stehen auch in einer bis ins 15. Jahrhundert zurückreichenden Tradition hochwertiger Metallarbeiten, sind aber dennoch ein spezifisches Produkt des frühen 18. Jahrhunderts. So schufen zum Beispiel Permoser und der Hofjuwelier Dinglinger unglaublich kunstvolle Werke aus Gold, Email und Edelsteinen, etwa den Tischaufsatz »Der Hofstaat zu Delhi am Geburtstag des Großmoguls Aureng-Zeb«, ein Meisterwerk der Goldschmiedekunst und zugleich ein Beispiel für den Geschmack des 18. Jahrhunderts am Exotischen. Ebenso schöne und eindrucksvolle Stücke sind die aus Barockperlen gearbeiteten grotesken Figuren.

August der Starke teilte den Fundus der Kunstkammer noch weiter in Spezialsammlungen auf. Im Schloß wurde wieder eine Schatzkammer eingerichtet, in der er die Kronjuwelen und andere Edelsteingarnituren aufbewahrte, auch solche, die er eigens für sich hatte anfertigen lassen. Typisch für den Geist der Aufklärung und seine rationale Erforschung der Natur war der Mathematisch-Physikalische Salon, den er im Zwinger einrichten ließ und in dem Uhren und wissenschaftliche Instrumente aus der Kunstkammer ausgestellt waren. Das Palais im Großen Garten beherbergte eine Antikensammlung (aus der später die Skulpturensammlung hervorging), die von der Leidenschaft des 18. Jahrhunderts für Archäologie zeugte. Diese Antikensammlung sollte durch ihren Einfluß auf Johann Joachim Winckelmann den Anstoß zu jener sich in der Mitte des Jahrhunderts entfaltenden geistigen Bewegung eines neuen Humanismus geben.

Die Einrichtung einer eigenständigen Gemäldegalerie aber ist vielleicht der folgenreichste Schritt für die Geschichte des Sammelns und die Entwicklung der Künste in Dresden gewesen. August der Starke ordnete 1722 an, 284 Gemälde aus der Kunstkammer zu entfernen, ein Inventar aufzustellen und im Stallhof eine Gemäldegalerie einzurichten, der er weitere Gemälde aus verschiedenen königlichen Residenzen sowie aus Kirchen Dresdens und anderer Orte Sachsens hinzufügte. Diesen Bestand, der bereits so bedeutende Werke wie Rembrandts *Simson an der Hochzeitstafel das Rätsel aufgebend* und Poussins *Reich der Flora* umfaßte, erweiterten August und später sein Sohn um eine Vielzahl wichtiger Gemälde, die sie in ganz Europa aufkauften. Agenten in Antwerpen, Paris und Italien erwarben für die Dresdner Galerie eine Fülle von Meisterwerken, darunter Giorgiones *Schlummernde Venus.* Beim Tode Augusts des Starken 1733 zählte der Baron Leplat in der Gemäldegalerie 1938 Werke.[44]

Friedrich August II. (als König von Polen August III.) führte nicht nur dieses Werk seines Vaters mit der Hilfe von Agenten wie dem Grafen Algarotti fort, sondern verwirklichte auch einen Plan, den sein Vater nicht hatte durchführen können, den Bau der katholischen Hofkirche (heute Kathedrale St. Trinitatis). In den dreißiger Jahren des 18. Jahrhunderts rief Friedrich August für den Entwurf dieser Kirche einen ihm aus Warschau bekannten römischen Architekten nach Dresden, Gaetano Chiaveri (1689–1770), der in Sankt Petersburg und in Polen gearbeitet hatte. Noch heute setzt ihre Silhouette, von Skulpturen Lorenzo Mattiellis belebt, im Stadtbild Dresdens einen beeindruckenden Akzent. Chiaveri gab der Kirche nur einen Turm, wie es der nordischen Tradition entsprach, und legte im Innenraum, da der katholische Hof es vorzog, seine kirchlichen Handlungen nicht öffentlich zu begehen (denn das Volk war protestantisch), einen zweigeschossigen Prozessionsumgang mit Hoflogen im Obergeschoß an. Insgesamt wirkt die Kirche wie ein Monument römischer Architektur, ein Fremdkörper an den Ufern der Elbe inmitten eines protestantischen Landes.

In ihrem Kontext gesehen, läßt sich diese im Grunde italienisch gestaltete Kirche als spätes Echo der katholischen Erneuerung interpretieren, als in Stein gehauene Antwort des Hofs auf die imposante Kirche, die George Bähr

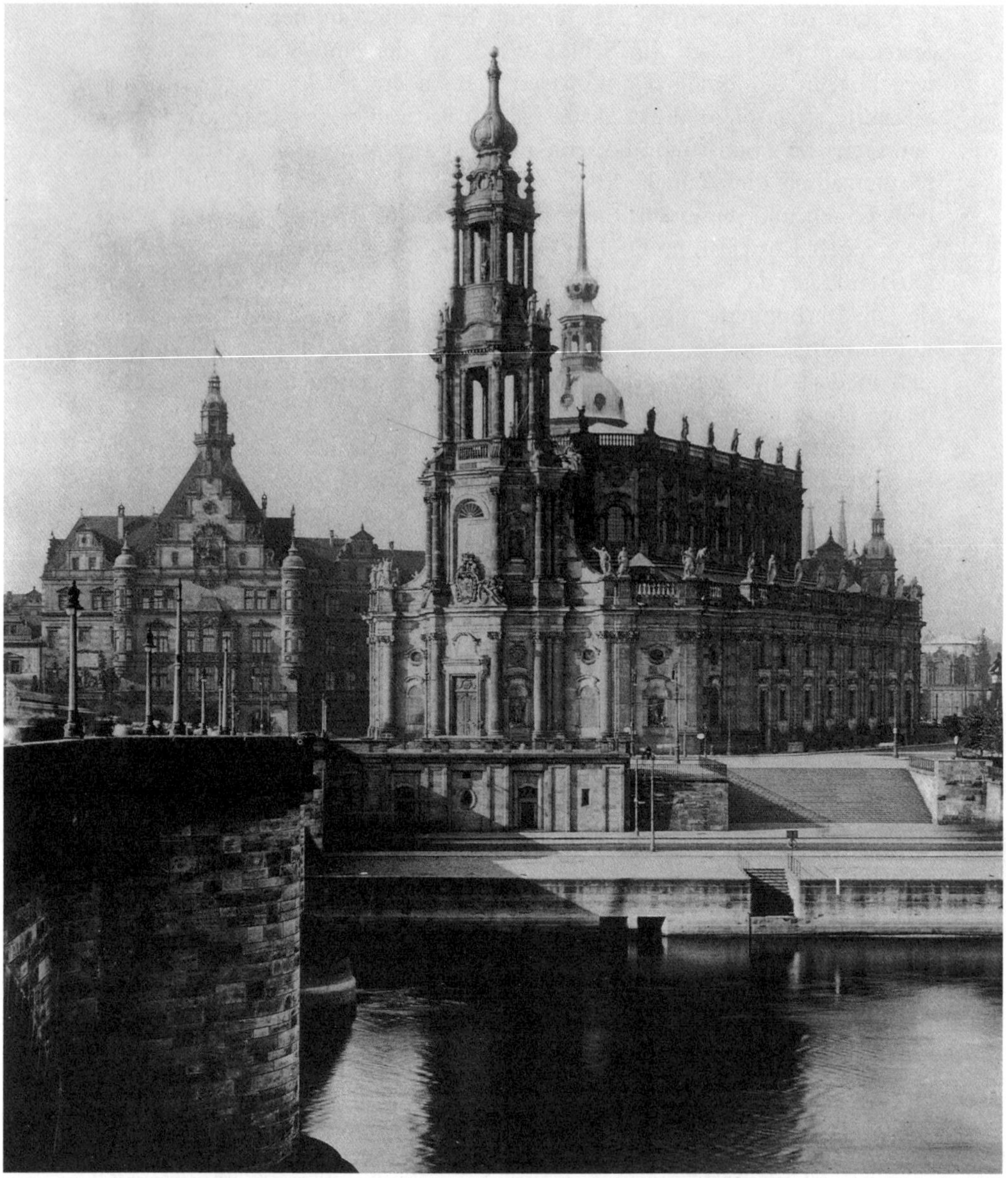

Dresden, Hofkirche, 1737 begonnen, von Gaetano Chiaveri (Vorkriegsaufnahme)

(1666–1738) ganz in der Nähe auf dem Dresdner Neumarkt für die Protestanten entworfen hatte. Die Dresdner Frauenkirche (1945 zerstört, Wiederaufbau im Gange) gehört zu den bedeutenden protestantischen Sakralbauten; die Abstimmung des Plans auf die liturgischen Erfordernisse führte zu einem Zentralbau, in dem Kanzel, Lesepult, Orgel und Altar ein räumliches Ensemble bilden. Oktogonale Emporen laufen um den von einer

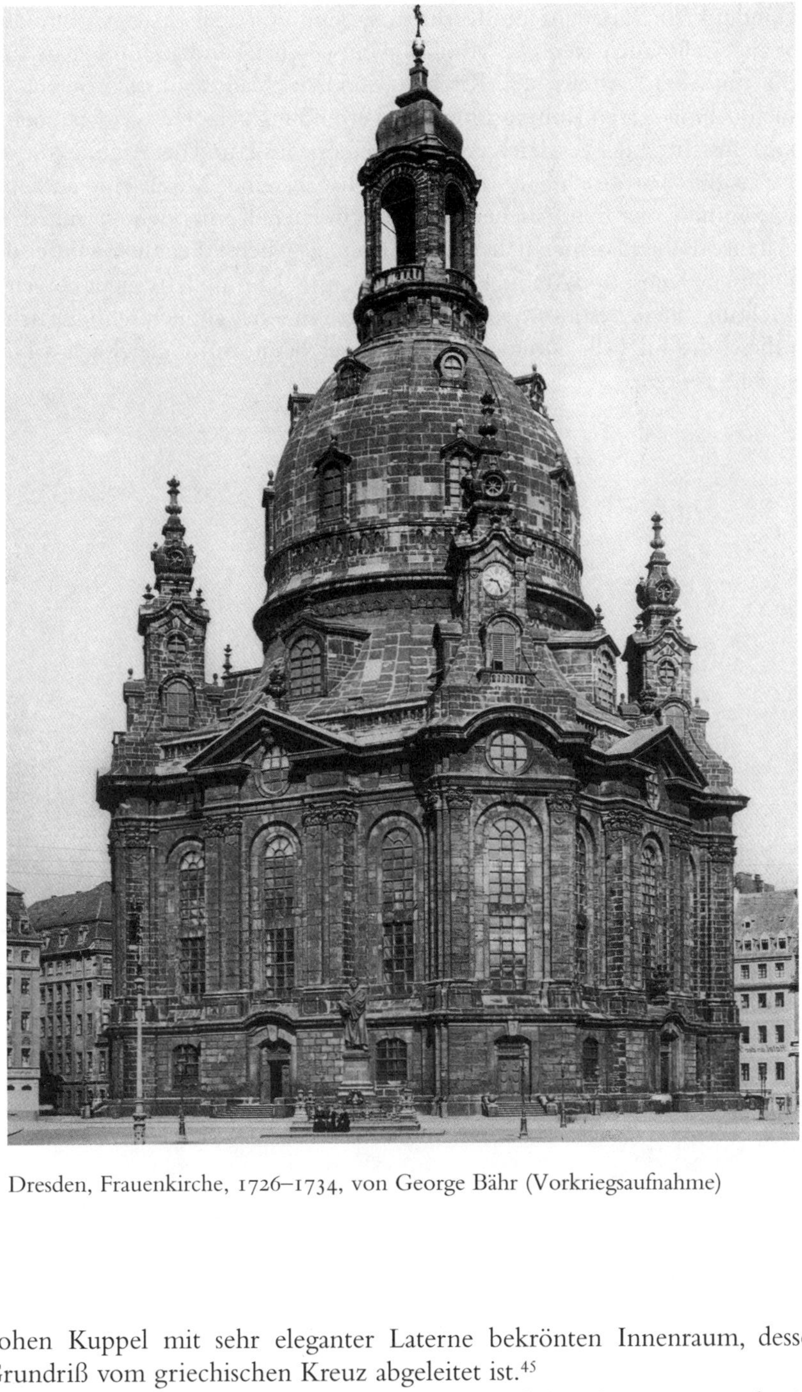

Dresden, Frauenkirche, 1726–1734, von George Bähr (Vorkriegsaufnahme)

hohen Kuppel mit sehr eleganter Laterne bekrönten Innenraum, dessen Grundriß vom griechischen Kreuz abgeleitet ist.[45]

Bauten wie die Frauenkirche mit ihrer so auffällig plazierten Orgel erinnern uns an andere große künstlerische Leistungen jener Zeit, nämlich an die Musik von Komponisten wie Johann Sebastian Bach, von denen viele aus dieser Gegend Deutschlands stammten. Bach stand zwar in keiner engen

Verbindung zur Residenz des Kurfürsten, denn er war niemals am Dresdner Hof angestellt (auch wenn er Musik für ihn geschrieben hat), und er ist auch nicht mit den katholischen Kirchen Süddeutschlands zu assoziieren, die manchmal mit seinen Kompositionen in Verbindung gebracht werden, doch in einer Hinsicht ist der Vergleich zwischen seiner Musik und der Architektur seiner Zeit durchaus fruchtbar.[46] Auch Bach hat in seiner Musik eine authentische Synthese aus französischen und italienischen Komponenten angestrebt und französischen Formen italienische Inhalte gegeben.[47] Letztlich wurde auch die höfische Kunst und Architektur des frühen 18. Jahrhunderts nicht von einer Stilrichtung allein bestimmt, sondern gelangte zu einer ähnlich schöpferischen Synthese, die im Falle Dresdens und anderer Städte unvergleichlich schöne Resultate zeitigte.

SANKT PETERSBURG UND UMGEBUNG IM 18. JAHRHUNDERT[1]

Die größte Ansammlung grandioser Baukunst aus dem 18. Jahrhundert östlich des Rheins ist weder in Deutschland noch in Österreich, noch in Polen zu finden. Im äußersten Nordosten der Ostsee, dort, wo die Newa in den Finnischen Meerbusen mündet, schuf Zar Peter der Große von Rußland eine Stadt, die von ihm, seinen Höflingen und seinen Nachfolgern mit Palästen, Schlössern, Kirchen und öffentlichen Bauten ausgestattet wurde. Sankt Petersburg und die Schlösser in seiner Umgebung, in Peterhof (Petrodworez), Zarskoje Selo, Pawlowsk, Oranienbaum und anderswo, repräsentieren die herausragendste und sicherlich weitreichendste Transformation, die im 18. Jahrhundert durch eine fürstliche Förderung der Kunst und Architektur bewirkt wurde.

Westliche Kulturformen waren schon im 17. Jahrhundert, besonders unter Peters Vater Alexej, in das Moskowiterreich eingedrungen. Durch die Ansprüche westlicher Fürsten auf den Zarenthron und die Kriege mit westlichen Mächten sowie durch ausländische Reisende und Handel waren Kontakte entstanden. Sogar die traditionellste russische Ausdrucksform, die Ikonenmalerei, ließ sich vom Westen beeinflussen, wie die Ikonen des Stroganow-Stils bezeugen. Auf dem Gebiet der Architektur übernahm der sogenannte Moskauer Barock westliche Ornamentformen. Am deutlichsten waren westliche Elemente in den Bauten der Deutschen Vorstadt, dem Ausländerviertel von Moskau, und ihren Ausstattungen sichtbar, und westlich orientierte Moskowiter, darunter Fürst Galizyn, ahmten sie nach. Andererseits gab es nach wie vor auch starken Widerstand gegen Neuerungen; erinnern wir uns, in welchem Maße gerade Zar Alexej gegen jede »Verunreinigung« durch den Westen empfindlich war.

Tiefgreifende Veränderungen in Rußland bewirkte erst Peter der Große (1678–1725), der von der westlichen Kultur fasziniert und überaus wissensdurstig war. Er unternahm zunächst mehrere Reisen durch sein eigenes Reich. Dann begab er sich auf eine Reise durch Europa, wie sie für einen westlichen Edelmann auf Kavalierstour durchaus üblich, für einen Zaren aber höchst ungewöhnlich war. In den Jahren 1697/98 lernte er Riga, Kurland, Königsberg, Berlin, Potsdam, Holland und England kennen und besuchte auf der Rückreise Dresden und die Gegend von Lwów (L'viv, Lemberg). Wie es schon seinen Vorgängern auf dem moskowitischen Thron im 15. Jahrhundert ergangen war, so wurde auch Peter I. besonders von der technischen Überlegenheit Europas, vor allem Englands und Hollands, beeindruckt, und offenbar auch von der Architektur dieser Länder.

Nach seiner Rückkehr machte der Zar sich daran, die alte Rus in ein neues Reich zu verwandeln, das er westeuropäischen Normen anzunähern suchte. In einigen der ersten Dekrete, die Peter nach seiner Rückkehr erließ, ging es bezeichnenderweise um Fragen der äußeren Erscheinung: Peter zwang die Bo-

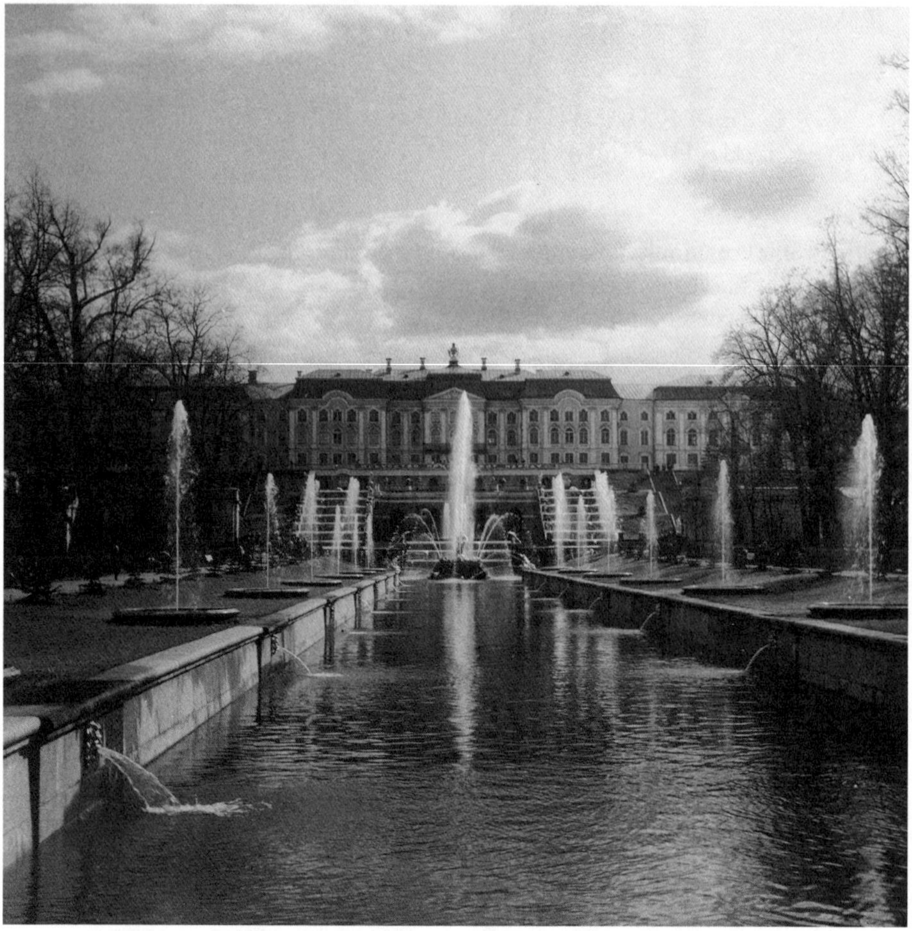

Peterhof (Petrodworez), Großes Palais, 1714–1725 von Johann Friedrich Braunstein, Nicola Michetti und (wahrscheinlich) Jean Baptiste Alexandre Le Blond erbaut, 1745–1755 umgebaut von Bartolomeo Francesco Rastrelli, mit Fontänen und Kaskaden, um 1715–1724, von Nicola Michetti und anderen; Gartenfront

jaren, die russischen Adligen, zum (kirchlich untersagten) Bartscheren; er führte das Tragen westlicher Kleidung und westliche Moden des Gesellschaftslebens wie Kutschfahrten ein. Peters Drang nach Westen verwickelte ihn in Kriege mit dem ebenfalls expansiven Schweden, und er gewann dabei Land im Baltikum und damit Zugang zum offenen Meer.

1703 gründete er dort die Stadt Sankt Petersburg, und nachdem er durch Siege im Großen Nordischen Krieg gegen die Schweden seine Stellung gefestigt hatte, machte er Sankt Petersburg im Jahre 1712 zur Hauptstadt – nicht mehr eines moskowitischen Fürstentums, sondern eines Reiches, das von nun an Rußland hieß.

Sankt Petersburg war Rußlands »Fenster nach Europa«. Nicht nur seine Architektur, sondern auch seine Malerei und Skulptur weisen eine breite Vielfalt westeuropäischer Ausdrucksformen auf. Diese Mischung europäischer Elemente entspricht den imperialen Bestrebungen dieses letzten großen Herrschers aus dem Hause Romanow (eigentlich des letzten Herrschers dieser Linie überhaupt), dessen Eroberungen (in Estland, Livland, Weißrußland, der Ukraine usw.) Rußland in ein zunehmend multinationales Reich verwandelten. Die Stadt selbst, die auf einem von Kanälen durchquerten Sumpfboden erbaut ist, erinnert an Amsterdam, und Peter ließ Werke niederländischer Bildhauer (Thomas Quellinus und Bartholomäus Eggers) in seinem Sommergarten aufstellen. Die Künstler und Architekten, die für den Zaren arbeiteten, kamen aus den verschiedensten Ländern. Außer Russen wie Michail Grigorjewitsch Semzow (1688–1743) waren für ihn auch Italoschweizer wie Domenico Andrea Trezzini (1670–1734), Italiener wie Bartolomeo Carlo Rastrelli (1675–1744) und Nicola Michetti (1675–1759), Franzosen wie Jean Baptiste Alexandre Le Blond (1669–1719) und Deutsche wie Gottfried Schädel (um 1680–1752) und Andreas Schlüter tätig. Was sie schufen, war so unterschiedlich wie ihre Herkunft.

Das Stadtbild spiegelte von Anfang an die gesellschaftlichen und kulturellen Veränderungen wider. Das früheste Bauwerk von Trezzini für Peter I., die Peter-und-Pauls-Festung in der Mitte der Newa (1706 begonnen), wirkt typisch westeuropäisch und läßt sich mit den Entwürfen des Festungsbaumeisters Vauban für Ludwig XIV. vergleichen. In der Mitte der Festung wurde die Peter-und-Pauls-Kathedrale errichtet (1712 begonnen), deren Gestaltung kaum etwas mit den Sakralbauten des Moskauer Kremls gemein hat. Ihr Innenraum ist vielmehr der einer Hallenkirche, und das in klassischen Formen erbaute Äußere mit dem massiven Turm und seiner hohen, nadelförmigen Spitze erinnert an norddeutsche, holländische und skandinavische Kirchen des 17. und 18. Jahrhunderts. Der ursprüngliche Entwurf der Kirche des 1710 gegründeten Alexander-Newski-Klosters, zu dem später der berühmte Newski-Prospekt führen sollte, gleicht mit seiner zweitürmigen Fassade hingegen vielen Zentralbauten aus dem späten Seicento. Venezianische Figuren schmückten auch den Sommergarten.

Nicht nur die Form, sondern auch die Funktion von Gebäuden, die in den ersten Jahrzehnten des 18. Jahrhunderts in Sankt Petersburg entstanden, zeugen von der Neuorientierung Rußlands. Peter I. hatte ein starkes Interesse an

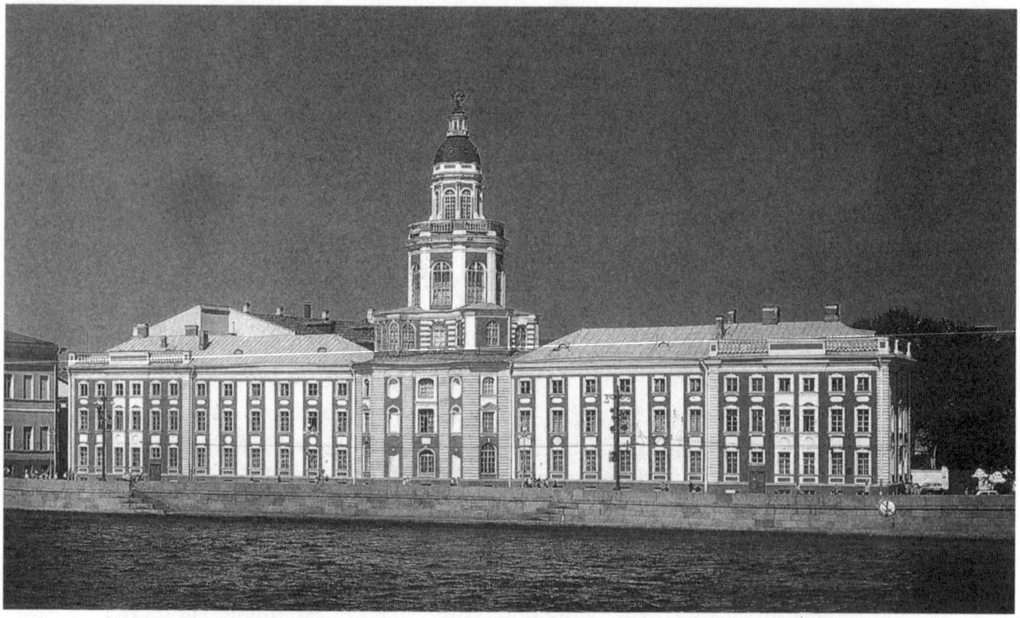

Sankt Petersburg, Kunstkamera Peters des Großen, 1718–1734, von Georg Johann Mattarnovi (vielleicht unter Beteiligung Andreas Schlüters), vollendet von Nikolaus Friedrich Härbel, Gaetano Chiaveri und Michail Semzow, 1754–1758 umgebaut

Kunst und Wissenschaft, vor allem aber an Technik und Ingenieurwesen; er befahl die Gründung einer Akademie und ließ, auch zur Förderung des Wissens, Sammlungen anlegen. Das zur Aufnahme der Sammlungen bestimmte Gebäude, in dem auch Maschinen, Uhren, Raritäten, ausgestopfte Tiere und seltene Föten untergebracht wurden, verwies schon durch seinen Namen auf den mitteleuropäischen Ursprung der Konzeption, denn es wurde »Kunstkamera« genannt. Der Turm des Bauwerks auf der Wassili-Insel erinnert an Schlüters Münzturm für das Berliner Schloß. Möglicherweise also lieferte auch Schlüter Pläne für den Bau, selbst wenn Georg Johann Mattarnovi (gest. 1719) als Baumeister belegt ist. Schlüters Mitarbeit am Sommerpalais, das Peter nahe am Flußufer auf dem Festland errichten ließ, ist sicherer (die Stuck- und Terrakottaelemente sind wahrscheinlich von seiner Werkstatt geschaffen, aber nach Stichen gestaltet worden). Dieser bescheidene Bau und das von Trezzini entworfene (1722 begonnene) Zwölf-Kollegien-Gebäude auf der Wassili-Insel gleichen Stadtpalais in Deutschland und Amsterdam; das Zwölf-Kollegien-Gebäude war der Sitz der neuen Staatsverwaltung, die der Zar nach schwedischem Vorbild einrichtete.

Bei seiner zweiten Reise nach Westeuropa 1716/17 besuchte Peter I. Versailles, was einen Umschwung in der kulturellen Orientierung zur Folge hatte. Der General und Vertraute des Zaren, Fürst Alexander Menschikow (1673–1729), hatte mit dem Entwurf seines terrassenförmig angelegten Schlosses in Oranienbaum westlich der Stadt mit Blick über den Finnischen Meerbusen schon ein Beispiel ausgreifenderer Gestaltung gegeben. Peter I. begann 1710 mit der Planung des westlich von Sankt Petersburg mit Aussicht auf den Finnischen Meerbusen gelegenen Peterhof-Palastes. Michetti entwarf eine Reihe von Terrassen mit Kaskaden und Wasserläufen, die hinunter zur Bucht führen, eine nordische Version von Versailles oder, wegen der Hügellage und der Aussicht, des Wiener Belvedere. Diese ursprüngliche Form des Schlosses mit seinen Parterreanlagen wiederholte Michetti bald darauf auch in Kadriorg (Jekaterinental) bei Tallinn (Reval) in Estland. Es dauerte nicht lange, bis am Plan des Großen Palais in Peterhof, vielleicht von Le Blond, dann die ersten von vielen noch folgenden Änderungen vorgenommen wurden. Während die Herkunft der Architekten (Schlüter, Michetti und andere) der im Park von Schloß Peterhof entstehenden Pavillons sehr unterschiedlich war und deren Gestaltung auf eine Vielfalt von Quellen und Vorbildern verweist, lassen die Namen dieser Gebäude – Marly, Eremitage, Mon Plaisir – erkennen, daß Frankreich die hauptsächliche Inspirationsquelle war.

Unter Peters Nachfolgern, besonders unter den Zarinnen Anna Iwanowna (1730–1740) und Elisabeth Petrowna (1741–1761), wuchs der französische Einfluß. In den späten dreißiger Jahren des 18. Jahrhunderts wurden die vom Admiralitätsplatz ausgehenden Straßen Petersburgs nach Art von Versailles in einem Patte-d'oie-Muster angelegt. Einige der Paläste, die am Newski-Prospekt oder an anderen Magistralen gebaut wurden, zum Beispiel das um 1753 begonnene Palais für die Stroganows von Bartolomeo Francesco Rastrelli (1700–1771), dem Sohn des 1716 nach Rußland gekommenen Bildhauers Bartolomeo Carlo Rastrelli, erinnern an französische Stadtpalais. Die Schlösser, die Rastrelli für die Zarin Elisabeth Petrowna in und um Sankt Petersburg baute, laden durch ihre Weitläufigkeit und bis zu einem gewissen Grad auch wegen

Sankt Petersburg, Sommerpalais Peters des Großen, 1710–1714, von Domenico Trezzini, plastischer Schmuck von Andreas Schlüter (?)

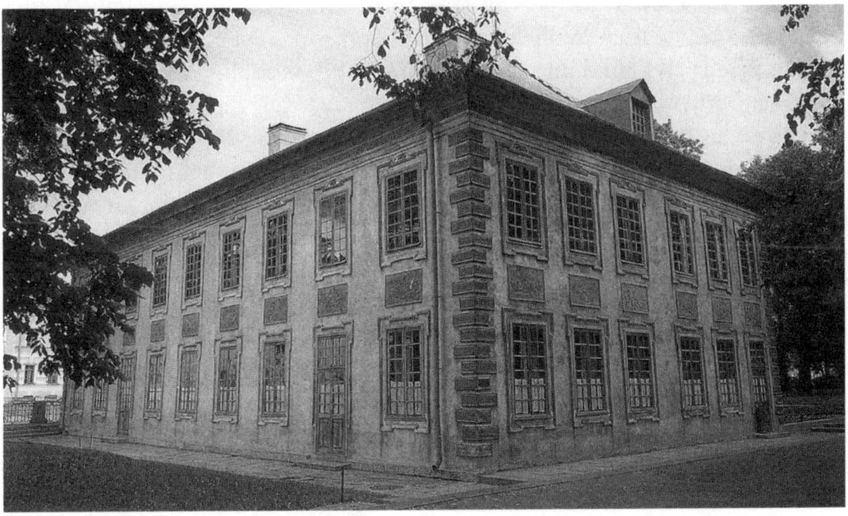

einzelner dekorativer Formen zu einem Vergleich mit Versailles ein: die Erweiterung des Großen Palais in Peterhof (1745 begonnen), die Palais in Zarskoje Selo (1749 begonnen) und das Winterpalais in Sankt Petersburg (1754 begonnen). Diese Bauwerke aus der Mitte des 18. Jahrhunderts zeigen in ihrer Außen- und Innengestaltung den Einfluß des Rokoko, das wir in Kapitel 15 näher behandeln werden; ein gutes Beispiel ist der Dekor der Jordantreppe im Winterpalais. In dieser Zeit und auch später kamen zahlreiche französische Künstler und Handwerker nach Rußland.[2]

Es gibt keinen Beweis, daß B. F. Rastrelli jemals Reisen außerhalb Rußlands unternommen hat, doch war er offensichtlich mit vielen der verschiedenen architektonischen Formen vertraut, die in Mitteleuropa verwendet wurden, da sich Spuren davon in seinem Werk finden.[3] Die Jordantreppe läßt sich mit mehreren mitteleuropäischen Treppen vergleichen, einschließlich der Treppen Johann Lukas Hildebrandts und Balthasar Neumanns. Andere Entwürfe, wie der (nicht erhaltene) Pavillon Monbijou (Monbesch) in Zarskoje Selo, deuten darauf hin, daß Rastrelli Fischer von Erlachs Typ des Gartenbauwerks mit Zentralgrundriß und strahlenförmig ausgehenden Pavillons kannte. Wo Rastrelli die westliche Formensprache bei orthodoxen Kirchen einsetzte, zum Beispiel bei der Kapelle in Peterhof, entstand eine besonders interessante Synthese.[4]

Auf die Verbindungen, die im 18. Jahrhundert zwischen Rußland und Mitteleuropa bestanden, weisen nicht nur die Stilquellen der Bauten Rastrellis hin. Auch andere in Rußland tätige Künstler, von denen ohnehin viele direkt aus Mitteleuropa nach Rußland gekommen waren, schöpften aus mitteleuropäischen Quellen und griffen damit auf deren italienische oder französische Vorbilder zurück.

Auch auf der Ebene der Auftraggeber bestanden Beziehungen, denn viele russische Herrscher waren mit regierenden Häusern in Deutschland verbunden. Peters Sohn Alexej war mit Charlotte von Braunschweig-Wolfenbüttel verheiratet, einer Enkelin Herzog Anton Ulrichs von Braunschweig-Wolfenbüttel, des bedeutenden Förderers und Sammlers; aus dieser Ehe ging Zar Peter II. (1727–1730) hervor. Die Zarin Anna Iwanowna war die Witwe des Herzogs Friedrich Wilhelm von Kurland, eines Neffen des preußischen Königs Friedrich I., und ihre deutschfreundliche Gesinnung ist bekannt, wenn nicht gar berüchtigt. Iwan VI., der nur ganz kurze Zeit Zar war (1740/41), war der Sohn des Prinzen Anton Ulrich von Braunschweig-Wolfenbüttel und der Nichte Anna Iwanownas, Prinzessin Elisabeth Katharina von Mecklenburg-Schwerin, die als Anna Leopoldowna für ihren Sohn die Regentschaft führte. Peter III., dessen Zeit als Zar noch kürzer bemessen war (sechs Monate im Jahre 1762), war der Sohn des Herzogs von Holstein-Gottorf und Anna Petrownas, der Tochter Peters des Großen. Seine Frau, die spätere Katharina II. (die Große, 1762–1796) war eine Prinzessin aus dem Hause Anhalt-Zerbst.

Der Höhepunkt der künstlerischen Entwicklungen des »Barock« und des »Rokoko« in Rußland entspricht aus vielen Gründen parallelen Entwicklungen in Mitteleuropa, deren internationale oder multikulturelle Aspekte in Rußland einen Widerhall fanden. Durch den Bau von Sankt Petersburg hatte Rußland im Verlauf des 18. Jahrhunderts an einer gemeinsamen europäischen

Kunstgeschichte teil und konnte zu einem Zentrum intensiven künstlerischen Austauschs werden, der sich auch für die Architektur seiner westlichen Nachbarn als fruchtbar erwies. In Ruhenthal in Kurland (Rundale, Lettland) arbeitete Bartolomeo Francesco Rastrelli in den dreißiger und dann wieder in den sechziger Jahren des 18. Jahrhunderts an einem Schloß für Herzog Ernst Johann von Biron; während zunächst Meister aus Sankt Petersburg geholt worden waren und italienische Maler einige Decken vollendeten, wurden die in den sechziger Jahren fertiggestellten Räume mit Stukkaturen von der Hand eines Bildhauers geschmückt, der für Friedrich II. von Preußen gearbeitet hatte.

Zu dieser Zeit war Rußland bereits ganz eindeutig in die europäische Geschichte der Kunst und Architektur eingegliedert. Unter Katharina II. machten sich Stilveränderungen, die im übrigen Europa auftraten (wir werden sie in späteren Kapiteln behandeln), auch in Rußland bemerkbar. Architekten wie der Franzose J.-B.-M. Vallin de la Mothe (1729–1780), Baumeister der neugegründeten Akademie der Künste (1764–1768), der Italiener Antonio Rinaldi (1710–1794), der das Marmorpalais schuf (1768 begonnen), und später der bedeutende Architekt Giacomo Quarenghi (1744–1817) und der Schotte Charles Cameron (1740–1812) brachten neue Architekturformen nach Sankt Petersburg. Die Gründung der Akademie der Künste und Katharinas Verbindung mit dem Kritiker Diderot lassen den Schluß zu, daß diese Veränderungen auch eine intellektuelle Grundlage erhielten. Aus diesen Gründen verdiente die Entwicklung Rußlands im 18. Jahrhundert, die sich parallel zum übrigen Europa vollzog, hier eine wenn auch kurze Erwähnung.

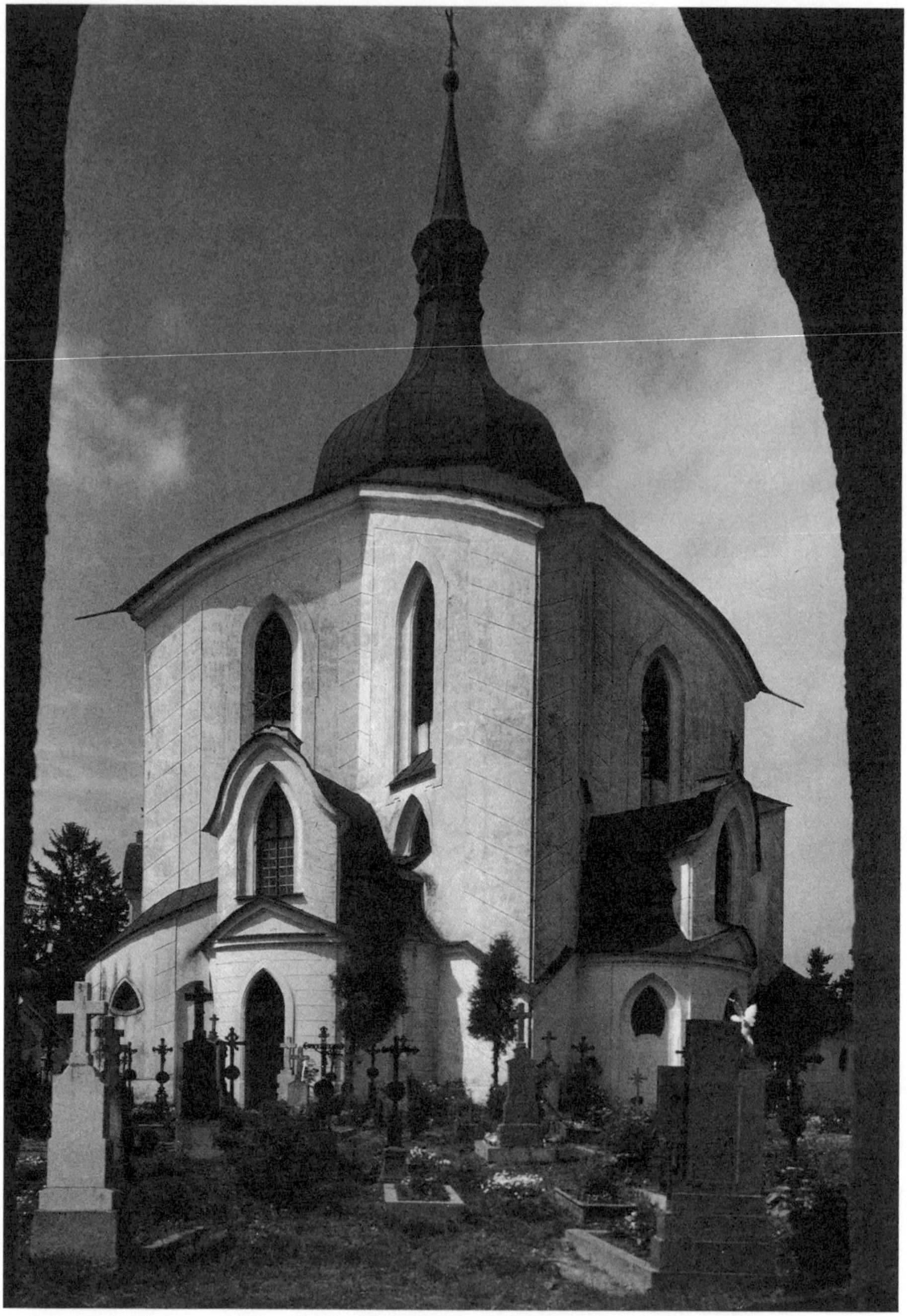

Kirche des St. Johann Nepomuk auf dem Grünen Berg bei Žd'ár nad Sázavou (Saar), 1720–1722, von Jan Blažej (Johann Blasius) Santini Aichel

Kapitel 14

KUNST UND ARCHITEKTUR DES FRÜHEN 18. JAHRHUNDERTS IN DEN LÄNDERN DER BÖHMISCHEN KRONE

In einer Zeit, in der viele fürstliche Residenzen in Mitteleuropa gebaut und dekoriert wurden, blühten die Künste auch in einem Königreich, in dem kein Herrscher residierte. Von etwa 1680 bis in die frühen vierziger Jahre des 18. Jahrhunderts, als Friedrich II. von Preußen Schlesien an sich riß und Karl Albrecht von Bayern, dessen Kaiserkrönung im Jahre 1742 (Karl VII.) die Folge der Habsburger als Kaiser des Heiligen Römischen Reiches unterbrach, Böhmen in die Hand zu bekommen versuchte, wurden in den Ländern der böhmischen Krone (von 1635 bis 1740 waren dies Böhmen, Mähren und Schlesien) zahlreiche Werke der Malerei, Skulptur und Architektur geschaffen. Vieles davon zeichnete sich durch außerordentlichen Erfindungsgeist und große Ausdruckskraft aus. Daß die verbliebenen tschechischen Länder nach der Mitte des 18. Jahrhunderts auf einen Provinzstatus herabsanken, trug dazu bei, daß dort viel Bausubstanz aus dem 17. und 18. Jahrhundert erhalten geblieben ist, darunter ganze Städte und Stadtviertel wie die Prager Kleinseite. Auch in Schlesien ist trotz der schweren Kämpfe gegen Ende des Zweiten Weltkriegs erstaunlich viel erhalten geblieben.[1] Was im frühen 18. Jahrhundert in den Ländern der böhmischen Krone, besonders in Böhmen und Mähren, entstand, verdient nicht etwa nur als bemerkenswerte lokale Schöpfung eine eigene Betrachtung, sondern auch als Paradigma jener für Mitteleuropa so charakteristischen Vermischung kultureller Traditionen, die sich für die Entwicklung der Künste so häufig als fruchtbringend erwies.[2]

Die für die Produktion von Kunst und Architektur relevanten sozialökonomischen Verhältnisse unterschieden sich in Böhmen zwar im großen und ganzen nicht grundsätzlich von denen anderer Gebiete, aber es gab doch einige wichtige Besonderheiten. Die Refeudalisierung, der relative Niedergang der Städte und die damit verbundene Vergrößerung der Besitzungen von Magnaten und Klöstern waren Entwicklungen, die sich ähnlich auch in anderen Teilen Ostmitteleuropas vollzogen. Doch machten sich die Folgen des Dreißigjährigen Krieges in Böhmen wegen der Bevölkerungsverluste (die bis zum frühen 18. Jahrhundert nicht wettgemacht werden konnten), der Umverteilung von Landbesitz und der Vertreibung der Protestanten länger und stärker bemerkbar als anderswo. Schätzungsweise 70 Prozent des Grundbesitzes im eigentlichen Böhmen gerieten so in die Hände der Kirche und der Magnaten, und die Zahl der Adelsfamilien schrumpfte von der Mitte des 16. bis zur Mitte des 17. Jahrhunderts um 50 Prozent, so daß sich der Grundbesitz in den Händen von noch weniger Familien als zuvor konzentrierte. Von diesen Familien stammten zudem relativ viele nicht aus Böhmen (oder noch nicht einmal aus Mitteleuropa), sondern waren, wie die Colloredo, Piccolomini,

Gallas und andere, die Nachkommen ausländischer Söldner oder Kriegsgewinnler.[3]

Den oberen Ständen gelang es, sich weitgehend von der Grundsteuer zu befreien, aber der Rest der Bevölkerung mußte immer größere Abgaben leisten. Im frühen 18. Jahrhundert wurden die Steuern ständig erhöht.[4] Ein Mitglied des *sněm* (des böhmischen Landtags) klagte, das Königreich werde bis zum letzten Blutstropfen ausgesaugt. Die bäuerliche Bevölkerung litt nicht nur unter Abgaben, sondern mußte auch Frondienste leisten, denn in den Jahren nach dem Dreißigjährigen Krieg war an vielen Orten eine »zweite Leibeigenschaft« durchgesetzt worden, und die Zustände glichen wieder denen des 16. Jahrhunderts. Deshalb kam es zu mehreren Bauernaufständen, einer davon im Jahre 1680 in Gebieten, die Wallenstein gehört hatten; und da das Land 1679 von einer großen Pestepidemie heimgesucht und etwa zur gleichen Zeit von den Türken bedroht wurde, bietet es sich an, etwa dieses Datum als Wendepunkt zu sehen und zur historischen Einteilung zu nutzen.

Die Großgrundbesitzer hingegen häuften immer größere Reichtümer an. Besonders in Nordböhmen kamen zu den Erträgen aus Ländereien noch Gewinne aus Glas- und Leinenherstellung hinzu, Produkte, für die Böhmen berühmt geblieben ist. Die kleineren Residenzstädte des Adels und die Klöster, besonders solche mit Landbesitz oder Manufakturen, prosperierten, während der relative Status des Bürgertums der größeren Städte sank.

Diese Umstände ließen die Förderung von Kunst und Architektur zu einer Sache der Magnaten und der Kirche werden, wobei nicht nur die Klöster in Böhmen und Mähren, sondern vor allem die schlesischen Klöster in dieser Hinsicht eine führende Rolle spielten. In den Ländern der böhmischen Krone gab es damals kein dominierendes Zentrum – im Unterschied zu den deutschen Fürstentümern mit ihren alles an sich ziehenden Residenzen oder zu den österreichischen Landen, in denen dem Wiener Hof der Habsburger um 1700 auch unter Berücksichtigung der wichtigen Rolle der Adelsfamilien, die Paläste und Schlösser in der Stadt und ihrer Umgebung bauten, noch immer eine zentrale, sich im ganzen Herrschaftsbereich der Habsburger auswirkende Bedeutung zukam. Eine in etwa vergleichbare Rolle wie die Stadt Wien spielte allenfalls Prag, wo viele Adlige ihre Paläste bauten und viele Kirchen errichtet wurden, da es die Landeshauptstadt war.[5] Aber künstlerische Initiativen entsprangen nicht nur hier, sondern überall in den böhmischen Landen.

Auch in den Ländern der böhmischen Krone bedienten sich Adel und Kirche der Repräsentationsfunktion der Künste. Hier hatten die Künste allerdings stets noch eine besondere religiöse Mission zu erfüllen, denn kirchliche und staatliche Angelegenheiten waren in Böhmen nicht voneinander getrennt. Die Bemühungen, die Bevölkerung wieder zum alten Glauben zurückzuführen, wurden in Böhmen und Mähren fortgesetzt, und 1689 erschien ein Erlaß, der das Predigen von häretischen (das heißt protestantischen) Doktrinen zum Verbrechen gegen den Staat erklärte. Die missionarische und kämpferische Haltung der römisch-katholischen Kirche schuf eine Situation, die durchaus der Lage in der Neuen Welt ähnlich war, wo künstlerische Entwicklungen auftraten, die sich denen Mittel- und Osteuropas vergleichen lassen.[6] In

Schlesien hingegen hatte die römisch-katholische Kirche weiterhin mit einem starken protestantischen Bevölkerungsanteil zu kämpfen.

Die Konvention von Altranstädt (1707), die während des Großen Nordischen Krieges unterzeichnet wurde (der auch Polen im frühen 18. Jahrhundert verwüstete), lockerte die im Westfälischen Frieden auferlegten Bestimmungen, die den protestantischen Kirchenbau und Grundbesitz in Schlesien einschränkten, gab den schlesischen Protestanten 121 Kirchen zurück und erlaubte ihnen, sechs neue zu bauen. Diese Zahl relativiert sich angesichts der einundzwanzig neuen Kirchen, die etwa zur gleichen Zeit in Schlesien von den Katholiken erbaut wurden. Die protestantische Kirchenkunst in Schlesien hat zudem nicht den gleichen polemischen Charakter wie die katholische und ist im allgemeinen auch nicht so eindrucksvoll wie die des Katholizismus, die uns hier beschäftigt.[7]

Die römisch-katholische Kirche versuchte den Triumph ihres Bekenntnisses zu verkünden, indem sie neue Kirchenbauten schuf sowie ältere Bauten umgestaltete und neu schmücken ließ. Dazu gehörte auch, daß man den spezifisch katholischen Dogmen visuellen Ausdruck verlieh. Dabei entwickelte sich so etwas wie ein »Reconquistastil«. In Standbildern und auf Kult- und Votivbildern wurden mit Vorliebe die Heiligen und die Dreifaltigkeit, besonders aber die Heilige Jungfrau (vor allem als Immaculata) dargestellt. Solche Bilder dienten der katholischen Kirche zur Propagierung umstrittener Lehren (wie der von der unbefleckten Empfängnis), zur Symbolisierung des Sieges des wahren Glaubens (oder des Kampfes für ihn) und zur Bekundung ihrer Loyalität gegenüber den Habsburgern.

Diese Bemühungen nahmen sowohl im sakralen als auch im profanen Bereich oft eine lokale Färbung an. Die künstlerische Tätigkeit betraf in vielen Fällen den Wiederauf- und Umbau älterer Bauwerke oder ihre Neuausstattung. Im Falle der Magnaten konnte dieses Anknüpfen an die Vergangenheit einem Landespatriotismus entspringen, der einer Wahrung der Interessen des Adelsstandes entsprach und nicht mit einem nationalistischen Impuls zu verwechseln ist, wie wir ihn aus späteren Zeiten kennen. Diese Einstellung konnte durch neue imposante Bauwerke verkündet werden, aber auch durch einzelne Bilder oder ganze Bildprogramme, die eine lokale Dynastie oder die Ahnen des Auftraggebers verherrlichten, wie wir schon in Legnica (Liegnitz) gesehen haben.[8] Im Kirchenbau oder in der Kirchenausstattung konnte dies einen erneuten Anschluß an die lokale Tradition und deren Wiederbelebung bedeuten. In einigen Klöstern und Orden nahm man deshalb das Studium der lokalen Geschichte und Literatur wieder auf. Die Beispiele des Prager Jesuiten Bohuslav Balbin aus dem späten 17. Jahrhundert und des von Abt Václav Vejmluva eingerichteten Zisterzienserzentrums in Zd'ár (Saar) in Westmähren im frühen 18. Jahrhundert zeigen, daß dies auch eine Betonung der spezifisch tschechischen Vergangenheit beinhaltete. In den Schriften Balbins und der Zisterzienser wurde diese Vergangenheit jedoch nicht als Domäne einer bestimmten Sprachgruppe begriffen (sei sie nun tschechisch- oder deutschsprachig), sondern war durch die in einem bestimmten Landstrich herrschende Kontinuität eines gläubigen Katholizismus definiert.[9]

Das Kloster in Zd'ár läßt erahnen, welch bedeutende Rolle die älteren Orden in Böhmen, die Benediktiner, Zisterzienser (vor allem in Schlesien) und Prämonstratenser, in diesem Wiederbelebungsprozeß gespielt haben. Sie engagierten sich in vielen Bereichen der Kultur in einem Maße, wie es im 17. Jahrhundert die neueren gegenreformatorischen Orden, vor allem die Jesuiten, getan hatten. Die Jesuiten spielten auch im frühen 18. Jahrhundert eine wichtige Rolle: Sie bauten eine Universität in Wrocław (Breslau), und in Prag betrieben sie die Heiligsprechung des Johannes von Nepomuk (dessen Kult sie über die ganze Erde verbreiteten; aus dem 18. Jahrhundert stammende Bilder des Heiligen sind sogar in Laguna in Neu-Mexiko und im argentinischen Córdoba zu finden). Nun aber entwickelten auch viele vorreformatorische Orden eine bedeutende Kunstförderung.

Die großen Zisterzienserklöster in Schlesien, die von etwa 1680 bis 1710 erweitert oder umgebaut wurden, ragen hier besonders heraus. Bereits in den sechziger Jahren des 17. Jahrhunderts wurde das Kloster in Krzeszów (Grüssau) modernisiert und neu dekoriert. Von 1681 bis nach 1715 wurde die Klosterresidenz in Lubiąż (Leubus) errichtet, wahrscheinlich auf der Basis eines in den siebziger Jahren für Abt Jan Reich angefertigten Plans, der Parallelen zu Bauten in Böhmen aufweist. Die Anlage der Klostergebäude, die sich an der Oder erstrecken und eine schloßartige Wirkung haben, erinnert an den Idealtypus des Salomonischen Tempels und daher an den Escorial in Spanien. Der bayrische Architekt Michael Kirchberger erweiterte von 1682 bis 1686 (zum Teil gingen die Arbeiten bis 1698) die Klostergebäude in Henryków (Heinrichau) zu einem Repräsentationsbau für die Zisterzienser. Michael Klein und Martin Urban bauten zwischen 1690 und 1696 in Krzeszów die Abteikirche St. Josef, deren Ausschmückung durch Willmann wir bereits erwähnt haben. Die Zisterzienserinnen vergrößerten von 1697 bis 1725 ihr Kloster in Trzebnica (Triebnitz), das der hl. Hedwig, der Schutzpatronin des Landes, geweiht war.

Nicht nur Willmann, der in Lubiąż, Krzeszów und Henryków tätig war, und Mitglieder seiner Familie wie Johann Christoph Liška und Georg Wilhelm Neunherz, die in Krzeszów ihre bemerkenswertesten Arbeiten schufen, sondern auch Meister aus Österreich, Böhmen, Deutschland und Italien verwandelten diese Klöster in Zentren intensiven künstlerischen Austauschs. Holzschnitzereien, Steinskulpturen und Stuckplastik, Fresko- und Ölmalerei vereinten sich hier mit der Architektur zu einer manchmal überwältigenden Wirkung.

Der soziale, sogar politische Gehalt dieser Werke ist sehr deutlich zu erkennen, zum Beispiel in dem außerordentlichen Kaisersaal in Lubiąż, für den der Bildhauer Franz Joseph Mangoldt überlebensgroße Figuren der Habsburgerkaiser schuf. Dies ist aber nur eines von vielen Beispielen für die Glorifizierung eines Herrscherhauses in einer schlesischen Kirche.

Der Kult um Johannes von Nepomuk, der in prächtigen Zeremonien gefeiert wurde und dem man in ganz Mitteleuropa auf den Brücken Standbilder errichtete, und seine Heiligsprechung (1729) sind ein Indiz dafür, daß böhmische Heilige damals wieder stärker verehrt wurden. Dies steht in Zusammenhang mit der damals aufkommenden Vorstellung von einem Heiligen Böhmen, einer »Bohemia Sancta« (um den Titel einer aus dem 17. Jahrhundert stammenden Serie von Stichen bayrischer Heiliger auf Böhmen umzumünzen[10]), und ist nur ein Aspekt einer allgemeinen Bewegung, die eine Erneuerung und Vervollkommnung der Liturgie mit sich brachte und dazu führte, daß nicht nur Wallfahrten und die Verehrung von Kultstätten wiederbelebt wurden, sondern auch das Mönchtum einen neuen Aufschwung nahm. In den Ländern der böhmischen Krone verehrte man wieder die traditionellen Schutzheiligen wie Wenzel, und auch um neue Heilige wie Johannes von Nepomuk entspann sich ein Kult. Die Initiative zur Verehrung Nepomuks, der im späten 14. Jahrhundert von König Wenzel (Václav) IV. gefoltert und hingerichtet worden war, läßt sich als katholische Antwort auf den von seinen Anhängern verehrten Jan Hus interpretieren, der fast ein Zeitgenosse Nepomuks war und den ebenfalls ein böhmischer Herrscher, Kaiser Sigismund, zum Märtyrer für seinen Glauben gemacht hatte. Da man glaubte, Nepomuk sei den Märtyrertod gestorben, weil er das Beichtgeheimnis gewahrt hatte, und da die Protestanten die Beichte als Sakrament abgeschafft hatten, war seine Heiligsprechung auch ein Akt religiöser Polemik. Die Benediktiner versuchten ebenfalls, lokale Traditionen aufzugreifen und sich zunutze zu machen, als sie ab 1727 durch Kilian Ignaz Dientzenhofer auf der Wahlstatt bei Liegnitz (Legnickie Pole), dem Ort, wo Herzog Heinrich II. von Schlesien 1241 im Kampf gegen die Mongolen gefallen war, eine bedeutende Klosteranlage und eine Kirche errichten ließen.

So entstanden neue Wallfahrtsorte, Heiligenstatuen und Kirchen im ganzen Land. Was als eine von oben dirigierte Bewegung begonnen hatte, erhielt dadurch bald ein Element volkstümlicher oder, besser gesagt, lokaler Kultur, zum Teil deshalb, weil sich diese Bewegung vornehmlich auf dem Lande ausbreitete, statt auf die Städte konzentriert zu bleiben. In Böhmen (und, wie wir sehen werden, auch in Deutschland) waren im frühen 18. Jahrhundert »hohe« und »niedere« Kultur häufig nicht voneinander zu trennen.

Auch einheimische Künstler erhielten große Aufträge, was aber nicht heißt, daß ihre Kunst provinziell war. Im Bereich der Plastik, vor allem aber in der Architektur fanden einige der wichtigsten internationalen Strömungen ihren Weg in die böhmischen Länder; und auf der Basis dieser Strömungen und parallel zu ihnen kam es zu distinktiven und nicht weniger bemerkenswerten einheimischen Entwicklungen. Die Auftraggeber, besonders der Adel, pflegten Kontakte mit anderen Ländern, und viele hatten hohe kirchliche Positionen inne. Die Äbte der bedeutenden Klöster, wie etwa Othmar Zinke im böhmischen Břevnov (Breunau) oder Bernardus Rosa im schlesischen Krzeszów (Grüssau), waren hochgebildete Männer.[11]

Wir haben schon erwähnt, welchen Einfluß Künstler und Handwerker aus Norditalien (und der südlichen Schweiz), aus Graubünden und insbesondere aus der Gegend der oberitalienischen Seen, wie zum Beispiel Carlo Lurago und Francesco Caratti, ab der Mitte des 17. Jahrhunderts ausgeübt hatten. Vor allem nach 1680 gab es auch direkte und indirekte Verbindungen zu einigen der führenden Architekten und Bildhauer des Seicento. Es ist interessant, sich vorzustellen, was geschehen wäre, wenn Francesco Borromini, dessen Großväter beide in Prag gearbeitet hatten, nach Norden statt nach Süden gegangen wäre. Jedenfalls arbeiteten in Böhmen am Ende des 17. und zu Beginn des 18. Jahrhunderts eine Reihe von Italienern, die größere Aufmerksamkeit verdienen, wie zum Beispiel die Architekten Octavio Broggio und Giovanni Battista Alliprandi, und zu berühmten Künstlern wie Bernini, Guarino Guarini und Carlo Fontana bestanden Kontakte.

Auch in Schlesien waren zahlreiche Italiener tätig. Unter der Leitung von Giacomo Scianzi baute und dekorierte eine Gruppe italienischer Künstler im Auftrag des Kardinals Friedrich von Hessen-Darmstadt die Elisabethkapelle in der Kathedrale von Wrocław (Breslau). In der Kapelle wurden Werke aus Berninis Werkstatt in Rom untergebracht, die aus den achtziger Jahren stammten, aber erst um 1700 in den Norden gelangt waren. Dazu zählten allegorische Figuren, eine Statue des Auftraggebers von Domenico Guidi und die Skulptur der Urahnin des Kardinals, der hl. Elisabeth, von Ercole Ferrata. Eine Büste aus Berninis Werkstatt, die kürzlich ihm selbst zugeschrieben worden ist und aus den späten sechziger Jahren des 17. Jahrhunderts stammt, fand ebenfalls ihren Weg in die Kapelle.[12] Auf der anderen Seite der Apsis der Kathedrale befindet sich die Kurfürstenkapelle, die nach im Jahr 1714 angefertigten Plänen Fischer von Erlachs gebaut wurde und deren Kuppel der Italiener Carlo Carlone ausschmückte, der viel in den österreichischen Landen gearbeitet hatte.[13]

Guarino Guarini, der herausragende Architekt Turins, lieferte 1679 im Auftrag der Prager Theatiner einen Plan für die Kirche St. Maria zu den Kajetanern. Zwar wurde die Kirche nicht nach diesem Plan erbaut, doch war er – wie auch andere Entwürfe Guarinis – von einigem Einfluß auf die einheimischen Baumeister. In späteren böhmischen Kirchen finden wir Elemente dieses Plans wieder, zum Beispiel den Längsgrundriß, in dem zwei kleinere elliptische Formen mit einer größeren zusammenwirken, so daß diagonal gestellte Wandpfeiler möglich werden, die in den ovoiden Gewölben als Rippen weiterlaufen.[14] Auch Carlo Fontana stand mit mehreren böhmischen Adligen in Verbindung und sandte ihnen Entwürfe für Schlösser. Sein Werk scheint böhmische Architekten ebenfalls beeinflußt zu haben.[15]

Die Pfarrkirche St. Laurentius, mit deren Bau 1699 in Jablonné v Podještědí (Deutsch-Gabel) begonnen wurde, zeigt, daß architektonische Neuerungen über Wien nach Böhmen gelangten. Hildebrandts Entwurf nimmt einige Ideen Guarinis wieder auf, denn die Kirche weist eine Reihe ineinandergreifender Ellipsen auf, hat schräg gestellte Wandpfeiler und wird von einer Kuppel mit Laterne bekrönt; in den alternierend konvex und konkav geschwungenen Mauern der Fassade wiederholt sich das Wechselspiel der inneren Raumformen. Verwandtes findet sich bei mehreren böhmischen Kirchen.

Österreichische Architekten und Baumeister waren auch an der Gestaltung der Architektur Mährens beteiligt, von dem man oft gesagt hat, es sei Wien nicht nur hinsichtlich der geographischen Lage, sondern auch hinsichtlich seiner Kunst und Architektur näher als Prag. Enrico Zuccalli hatte schon um 1688 Pläne für das Schloß in Slavkov u Brna (Austerlitz) angefertigt, aber gebaut wurde es nach den Entwürfen von Domenico Martinelli aus Lucca, der in Wien gearbeitet hatte und viele Pläne für Auftraggeber in Mähren und Böhmen lieferte. Jakob Prandtauer entwarf das Schloß in Jaroměřice nad

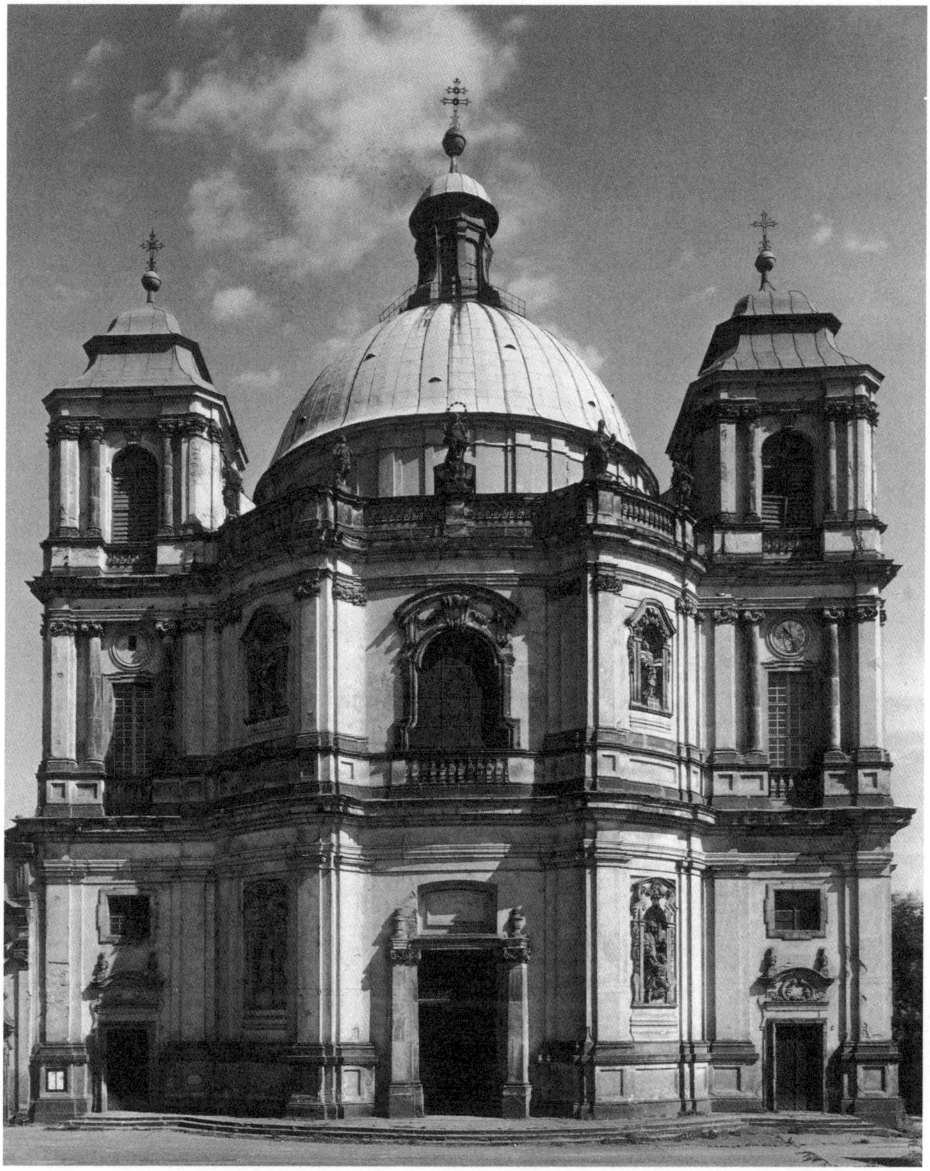

St.-Laurentius-Kirche, Jablonné v Podještědí (Deutsch-Gabel), begonnen 1699 nach Entwürfen von Johann Lukas von Hildebrandt

Rokytnou (Jarmeritz). Die Stallungen Fischer von Erlachs aus dem Jahr 1688 am Schloß der Liechtensteins in Lednice (Eisgrub) an der österreichischen Grenze haben wir bereits erwähnt; Fischer entwarf auch für das Bergschloß des Grafen Althan in Vranov nad Dyje (Frain) einen ovalen Raum, der 1688–1695 gebaut wurde. Dieser Ahnensaal erinnert an Pläne Borrominis und wurde 1695 von dem Österreicher Johann Michael Rottmayr mit Fresken ausgeschmückt. Wie Fischer von Erlach kann auch Rottmayr für die Verbreitung des schon erwähnten Wiener Stils stehen; er schuf in dieser Zeit auch Deckenmalereien in der Salzburger Residenz, in einigen der Kirchen Fischer von Erlachs in Salzburg und im Marmorsaal in Pommersfelden sowie um 1704–1706 in der Jesuitenkirche in Wrocław.

In Böhmen ist Fischer von Erlach eigentlich wohl nur mit einem bedeutenden Bauwerk vertreten, dem Palais Clam-Gallas in Prag. Die Ideen Fischers wurden von Giovanni Battista Alliprandi aufgegriffen und umgestaltet, einem weiteren Baumeister-Architekten aus dem Val d'Intelvi, der Heimat Luragos, Carattis und Borrominis.[16] Sein Bau eines 1699 begonnenen Landschlosses in Liblice (Liblitz) lehnte sich eng an Fischers Entwurf von etwa 1699 für ein Lustgartengebäude an, der einen ovalen Pavillon mit Seitenflügeln vorsah; zudem ist der Aufriß des Landschlosses jenem sehr ähnlich, der später in Fischers *Entwurff einer historischen Architectur.* abgebildet wurde. Alliprandi übernahm Fischers Ideen auch für das Prager Palais Přehořovský (später Lobkowitz/Lobkovic) von 1707. Und die ovale Kirche, die Graf Trauttmansdorff für den Piaristenorden in der ostböhmischen Stadt Litomyšl (Leitomischl) bei Alliprandi in Auftrag gab und die 1714 begonnen wurde, enthält ebenfalls Elemente der Fischerschen Formensprache: Die schräg zum Zentralkörper gestellten Türme erinnern an Hildebrandts Entwurf für die 1702 begonnene Kirche St. Peter in Wien.

All dies macht deutlich, daß Böhmen im frühen 18. Jahrhundert fest in ein Netz von europäischen Verbindungen integriert war. Da der Bedarf der Auftraggeber in den böhmischen Ländern nicht von den Italienern und Wienern allein gedeckt werden konnte, begannen in Schlesien und Böhmen um die Jahrhundertwende auch einheimische und deutsche Architekten und Baumeister zu arbeiten.[17] Die vielfältigen Möglichkeiten, die in Böhmen zur Verfügung standen, begünstigten die Entstehung einer oft durch einheimische Architekten hervorgebrachten distinktiven Architektur (und, wie wir sehen werden, einer ebenso distinktiven Skulptur und Malerei), in der Ideen aus Italien und Wien eine Verbindung mit deutschen Traditionen eingingen. Das Ergebnis dieser Verbindung war eine Architektur, die hinsichtlich ihres fomalen Erfindungsreichtums ebenso innovativ war, wie sie hinsichtlich der Vermittlung von Bedeutung durch architektonische Form expressiv zu sein vermochte. Die Ursprünge und die Entwicklung dieser formalen Eigenschaften verlangen daher eine nähere Erörterung.

Christoph Dientzenhofer (1655–1722) war der erste unter den hervorragenden Architekten der Zeit um die Wende zum 18. Jahrhundert, deren Tätigkeit sich auf Böhmen konzentrierte.[18] Er gehörte zu jener oberbayrischen Baumeisterfamilie, der wir schon in Franken begegnet sind, und hatte in den siebziger Jahren des 17. Jahrhunderts in Böhmen als Geselle gearbeitet. Dann ließ er sich in Prag nieder, wo er im darauffolgenden Jahrzehnt als Meister akzeptiert wurde (er hatte die Witwe des Baumeisters Aichbauer geheiratet). Aufgrund seiner deutschen Herkunft war Dientzenhofer vielleicht von einer Bautradition beeinflußt, die sich im Zuge der Kirchenbauten der Gegenreformation entwickelt hatte: die Tradition der oft mit Emporen versehenen Wandpfeilerkirchen, wie sie zum Beispiel die aus dem frühen 17. Jahrhundert stammenden Jesuitenkirchen in Dillingen, Eichstätt, Innsbruck und Düsseldorf repräsentieren.

Dientzenhofer erhielt von 1699 an in Böhmen eine Reihe bedeutender Aufträge für Kirchenbauten, die er alle als Wandpfeilerkirchen gestaltete. Dieser Form des einheitlichen Sakralraums begegnen wir bei dem Neubau der Prager Kirche St. Nikolaus auf der Kleinseite, mit dem die Jesuiten 1702 oder 1703 begannen. Der traditionelle Basilikagrundriß ist hier mit einer Folge von Ovalen kombiniert, eine Form, deren Verwendung wahrscheinlich von Guarini oder Hildebrandt inspiriert war. Die oszillierenden konvexen Elemente der reich modellierten Fassade, die ebenfalls das Lob von Dientzenhofers Zeitgenossen fand, machen diesen Bau, im Vergleich mit der zuvor in Böhmen üblichen eher flachen Fassadengestaltung, genauso wie sein Inneres zu etwas Außergewöhnlichem.

Benediktinerklosterkirche St. Margaretha, Břevnov (Breunau) bei Prag, 1708–1721, von Christoph Dientzenhofer

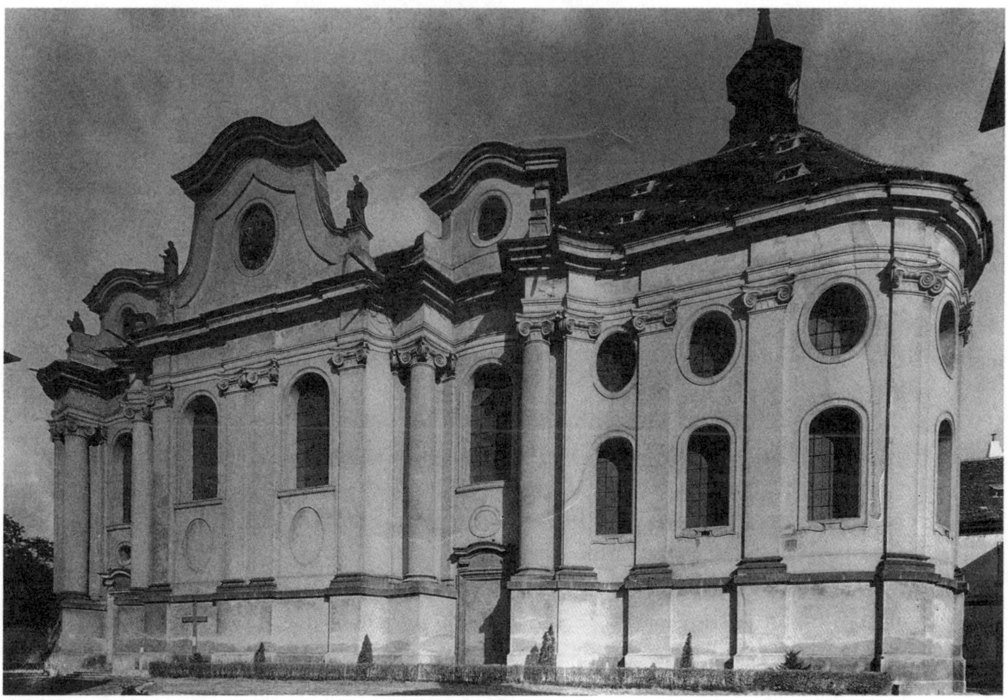

Dieser erste erfolgreiche Bau für die Jesuiten brachte Christoph Dientzenhofer eine Reihe weiterer Aufträge ein; der bedeutendste war der Neubau der Kirche des Benediktinerklosters in Břevnov (Breunau) nahe dem Weißen Berge westlich von Prag. Břevnov war das älteste Männerkloster des Ordens im Land und mit dem hl. Adalbert, dem hl. Günther und vielen anderen berühmten Gestalten der tschechischen Geschichte verbunden. Daß Abt Zinke sich für einen so auffallend neuartigen Entwurf entschied, wirkt wie ein Ausdruck der Selbstbehauptung des Ordens sowohl gegenüber den Protestanten, die Kirchenbauten der Benediktiner beschädigt und zerstört hatten, als auch gegenüber den mit ihm konkurrierenden Jesuiten. Der neue Sakralbau wurde daher direkt an der Stelle einer früheren romanischen Kirche errichtet.

Der Abt ließ Dientzenhofer, der bis an sein Lebensende im Dienst des Klosters blieb, bei diesem Entwurf, einem Meisterwerk des »radikalen Barocks«, freie Hand. Bauprinzipien von St. Nikolaus wurden hier mit einer Weiterentwicklung von Ideen kombiniert, die er schon in der Kapelle von Schloß Sternberg (1699) in Smiřice (Smirschitz) verwirklicht hatte. Smiřice demonstriert, daß die Mauern in einer Wandpfeilerkirche dünner gebaut und die Flanken des Baukörpers selbst geschwungen sein können, wobei die Wandpfeiler als in den Raum gezogene Mauerstücke zwischen den Fenstern behandelt werden. War der Grundriß in Smiřice noch eine zentralisierte Kombination aus sternförmigem Achteck und Ovalen, so besteht er in Břevnov nun aus einer Reihe einander durchdringender Ovale. Die Deckenwölbungen, die unmittelbar aus den Wänden zu entspringen scheinen, stellen mit ihren Überschneidungen eine Wiederholung des komplizierten Grundrisses dar. In Břevnov löste Dientzenhofer auf seine ihm eigene einzigartige Weise auch das Problem des Einklangs von Langbau und Zentralbau: Das Schiff ist nur zwei Felder und die innere Vorhalle nur etwas über ein Feld lang, und auch die Apsis ist behandelt, als wäre sie ein Feld, so daß das Ganze den Eindruck einer großen Ellipse vermittelt. Die Gliederung des Äußeren korrespondiert mit dem Inneren; die in Smiřice zum Ausdruck gekommenen, die konventionellen Regeln der architektonischen Ordnungen brechenden Bauprinzipien sind in Břevnov noch weiter getrieben. Geschwungene Wände tragen geschwungene Architrave; die Fassade scheint dicht um den Baukörper herum gelegt zu sein; Giebel mit gebrochenen Linien erscheinen an den Seiten und an der Front der Kirche. Das Ganze erhält einen dynamischen Charakter, der die Dynamik des Innenraums widerspiegelt.

In Smiřice setzte Dientzenhofer architektonische Elemente auch symbolsprachlich ein, auf eine Weise, die an Borromini erinnert (dessen Entwürfe er wahrscheinlich nicht kannte). Das Sternmuster des Gewölbes steht für den Stern von Bethlehem (die Kirche ist der Epiphanie geweiht) und weist zugleich auf die Auftraggeber, die Familie Sternberg.[19]

Christoph Dientzenhofers Sohn Kilian Ignaz und sein Zeitgenosse Jan Blažej (Johann Blasius) Santini Aichel führten diese Entwicklungen zu ihrem Höhepunkt. Kilian Ignaz (1689–1751) wurde in Prag geboren und erhielt seine Ausbildung als Baumeister bei seinem Vater, dem er bei dessen Bauaufträgen half. Er bereiste Italien und kehrte von dort wahrscheinlich über Wien zurück, so daß er mit den neuesten Bauwerken der Zentren, die er besucht hatte, vertraut war. Anschließend arbeitete er wieder mit seinem Vater zusammen, bevor er sich dann mit dem Bau einer Sommerresidenz im Stile Hildebrandts für den Grafen Michna in Prag, der Villa Amerika (heute Dvořák-Museum), selbständig machte. Er entwarf noch andere Profanbauten, aber sein hauptsächlicher Arbeitsbereich sollte die Kirchenarchitektur werden. Nach dem Tode seines Vaters erbte Kilian Ignaz neben dessen Haus auch die Stellung als *aedilis* der Benediktiner in Břevnov, die er sein Leben lang innehatte und die manchmal auch damit verbunden war, Reparaturen an den Bauten seines Vaters vorzunehmen.

Kilian Ignaz Dientzenhofer entwickelte nicht nur die Ideen seines Vaters weiter und führte sie zur Vollendung, er führte auch in manchen Fällen dessen Bauten zu Ende. Wahrscheinlich war er an der ab 1737 in Angriff genommenen Vollendung der Vierung, des Chors und der Kuppel von St. Nikolaus auf der Prager Kleinseite beteiligt. Besonders die Gestaltung der Kuppel verweist auf ihn; sie verrät ein Gespür für architektonische Wirkung im Stadtbild der Kleinseite, das sicher den Wünschen der jesuitischen Auftraggeber entsprach, den ringsum entstehenden Palais und Kirchen ein deutliches Zeichen entgegenzusetzen. Mit seinem Schwager Jan Jiří (Johann Georg) Aichbauer vollendete Kilian Ignaz auch das von seinem Vater begonnene Projekt auf dem Prager Hradschin, die Wallfahrtsstätte Maria-Loreto. Der Gebäudekomplex des Loreto-Heiligtums beherbergt eine der vielen Nachbildungen der Casa santa in Loreto, die nach dem Trienter Konzil und der Schlacht am Weißen Berge in Mitteleuropa errichtet worden waren. (Die Casa santa ist das Geburtshaus Mariens und Ort der Verkündigung, das der Legende nach von Engeln nach Loreto in der Nähe von Ancona getragen wurde.) Die Vollendung der von seinem Vater entworfenen Loreto-Fassade war Kilian Ignaz Dientzenhofers bedeutendster Beitrag zum Komplex der Wallfahrtsstätte, deren langgestreckte malerische Front mit ihrem sie in der Mitte überragenden pittoresken Glockenturm einen Gegenpol zur monumentalen Großartigkeit des Palais Černín auf der gegenüberliegenden Seite des Platzes darstellt.

Für die Benediktiner führte Kilian Ignaz in den zwanziger und dreißiger Jahren des 18. Jahrhunderts viele Aufträge aus, die von seinem Erfindungsgeist zeugen. Im Zuge seiner Bemühungen, das Wallfahren zu Kultstätten von historischer Bedeutung wiederzubeleben, hatte der Orden 1703 ein Grundstück in Legnickie Pole (Wahlstatt) erworben. In den zwanziger Jahren erteilten sie Dientzenhofer den Auftrag zum Entwurf einer Klosteranlage und einer Kirche für Wahlstatt, bei dessen Ausführung er verschiedene ältere Traditionen kombinierte, um einen dynamischen Effekt zu erzielen. Der Frontgiebel in der Mitte der Kirchenfassade ist fast so hoch wie die beiden seitlichen Türme, so daß der Bau höher wirkt, als er eigentlich ist; das Kircheninnere ist ein durch Wandpfeiler konturierter Zentralraum, der ovale mit oktogonalen Formen kombiniert. Auch in St. Johann am Felsen in Prag, wo wiederum ein Oktogon mit Ovalen und einem abschließenden Querbau kombiniert ist, schuf Dientzenhofer einen malerischen Effekt. Die Kirche liegt hoch über dem

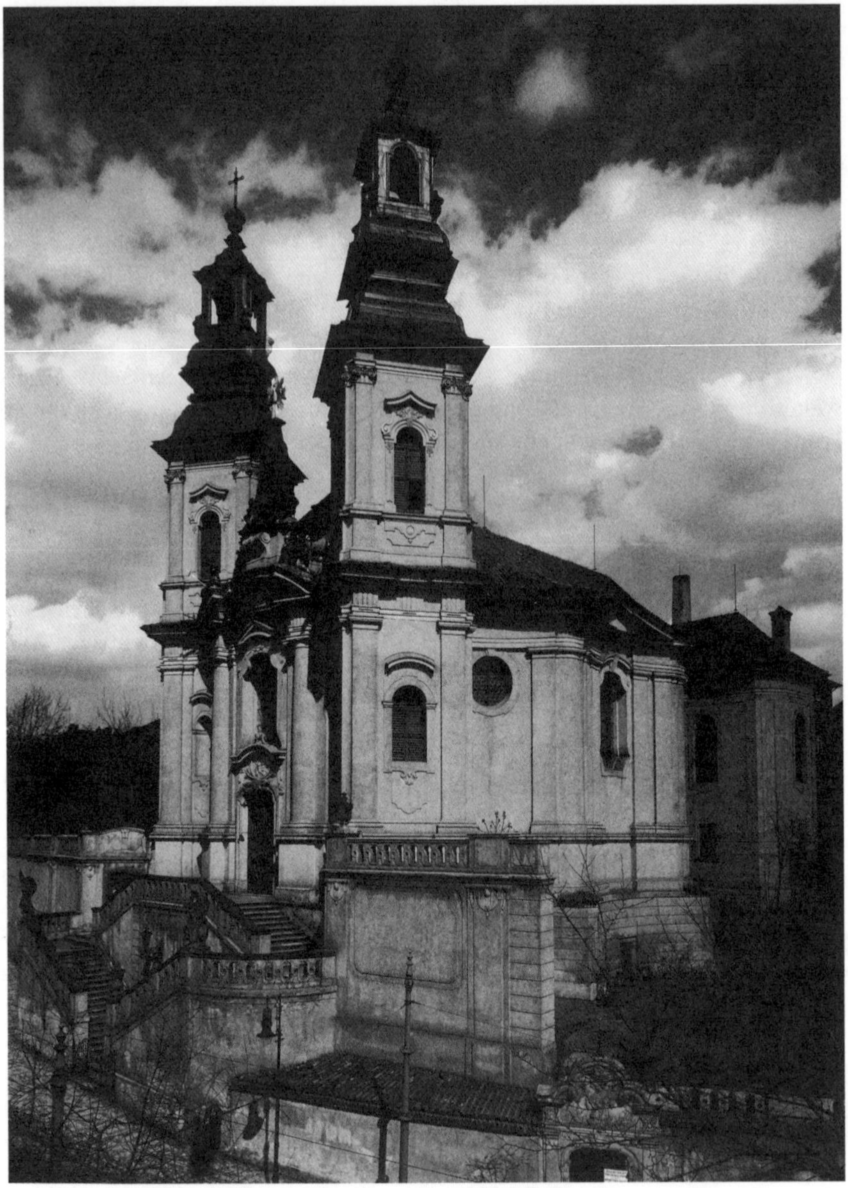

St. Johann am Felsen, Prag, Neustadt, 1730–1738, von Kilian Ignaz Dientzenhofer

Straßenniveau, so daß zu ihr eine steile Treppenanlage hinaufführt. Die schräg gestellten Türme, die an Entwürfe von Hildebrandt und Alliprandi erinnern, verleihen dem Zentralbau einen axialen Akzent und lassen erwarten, daß der Innenraum dem entspricht. Noch ein letztes Bauwerk soll zeigen, wie erfindungsreich Kilian Ignaz Dientzenhofer im Dienst der Benediktiner gewesen ist: die 1732 begonnene Nikolauskirche in der Prager Altstadt. Ihr Innenraum

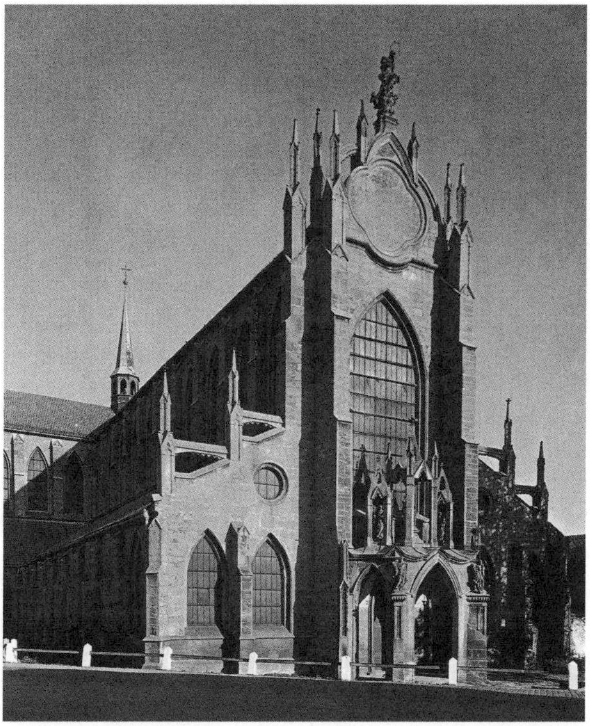

Kirche Mariä Himmelfahrt und St. Johannes, Sedlec (Sedletz), Fassade 1703 begonnen, von Jan Blažej Santini Aichel

hat einen kreuzförmigen Grundriß, dessen Querbalken durch die Einbeschreibung eines Oktogons in ein Quadrat zustande kommen und dessen Längsbalken aus Eingangshalle, Zentralraum und Chor gebildet werden. Über dem Zentralraum erhebt sich eine massige Kuppel mit oktogonalem Tambour und Laterne. Die Ausrichtung der eindrucksvollen Fassade nach Süden, zum nahen Rathaus hin, soll, so scheint es, zur Nikolauskirche der Jesuiten auf der anderen Seite der Stadt eine Art Kontrapunkt setzen.

Einen weiteren Höhepunkt erlebte Böhmens Architektur im frühen 18. Jahrhundert mit dem Werk von Santini Aichel (1667–1723), der eine der originellsten Persönlichkeiten in der Geschichte der europäischen Architektur ist.[20] Er verdient daher, wie die Dientzenhofers, etwas ausführlicher behandelt zu werden, zumal in seinem Werk auch lokale Strömungen zum Ausdruck kamen. Jan Blažej (Johann Blasius) Santini Aichel, Enkel eines Baumeisters aus dem Val d'Intelvi, der ein Mitarbeiter von Lurago gewesen war, und Sohn eines Maurers und Steinmetzen, der mit Mathey gearbeitet hatte, wurde in Prag geboren und kann daher trotz seines Namens als einheimischer böhmischer Architekt betrachtet werden. Es ist ziemlich sicher, daß der aus einer Handwerkerfamilie stammende Santini in seinen Wanderjahren die Architektur Wiens und Roms kennenlernte. Er arbeitete im Laufe seiner Karriere oft mit anderen Architekten zusammen. Seine Art der Tätigkeit stellte einen weiteren Schritt in der Entwicklung des Berufs des Architekten in Mitteleuropa dar. Zwar leitete Santini auch persönlich den Bau mehrerer Kirchen, aber wir wissen aus Dokumenten, daß er häufiger nur Zeichnungen lieferte oder bei Plänen beriet. Er repräsentiert daher eine weitere Stufe im Prozeß der Separierung und Spezialisierung im Bauwesen.

Die ersten uns bekannten eigenständigen Werke Santinis in Böhmen waren Aufträge der Zisterzienser in Zbraslav (Königsaal) und dann in Sedlec (Sedletz). Er arbeitete auch für viele andere Orden, doch scheint er bei den Zisterziensern eine ähnliche Stellung erlangt zu haben wie die Dientzenhofers bei den Benediktinern; ein Zisterzienser nannte ihn später »unseren Santini«. In Sedlec stand Santini auch vor einer ähnlichen Aufgabe wie Christoph Dientzenhofer etwa zur gleichen Zeit in Břevnov, denn der Abt Jindřich Šnopek (der zuvor Pavel Bayer beschäftigt hatte) beauftragte ihn mit dem Wiederaufbau dieser ältesten Kirche des Ordens in Böhmen.

Santinis Lösung fiel anders aus als Dientzenhofers, und das Ergebnis zeugt von seinem eigenwilligen und für ihn charakteristischen Verständnis einer solchen Aufgabe: Er verwendete eine im wesentlichen gotische Formensprache mit Spitzbogen, Rippen und Strebepfeilern, die bewußt in die Zeit des von den Hussiten zerstörten Vorgängerbaus zurückzuweisen scheint. Die gotischen Elemente scheinen eher einen symbolischen als einen konstruktiven Sinn zu haben, denn die Gewölberippen in Schiff und Chor sind in konstruktiver Hinsicht nicht funktionaler als das kunstvolle Maßwerk einiger Fenster. Sie erinnern nicht an Formen des 13. oder 14. Jahrhunderts, sondern vielmehr an Formen aus der Zeit der Jagiellonen, zum Beispiel an Bauwerke von Benedikt Ried. Die seltsamen ballonartigen Gewölbe in den Seitenschiffen lassen sich jedoch auch in dieser Periode nicht unterbringen. Der allgemeine Eindruck des Bauwerks erinnert an die Gotik, doch es ist historisch nicht korrekt: Die Fialen, der Vierpaß und die funktionslosen Strebebogen an der Fassade sind Ornamente, die zu sagen scheinen, daß dies ein das Mittelalter evozierendes, aber kein mittelalterliches Bauwerk ist.

Die beiden nächsten herausragenden Beispiele für Santinis kreative Art und Weise, Aufträge für Klosterkirchen in gotischer Manier auszuführen, waren ebenfalls Bauten für alte Orden, nämlich für die Prämonstratenser in Želív (Seelau) und für die Benediktiner in Kladruby (Kladrau), Projekte, mit denen er ab 1711 oder 1712 beschäftigt war. Santini lieferte dem Abt Jeronym Hlína für Želív einen Entwurf, bei dem das Spiel der konkaven und konvexen Formen im Innenraum zwar auch an Rieds Werke erinnert, aber doch eher mit der zeitgenössischen Architektur des späten 17. und frühen 18. Jahrhunderts zu vergleichen ist. Wenn man Santinis Formensprache gotisch nennen will, hat er eindeutig einen neuen gotischen Dialekt kreiert. Daher hat man seine Architektur häufig »barocke Gotik« oder »gotisierendes Barock« genannt.

Der neuartige Charakter von Santinis Beziehung zur Vergangenheit und die Bedeutung, mit der sie erfüllt ist, zeigen sich an dem Wiederaufbau oder besser der Restaurierung, wie er selbst in einem Brief von 1716 sagt, des ältesten Tempels *(antiquissimum templum)* in Kladruby. Der Benediktinerabt Maurus Finzguth hatte Santinis Entwurf den Vorzug vor Dientzenhofer gegeben, und er scheint sich für dessen Stil ganz bewußt entschieden zu haben. Das Resultat war allerdings keine Restaurierung der von den Hussiten zerstörten romani-

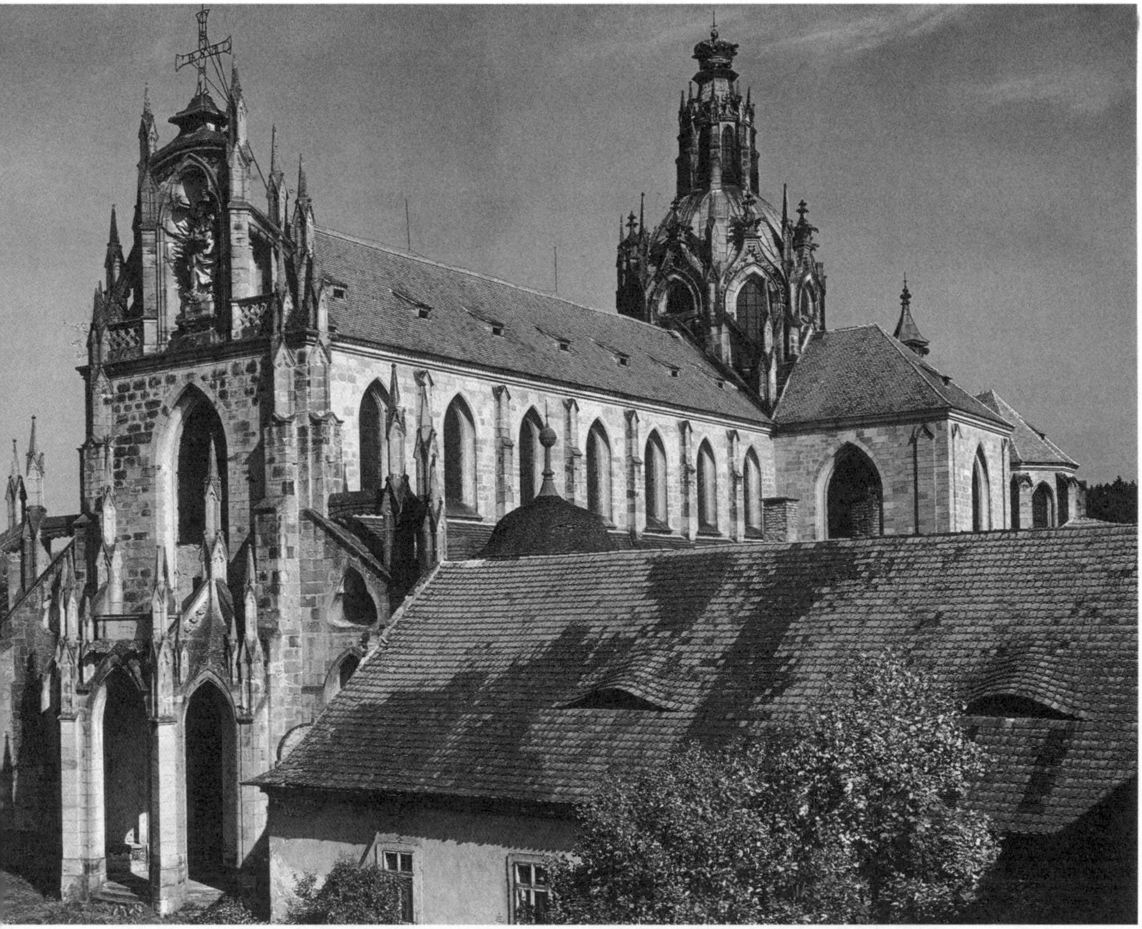

Benediktinerklosterkirche in Kladruby (Kladrau), 1712–1726, von Jan Blažej Santini Aichel

schen Kirche, sondern es entstand ein neues Bauwerk mit Spitz- und Rundbogen, mit funktionslosen, rein ornamental ineinander verflochtenen Gewölberippen und einigen klassischen Stilelementen an den Pfeilern. Über der Vierung erhebt sich eine mit einer Krone abschließende Kuppel. Abt Finzguth schrieb 1720 einen Brief an seinen Amtsbruder, den Abt des Benediktinerstifts Melk, aus dem hervorgeht, in welchem Maße die Prälaten jener Zeit, denen wir bedeutende Bauwerke verdanken, ein Bewußtsein für künstlerische Zusammenhänge besaßen. Finzguth schrieb, diese Kuppel sei in einer bis dahin noch nicht gesehenen gotischen Manier geschaffen worden (»more gottico nondum visa«).

Bei einer sorgfältigen Prüfung von Inhalt, Sprache und Kontext des Briefes wird klar, daß der gotische Stil nicht nur deshalb gewählt worden war, weil er sich für Kirchenbauten besonders gut eignete, sondern daß es hier auch um

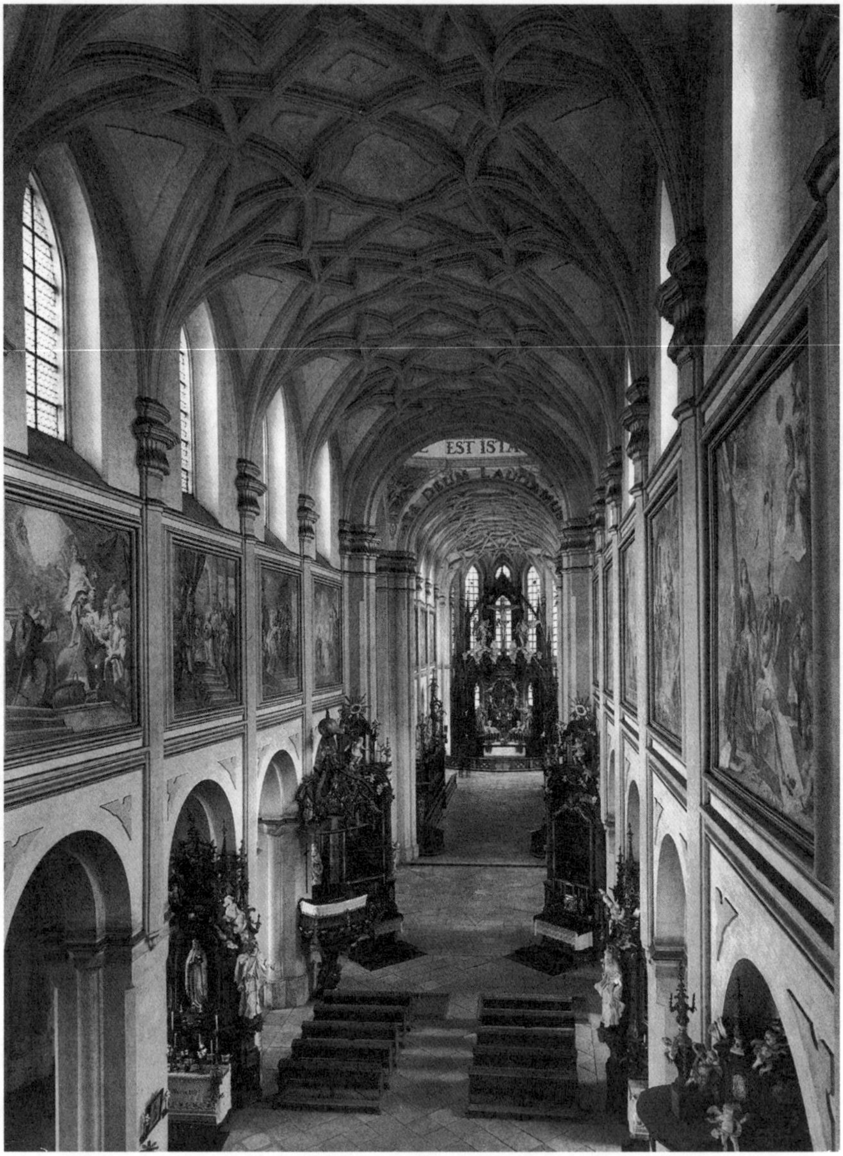

Benediktinerklosterkirche in Kladruby, Fresken von Cosmas Damian Asam, 1725–1727

den ewigen Streit zwischen *anciens* und *modernes* ging, in dem die Architektur eine wichtige Rolle spielte. Nach Auffassung der Modernen wechseln die *mores,* und es ist möglich, etwas zu vollbringen, was den Alten nicht gelungen ist. In Mitteleuropa hatte sich schon im rudolfinischen Prag eine moderne Einstellung entwickelt, die mit dazu geführt hatte, daß Kunstmäzene dort Innovationenauf verschiedenen Gebieten der Malerei förderten. Die Einrichtung von Akademien wie der Sandrartschen hatte ebenfalls zur

Institutionalisierung eines neuen Kanons beigetragen und die Produktion einer lokalen Kunst ermöglicht, die einem Vergleich mit der Kunst der Alten standhalten konnte. Aber Santini ging mit seiner Auffassung noch einen Schritt weiter: Seine Architektur ist eine »moderne« Gotik, sie macht deutlich, daß ein Architekt die Freiheit besitzt, neue Formen gotischer Architektur zu erfinden und dabei über das bloße Nacheifern hinauszugehen. Insofern kann Santini nicht nur zu jener Gruppe von Architekten gezählt werden, die man als die »ersten Modernen« des 18. Jahrhunderts bezeichnet hat, sondern er ist auch der erste Vorbote des sich abzeichnenden stilistischen und historistischen Eklektizismus der Architektur des mittleren und späteren 18. Jahrhunderts.[21]

Diese Eigenschaften helfen einige der außerordentlichen Qualitäten anderer Sakral- und Profanbauten Santinis zu erklären. Schon früh in seiner Laufbahn arbeitete er auch für den böhmischen Adel. Zunächst entwarf er die Bischofsresidenz in Hradec Kralové (Königgrätz), dann in den Jahren zwischen 1710 und 1720 die Palais Morzin (um 1713/14) und Kolovrat (später Thun-Hohenstein, um 1716 begonnen) in Prag. Diese Bauwerke verwenden die Sprache der zeitgenössischen, von Italien und Wien geprägten Architektur. Seine Pläne für Schloß Karlová Koruna (Karlskrone) in Chlumec nad Cidlinou (Chlumetz) sind eine Weiterentwicklung der Entwürfe Fischer von Erlachs für mehrere Landsitze, bei denen an einen sechseckigen, von einer runden Laterne gekrönten Mittelbau blockartige Elemente angegliedert sind. In Chlumec gehen von einem zylindrischen Kern würfelähnliche Blöcke strahlenförmig aus, die in jedem Stockwerk einen anderen Grundriß aufweisen, so daß Masse und Raum variieren und überraschende Kombinationen bilden. In Santini erlebt jene durch phantasievolle und erfinderische Raum- und Formgestaltung gekennzeichnete Tradition der böhmischen Palastarchitektur ihren Höhepunkt, die bis zu Schloß Stern zurückreicht, einem Bauwerk in der Nähe von Prag, das er sicher gut kannte.[22]

Auch Santinis Wallfahrtskirchen zeigen meist ungewöhnliche Grundrisse, zum Beispiel in Form von gleichseitigen Dreiecken oder Sternen, die oft eine symbolische Funktion erfüllen. Die Sternform zum Beispiel steht in Bezug zu den fünf Sternen, die den Leichnam des hl. Johannes von Nepomuk (dem auch die Kirche in Běstvina geweiht ist) bei seiner Auffindung umstrahlten.

Der symbolische und innovative Formengebrauch in Böhmen fand seine auch Borrominis Einfallsreichtum überstrahlende Krönung in Santinis ganz außerordentlicher Wallfahrtskirche zu Ehren des hl. Johannes von Nepomuk auf dem Grünen Berg in der Nähe des Zisterzienserklosters in Žd'ár (Saar), die von dessen Abt Vejmluva in Auftrag gegeben wurde. In ihr sollte die 1719 bei der Öffnung des Grabes unversehrt gefundene Zunge des Heiligen aufbewahrt werden, jene Zunge, die das Beichtgeheimnis nicht gebrochen hatte. Die gotisch anmutenden Dienste und Rippen der Kirche spielen auf den Baustil der Zeit Nepomuks an, werden aber auf eine Art und Weise kombiniert, wie sie im Mittelalter nicht vorkommt. Sie haben ebenso eine symbolische Dimension wie der komplizierte Grundriß, der gleich mehrfach auf die fünf Sterne Nepomuks verweist: In die Mitte eines Ambulatoriums in Form eines zehnzackigen Sterns mit fünf fünfeckigen Kapellen ist der Kernbau auf stern-

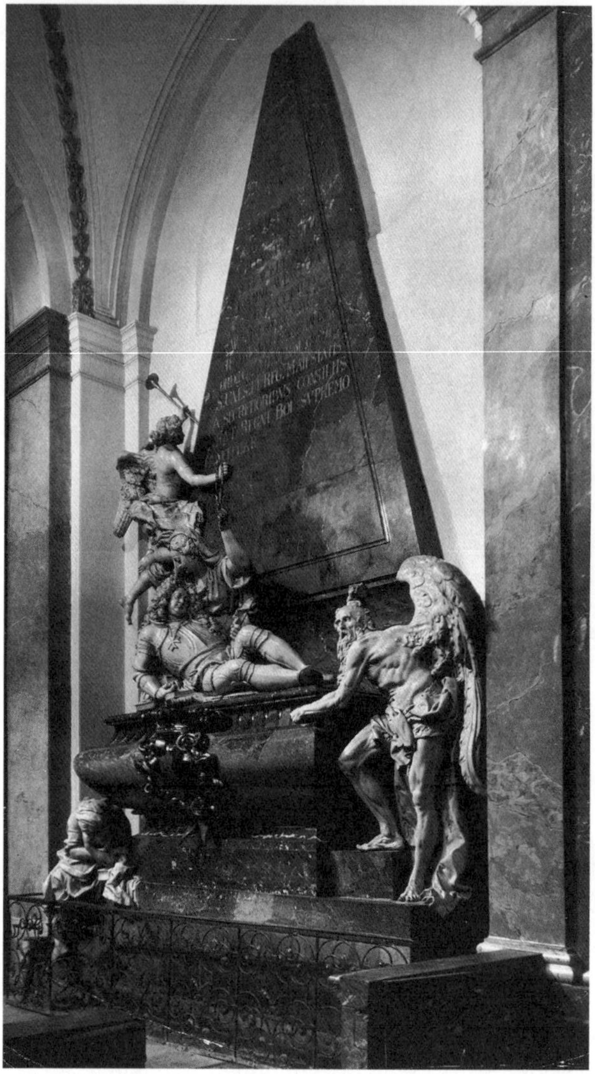

Grabmal des Jan Václav Vratislav z Mitrovic in der St.-Jakobs-Kirche, Prag, 1716, nach Plänen von Johann Bernhard Fischer von Erlach, Skulpturen von Ferdinand Maximilian Brokoff

förmigem Grundriß errichtet; er besteht aus fünf dreieckigen und fünf ovalen Kapellen im Wechsel. Die Stuckornamente und Fenster sind ebenso zungenförmig gestaltet wie die Spitzen des fünfzackigen Sterns, zu dem sich die dreieckigen Kapellen zusammenschließen, und verweisen somit auf die Reliquie, für deren Aufnahme das Gebäude bestimmt war.

Auch wenn dieser Einfallsreichtum, der die Entwürfe Santinis auszeichnet, einen ganz eigenen Charakter hat, so findet er doch eine Parallele in den erstaunlichen Synthesen, zu denen Bildhauer dieser Zeit gelangten, besonders Matthias (Matyáš) Bernhard Braun und Ferdinand Maximilian Brokoff. In Böhmen und Schlesien entstanden außer den vielen Brunnen mit Figuren, Säulen und Statuen auch zahlreiche Bauwerke, die plastischen Schmucks bedurften. Bei bedeutenden Bauten arbeiteten die führenden Bildhauer des Landes häufig direkt mit den besten Architekten der Zeit zusammen, die auch selbst den Bildhauern Entwürfe für ihre Arbeiten lieferten, wie die Zeichnungen Fischer von Erlachs für eine Pestsäule in Brno (Brünn) und ähnliche Pläne Kilian Ignaz Dientzenhofers belegen.

So sind Brokoffs Skulpturen für das Grabmal des Vratislav z Mitrovic (von Mitrowitz) in der Prager St.-Jakobs-Kirche nach einem Entwurf Fischer von Erlachs ausgeführt, den er in seinen *Entwurff einer historischen Architectur* aufnahm und der an Bernini erinnert.[23] In Schlesien arbeitete Brokoff zusammen mit Fischer von Erlach an der bemerkenswerten plastischen Ausschmückung der kurfürstlichen Kapelle in der Breslauer Kathedrale und schuf Bozzetti für die Skulpturen der Fassade von Antonín Jentschs Klosterkirche in Krzeszów (Grüssau). Brokoff schuf auch die Bauplastik für die Fassade des Hauses »Zum goldenen Hirsch«, das um 1726 nach Plänen Kilian Ignaz Dientzenhofers auf der Prager Kleinseite gebaut wurde, darunter eine fast lebensgroße Skulptur des hl. Hubertus mit dem Hirsch; auch die 1714 entstandene Fassadendekoration von Santinis Palais Morzin mit zwei Tag und Nacht verkörpernden Büsten und zwei Mohren als Atlanten ist von Brokoff. Auch Braun arbeitete mit Fischer von Erlach zusammen und schuf nach dessen Entwurf Skulpturen für das ab etwa 1714 errichtete Palais Clam-Gallas in Prag, das über dem Giebel und auf der Dachbalustrade, an den beiden Portalen und im Innern reich mit Plastiken dekoriert wurde. Etwa zur gleichen Zeit arbeitete er zusammen mit Santini am Palais Kolovrat (Thun-Hohenstein); statt der Giganten des Palais Clam-Gallas finden sich hier gewaltige Adler mit erhobenen Schwingen.

Diese kühne, eines Santini würdige Geste zeigt an, daß sich die Innovationen der Bildhauer im Hinblick auf ihre Zusammenarbeit mit den Architekten durchaus als »radikale« Neuerungen verstehen lassen, die aus der Synthese verschiedener Stilelemente entstanden. Einen ersten Eindruck von dieser spezifischen internationalen Mischung, die sich in Böhmen herausbildete, lieferte schon zu Beginn der Epoche ein Werk, dessen Standort sich zu einem Skulpturentheater entwickeln sollte. Bezeichnenderweise handelte es sich um eine Statue des Johannes von Nepomuk, die 1682 auf der Karlsbrücke aufgestellt wurde, jener Brücke, von der man ihn 1393 in die Moldau gestürzt hatte. Die Aufstellung diese Statue gab zweifellos den Anstoß zu der weiteren Dekoration der Brücke mit Plastiken. Im Gegensatz zu den dynastischen Aufträgen, die Matthias Rauchmiller für die Piasten oder die Habsburger ausgeführt hatte, schuf er hier 1681 einen Entwurf für das Denkmal eines böhmischen Märtyrers, der bereits Gegenstand vieler Kunstwerke geworden war. Das Werk hat ein entschieden kosmopolitisches Flair: Das kleine *modello* lieferte der weitgereiste Rauchmiller, seine Quelle ist vielleicht eine Zeichnung von Mathey gewesen, und Jan (Johann) Brokoff schuf das Gußmodell. Jan Brokoff stammte aus der Spiš (Zips) in der heutigen Slowakei und war von daher wohl mit einer Tradition deutscher Bildhauerkunst vertraut, die bis ins Mittelalter zurückreichte, aber er dürfte auch Werke der italienischen Renaissance gekannt haben. Ferdinand Maximilian Brokoff, der zusammen mit Braun die böhmische Bildhauerei zu so erstaunlichen Höhepunkten führen sollte, war sein Sohn.

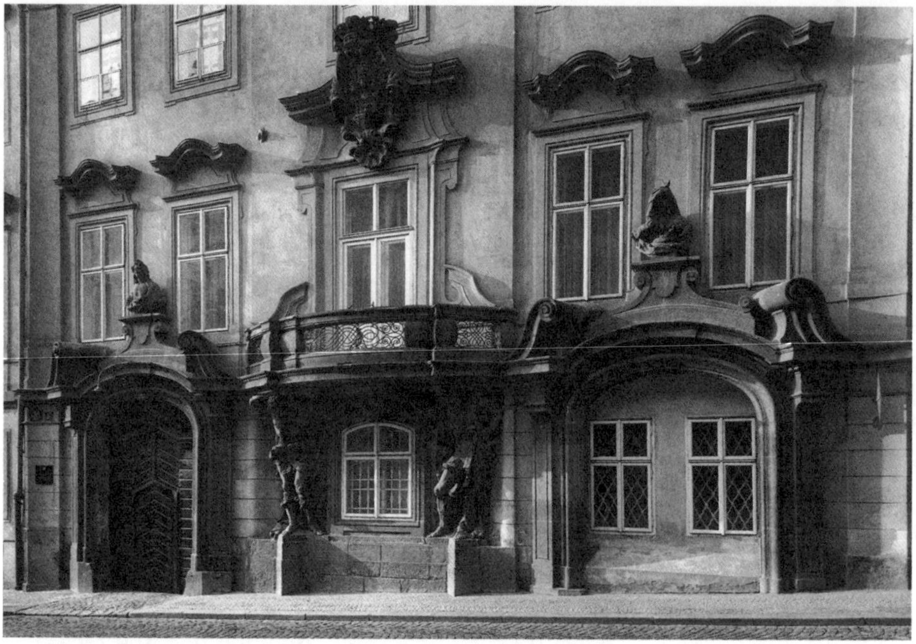

Palais Morzin, Prag, Kleinseite, Fassadenentwurf von Jan Blažej Santini Aichel, 1713/14, mit Skulpturen von Ferdinand Maximilian Brokoff, 1714

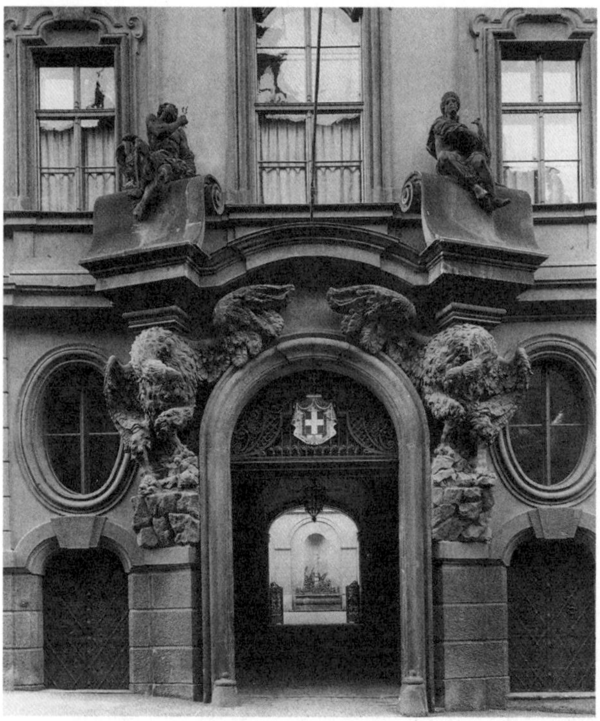

Palais Kolovrat (Thun-Hohenstein), Prag, Kleinseite, Fassadenentwurf von Jan Blažej Santini Aichel, 1716–1723, mit Skulpturen von Matthias Bernhard Braun (1684–1738), nach 1720

Ferdinand Maximilian setzte eine Bildhauertradition fort, der der Dreißigjährige Krieg keineswegs ein Ende bereitet hatte. Das Werk von Jan Jiří (Johann Georg) Bendl (um 1620–1680), einem Bildhauer schwäbischer Herkunft, der in Holz und in Stein arbeitete, beweist, wie lebendig sie in den Jahren nach dem Kriege war. Seine bemerkenswertesten und auffälligsten Statuen böhmischer Heiliger schmücken die Schaufront der gegenüber der Karlsbrücke gelegenen Salvatorkirche.[24]

Nach Bendls Tod schöpfte die böhmische Bildhauerkunst weiterhin aus ihren traditionellen Inspirationsquellen – aus Deutschland, vor allem aus Sachsen, wo die Gebrüder Süssner und besonders die Gebrüder Heermann herstammten, die die Gigantomachie (um 1705) auf der Freitreppe von Schloß Troja schufen (siehe S. 310), und aus Italien, von wo Ottavio Mosto (1659–1701) über Salzburg nach Prag kam. Alle diese Bildhauer scheinen auf mittelbare oder unmittelbare Weise mit der römischen Bildhauerkunst des Seicento vertraut gewesen zu sein. Die dramatischen Verwindungen der Statuen von Konrad Max Süssner (um 1650 – nach 1696) von 1690/91 für die Nischen im Innenraum von Matheys Kreuzherrenkirche geben dies deutlich zu erkennen. Auch Ottavio Mostos hl. Michael von etwa 1694 an Matheys Toskanischem Palais in Prag, dessen überaus plastische Figur mit dramatischem Schwung aus ihrer Nische heraustritt, den Raum vor ihr energetisch auflädt und den Betrachter involviert, erinnert an viele Werke Berninis. Der Hochaltar von 1700/01 in der Kreuzherrenkirche, ein Werk des führenden Bildhauers der ersten Dekade des 18. Jahrhunderts, Matyáš Václav (Matthias Wenzel) Jäckel (1655 – nach 1738), ist ebenfalls eine böhmische Adaption von Berninis sakralem Theater. Hier wird ein ähnlicher Kunstgriff wie bei der Cathedra Petri im Petersdom in Rom angewandt: In der Gloriole der Dreifaltigkeit wird die Göttlichkeit durch das von hinten durch ein Fenster einfallende natürliche Licht ausgedrückt.[25]

Dies war das künstlerische Umfeld, in dem Ferdinand Maximilian Brokoff seine Ausbildung erfuhr und in das es Matthias Bernhard Braun verschlug. Braun war 1684 nicht weit von Stams in Tirol geboren worden, wo er das Werk von Thamasch gesehen haben muß, auch wenn er zu jung war, um sein Schüler zu sein.[26] Wahrscheinlich hatte er auch das nahe gelegene Italien besucht und war durch Österreich gezogen, wo er auf seinem Weg nach Böhmen das Werk der Familie Zürn hatte sehen können. Diese beiden genialen Bildhauer waren also auch mit der Holzschnitzerei vertraut, deren Charakteristika sich das traditionelle böhmische Medium, der leicht zu bearbeitende Sandstein, angleichen ließ.

Bildhauer wie Braun und Brokoff verwendeten die traditionellen Medien, um künstlerische Neuerungen in der Art Berninis und seiner Nachfolger in Mitteleuropa einzuführen. Dies zeigen einige der frühen Werke beider Bildhauer, in denen traditionelle Aufgaben in einem traditionellen Material mit vollem barocken Pathos behandelt werden. In Brauns ekstatischem Judas Thaddäus von etwa 1712 ist Berninis Longinus in eine lebensgroße Holzfigur mit dramatisch geschürztem Faltenwurf übertragen, dessen Bewegtheit die emotionale Bewegtheit der Figur verstärkt. Ähnliche Elemente sind in Brokoffs wunderbarer Kreuzigungsgruppe in der Prager St.-Gallus-Kirche auszuma-

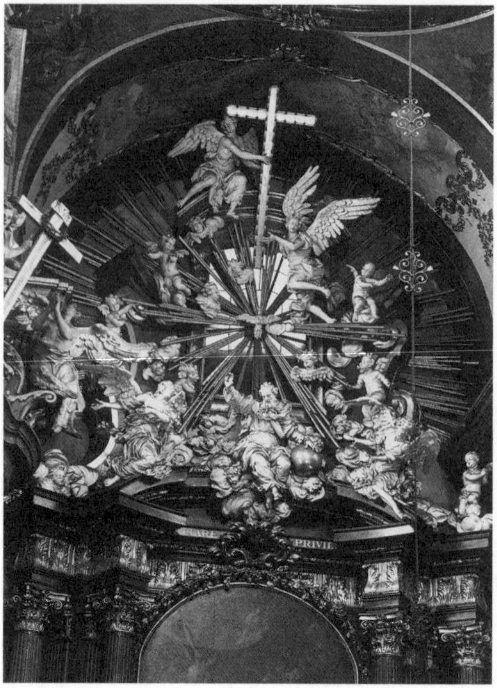

Hochaltar der Kreuzherrenkirche, Prag, 1700/01, von Matthias Wenzel Jäckel

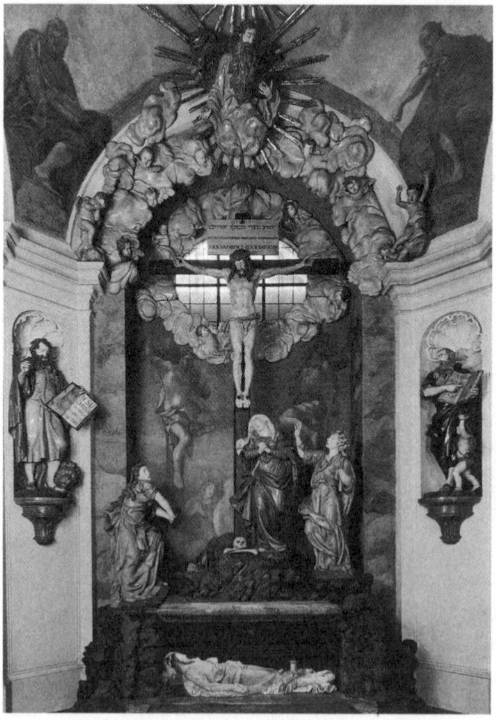

Kalvarienberg in der St.-Gallus-Kirche, Prag, 1719/20, von Ferdinand Maximilian Brokoff

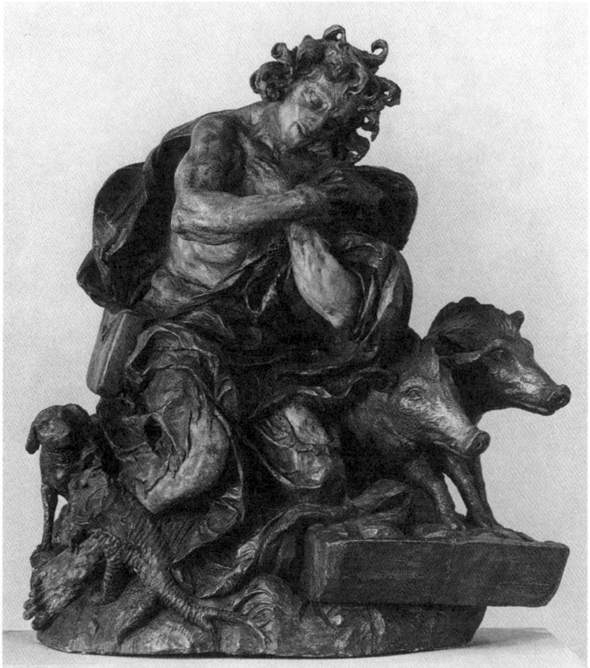

Der Verlorene Sohn, um 1720, von Matthias Bernhard Braun, an einem Beichtstuhl in der St.-Clemens-Kirche, Prag

chen, dessen lebensgroße, realistisch gestaltete polychrome Figuren äußerst lebensnahe Emotionen ausdrücken, und die Engel darüber winken den Betrachter zur Teilnahme heran, wie es die Engel des italienischen Seicento tun. Brauns ergreifende Skulpturen von reuigen Sündern, die über die Beichtstühle in der St.-Clemens-Kirche des Klementinums gesetzt sind, wenden sich auf eindringliche Weise direkt an den Betrachter. Die Betonung des Beichtstuhls ist im Lande Nepomuks verständlich, aber diese Darstellungen sind mehr als bloße Dekoration, denn sie wollen den reuigen Sünder in die richtige seelische Verfassung versetzen, indem sie ihn zum Beispiel einen Beichtstuhl betreten lassen, über dem mahnend und ermutigend zugleich der Verlorene Sohn in seinen Lumpen und mit seinen Schweinen, die er hütet, zu erkennen ist.

Bezeichnenderweise waren einige der ersten Werke beider Bildhauer, Brauns Standbild der hl. Luitgard von 1710 und Brokoffs Statuen der Heiligen Elisabeth, Adalbert, Franz von Borgia und Kajetan, Auftragsarbeiten für das außerordentlichste aller Ensembles: die Karlsbrücke. Diese Brücke wurde zwischen 1706 und 1714 mit dreiundzwanzig Skulpturengruppen ausgestattet, die dem Nepomuk Rauchmillers und Jan Brokoffs und den Werken von Mosto und anderen hinzugefügt wurden, die man dort im ausgehenden 17. Jahrhundert aufgestellt hatte. Diese Skulpturen lassen nicht nur die Verwandtschaft der böhmischen Bildhauerkunst mit der italienischen erkennen, sondern machen zugleich auch die Unterschiede deutlich. Im Gegensatz zu Berninis Ausschmückung der Engelsbrücke in Rom, mit der man sie ver-

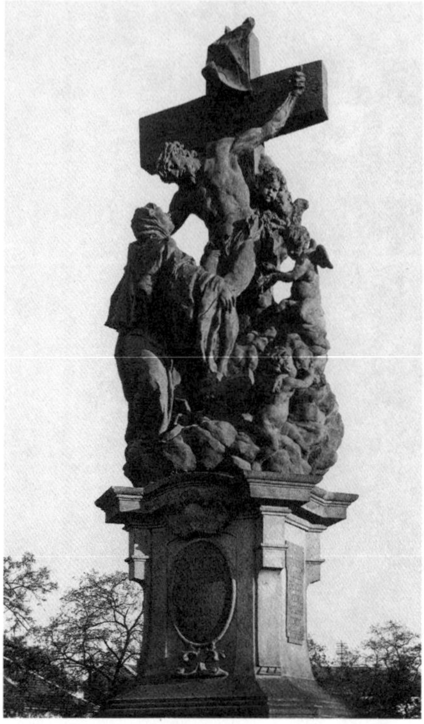

St. Luitgard, Karlsbrücke, Prag, 1710, von Matthias Bernhard Braun

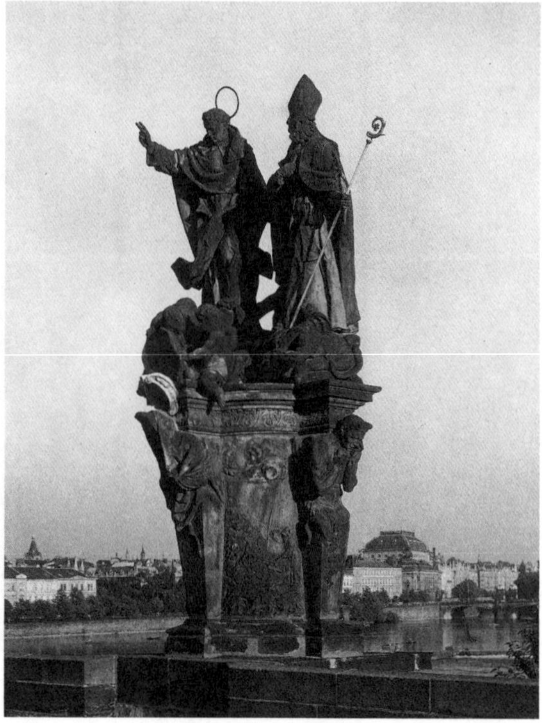

St. Vinzenz und St. Prokop, Karlsbrücke, Prag, 1712, von Ferdinand Maximilian Brokoff

gleichen könnte, besitzt die Karlsbrücke Werke vieler verschiedener Bildhauer, die viele verschiedene Auftraggeber hatten – einzelne Mäzene, Orden und soziale Körperschaften. Wenn hier auch zum Teil vielleicht Italien nachgeeifert wurde, so wurden die italienischen Ideen jedoch lokalen Bräuchen und Gewohnheiten angepaßt. Viele der Figuren stellen lokale Schutzheilige und Ordenspatrone dar, und bei diesem Programm zur künstlerischen Ausgestaltung der Brücke wetteiferte der Adel mit den Orden und ältere Orden mit neueren.

An der Luitgard-Gruppe, die der Abt des Zisterzienserklosters Plasy (Plass), für den auch Santini arbeitete, bei dem noch jungen Braun bestellte, läßt sich der besondere Charakter dieser Aufträge exemplarisch verdeutlichen. Brauns Skulptur kann wie viele der anderen von älteren Orden in Auftrag gegebenen Werke auch als Antwort auf die Jesuiten gelten, die ihrerseits Figuren des hl. Ignatius von Loyola und des hl. Franz Xaver bei Brokoff bestellten, in denen die Heiligen als Verbreiter einer universellen Botschaft dargestellt wurden. Doch welche Beweggründe und Zielsetzungen mit den einzelnen Bildwerken auch verknüpft gewesen sein mögen – wenn man über die Brücke geht, kann man sich des Eindrucks nicht erwehren, einem Triumphweg zu folgen (in der Tat führte der traditionelle Königsweg über die Brücke), der nicht von Tableaux vivants gesäumt ist, wie es zuvor bei einem Einzug des Königs der Fall gewesen sein mag, sondern von Bildern in Stein.

Das Kunstpatronat in Böhmen hatte neben der Ausrichtung auf öffentliche Theatralik, die es auf dieser einzigartigen Schaubühne auslebte, aber auch eine radikale, persönliche Seite, die sich in den außerordentlichen Ensembles äußerte, die Graf Franz Anton Sporck (Špork) auf seinen Besitztümern in Kuks (Kukus) schuf.[27] Bemerkenswert ist, daß Sporcks Plan für eine Statue Karls VI. für die Karlsbrücke abgewiesen wurde. Sporck war zwar von Jesuiten erzogen worden, wurde aber Jansenist; in Kuks richtete er eine Druckerwerkstatt ein und veröffentlichte alle möglichen Werke, darunter auch solche, die als häretisch galten. Er trat für die Armen ein und ließ auf seinem Besitz ein Armenhaus einrichten; er zeigte Interesse an der Volkskultur und sammelte Volkslieder; zur gleichen Zeit pflegte er die »hohe« Kultur und führte das Waldhorn in Böhmen ein. Seine Besitzungen in Kuks spiegeln dieses Interesse am Hohen wie am Niederen, am Religiösen wie am Weltlichen wider.

Als eine Quelle, die auf seinen Besitzungen in Kuks entdeckt worden war, 1694 offiziell zur Heilquelle erklärt wurde, gründete Sporck dort ein Heilbad, ließ aber für sich selbst gleich auch eine Residenz mit einem kleinen Hof, Bädern und eine Kapelle erbauen. Auf der anderen Seite des Tales ließ er dann eine von Alliprandi entworfene Kirche errichten sowie ein Haus für Philosophen, eine Bibliothek, ein Theater, zwei Herbergen, ein Casino und einen Taubenschlag. Er ließ Promenaden anlegen und baute ein Heim für mittellose Kriegsinvaliden. Er legte auch einen Lustgarten mit allegorischen Statuen der Jahreszeiten und der freien Künste an, die leider nicht erhalten sind. Im Jahre 1712 schließlich beauftragte er Braun, die Terrasse des Hospitals mit Skulpturen zu schmücken. Diese Darstellungen der Tugenden und Laster beruhen zwar auf eher mittelmäßigen Drucken von Martin Engelbrecht, aber Braun verlieh ihnen mit seinem Erfindungsgeist eine Ausdruckskraft, deren Pathos, wie bei der ihr eigenes Herz verzehrenden Personifikation des Neides oder bei der von einem Schwein begleiteten dickleibigen Figur der Völlerei, um so außerordentlicher wirkt, als sie aus Stein gehauen sind.

Zu Sporcks Bauten gehörte schließlich auch eine Einsiedelei, denn wie viele seiner Zeitgenossen – denken wir an Nymphenburg oder die Eremitage in Bayreuth – war auch er von dieser Idee sehr angetan. Er veröffentlichte zwei Bände über Klausner und Einsiedler, in denen er seinem »sonderbaren Belieben in derley Einsamkeiten und Einsiedeleyen« Ausdruck verlieh, und richtete im nahe gelegenen Wald von Bethlehem Klausen für Einsiedler ein. Nachdem seine Einsiedler aber von den Jesuiten vertrieben worden waren, deren Land an das seine grenzte, erteilte Sporck in der Mitte der zwanziger Jahre Braun den Auftrag zu einer Art Einsiedelei aus Stein. Heilige Berge, künstlich angelegte Jerusalems oder Heilige Länder, Orte, wo man durch einen Park aus Bäumen und Skulpturen wanderte, gab es schon in Italien, aber Bethlehem wurde doch zu etwas Besonderem, fast ein zweites Bomarzo.

Wer von Kuks aus die gut drei Kilometer zum Wald von Bethlehem wandert, begegnet unterwegs einer ganzen Reihe von erstaunlichen Einsiedlerfiguren, die von Braun aus dem Felsen gehauen wurden. Dazu gehören

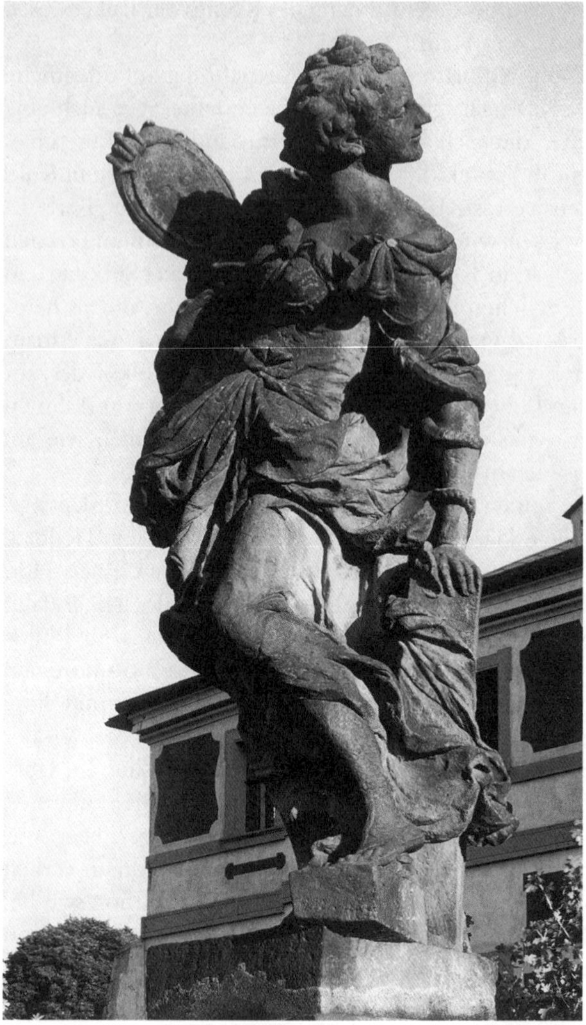

Statue der Weisheit, aus einer Serie von Statuen der Tugenden und Laster, um 1719, von Matthias Bernhard Braun, Hospitalterrasse, Kuks (Kukus)

bekannte Gestalten, wie Maria Magdalena, aber auch weniger bekannte Eremiten wie Onuphrius, der alte Schutzpatron Münchens (aus den Augen der Skulptur floß einst Wasser), und Juan Guarinon, der hier auf allen vieren über den Waldpfad kriecht. In einer Höhle befinden sich eine Anbetung der Hirten und eine Anbetung der Könige. Damit nicht genug, ließ Sporck in einem zu seinem Besitz gehörenden Wald Skulpturen aus lebenden Bäumen schnitzen. Seine Anlagen können auch als die ersten echten Landschaftsgärten in Mitteleuropa betrachtet werden.[28]

Zum Schluß dieses Kapitels sei noch kurz der böhmischen Malerei jener Zeit gedacht. Die umfangreiche Bautätigkeit und die Neuausstattung von Kirchen, Palais und Schlössern im späten 17. und besonders im frühen 18. Jahrhundert verschaffte nicht nur den Bildhauern, sondern auch den Malern Arbeit. Und wie die Bildhauerei gelangte die Malerei zu einer besonderen lokalen Synthese.

Den Wurzeln dieser Synthese sind wir bereits in der vorhergehenden Epoche begegnet. Ein in Böhmen arbeitender Künstler mußte seine Kenntnisse und Fertigkeiten nicht nur im Ausland erwerben, sondern er konnte auch von dem lernen, was es in seinem Heimatland zu sehen gab. In Prag gab es bedeutende Sammlungen, zum Beispiel in den Galerien der Palais Černín, Lobkovic, Nostic und Slavata wie auch im kaiserlichen Schloß selbst. Natürlich nutzten auch ausländische Maler nach wie vor die Gelegenheiten, die sich in Böhmen boten, und auch die schon länger existierenden Werkstätten fremder Künstler waren weiter tätig. Carlo Carlone und Rottmayr, der in Mähren und Schlesien tätig war, haben wir schon erwähnt, dazu kamen im späten 17. Jahrhundert der Österreicher Daniel Gran, der im mährischen Brno (Brünn) malte, der Flame Abraham Godin und der Schweizer Johann Rudolf Byß, der in Schloß Troja arbeitete.

In Prag und Böhmen führten Maler wie der aus Schlesien stammende Johann Georg (Jan Jiří) Heintsch (1647–1712) die italisierende Tradition Karel Škrétas fort. Auch Michael Willmann, der bis ins 18. Jahrhundert hinein tätig war (er starb 1706), lieferte von Schlesien aus Werke für Kirchen in Prag und anderswo in Böhmen, darunter ein Martyrium für Sedlec (Sedletz). Willmanns Schüler und Stiefsohn Johann Christoph Liška kann ebenfalls zu den führenden Malern des frühen 18. Jahrhunderts in Böhmen gerechnet werden.

St. Onuphrius, um 1726, von Matthias Bernhard Braun, im Wald von Bethlehem, Kuks

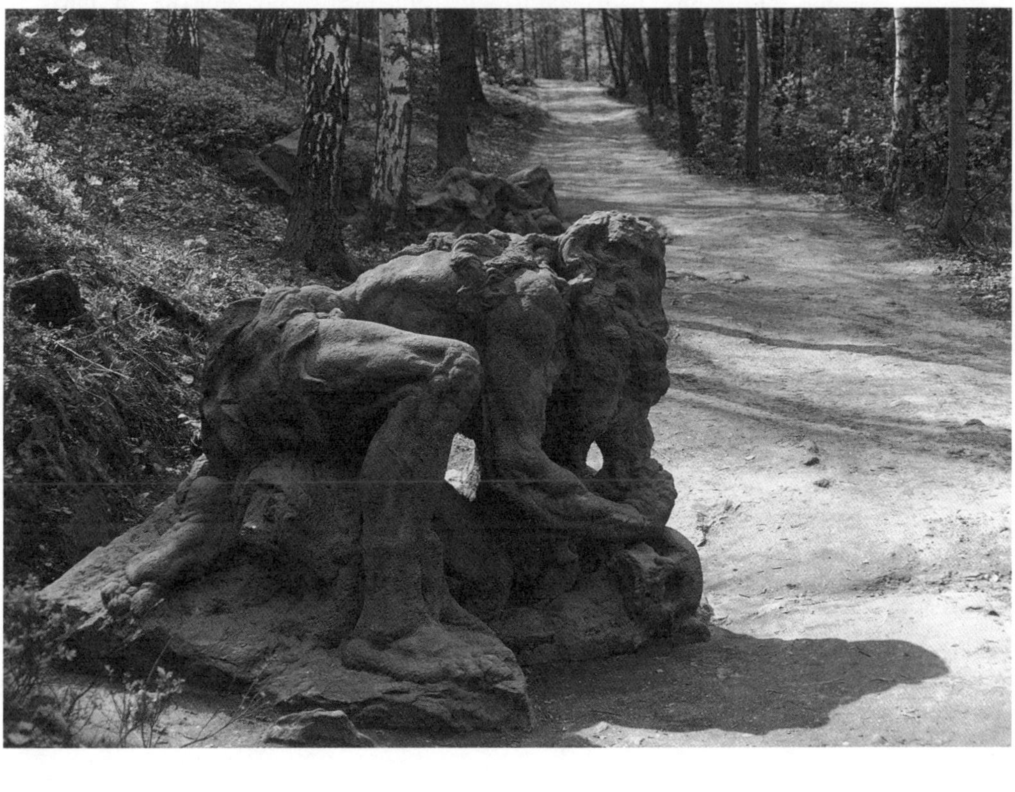

Er fügte Willmanns nordischer Düsternis Elemente hinzu, die sich seinem sechsjährigen Studienaufenthalt in Italien verdankten, und durch seinen schwungvollen Farbauftrag, oft alla prima, gerieten seine lichtüberfluteten Leinwände voller Feuer. Wie die Bildhauer war er auch für die Zisterzienser tätig, für die er eine illustrierte Geschichte des Ordens gestaltete.

Die höchste Synthese gelang dem böhmischen Maler Petr Jan (Peter Johann) Brandl (1668–1735). Obwohl Brandl nie in Italien gewesen war, gelang es ihm, lokale Tendenzen mit venezianischen, bolognesischen, flämischen und anderen Elementen zu einem neuen Ganzen zu verbinden.[29] Sein Stil ist dementsprechend eine Verschmelzung dieses breiten Spektrums und führt zu Werken, deren Figuren in einem starken Helldunkel stehen. Aus bescheidenen Verhältnissen stammend (seine Familie waren Wirtsleute), bemühte er sich, den Status der Malerei anzuheben, die ja noch als Handwerk galt, und machte einen Versuch, in Prag eine Akademie zu gründen, der aber scheiterte. Seinen Auftraggebern sind wir schon begegnet: Adlige wie Graf Sporck und das Kloster Břevnov, für das er eine Reihe von Altarbildern schuf. Brandls Stilsynthese bereitete eine Grundlage, auf der die nächste Generation böhmischer Maler aufbauen konnte, zum Beispiel der in der Slowakei geborene Porträtist Jan (Johann) Kupecký und Václav (Wenzel) Reiner, der vor allem als Freskenmaler hervortrat, aber auch als Maler von Altar- und Landschaftsbildern erfolgreich war.

Gegen Ende von Brandls Leben begann jedoch ein anderer bedeutender Maler auch in Böhmen und Schlesien zu arbeiten: Cosmas Damian Asam, der für Christoph Dientzenhofers Prälatur in Břevnov, für Kilian Ignaz Dientzenhofers Kirchen St. Hedwig in Wahlstatt (Legnickie Pole) und St. Nikolaus in der Prager Altstadt sowie für Santinis Kirche in Kladruby Fresken malte.[30] Asams Tätigkeit im böhmischen Raum erinnert uns nicht nur an die engen Verbindungen, die innerhalb der Kunst Mitteleuropas bestanden, sondern verweist uns auch auf das Land, wo zur gleichen Zeit eine vergleichbare Synthese der Künste erreicht wurde: das benachbarte Bayern. Was dort erreicht wurde, war eine Synthese ganz eigener Art, von großer Breitenwirkung und weitreichenden Folgen. Dieser Entwicklung der Kunst in Süddeutschland wollen wir uns nun zuwenden.

Kapitel 15

SÜDDEUTSCHE KUNST UND ARCHITEKTUR DER ERSTEN HÄLFTE DES 18. JAHRHUNDERTS IM EUROPÄISCHEN KONTEXT

Im zweiten Jahrzehnt des 18. Jahrhunderts, als in Deutschland und Österreich viele Schlösser und in Böhmen und Schlesien viele Kirchen gebaut wurden, begann auch in Süddeutschland die Kirchenarchitektur und Kirchendekoration einen starken Aufschwung zu nehmen. Zwischen 1700 und 1780 wurden in Süddeutschland, wie man geschätzt hat, mindestens zweihundert Kirchen gebaut, die künstlerisch von einiger Bedeutung sind, viele davon zwischen 1710 und 1760 und hauptsächlich in den katholischen Regionen Bayern, Franken und Schwaben.[1] Diese intensive Bautätigkeit beinhaltete natürlich auch Programme der Innendekoration, die Malerei, Skulptur und Stuckornamentik umfaßten und in denen sich ein neuer Stil abzeichnete, den Kunsthistoriker im allgemeinen als Rokoko bezeichnen.

In Frankreich wird dieser Stil für gewöhnlich mit der Kunst der Zeit der Regentschaft für den noch nicht mündigen Ludwig XV. verknüpft. Ungefähr ab 1715 scheint der das Zeitalter Ludwigs XIV. prägende Hang zur monumentalen Großartigkeit auf Ablehnung gestoßen zu sein, und die Lebensart und Kunst dieser Ära geriet aus der Mode.[2] Der Hof kehrte von Versailles nach Paris zurück, und nicht mehr das Schloß, sondern der Salon war nun der Mittelpunkt des Gesellschaftslebens. Und mit dem Wechsel von der öffentlichen Welt des Schlosses zur privaten Welt des Stadtpalais entwickelten sich auch eine intimere, persönlicher anmutende Kunst und ein neuer Dekorstil, die dem Salon angemessen waren, jenem Raum, in dem die Konversation gepflegt wurde und kultivierte Umgangsformen herrschten, aber auch das Erotische nicht zu kurz kam (schließlich war der Regent, Herzog Philippe II. von Orléans, ein berühmt-berüchtigter Lebemann).[3] Nicht mehr die großen Themen aus der antiken oder der zeitgenössischen Geschichte bestimmen nun die Innendekoration, sondern das Schäferspiel, Liebesszenen, wie sie später exemplarisch die Räume des Hôtel de Soubise schmücken. Der neue Dekorstil, der sich eigentlich schon am Ende der Ära Ludwigs XIV. im Bandelwerk eines Pierre Lepautre ankündigte, verwendet Gitterornamente und C- und S-Kurven in Hülle und Fülle, und wo er vegetative Formen gebraucht, verwandelt sich das Blattwerk in Schnörkel oder Ranken. Das überladene, schwere Ornament, das den Stil der Zeit des Sonnenkönigs charakterisierte, wird allmählich von kurvigeren, zierlicheren, leichteren Formen ersetzt; die gerade Linie macht der Contrecourbe Platz; die klassischen Ordnungen der Architektur verlieren im Bereich des Dekors ihre Gültigkeit.

Die Ornamentik der Régence und die spätere französisch inspirierte Rocaille mit ihrem Grotten- und Muschelwerk waren letztlich auch die Quellen für ähnliche Dekorentwürfe, die in Deutschland und Österreich entwickelt

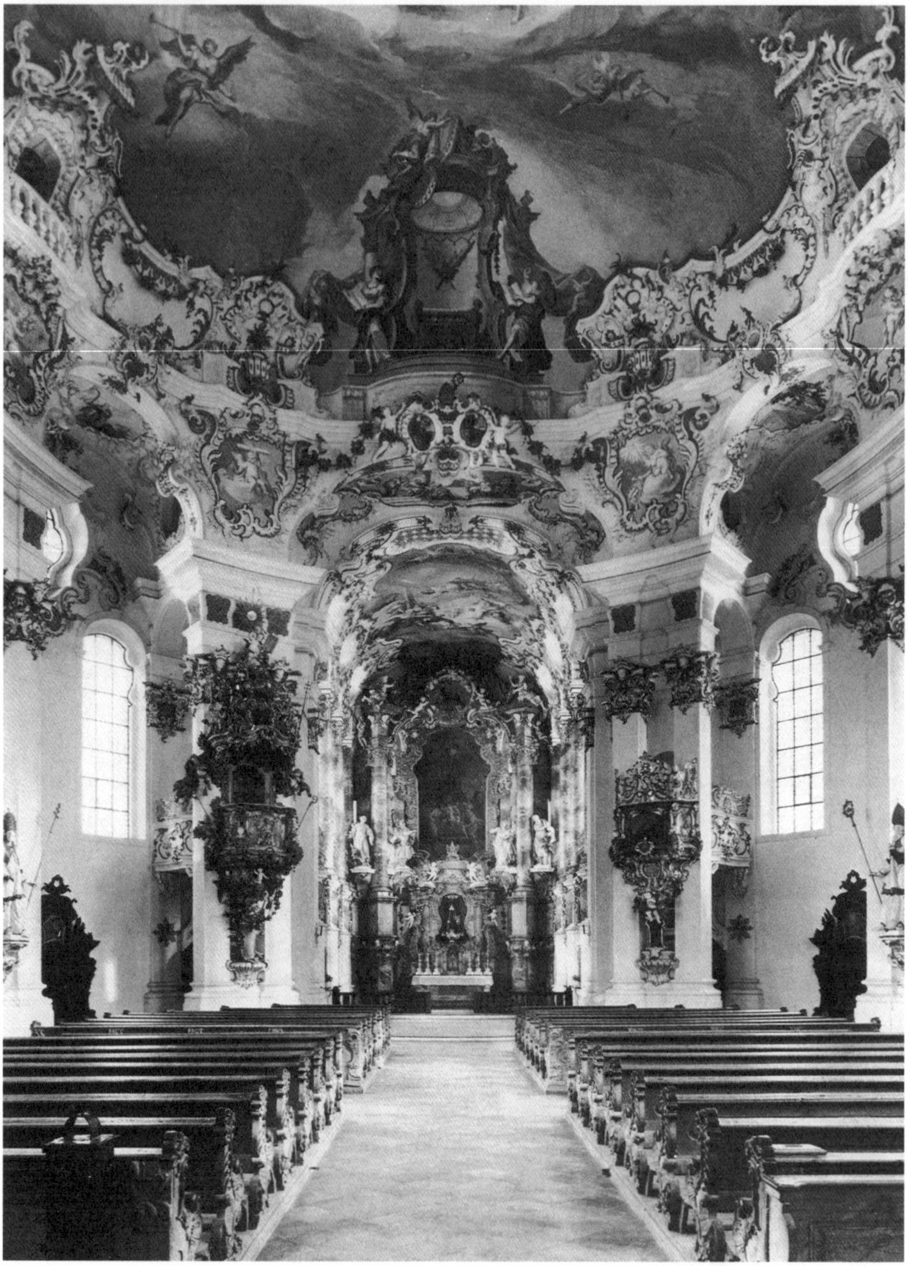

Wallfahrtskirche Wies, 1746–1754, von Dominikus und Johann Baptist Zimmermann

wurden. Augsburger Verlage gaben beliebte Dekorationsvorlagen in Form von Kupferstichen heraus, und bis zu einem gewissen Grad folgte auch die Innenausstattung der mitteleuropäischen Adelspaläste und Residenzen diesem neuen Stil. Besonders der kurfürstliche Hof in Bayern orientierte sich, wie schon bemerkt, eng an der französischen Mode. Nachdem Max Emanuel im zweiten Jahrzehnt des 18. Jahrhunderts aus seinem französischen Exil zurückgekehrt war und in Schleißheim und Nymphenburg durch französische Gartenarchitekten und in Frankreich ausgebildete Architekten französische Formen eingeführt worden waren, bestimmten französisch inspirierte Dekorelemente auch die Interieurs der neuen Gartenpavillons, zum Beispiel die Boiserien von Johann Adam Pichler in der Pagodenburg im Nymphenburger Park. Ähnliche Entwürfe wurden in den zwanziger Jahren im Wiener Belvedere und in Pommersfelden ausgeführt.

Unter Max Emanuels Nachfolger Karl Albrecht (dem späteren Kaiser des Heiligen Römischen Reiches) entwickelte sich das Rocaille-Ornament zur am bayrischen Hof bevorzugten Innendekoration. In den dreißiger Jahren entwarf François Cuvilliés d. Ä., ein Hofarchitekt wallonischer Abstammung, der von Blondel in Frankreich ausgebildet worden war, eine Reihe von prächtigen Innenausstattungen in einem neuen, »galanten« Stil.[4] Cuvilliés hatte um 1730 für den Bruder des bayrischen Kurfürsten, Clemens August, Fürstbischof und Kurfürst von Köln, am Brühler Schloß gearbeitet, wo er eine Reihe von Interieurs im französischen Stil gestaltet hatte.[5] In Stadtpalais und Schlössern in und um München schuf er dann mehrere Innenräume, die den besten französischen Schöpfungen in nichts nachstanden. Zu seinen Rokokoräumen in der Münchner Residenz gehören die Grüne Galerie, die Ahnengalerie und die Schatzkammer. Ein Meisterwerk Cuvilliés aus den dreißiger Jahren des 18. Jahrhunderts ist die Amalienburg, die als auch zur Fasanenjagd gedachtes »Lustgebäu« im Park von Nymphenburg errichtet wurde. Der Zentralraum dieses Gebäudes, der kreisrunde Spiegelsaal, den Johann Baptist Zimmermann mit silberfarbenen Stukkaturen ausschmückte, macht eine Anleihe bei Versailles, wo die Spiegel den Raum größer wirken lassen. Hier aber scheinen sie eher die Masse zum Verschwinden zu bringen, als daß sie eine größere Ausdehnung des Raumes vortäuschen. Auch der Dekor scheint die architektonische Struktur auflösen zu wollen; mit seinen Jagd- und Naturszenen hat er einen erzählerischen, ja malerischen Charakter. Alles ist Teil einer Welt ästhetischen Spiels, auch die silbernen, aus Contrecourbes komponierten Möbel. Dazu paßt die Tatsache, daß sich Cuvilliés später der Gestaltung des Hoftheaters der Münchner Residenz widmete.[6]

Der Spiegelsaal ist mit dem Salon des Hôtel de Soubise vergleichbar; da er aber zur gleichen Zeit entstand, muß er als unabhängige Erfindung betrachtet werden, selbst wenn er letztlich auf verwandte Quellen zurückgeht. Jedenfalls hat er als Bestandteil eines im Kontext eines kurfürstlichen Hofes zu sehenden Gartenrefugiums eine andere Bedeutung. Überdies fand dieser Stil in Deutschland seine volle Entfaltung nicht in Wohngebäuden oder in profanen Repräsentationsbauten, auch wenn es noch andere bemerkenswerte Beispiele dafür gibt, daß sich der Rokokodekor in Süddeutschland im profanen Rahmen

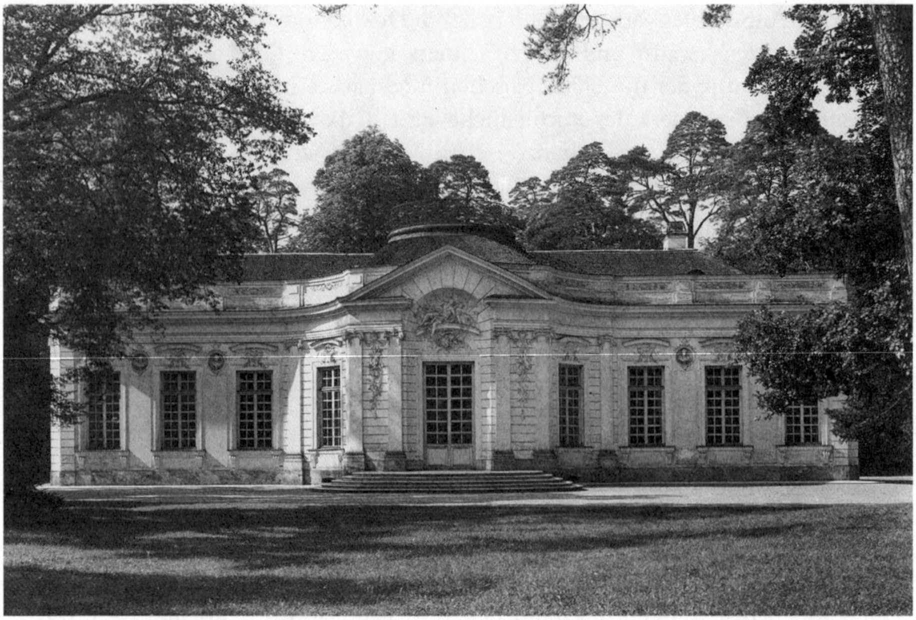

Amalienburg, Nymphenburg, begonnen 1733, von François Cuvilliés d. Ä.

Spiegelsaal der Amalienburg von François Cuvilliés d. Ä. mit Stuckdekoration von Johann Baptist Zimmermann und anderen, 1734–1739

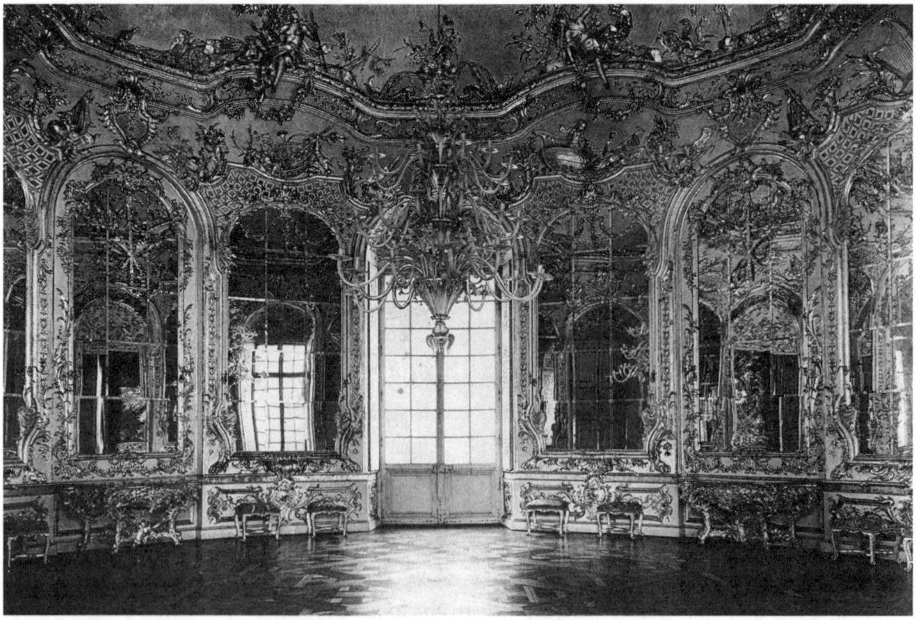

durchsetzte, so zum Beispiel das Palais Preysing von etwa 1740 in München[7] oder das Schaezlerpalais aus den sechziger Jahren in Augsburg (andere Beispiele werden wir im nächsten Kapitel behandeln). Obwohl gleiche Motive sowohl im höfischen wie im kirchlichen Milieu Verwendung fanden und obwohl viele Künstler in beiden Bereichen tätig waren (wie etwa die Gebrüder Zimmermann), fanden die Formen des Rokoko in Deutschland vielmehr im Rahmen der Kirchen ihre eigentliche Blüte und größte Verbreitung.[8]

In Süddeutschland tauchten diese neuen Formen daher meist in einem anderen Milieu auf als in Frankreich, und auch die Gründe, warum sie gewählt wurden, waren andere. Cuvilliés und ähnliche Künstler arbeiteten an relativ kleinen Projekten, Gartenpavillons oder einzelnen Räumen in neuen oder schon seit langem existierenden Bauwerken, und so schön ihre Werke auch sein mögen, sie werden doch von der Quantität und Qualität des Kirchenbaus und der Kirchenausstattung der Zeit in den Schatten gestellt. Bei den Arbeiten an Kirchen und Klöstern, die damals in Bayern und seinen deutschen Nachbarländern wie Böhmen neu gegründet oder wieder aufgebaut wurden, handelte es sich in der Regel um Aufgaben, die von einer ganz anderen Größenordnung waren als die Innenraumgestaltung eines Schlosses. Fürsten trugen zwar an manchen Orten zu Kirchenbauten bei oder ließen ihre eigene Schloßkapelle errichten, doch wurde die überwiegende Mehrzahl dieser Kirchen vom Klerus errichtet und ausgestattet.[9] Die Kirchenfürsten, die zum Teil mit der Kurwürde versehenen Erzbischöfe, Fürstbischöfe und Prälaten, vor allem aber die Äbte und Pröpste, Äbtissinen und Pröpstinnen, die es in größerer Zahl gab, scheinen, was Ausmaß und Pracht dieser Bauwerke anging, geradezu mit den weltlichen Fürsten rivalisiert zu haben.

Die kirchlichen Institutionen verfügten auch in Süddeutschland über ausgedehnte und von vielen Arbeitskräften bestellte Ländereien, die hier ebenso wie in anderen Gegenden Mitteleuropas die wirtschaftliche Basis ihrer Unternehmungen waren. Vor allem die alteingesessenen Klöster besaßen die Mittel, umfangreiche Innendekorationen und Neubauten in Angriff zu nehmen. Im allgemeinen scheint es dem Land damals in ökonomischer Hinsicht nicht besonders gut gegangen zu sein, aber die Wirtschaftsordnung war immer noch die gleiche, und der Gewinn ging immer noch direkt und ungeschmälert an den weltlichen oder kirchlichen Grundherrn, so daß vor allem den Äbten erhebliche Gelder zur Verfügung standen. Zudem waren die von den Klöstern geförderten Wallfahrten, die mit vielen der herrlichen Kirchen jener Zeit in Verbindung standen – etwa mit Weingarten, der Wies, Vierzehnheiligen, Andechs und Einsiedeln, um nur einige der berühmtesten zu nennen –, ausgesprochen populär (und sind es bis heute geblieben), so daß die daraus resultierenden Einnahmen den Reichtum der betreffenden Klöster und Kirchen noch vermehrten.

Da viele der bemerkenswerten Kirchen der damaligen Zeit Wallfahrtskirchen sind und die Wallfahrt eine volkstümliche Form der Religiosität ist, ist die an diesen Orten geschaffene Kunst, auch wenn sie von der Oberschicht in Auftrag gegeben und bezahlt wurde, eine volksnahe Kunst.[10] Viele der Wallfahrtskirchen liegen malerisch inmitten der freien Natur. So ist die

Wieskirche, ein berühmtes Beispiel, mitten auf einer waldumstandenen Wiese erbaut, daher ihr Name. Der Standort in ländlicher Umgebung brachte die Kirche auch der Bauernbevölkerung näher. Bei vielen dieser Kirchen, die auf Bergen, in Tälern oder an Seen stehen, scheint es fast, als finde hier die Schönheit der Natur ihre Ergänzung und Vollendung durch die Schönheit der Kunst, als füge sich das von Menschenhand Geschaffene harmonisch in Gottes Schöpfung. Hat der Reiz dieser Orte bei der Entscheidung, dort eine prachtvolle Kirche zu bauen, eine Rolle gespielt? Die mit einer heiligen Stätte verbundene Natur nimmt jedenfalls oft selbst eine Aura der Heiligkeit an.[11]

Die Geschichte der Wieskirche ist auch ein Beispiel dafür, daß Wallfahrtsstätten nicht nur deshalb entstanden, weil sich ein Prälat entschloß, die Verehrung eines Kultbildes zu propagieren und zu fördern. Sie zeigt, daß solche Kirchen auch das Ergebnis einer spontanen, aus der Frömmigkeit des Volkes resultierenden Bewegung sein können: Ein Erbärmdebild, ein Heiland an der Geißelsäule, sollte von seinem Standort entfernt werden, da behauptete eine Frau, die in der Nähe wohnte, sie habe die Figur Tränen vergießen sehen. Schon bald wurde das Gnadenbild, dem eine wundertätige Wirkung nachgesagt wurde, zu einem Wallfahrtszentrum, und sein Kult wuchs in einem solchen Maße, daß der Abt des nahe gelegenen Prämonstratenserklosters in Steingaden die Gebrüder Zimmermann, von denen Dominikus zuvor bereits für Steingaden gearbeitet hatte, damit beauftragte, eine dem Wies-Heiland würdige Kirche zu bauen und auszustatten.[12]

Die Entstehung der Wieskirche zeigt zudem, daß die Künstler und die Motive des Rokoko nicht nur gleichermaßen vom Hof wie von der Kirche in Anspruch genommen wurden, sondern daß sie sowohl an »höheren« wie an bescheideneren Orten zum Einsatz kamen. Johann Baptist Zimmermann arbeitete von 1723 bis 1725 für den bayrischen Hof an der Amalienburg, schuf in den dreißiger Jahren die Stukkaturen des Festsaals in Schleißheim und trug schließlich am Ende seines Lebens in den fünfziger Jahren zur Dekoration des Festsaals in Nymphenburg bei, doch scheint dies wenig im Vergleich zu den ungefähr fünfzig Aufträgen, die die Gebrüder Zimmermann für Kirchen ausführten. Bemerkenswert ist auch, daß sich Dominikus Zimmermann nach der Vollendung der Wieskirche in ihrer Nähe ein kleines Haus baute, um dort die letzten Jahre seines Lebens zu verbringen. Künstler und Baumeister wie die Zimmermanns oder die Asams, die ebenfalls gelegentlich für Höfe arbeiteten (Cosmas Damian Asam in Schleißheim und Egid Quirin Asam in Mannheim), kamen für gewöhnlich aus Handwerkerfamilien, die in alten Kunsthandwerkszentren wie Wessobrunn beheimatet waren. Viele stammten auch aus sehr bescheidenen Verhältnissen, zum Beispiel Matthäus Günther, der produktivste Freskenmaler des Jahrhunderts, der aus dem Dorf Tritschenkreut am Peißenberg kam und sich nach einer langen, erfolgreichen Laufbahn, die ihn an den Württemberger Hof in Stuttgart führte und Akademiedirektor in Augsburg werden ließ, in das Dorf Haid bei Wessobrunn zurückzog.[13]

Was als »Sprache des Salons« entstanden war, wurde so zu einer »Sprache des Volkes«. Auch bedeutende Meister wie Günther oder die Gebrüder Zimmermann arbeiteten häufig an sehr kleinen Orten, und eine Vielzahl weniger bekannter Künstler eiferten ihrem Beispiel in Kleinstädten und Marktflecken nach.[14] Auf diese Weise fand die ursprünglich für bedeutende Bauwerke geschaffene Kunst nach und nach in der ganzen Gegend Verbreitung. So entwickelte sich zum Beispiel aus der Freskenmalerei, die von solchen herausragenden Malern des 18. Jahrhunderts wie Johann Holzer auch zur Fassadendekoration von Häusern eingesetzt worden war, die volkstümliche Tradition der Lüftlmalerei, der Bemalung von Fassaden mit religiösen oder profanen Szenen nach Art von Kirchenfresken, die sich bis heute in den Alpengebieten erhalten hat.[15] Dieser für die deutsche Kunst des 18. Jahrhunderts charakteristische Aspekt, daß für Schloß- oder Klosterbauten entwickelte Modelle auch bei bescheideneren Objekten in ihrer Umgebung Verwendung finden, zeigt an, daß sich volkstümliche Kunst besser als lokale Kunst beschreiben läßt, ganz so, wie volkstümliche Formen der Religiosität eigentlich als lokale Formen zu betrachten sind.[16]

Wie die böhmische Kunst, so beruhte auch die süddeutsche Kirchenkunst des Rokoko auf einer Verschmelzung lokaler Traditionen mit internationalen Strömungen. Selbst wenn die Anlässe im einzelnen differierten, so entsprachen die Bedingungen in Böhmen und Schlesien, wo die für diese Epoche paradigmatischen Gebrüder Asam ebenfalls arbeiteten, doch im großen und ganzen denen, die in Süddeutschland das Entstehen großer Wallfahrts- und Klosterkirchen möglich machten. Dennoch kam es in Deutschland aufgrund seiner spezifischen gesellschaftlichen Verhältnisse, seiner besonderen Arbeitsbedingungen, geistigen Traditionen und künstlerischen Quellen zu Resultaten, die einen ganz eigenständigen Charakter zeigen.

Das typische große Rokokointerieur wie zum Beispiel in Ottobeuren oder Schussenried enthält keine sich in den Vordergrund drängenden unabhängigen Einzelgemälde; Skulptur, Stuck, Malerei und Architektur sind zu einem Ganzen verschmolzen. Auch in Böhmen und Schlesien kam es zu einer glücklichen Zusammenarbeit und Verschmelzung der verschiedenen Künste, doch führte dies zu anderen Ergebnissen, da der Arbeitsprozeß und die Arbeitsteilung in diesen Ländern andere waren. In den böhmischen Ländern hatte man die Werkstätten nach den Unterbrechungen des Krieges erst wieder neu aufbauen müssen, und daher konnten leicht viele Fremde, darunter auch zahlreiche Italiener, in diesem Gebiet Arbeit finden. In Deutschland dagegen blieben lokale Traditionen leichter lebendig, da hier Gruppen von alteingesessenen Dekorateuren, Maurern und Malern über viele Jahre hinweg als Team zusammenarbeiteten. Arbeitete ein Künstler in Deutschland nicht in einer Gruppe, dann oft deshalb, weil er mehrere Begabungen hatte, wie das bei den Zimmermanns und den Asams der Fall war, die Dekorateure (Stukkatoren), Architekten und Maler zugleich waren.

In beiden Gebieten waren in die lokale Tradition der Kirchenarchitektur fremde Elemente eingeflossen, doch die Inspirationsquellen der deutschen Kirchen waren andere als die der Kirchen Böhmens und Schlesiens. In architektonischer Hinsicht stehen viele deutsche Kirchen des 18. Jahrhunderts in der Tradition der Wandpfeilerkirche, wie sie auch die Dientzenhofers aufgriffen, und in manchen Fällen wird sie mit der Tradition der spätmittelalterlichen Hallenkirche verbunden, in der Seitenschiffe und Mittelschiff gleich hoch sind.

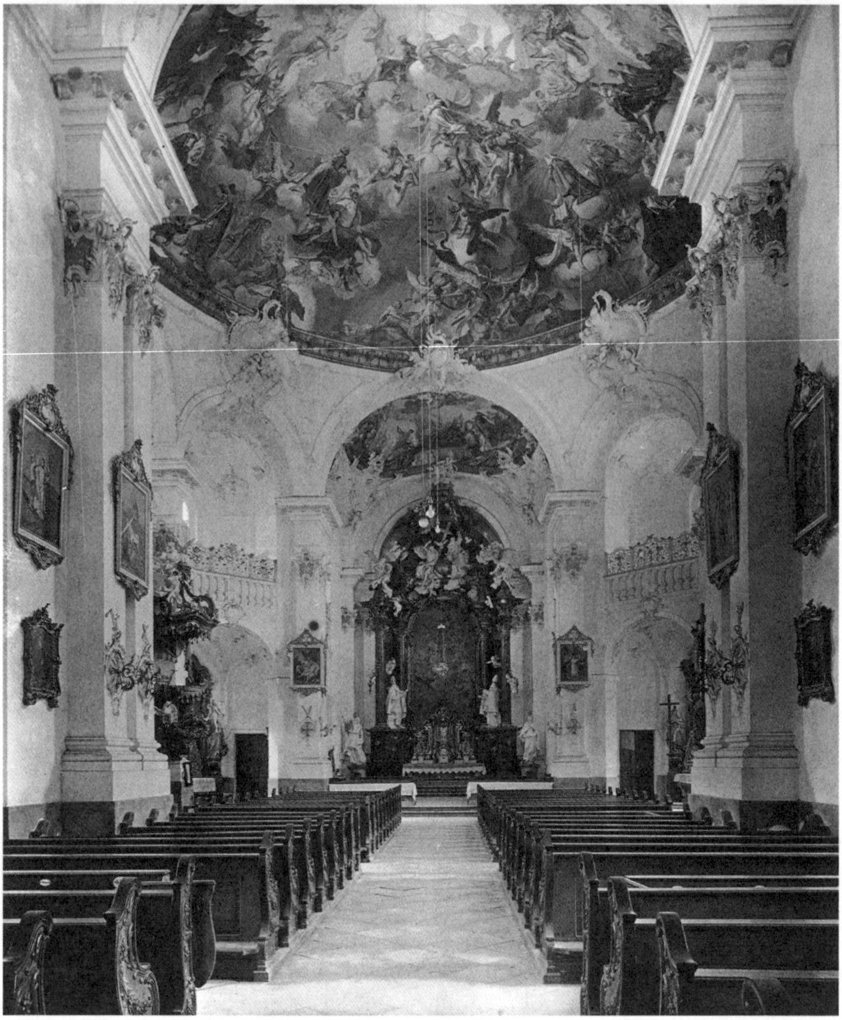

Benediktinerklosterkirche in Rott am Inn, 1759–1762, von Johann Michael Fischer, mit Fresken von Matthäus Günther und Skulpturen von Ignaz Günther

Die Augustinerchorherrenkirche in Dießen von 1731–1739, die 1737 begonnene Benediktinerklosterkirche in Ottobeuren und die 1759 begonnene Klosterkirche des gleichen Ordens in Rott am Inn von Johann Michael Fischer (1692–1766), um nur einige zu nennen, zeigen überdies, daß deutsche Kirchenarchitekten Pläne entwarfen, die insofern in der Tradition Guarinis standen, als sie, genau wie die böhmischen Barockkirchen, ovale mit rechteckigen Formen verbanden.[17] Auch gelang ihnen, eine Wirkung zu schaffen, als wären die Mauern durchsichtig und die Gewölbe schwerelos.[18] Viele der damals entstandenen Kirchen sind daher durch einen zentralisierten, häufig von indirektem Licht durchdrungenen Raum charakterisiert.

In Deutschland wurden die italienischen Elemente, darunter auch die illusionistische Verwendung von Architektur, Malerei und Stukkatur und die Vorstellung von einem *bel composto*, jedoch mit Dekorationselementen französischen Ursprungs vermischt, die durch die in Augsburg produzierten Ornamentbücher Verbreitung fanden. Diese Musterbücher zeigen, daß Augsburg seine Bedeutung als Verlagszentrum, als Umschlagplatz für Ideen, bewahrt hatte. Außer diesen Ornamentbüchern erschienen dort auch Werke, die bei der Auswahl oder der Erfindung von Bildinhalten eine große Hilfe waren, zum Beispiel eine Ausgabe von Cesare Ripas *Iconologia* (1758–1760), einem Standardwerk der damaligen Zeit, in dem alle gängigen Personifikationen zusammengestellt waren.[19]

Beschäftigen wir uns zunächst mit dem Ornament: Die damals in Deutschland verwendeten Formen unterscheiden sich wesentlich von dem Dekor des späten 17. und frühen 18. Jahrhunderts, wie wir ihn zum Beispiel bei Joseph Schmuzer finden, dem unmittelbaren Vorläufer des 18. Jahrhunderts, der schweren Stuckbarock mit tief eingekerbten Blattformen bevorzugte. Dieser Stuckbarock fand bis in die zwanziger Jahre des 18. Jahrhunderts in von den Asams dekorierten Kirchen Verwendung und ist eigentlich keine Régence- oder Rokokodekoration, sondern eine Form der vegetativen Ornamentik. In den dreißiger Jahren wurde diese Schmuckform vom weißen und goldenen Stuck eines Franz Xaver Feichtmayr abgelöst, der, wie zum Beispiel in Dießen, Rokoko-Elemente als Rahmung verwendete. Diese neue Ornamentform ersetzte schließlich die Elemente der architektonischen Ordnungen in der Ornamentik und diente zur Rahmung und Abgrenzung von Teilen des Kirchenraums. Man hat dieser Ornamentik Bildqualitäten zugesprochen, aber wie Kunsthistoriker sie auch immer interpretiert haben mögen, jedenfalls wurde ihr Name in Deutschland wie in Frankreich zur allgemeinen Bezeichnung einer Kunstepoche erhoben: das Rokoko.[20]

In der deutschen Kirchenarchitektur machte sich jedoch gleichzeitig eine andere Strömung bemerkbar, die auf die italienischen Entwürfe des Seicento zurückging.[21] Kunsthistoriker haben daher häufig das Rokoko mit dem Barock verknüpft. Die Idee der Einheit der Künste war im Kreis Berninis und seiner Nachfolger entwickelt worden, die im späten 17. Jahrhundert in Rom arbeiteten. Malerei, Skulptur und Architektur flossen hier im Dienste der Religion zu einem Gesamtkunstwerk zusammen, und man verwendete verschiedene illusionistische Effekte, um die Grenze zwischen wirklichem und fiktivem Raum, zwischen irdischer und himmlischer Sphäre zu verwischen.[22]

Cosmas Damian Asam, dessen Laufbahn exemplarisch für die Entwicklung der damaligen deutschen Kunst ist, hielt sich zwischen 1710 und 1715 gemeinsam mit seinem Bruder zu Studienzwecken in Rom auf.[23] Dies ist insofern von Bedeutung, als die Brüder Asam in Deutschland einige der frühesten Werke des neuen Stils schufen und sie schließlich auch zu einer neuen Art der Synthese der Künste gelangten. Beide waren Architekten; Cosmas Damian betätigte sich außerdem vornehmlich als Maler und Egid Quirin als Bildhauer. In Rom konnte sich Cosmas Damian nicht nur mit Berninis Neuerungen vertraut machen, sondern er lernte auch die Deckenmalereien von Andrea Pozzo und

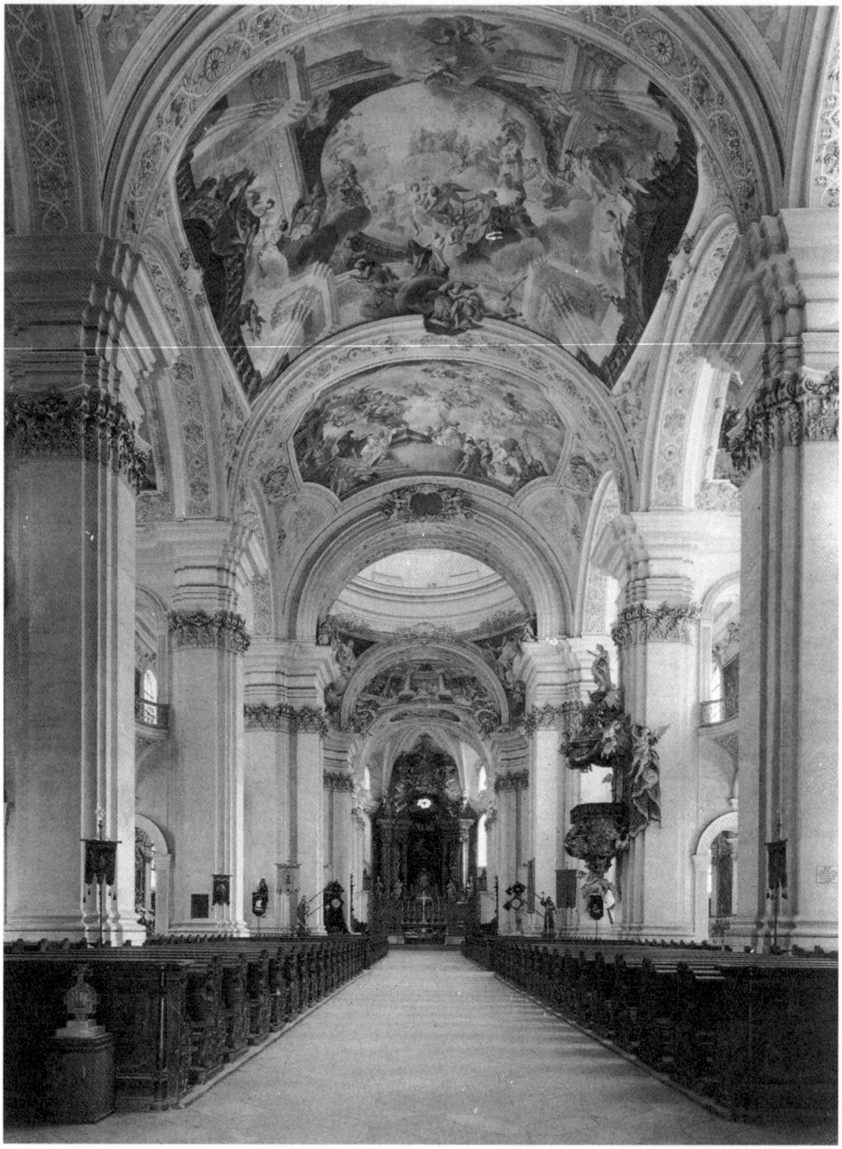

Benediktinerklosterkirche in Weingarten, 1715 begonnen, von Donato Giuseppe Frisoni vollendet, mit Fresken von Cosmas Damian Asam, 1718–1720, und Stuckdekoration von Franz Xaver Schmuzer, 1718

Giovanni Battista Gaulli kennen, die den Kirchenraum dem Himmel zu öffnen scheinen. Er meisterte das Gelernte so gut, daß er 1713 in Rom einen Preis der Accademia di San Luca gewann.[24]

Die Werke, die Cosmas Damian nach seiner Rückkehr nach Deutschland schuf, zeigen, wie viel er von dem, was er in Rom gelernt hatte, auch hier zur

Anwendung brachte. Bei der Arbeit am Benediktinerkloster in Weingarten (1718–1720) entwickelte er eine Lösung für die Probleme der Integration der Malerei in die Architektur und der Einbeziehung der Malerei in die Gesamtdekoration. Diese spezifische Synthese der Künste war für Deutschland zwar neu, doch sie bewegte sich mehr oder minder auf der Linie der italienischen Vorbilder. Cosmas Damian arbeitete hier in einem vorgegebenen Rahmen – genau wie der italienische Architekt Frisoni, der das Projekt in einer späten Bauphase übernommen hatte – und mußte also seine eigenen Vorstellungen dem Existierenden anpassen.

Die Anlage des Bauwerks entsprach mit ihrer dominierenden Hügellage alten benediktinischen Traditionen. Die Kirche war und ist zudem auch ein Wallfahrtsort, denn sie enthält eine Heilig-Blut-Reliquie, zu der seit Jahrhunderten jedes Jahr am Freitag nach Christi Himmelfahrt eine Prozession zu Pferde stattfindet. Das eindrucksvolle, fast palastähnliche Äußere der Klosterkirche zeigt ebenso wie die Laufbahn ihres Architekten, in welch enger Beziehung Kirchenarchitektur und Palastarchitektur stehen. Der Bau war so konzipiert, daß er in seinem Inneren Platz für eine großflächige Bemalung ließ, was vielleicht in Zusammenhang mit den überreichen Dekorationen Ludwigsburgs zu sehen ist, dessen Architekt Frisoni ja ebenfalls war. Diese großen freien Flächen überzog Asam mit seinen Fresken.

Asams Deckengemälde in Weingarten gehören zu den ersten bedeutenden Werken in Deutschland, in denen römisch inspirierte Neuerungen zu finden sind wie zum Beispiel die Perspektive des *di sotto in su,* die in den habsburgischen Landen bereits durch Pozzo eingeführt worden war, der in Ljubljana (Laibach), in Wien und in Bratislava (Preßburg) gearbeitet hatte. Wie Pozzo erweitert auch Asam die Kuppel durch fiktive Architektur, und wie in der Malerei des frühen Seicento öffnet sich scheinbar die Decke und gibt den Blick in den Himmel frei.

In der Benediktiner-Wallfahrtskirche in Weltenburg an der Donau verwendeten Cosmas Damian und Egid Quirin 1718–1721, also fast zur gleichen Zeit, eine weitere römische beziehungsweise für Bernini charakteristische Erfindung. Die Kirche wird als kompositorisches Ganzes behandelt, deren integrale Bestandteile Skulptur, Malerei und Architektur sich zu einer Wirkung vereinen. Die Gebrüder Asam gingen allerdings noch einen Schritt weiter und verwandelten den ganzen Innenraum in den Schauplatz eines heiligen Dramas, das den religiösen Eifer der Gläubigen steigern soll. Beim Eintritt steht man in einer niedrigen Vorhalle, die vom Zentralraum durch Säulen getrennt ist, die wie der Eingang zu einem Auditorium oder wie eine Proszeniumskulisse wirken, die den Blick auf die Bühne freigibt. Dann öffnet sich dem Besucher ein Zentralraum, in den in der Höhe aus einer unsichtbaren Quelle Licht dringt. Der Blick nach oben zeigt eine ovale Kuppel, deren Wölbung sich gleich wieder nach oben in einen Raum öffnet, auf dessen bemalte Decke durch die seitlichen und nicht zu sehenden Fenster des Tambours Licht fällt. Wie bei Berninis Skulpturengruppe der hl. Theresa von Avila (in S. Maria della Vittoria in Rom) scheint das Licht einer überirdischen Quelle zu entspringen. Der Hochaltar ist in ähnlicher Weise indirekt beleuchtet, um die Figur des hl. Georg wie in göttliches Licht gehüllt erscheinen zu lassen. Die von Egid Quirin stammende Skulpturengruppe zeigt einen Georg in goldener Rüstung auf silbernem Pferd (auch dies Symbole des göttlichen Geistes und des göttlichen Worts), wie er den die Prinzessin Margareta bedrohenden Drachen bekämpft. Von der Kuppel blicken Zuschauer auf diesen Kampf herab, darunter auch Cosmas Damian, der sich hier selbst verewigt hat. Um etwa dieselbe Zeit machte Egid Quirin in seinem 1723/24 vollendeten Neubau der Klosterkirche Mariä Himmelfahrt in Rohr die Kirche ebenfalls zur Bühne eines grandiosen Dramas: Lebensgroße plastische Figuren stellen die Himmelfahrt Mariens in einer Szene dar, deren dramatische Inszenierung aus dem Betrachter einer Skulpturengruppe einen Augenzeugen des sich abspielenden Ereignisses macht. Wie in vielen anderen Kirchen, so schuf auch hier Cosmas Damian die Altäre.

Die Brüder Asam übernahmen in dieser fruchtbaren Periode zu Anfang der zwanziger Jahre des 18. Jahrhunderts nach eigenem Entwurf auch die Ausgestaltung der Kirche des Zisterzienserklosters in Aldersbach, wo sie die Altäre, die Stukkaturen und die Deckenausmalung besorgten. Die Decke ist hier eins mit der Architektur, und ihre Fläche bildet im Gegensatz zu Weingarten oder anderen Kirchen in Deutschland, wo in die verschiedenen Joche separate Fresken gesetzt sind, eine Gesamtkomposition. Sie hat insofern eine gewisse Ähnlichkeit mit Vorläufern in Rom, zum Beispiel den Langhausfresken in Il Gesù oder S. Ignazio, und auch Rottmayr hatte eine solche Gestaltung schon in der Jesuitenkirche in Wrocław (Breslau) vorweggenommen, doch der

Benediktiner-Wallfahrtskirche Einsiedeln, 1719–1735, Entwurf von Caspar Moosbrugger (Vorarlberger Schule)

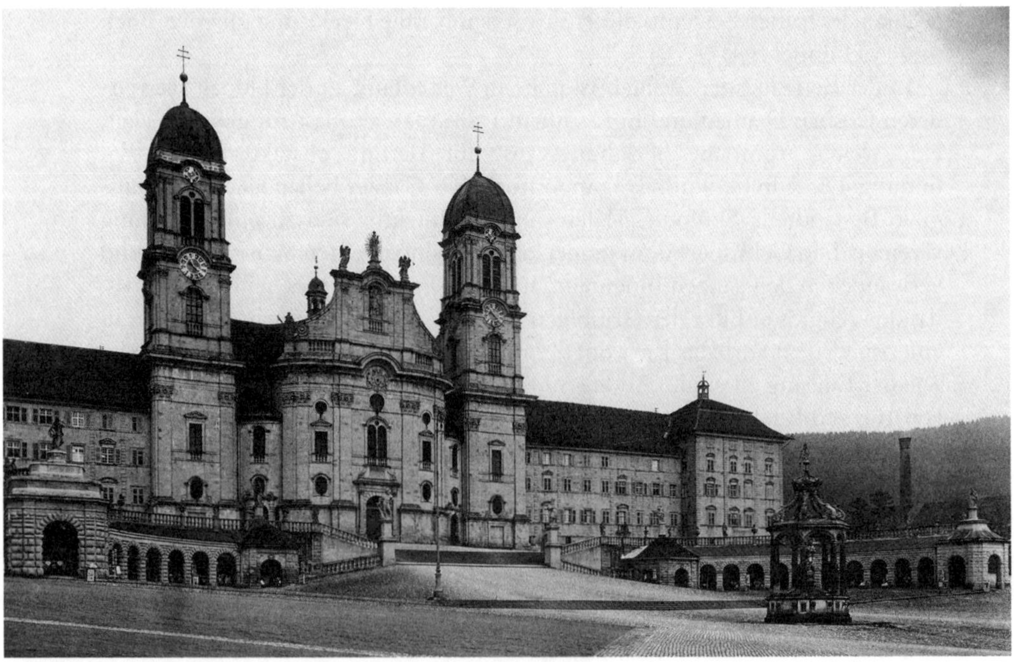

Illusionismus in Aldersbach setzt einen neuen Akzent: Die durch Stuckdekorationen markierten architektonischen Abschlüsse sind als Balustrade behandelt. Die Muster des Dekors passen zu den Formen des Freskos, neben dessen gemalten Engeln skulptierte Engel schweben, die einen Vorhang zurückziehen und die Szene der Anbetung enthüllen. Die Kolorierung des Freskos entspricht den Farbtönen des übrigen. Hier wird eine Synthese der Künste erreicht, wobei der Malerei mehr Raum gegeben wird.

Die Brüder Asam schufen in den zwanziger und dreißiger Jahren des 18. Jahrhunderts viele Werke im süddeutschen Raum, von denen wir noch zwei weitere herausgreifen wollen, und zwar nicht nur wegen ihrer ästhetischen Qualitäten, sondern vor allem, weil sie auch eine allgemeinere kulturpolitische Funktion besaßen. Die Brüder erhielten 1724, wahrscheinlich aufgrund ihres Erfolges in Weingarten, den Auftrag zur Dekoration der Kirche der großen, zwischen Zürichsee und Vierwaldstätter See gelegenen Benediktinerabtei Maria Einsiedeln. Der Entwurf des Kirchenbaus, mit dem im späten 17. Jahrhundert begonnen worden war, stammte von Caspar Moosbrugger; er gehört zu den Werken des sogenannten Vorarlberger Barocks und ist durch eine komplexe Folge von Formen charakterisiert: Einem Oktogon, einer häufig für Martyrien verwendeten Form, schließen sich zwei Kreise an. Das Oktogon umgibt eine das Gnadenbild der »Schwarzen Muttergottes« enthaltende Gnadenkapelle, deren erster Bau von Santino Solari, dem Salzburger Architekten, stammte (er wurde 1798 von den Franzosen zerstört, an seiner Stelle steht nun eine neue Kapelle aus den Jahren 1815–1817). Die Fresken und Plastiken der Brüder Asam fügen sich meisterlich in diesen lichterfüllten Raum.[25]

Signifikant an diesem Projekt ist seine Nähe zu Zürich, dem Zentrum der Zwinglianer, gegen die ein Zeichen zu setzen es gute Gründe gab, da sie zum Ikonoklasmus aufgerufen hatten und gegen Wallfahrten und Marienverehrung predigten. Außerdem war das Kloster ein Marienwallfahrtsort, der im 18. Jahrhundert sehr populär wurde und dessen Gnadenbild bis zu 100 000 Pilger im Jahr besuchten. Asams Fresken hatten daher natürlich auch das Marienleben zum Thema. Auch die prächtige Ausschmückung anderer Wallfahrtskirchen in jener Zeit läßt sich als Reaktion auf ikonoklastische Strömungen verstehen. Die grandiose Barockkirche in Święta Lipka (Heiligelinde) in Ostpreußen, von 1687 bis 1730 von dem Baumeister Georg Ertly errichtet, wurde 1723 mit illusionistischen Malereien des ermländischen Malers Matthias Johann Meyer dekoriert. Die Kirche beherbergte ein Bild, dessen angeblich auf wunderbare Weise entstandenes Original von den Protestanten zerstört worden war, weshalb der die alte Wallfahrtskapelle ablösende Bau dieser Kirche durch die Jesuiten als unverhohlen polemische Geste gelten kann. Man hatte schon in Schlesien an der Grenze zu Gebieten, die von protestantischen Sekten dominiert wurden, die Entstehung von Wallfahrtsorten gefördert, und das gleiche geschah in Braniewo (Braunsberg) an der Grenze der Gebiete des Bischofs von Ermland.

Waren die Gebrüder Asam also in diesen Fällen vielleicht in eine mittels der Kunst geführte religiöse Polemik verwickelt, wie wir sie schon in Böhmen

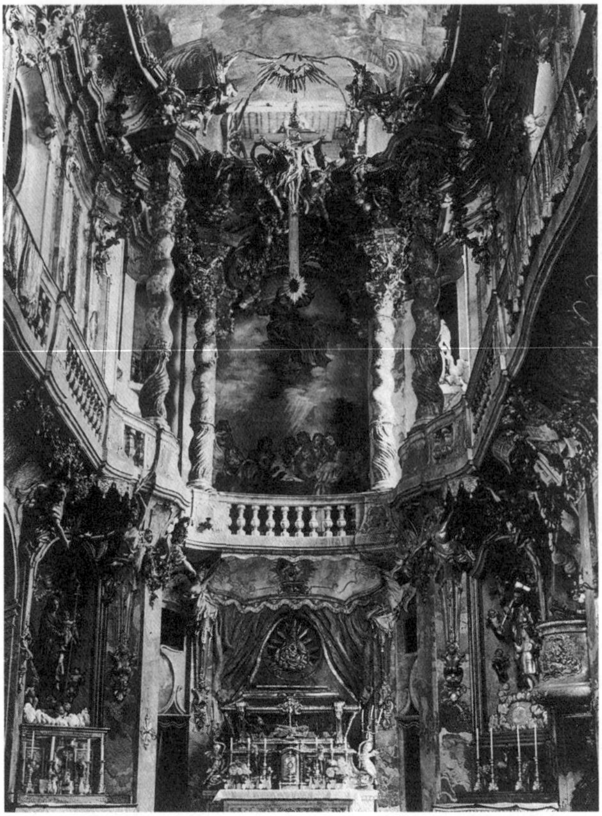

St. Johann Nepomuk (Asamkirche), München, 1733 begonnen, von Egid Quirin und Cosmas Damian Asam (Zustand vor Restaurierung)

kennengelernt haben, so hatte ihre persönliche Aussage, die sie in ihrer Münchner Kirche St. Johann Nepomuk, der sogenannten Asamkirche, zum Ausdruck brachten, doch einen anderen Klang. Als die Brüder ab 1733 neben ihrem Münchner Haus als private Stiftung eine Kirche zu Ehren des hl. Johannes von Nepomuk errichteten, war dies ein Akt persönlicher Frömmigkeit. Johann Nepomuk wurde nicht nur in Böhmen verehrt, sondern nach seiner Kanonisierung 1729 auch in Bayern, denn die Königin, deren Geheimnis der Heilige nicht preisgegeben hatte, stammte aus dem Haus der Wittelsbacher. Daher wurden die Beichtstühle mit mahnenden Figuren geschmückt. Die Bedeutung der Beichte betont besonders eine Figur, die eindeutig aus Jakob Bidermanns in einem früheren Kapitel bereits erwähnten Jesuitendrama *Cenodoxus* stammt. In St. Johann Nepomuk verbindet sich die Form der Saalkirche mit dem Berninischen Kunstgriff einer indirekten Beleuchtung, deren Licht den Heiligen aus einer Menge von gemalten Figuren und Stuckplastiken heraushebt.

Diese Kirche ist nicht das einzige Beispiel für eine erfolgreiche Zusammenarbeit bedeutender Maler und Bildhauer mit Stukkatoren aus Werkstätten der näheren Umgebung, in diesem Fall aus Wessobrunn. Nicht nur die Asams arbeiteten mit Künstlern aus diesem Ort zusammen, sondern auch Matthäus

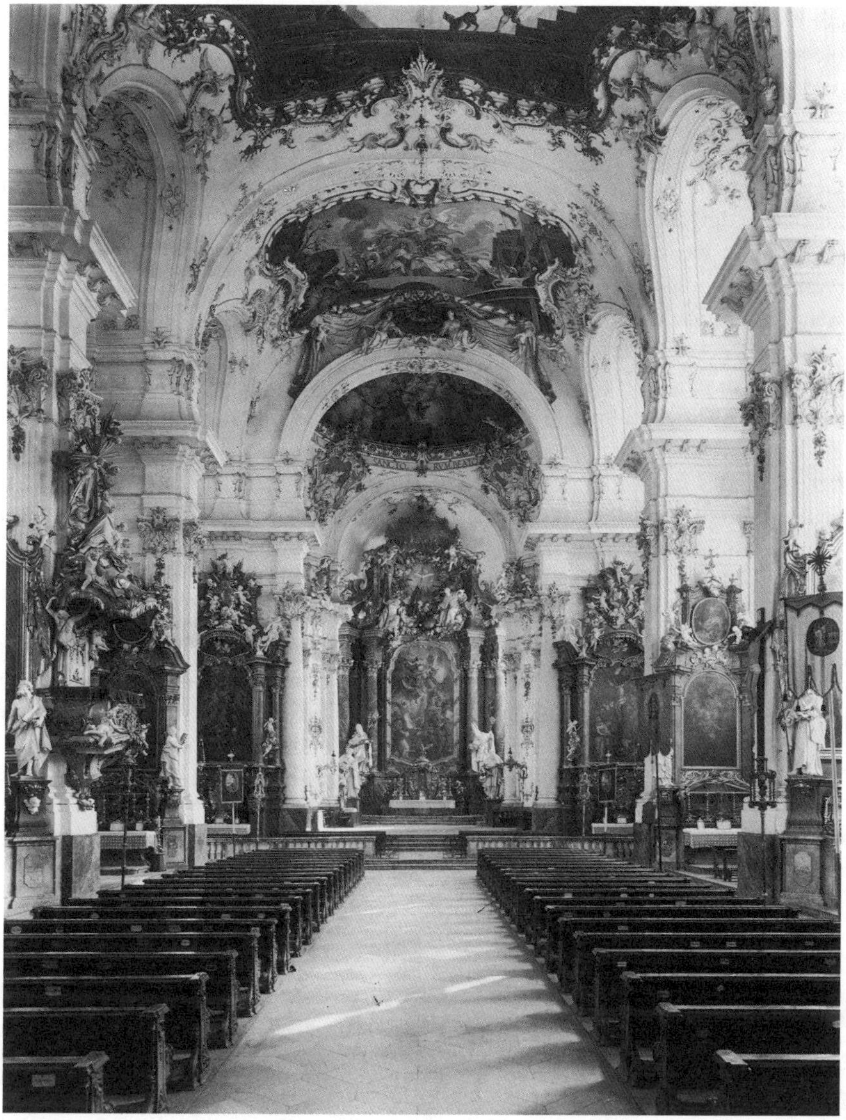

Stiftskirche St. Maria, Dießen am Ammersee, 1731–1739 von Johann Michael Fischer vollendet, mit Fresken von Johann Georg Bergmüller, 1736, und Stuckdekoration von F. X. und J. M. Feichtmayr; Altäre von G. B. Tiepolo und anderen

Günther (1705–1788), der über sechzig Freskenzyklen schuf. Dieser glücklichen Integration der Kunstgattungen begegnet man überall in Süddeutschland, in vielen Kirchen, die eine exquisite architektonische und ornamentale Gestaltung mit Ausmalungen der Decken des Schiffs und der Seitenkapellen, der Wände des Schiffs und der Flächen unter den Fenstern kombinieren. Solche gemalten Kircheninterieurs waren das Werk von Malern wie Günther, der wie sein Vorgänger im Amt des Direktors der Augsburger Akademie, Johann Georg Bergmüller (1688–1762), den Sommer damit verbrachte, in der näheren und weiteren Umgebung Fresken zu malen.[26]

Das Werk der Brüder Asam, das wir hier so ausgiebig behandelt haben, stellt freilich nur einen sehr kleinen Teil des damals im süddeutschen Raum Geschaffenen dar. Es hervorzuheben scheint allerdings nicht nur insofern gerechtfertigt, als bei ihnen viele Stilelemente zum erstenmal auftauchten, die später auch das Werk anderer Künstler prägen sollten, sondern auch deshalb, weil ihre Schüler, wie Günther, häufig zu den führenden Künstler der nächsten Generation in Süddeutschland zählten.

Daher ist es vielleicht hinreichend, aus der Fülle der sakralen Gesamtkunstwerke jener Zeit nur noch zwei weitere herauszugreifen. Die Stiftskirche St. Maria in Dießen am Ammersee stellt in jeder Beziehung eine hochrangige künstlerische Leistung dar. Die Architektur, ein einheitlicher Raum auf der Basis des Ovals, ist das Werk von Johann Michael Fischer; die schönen Stuckarbeiten mit Rokoko-Ornamenten stammen von Franz Xaver und Johann Michael Feichtmayr. Die Deckengemälde sind von Bergmüller, illusionistische Meisterwerke, die nur von einer Stelle aus in der richtigen Perspektive gesehen werden können. Die Altäre tragen Gemälde des großen venezianischen Meisters Giovanni Battista Tiepolo und des Augsburger Meisters Johann Evangelist Holzer. Der in den Deckenfresken dargestellte Himmel ist, wie man bemerkt hat, ein bayrischer Himmel, denn die Fresken zeigen Szenen aus der Geschichte des Stifts, und die dargestellten Heiligen sind bayrische Heilige. Die große Kunst dieser Wallfahrtskirche ist zugleich auch eine wahrhaft lokale Kunst.[27]

Wallfahrtskirche Wies, 1745–1754, von Dominikus Zimmermann und Johann Baptist Zimmermann

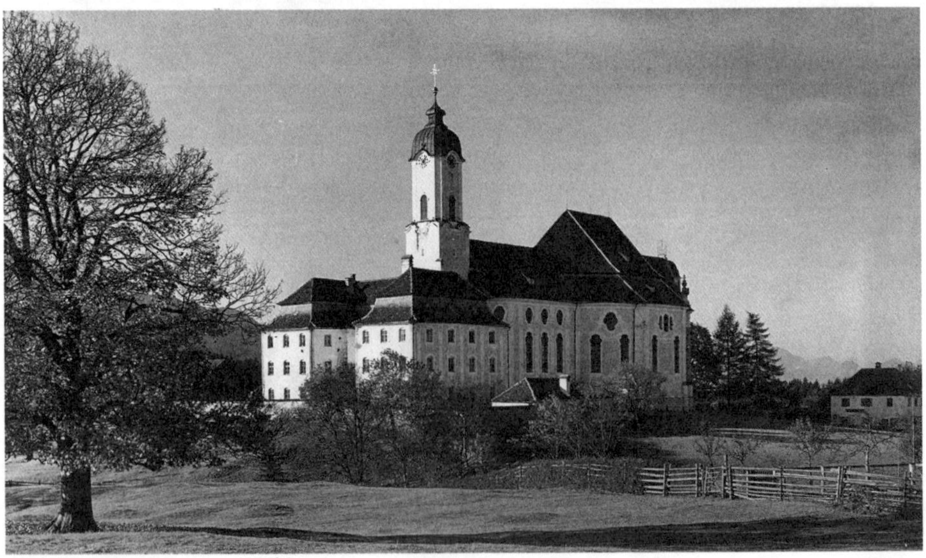

Dies gilt ebenso für die 1745–1754 entstandene Wieskirche, die vielleicht den Höhepunkt dieser Epoche darstellt und in der viele Kunstformen der Zeit vereint sind. Sie ist das schönste Resultat der fruchtbaren Zusammenarbeit von Dominikus Zimmermann (1685–1766) und Johann Baptist Zimmermann (1680–1758). Das Problem, Zentral- und Langbau zu versöhnen, ist bei dieser Kirche insofern besser gelöst als in anderen bayrischen Kirchen mit Zentralraum, als sie nicht nur ein ovales Schiff besitzt, sondern die Seitenschiffe in einen mit hohen Fenstern versehenen, verhältnismäßig schmalen Umgang aufgelöst sind, der nur durch schlanke, relativ weit stehende Pfeilerpaare vom Mittelschiff getrennt ist. Aufgrund dieser offenen Anlage ist der ganze Innenraum der Kirche von Licht durchflutet. Skulpturen, Stuckdekorationen und Gesims, Leisten und Bogengewände sind in Form von Contrecourbes gestaltet, und die in Dekoration übergehenden architektonischen Elemente ergänzen und vervollkommnen die Malerei und Skulptur zu einer hinreißenden Gesamtwirkung. Die Decke ist mit einer Darstellung der Hetoimasia, der Vorbereitung auf das Letzte Gericht, geschmückt, der himmlische Thron ist noch leer und die Paradiestür noch verschlossen. Dazwischen wölbt sich ein Regenbogen, auf dem in Licht und Farben prangend der gnadenverheißende Christus erscheint – dem wundertätigen Gnadenbild Christi entsprechend, das der Anlaß des Baues war. Man hat den Effekt des Ganzen als ästhetisches Spiel bezeichnet, und sicherlich ist das Spielerische eine Eigenschaft des sich als freies Spiel des Geistes und seiner Vermögen vollziehenden ästhetischen oder künstlerischen Schaffens. Aber wenn die Wieskirche das Resultat eines ästhetischen Spiels ist, dann ist das Spiel hier – anders als bei Cuvilliés – ein tiefempfundenes Spiel und ganz dem Inhalt verpflichtet, in dessen Dienst die ästhetischen Mittel stehen. Eine solche Kunst läßt sich nur zum Teil in den Kategorien der Kantschen Ästhetik begreifen. Was bayrische Kirchen wie die Wies zum Ausdruck bringen und vermitteln, ist die Freude am religiösen Erleben, an der Schönheit als Ausdruck des Göttlichen.

Die Kirchen der in diesem Kapitel behandelten Epoche haben uns vor allem als Gesamtkunstwerke interessiert, und hier irgendeine Komponente des Ganzen isolierend herausgreifen zu wollen wäre ebenso sinnvoll, wie aus einer kontrapunktischen Komposition eine einzelne Stimme herauszulösen. Zur Zeit Friedrichs des Großen waren die Deutschen, wie wir im nächsten Kapitel sehen werden, gleichzeitig von italienischen wie von französischen Meistern und Vorbildern fasziniert. Friedrich II. war schon Kunstmäzen, bevor er 1740 König wurde, und er neigte dazu, die individuellen Leistungen deutscher Maler, Bildhauer und Architekten herabzuwürdigen, auch wenn er anerkannte, daß sie ein gelungenes Ensemble schaffen konnten. In Bayern wie überhaupt im süddeutschen Raum waren neben den deutschen Künstlern stets auch Franzosen und besonders Italiener entweder direkt vor Ort tätig oder durch ihre dorthin gesandten Werke präsent, wie zum Beispiel Giovanni Battista Pittoni, Giovanni Antonio Pellegrini, Giambattista Piazzetta, Jacopo Amigoni, die alle Tiepolo vorausgingen.[28]

Dennoch wollen wir uns zuerst mit Tiepolos Gemälden beschäftigen, denn seine Fresken in Würzburg zeigen, wohin sich die Rokokodekoration ent-

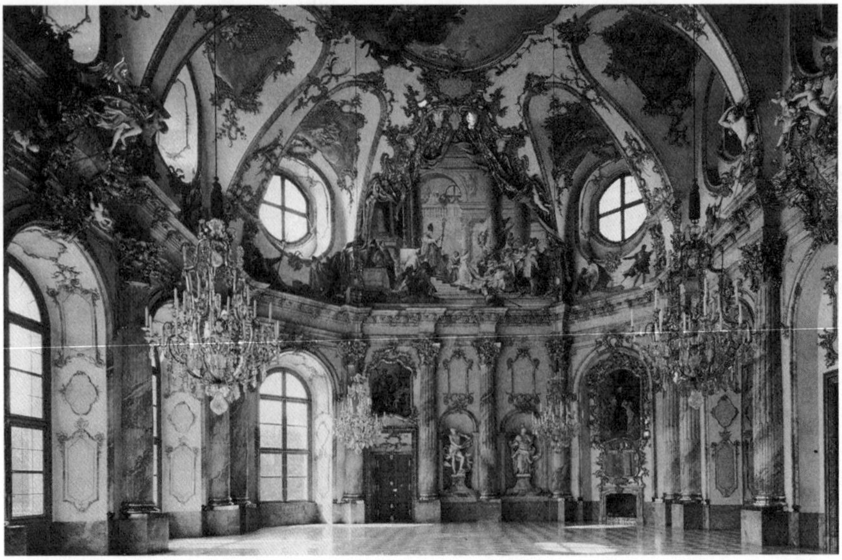

Kaisersaal der Würzburger Residenz, von Balthasar Neumann, Fresken von G. B. Tiepolo und anderen, 1752 vollendet

wickelte. Was als intimer Stil begonnen hatte und keineswegs als große Geste gemeint war, entfaltete sich im kirchlichen Kontext und diente dann in der Residenz eines Fürstbischofs dem Ausdruck einer weltlichen Apotheose. Die Würzburger Residenz ist eine Dekoration der Grandezza, und da Tiepolos Fresken aus den fünfziger Jahren des 18. Jahrhunderts Teil eines Dekorationsprogramms sind, können sie ebenso wie die Fresken der behandelten Kirchen als dekorative Malerei betrachtet werden. Tiepolos Fresken hatten sich, wie manche der frühen Werke der Gebrüder Asam, fertigen Räumen anzupassen, die Stukkaturen, Vergoldungen, Spiegel und abgerundete Fensterformen aufwiesen, wie es einer Rokokodekoration entsprach. In der Kombination mit Tiepolos Fresken verwandelt sich diese Ausstattung zu dem ungewöhnlichen Gesamtbild einer imposanten Rokoko-Historienmalerei.

Die Fresken des Kaisersaals stellen Szenen aus der mittelalterlichen Geschichte des Bistums dar und zeigen unter anderem, wie Kaiser Barbarossa vom Würzburger Bischof vermählt wird und wie dieser vom Kaiser in seiner herzoglichen Gewalt bestätigt wird. Diese Bilder exemplifizieren sehr gut, auf welche Weise Kunst auch relativ unbedeutende Ereignisse glorifizieren kann. Die von dem Venezianer erreichte Synthese älterer Stilmittel und Techniken nutzt hier den ganzen Schwung ihrer Formgebung und die ganze Macht ihrer Kolorierung, um dieses Ziel zu erreichen. Auch der Illusionismus in der Tradition Berninis dient diesem Zweck: Stuckvorhänge, die in Malerei übergehen; ein Hund mit einem halb plastisch gebildeten, halb gemalten Bein; der gemalte Schaft einer Waffe, der plötzlich als fester Gegenstand aus der Fläche herausragt.

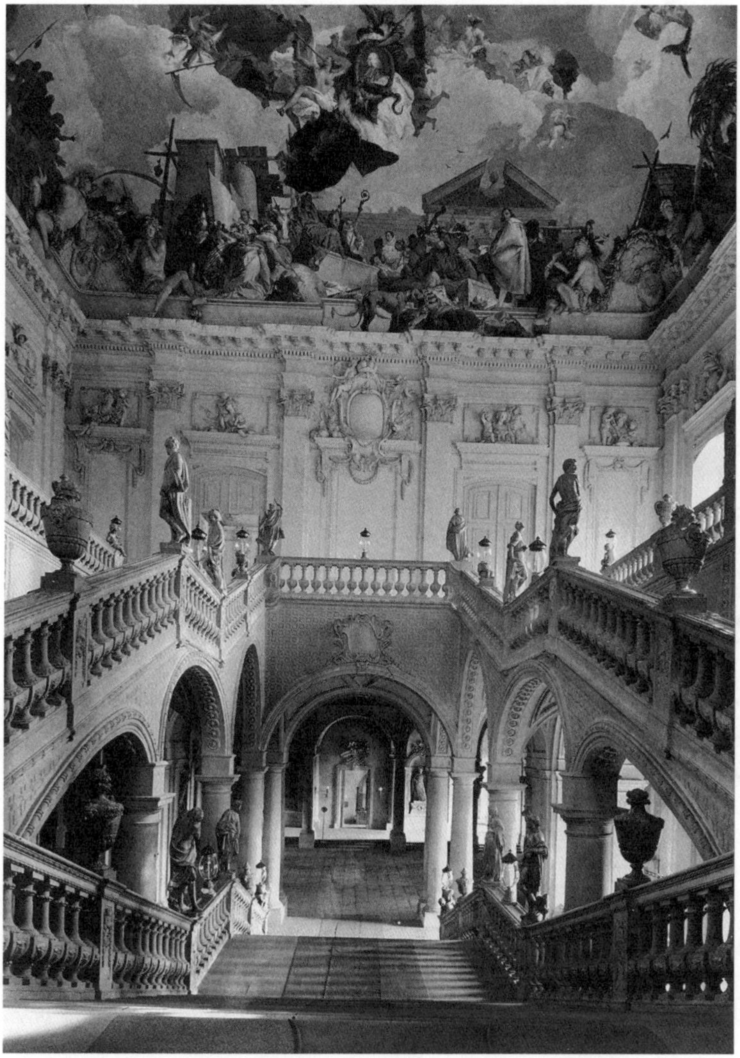

Treppenhaus der Würzburger Residenz, 1737–1750, von Balthasar Neumann, Fresken von G. B. Tiepolo und Söhnen, 1752–1753

Die Decke des Treppenhauses wurde von Tiepolo mit einer traditionellen Allegorie ausgemalt, die auch in Kirchen aus jener Zeit häufig zu finden ist – der Allegorie der vier einem Herrscher huldigenden Kontinente, die häufig in abgewandelter Form von den Jesuiten verwendet wurde, um die weltweite Verbreitung ihres Ordens darzustellen. Sie entspricht ebenso der im 18. Jahrhundert verstärkt betriebenen Erforschung der Welt und dem Geschmack der Zeit am Exotischen wie dem wachsenden Interesse an einer wirklichkeitsnahen Wiedergabe von Ereignissen und geographischen Verhältnissen, so daß ihre Darstellung dementsprechend mit der Tradition realitätsferner allegori-

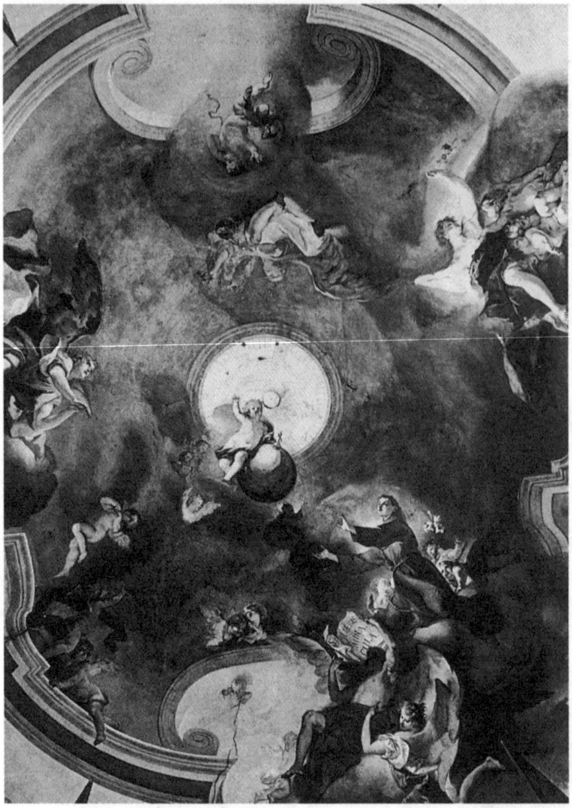

St. Anton, Garmisch-Partenkirchen, Fresko mit dem hl. Antonius von Padua, 1736, von Johann Evangelist Holzer

scher Darstellungen bricht. In Tiepolos Fresko ist der Herrscher der Fürstbischof Greiffenclau, ein Nachfolger der Schönborns – in Wirklichkeit allerdings eine unbedeutende Gestalt, doch schließlich galt es, den Herrscher zu glorifizieren.[29]

Die Künstler Süddeutschlands jener Zeit können hinsichtlich ihrer Fresken einem Vergleich mit Tiepolo durchaus standhalten, vorausgesetzt, wir erwarten von ihnen ebensowenig, wie wir es von Tiepolo erwarten würden, daß ihre Gemälde Arbeiten in französischer Tradition gleichen, die auf einem anderen Begriff von Zeichnung basieren. Maler wie Johann Evangelist Holzer schufen auf ihre individuelle Weise vollendete Werke.[30] Von seinen Arbeiten haben nur wenige überlebt, aber seine Decke in St. Anton in Garmisch-Partenkirchen gibt zu erkennen, warum er die Bewunderung seiner Zeitgenossen erregte. Sie gehört zu den koloristischen Meisterwerken des 18. Jahrhunderts. Die schillernden Wesen an dieser Decke sind von imaginären indirekten Lichtquellen erhellt, die das Ganze zu einem leuchtenden Meisterwerk werden lassen, wie es in der Geschichte der Kunst nur selten zu finden ist. Solch ein Werk kann sich mit dem Tiepolos gewiß messen, und sicherlich ist es bei seiner visionären Schilderung der Wundertaten des Heiligen in der Verwendung illusionistischer Mittel erfolgreicher als Tiepolo bei seiner Verherrlichung des Fürstbischofs.

Erst wenn man sich vor Augen hält, daß man in Süddeutschland damals eher an einer solchen koloristischen Malerei Geschmack fand als an einer akademischen Malweise, kann man verstehen, warum gerade Tiepolo nach Deutschland gerufen wurde. Lange vor dessen Ankunft waren Holzer Aufträge für Würzburg und Münsterschwarzbach erteilt worden, die Tiepolo später vollendete, da Holzer bereits 1740 im Alter von einunddreißig Jahren starb.

Wie die Malerei, so wurden auch die Skulpturen süddeutscher Ensembles häufig in sonst bereits fertige Räume eingefügt, wo sie als Bestandteil eines Gesamtentwurfs dem Ganzen sozusagen den letzten Schliff gaben.[31] Die Art der Skulptur ergab sich aus der oft ein festes Schema vorgebenden Aufgabe, die sie jeweils konkret zu erfüllen hatte, und aus dem Gesamtkonzept des Baus. Dennoch verdienen viele bildhauerische Werke jener Zeit unsere Aufmerksamkeit und können als würdige Vertreter einer langen Tradition und ihrer lokalen Varianten betrachtet werden. Man kann sogar sagen, daß in der Geschichte der Stuck- und Holzplastik damals ein letzter Höhepunkt erreicht wurde, bevor ein Wandel des Geschmacks auch einen Wechsel in den bevorzugten Materialien mit sich brachte und die Polychromie in der Bildhauerei abgelehnt wurde.

Im zweiten und noch mehr im dritten Viertel des 18. Jahrhunderts wurden in Süddeutschland viele außerordentliche Werke der Bildhauerei geschaffen. Die Bedeutung von Egid Quirin Asams Plastiken als integrale Bestandteile der großen Ensembles, in die sie gestellt wurden, haben wir bereits erwähnt. Nur wenig später wurden auch in Schwaben herausragende plastische Bildwerke geschaffen, zum Beispiel für die Wallfahrtskirche St. Marien in Birnau am Bodensee, ein Bauwerk, das der Vorarlberger Peter Thumb (1681–nach 1758) entwarf und das wie eine einfache Membran zur Umhüllung der Fresken des Malers Gottfried Bernhard Göz (1708–1774) und der Stuckarbeiten und Skulpturen von Joseph Anton Feuchtmayr (1696–1770) wirkt. Man kann über die Qualität der Architektur und der Gesamtdekoration streiten, nicht aber über die Qualität der in dieser Kirche befindlichen Plastiken der Kreuzwegstationen mit der anrührenden Trauer ihrer gestikulierenden Putti oder des berühmten honigschleckenden Puttos am Seitenaltar des hl. Bernhard von Clairvaux, des *Doctor mellifluos,* dessen Rede süß wie Honig floß.[32]

Auch viele andere Bildhauer schufen in jener Zeit herausragende Werke. Die Plastiken bayrischer Bildhauer wie Ignaz Günther (1725–1775) in Rott am Inn, Weyarn, Dietramzell, im Münchner Bürgersaal und an anderen Orten weisen Empfindungsreichtum, Ausdrucksstärke und individuelle Charakterisierung auf, wie sie ähnlich schon die traditionelle Holzschnitzerei dieser Gegend kennzeichneten.[33] In Werken wie Günthers *Mariä Verkündigung* in der Stiftskirche St. Peter und Paul in Weyarn hat das Drama der seelischen Empfindung noch immer seinen mahnenden und seine Botschaft überzeugend vermittelnden Charakter, unterstützt von einer die Lebensechtheit betonenden Polychromie sowie von einer durch scharfkantige Falten, weitgeschwungene Draperie und übertrieben hart abgesetzte Flächen geprägten Behandlung des Lindenholzes.

Diese Plastik verdient auch deshalb unsere Aufmerksamkeit, weil sie sich mit polnischen Werken jener Zeit vergleichen läßt.[34] In Vilnius (Wilno) in Litauen entstand damals ein Architekturstil, der in seinen geschwungenen Fassaden und manchmal auch in ebensolchen Formen des Interieurs eine gewisse Ähnlichkeit mit dem aufweist, was in Süddeutschland geschaffen wurde (sein bedeutendster Vertreter, Johann Christian Glaubwitz, war Schlesier). Lwów (L'viv, Lemberg) und seine Umgebung hingegen wurden zu einem Zentrum der Bildhauerei, das man fast als Außenposten dessen bezeichnen könnte, was damals in Deutschland und Böhmen geschaffen wurde. Doch sowohl die Architekten als auch die Bildhauer Polens gingen noch einen Schritt über das hinaus, was ihre weiter im Westen tätigen Zeitgenossen schufen. Hinsichtlich der malerischen Lage, der Phantastik der Silhouetten und der spielerischen Verwendung von Formen übertreffen die in der Mitte des 18. Jahrhunderts in Litauen entstandenen Bauwerke sogar die Bauten, die in dieser Epoche in Süddeutschland errichtet wurden.

Die Lemberger Bildhauerkunst profitierte wie die deutsche Bildhauerei von den vielen neuen Bauten, die dort infolge eines wirtschaftlichen Aufschwungs entstanden. Da deren Architekten Niederländer (Jan de Witte) oder Italoschweizer waren, standen sie mit internationalen Traditionen in Einklang und unterschieden sich in ihrer Form nicht allzu sehr von ihren deutschen Gegenstücken. Auch die Skulptur blieb weitgehend der allgemeinen mitteleuropäischen Tradition verhaftet. Der Initiator dieses Lemberger Stils war

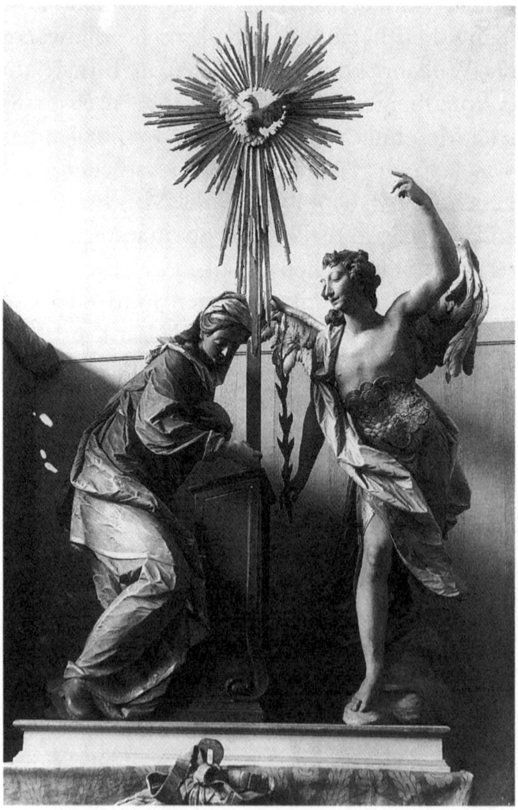

Verkündigungsgruppe, 1764, von Ignaz Günther, Augustinerkirche, Weyarn

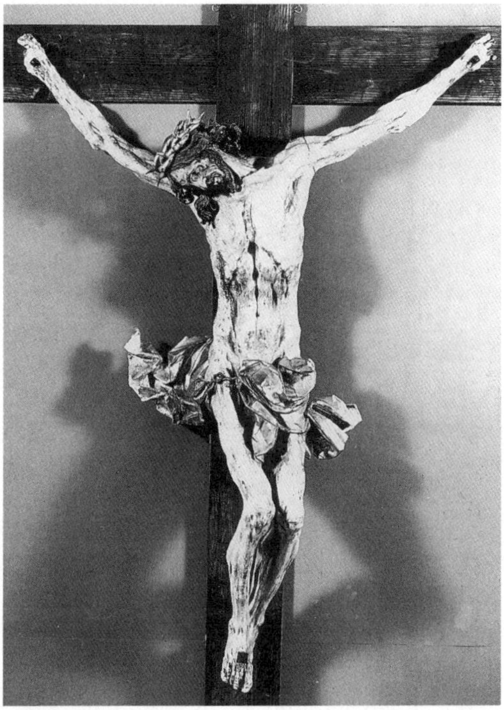

Kruzifixus von Meister Johann Georg Pinsel, um 1760; Lwów, Museum für ukrainische Kunst

Thomas Hutter (der Höhepunkt seines Schaffens liegt um 1740); er war Deutscher, und seine Werke zeigten eine Verwandtschaft mit böhmischen wie mit süddeutschen Traditionen. Antoni Osiński (1720–1765), der zur zweiten Generation gehörte, legte in seiner Holzschnitzkunst eine Neigung zu geometrischer Abstraktion an den Tag, die zusammen mit seiner Betonung der Konturen der Gewandfalten seinen Figuren eine ungeheure Eindringlichkeit verlieh. Die Gesichter seiner Skulpturen in de Wittes nach 1749 vollendeter Dominikanerkirche in Lwów sind von extremer Emotionalität geprägt. Zwei Künstler der von den späten vierziger bis zu den sechziger Jahren des 18. Jahrhunderts tätigen dritten Generation brachten diese Schule dann zu einem Höhepunkt: Sebastian Fesinger und der jetzt, obwohl seine Vornamen in den Urkunden nur in Latein auftauchen, als Johann Georg Pinsel identifizierte Meister, dessen Name wie auch sein Stil darauf hindeuten, daß er aus Mitteleuropa stammte. Pinsel meißelte die Steinfigur des hl. Georg an der Fassade der griechisch-katholischen Kathedrale in Lwów, die dort ab 1744 nach Entwürfen von Bernard Meretyn oder Meretini (fälschlich Bernhard Merderer genannt) gebaut wurde, schnitzte aber auch die Holzplastiken für Hodowica. Seine sehr ausdrucksvollen Figuren, deren Merkmale sie in die Nähe der böhmischen oder bayrischen Plastik rücken, sind von einer erstaunlichen Qualität. In diesem Skulpturentyp, der sich überall in den Gebieten verbreitete, die heute der westlichen Ukraine und Ostpolen entsprechen, wurde eine Entwicklung bis in ein sonst nirgendwo erreichtes Extrem getrieben. Glieder

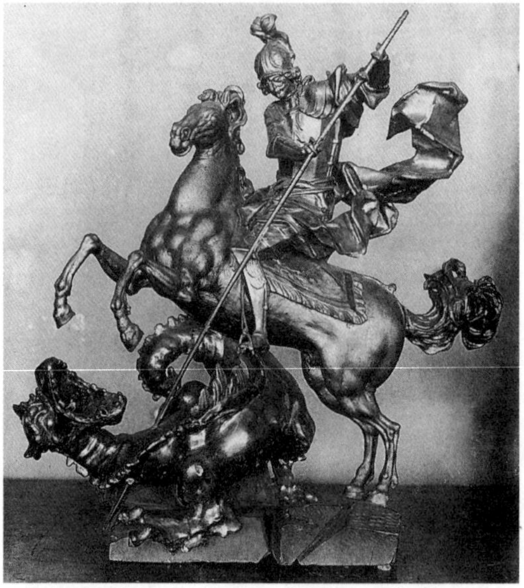

Der hl. Georg mit dem Drachen, um 1754–1760, von Meister Johann Georg Pinsel (Modello für die Statue an der St.-Georgs-Kathedrale in Lwów); Lwów, Museum für ukrainische Kunst

und Draperien erstrecken sich vom Holzkern der Figur aus weit in den sie umgebenden Raum hinein; Hände und Arme gestikulieren; die Gesichter sind stark ausgeprägt und offenbaren tiefe Emotionen. Wie in der litauischen Architektur jener Zeit wird hier ein wahrhaft barockes Pathos erreicht, wie es in dieser Form nirgendwo sonst in Europa trat.

St.-Georgs-Kathedrale, Lwów, nach 1744, von Bernard Meretyn (Meretini), nach 1744, mit Skulptur von Meister Johann Georg Pinsel, 1759/60

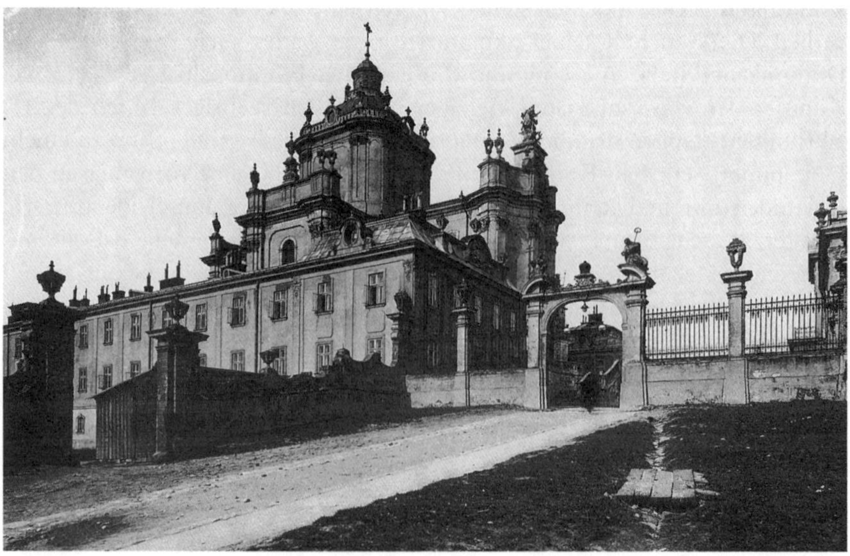

Dieses Kapitel wollen wir mit dem Werk eines besonderen Architekten abschließen. Balthasar Neumann (1687–1753) wird als der größte Architekt des Rokoko betrachtet; in seinem Werk verbinden sich nicht nur viele der bisher erörterten Elemente, sondern es weist auch über seine Zeit hinaus. Dieser außerordentliche Kirchenarchitekt war auch ein bemerkenswerter Schloßbaumeister. Neumann stammte zwar aus Böhmen (sein Vater war Tuchmacher in Cheb/Eger), doch erhielt er seine Ausbildung in Franken. Er begann seine Laufbahn als Glocken- und Stückgießer, wurde anschließend Militär- und Zivilingenieur, um sich dann schließlich der Architektur und Städteplanung zuzuwenden. Daß ein Baumeister vom Ingenieurwesen zur Architektur fand, war gar nicht so unüblich; wir sind einem solchen Werdegang bereits zu Beginn des Buches bei dem Erbauer der Mariä-Entschlafen-Kathedrale im Moskauer Kreml begegnet, und auch Hildebrandt, den der 1717/18 in Wien gewesene Neumann zu Rate zog, als er den Auftrag zur Arbeit an der Würzburger Residenz erhielt, war zunächst Feldingenieur des Prinzen Eugen gewesen.

Neumann arbeitete hauptsächlich im Dienst oder im Umkreis der Schönborns, konsultierte aber trotz der Wiener Verbindungen dieser Familie bei der Arbeit an seinen Entwürfen auch die Franzosen Robert De Cotte und Germain Boffrand. Neben seiner langjährigen Tätigkeit an der Würzburger Residenz, wo man den Stil seines Beitrags zur Außengestaltung kaum von dem Hildebrandts unterscheiden kann, erhielt er 1728 auch den Auftrag, Schloß Damiansburg in Bruchsal zu vollenden, wo er mit für den Umbau des prächtigen Kaisersaals und der Grotte im Erdgeschoß (vollendet 1731/32) verantwortlich zeichnete. Sein wichtigster Beitrag in Bruchsal war die Einfügung eines Treppenhauses mit einer für jene Zeit in Deutschland einzigartigen gewundenen Treppe in der Tradition der Wendeltreppen mittelalterlicher und spätmittelalterlicher Bauwerke.

Neumanns wichtigstes Werk seiner ersten Schaffenszeit als Architekt war jedoch seine Arbeit am Würzburger Schloß, das sich Johann Philipp Franz von Schönborn, der Fürstbischof von Würzburg und Neffe des Mainzer Kurfürsten Lothar Franz, ab 1720 erbauen ließ. Der Fürstbischof beschloß, seine Residenz mitten in der dem Würzburger Bischof in der Vergangenheit häufig feindlich gesinnten Stadt anzulegen. Zuvor hatten die Bischöfe in der Festung auf dem sich vor der Stadt erhebenden Marienberg residiert, und die Verlegung der Bischofsresidenz in ein riesiges Stadtschloß war ein Zeichen eines die Unterwerfung der Stadt fordernden absolutistischen Herrschaftsanspruchs. Im Jahr 1729 wurde der Reichsvizekanzler Friedrich Karl von Schönborn, ein Bruder des 1724 verstorbenen Johann Philipp Franz, zum Bischof von Bamberg und Würzburg gewählt und führte das von seinem Bruder begonnene Werk in großem Stile fort, wozu er aufgrund der bei einem Unterschlagungsprozeß verhängten riesigen Geldstrafen, die in seine Kassen geflossen waren, über die nötigen Mittel verfügte. Obwohl mit de Cotte, Boffrand, Maximilian von Welsch, Hildebrandt und Neumann so viele Architekten an dem Bau beteiligt waren, daß man fast von einer Gemeinschaftsproduktion sprechen könnte, lassen sich einzelne Teile des Baus doch eindeutig zuordnen: Hildebrandt kann die Gartenfassade, De Cotte und Boffrand das Grundkonzept der Anlage und

Neumann die Schloßkirche, Teile des Corps de logis und das Treppenhaus zugeschrieben werden. Neumanns Treppenhaus der Würzburger Residenz gehört zu den außerordentlichsten Anlagen dieser Art: Wer die gegenläufige Treppe mit ihren drei parallelen Armen hinaufsteigt, erlebt eine ständige Veränderung der Raumwirkung und der Eindrücke, die das Treppenhaus bietet. Im oberen Geschoß läuft rings um die Treppenanlage ein Umgang, und darüber spannt sich eine riesige, 30 x 18 m große Deckenfläche, die Tiepolo 1752/53 ausmalte.

Balthasar Neumann hatte bei seinen Schloßentwürfen bis auf Details in der Gestaltung von Fassaden und zeremoniellen Räumen kaum freie Hand. In der Kirchenarchitektur dagegen war ihm nur die Stelle, wo der Altar zu stehen hatte, vorgegeben, und er mußte die grundsätzliche Orientierung des Kirchenbaus auf diesen Punkt hin respektieren, ansonsten aber erlegten ihm Auftraggeber und Programm nur wenige Einschränkungen auf. Daher sind Neumanns Kirchenbauten die freiesten seiner Entwürfe, wie es auch bei Santini und Dientzenhofer nicht anders ist. In den beiden bedeutendsten Entwürfen des Architekten, Vierzehnheiligen und Neresheim, sind viele Ideen weiterentwickelt, die wir aus der böhmischen und mainfränkischen Architektur seiner Vorgänger bereits kennen. Vielleicht hat er auch einige Details bei der Kirche Johann Dientzenhofers in Banz abgeschaut, die er von seinem eigenen Bauplatz in Vierzehnheiligen auf der anderen Seite des Maintals sehen konnte – die übereck gestellten Wandpfeiler, die glatten, schalenartigen Gewölbe-

Wallfahrtskirche Vierzehnheiligen, 1742 begonnen, von Balthasar Neumann, mit Stuckdekoration von Johann Michael Feichtmayr

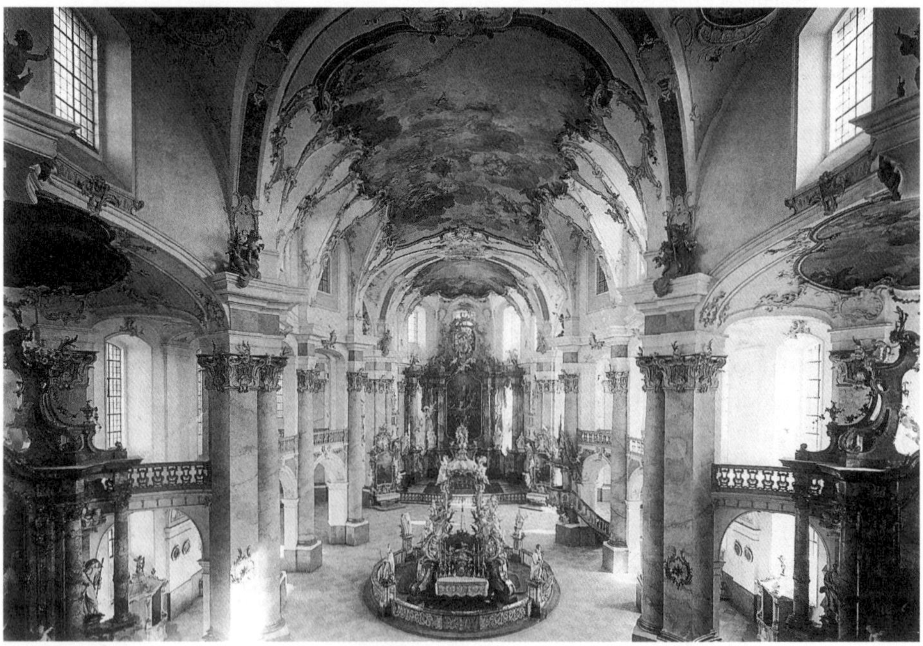

kompartimente, die durch geschwungene, den diagonalen Verlauf der Schubkräfte betonende Gurte abgegrenzt werden. Das Gewölbe schwingt wie die Innenwand vor und zurück. Wie bei böhmischen Kirchen ist das Äußere von Vierzehnheiligen bei aller Verschiedenheit doch in gewissem Maße auch ein Echo seiner inneren Formen.

Jedoch unterscheidet sich Neumanns Architektur von ihren böhmischen oder mainfränkischen Vorgängern in mehrfacher Hinsicht. So sind seine Gewölbe oft aus Ziegeln gemauert (im Unterschied zu den bayrischen Gewölben aus Lattenwerk und Gips) und werden von frei stehenden Säulen (Neresheim) oder von durch eine Empore miteinander und mit der Wand verspannten Pfeilern (Vierzehnheiligen) getragen. Zudem sind in Vierzehnheiligen die Ovale des Schiffes längsaxial ausgerichtet, während die Ovale in Dientzenhofers Kirchen quer zur Längsrichtung des Kirchenraums plaziert sind. Neumann betont stärker die Raumschöpfung; die äußere Mauerschale ist durch Wandpfeiler gegliedert, die mit ihr nur noch durch Brücken verbunden sind, und sie hat viel mehr Fensteröffnungen als böhmische oder Dientzenhofers fränkische Kirchen. Das hat den Effekt, daß die Wand oder Masse vom Besucher der Kirche negativ interpretiert wird: als Hülle, die einen Innenraum umschließt, auf den sich das eigentliche Interesse des Architekten zu konzentrieren scheint. Dieser Innenraum entsteht aus einer komplexen Verbindung von Ovalen und Kreisen, die einen majestätischen offenen Bereich konstituiert, der aufgrund der Reduzierung geschlossener Wandflächen von Licht durchflutet ist, das den Gesamteindruck der Kirche durch die weiß schimmernden Formen, die es entstehen läßt, noch steigert.

In Neumanns Bauwerken ist auch die Wirkung der Dekoration überaus bedeutend, selbst in Vierzehnheiligen (von 1742), wo sie sich auf Altäre und Decke beschränkt. Wie Neumann die Masse und die Wände seiner Gebäude auf die Hülle eines Raumkörpers reduziert, so scheint das ganze Gebäude nur ein zur Aufnahme der Dekoration bestimmtes Gehäuse zu sein. Der zentrale Gnadenaltar in Vierzehnheiligen ist zwar von J. M. Küchel, doch er fügt sich vollendet in Neumanns Oval (in welchem Maße Neumann die Kirche um diesen Altar herum geplant hat, ist nicht sicher). Dieser den Vierzehn Nothelfern gewidmete Altar ist ein Beispiel für die Auflösung traditioneller, auf den klassischen Ordnungen basierender Architekturformen, denn hier werden kurvige, der Ornamentik entnommene Formen als architektonische Elemente verwendet. Der Altar ist vollständig aus C- und S-Kurven komponiert, so daß man in diesem Fall wirklich von Rokokoarchitektur sprechen kann.

Neumanns letztes großes Werk, die Kirche in Neresheim, mit deren Bau 1747 begonnen wurde, stellt einen würdigen Abschluß seines Werkes dar, auch wenn ihre Gestaltung bis zu einem gewissen Grad von ihrem Auftraggeber und ihrer Lage mitbestimmt wurde. Auch hier sind die Raumteile der Kirche wieder durch die querelliptischen Gurte der Gewölbe definiert. Wenn man vom Eingang aus die Länge des Schiffs entlangblickt, scheinen sie eine Reihe von Tholoi zu bilden, die von dem durch frei stehende Säulenpaare begrenzten, dem Betrachter wie eine vollkommene Rotunde erscheinenden Oval in der Vierung der Kirche unterbrochen wird. Die Außenwand ist neutral gehalten,

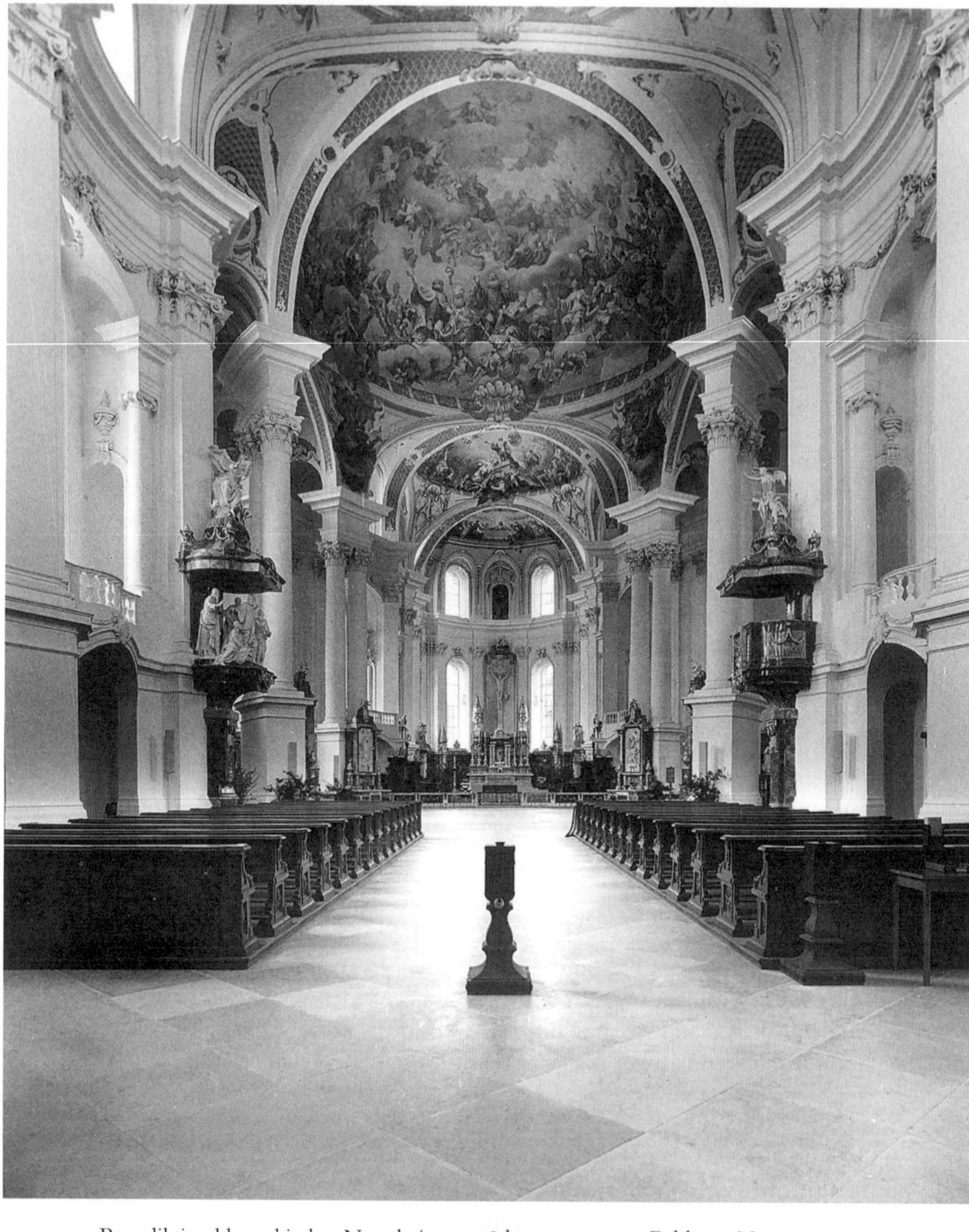

Benediktinerklosterkirche, Neresheim, 1748 begonnen, von Balthasar Neumann

nur die Fassade spiegelt die vom Oval bestimmte Gestaltung des Innenraums wider. Auch hier ist der gesamte Innenraum erstaunlich hell. In einem lichtgesättigten Raum dominiert die Dynamik der Formen: Wie Christian Otto sagte, wirkt der Raum, als hätte er sich in Licht verwandelt.[36] Dieser überwältigende Effekt, der sich besonders bei der Frühmesse an einem sonnigen Tag einstellt, wenn das Licht von Osten hereinströmt, sollte vielleicht symbolisieren, daß Gott Licht ist. Hier kommt ein alter Glaube zum Ausdruck, der schon in der gotischen Architektur und auch in Bauten Süddeutschlands, zum Beispiel im Heiligkreuzmünster von Heinrich Parler in Schwäbisch Gmünd, eine große Rolle spielte. In Werken wie Vierzehnheiligen und der Kirche in Neresheim hat Neumann daher einiges von dem Potential einer Bautradition verwirklicht, das auch Zimmermann in seiner gleichzeitig entstandenen Wieskirche auszuschöpfen suchte, doch ging Neumann noch einen Schritt weiter.

Der Geschmack sollte sich schon bald ändern, und man fragt sich, ob sich bei Bauten wie in Neresheim, wo das Ornament nur noch eine sekundäre Rolle spielte und auf einen anderen Effekt gesetzt wurde, nicht bereits ein Wandel in den Zielvorstellungen der Architektur abzeichnete. Andere Bauwerke aus etwa der gleichen Zeit zeigen, daß auch andere architektonische Möglichkeiten offenstanden. In Westfalen, wo man dem Barock den Vorzug gegeben hatte (wie das große Schloß in Nordkirchen für den Kurfürsten und Fürstbischof Clemens August beweist), schuf Johann Conrad Schlaun seine höchst eigenständigen Bauwerke. Schlaun verwendete zwar manchmal Rokoko- Ornamente oder Grund- und Aufrisse, die von Borromini und anderen italienischen Architekten inspiriert waren, doch sind seine Bauten häufig durch vereinfachte oder regelmäßige Formen, eine bestimmte geometrische Ordnung gekennzeichnet, und er verwendete Ziegel, die er unverputzt ließ. Ziegel waren in Westfalen zwar ein traditionelles Baumaterial, aber ihre Verwendung scheint in manchen Fällen auch eine andere Ästhetik anzuzeigen, die in der Mitte des Jahrhunderts aufkommen sollte.[37]

Die Schlußfolgerungen, die man aus Bauwerken wie diesen ziehen könnte, haben Kritiker schon in den fünfziger Jahren des 18. Jahrhunderts formuliert. Sie behaupteten, das Ornament hindere einen Bau an der Entfaltung seiner Wirkung, ebenso wie die Wirkung von Bildern geschmälert sei, wenn ihre Dekorativität zu Lasten der möglichst klaren Vermittlung ihrer narrativen Inhalte gehe. Zu der Zeit, als Tiepolo, die Gebrüder Zimmermann und Balthasar Neumann auf der Höhe ihrer Laufbahn standen, setzte bereits eine Gegenreaktion auf das ein, wofür ihr Werk stand, eine Reaktion, die sich bis heute in der kritischen Beurteilung ihrer Werke niederschlägt und von der man sich niemals hat frei machen können. Diese Reaktion war verknüpft mit politischen, gesellschaftlichen und stilistischen Veränderungen, die nicht nur zum Ende des »Rokoko« führten, sondern auch zum Ende jener Gesellschaft und ihrer Kultur, die diese für das Ancien régime typische Kunstform gefördert hatte. Die Verhältnisse änderten sich, und schon bald stand man an der Schwelle zu einem neuen Zeitalter.

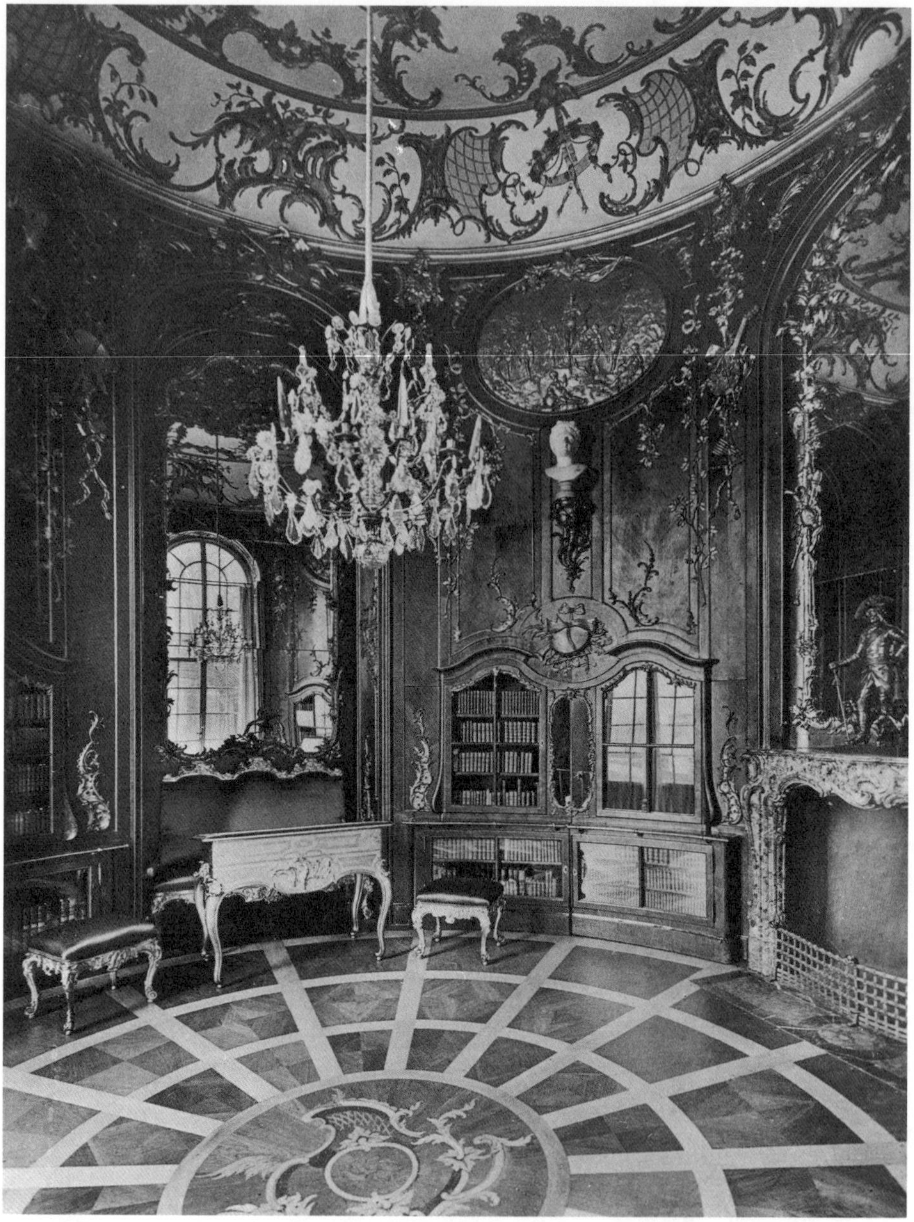

Bibliothek von Schloß Sanssouci, Potsdam, 1745–1747, von Georg Wenzeslaus von Knobelsdorff, Johann August Nahl, Johann Michael und Johann Christian Hoppenhaupt

Kapitel 16

DIE VERÄNDERUNGEN IN DER HÖFISCHEN KUNST AB DER MITTE DES 18. JAHRHUNDERTS

Friedrich II. von Preußen schrieb an den französischen Philosophen Voltaire: »Vous avez raison de dire que nos bons germains en sont encore à l'aurore de leurs connaissances. L'Allemagne est au temps où se trouvaient les beaux-arts à l'époque de François I. On les aime, on les recherche; des étrangers les transplantent chez nous; mais le sol n'est pas encore assez préparé pour les produire lui-même.«[1]

Der König hatte recht, als er sagte, daß man in Mitteleuropa die Künste liebe und kultiviere; das haben wir in den vorhergehenden Kapiteln feststellen können. Wegen des in Mitteleuropa im 18. Jahrhundert zu verzeichnenden großen Interesses an der Kunst wurden hier auch einige der interessantesten Aufträge vergeben, die ein Künstler damals in Europa bekommen konnte. Und Friedrich hatte auch recht, als er auf die Allgegenwärtigkeit »fremder« Künstler hinwies. Doch seine Behauptung, seine deutschen Zeitgenossen seien nicht in der Lage, selbständig Kunst hervorzubringen, würden nicht nur die Leser dieses Buches bezweifeln, sondern jeder, der die Musik der Bach-Familie, Georg Philipp Telemanns und Georg Friedrich Händels kennt. Wie wir gesehen haben, ist die Geschichte der bildenden Künste in Mitteleuropa zumindest seit der Zeit des französischen Königs Franz I. (1515–1547) die lange Chronik eines fruchtbaren Austauschs (und einer Rivalität) zwischen einheimischen Kräften und aus dem nordwestlichen Europa und Italien zugewanderten Künstlern.[2]

Diese Äußerung Friedrichs II. war dennoch wert zitiert zu werden, denn darin wird nicht nur auf einige der Konstanten in der Kunst Mitteleuropas hingewiesen, sondern auch einer der Gründe genannt, warum die Künste ab der Mitte des 18. Jahrhunderts einen Veränderungsprozeß durchmachten. In Friedrichs Einschätzung der deutschen Kultur im Vergleich zum restlichen Europa zeigt sich etwas von dem typischen, mit Bewunderung verbundenen Gefühl der Unterlegenheit, das dazu beitrug, daß man in Deutschland ständig fremdes Kulturgut übernahm – in seinem Falle von Frankreich, später vermehrt von England. Andererseits läßt seine Äußerung etwas von dem wachsenden Kosmopolitismus der Kultur des 18. Jahrhunderts erkennen. In diesem Zusammenhang ist darauf hinzuweisen, daß schon um die Mitte des Jahrhunderts Künstler aus Mitteleuropa auch eine wichtige Rolle in anderen Regionen des Kontinents zu spielen begannen, wie die Beispiele Jakob Philipp Hackert, Johann Georg Wille und Anton Raphael Mengs beweisen. Noch bekannter ist das Beispiel der Möbelkunst, für die das Frankreich des 18. Jahrhunderts berühmt ist; François Oeben und die Rieseners, die wie viele andere in Frankreich arbeitende Kunsttischler deutscher Herkunft waren, schufen zahlreiche außergewöhnliche Stücke.[3]

An Friedrichs eigener Prädisposition kann man erkennen, auf welche Weise zu seinen Lebzeiten französische Modelle verschiedener Art auch in solchen Ländern maßgebend wurden, wo, wie in Preußen selbst, die Orientierung an Frankreich zuvor nicht dominierend gewesen war. Die Tendenz zum Absolutismus verstärkte sich. Gleichzeitig erreichte Frankreichs kulturelles und intellektuelles Prestige, das es nicht nur dem königlichen Hof in Versailles verdankte, seinen Höhepunkt: An einer ganzen Reihe von mittel- und osteuropäischen Höfen wurden nicht nur die Ideale der französischen Philosophen, sondern auch sie selbst hoch geschätzt. Französische Kunst und französische Künstler wurden außer vom Hof Brandenburg-Preußens auch von vielen anderen Zentren importiert und angeworben. Man kann durchaus behaupten, daß die von Friedrich II. persönlich geförderten Projekte dem, was in Frankreich geschaffen wurde, nicht nachstanden.

Die zuerst in Brandenburg-Preußen festzustellenden Tendenzen mündeten in einer weitreichenden Veränderung.[4] Die Aufträge, die Friedrich II. in Berlin und Potsdam ausführen ließ, betrafen außer der Spielart des Rokoko, die er in seinen frühen Jahren förderte, auch noch verschiedene andere Stilrichtungen. Das Ergebnis war ein stilistischer Eklektizismus oder Pluralismus, wie wir ihn schon wiederholt in Mitteleuropa beobachtet haben, doch zumindest in Preußen entwickelte sich auch ein neues Gefühl für stilistisches Dekorum. Zudem wurden von verschiedenen anderen Höfen ebenfalls neue Formen und Genres initiiert. Und die Künste begannen auch, auf eine neue gesellschaftliche Situation, ein neues Publikum und neue ästhetische Einstellungen zu reagieren – Faktoren, in denen wir letztlich die Ursprünge dessen sehen, was wir als moderne Kunst betrachten.

In der Mitte des 18. Jahrhunderts war die Staats- und Gesellschaftsordnung, in deren Rahmen diese Veränderungen stattfanden, jedoch im Grunde noch die gleiche wie zuvor. Die meisten bedeutenden Fürstentümer Mitteleuropas waren praktisch Autokratien. Die Herrscher erließen Gesetze, ohne sich um die Meinung ihrer Untertanen zu kümmern. Doch bezogen viele dieser Despoten ihre ökonomischen oder politischen Ideen aus Frankreich, und sie versuchten daher in vielen Bereichen Reformen einzuführen, die mit den Ideen der Aufklärung in Einklang standen. Umgekehrt fanden in der Ideologie der Aufklärung auch einige der vom dynastischen Staat zur Zentralisierung seiner Autorität und Macht eingesetzten Instrumente Berücksichtigung. In den mitteleuropäischen Ländern gewannen also neue Ideen Einfluß, von denen vor allem die Rechtsordnung, die Wirtschaftsordnung und das Erziehungswesen betroffen waren. In diesem Kapitel wollen wir die Dinge vom Standpunkt der Herrscher betrachten und den Einfluß dieser Ideen auf die Künste untersuchen.

In Frankreich hatte die Politik der eine umfassende staatliche Kontrolle und Zentralisierung anstrebenden Regierung Ludwigs XIV., die, wie auf allen Wirtschaftssektoren, so auch auf dem Gebiet der Kunstproduktion Autarkie anstrebte, zur Einrichtung königlicher Akademien geführt. Dem französischen Beispiel folgend, waren schon um 1700 auch in Berlin, Dresden und Wien Akademien gegründet worden. Der von den Monarchen aufgegriffene

Gedanke der Aufklärung, daß die Einrichtung von Erziehungs- und Bildungsinstitutionen dem Wohl eines Staates dienlich sei, da sie den Wissensstand, die Loyalität und die Leistungsfähigkeit seiner Bevölkerung hebe, beschleunigte noch die Gründung von Kunstakademien und Fach- oder Gewerbeschulen. Wie der Historiker Ernst Wangermann in seiner Studie über die Reformen in den habsburgischen Landen unter Maria Theresia sagte: »Wenn ein guter Künstler die wirtschaftliche Lage eines Landes revolutionieren konnte, dann konnte ein Souverän keine bessere Investition tätigen, als eine Schule einzurichten, in der Künstler ausgebildet wurden.«[5]

Im dritten Viertel des 18. Jahrhunderts wurden daher in ganz Deutschland und den Ländern der Habsburger eine große Anzahl von Akademien gegründet, zum Beispiel 1756 in Bayreuth, 1757 in Mainz, 1762 in Düsseldorf, 1764 in Leipzig und Meißen, 1769 in Mannheim, 1773 in Zweibrücken, 1775 in Kassel und 1776 in Weimar, um nur einige der wichtigeren deutschen Gründungen zu nennen. Ähnliche Interessen regierten auch die spätere Einrichtung von Handwerks- und Gewerbeschulen, denn auch ihnen lag die Absicht zugrunde, Handwerker auszubilden, um die Qualität der Waren zu verbessern. Ein gutes Beispiel ist die in Meißen gegründete Gewerbeschule, die dazu dienen sollte, das Niveau der Porzellanmanufaktur zu erhalten und zu verbessern. Die Einrichtung der Akademien, die zu Studienzwecken ganze Sammlungen von Zeichnungen anlegten, wirkte sich zunächst vor allem durch ihre Betonung des Zeichenunterrichts aus.[6]

Zusammen mit den Ideen kamen nach wie vor auch Künstler aus dem Westen nach Mitteleuropa, vor allem viele Architekten. An mehreren deutschen Höfen wurden die italienischen Architekten von Franzosen abgelöst; ein gutes Beispiel ist der württembergische Hof, an dem Pierre-Louis-Philippe de la Guêpière die Nachfolge von Leopoldo Retti antrat, dessen Vorgänger Domenico Frisoni gewesen war. In die Kurpfalz, die lange Zeit von französischen Heeren heimgesucht worden war, hielt nun mit Nicolas de Page die neueste französische Architektur Einzug. In Hechingen und am Rhein arbeiteten französische Architekten wie Pierre-Michel d'Ixnard und François Mangin, der außer in Mainz auch in Trier tätig war. In Kassel kamen die Hofarchitekten über mehrere Generationen aus der Familie du Ry, auf deren Werke wir später näher eingehen werden.[7] Aber nicht nur französische Architekten übten ihr Metier in Mitteleuropa aus, sondern auch eine große Zahl französischer Künstler wie zum Beispiel der Maler Nicolas Guibal, der in Württemberg bedeutende Werke schuf.[8]

Dieses Kapitel konzentriert sich im wesentlichen auf Preußen und die von den Habsburgern regierten Länder (Österreich, Böhmen und Ungarn) und geht zwischendurch auch auf Gegenden wie Anhalt und Mecklenburg-Schwerin ein. Zwar würden auch Gebiete wie die Pfalz oder Württemberg gewiß einige Aufmerksamkeit verdienen, doch wollen wir uns hier auf Herrscher beschränken, die neben einer kulturellen auch eine politische Bedeutung hatten. In der zweiten Hälfte des 18. Jahrhunderts wurden die österreichischen Habsburger und die Hohenzollern neben Rußland die dominierenden Mächte in Mittel- und Osteuropa. Rußland, Österreich und Preußen teilten 1772, 1792 und 1795 das polnische Territorium unter sich auf, so daß Polen am Ende des Jahrhunderts von der europäischen Landkarte verschwunden war. Auch innerhalb des Reiches veränderten sich durch den Machtzuwachs dieser Staaten beziehungsweise Dynastien die Kräfteverhältnisse, und die einzigen anderen deutschen Staaten, die zuvor bedeutend genug gewesen waren, um eine Konkurrenz zu sein, nämlich Sachsen und Bayern, spielten in politischer Hinsicht am Ende des Jahrhunderts keine Rolle mehr. Sachsen lief Gefahr, von Preußen geschluckt zu werden. Bayern vergrößerte zwar sein Territorium durch den Zusammenschluß mit der Pfalz, verlor aber das Innviertel an Österreich. Es wurde von anderen Mächten ignoriert, war aufgrund seiner früheren Ambitionen bankrott und konnte nur mit knapper Not vermeiden, daß Österreich sich sein Kernland einverleibte. Schon vor der territorialen Neuordnung zu Beginn des 19. Jahrhunderts wurde so die Bühne für ein machtpolitisches Kräftespiel bereitet, das bis zum frühen 20. Jahrhundert fortdauern sollte und in dem Österreich, Preußen und Rußland die führenden Akteure waren.[9]

Bei aller Berühmtheit, die Friedrich II. später erlangte, muß man doch sagen, daß der Aufstieg Preußens unter die Großmächte in Anbetracht der Situation, wie sie sich zu Beginn des Jahrhunderts dargestellt hatte, einigermaßen überraschend war. Der vor dem Regierungsantritt Friedrichs II. bereits begonnene Wandel Brandenburgs, besonders Berlins (und Potsdams), von einer nordmitteldeutschen Provinz mit ihren verschlafenen Provinzstädten zur vorherrschenden Macht in Deutschland, deren Zentrum später deutsche Hauptstadt werden sollte, wurde von ihm beschleunigt und zu einem triumphalen Ende geführt. Friedrich II. betrieb eine Peuplierungspolitik, initiierte Siedlungsprogramme und den Aufbau von Manufakturen, korrespondierte mit französischen Philosophen, verfaßte selbst theoretische Abhandlungen und reformierte die preußische Rechtsordnung und das Erziehungswesen. Sein Vater Friedrich Wilhelm I. (der »Soldatenkönig«) hatte das preußische Heer vergrößert und in eine schlagkräftige Armee verwandelt, und Friedrich II. nutzte diese militärische Stärke nach seiner Thronbesteigung ohne Säumen und nahm den Habsburgern Schlesien weg. Daraus resultierte eine Folge von Kriegen mit Österreich und anderen europäischen Mächten, die ihn fünfzehn von den ersten vierundzwanzig Jahren seiner Herrschaft in Atem hielten und Preußen in den Rang einer europäischen Großmacht katapultierten.

Über die Verdienste der dynastischen Politik Friedrichs II. läßt sich zwar diskutieren, doch daß seine Politik für die Künste bedeutende Auswirkungen hatte, ist unbestreitbar. Gerade in der Zeit, da Preußen am stärksten in Konflikte verwickelt war, erreichte das Mäzenatentum des preußischen Hofes seinen Höhepunkt.[10] Friedrich Wilhelm I. hatte zwar selbst gemalt, doch waren unter seiner recht asketisch und sparsam geführten Regierung große Aufwendungen für die Künste nicht in Betracht gekommen. Friedrich II. hingegen spielte nicht nur ausgezeichnet Flöte und komponierte auch, sondern war zudem ein Mann mit literarischen Neigungen, die sich allerdings in der französischen Sprache ausdrückten; er gab dem preußischen Geschmack eine neue Richtung. An dem Hof, den Friedrich sich während seiner Kron-

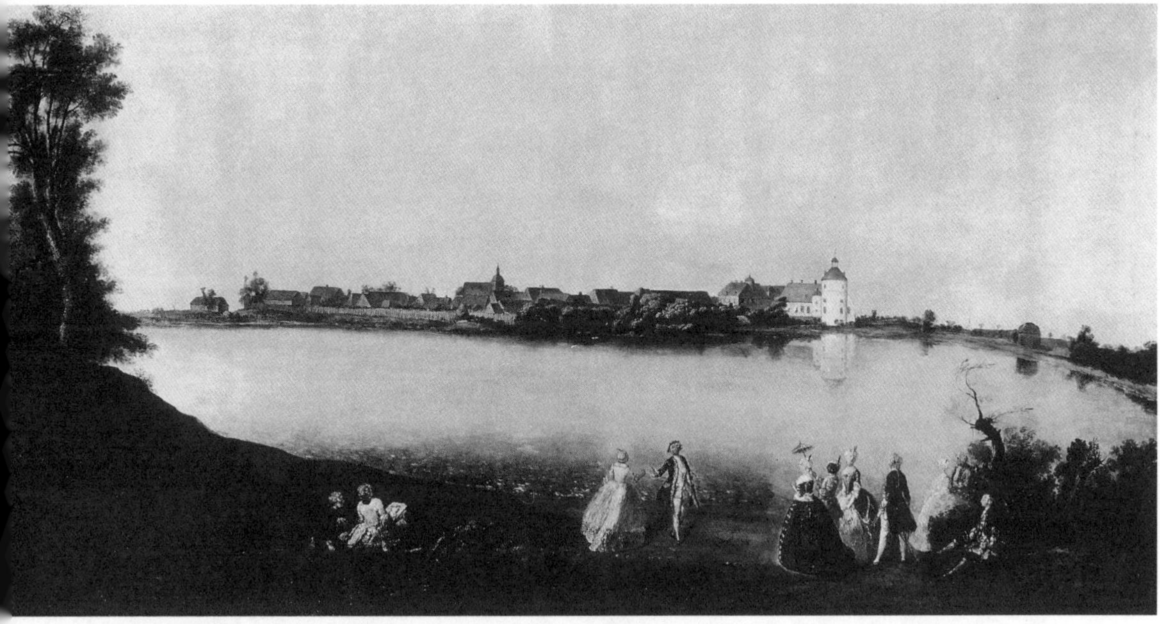

Georg Wenzeslaus von Knobelsdorff und Antoine Pesne (Figuren), *Ansicht von Rheinsberg,* um 1737; Berlin, Schloß Charlottenburg

prinzenzeit nördlich von Berlin in Rheinsberg einrichtete, war bereits zu ersehen, was von ihm zu erwarten war. Er ließ von dem französischen Porträtisten Antoine Pesne (1683–1757), der bereits 1711 von Friedrich I. als Hofmaler nach Berlin berufen worden und seit 1733 auch Direktor der Berliner Akademie war, in Rheinsberg Gemälde in einem dem Zeitgeschmack entsprechenden Stil ausführen, der sich aus der Porträtmalerei des Zeitalters Ludwigs XIV. entwickelt hatte, aber weicher und malerischer und von den sich an Rubens orientierenden Strömungen in der französischen Kunst des 18. Jahrhunderts beeinflußt war. Georg Wenzeslaus von Knobelsdorff (1699–1753) gestaltete Rheinsberg als Architekt für Friedrich um und malte mit Pesne zusammen ein für jene Zeit vollkommen charakteristisches Bild, eine Ansicht von Rheinsberg mit Friedrich und seiner Entourage (der Staffage Pesnes), die sich im Vordergrund in der Natur ergehen. Dieses Bild ist ganz von jenem Geist der Naturverbundenheit erfüllt, der durch Bilder von Antoine Watteau, Nicolas Lancret und Jean-Baptiste François Pater populär geworden war, jenen französischen Malern, die Friedrich am meisten bewunderte, deren Werke er zu erwerben trachtete und denen seine Maler nacheiferten.

Schon in Rheinsberg ließ Friedrich zwei Räume mit Gemälden dieser französischen Künstler ausstatten. Später gelang es ihm, bedeutende Arbeiten Antoine Watteaus (1684–1721) und seiner Schüler zu erwerben, darunter Meisterwerke wie *Die Einschiffung nach Cythera, Die Liebe auf dem Lande* oder *Das Ladenschild des Kunsthändlers Gersaint,* die auch heute noch zu den Schätzen der Berliner Museen gehören. Friedrich beauftragte Pesne auch, passende

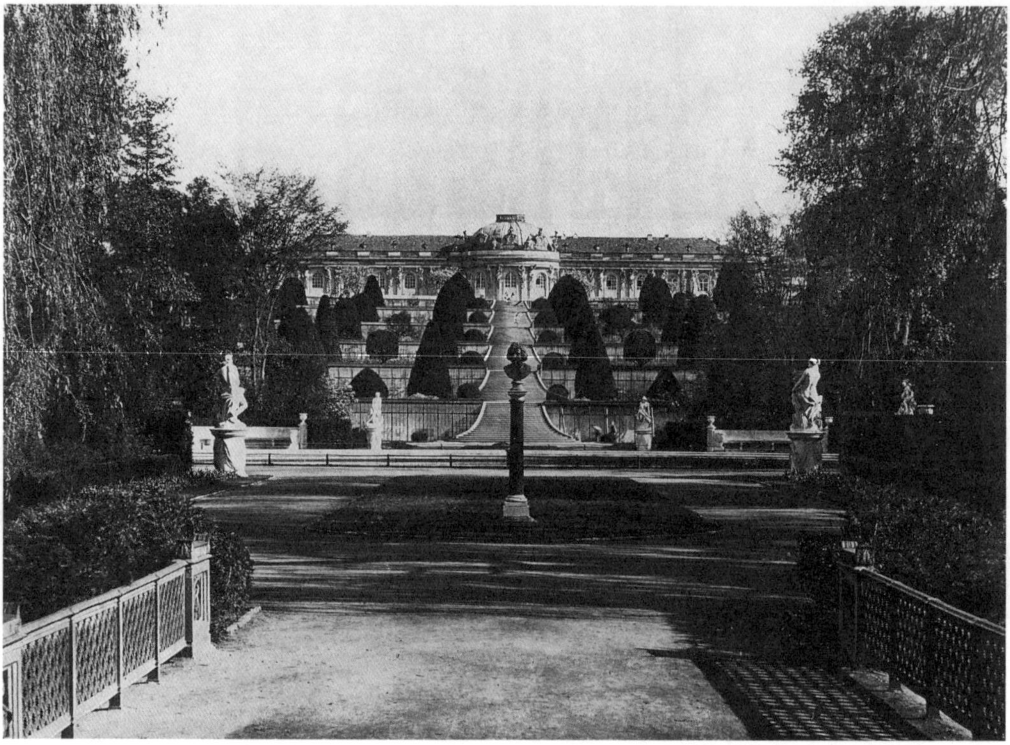

Schloß Sanssouci, Potsdam, 1745–1747, von Georg Wenzeslaus von Knobelsdorff nach einer Idee Friedrichs II.

Ergänzungen zu den Werken aus dem Watteau-Kreis zu malen, zunächst für die Dekoration von Rheinsberg, dann für andere Residenzen.[11] Pesne malte auch seine eigenen Fassungen von Watteaus Themen, zum Beispiel die Tänzerin Marianne Cochois, aber auch Bilder mit schwerer faßbarer Thematik. Friedrich rief auch einen Neffen des berühmten Malers Ludwigs XV., Carle van Loo, in seinen Dienst, nämlich Charles-Amédée Philippe Vanloo, der als Gegenstück zu Watteaus berühmtem Bild seine eigene *Einschiffung nach Cythera* malte; das Werk befindet sich ebenfalls in Berlin.

Bald nach Friedrichs Thronbesteigung ging Knobelsdorff gemeinsam mit Pesne und einer Mannschaft von Dekorateuren und Bildhauern, darunter Johann Michael und Johann Christian Hoppenhaupt und Johann August Nahl, daran, in den königlichen Schlössern in Charlottenburg und Potsdam prächtige Ensembles zu schaffen sowie etwas später auch in Berlin, wo sie, Fotografien nach zu urteilen (denn das Schloß existiert ja leider nicht mehr), allerdings weniger eindrucksvoll ausfielen. An all diesen Orten wurde nach Plänen des Königs und unter seiner strengen Aufsicht gearbeitet. Vor allem in den Innenräumen der Schlösser, die der König selbst entworfen hatte oder deren Plan von ihm geprüft und gebilligt worden war, schuf dieses Team das friderizianische Rokoko, eine elegante Variante jenes Stils, der etwas früher in französischen Salons vorgeherrscht hatte, aber in Deutschland neu war. In Räumen wie dem Musikzimmer des im Zweiten Weltkrieg zerstörten und später abgerissenen Potsdamer Stadtschlosses oder besonders der berühmten Goldenen Galerie in Knobelsdorffs neuem Flügel von Charlottenburg offenbarten diese Künstler eine Sensibilität, die ähnlich wie bei Watteau und der französischen Gesellschaft der Régence Lebensfreude und Liebe zur Natur zum Ausdruck brachte und keine Machtdemonstration darstellte. Über die grünen Wände der Goldenen Galerie klettern goldene Rankenornamente, die von allen möglichen Tieren bewohnt werden.

Von allen Bauwerken aus den vierziger Jahren des 18. Jahrhunderts verkörpert Sanssouci diese Ideale am besten. Der bezeichnende Name, den ihm der König gab, offenbart dessen Einstellung gegenüber dieser intimen und persönlichen Sommerresidenz, die Knobelsdorff nach Friedrichs eigenen Plänen außerhalb von Potsdam in einem Park errichtete. Obwohl der König später mit François-Gaspard Adam, Jean-Pierre-Antoine Tassaert und Sigisbert-François Michel, Vater des bekannteren Clodion, eine Reihe französischer Bildhauer nach Potsdam holte und Sanssouci sich französischen Anregungen verdankte, repräsentiert die tatsächliche Gestaltung des Baus eine vom Herrscher selbst konzipierte, entschieden mitteleuropäische – wenn man will, preußische – Umsetzung der französisch inspirierten Ideen.

Die Anlage von Sanssouci ist einzigartig. Friedrichs Schloß ist ein Gartenrefugium oberhalb einer Reihe von Weinbergterrassen, deren Front abwechselnd verglaste Nischen und mit Wein beranktes Mauerwerk bilden. Das Schloß selbst trägt eine wie eine Krone wirkende Kuppel, mit der vielleicht eine entsprechende himmlische und imperiale Symbolik assoziiert ist.[13] Diese Wirkung ist aber durch die geringe Höhe des Bauwerks abgeschwächt, denn Sanssouci ist der Tradition der Gartenkasinos und Lustschlößchen entsprechend nur ein Stockwerk hoch. Der König hatte bestimmt, daß das Schloß als *maison de plaisance* kein Sockelgeschoß haben und auch nicht durch Stufen erhöht sein sollte; daher gleicht Sanssouci eher der Amalienburg in Nymphenburg, die auch einen zentralen runden Raum aufweist, als einem repräsentativen Prachtbau. Seine Fenster und Türen öffnen sich direkt auf den Garten, und insofern hat es, den Weinbergterrassen entsprechend, den Charakter einer Orangerie. Das Motiv des Weinbergs klingt auch in den Karyatiden an der Gartenfront des Bauwerks an, wo sich, wie am Dresdner Zwinger, Silen und eine Nymphenschar tummeln, die hier das Gefolge des Bacchus repräsentieren. Im Sommer war Sanssouci aber zugleich auch die Hauptresidenz des Königs, daher wurde dem Schloß auf der der Stadt zugewandten Seite ein von Kolonnaden aus korinthischen Säulen eingefaßter Ehrenhof vorgelagert (die korinthische war die am stärksten mit imperialen Konnotationen aufgeladene Säulenordnung). Aufgrund der Funktion Sanssoucis als königliche Residenz mußte dieses kleine Refugium zugleich auch einen Eindruck imperialer Größe vermitteln, daher die Kuppel und die korinthischen Säulen. Diese Elemente stehen zu anderen Merkmalen des Baus in Widerspruch, die zu bekunden scheinen, daß Repräsentationszwecke für einen aufgeklärten Monarchen, den Diener seines Staates, nur eine untergeordnete Rolle spielen.

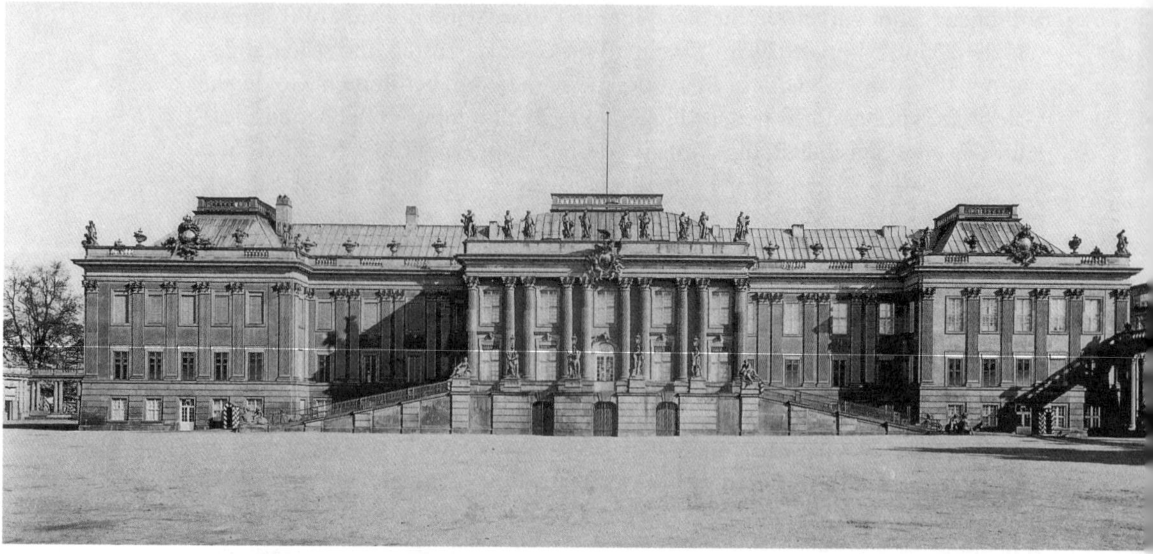

Potsdam, Stadtschloß, 1743 begonnen, von Georg Wenzeslaus von Knobelsdorff (Vorkriegsaufnahme)

Die Innenausstattung des Schlosses bietet eine ähnliche Kombination von Assoziationen.[14] Der zentrale Marmorsaal, ein offizieller Raum, der als Speisesaal diente, sollte nach den Vorstellungen des Königs dem Pantheon in Rom gleichen, und er hat in der Tat eine entsprechende Kuppel – doch sind in den Marmorfußboden farbige Weinrankenmotive eingelegt, eine bacchantische Note, die der Förmlichkeit des überkuppelten und von korinthischen Säulenpaaren gesäumten Innenraumes widerspricht. Von dort gelangt man durch ein Empfangszimmer in eines der berühmtesten Interieurs jener Zeit, das den Höhepunkt des friderizianischen Rokoko repräsentiert: das mit Wandbildern von Pesne geschmückte Konzertzimmer. In diesem Raum musizierte Friedrich, der ein ausgezeichneter Musiker war, abends zusammen mit seinem Kammerorchester, dem so hervorragende Künstler wie Johann Joachim Quantz oder Carl Philipp Emanuel Bach angehörten. Im Konzertzimmer und dem kreisrunden Juwel der Bibliothek ist noch immer etwas von jener Atmosphäre zu spüren, mit der sich ein König umgab, der sich als »le philosophe de Sans Souci« und dem Zeitalter der Aufklärung angemessener Herrscher begriff.

Und doch wurden sowohl dem Stadtschloß in Potsdam als auch und vor allem Sanssouci stilistische Elemente integriert, die mit diesem Anspruch nicht in Einklang standen. Solche Elemente fanden auch bei älteren Bauwerken in Bayern Verwendung, die sich mit dem friderizianischen Rokoko vergleichen lassen, wie zum Beispiel die Amalienburg, doch wirken sie bei den Schlössern Friedrichs noch auffälliger. Das Innere des einige Jahre vor Sanssouci in Angriff genommenen Potsdamer Stadtschlosses enthielt eine Reihe von Räumen, die Knobelsdorff ganz ähnlich wie später die Räume in Sanssouci gestaltet hatte und die in ihrer Wirkung diesen zumindest gleichkamen. Das ebenfalls von einer Zeichnung des Königs inspirierte Äußere des Stadtschlosses aber vermittelte einen ganz anderen Eindruck, denn es wies über einem rustizierten Sockelgeschoß eine Kolossalordnung auf, und vor dem Mittelrisalit befand sich eine Kolonnade mit Säulenpaaren. Mit anderen Worten, es glich einer ganzen Reihe von früheren mitteleuropäischen Schlössern und Palästen, die letztendlich auf italienischen Vorbildern beruhten. Der König schien die Situation richtig erfaßt zu haben, als er sagte, Knobelsdorff habe bei diesem Bauwerk die Außenarchitektur der Italiener vorgezogen und sei nicht den Franzosen, geschweige denn den Engländern gefolgt.[15]

Daß sich Friedrich und sein Kreis der Stildiskrepanzen durchaus bewußt waren, zeigt auch die Tatsache, daß das Berliner Opernhaus Knobelsdorffs (1741–1743) eine ähnliche Mischung kontrastierender Stilverweise aufwies. Daraus kann man schließen, daß dem eine Absicht zugrunde lag. Das Opernhaus ist zudem insofern von Bedeutung, als es zeigt, daß die Baumaßnahmen des Hofes sowohl Friedrichs persönlichen Neigungen, in diesem Falle seiner Liebe zur Musik und zur Oper, entsprachen als auch einem öffentlichen Interesse, denn das Opernhaus war eine für die Öffentlichkeit bestimmte Unterhaltungsstätte an einem neu angelegten Platz, dem an der Allee Unter den Linden gelegenen Forum Fridericianum. Sein Äußeres ist von jedem Rokoko-Ornament frei, und seine Fassade zu Unter den Linden hat

Potsdam, Holländisches Viertel, 1737–1740, von Johann Boumann

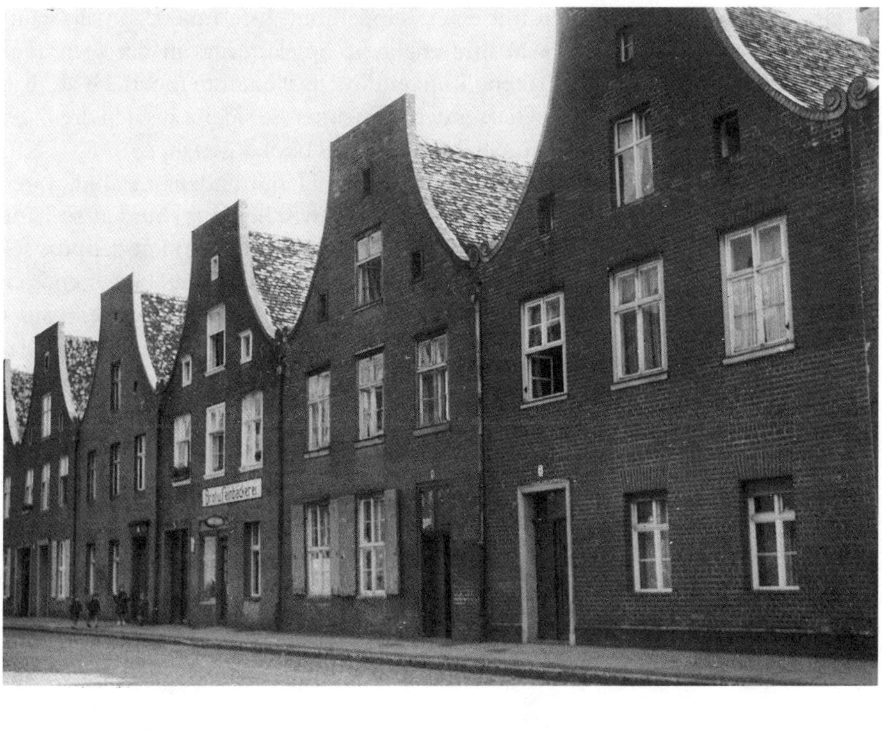

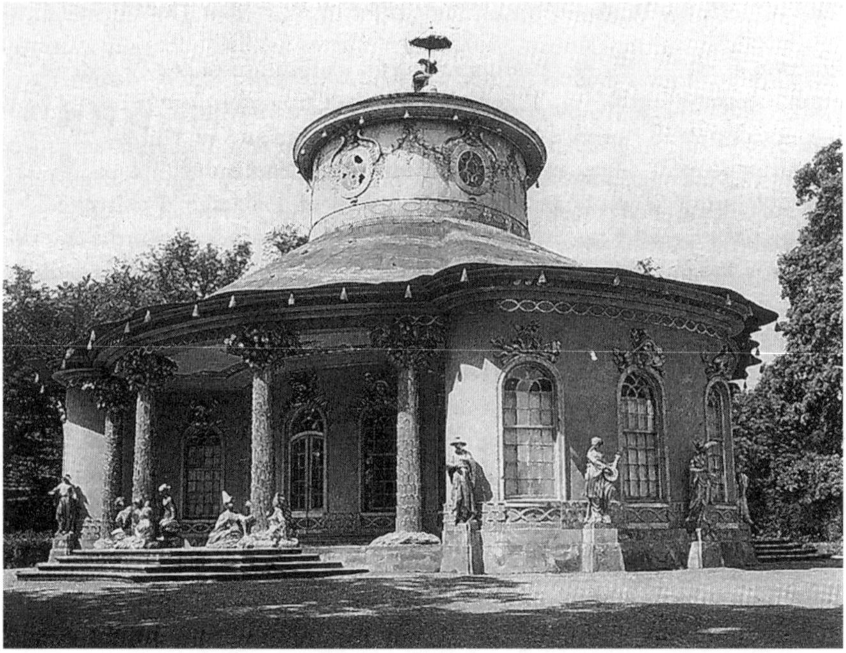

Chinesisches Teehaus im Park von Schloß Sanssouci, 1754–1756, von Johann Gottfried Büring, mit Skulpturen von Johann Peter Benckert und Johann Gottlieb Heymüller, 1755/56

eine auffallende Ähnlichkeit mit einer Tempelfront. Es erinnert an palladianische Architektur, besonders an ihre englische Spielart. Das in der ursprünglichen Form nicht mehr erhaltene Innere (die Oper brannte mehrfach ab) war hingegen, wie das Cuvilliés-Theater der Münchner Residenz aus den dreißiger Jahren des 18. Jahrhunderts, in der Manier des Rokoko gestaltet.

Schon bevor Friedrich II. Potsdam zu seiner Hauptresidenz machte, waren dort unterschiedliche Stilformen beheimatet. Zwischen 1737 und 1740 hatte der aus Amsterdam stammende Architekt Johann Boumann in Potsdam das sogenannte Holländische Viertel anzulegen begonnen, das zu den bedeutendsten städteplanerischen Projekten des 18. Jahrhunderts zählt. Diese Backsteinhäuser im niederländischen Stil waren für die holländischen, flämischen und hugenottischen Einwanderer bestimmt, die nach Preußen kamen, um für den König zu arbeiten.

Einige Jahre später (1754) wurde im Park, der bei Sanssouci angelegt wurde, von Johann Gottfried Büring ein Gebäude errichtet, das einen völlig anderen Stil repräsentierte: das Chinesische Teehaus. Dieser Pavillon in Form eines Kleeblattes mit einem kreisrunden Innenraum ist der erste einer Vielzahl von dieser Mode folgenden Bauten, die im späten 18. Jahrhundert in Deutschland errichtet wurden. Das hier zum Ausdruck kommende Faible für Chinoiserien entsprach einer Mode, die in Deutschland bereits zu Bauten wie Pöppelmanns phantastischem chinesisch-indischem Palais in Pillnitz oder seinem Japanischen

Palais in Dresden geführt hatte und der sich auch die vielen Porzellankabinette und Möbel in chinesischer Manier verdankten, die es in deutschen Schlössern, darunter auch in Charlottenburg, schon seit längerem zu sehen gab. Bei Friedrich entsprach dieser Bau nicht nur einer Vorliebe fürs Exotische, sondern vielleicht auch der mit Montesquieus *Lettres persanes* einsetzenden Tendenz, die europäische Lebensart aus der fingierten Sicht einer fremden Kultur kritisch zu beleuchten. Es war eine gängige Form der aufklärerischen Literatur, ihre Kritik an den europäischen Verhältnissen Besuchern aus exotischen Ländern in den Mund zu legen. Potsdam war die Residenz eines Herrschers, der für sich in Anspruch nahm, nicht nur Philosoph, Künstler und König zu sein, sondern, wie der Mandarin auf dem Dach des Chinesischen Teehauses, auch ein Diener seines Staates. Die von Johann Peter Benckert und Johann Gottlieb Heymüller geschaffenen vergoldeten Sandsteinfiguren früchteessender, musizierender und teetrinkender Chinesen verkörpern das Ideal kultivierten Vergnügens, den Geist von Sanssouci. In diesem Zusammenhang ist darauf zu verweisen, daß die *Lettres persanes* auch zur Entwicklung des mit der Aufklärung verbundenen Kults der Empfindsamkeit ihr Teil beitrugen.[16]

Das Chinesische Teehaus ist nur die verblüffendste der vielen stilistischen Varianten, die in Potsdam und Berlin zu finden sind. Das Nauener Tor in Potsdam (1754/55) erinnert mit seinen Spitzbogen an die Gotik. Schon in den späten vierziger Jahren des 18. Jahrhunderts entstand auf dem Forum Fridericianum eine Kirche für die katholische Bevölkerung Preußens, deren Zahl durch Friedrichs Eroberung Schlesiens stark gestiegen war. Die Hedwigskirche war von Jean-Laurent Legeay, einem französischen Architekten, entworfen worden, der zu den von der Antike faszinierten Kreisen um Charles-Louis Clérisseau und Giambattista Piranesi in Rom gehört hatte, wo er eine wichtige Rolle bei der Entwicklung einer neuen Vorstellung vom klassischen Altertum gespielt zu haben scheint. Seine Stiche zeugen von einer großen Begeisterung für die Baudenkmäler der Vergangenheit und von einem archäologischen Interesse an ihrer Rekonstruktion, und seine Hedwigskirche mit ihrer Rotunde und ihrem (allerdings keine Tiefe aufweisenden) Portikus erinnert an das Pantheon.[17]

Legeay war wahrscheinlich auch an einem ganz anders gearteten Unternehmen beteiligt, dem in den sechziger Jahren ausgeführten Bau des Neuen Palais in Potsdam (Abb. S. 449). Seine Rolle dabei konnte allerdings noch nicht ganz geklärt werden. Dieser am westlichen Ende des Parks von Sanssouci gelegene Bau ist aus Ziegeln aufgeführt, und seine Fassade wird von Kolossalpilastern gegliedert. Seine Gestaltung verdankt sich teilweise Eindrücken, die Friedrich 1755 auf einer Reise nach Holland gesammelt hatte, man hat in ihr aber auch eine Reaktion auf den großartigen englischen Landsitz Castle Howard gesehen. Der König selbst nannte das nicht ganz gelungene Bauwerk »une Fanfaronade«, eine Prahlerei.[18]

Diese Überfülle verschiedener Stilformen, die zur gleichen Zeit für einen an ihrer Planung beteiligten Auftraggeber ausgeführt wurden, stellt uns vor ein Interpretationsproblem. Man kann die beschriebenen Bauten als frühe Beispiele eines architektonischen Eklektizismus betrachten, der dem Eklektizismus

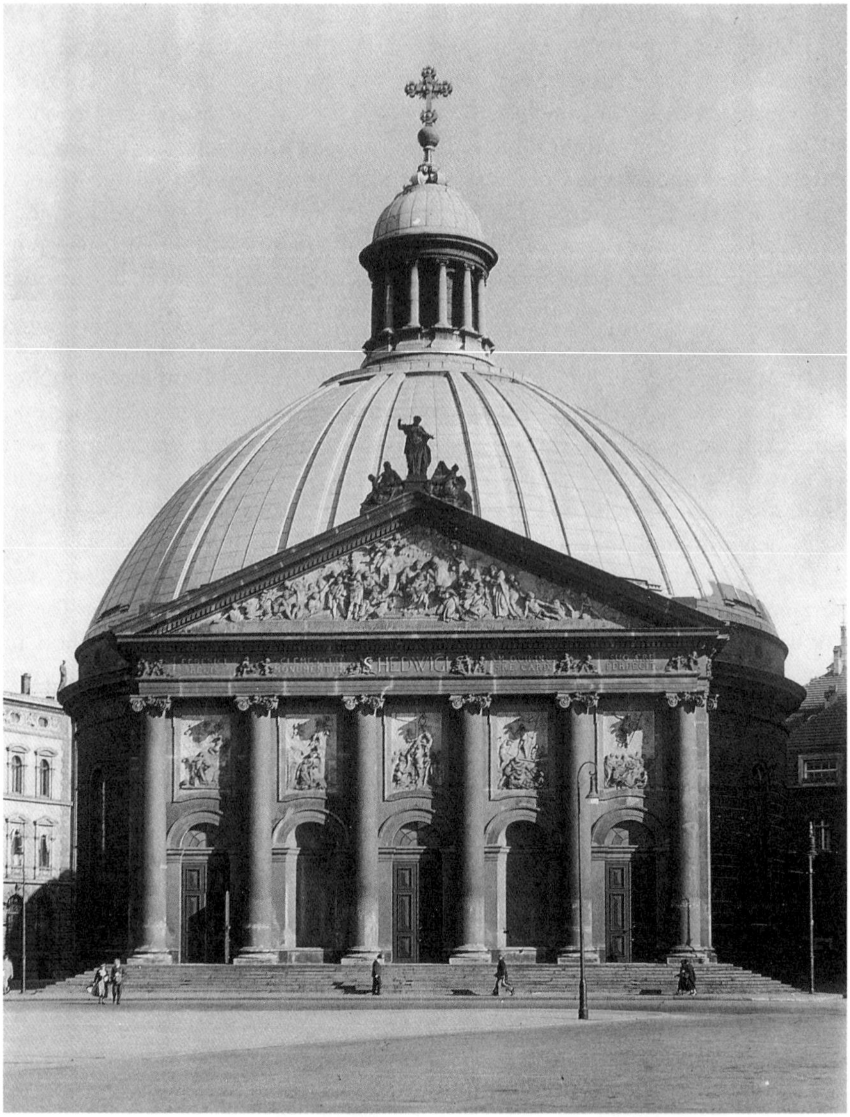

Berlin, St.-Hedwigs-Kathedrale, 1747 begonnen nach Plänen von Friedrich II. (?) und Jean-Laurent Legeay, ausgeführt von Johann Boumann und anderen

des 19. Jahrhunderts ganz ähnlich ist.[19] Die Tatsache, daß Friedrich in Potsdam die Errichtung von zwanzig in verschiedenen Stilformen ausgeführten Häusern gefördert hat, spricht für eine solche Betrachtungsweise.

Für den stilistischen Pluralismus in der Kunst und Architektur des 18. Jahrhunderts gibt es jedoch noch andere Gründe. Eine Erklärung lieferte Francesco Graf Algarotti, der 1740–1753 am Hof Friedrichs II. lebte und ihm wie auch dem Dresdner Hof bei dem Erwerb von Kunstwerken als Agent diente.[20]

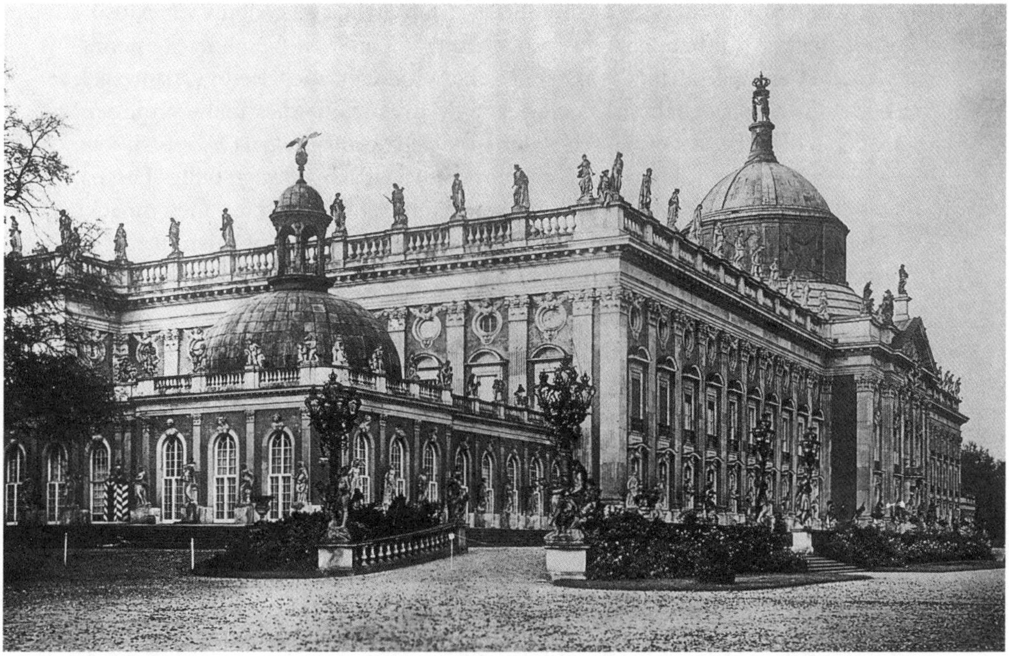

Potsdam, Neues Palais, 1763–1766, von Johann Gottfried Büring, Heinrich Ludwig Monger, Jean-Laurent Legeay und Karl von Gontard

Algarotti meinte, Potsdam werde wie Venedig, Rom und Versailles zu einer Schule der Baukunst werden. Diese Interpretation würde sowohl zu der Unterbewertung der Werke deutscher Kunst seitens des Königs passen wie auch zu dem aufgeklärten Ziel, bewußt eine Schule der Baukunst ins Leben zu rufen. Falls Friedrich diese zwanzig Bauten verschiedenen Stils deshalb unternommen haben sollte, weil er den Bürgern am Ort Beispiele geben wollte, so blieb sein Bemühen eher wirkungslos. Es bleibt also unklar, ob er dies wirklich im Sinn hatte oder ob Algarotti ihm nur schmeicheln wollte.[21]

Einsichten in die Einstellung Friedrichs liefert uns vielleicht ein Blick auf die Debatten, die damals über literarische und musikalische Stilfragen geführt wurden. Hier sind vor allem die Schriften des einflußreichsten Literaturkritikers des zweiten Viertels des 18. Jahrhunderts, Johann Christoph Gottsched, relevant, da Gottsched in seinen Diskussionen über die Bildung des guten Geschmacks immer wieder auf die bildenden Künste Bezug nahm. Wie dem preußischen König, so galten auch Gottsched, der den Klassizismus in die deutsche Literatur einführte, die französischen Schriftsteller und Theoretiker von Boileau bis Voltaire als Vorbilder des guten Geschmacks. Doch außer den französischen Werken empfahl Gottsched in seiner *Critischen Dichtkunst* auch viele Werke anderer Sprachen zur Nachahmung.[22]

Die Äußerungen von Friedrichs Flötenlehrer und Musikbegleiter Johann Joachim Quantz in seinen Schriften zur Musik vermögen vielleicht in ähnlicher Weise Aufschluß über die preußische Stilpluralität zu geben. Viele Musikwissenschaftler glauben, daß das, was Quantz »deutschen Geschmack« nennt, genau die Leistung Johann Sebastian Bachs beschreibt, auch wenn Quantz sich dabei nicht ausdrücklich auf Bach bezog. Man darf überdies nicht vergessen, daß der König Bach bewunderte, der ihm sein *Musikalisches Opfer* widmete, eine Reihe von Improvisationen über ein von Friedrich selbst gestelltes Thema. 1752 schrieb Quantz: »Wenn man aus verschiedener Völker Ihren Geschmacke in der Musik, mit gehöriger Beurtheilung, das Beste zu wählen weiss: so fliesset daraus ein vermischter Geschmack, welchen man, ohne die Gränze der Bescheidenheit zu überschreiten, nunmehr sehr wohl: den deutschen Geschmack nennen könnte [...]«[23]

Dies ist ein aufgeklärtes und kein nationalistisches Ideal, denn es ging Quantz ausdrücklich darum, über den deutschen Stil zu einem universellen Stil zu finden. Die Vermischung verschiedener Stilformen in einem Bauwerk läßt sich daher als dreidimensionale Entsprechung dieses literarischen und musikalischen Ideals begreifen.[24] Bedenkt man die enge persönliche Verbindung zwischen Quantz und dem König, so ist es wohl durchaus gerechtfertigt, diesen Text zur Erklärung heranzuziehen.

Jedenfalls scheint im friderizianischen Preußen in gewissem Maße ein neues Stilverständnis regiert zu haben, das auf einem distanzierten, historisierenden Verhältnis zu Stilformen beruhte. Wahrscheinlich spielte auch ein Gefühl für die Entsprechung von Form und Funktion eine Rolle. Daher ist wohl die Annahme gerechtfertigt, daß zur Zeit Friedrichs aufgrund des gewachsenen Stilbewußtseins des 18. Jahrhunderts (das gerade damals die Entstehung der philosophischen Ästhetik wie auch scharfe Auseinandersetzungen über Fragen des Stils erlebte) die Möglichkeit bestand, bei den Projekten, die man in Angriff nahm, eine entsprechende Differenzierung vorzunehmen. Für ein bürgerliches Viertel, in dem niederländische Einwanderer wohnen sollten, wählte man also einen holländischen Stil; für ein prächtiges Stadtschloß orientierte man sich an eindrucksvollen italienischen Mustern; für eine *maison de plaisance* wählte man einen Stil französischer Gartenpavillons; für ein als Musentempel konzipiertes Opernhaus (es trägt die Inschrift »Fridericus Rex Apollini et Musis«) griff man auf von antiken Tempeln abgeleitete Formen zurück, während man für einen Tempel des römisch-katholischen Glaubens einen römischen Tempel als Vorbild nahm (die Hedwigskirche ist dem Pantheon nachgebildet). Eine solche Denkweise erklärt vielleicht, warum man für die zwischen 1774 und 1780 auf dem Berliner Forum Fridericianum errichtete Königliche Bibliothek einen Entwurf Joseph Emanuel Fischer von Erlachs für den Michaelertrakt der Wiener Hofburg als Vorbild wählte. Zwar machten sich die Berliner über das Bauwerk lustig – sie nannten es die »Kommode« –, doch wir sollten uns daran erinnern, daß in Friedrichs Liste der schönen Bauwerke des frühen 18. Jahrhunderts auch der Reichskanzleitrakt Joseph Emanuel Fischer von Erlachs auftauchte. Diese Palastform fügte sich genauso gut in den städtebaulichen Plan Berlins, wie sie sich ins Stadtbild Wiens einfügte, wo der jüngere Fischer von Erlach zudem auch den von seinem Vater entworfenen Bau der Hofbibliothek vollendet hatte.[25]

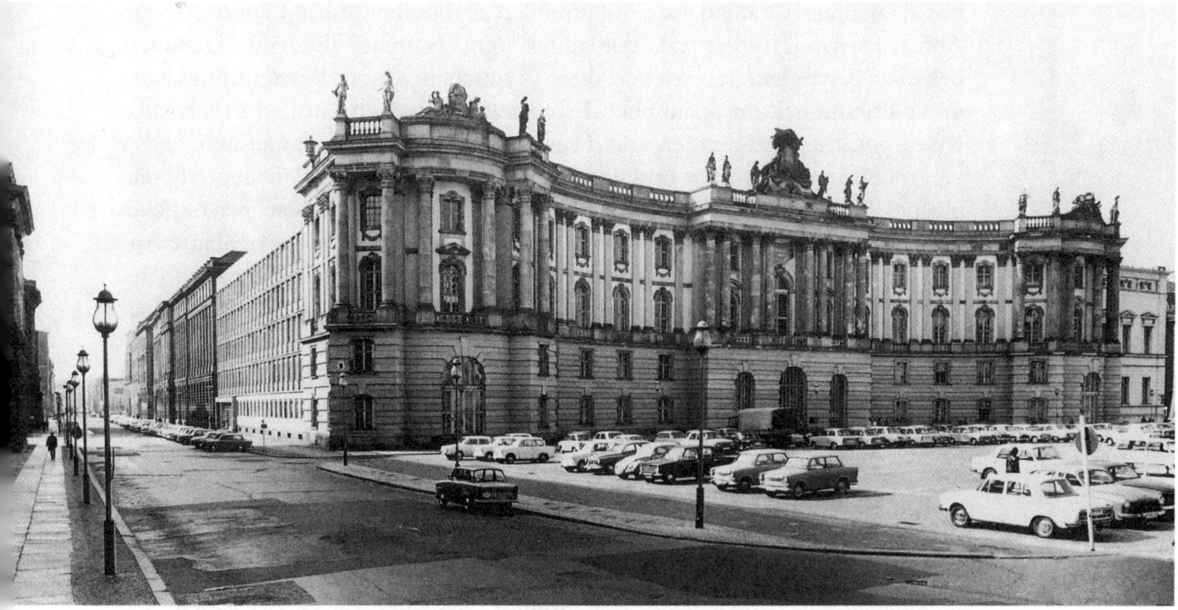

Berlin, Königliche Bibliothek, 1774–1780, von Georg Friedrich Boumann, nach Entwürfen von Georg Christian Unger; Ansicht vom Forum Fridericianum

Der Berliner Spitzname für die Bibliothek deutet eher darauf hin, daß sich inzwischen der Geschmack geändert hatte. Ein älteres österreichisches Vorbild muß im Berlin der siebziger Jahre ziemlich überholt gewirkt haben, und es wäre gewiß auch in Wien für veraltet gehalten worden. Denn wie schon aus der Dekoration der Räume im Neuen Palais aus den sechziger Jahren zu ersehen ist, wurde der Geschmack immer zurückhaltender. Es tauchten neue Architekturformen auf, wie der vom Opernhaus repräsentierte Palladianismus und der sich in der eher archäologisch orientierten Konzeption der Hedwigskirche ankündigende Klassizismus.[26]

Die Zersplitterung der stilistischen Einheit in Preußen, der Mangel an innerem Zusammenhang, beruhte letztlich vielleicht nicht allein auf einem bloßen Wandel im Geschmack und im Dekorum. Sogar die Bewunderer Preußens wie Voltaire und Johann Joachim Winckelmann bemerkten die Diskrepanz zwischen seiner Rolle als militärischem Sparta und seinem Ehrgeiz, das deutsche Athen, eine Hochburg der Aufklärung zu sein. Das athenische Element scheint auf die Umgebung des Königs beschränkt gewesen zu sein, der dem Rest dieser geschlossenen Gesellschaft eine eiserne Disziplin auferlegte.[27] Moderne Historiker haben daher in der preußischen Kultur des späten 18. Jahrhunderts auch Elemente der Krise und des Konflikts ausgemacht.[28]

Zu der Situation in Brandenburg-Preußen, wo zwischen Aufklärung und dem, was liberale Historiker Despotismus nennen, offenbar akute Widersprüche bestanden, bietet Anhalt-Dessau eine gute Vergleichsmöglichkeit; dieses kleine Land war durch Verwandtschaftsverhältnisse und seine Verbindungen mit dem Haus Oranien eng mit Preußen verbunden. Fürst Leopold I. von Anhalt-Dessau (1693–1747), der unter dem Namen »der Alte Dessauer« bekannt gewordene Herrscher dieses typischen Duodezfürstentums, hatte unter Friedrich I. im Spanischen Erbfolgekrieg und im Großen Nordischen Krieg gekämpft, zusammen mit Friedrich Wilhelm I. das preußische Heer vergrößert und reformiert und war Feldmarschall Friedrichs II. Er regierte sein eigenes Land als absoluter Monarch und behandelte es als sein persönliches Besitztum. Verständlicherweise folgte Anhalt-Dessau, wie das benachbarte Anhalt-Zerbst, in den vierziger Jahren auch in Kunstfragen dem Weg Preußens. Friedrichs Architekt Georg Wenzeslaus von Knobelsdorff baute an das Dessauer Schloß einen neuen Flügel an (nicht erhalten), und Knobelsdorff und Johann Michael Hoppenhaupt zeichneten in den fünfziger Jahren auch für den Entwurf und die Dekoration des (erhaltenen) Schlosses in Mosigkau bei Dessau verantwortlich, das viele Elemente aufweist, die den in Potsdam gefundenen gleichen.[29]

Leopolds Enkel Leopold III. Friedrich Franz (1740–1817, reg. ab 1758), rückte hingegen entschieden vom preußischen Vorbild ab. Den Anfang machte er damit, daß er mitten im Siebenjährigen Krieg (1756–1763) die preußischen Fahnen verließ. Daß er sich in Kriegszeiten friedlichen Zielen zuwendete, ließ seinen Staat zu einem kleinen Modell praktisch angewandter Aufklärung werden. Da die politische Bedeutung des über großen Grundbesitz verfügenden Adels von Leopold I. praktisch ausgeschaltet worden war, hatte er von dieser Seite keine Schwierigkeiten zu gewärtigen und konnte daher eine Reihe von landwirtschaftlichen Experimenten vornehmen. »Vater Franz«, wie er genannt wurde, führte auch eine nachhaltig wirkende Schulreform durch. Er berief den Pädagogen Johann Bernhard Basedow nach Dessau, der dort das von den Ideen Rousseaus inspirierte Philanthropinum gründete, eine Musteranstalt, die sich die Erziehung zur Menschenfreundlichkeit zum Ziel gesetzt hatte, und war auch der erste Herrscher, der das Schulwesen der kirchlichen Kontrolle entzog. Er kümmerte sich um die Armen in seinem Lande und ließ gegenüber der jüdischen Bevölkerung des Fürstentums Toleranz walten. Der Hofarchitekt Friedrich Wilhelm von Erdmannsdorff (1736–1800) entwarf Bauten für die jüdische Gemeinde, darunter eine Synagoge, die auf dem zum Schloß des Fürsten in Wörlitz gehörenden Land errichtet wurde.[30]

Leopold III. ließ in Wörlitz einen sich dreißig Kilometer weit nach Westen erstreckenden Landschaftspark anlegen, der nach den Worten Christoph Martin Wielands »Zierde und Inbegriff des 18. Jahrhunderts« war.[31] Der Wörlitzer Park, den der Gartenarchitekt Johann Friedrich Eyserbeck (1734 bis 1818) und andere ab 1764 gestalteten, war der erste öffentliche Park Deutschlands. In Sanssouci wäre so etwas unvorstellbar gewesen, vor allem zu einem Zeitpunkt, da die Macht des preußischen Königs auf ihrem Höhepunkt angelangt war.[32] Das »Gartenreich« Leopolds III. sollte auch ökonomischen und erzieherischen Zwecken dienen. Außerdem war es die erste Gartenanlage in Deutschland, die ausdrücklich nach den Prinzipien des englischen Gartens gestaltet wurde: Bepflanzungen, Seen und Wege wurden nicht den klassischen Vorstellungen symmetrischer Ordnung unterworfen, sondern man orientierte

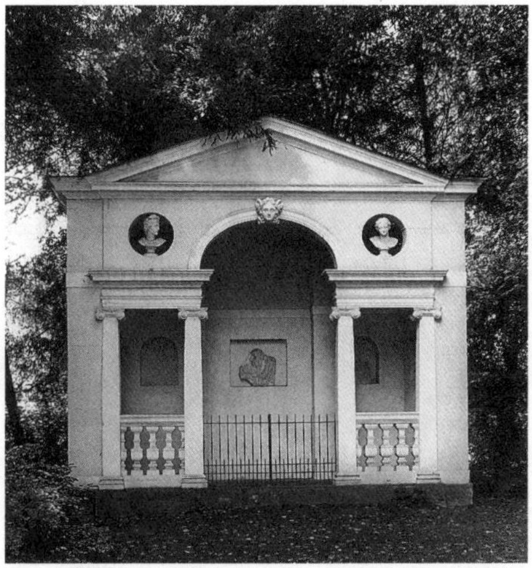

Englischer Sitz im Wörlitzer Landschaftspark, 1765, von Friedrich Wilhelm von Erdmannsdorff

sich am Vorbild der Natur und ihrer Spontaneität. Der Fürst hatte zusammen mit seinem Architekten England bereist, und sie bewunderten das Land und schätzten die Werte, für die es stand. Die Öffnung des Parks für die Öffentlichkeit, die Errichtung öffentlicher Einrichtungen, die umfangreichen Planungen Erdmannsdorffs in Dessau und die Inanspruchnahme des Architekten auch bei kleinen öffentlichen Bauten wie Wachhäusern und Schulgebäuden (in Rehsen und anderswo) bezeugen das Walten eines auf das Gemeinwohl gerichteten Geistes. Die 1782 angelegte Rousseau-Insel, die der ersten Gedenkstätte des 1778 verstorbenen Philosophen in Ermenonville nachgebildet wurde, läßt erkennen, aus welcher Quelle der Herrscher seine Inspirationen bezog. Dieses Denkmal ist vor allem deshalb bemerkenswert, weil es einem Denker und nicht einem Machthaber gewidmet ist.

Leopold III. ließ mehrere Bauwerke errichten, die in ihrer Anlage und Innenausstattung englischen Entwürfen gleichen. Den Anfang machte 1765 der sogenannte Englische Sitz in Wörlitz, ein kleiner Gartenpavillon mit einem Motiv von Serlio, der von einem aus der gleichen Zeit stammenden Bau im Garten von Stourhead in Wiltshire inspiriert war. Das Wörlitzer Schloß (1769–1773) ist der bemerkenswerteste dieser Bauten. Mit seiner symmetrischen, ornamentlosen Fassade, dem zentralen Portikus und seinem englischen Landsitzen abgeschauten Grundriß ähnelt es sehr stark den Bauten der Brüder Robert und James Adam in England. Die Anglophilie ging so weit, daß das Innere mit Chippendalestühlen und Wedgwoodsteinzeug ausgestattet wurde.

Wie bei Robert Adam wurde auch in Wörlitz die palladianische Architektur in jene Richtung weitergetrieben, die zu Recht als Klassizismus bezeichnet werden kann, verstanden als exaktere, strengere und von archäologischen Kenntnissen geprägte Verwendung antiker Formen. Erdmannsdorff hatte schon früher Rom besucht und sich dort Charles-Louis Clérisseau angeschlossen, der ihm die Ruinen der antiken Stadt gezeigt und ihn mit Giovanni Battista Piranesi und auch mit den Adams bekannt gemacht hatte. Wie die englischen

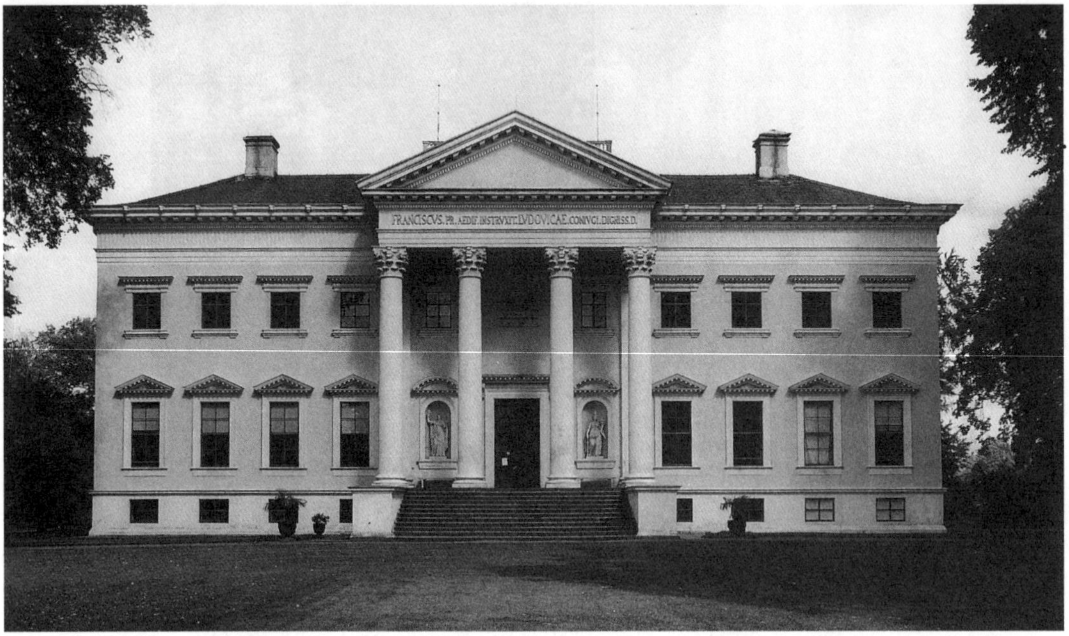

Schloß (Landhaus) Wörlitz, 1769–1773, von Friedrich Wilhelm von Erdmannsdorff

Architekten es bei einigen ihrer Landsitze taten, so leitete auch Erdmannsdorff die Formen des Wörlitzer Schlosses von den Rekonstruktionen römischer Villen ab. Zur Zeit des Schloßbaus (1770) formulierte Erdmannsdorff in seiner von Rom aus mit dem Fürsten geführten Korrespondenz sein Ideal der Schaffung einer neuen Kunst, die zu den unreinen Formen der heimischen Architektur in Gegensatz stehe, und sagte, diese Kunst müsse auf der klassischen Antike gründen. Diese Zielsetzung scheint für zahlreiche archäologische Reminiszenzen im Wörlitzer Schloß verantwortlich zu sein, in das auch antike Artefakte integriert wurden. Im Kabinett der Fürstin gibt es zum Beispiel eine marmorne Kamineinfassung, die von Piranesi selbst aus antiken Fragmenten zusammengesetzt wurde.

Das Wörlitzer Schloß ist daher eine der frühesten sichtbaren Manifestationen jener Neubewertung der klassischen Tradition, die wir heute mit dem Klassizismus des 18. Jahrhunderts verbinden. Kritiker wie Gottsched hatten einem besseren Verständnis der Antike den Weg bereitet. Gelehrte, vor allem an der neugegründeten Universität in Göttingen, hatten begonnen, die Antike genauer zu studieren, als es bis dahin üblich war. Und Historiker, Philosophen und Kritiker (wie Winckelmann, auf den wir zurückkommen werden) erhoben jene heidnische Zeit zum gültigen Verhaltensmuster. All diese Überzeugungen und Bestrebungen der Aufklärung fanden in Wörlitz einen bündigen Ausdruck.

Als fürstliche Residenz war das Wörlitzer Schloß eine revolutionäre Neuerung, die über bloße Stilfragen hinausging. Dies erkennt man am besten, wenn man es mit dem zeitgleichen, 1763 begonnenen Neuen Palais in Potsdam vergleicht oder mit dem grandiosen Schloß in Ludwigslust (1772–1776) und seinen Nebengebäuden, das sich Herzog Friedrich der Fromme von Mecklenburg-Schwerin erbauen ließ. Da die Architekten dieser Bauwerke denselben Kreisen nahestanden, in denen Erdmannsdorff in Rom verkehrte, ist die Andersartigkeit ihrer Entwürfe um so auffälliger. Die bombastischen Communs des Neuen Palais in Potsdam, große tempelartige Bauten, die lediglich Wirtschaftsräume und Unterkünfte der Dienerschaft beherbergten, können zumindest teilweise Legeay zugeschrieben werden. Der Architekt von Schloß Ludwigslust, Johann Joachim Busch, erbaute das Schloß in der Achse der von ihm 1765–1770 errichteten Stadtkirche, deren dem Schloß zugewandte Fassade mit ihrer pyramidalen Form eine gewisse Vertrautheit mit Piranesi verrät. Buschs Schloßbau in Ludwigslust ist in lockerer Fügung von einer Reihe kleinerer Backsteinbauten umgeben, die in ihrem Material eher dem Neuen Palais und in Form und Stil mehr noch den Bauten des westfälischen Architekten Schlaun gleichen. Diese Bauten verkörpern daher noch immer das Bild des einem Monarchen aufwartenden Hofes. Wörlitz hingegen ist nicht nur in einem anderen Stil erbaut, sondern vermittelt durch seine eher bescheidenen Dimensionen und seine Lage in einem englischen Garten ein Bild des Herrschers als eines aufgeklärten englischen Landedelmanns.

Andere Bauten in Wörlitz und den nicht weit entfernten Parkanlagen des Luisiums (in Jonitz) und des Georgiums (Dessau) bezeugen nicht nur die archäologischen Neigungen des Fürsten, sondern lassen auch erkennen, daß sie für eine neue Öffentlichkeit konzipiert waren. Am Ende des Jahrhunderts, als der Klassizismus in voller Blüte stand, standen im Wörlitzer Park Nachbildungen verschiedener antiker Bauten, darunter ein Venustempel, ein Nymphaeum und ein Pantheon – und auch ein Tempel der Vesta, der die bereits

Schloß Ludwigslust, 1772–1776, von Johann Joachim Busch

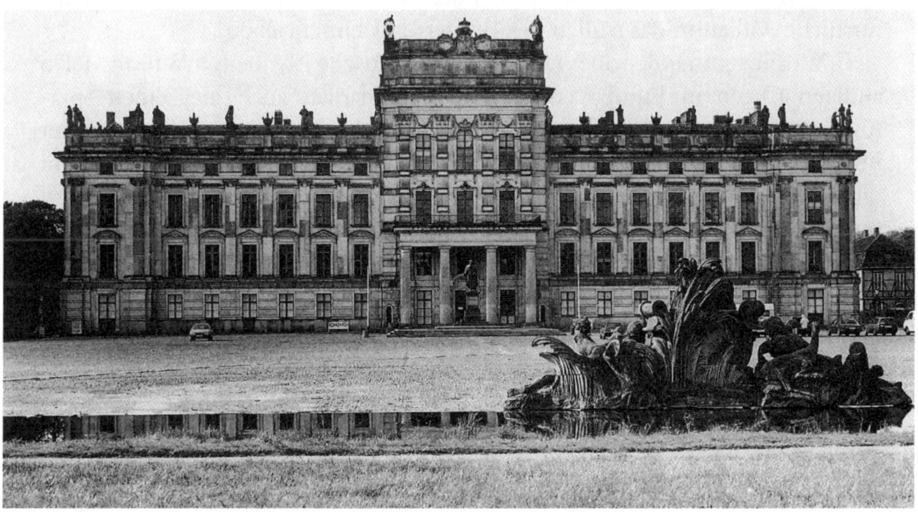

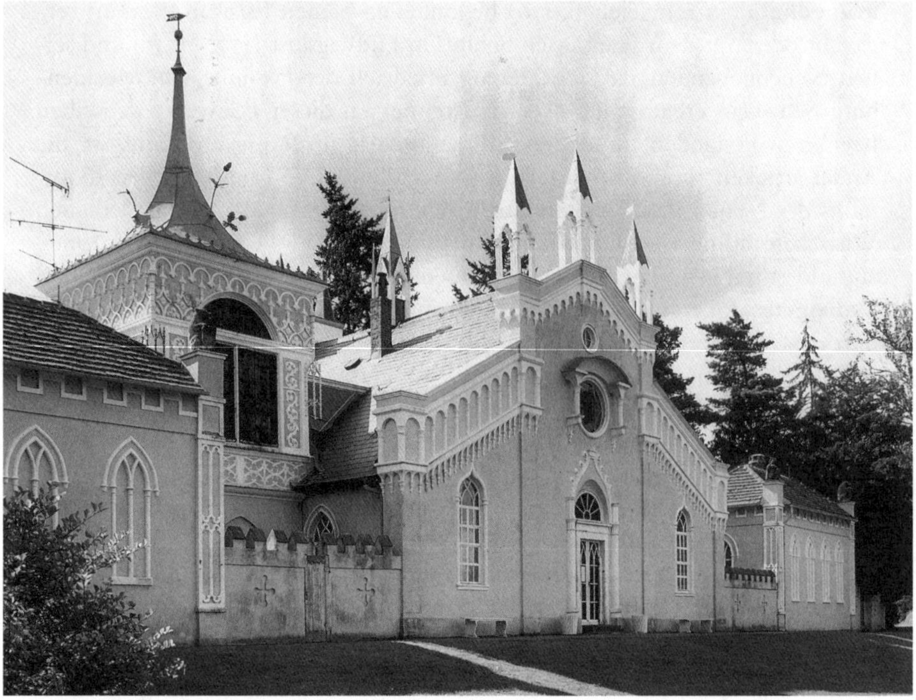

Gotisches Haus im Wörlitzer Landschaftspark, 1773/74, von Friedrich Wilhelm von Erdmannsdorff, ab 1785 erweitert von Georg Christoph Hesekiel

erwähnte Synagoge beherbergte. Für die relativ einfachen und schmucklosen Bauten von Schloß Georgium und Landhaus Luisium diente Nicholas Goldmanns *Vollständige Anweisung zu der Civil-Baukunst* (Braunschweig 1699) als Vorlage: In ihnen ist das bürgerliche Milieu in das fürstliche Milieu eingeschrieben, wie umgekehrt die vom Fürsten begründeten Einrichtungen das fürstliche Milieu in das Milieu des Bürgertums einschrieben.

In Wörlitz entstanden aber noch andere stilistische Neuheiten. Wie an vielen anderen Orten in Europa entwickelte man damals auch hier einen »präromantischen« oder »empfindsamen« Geschmack an Ruinen und legte daher im Wörlitzer Park künstliche Ruinen an. Am bemerkenswertesten ist vielleicht die Verwendung gotischer Stilformen, zuerst bei dem 1773 von Erdmannsdorff und Georg Christoph Hesekiel begonnenen sogenannten Gotischen Haus, dann auch bei anderen Bauten. Nicht Karl Friedrich Schinkel, Gotthard Langhans oder Friedrich Gilly, sondern Erdmannsdorff führte also am Ende des 18. und zu Beginn des 19. Jahrhunderts den klassizistischen und den neugotischen Stil in Deutschland ein. Das von venezianischen Bauwerken inspirierte Gotische Haus ist das deutsche Strawberry Hill. Es stammt zwar aus der Zeit, in der Goethe seinen Lobgesang auf das Straßburger Münster schrieb (*Von deutscher Baukunst*, 1772), auf den wir noch zurückkommen werden, doch kommt in ihm kein Ruf nach einer nationalen Rückbesinnung und

Erneuerung zum Ausdruck, denn es evoziert englische, französische und italienische Vorbilder, aber keine deutschen.[33] Der Fürst hatte zum Gotischen Haus eine ganz persönliche Beziehung; er machte es zu seiner Privatresidenz und brachte darin seine Sammlungen unter. Im Vergleich zur Welt von Wörlitz wirkt das Neue Palais in Potsdam wie aus einem früheren Zeitalter; Leopold III. scheint hingegen nicht nur die Ziele, sondern auch die Taten der habsburgischen Herrscher seiner Zeit antizipiert zu haben.

Unter dem Einfluß der reformfreudigen Herrscher Maria Theresia (1740–1780) und Joseph II. (Kaiser 1765–1790, alleiniger Herrscher ab 1780) vollzog sich in den österreichischen Ländern ein Geschmackswandel, der dazu führte, daß man immer mehr einer zurückhaltenderen und letztendlich klassizistischen Bauweise den Vorzug gab. Maria Theresia reformierte das Heer, organisierte die Verwaltung neu, baute das Volksschulwesen auf, gründete neue Bildungs- und Erziehungsanstalten wie das Theresianum, eine Ritterakademie, und vergaß auch die Kunst nicht. Ihre Herrschaft ist wie die ihres Widersachers Friedrich II. von einem Stilpluralismus charakterisiert, einer sowohl am Hof als auch, wie wir später sehen werden, in anderen Milieus zu registrierenden Koexistenz mehrerer Stile oder Kunstformen.[34]

Die Kunstförderung des Habsburgerhofes kehrte in der Mitte des 18. Jahrhunderts den traditionellen Formen den Rücken, die, wie wir im nächsten Kapitel erörtern werden, damals in Österreich noch vorherrschten, vor allem aber wendete sie sich von jener Kunst ab, die während der Herrschaft des 1740 gestorbenen Karl VI. mit ihrem universalimperialen Anspruch im Vordergrund gestanden hatte. Ähnlich dem revolutionären Wechsel, der sich in der Diplomatie der vierziger und fünfziger Jahre vollzog und zur Allianz Österreichs mit Frankreich führte, ging man von der grandiosen Synthese des Zeitalters der Austria Gloriosa zu einem neuen Typ von Architektur und Skulptur über. Maria Theresia heiratete 1736 Franz Stephan von Lothringen, den Statthalter von Ungarn und späteren Großherzog von Toskana (ab 1745 Kaiser Franz I. Stephan), der eine Vorliebe für französische Stilformen und neuere Formen italienischer Kunst hatte. Sein Architekt Jean-Nicolas Jadot de Ville-Issey (1710–1761) war ein Franzose, der vornehmlich in Italien gearbeitet hatte. Franz Stephan ignorierte und verachtete die Architektur der Zeit Hildebrandts und Fischer von Erlachs; als Friedrich Karl von Schönborn sich ihm gegenüber bei einem Besuch Franz Stephans in Würzburg einmal lobend über Hildebrandt ausließ, erwiderte er, diese Person sei ihm nicht bekannt.[35] Jadot führte in Wien einen französischen Stil ein, wie ihn die nach einem Entwurf Blondels gestaltete Menagerie in Schönbrunn repräsentiert.

Jadots Alte Universität, ein vom Hof finanziertes, 1753 begonnenes Projekt, war kein Bau im überschwenglichen Stil des Rokoko, sondern entsprach eher dem nüchternen und zurückhaltenden, auf den Klassizismus vorausweisenden Stil Ludwigs XV. Bis zu einem gewissen Grad läßt sich Jadots Bau mit den Werken Jacques-Ange Gabriels in Paris vergleichen (man denke an die Place de la Concorde), denn das Ganze sollte Teil eines urbanen Komplexes sein, eines Platzes, der die Universität in die Stadt Wien einbindet. Der Entwurf des Universitätsgebäudes hat auch bedeutungsvolle symbolische Bezüge: Der

Portikus ähnelt dem des Louvre, ein Zeichen königlicher Autorität, während die Tempelfront die eines Tempels der Weisheit ist und die Brunnen an dem Bauwerk vielleicht die Quellen der Weisheit repräsentieren.[36] Dieses Gebäude demonstrierte das Interesse des Hofes an Erziehung und Bildung. Insofern läßt es sich mit den Ideen der Aufklärung in Verbindung bringen, die auch bei der Reform des Erziehungswesens durch Maria Theresia eine Rolle spielten.[37] Bei dieser Reform fanden auch die Künste Berücksichtigung, wie die Einrichtung einer neuen Kupferstecherakademie beweist. Damals kam es zu einer Welle von Akademiegründungen, und zwischen 1750 und 1780 versuchten auch eine ganze Reihe berühmter Literaten wie der Kritiker Johann Christoph Gottsched, der Dichter Friedrich Klopstock und der Dramatiker und Kritiker Gotthold Ephraim Lessing eine literarische Akademie nach dem Vorbild der Akademien der schönen Künste zu gründen, doch sie scheiterten. Auch die Architektur des Gebäudes der Wiener Akademie scheiterte, denn sie blieb wirkungslos: Die Wiener Architekten folgten Jadots Stil nicht.

Ein solcher Erfolg blieb Jadot wahrscheinlich deshalb versagt, weil der anders geartete Stil seines Rivalen Nicolà Pacassi (1716–1790), der gelegentlich auch von Jadot begonnene Projekte übernahm, ab den vierziger Jahren immer größeren Anklang fand. Zwischen 1744 und 1749 realisierte Pacassi Maria Theresias Wunsch nach einer Umgestaltung Schloß Schönbrunns. Es ist bezeichnend für die Art von Wandel, den der Hof Maria Theresias in Gang brachte, daß es sich bei vielen der bedeutenden Projekte, die direkt von der Herrscherin gefördert wurden, um Veränderungen oder Erweiterungen existierender Pläne oder Gebäude handelte, nicht aber um vollkommen neue Entwürfe. Die Umgestaltung Schönbrunns beinhaltete sogar die Änderung der Farbe seiner Außenwand, die nun in jenem gedämpften Farbton gehalten wurde, den man noch heute Maria-Theresia-Gelb nennt und der sich deutlich von den leuchtenden Farben unterscheidet, mit denen man, wie in Prag oder in Sankt Petersburg noch zu sehen ist, in einer früheren Periode oft die Gebäude versah. Dieser nüchternen Farbgebung entsprachen auch die architektonischen Veränderungen, die an der Fassade Fischer von Erlachs vorgenommen wurden: Der breite Ziergiebel wurde entfernt und statt dessen ein Attikageschoß hinzugefügt, die prächtige Außentreppe durch eine einfache zweiarmige Treppe ersetzt und ein Mezzaningeschoß eingefügt, wodurch das traditionelle Bild der mit Herrschaftspalästen verbundenen Kolossalordnung verlorenging.

Der Umgestaltung des Äußeren entsprach die des Inneren. Anstelle der großen Säle gab es nun eine weitaus größere Anzahl kleinerer Räume. Dafür gab es einen praktischen Grund: Schönbrunn wurde der feste Sommersitz der Kaiserin, deren Dienerschaft weit umfangreicher als die ihrer unmittelbaren Vorgänger war. In der vermehrten Zahl der Räume spiegelte sich auch ein Wandel im Geschmack wider: Pomp und Grandezza wichen Heiterkeit und Anmut. Dieser Wandel zeigte sich daran, daß hier einige der wenigen echten Rokokodekorationen Verwendung fanden, die damals in Wien und seiner Umgebung auftauchten – ein Dekor in Boiserie und Ormulu mit naturalistischen Elementen, Ranken, Girlanden und Contrecourbeabstraktionen. In Österreich war diese Gestaltung der neuen Räume wahrscheinlich mit der

Übernahme einer französischen Baukonzeption verbunden. Das Ergebnis waren intimere Räume, wie sie für die französische Salongesellschaft, in der sich dieser Stil entwickelt hatte, so charakteristisch waren. Es ist eine Ironie, daß diese Formen hier in einem großen Palast Verwendung fanden, sogar in einem riesigen, mit Gemälden des Italieners Gregorio Guglielmi geschmückten Ballsaal.

Der Trend zu einem zierlicheren, intimeren Stil, wie ihn der Rokokosalon repräsentiert, beherrschte damals aber keineswegs die Kunst des Wiener Hofes. Wie Jadots Universitätsgebäude zeigt, legte der Wiener Hof auf städtebauliche Maßnahmen und Stadtplanung einen ebenso großen Wert wie die Höfe von Brandenburg, Mecklenburg oder Anhalt. Obwohl man sich in den habsburgischen Landen von den Bauformen der Ära Fischer von Erlachs und Hildebrandts abwendete, dürfen wir nicht schließen, daß damit auch das mit diesen Formen häufig verbundene Ziel aufgegeben worden wäre, Größe, Macht und Autorität zu demonstrieren. Jedenfalls scheinen zum Beispiel Pacassis Bauten und Umbauten, durch die in den sechziger Jahren der heutige Josefsplatz vor der Hofbibliothek an drei Seiten harmonisch geschlossen wurde, von einem Interesse an einer ganzheitlichen Wirkung geleitet gewesen zu sein, die im urbanen Kontext ein Zeichen setzt.

Einen ähnlichen Eindruck von Größe vermittelt der Königspalast in Buda, der ab 1753 wahrscheinlich zuerst unter Jadot, dann unter Pacassi, aber hauptsächlich unter der Leitung von Franz Anton Hillebrandt in seiner heutigen Form errichtet wurde.[38] Sein massiver Bau beherrscht noch immer das Stadtbild Budapests, ähnlich wie das Schloß auf dem Hradschin Prag beherrscht. Hillebrandt verwandelte auf Anweisung Maria Theresias auch das Königsschloß in Bratislava (Preßburg) in einen imposanten, massigen Bau. Damals verschärften sich die Konflikte mit dem ungarischen Adel, und dieser bedeutsame Schritt scheint wenigstens zum Teil eine Reaktion auf die umfangreichen Bauprojekte gewesen zu sein, die der Klerus und der Adel Ungarns damals durchführten.

Pacassis Arbeiten an der Prager Burg vermittelten sogar noch eine eindeutigere Botschaft. Ab 1756 wurden die ungleichartigen Bauwerke des Hradschin von einer einförmigen und einfarbigen theresianischen Einfassung verhüllt, deren Nüchternheit man als unpersönliche Korrektheit bezeichnet hat. Der ganze Komplex der Prager Burg wurde zu einer einzigen riesigen Baumasse vereinheitlicht, eine Maßnahme, deren städtebaulicher Effekt enorm war, denn diese einheitliche Front, hinter der sich der Veitsdom erhebt, beherrscht seitdem das Stadtbild. In merklichem Kontrast zu diesen Formen steht die attraktive Fassade mit Rokokokartuschen über den Fenstern, die Johann Josef Wirch, der viele ähnliche Arbeiten für den böhmischen Adel im Lande ausgeführt hatte, für das Erzbischöfliche Palais in Prag entwarf. Pacassis Umgestaltung der Prager Burg drückte auf dramatische Weise die Macht und die Stellung der Habsburger in Böhmen aus, ganz ähnlich, wie es die Arbeiten der habsburgischen Architekten in Buda schon in Ungarn getan hatten.

Zu der Zeit, als die Fassade des Erzbischöflichen Palais in Prag umgestaltet wurde (1764/65), ließ ein ungarischer Bischof ein Bauwerk errichten, das zwar dem Herrscherhaus gewidmet war, doch zugleich auch die Entstehung eines neuen Stils ankündigte. Im Jahr 1764 erbaute Isidor Canavale, ein Franzose mit italienischem Namen, der 1761 auch schon in Wien tätig gewesen war, in Vác (Waitzen) im Auftrag von Christoph Migazzi, dem Bischof der Stadt und späteren Erzbischof von Wien, einen Triumphbogen für Maria Theresia und Franz Stephan.[39] Unmittelbarer Anlaß für die Errichtung dieses Triumphbogens war vielleicht das Ende des Siebenjährigen Krieges und der Wunsch, den Monarchen zu schmeicheln (denn der Ausgang des Krieges war für Österreich nicht gerade ein Triumph gewesen), doch war sie zugleich auch eindeutig Teil jener Tradition, zur Begrüßung eines Herrschers eine temporäre Festarchitektur aufzubauen, der wir schon bei Fischer von Erlachs Triumphbogen von 1690 begegnet sind. In Vác jedoch blieb der Triumphbogen stehen, ebenso wie jener, der 1765 zur Erinnerung an die Heirat des Erzherzogs Leopold (des späteren Kaisers Leopold II.) in Innsbruck errichtet wurde.

Ornament und Dekoration des Triumphbogens in Vác beschränken sich auf Girlanden, Medaillons und eine Inschrift. Sein Entwurf geht eindeutig auf Formen und Symbolik der Triumphbogen des klassischen Altertums zurück, und er ist im Vergleich zum Bogen Fischers von einem archäologischen Interesse geprägt. Die Beschneidung der Ornamentik und die engere Anlehnung an antike Werke – es ist die Zeit der Wiederentdeckung von Pompeji und Herculaneum, der Veröffentlichung der Werke Stuarts und Revetts über Athen und Griechenland – scheint den Klassizismus in den habsburgerischen Ländern anzukündigen.

In Österreich – und es ist signifikant, daß diese Tendenzen zu Beginn der Herrschaft Josephs II. auftraten, der 1765 Kaiser wurde – repräsentierte der Klassizismus nicht bloß eine Rückkehr zur Antike. Dies zeigt sich an einer anderen Art von auf Dauer installiertem Triumphbogen: der Gloriette in Schönbrunn, die 1775 von J. Ferdinand Hetzendorf von Hohenberg vollendet wurde. Diese Anhäufung von Formen repräsentiert auch die beginnende Auseinandersetzung mit einer anderen Wiederbelebung der Antike, nämlich mit der Renaissance, und sie steht zugleich für eine historistische Haltung gegenüber der Vergangenheit, wie sie sich im friderizianischen Preußen ebenfalls bemerkbar machte. Die Gloriette, ein die Parkanlagen Schönbrunns krönender Blickfang, gehört zu den spätesten Gartenbauten der Habsburger in der Frühen Neuzeit, und in sie sind bezeichnenderweise Spolien vom Neugebäude Maximilians II. aus der Zeit der Renaissance integriert. Die positive Einstellung zur Fragmentierung und Wiederverwendung von Werken der Vergangenheit, die sich hier zeigt und der wir schon bei Piranesis Kamineinfassung in Wörlitz begegnet sind, läßt sich mit dem Ruinenkult vergleichen, der im Georgengarten und im Park des Luisiums betrieben wurde. In der Tat wurden auch in Schönbrunn künstliche Ruinen errichtet. Sie sind Ausdruck einer Einstellung gegenüber Kunst und Architektur, die sich nicht im archäologischen Interesse erschöpfte (das gleichermaßen in den Werken des Bildhauers Wilhelm Beyer zum Ausdruck kommt, die in Schönbrunn aufgestellt wurden), sondern sich zu einem Romantizismus auswachsen sollte.[40]

Andere Werke aus den siebziger Jahren des 18. Jahrhunderts stehen in engem Zusammenhang mit dem josephinischen Reformprogramm.[41] Ganz im Geist

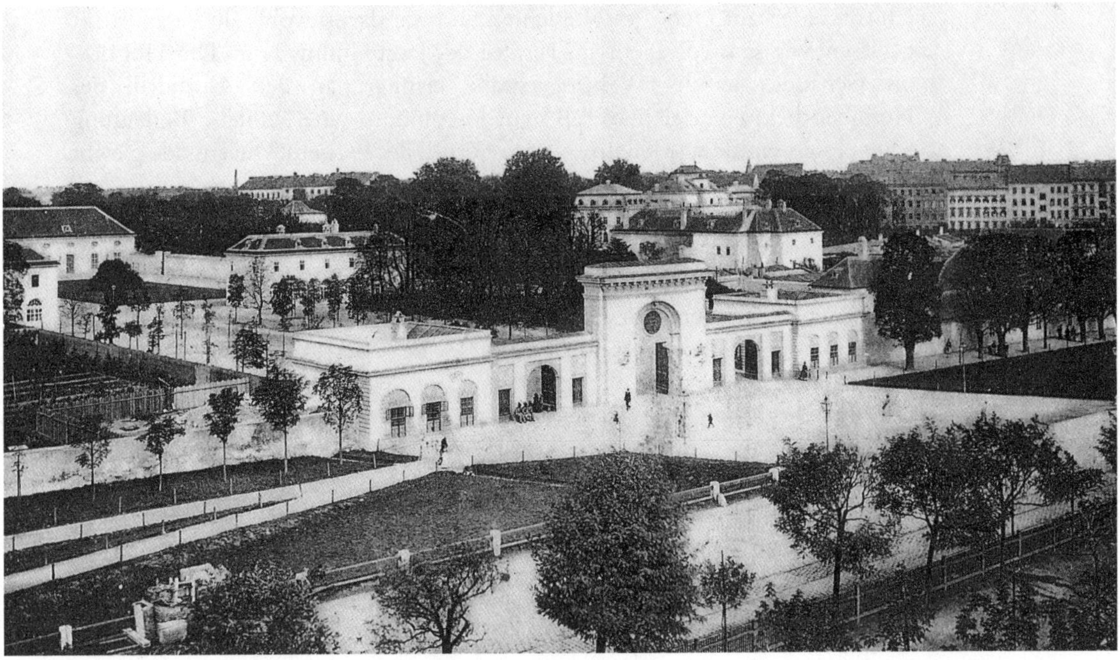

Wien, Portal des Augartens, 1775, von Isidor Canavale

von Wörlitz, aber einige Jahre später, machte der Kaiser 1775 im Augarten »zum Nutze des Menschen«, wie er sagte, einen privaten Park der Öffentlichkeit zugänglich. Das Tor zum Park wurde mit der Inschrift versehen: »Allen Menschen gewidmeter Erlustigungsort von ihrem Schätzer«. Der Eingang zum Augarten ist in streng klassischer Manier gestaltet und scheint im Vergleich zur Gloriette in mehrfacher Hinsicht ein echteres Propylaeum zu sein. Sein Entwurf entspricht daher in manchem den Zielen, die Joseph II. während seiner Herrschaft verwirklichen wollte. Er repräsentiert eine rationalisierte Architektur, die Athen, die antike Wiege der Demokratie, evoziert, und verwendet eine häufig mit heiligen Bezirken verbundene Bauform auf eine mit der Ideologie der Aufklärung in Einklang stehende Weise als Eingang eines öffentlichen Vergnügungsparks.

In diesem Zusammenhang ist bemerkenswert, daß es sich bei den wichtigsten öffentlichen und oft stilistische Neuerungen aufweisenden architektonischen Projekten Wiens nicht um große, dem Hof dienende Bauwerke handelte, besonders nicht, nachdem Joseph II. ab 1780 allein regierte. Joseph II., der sich als Diener seines Staates betrachtete, sah in solchen Bauten keinen Nutzen. Seine Bautätigkeit konzentrierte sich eher auf öffentliche Institutionen, die oft seinen sozialen und politischen Reformzielen entsprachen.[42] Das Josephinum (1783 bis 1785) von Canavale zum Beispiel, eine zur Ausbildung von Feldschern und Chirurgen gegründete Lehranstalt, läßt bestimmte Elemente des Stils Ludwigs XVI. erkennen. Der Kaiser hatte 1777 bei einem Besuch in Paris die École de

Chirurgie (erbaut 1769–1775) besichtigt und war davon wohl sehr beeindruckt gewesen, wie sich vor allem am Festsaal des Josephinums zeigt. Der Hof dieses Gebäudes in der Währingerstraße erinnert an den Grundriß der Hofbibliothek, ein Zeichen, daß dem Josephinum eine ähnliche Bedeutung zugemessen wurde wie jenem anderen Forum des Lernens. Die Fassade gleicht den strengen Formen des Stils Ludwigs XVI.

Bald wurde im josephinischen Wien bei für den Kaiser persönlich bestimmten Bauwerken ein noch radikaleres Konzept verwirklicht. Joseph II. ließ sich kein prächtiges Gartenschloß oder etwas wie Wörlitz errichten, sondern schlug seine Lieblingsresidenz im Augarten auf, in dem 1780–1783 von Canavale erbauten sogenannten Josephsstöckl. Dieses in seinen Ausmaßen und seinen Prätentionen bescheidene Refugium stand in deutlichem Gegensatz zu dem des Alten Fritz, der sein vierzig Jahre zuvor gebautes Sanssouci damals noch immer bewohnte. Das Josephsstöckl vermeidet bis auf karge Andeutungen klassischer Verzierungen jedes äußere Ornament.

Dieser Bau scheint eine Hinwendung zu einer Architektur zu repräsentieren, die man als rationalistisch bezeichnen könnte. Dies zeigt sich auch an dem Ausbau des Allgemeinen Krankenhauses in Wien. Das Krankenhaus (heute von der Universität genutzt) ist eine riesige Masse, Vorläufer ähnlich weitläufiger moderner Bauten; abgesehen von den Eingängen sind die neuen Trakte

Wien, Narrenturm des Allgemeinen Krankenhauses, wohl von Isidor Canavale

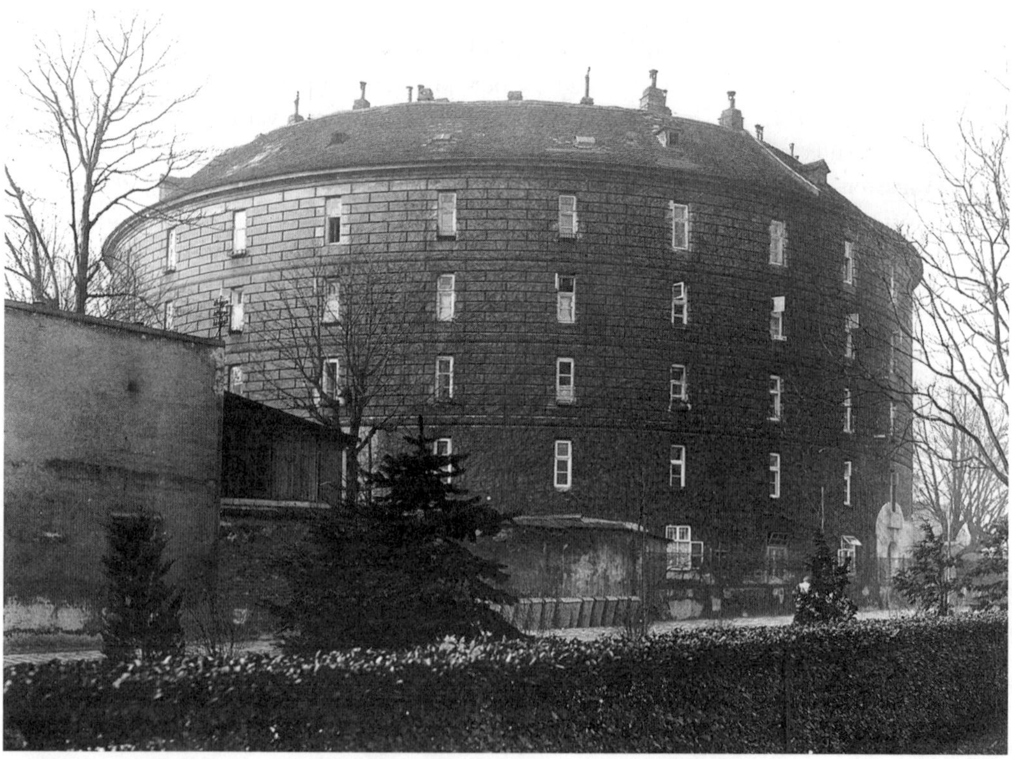

nahezu ornamentfrei und wirken wie das Josephsstöckl beinahe funktionalistisch. Der zylindrische Narrenturm und die polygonale Kapelle im Garnisonsspitaltrakt sind in ihrem Entwurf von kristallener Klarheit, und die Reduzierung der formalen Merkmale auf ihre fundamentalen Elemente ist radikal. In diesen immer abstrakteren Entwürfen werden die semiotischen Elemente traditioneller Architektur unterdrückt. Diese Bauwerke lassen sich mit dem revolutionären Klassizismus von Claude-Nicolas Ledoux, Jean-Jacques Lequeu und Étienne-Louis Boullée in Frankreich vergleichen. Den Narrenturm hat man als einen der gelungensten Entwürfe seiner Art bezeichnet, die auch tatsächlich gebaut wurden.

Einerseits scheint die Annahme gerechtfertigt zu sein, daß zwischen der Funktion dieser Bauwerke und ihrer Form ebenso eine Verbindung besteht wie zwischen den moralischen oder politischen Ideen des späten 18. Jahrhunderts und seinen ästhetischen Ideen. Die idealen Formen, die im Wiener Krankenhaus Verwendung fanden, scheinen zu der rationalistischen Sicht der Gesellschaft und der Religion zu passen, die Joseph II. vertrat. Die Radikalität der Formgebung entspricht der Radikalität der Ideen. Mit solchen Werken beginnen wir uns der Ideologie unserer Zeit und ihrer Umsetzung in Formen zu nähern.

Doch fand diese rationalistische Sicht der Dinge weiter keine Verwirklichung, und ein offenkundiger Zusammenhang von Form und Funktion wurde immer seltener. Die Kunstwerke früherer Epochen waren stets in ein nahtloses Gewebe politischer, sozialer und kultureller Geschichte eingewoben. Bereits in diesem Kapitel ließen manche der Widersprüche und Konflikte, auf die wir gestoßen sind, erkennen, daß sich dieses Gewebe aufzutrennen begann. Wegen der in unserer Zeit herrschenden zunehmenden Separierung und Fragmentierung, die letztlich aus dem sich damals entwickelnden Prozeß resultiert, behandeln die letzten Kapitel dieses Buches die politischen, sozialen, intellektuellen und kulturellen Fäden, mit denen Kunst und Architektur damals verwoben waren, getrennt.

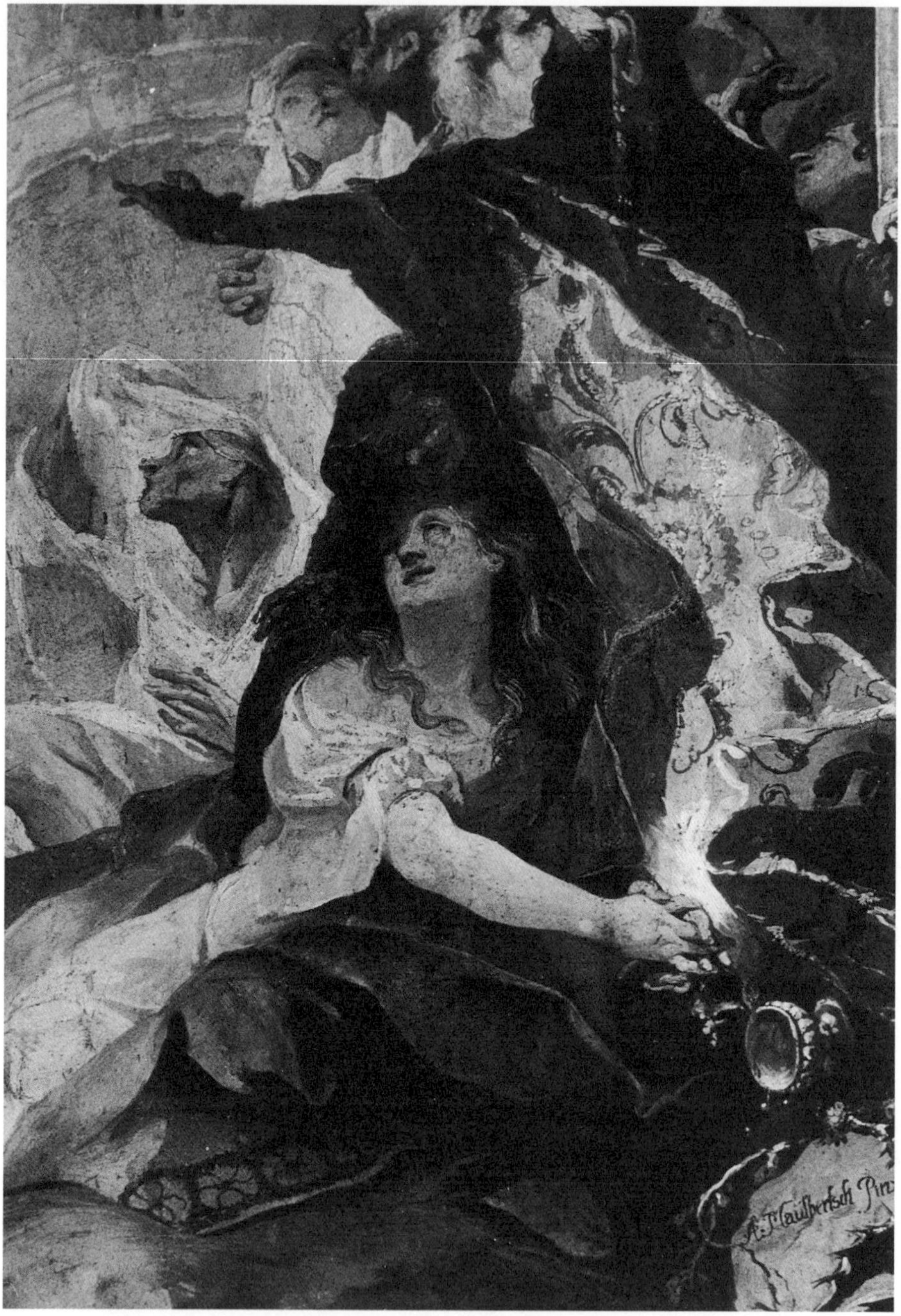

Fresko der Himmelfahrt Christi (Detail), 1757/58, von Franz Anton Maulbertsch, Pfarrkirche in Sümeg, Ungarn

Kapitel 17

DIE KÜNSTE UND IHR PUBLIKUM IM SPÄTEN 18. JAHRHUNDERT: FARBENFEUERWERKE UND IHRE ALTERNATIVEN

Die bisher behandelten Werke des mittleren und späten 18. Jahrhunderts deuten darauf hin, daß sich in dieser Zeit in der mitteleuropäischen Kunst, besonders in der Architektur, ein Stilwandel vollzog, der dem in der konventionellen Geschichte der westeuropäischen, vor allem der französischen Kunst üblicherweise als Übergang vom Barock zum Rokoko und dann zum Klassizismus beschriebenen Stilwandel ganz ähnlich ist. Im letzten Kapitel haben wir diese Entwicklung mit der Kunstförderung bestimmter Höfe und dem »aufgeklärten Absolutismus« in Verbindung gebracht. Zudem spricht vieles dafür, daß sich dieses Entwicklungsmuster auch bis nach Polen verbreitete.

Doch wie es in der Geschichte Mitteleuropas oft der Fall ist und wie die bisherige Diskussion des Stilpluralismus nicht anders erwarten läßt, gilt auch für die Künste im späten 18. Jahrhundert, daß sie weder hinsichtlich ihres Stilschemas noch hinsichtlich ihrer sozialen Situation eindeutig festgelegt und klar umrissen sind. Zwar lassen sich in vielen Gebieten ähnliche Entwicklungen feststellen, doch klammert die Festlegung auf ein einziges Paradigma stilistischen Wandels, vor allem auf eines, das den stilistischen Fortschritt betont, einige der großartigsten und individuellsten künstlerischen Leistungen aus der Betrachtung aus, die damals in Mitteleuropa vollbracht wurden. Gegen die als künstlerischer Fortschritt begriffene Hauptströmung behaupteten sich auch damals eine Reihe anderer, bemerkenswerter Strömungen, die zu dem beitrugen, was man als Strudel und stehende Gewässer in der Geschichte der Kunst bezeichnen könnte.

Zudem waren die Höfe in der Mitte und besonders im späten 18. Jahrhundert nicht die alleinigen Katalysatoren kulturellen Wandels. Wie in der Literatur und der Musik, so waren andere soziale Milieus und Mäzene aus anderen Gesellschaftsschichten auch in den bildenden Künsten von großer Bedeutung und beeinflußten ihrerseits wiederum die Höfe. Daher bedarf es einer dynamischeren Metapher als der eines historischen Wandteppichs, um die Geschichte der mitteleuropäischen Kunst jener Zeit zu beschreiben, und das Bild der vielfältigen, auch quer und entgegengesetzt verlaufenden Strömungen eignet sich dazu weitaus besser.

Wir wollen mit den östlichen Ländern beginnen. In der polnischen Staatenverbindung wie im benachbarten Preußen bietet die Architektur der zweiten Hälfte des 18. Jahrhunderts ein komplexes Erscheinungsbild, das in seiner Vielfalt nicht mehr allein auf regionale Unterschiede zurückzuführen ist. Der kurze Überblick, den wir hier bieten können, kann dem erstaunlichen Facettenreichtum der Architektur jener Zeit nicht einmal annähernd gerecht werden. Im dritten Viertel des 18. Jahrhunderts entschieden sich Geistlichkeit und Adel – bis in die achtziger Jahre spielten bürgerliche Aufträge hier kaum eine nennenswerte Rolle – in Polen für architektonische Modelle, die im Vergleich zu den im Umkreis der Habsburger und Hohenzollern auftauchenden neuen Formen als äußerst konservativ betrachtet werden können. Das gleiche gilt für den Bereich der Plastik.

Wie in Süddeutschland arbeiteten die um Lwów (L'viv, Lemberg) konzentrierten Bildhauer hauptsächlich an Kirchenprojekten, und zwar bis weit in die siebziger Jahre des 18. Jahrhunderts in einem Stil, den man schon lange als Äquivalent des Rokoko erkannt hat.[1] In Litauen entwickelten Architekten damals ihre eigenen originellen Formen, die ebenfalls als außergewöhnliche Weiterentwicklungen der Traditionen des Barock oder Rokoko betrachtet werden können. Doch erinnern die Lemberger Kirchen, wie etwa die Dominikanerkirche oder die St.-Georgs-Kirche (Sv. Jur), die mit den Arbeiten der Lemberger Bildhauer geschmückt sind, an Bauwerke einer anderen Stilrichtung, nämlich an die österreichische Architektur des frühen 18. Jahrhunderts. Jan de Wittes Dominikanerkirche (1745–1764) ist eine Version der Wiener Karlskirche, während Bernhard Meretyns St.-Georgs-Kirche an Fischer von Erlachs Kollegienkirche in Salzburg orientiert ist.[2] Nicht nur Lemberger Bauwerke aus dieser Zeit, sondern auch viele andere damalige Kirchenbauten in polnischen Städten außerhalb Litauens weisen Stilformen auf, die bereits viel früher in den habsburgischen Ländern modern gewesen waren. In Masowien (der Gegend um Warschau) zum Beispiel hielt man sich immer noch an Vorbilder aus dem italienischen Seicento und dem frühen Settecento oder aus Wien. Auch in relativ entlegenen Gebieten wie Wolhynien östlich von Lwów (jetzt in der Ukraine) war der Wiener Barock bis zum Ende des Jahrhunderts große Mode.[3]

Die Bauwerke, die der polnische Adel in Auftrag gab, zeigen eine ähnliche Ausrichtung. In Radzyń Podlaski in Mittelpolen ließ sich ein Mitglied jener Familie Potocki, die mehrere Bildhauer in Lwów förderte (und die dortige Dominikanerkirche finanzierte), in den fünfziger Jahren des 18. Jahrhunderts ein großes Landschloß bauen. Sein Architekt war Jakub Fontana, ein Pole italienischer Abstammung und der bedeutendste Warschauer Baumeister der Jahrhundertmitte. Der Aufriß und die einen weiten Hof an drei Seiten umschließende Anlage des beeindruckend großen Bauwerks sind ganz typisch für europäische Palastentwürfe des späten 17. und frühen 18. Jahrhunderts. Eine Besonderheit ist der massive Skulpturenschmuck von Jan Chryzostom (Johann Chrysostom) Redler, der auch für einen anderen bedeutenden polnischen Schloßbau jener Zeit tätig war, die Residenz der Branickis in Białystok.

Der polnische Hof hingegen übernahm damals, wenn auch etwas später als die anderen europäischen Höfe des 18. Jahrhunderts, wieder die Rolle eines Initiators stilistischer Innovationen. Unter Stanisław (Stanislaus) II. August Poniatowski (1764–1795) erlebten die Künste eine Blütezeit, auch wenn jene Ära in anderer Hinsicht für Polen wenig rühmlich war, denn es wurde mehrfach zur Abtretung großer Gebiete gezwungen, bis die benachbarten Großmächte schließlich auch den Rest unter sich aufteilten und Polen als unabhängiger Staat verschwand.[4] Schon um 1740 hatte der als August III. zum

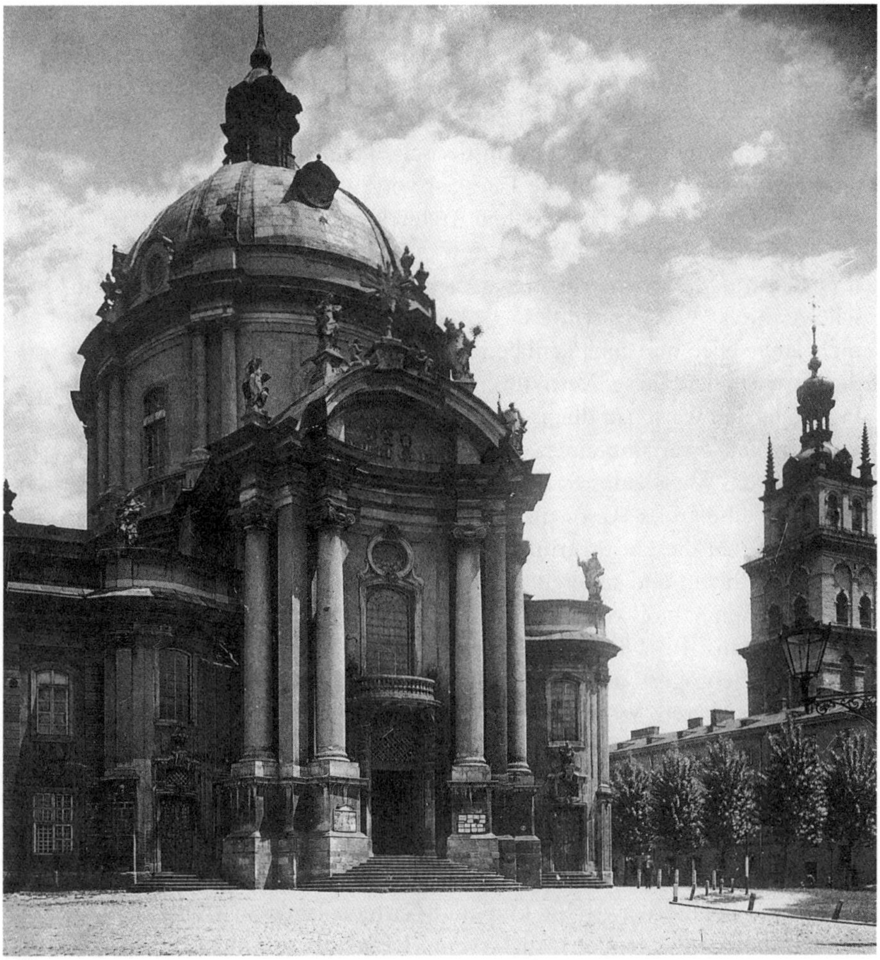

Dominikanerkirche, Lwów (L'viv, Lemberg), 1745–1764, von Jan de Witte

polnischen König erhobene sächsische Kurfürst Gaetano Chiaveri, den Architekten der Dresdner Hofkirche, nach Warschau berufen. Chiaveri war nur einer von mehreren sächsischen Hofarchitekten, die Pläne für den Umbau des Warschauer Schlosses und für ein umfangreiches städtebauliches Projekt mit Palast und Gartenanlage, die sogenannte Sächsische Achse Warschaus, anfertigten.[5] Diese Projekte stellen ein verspätetes Nachspiel zur früheren sächsischen Architektur des 18. Jahrhunderts dar und scheinen sich auf den Hof und seinen Umkreis beschränkt zu haben. Stanisław II. August dagegen war für die Entwicklung einer klassizistischen Tendenz in der polnischen Kunst verantwortlich, die man daher häufig als Stanislaus-August-Stil bezeichnet.

Die künstlerischen Interessen und Neigungen Poniatowskis zeitigten schon bald nach seiner Thronbesteigung die ersten Früchte. Er berief 1765 den französischen Architekten Victor Louis nach Polen, der in der Geschichte der französischen Architektur des 18. Jahrhunderts einen wichtigen Platz einnimmt und nach seiner Tätigkeit in Warschau in Frankreich eine ganze Reihe bedeutender Bauten, darunter auch das Große Theater in Bordeaux, errichtete.[6] Wie Jadots Ankunft in Wien, so war auch Louis' Ankunft in Warschau ein Zeichen dafür, daß sich der betreffende Hof in künstlerischen Dingen neu orientierte. Im Falle des polnischen Hofes stand die Tätigkeit von Victor Louis für die Übernahme einiger Tendenzen der französischen Architektur, die sich in den letzten Jahren der Regierung Ludwigs XV. und unter der Herrschaft Ludwigs XVI. immer strenger an der Klassik ausrichtete. Auch wenn Louis nicht der erste französische Architekt war, der Mitte des 18. Jahrhunderts in Polen arbeitete, und er nicht lange blieb und auch kein bedeutendes Bauwerk im Osten errichtete, war die Anwesenheit dieses Vertreters der neuesten klassizistischen Strömungen Frankreichs in Warschau doch von entscheidender Bedeutung.

Louis war zwar nur einer von vielen Architekten, die niemals realisierte Pläne für das Warschauer Schloß entwarfen, doch hatten seine klassizistischen Entwürfe eine große Resonanz.[7] Ihr Einfluß zeigt sich nicht nur an den Umbauten, die an diesem ursprünglich barocken, von Castello begonnenen und von Pöppelmann und anderen während der Herrschaft der sächsischen Könige umgestalteten Schloß vorgenommen wurden, sondern ist auch an Bauten von Jakub Fontana, Jan Christian Kamsetzer, Domenico Merlini, Efraim Szreger (Ephraim Schröger) und anderen zu erkennen. Auf Stanislaus II. Augusts Geheiß gestalteten Szreger, Merlini und Fontana vor allem das Innere des Warschauer Schlosses auf eindrucksvolle Weise zu einem klassizistischen Gebäude um. Alle diese Architekten arbeiteten auch am heute innerhalb Warschaus gelegenen königlichen Schloß von Ujazdów, wo der neue Stil, den der polnische Hof damals protegierte, heute noch vor allem im benachbarten Łazienki-Park mit seinen Gebäuden zu sehen ist, der in seiner Kombination von relativ nüchterner Architektur und Gartenanlagen an einige der späteren Bauten in Versailles erinnert, auch wenn der Klassizismus hier strenger durchgeführt ist.

Der kunstinteressierte König leitete zusammen mit seinem Hofmaler und künstlerischen Berater Matteo Bacciarelli persönlich die künstlerische Tätigkeit am Hofe, doch blieb der Klassizismus darum nicht auf diesen Kreis beschränkt. Schon in den sechziger Jahren tauchten ähnliche Stilelemente bei zahlreichen Kirchen in Warschau und Umgebung auf, zum Beispiel bei Szregers ursprünglich zum Kloster der Unbeschuhten Karmeliter gehörender Kirche der Himmelfahrt Marias und des hl. Josef.[8] Auch als Szreger in den siebziger Jahren die Kathedrale von Gniezno (Gnesen) und die Kollegienkirche in Poznań (Posen) umgestaltete, integrierte er in den älteren Kontext diesen neuen klassizistischen Ton. Simon Gottlieb Zugs klassizistische Architektur der Evangelisch-Augsburgischen Kirche in Warschau (1771–1781) ist einer der radikalsten Entwürfe seiner Zeit: ein zentraler, kreisförmiger, rustizierter Kuppelbau, an den sich kreuzförmig an vier Seiten gegiebelte Kuben angliedern. In den achtziger Jahren gestaltete Zug für Helena Radziwiłł mit dem Park von Arkadia bei Łowicz einen der bedeutendsten Landschaftsgärten Ostmitteleuropas. Mit seinen verstreuten Gebäuden und künstlichen Ruinen, die zum Teil aus Spolien von

Renaissancebauten errichtet sind, ist dieser Park von jenem vorromantischen Geist erfüllt, dem wir schon in Anhalt begegnet sind.[9]

Der Bau dieser Kirchen zeigt, daß die Übernahme des neuen klassizistischen Stils des späten 18. Jahrhunderts nicht weniger kompliziert verlief als zweieinhalb Jahrhunderte zuvor die Übernahme der Renaissance. Der Klassizismus fand in Polen eine breitere Basis als nur den Hof, und in Ungarn war es ebenso.

Die Blüte der Architektur ab der Mitte des 18. Jahrhunderts in Ungarn ist im Kontext der christlichen Reconquista und Neubesiedlung des Landes zu sehen. Die Kriegswirren hatten lange Zeit verhindert, daß die Bautätigkeit wiederaufgenommen wurde, aber als Frieden und Wohlstand sich wieder einstellten, bot sich nicht nur den habsburgischen Königen Ungarns die Möglichkeit zum Bau neuer Schlösser. Da hier weniger Bauwerke aus vergangenen Zeiten unversehrt geblieben waren, hat man sogar gemeint, Ungarn sei für architektonische Innovationen offener gewesen als andere Länder.[10]

Wie dem auch sei, jedenfalls finden sich in Ungarn viele Beispiele für eine Übernahme älterer und neuerer französischer Architekturformen des 18. Jahrhunderts. Das zeigt sich zum Beispiel am Werk Jakob Fellners, etwa seinem 1760 entstandenen Bischofspalais in Veszprém (Veszprim) mit seinem an Vaux-le-Vicomte erinnernden Grundriß und seinen zu einem früheren Rokokostil gehörenden Details des Fassadenschmucks, die sonst keine Verwendung mehr fanden. Der französische Einfluß zeigt sich deutlich auch an dem 1761 bis 1781 in Fertőd erbauten Schloß Eszterháza, wo Joseph Haydn mehr als zwanzig Jahre lang für den »der Prunkliebende« genannten Fürsten Nikolaus Eszterházy als Hofkomponist und Kapellmeister tätig war. Das Vorbild für Eszterháza war Versailles, das der Fürst 1764 und 1767 besucht hatte, allerdings eher hinsichtlich der Größe und der Konzeption des Ganzen als hinsichtlich der verwendeten Stilelemente, die in Schloß Eszterháza keine exakte Nachahmung fanden. Ebenso wie Versailles ist Eszterháza ein riesiges Sommerschloß mit einer geometrisch-strengen Gartenanlage und radial auf das Bauwerk zulaufenden Straßen.

Auch die radikaleren Formen des Klassizismus fanden in Ungarn Verbreitung, und zwar erstaunlicherweise oft bei Bauten, die der Kirche unterstanden, zum Beispiel bei dem 1778–1781 von Melchior Hefele erbauten Erzbischöflichen Palais in Bratislava (Preßburg, Pozsony). Dieses Palais ist in mancher Hinsicht ein eher unbedeutender Bau des späten 18. Jahrhunderts; bemerkenswert ist jedoch die Sparsamkeit seiner Ornamentik, wodurch die eigentliche Bauform das Erscheinungsbild zu dominieren vermag und auf einen reformierten Klassizismus verweist. Canavale, der Architekt des in Kapitel 16 beschriebenen Triumphbogens, mit dem der Klassizismus in den habsburgischen Ländern Einzug hielt, schuf mit der Kathedrale von Vác (Waitzen) einen Bau, der die revolutionäre Architektur späterer französischer Baumeister wie Ledoux antizipierte – ein blockartiges Bauwerk mit zentraler Kuppel und einem Portikus, ein extrem rationalistisches Werk, das einen Tempel (der Weisheit?) zur Kirche umzufunktionieren scheint.

Die Verwendung derartiger Entwürfe bei Projekten, die nicht unmittelbar mit dem kaiserlichen und königlichen Hof und damit auch nicht direkt, wie

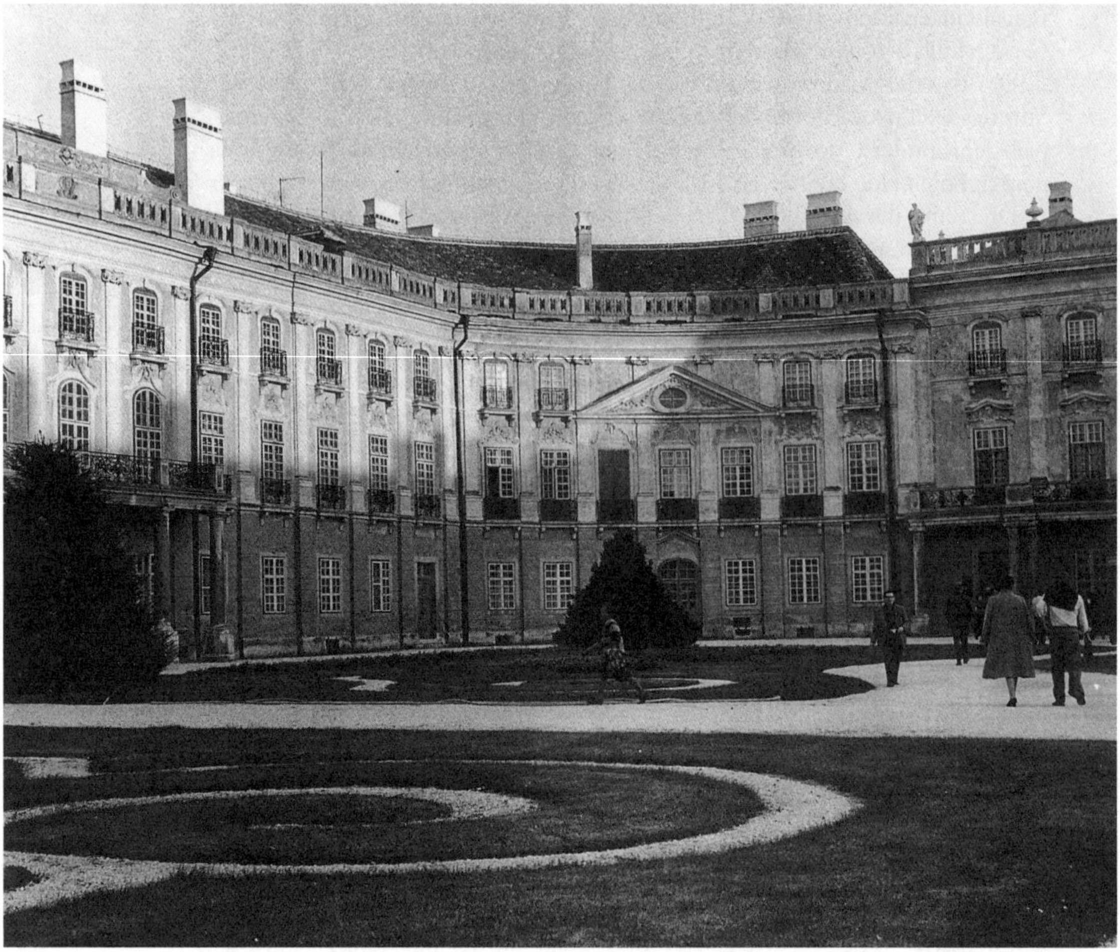

Hoffassade von Schloß Eszterháza, Fertőd, Ungarn, sechziger Jahre des 18. Jh.s

im josephinischen Wien, mit den Ideen der Aufklärung verbunden waren, zeigt, wie komplex die Übernahme neuer Stilformen in jener Zeit verlief. Denn in Ungarn wurden diese Bauwerke von der Kirche und von Personen gefördert, die nicht mit der Reformpartei sympathisierten. Zwar ist die Architektur von Vác in ihrem Klassizismus in gewissem Sinne fortschrittlich zu nennen, der je Bauherr jedoch, Christoph Migazzi, war ein unversöhnlicher Gegner der Theresianischen und Josephinischen Reformen. Da der Bau der Kathedrale gerade zu der Zeit in Angriff genommen wurde, als Joseph Kaiser und Mitregent seiner Mutter wurde, ist die Beziehung zwischen dem Stilwandel und der ideologisch motivierten Kunstförderung mit großer Behutsamkeit zu analysieren. Zu den Diskrepanzen, die beachtet werden müssen, gehört auch die Tatsache, daß der neue Stil keineswegs problemlos mit dem aufgeklärten Absolutismus in Verrechnung zu bringen ist.[11] Ästhetische Einstellungen verdankten sich, wie das nächste Kapitel zeigen wird, nicht nur bestimmten, durch soziale Milieus und Ideologien bedingten Interessenlagen, sondern waren auch von anderen Faktoren geprägt.

Auch in den österreichischen Ländern ist hinsichtlich der Formen und Stilunterschiede eine komplizierte Wechselwirkung zwischen den verschiedenen Medien festzustellen. Während der Regierungszeit Maria Theresias setzten sich vor allem in den ländlichen und alpinen Regionen Österreichs einheimische Traditionen der Architektur und Skulptur, wie wir sie bereits in früheren Kapiteln beschrieben haben, lange Zeit unverändert fort, unberührt von den Wandlungen und Entwicklungen, die die Kunst an anderen Orten durchmachte. Die große, von Joseph Hueber entworfene Bibliothek der Benediktinerabtei in Admont zum Beispiel wurde mit Skulpturen geschmückt, die aus Holz, einem traditionellen Medium der Region, gearbeitet und in einer älteren, dramatischen, man könnte sagen: barocken Manier gestaltet wurden. Ihr Schöpfer war Joseph Thaddäus Stammel, der von 1726 bis zu seinem Tode 1765 im Dienst dieser Abtei stand und für sie, wenn auch nicht ausschließlich, tätig war – eine Beziehung, wie sie für das Werk vieler Bildhauer früherer Epochen charakteristisch war. Stammel gestaltete 1760 das traditionelle Thema der vier letzten Dinge (Tod, Gericht, Verdammnis und Heil) mit all dem unmittelbaren dramatischen Pathos, für das die Holzschnitzer des späten 17. und frühen 18. Jahrhunderts bekannt sind.

In einer solchen provinziellen Umgebung erlebte auch die Wand- und Deckenmalerei ihre letzte außergewöhnliche Blütezeit. In den städtischen Zentren setzten sich neue Entwicklungen durch, doch wurden viele Kirchen in kleinen Orten und einige bedeutende Abteien Süddeutschlands noch bis zum Ende des 18. Jahrhunderts von Künstlern wie Matthäus Günther (gest. 1788) oder Januarius Zick (gest. 1797) in einem älteren Stil dekoriert. Diese Arbeiten waren, wie es schon in der ersten Hälfte des Jahrhunderts der Fall gewesen war, Bestandteil eines umfassenderen dekorativen Ensembles. In den Ländern der Habsburger waren Dekorationen dieser Art sogar in neuen Bauten zu finden und wirkten hier (wie Franz Anton Maulbertschs Fresken in Vác) etwas unpassend. Diese letzte Blüte der großen, bis auf die Renaissance und noch weiter zurückgehenden Tradition europäischer Freskomalerei war vor allem das Werk österreichischer Künstler.

Hinsichtlich der Arbeitsmethoden (einschließlich der Verwendung vorbereitender Ölskizzen), der formalen Elemente (einschließlich illusionistischer Deckenmalerei) und der Stilquellen orientierten sich die Künstler Mitteleuropas, besonders die österreichischen Maler, noch lange Zeit an italienischen Vorbildern. Zudem wurden auch weiterhin italienische Künstler in Mitteleuropa beschäftigt, wie zum Beispiel Carlo Carlone (1686–1775) und Gregorio Guglielmi (1714–1773). Auch auf dem Gebiet der Musik fand man in Österreich über die ganze erste Hälfte des Jahrhunderts hinweg vornehmlich an italienischer Kunst Gefallen. Erst mit den fünfziger Jahren kam es in den habsburgischen Landen zur Entwicklung einer bedeutenden lokalen Malerschule, die – wie die sich nun zu entfalten beginnende Musik Österreichs, denn es ist die Zeit von Haydns früher Reife und Mozarts Geburt – dem Besten, was

Italien damals zu bieten hatte, mehr als nur Gleichwertiges entgegenzusetzen vermochte. Mit Johann Wenzel Bergl, Franz Anton Maulbertsch, Franz Anton Palko und vielen anderen betrat nun eine ganze Reihe großartiger Künstler die Szene. Auf Maulbertschs Werk wollen wir hier besonders eingehen, und zwar nicht nur wegen seiner Qualität, sondern auch deshalb, weil daran einige der Spannungen und Widersprüche jener Zeit deutlich werden.

Die Maler der österreichischen Länder, deren Laufbahn in der Mitte des Jahrhunderts begann, waren stark von einem Künstler beeinflußt, dem wir schon in Kapitel 12 begegnet sind: Paul Troger.[12] Als Meister religiöser Kunst entwickelte Troger einen Stil, der den Ausdruck intensivierte, ohne die realistische Natur einer Szene zu beeinträchtigen, so daß sogar Allegorien in naturalistische Umgebungen eingebettet werden konnten. Trogers Bilder kombinierten dramatische Lichteffekte, die sich auf dem Weg über Francesco Solimena der neapolitanischen, von Caravaggio begründeten Tradition verdankten, mit einer freien Handhabung der Farbe und einer leuchtenden Kolorierung, die vom Werk der venezianischen Maler inspiriert war, das er auf einer Italienreise in den zwanziger Jahren des 18. Jahrhunderts gesehen hatte. Die hellere Palette seiner Fresken geht vielleicht ebenfalls auf diese venezianische Quelle zurück. Troger war 1751 und 1754–1757 Professor an der Wiener Akademie; sein Ansehen und seine Lehrtätigkeit führten zum Entstehen eines »akademischen« Wiener Stils, der sich im Werk vieler Künstler jener Generation findet, die ab den fünfziger Jahren des 18. Jahrhunderts die Malerei in Österreich dominierte.

Dieser Stil entspricht nicht der schematischen Uniformität, mit der an der französischen Kunstakademie das Malen menschlicher Figuren auf der Grundlage von Aktzeichnungen betrieben wurde. Zwar arbeitete man an der Wiener Akademie ebenfalls nach Aktstudien, doch resultierte daraus kein einheitlicher zeichnerischer Stil, auch wenn manche Künstler Trogers lineare Manier aufgriffen.[13] Sogar Maler, die einen davon abweichenden Stil entwickelten, wie Maulbertsch und der zurückhaltendere Martin Knoller, gehörten zu Trogers Schülern oder wurden von ihm beeinflußt. Ganz im Gegensatz zu dem, was wir von einem französischen »akademischen« Gemälde des 19. Jahrhunderts erwarten würden, war bei vielen der direkt oder indirekt in Trogers Bann stehenden Künstler nicht die Form das Wesentliche, sondern die Hauptelemente ihrer Malerei wurden Farbe, Licht und freie Pinselführung – Elemente, die im dritten Viertel des 18. Jahrhunderts das Werk der führenden österreichischen Maler charakterisierten und die mit den aufkommenden klassizistischen Strömungen in Architektur und Skulptur sicherlich nicht unbedingt in Einklang standen.

Das Werk des bedeutendsten Künstlers dieser Gruppe, des aus Langenargen am Bodensee stammenden Franz Anton Maulbertsch (1724–1796), bietet einen Prüfstein dafür, wie die verschiedenen Tendenzen jener Zeit zu bewerten sind.[14] Maulbertschs künstlerische Laufbahn reichte von etwa 1750 bis fast zum Ende des Jahrhunderts, und er war nicht nur in Wien und Niederösterreich tätig, sondern auch in Mähren, Böhmen und Ungarn einschließlich der Slowakei (sowie in Dresden). Er hinterließ an mehr als vierzig Orten Fresken

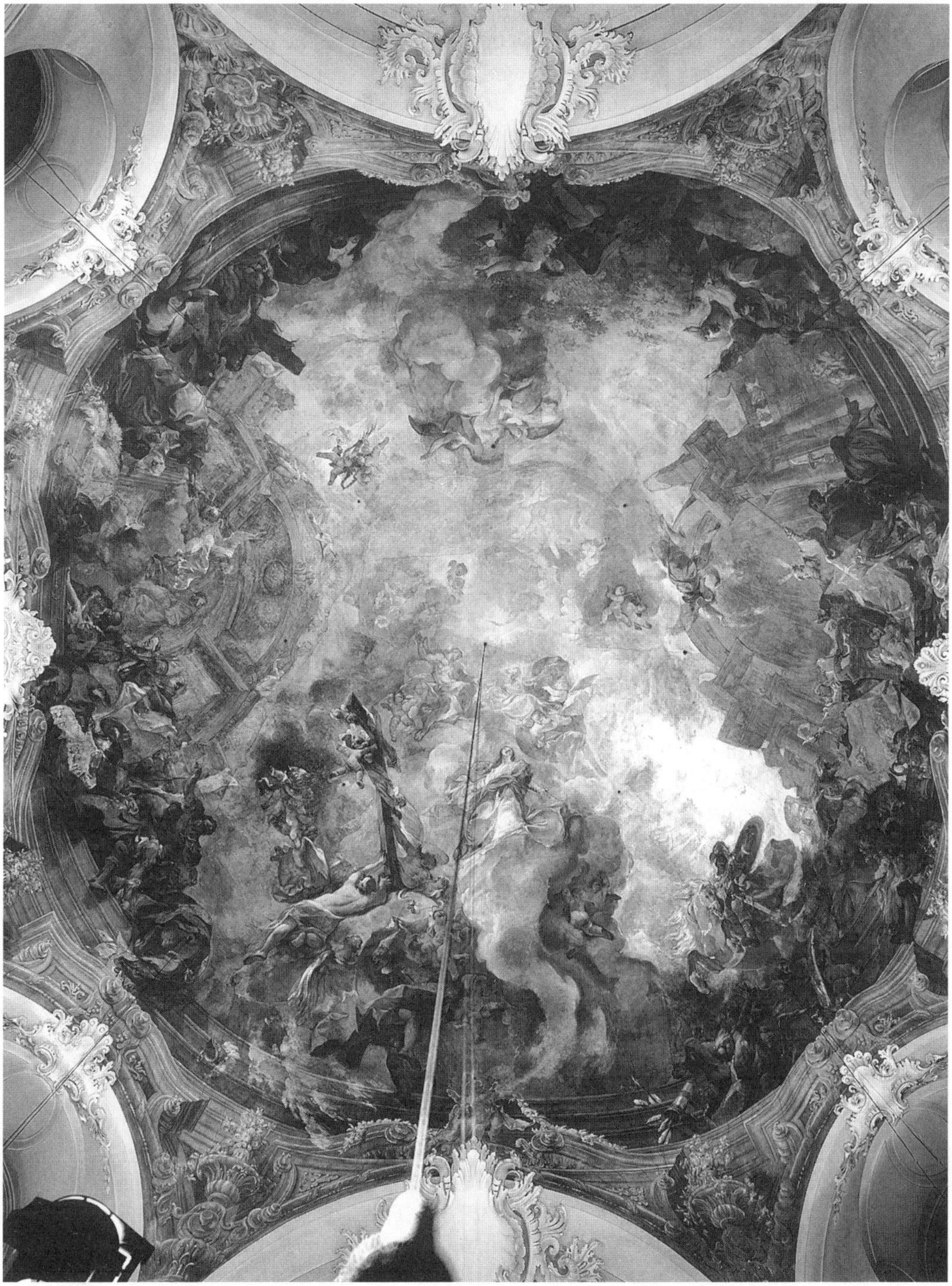

Deckenfresko von Franz Anton Maulbertsch, 1752/53, in der Piaristenkirche, Wien

und schuf viele Altargemälde. Auch die Bandbreite seiner Auftraggeber ist vielsagend: Er war lange Zeit beim niederen Adel und bei neueren Orden wie den Piaristen beliebt und erhielt auf dem Höhepunkt seiner Laufbahn auch einige Aufträge des Wiener wie des Dresdner Hofes, doch waren seine Auftraggeber häufiger neu eingerichtete Bistümer und neue oder erneuerte Abteien im Osten; zudem schuf er Werke für Residenzen des Landadels und für kleine Kirchen.

Maulbertsch war bereits 1745 ein unabhängiger Meister, doch können ihm vor 1748 keine Werke zweifelsfrei zugeschrieben werden, und er führte seinen ersten wirklich bedeutenden Auftrag erst 1752/53 aus, und zwar für die wahrscheinlich von dem großen Architekten Hildebrandt entworfene Wiener Piaristenkirche. Diese Kirche ist auch mit der Musikgeschichte verknüpft, denn auf ihrer Orgel spielte später Anton Bruckner, und Joseph Haydn dirigierte dort 1771 sein *Stabat Mater.* Das erstaunlichste Werk Maulbertschs in dieser Kirche (eines der Altarbilder hat die Stabat-Mater-Szene zum Thema) ist die Himmelfahrt Mariä, ein dramatisches Fresko, das anderen in jener Zeit in Europa entstandenen Kunstwerken in nichts nachsteht.[15] Es ist nur eines von mehreren Bildern Maulbertschs, die zu den großen koloristischen Meisterwerken des 18. Jahrhunderts zählen – ein Farbenfeuerwerk, denn hier wird statt der Linie die freie, ungebundene Handhabung der Farbe zum entscheidenden formalen Stilmerkmal der Gestaltung der Figuren, die aufwärts zu schießen und die Decke zu sprengen scheinen. Während Maria in den traditionellen Darstellungen der Assunta von Engeln emporgetragen wird, scheint sie hier von einer unsichtbaren Macht himmelwärts getrieben zu werden. Die Figuren sind von Licht, aus dem sie sich zu materialisieren scheinen, überflutet; sie wirken ätherisch, der großen Musik vergleichbar, die in dieser Kirche gespielt wurde.

Den pastosen, aktiven Farbauftrag, den diese Fresken Maulbertschs zeigen, verwendete er auch bei vielen Staffeleibildern, in denen sich die Formen, besonders in der ersten Zeit seiner Laufbahn, in einem Schwall von Licht und Farbe auflösen. Diese Effekte fallen auch bei einer Reihe anderer Fresken aus den fünfziger Jahren ins Auge, vor allem bei denen, die er 1757/58 in der Pfarrkirche von Sümeg schuf, einem Ort in Westungarn in der Nähe des Plattensees, wo im Zuge der Neubesiedlung und der Ausbreitung des kirchlichen Einflusses viele neue Sakralbauten entstanden. Maulbertsch schmückte diesen kleinen Bau im Auftrag des Bischofs von Veszprém mit Wand- und Deckenfresken, darunter auch Darstellungen fiktiver Architektur und fiktiver Altäre, deren Altarbilder Fresken sind. Diese Gemälde stehen auf der Höhe des barocken Illusionismus und sind zugleich Meisterwerke malerischer Expressivität, deren schimmernde Figuren das Resultat einer brillant gehandhabten lichtdurchfluteten Palette sind. Alte Themen aus den Evangelien und der Apostelgeschichte sind hier mit solch außerordentlicher Erfindungsgabe behandelt, daß sie neue Bedeutung gewinnen. In dieser Hinsicht sowie bis zu einem gewissen Grade auch in ihrem Einsatz von Farbe und Licht zur Vermittlung der Bildbedeutung, aber auch in ihrer Verwendung illusionistischer Effekte sind diese Fresken mit Tintorettos Fähigkeit zur neuartigen Gestaltung ganzer Folgen traditioneller Sujets zu vergleichen, von der zum Beispiel seine

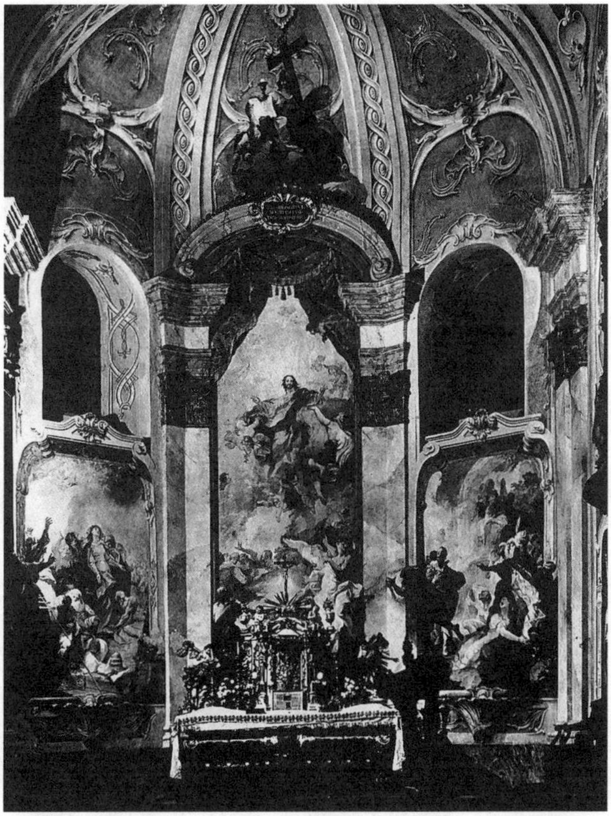

Hochaltar mit Fresko der Himmelfahrt Christi, 1757/58, von Franz Anton Maulbertsch, Pfarrkirche in Sümeg, Ungarn

im 16. Jahrhundert für die Scuola di San Rocco in Venedig geschaffenen großformatigen Leinwandgemälde zeugen. Man kann daher sagen, daß es Maulbertsch gelang, große koloristische Meisterwerke zu schaffen, die zugleich auch einige der letzten phantastischen Höhepunkte in der langen Tradition der Historienmalerei repräsentieren.

Im Zuge ihrer Entwicklung löst sich Maulbertschs Kunst, besonders in ihrer Verwendung von Farbe und Licht, von einigen Prämissen und Zielsetzungen der häufig als »Rokoko« beschriebenen Malerei der Zeit.[16] Die malerischen Qualitäten seiner Bilder entwickeln sich immer mehr zu autonomen Kunstelementen. In seinen 1759 geschaffenen Fresken im Bischofspalais von Kroměříž (Kremsier), einem Bauwerk aus dem 17. Jahrhundert, das wir bereits in Kapitel 11 erwähnt haben, begnügt er sich nicht damit, Nebenfiguren auffällig hervorzuheben, sondern er betont zudem große Stoff- und Brokatpartien ihrer Gewänder, so daß diese Bestandteile des Bildes wichtiger werden als die Figuren selbst. Die Nebenfiguren der die Geschichte des Bistums Olomouc (Olmütz) glorifizierenden Szenen werden so zu Trägern eines die Grenzen der Farbfläche auf bemerkenswerte Weise überstrahlenden Farbenglanzes und wirken wie materialisiertes Licht. Bei seinem Werk in Mistelbach (1760) spielt das allegorische Thema – eine unergründliche Allegorie im Geschmack der

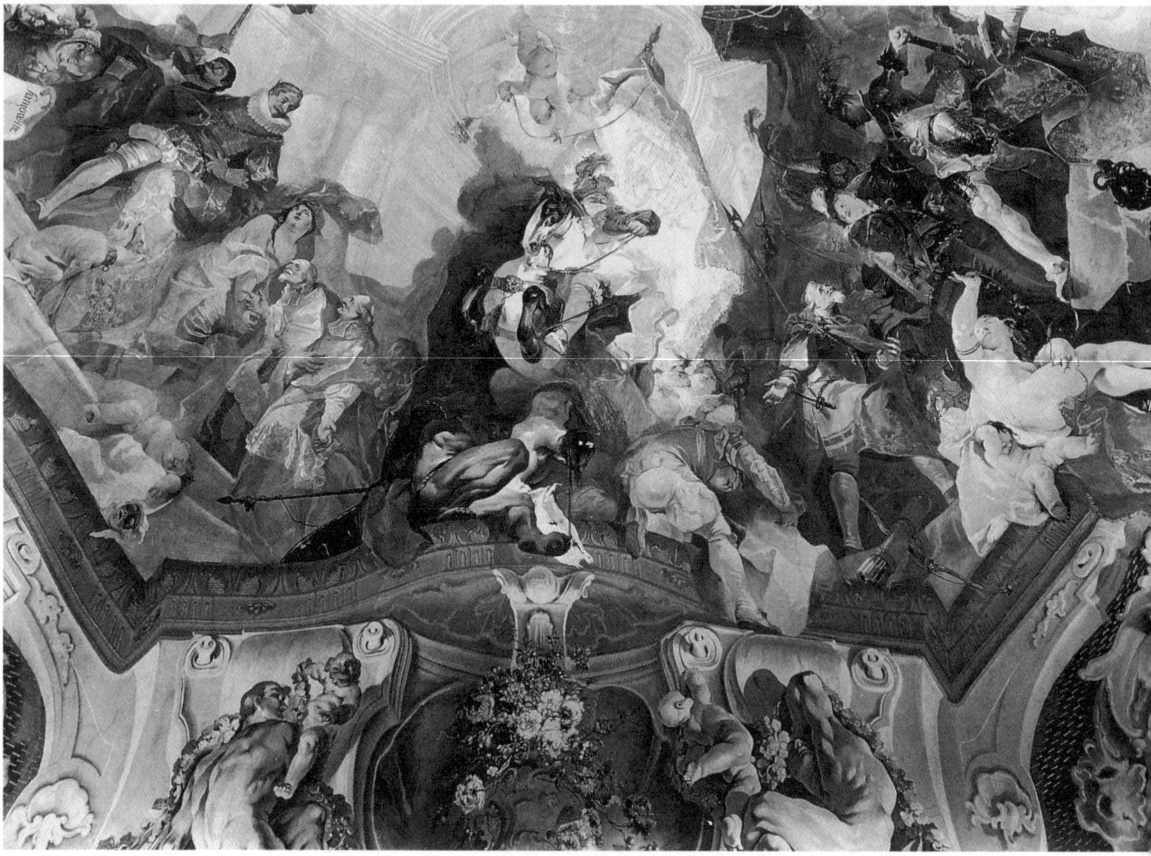

Fresko von Franz Anton Maulbertsch, 1759, im Lehensaal des Bischofspalais in Kroměříž (Kremsier)

Aufklärung über den Fortschritt und die Früchte der Wissenschaft – im Vergleich zu den malerischen Effekten offenbar nur eine Nebenrolle.[17] Auch hier sind wieder die leuchtkräftigen Farben das eindrucksvollste Bildelement. Der »formalistische« Standpunkt dieser Beschreibung stellt keinen Anachronismus dar, denn zeitgenössische Betrachter reagierten auf Maulbertschs Werke ähnlich.[18]

Maulbertsch erreichte in den sechziger und frühen siebziger Jahren des 18. Jahrhunderts sein höchstes Ansehen. Für ein von Hildebrandt entworfenes Schloß in Halbturn in Westungarn (heute Burgenland, Österreich) schuf er 1765 ein Fresko, auf dem die Figuren dem Thema, einer Allegorie des Lichts, entsprechend aus dem Licht zu implodieren scheinen. Die kleine Dorfkirche von Korneuburg ist mit einem illusionistischen Fresko Maulbertschs von 1773 geschmückt, das die Einsetzung der Eucharistie zum Thema hat. Die Darstellung des Abendmahls ist eindeutig von Leonardo inspiriert, zugleich aber mit Techniken des barocken Illusionismus kombiniert, so daß sich der wirkliche Kirchenraum in den gemalten Säulen fortzusetzen scheint. Dadurch wird die Illusion erweckt, die Einsetzung der Eucharistie finde hinter dem Altar statt, dem geweihten Ort, an dem sie während der Messe erneuert wird. Maulbertschs genialer Erfindungsreichtum drückt sich hier in harmonisch abgestimmten Pastelltönen aus, gerät darum aber keineswegs zur bloßen Dekorationsmalerei, sondern ist voll innerer Kraft und mit Bedeutung aufgeladen, da das Göttliche in der deutschen Maltradition oft durch irisierende Farbkombinationen ausgedrückt wurde.[19]

Die mitteleuropäische Malerei des 17. und 18. Jahrhunderts wird im Vergleich zur westeuropäischen Malerei jener Zeit häufig als unbedeutend und rückständig eingestuft.[20] Auf Maulbertsch trifft diese Einschätzung jedoch ganz offensichtlich nicht zu, denn die damalige Zeit hat nichts hervorgebracht, was sich mit seinem unter ganz spezifischen Umständen entstandenen Werk vergleichen ließe. Seine Malerei sollte daher eher an den Kommentaren seiner Zeitgenossen und Landsleute gemessen werden, die über ihn sagten: »Seine reiche Quelle der Erfindung: die ihm eigene Leichtigkeit in der Ausführung; indem er mit einer vortheilhaften Anordnung, mit einem den Gegenständen angemessenen Ausdruck, und mit andern Kunstgriffen seine Werke zu beleben weis, haben ihme eine Menge Arbeit verschafft.«[21] Maulbertsch war damals in der Tat sehr gefragt. Er wurde in die Wiener Kupferstecherakademie aufgenommen und von Maria Theresia beauftragt, in der Innsbrucker Residenz eine Decke mit Fresken auszumalen – der bedeutendste Auftrag, den ihm der kaiserliche Hof erteilte.[22]

Um 1770 vervollkommnete Maulbertsch in Werken wie den 1769 im mährischen Královo Pole (Königsfeld) bei Brno (Brünn) geschaffenen Fresken eine seinen malerischen Zielen dienliche außergewöhnliche Technik der Freskomalerei. Es ist charakteristisch für Maulbertsch und andere Meister, daß sie die Technik der Wandmalerei bis zum Äußersten weiterentwickelten. Ein echtes Fresko bedarf einer sorgfältigen Vorbereitung: Die Komposition wird auf einem Karton in Originalgröße entworfen und dann auf eine Schicht aus grobem Putz übertragen, entweder mittels eines Pausverfahrens oder indem die Linien durch den Karton hindurch mit einem spitzen Werkzeug in den Putz eingeritzt werden. Dann wird die obere Putzschicht, der Bildträger, abschnittweise aufgetragen, je nachdem, wieviel der Künstler am Tage schaffen kann, denn er malt anschließend mit in Kalkwasser angeriebenen Erdpigmenten auf den feuchten Putz. Aber Maulbertschs Fresken sind wie viele zeitgenössische Wandmalereien Mitteleuropas keine echten Fresken, sondern Kalkmalerei, eine Technik, bei der mit den Pigmenten naß in naß in eine dünne Kalktünche gemalt wird, die man auf den trockenen Bildträger, den bereits abgebundenen Putz, aufstreicht. Bei diesem Verfahren ist eine viel größere Zahl von Pigmenten verwendbar, was den ungewöhnlichen Farbenreichtum von Maulbertschs Arbeiten erklärt.[23]

Maulbertsch scheint auch Pozzos Empfehlungen in dessen Abhandlung über Perspektive hinsichtlich *impastare* und *caricare* befolgt zu haben, nämlich die Farben dick und pastos aufzutragen und dabei mehrfach mit dem Pinsel über die zu bemalende Fläche zu gehen.[24] Betrachtet man einzelne Bereiche seiner

Fresken aus der Nähe, wird man an Ölgemälde erinnert. Maulbertsch malte naß in naß, manchmal mit dünnem Farbauftrag auf neutralem Grund, so daß es gelegentlich so aussieht, als ob er bei seiner Wandmalerei transparente Lasuren wie in der Ölmalerei verwenden würde. An anderen Stellen findet sich dagegen durch den dicken Farbauftrag eine dem Impasto in der Ölmalerei vergleichbare Schichtung der Oberfläche, die einen fast skizzenhaften Effekt bewirkt. Manchmal ist die Oberfläche des Putzes mit dem Stiel des Pinsels aufgeritzt, um die Umrisse bestimmter Formen herauszuarbeiten. Manche Figuren, die sich, wie der Christus oder der Gottvater in Královo Pole, gleichsam im Äther verflüchtigen, malte Maulbertsch auf unvorbereiteten rohen Putz, wobei er nicht nur die Umrisse der Formen in den Putz kratzte, sondern den Putz und den Kalk selbst statt der Farbe nutzte, um den Formen Substanz zu verleihen und reliefplastische Lichteffekte zu erzielen. Für die damalige Zeit stellte diese Technik ein Extrem in der Entwicklung der Malweisen dar, vor allem hinsichtlich der Manipulation technischer Aspekte der Kunst um brillanter Effekte willen.

Mit der Einführung eines solchen Malens ohne das Medium der Farbe waren die Entwicklungsmöglichkeiten der Wandmalerei in dieser Richtung erschöpft. Wenn wir diese Art freier Malerei mit den formalen Entwicklungen vergleichen, die sich ab den sechziger und siebziger Jahren des 18. Jahrhunderts in der Architektur und bis zu einem gewissen Grad auch in der Bildhauerei in den Habsburger Ländern und anderswo vollzogen, so scheint Maulbertschs Kunst einen den generellen Trends entgegengesetzten Kurs genommen zu haben. Der Kunstgeschmack wandelte sich, und man begann auch in Mitteleuropa an die Kunst andere Anforderungen zu stellen. Der neuen Vorliebe für klassizistische Architektur entsprechend waren nun ein eher bieder wirkender, zurückhaltender Malstil und eine gedämpftere Palette gefragt. Die österreichischen Vertreter dieser neuen Richtung waren Martin Johann Schmidt (»Kremser Schmidt«, 1718–1801) und Martin Knoller, der eine disziplniertere klassizistische Malerei schuf und dessen Bilder an verschiedenen Orten Tirols und auch in Neresheim zu sehen sind.

In den letzten Jahrzehnten von Maulbertschs Laufbahn, auf die wir im nächsten Kapitel näher eingehen werden, boten sich in Mitteleuropa immer weniger Gelegenheiten, seine Art der Beherrschung des Mediums zu demonstrieren, denn es fanden sich kaum noch entsprechende Auftraggeber. In Maulbertschs Werk erlebte die hauptsächlich von bedeutenden Kirchenmännern und Aristokraten in Auftrag gegebene monumentale Historienmalerei in traditioneller Manier, die Darstellung denkwürdigen menschlichen Handelns auf religiösen, weltlichen und allegorischen Wandgemälden, ihre letzte Blütezeit unter dem Ancien régime. Nicht nur das Medium und das Milieu, sondern auch das Genre, in dem die Künstler arbeiteten, änderte sich – und auch Maulbertsch mußte auf diese Veränderungen reagieren. Die Malerei war in Mittel- wie in Westeuropa nicht mehr ausschließlich den oberen Gesellschaftsschichten vorbehalten, sondern sie fand ein neues Publikum, wodurch sich auch der Status ihrer Gattungen veränderte. Statt mit Wandmalerei beschäftigten sich die führenden Künstler nun mit Staffeleimalerei und Graphik.

Gattungen, die der traditionellen Kunsttheorie und den Akademien als niedere Kunst gegolten hatten (Genremalerei, Porträt, Landschaft und Stilleben), gewannen stark an Bedeutung.

Viele dieser neuen Entwicklungen in der Malerei lassen sich mit der Entstehung eines neuen Publikums, einer neuen Öffentlichkeit in Verbindung bringen. Zusammen mit diesem neuen Publikum waren auch neue, ihm zugängliche öffentliche Räume entstanden, wie der Augarten in Wien, der Tiergarten in Berlin und der Englische Garten in München, die stark frequentiert wurden. Die Entwicklung einer neuen Malerei korrespondierte entsprechenden Entwicklungen in anderen Bereichen der Kultur. Nicht von ungefähr ist die mitteleuropäische Kultur der zweiten Hälfte des 18. Jahrhunderts eher wegen der Musik Haydns und Mozarts und der Literatur Goethes und Schillers bekannt als wegen ihrer bildenden Kunst. Zur Zeit Mozarts und Haydns kam das öffentliche Konzert auf, und man begann die Partituren zu publizieren und damit der breiten Öffentlichkeit zur privaten Nutzung im Rahmen der Hausmusik zur Verfügung zu stellen. Orchester wie zum Beispiel das Leipziger Gewandhausorchester wurden ins Leben gerufen. Der Roman entwickelte sich zu einer beliebten Form der Literatur, eine Vielzahl literarischer Zeitschriften wurde gegründet, und in vielen Städten Mitteleuropas florierten die öffentlichen Theater. Diese Zeit war zugleich auch eine der großen Epochen der deutschen Literatur, die mit Klopstock und Wieland einsetzte und bis ins 19. Jahrhundert hinein dauerte.

Weniger bekannt ist, daß sich für das neue Publikum Mitteleuropas auch eine neue Form der bildenden Kunst entwickelte. Wie sich durch ein neues Lesepublikum, eine für das Theater begeisterte Öffentlichkeit und die Sitte der Hausmusik und der öffentlichen Konzerte neue Tendenzen in Literatur, Schauspiel, Oper und Musik etablierten, so stellten sich auch der bildenden Kunst neue Herausforderungen. Die Nachfrage nach religiösen Bildern und Stichen zur Buchillustration bestand zwar weiter, aber daneben entwickelte sich ein neuer Markt für volkstümliche Drucke, die Geschichten erzählten. Im Verlauf des Jahrhunderts kamen neben verschiedenen neuen graphischen Medien auch handkolorierte Drucke und Holzschnitte sowie farbige Kupferstiche auf und erfuhren eine Weiterentwicklung. Die Druckgraphik erfreute sich einer solchen Beliebtheit, daß um die Jahrhundertmitte in Augsburg eine besondere »Kaiserliche Franciscische Akademie« für Graphiker und 1766 in Wien eine neue Kupferstecherakademie gegründet wurden. Während des ganzen 18. Jahrhunderts lieferten zahlreiche Nürnberger und vor allem Augsburger Künstler Entwürfe und Vorlagen für Drucke, von Georg Philipp Rugendas (1666–1742) zu Beginn des Jahrhunderts bis zu Johann Gottfried Eichler (1715–1770), Johann Elias Ridinger (1698–1767) und Johann Esaias Nilson (1721–1788). In Berlin und Norddeutschland wurde dieser Markt vor allem von Daniel Nikolaus Chodowiecki (1726–1783) bedient, dessen Radierungen Szenen aus populären literarischen Werken und andere bürgerliche Sujets darstellen.[25] Sogar Maulbertsch reagierte auf diese Nachfrage und wurde 1770 Mitglied der Kupferstecherakademie. In den achtziger Jahren entwarf er Stiche mit volkstümlichen Sujets, einem Guckkasten und einem

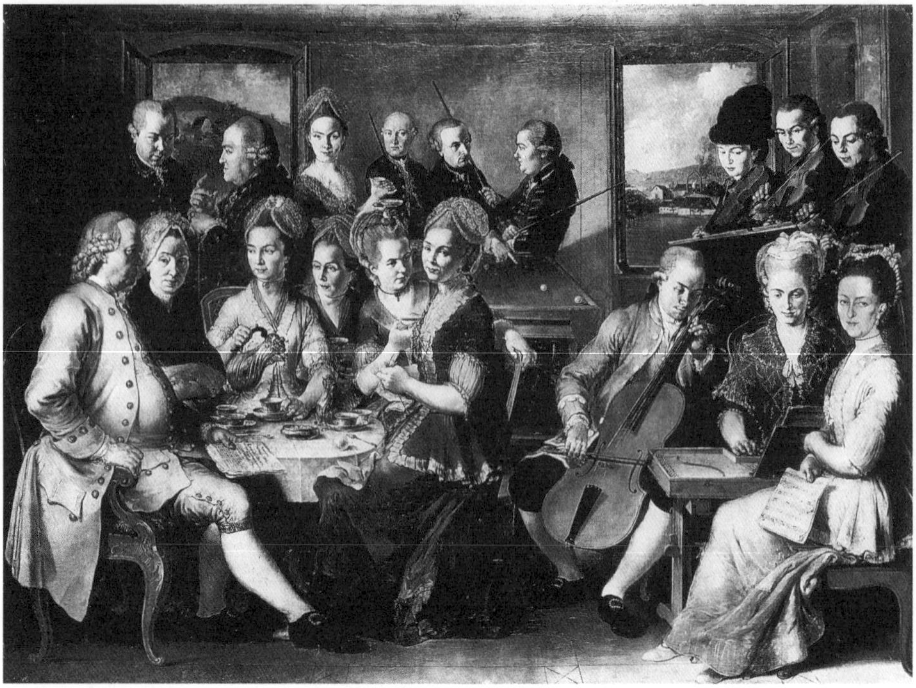

Januarius Zick, *Die Familie Remy,* 1776; Nürnberg, Germanisches Nationalmuseum

Quacksalber (1785; vorbereitende Gemälde in der Smart Gallery, University of Chicago).

Zusammen mit der vermehrten Darstellung von Szenen aus dem Alltagsleben in den graphischen Medien trat auch eine neue Art der Genremalerei auf den Plan. Die holländische Malerei des 17. Jahrhunderts hatte sich schon seit langem bei den mitteleuropäischen Sammlern großer Beliebtheit erfreut, so zum Beispiel im frühen 18. Jahrhundert bei August dem Starken sowie bei Anton Ulrich von Braunschweig-Wolfenbüttel und um die Jahrhundertmitte bei den Landgrafen von Hessen-Kassel und Hessen-Darmstadt und bei Kurfürst Karl Theodor von der Pfalz.[26] Die holländische Kunst und besonders Rembrandts Werk waren so beliebt, daß viele deutsche und österreichische Künstler des 18. Jahrhunderts ihr in vielen verschiedenen Medien nacheiferten.[27] Außer von Rembrandts exotischen und biblischen Sujets ließen sich Künstler wie Christian Wilhelm Dietrich (1712–1774) und Januarius Zick (1730–1797) auch von solchen Bildern Rembrandts und anderer holländischer Künstler inspirieren, die Szenen aus dem Leben der mittleren und unteren Gesellschaftsschichten darstellten.

Um die Mitte des 18. Jahrhunderts wurden diese Topoi der niederländischen Kunst in zeitgenössische Genreszenen lokalen Charakters umgesetzt. Johann Conrad Seekatz (1719–1768) zum Beispiel übertrug niederländische Bauernszenen in die Welt des deutschen Bauerntums des 18. Jahrhunderts und fand damit beim Bürgertum und in Hofkreisen großen Anklang.[28] Im späten 18. Jahrhundert machten Chodowiecki, Johann Eliezar Schenau, genannt Zeisig (1737–1806), und Johann Christian Klengel (1751–1825), um nur einige der bekannteren Künstler zu nennen, häusliche Szenen aus dem bürgerlichen Leben in Deutschland sehr populär.

Die Beziehung zwischen dieser Art von Kunst und ihrem Publikum wird bereits aus der Behandlung der Thematik in diesen Bildern deutlich. Der Wandel in der mitteleuropäischen Genremalerei ist dort besonders auffallend, wo nunmehr anstelle der Aristokraten dem Bürgertum angehörende Figuren auf den Bildern zu finden sind, und das oft im wahrsten Sinne des Wortes. Knobelsdorff und Pesne hatten ihre Liebespaare schon bei ihrer Übertragung der Malerei Watteaus auf deutsche Verhältnisse in naturalistische Landschaftsparks gesetzt und damit die Figuren zwergenhaft klein werden lassen; in einem gemeinsamen Werk von 1744 scheint Pesnes Staffage sogar ein bürgerliches Paar darzustellen. In Bildern wie seiner *Dame auf der Schaukel* verwandelte der Prager Maler Norbert Grund (1717–1767) ein zuvor von Jean Antoine Watteau und Jean-Honoré Fragonard für adelige Auftraggeber in Frankreich gestaltetes Sujet in eine Szenerie, deren beteiligte Figuren offenbar bürgerlichen Standes sind. Auch in Chodowieckis Gemälde *Gesellschaft im Tiergarten zu Berlin* sind die Figuren aus der Welt des Theaters oder der Phantasie, die Watteaus oder Fragonards Gärten bevölkern und dem Betrachter eine Welt der Liebe und des Umwerbens vor Augen führen, durch dem bürgerlichen Mittelstand

Johann Conrad Seekatz, *Kleines Kirchweihfest in Groß-Gerau,* nach 1760; Darmstadt, Hessisches Landesmuseum

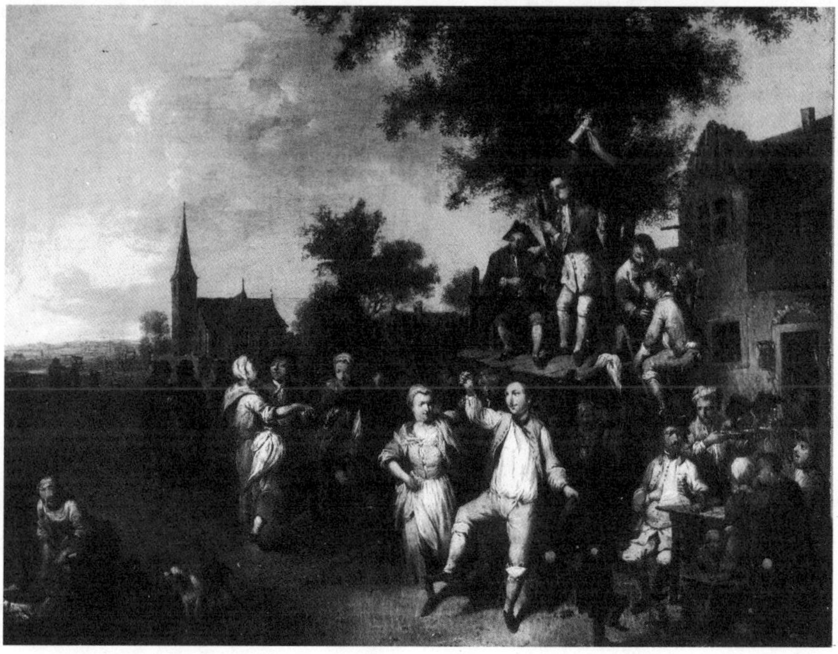

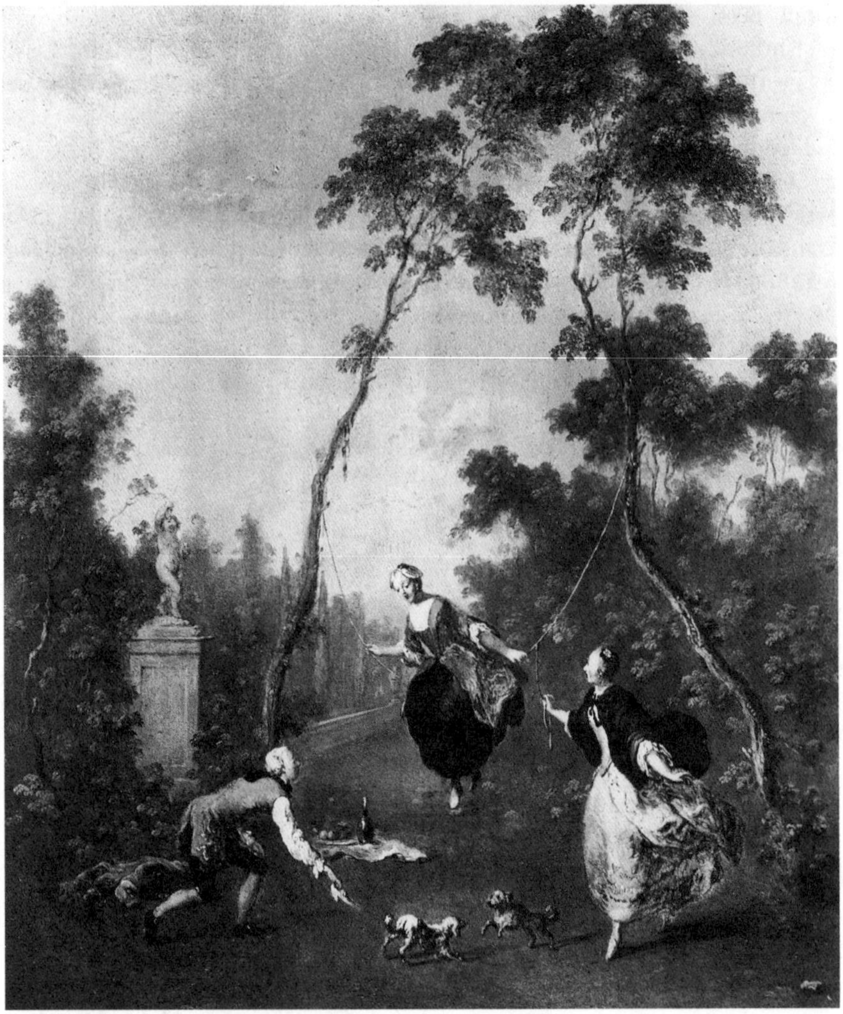

Norbert Grund, *Dame auf der Schaukel;* Prag, Nationalgalerie

angehörende Personen ersetzt, die sich im neuen öffentlichen Park von Berlin vergnügen.

Ein neuer Typ der informellen Darstellung tritt nun an die Stelle des älteren, offiziellen Porträts von Herrschern und Adligen.[29] Bürger werden in ihrer alltäglichen Kleidung und bei ihren alltäglichen Beschäftigungen gezeigt. Diese Art der Porträtmalerei hatte im frühen 18. Jahrhundert in Jan Kupecký (Johann Kupetzky, 1667–1740) und seiner informellen Art, die abgebildeten Personen

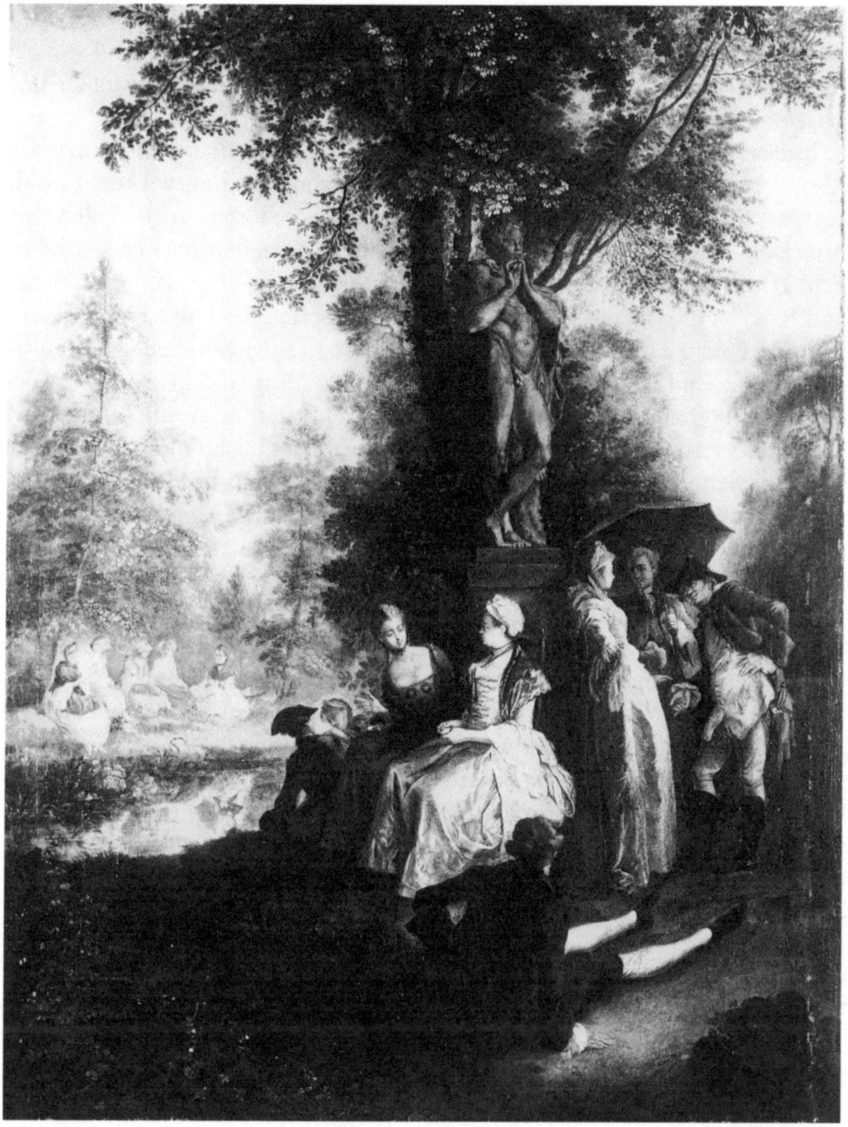

Daniel Chodowiecki, *Gesellschaft im Tiergarten zu Berlin;* Leipzig, Museum der bildenden Künste

darzustellen, einen Vorläufer. Kupecký war ein kosmopolitischer Künstler, er stammte von tschechischen Eltern ab, wurde in der Slowakei geboren, in Wien ausgebildet, verbrachte zwanzig Jahre in Italien und arbeitete dann in Wien und in Nürnberg.[30] Er präsentierte seine Modelle in bescheidenen, unidealisierten Posen. Seine Porträts wurden von späteren Porträtmalern des 18. Jahrhunderts sehr bewundert, zum Beispiel von Anton Graff (1736–1813), der aus Winterthur stammte und hauptsächlich in Dresden und Berlin arbeitete. Balthasar Denner

(1685–1749) war ein anderer Vorläufer der weniger repräsentativen, aber dafür lebensnäheren Porträtmalerei des späteren 18. Jahrhunderts. Ausgehend von der englischen und holländischen Porträtmalerei schuf er Charakterstudien und Serien von Typen.

In der Mitte des 18. Jahrhunderts hatte sich die bürgerliche Porträtmalerei, besonders in den Zentren Norddeutschlands, schon weit entwickelt. Einzelporträts, Serienporträts und Konversationsstücke gehörten zu den üblichen Aufgaben eines Malers. Auch neue Formen des Serienporträts entwickelten sich. Denner hatte Serien von Charakterstudien angefertigt, Pesne in Berlin und Rosalba Carriera in Dresden hatten Porträtserien der Hofdamen geschaffen, und Georg David Matthieu in Schwerin hatte die Mitglieder der Herrscherfamilie und ihre Höflinge in Serien gemalt. Nun begannen Bürger Porträts ihrer Freunde und bewunderter Persönlichkeiten zu sammeln. Eine der bemerkenswertesten Sammlungen dieser Art legte der Dichter Johann Wilhelm Ludwig Gleim an; sie befindet sich noch in seinem Haus in Halberstadt.[31]

Ein neuer Typ des lebensnahen, intimen Porträts, wie es exemplarisch im Werk Graffs vorliegt, ersetzte den älteren Typ des idealisierten Bildnisses.[32] Die Personen auf Graffs Bildern sind keine Herrscher, sondern Gelehrte und Literaten. Das Aufkommen neuer Porträttypen eröffnete auch weiblichen Künstlern Chancen. Vielleicht zum erstenmal in der mitteleuropäischen Kunst erlangten mehrere hervorragende Künstlerinnen Anerkennung als Spezialistinnen auf dem Gebiet der Porträtmalerei, besonders in den norddeutschen Residenzstädten, wo sie ebenso Mitglieder des Hofes wie Angehörige des Bürgertums porträtierten. In Berlin waren Anna Dorothea Lisiewska Thierbusch (1721–1782), Malerin eines bemerkenswerten Selbstporträts von 1755, und ihre Schwester Anna Rosina Lisiewska de Gasc (1713–1793) tätig. Beide repräsentieren eine Tradition, die in der nächsten Generation von Angelika Kauffmann (1741–1807) fortgeführt wurde, die sich nicht nur als Porträtistin, sondern auch als Historienmalerin in klassizistischer Manier einen bedeutenden Ruf erwarb.

Thierbuschs Arbeiten machen deutlich, wie diese Entwicklungen ihrerseits wieder die höfische Porträtmalerei beeinflußten, denn Herrscher und Adel ließen sich nun auf dieselbe Weise wie das Bürgertum porträtieren. Auf Johann Heinrich Tischbeins Porträts zum Beispiel sind die Kasseler Herrscher in informellen Posen dargestellt.[33] Und Johann Georg Ziesenis' Porträt des Kurfürsten Karl Theodor von der Pfalz zeigt den Herrscher sogar im Morgenrock.

Man hat der deutschen Malerei attestiert, sie habe im letzten Drittel des 18. Jahrhunderts ihre besten Leistungen nicht nur auf dem Gebiet der Porträtmalerei, sondern auch im Bereich der Landschaftsmalerei erzielt. Wie der Aufschwung der Porträtmalerei, so war auch der Aufschwung der Landschaftsmalerei mit dem Zerfall der Gattungshierarchie verknüpft, der mit der Veränderung in der sozialen Situation der Künste im 18. Jahrhundert in Mitteleuropa einherging.[34] Wie die Genre- und Porträtmalerei, so konnte auch die Landschaftsmalerei auf eine längere Geschichte zurückblicken, und auch sie war im frühen 18. Jahrhundert von den Höfen gefördert worden. Künstler wie Franz Joachim Beich (1665–1748) und Johann Andreas Thiele (1685–1752)

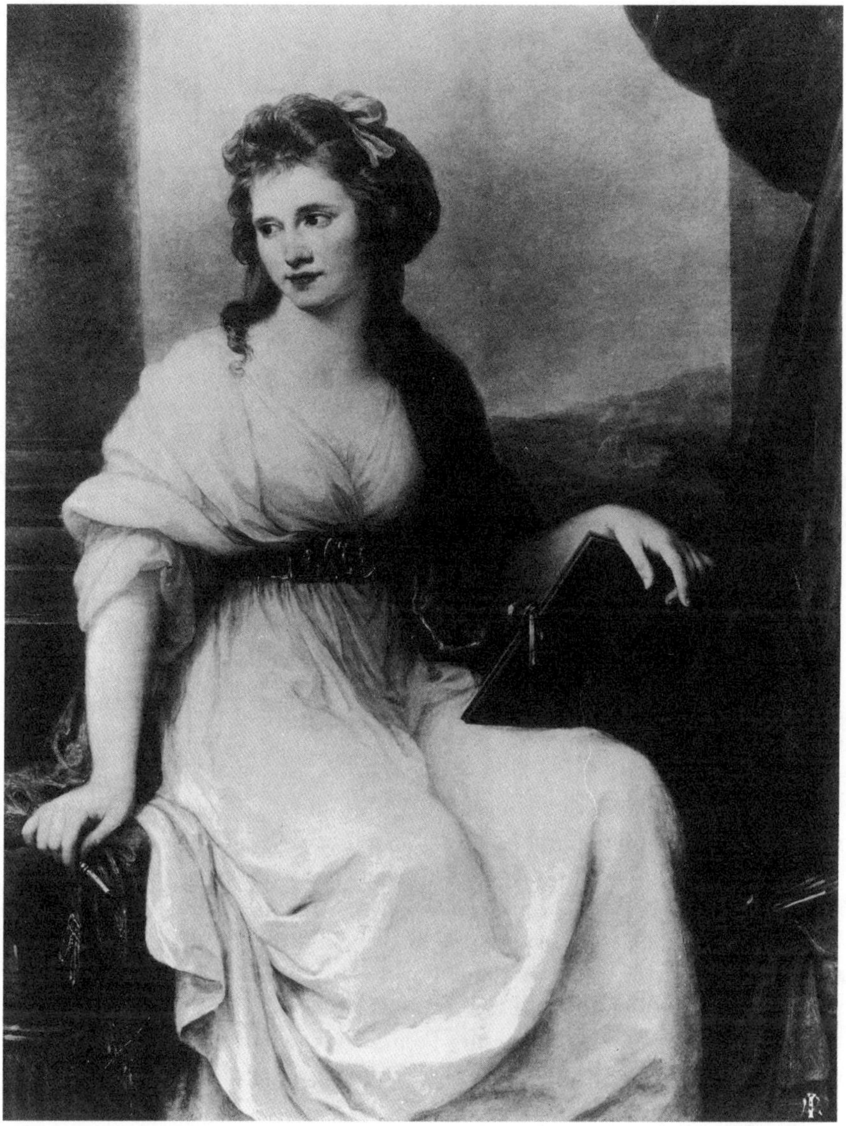

Angelika Kauffmann, *Selbstporträt,* 1788; Florenz, Uffizien

belieferten unter anderem die Höfe von Bayern, Mecklenburg und Sachsen mit topographischen Ansichten. Doch mit der Entwicklung der Landschaftsmalerei zu einer wichtigen eigenständigen Gattung fand sie zunehmend auch beim bürgerlichen Publikum Anklang.

Die Verbindung zwischen dem Aufschwung der Landschaftsmalerei und der Herausbildung eines neuen Publikums ist besonders im Falle der Schweiz evident, wo kein Hof die traditionellen gesellschaftlichen und kulturellen Hierarchien aufrechterhielt und wo es auch noch keine Akademie gab – erst

1773 wurde in Zürich, einem Zentrum der Landschaftsmalerei, eine Zeichenschule eingerichtet. Zürich hatte sich durch das Wirken von Johann Jakob Bodmer, Johann Jakob Breitinger, Johann Heinrich Füssli und Johann Caspar Füssli auch zu einem literarischen Zentrum entwickelt, und der Dichter Salomon Geßner (1730–1788) war zugleich Maler und Zeichner von Nymphen und Schäfern, aber auch von Landschaften. Er war einer der vielen Schweizer Künstler, die auf dieses Genre spezialisiert waren, wie zum Beispiel Siegmund Freudenberger und Joseph Aberli. Der Bedeutendste unter ihnen war Caspar Wolf (1735–1789), der sich in seinen Zeichnungen und Gemälden vor allem die Szenerie der Alpen zum Gegenstand nahm.

Die Landschaftsmalerei florierte jedoch in vielen Zentren, und auch im Ausland waren mehrere bedeutende deutsche Künstler tätig – Johann Georg Wille (1715–1808) und Franz Edmund Weirotter (1713–1771) arbeiteten in Paris und Jakob Hackert in Italien. Franz und Ferdinand Kobell machten Mannheim zu einem Zentrum der Landschaftsmalerei. In Dresden arbeiteten Johann Christian Klengel, Christian Wilhelm Dietrich, Adrian Zingg und Jacob Wilhelm Mechau – ein Beweis, daß dort bereits vor Caspar David Friedrich eine bedeutende Schule der Landschaftsmalerei existierte, und in der Tat sind Friedrichs Werke ohne Kenntnis dieser Tradition nicht zu verstehen. Auch in Wien existierte eine Schule der Landschaftskunst, die diesem Genre in der Malerei wie in der Zeichnung Impulse verlieh. Von Schule ist hier sogar mit besonderem Recht zu sprechen, denn Weirotter wurde nach seiner Rückkehr nach Wien an der Akademie zum Professor für Landschaftszeichnen ernannt, was zeigt, welche Bedeutung dieser Kunstgattung inzwischen beigemessen wurde. Diese Schule brachte am Ende des Jahrhunderts so bedeutende Vertreter wie Martin von Molitor und Johann Christian Brand hervor.[35]

Nichtaristokratische Auftraggeber mit weiterreichenden Ambitionen konnten durchaus auch auf die Einführung neuer Stile in Architektur und Plastik Einfluß nehmen. Nach dem Ende des Siebenjährigen Krieges gewann Österreichs Bürgertum etwas von seinem früheren Wohlstand zurück und vermochte daher im öffentlichen Leben der Stadt Wien eine zunehmend wichtigere Rolle zu spielen. Einige seiner Repräsentanten waren sogar in der Lage, die Kunst in größerem Maßstab zu fördern – und zwar nicht nur die bildende Kunst, sondern auch die Literatur und die Musik (man denke nur an die öffentlichen Konzerte und an das Theater an der Wien, wo Mozarts Werke aufgeführt wurden).

Der Reichtum eines Geschäftsmannes ermöglichte auch die Entstehung des letzten Werkes, das wir in diesem Kapitel erwähnen wollen: das den Josefsplatz gegenüber der Nationalbibliothek schließende, 1783–1786 erbaute Palais Fries (Pallavicini; Abb. S. 488). Der Hofarchitekt Hetzendorf von Hohenberg, der die Gloriette in Schönbrunn entworfen hatte, baute es als Residenz nicht etwa eines Fürsten, sondern des aus der Schweiz stammenden Bankiers und Unternehmers Johann Fries, der Baumwoll- und Messingwaren herstellte und 1783 geadelt wurde.[36] Fries ließ dieses Palais in einem Stil erbauen, der eine Spielart des neuen, unter der Herrschaft Kaiser Josephs II. bevorzugten schlichteren Stils darstellte. Entsprechend den in Schönbrunn vorgenommenen

Umbauten wurde auch im Friesschen Palais das Piano nobile, der in früheren Palastbauten die großen Empfangsräume beherbergende erste Stock, durch ein Mezzaningeschoß ersetzt. Doch sind verschiedene Neuerungen nicht zu übersehen. Figuren klassisch inspirierten Stils krönen die Attika, und Karyatiden von Franz Anton Zauner tragen den Sturz des Portals. Die Karyatiden entsprechen den Maßstäben der Klassik und erinnern an in Athen gefundene Figuren, evozieren also auch archäologische Assoziationen. Sie stellen außerdem einen Bruch mit früheren Stilformen der Palastarchitektur dar.[37]

Die Tatsache, daß dieser bedeutende Palaisbau nicht von Joseph II. und seinem Hof, sondern von einem neureichen Unternehmer errichtet wurde, der den Lebensstil des Adels nachahmen wollte, zeigt an, daß sich die europäische Gesellschaft in der Mitte der achtziger Jahre des 18. Jahrhunderts in einem Umbruch befand. Die Französische Revolution, in deren Verlauf die Schwester und der Schwager Josephs II. hingerichtet werden sollten, war nicht mehr fern. Zwar kam es in den Ländern der Habsburger nicht zur Revolution, und die Reformen Josephs wurden schon bald nach seinem Tod wieder rückgängig gemacht, doch zeichneten sich unvermeidliche Veränderungen ab, die jenen Institutionen, die bis dahin die Künste gefördert hatten, ein Ende bereiten und der künstlerischen Betätigung neue Bedingungen setzen sollten. Zu diesen Veränderungen trugen auch neue Ideen auf dem Gebiet der Kunsttheorie bei.

Joseph II. kann trotz seiner nicht immer erfolgreichen Reformversuche als Vorbote dieses Wandels betrachtet werden. Er erließ ein Toleranzpatent, das den Hoffnungen des Klerus auf eine Einheit von Kirche und Staat zuwiderlief. Im Zuge seiner Säkularisierungsmaßnahmen hob er alle Klöster auf, die keine nützliche erzieherische oder wirtschaftliche Funktion erfüllten. Seine Maßnahmen führten praktisch dazu, daß sich die enge Verflechtung der Künste mit allen anderen Bereichen der Kultur, die bis dahin die Geschichte Mitteleuropas gekennzeichnet hatte, aufzulösen begann. Als symbolisiere es die Erfüllung einiger der radikaleren Wunschträume der Aufklärung, wurde das Palais des Unternehmers Fries an einer Stelle erbaut, wo zuvor eines der vielen von Joseph II. aufgehobenen Klöster gestanden hatte.

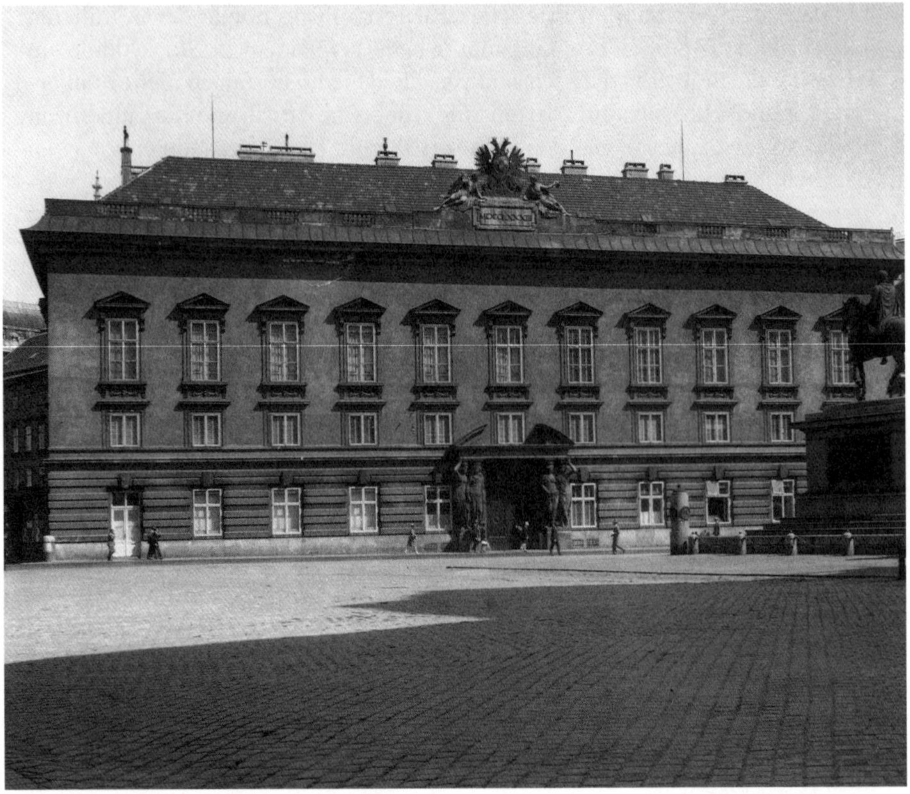

Friessches Palais (Palais Pallavicini), Wien, 1783–1786, von Ferdinand Hetzendorf von Hohenberg

Kapitel 18

DIE KRITISCHE REAKTION: KUNSTSAMMLUNGEN, KUNSTKRITIK, AUFKLÄRUNG UND DIE BILDENDEN KÜNSTE

Das Friessche Palais (Palais Pallavicini) war schon Gegenstand einer Kontroverse, als es noch im Bau befindlich war. Am Ende des Jahres 1783 bemerkte ein Beobachter, der Architekt von Hohenberg habe einen guten Geschmack bewiesen und gezeigt, daß das Schlichte dem übermäßig Verzierten vorzuziehen sei.[1] Doch schon im Jahr darauf kritisierte Gottlieb Nigelli, der 1786 zum Hofarchitekten ernannt wurde, in einer kurzen Abhandlung die Gestaltung des Gebäudes, wobei er sich ebenfalls auf den guten Geschmack berief. In seiner unter dem Pseudonym »Baumeister« herausgegebenen Schrift wandte er sich an alle »Bauliebhaber und Beförderer des guten Geschmackes«. Der Bildhauer Wilhelm Beyer, der selbst ein Hôtel entworfen hatte, das an der Stelle des abgerissenen Klostergebäudes errichtet werden sollte, wo nun das Friessche Palais entstand, machte sich als »Antibaumeister« zum Verteidiger des von ihm geschätzten Architekten Hohenberg, mit dem er früher zusammengearbeitet hatte. Hohenberg scheint dieser Auseinandersetzung wohl Beachtung geschenkt zu haben, denn er änderte vor der Vollendung des Palais 1786 noch einige Details an der Fassade.[2]

Die kritische Reaktion auf das Friessche Palais ist nur eines von vielen Indizien dafür, die zeigen, daß die Bedingungen, unter denen in Mitteleuropa architektonische und andere Werke rezipiert wurden, im späten 18. Jahrhundert beträchtlich komplexer geworden waren. Die Kunstproduktion wurde nicht mehr nur von der Nachfrage seitens der Mäzene oder des Marktes bestimmt. Auch andere Stimmen und Belange, besonders die des Künstlers, sprachen nun bei der Entscheidung, was produziert werden sollte, ein gewichtiges Wort mit. Die Rezeption des Friesschen Palais läßt etwas von diesen neuen Diskursen und der neuen Sprache erkennen, die zusammen mit neuen Institutionen in einer Zeit aufkamen, in der auch ein anderer Typ von Auftraggebern auf der Szene erschien. Auch wenn es in diesem Falle vielleicht an der gesellschaftlichen Stellung des Emporkömmlings Fries lag, daß der Architekt für Kritik besonders empfänglich war, so ändert das nichts an der Tatsache, daß die neuen Institutionen und Diskurse, die in diesem Kapitel diskutiert werden, auf die Kunstproduktion einen sich zunehmend synergetisch auswirkenden Effekt hatten.

Die Entstehung neuer Institutionen und Diskussionsformen kann hinsichtlich der bildenden Künste ebenso wie hinsichtlich der neuen Literatur und Musik mit jenen die neue kulturelle Öffentlichkeit konstituierenden gesellschaftlichen Gruppen in Verbindung gebracht werden, deren Rolle bei der Herausbildung eines neuen Publikums im letzten Kapitel erörtert wurde. Diese Öffentlichkeit wurde von den nichtaristokratischen Stadtbewohnern repräsentiert. Sie umfaßte Staats- und Hofbedienstete, Angehörige akademischer Berufe, Juristen, Studenten, im Norden und Westen Mitteleuropas auch Pfarrer und Theologen sowie Geschäftsleute aus einigen Erwerbszweigen. Diese Gruppen, die Vorläufer des Bildungsbürgertums, wurden durch die gesellschaftlichen Schranken weniger eingeengt, als es in früheren Zeiten der Fall gewesen war. Können und Bildung, nicht gesellschaftlicher Stand oder Geburt wurden jetzt maßgebliche Kriterien, und diese neuen Gruppen waren, wie Hajo Holborn gesagt hat, anders als die Stadtbürger des 16. Jahrhunderts, die integrale Glieder einer sich selbst verwaltenden Gemeinschaft gewesen waren, nur deshalb Stadtbürger, weil sie zufällig in Städten lebten, und sie unterschieden sich vom Adel und der Bauernschaft nur aufgrund ihrer geringeren oder größeren Rechte.[3]

Jürgen Habermas hat in seiner bekannten Studie über die Entstehung dieser neuen bürgerlichen Öffentlichkeit einen »Strukturwandel« diagnostiziert.[4] Auch wenn man die These, daß sich im Laufe dieses Strukturwandels eine separate neue Öffentlichkeit herausbildete, nicht akzeptiert, so ist doch nicht zu leugnen, daß sich im 18. Jahrhundert eine neue Vorstellung von Privatleben und damit von Unterhaltung entwickelte. Es setzte sich immer mehr die Auffassung durch, die Öffentlichkeit habe ein Anrecht auf Kultur, eine Entwicklung, die zudem stark von der Mode, jener fundamentalen gesellschaftlichen Kraft, beeinflußt wurde. Das konnte für die Künste nicht ohne Konsequenzen bleiben. Wie der zeitgenössische Beobachter Christian Garve (1742–1798) schrieb, gibt es in einem Land, in dem die vom Luxus bestimmte Mode alle Aspekte des privaten und gesellschaftlichen Lebens prägt, unendlich viele Dinge, die das Verlangen der Menschen erwecken, und jeder Tag bietet ihnen etwas Neues, nach dem sie begehrlich streben oder das sie voll Unzufriedenheit entbehren.[5]

Die gesellschaftliche Kraft der Mode nahm in jenen neuen Institutionen Gestalt an, die Räume oder sogar separate Sphären schufen, in denen sich die Mitglieder der neu konstituierten sozialen Gruppen zusammenschließen konnten. Habermas und viele Historiker des 18. Jahrhunderts haben eine Reihe dieser Einrichtungen erörtert: Salons, Klubs, Lesegesellschaften und Märkte. In den absolutistischen Staaten Mitteleuropas konnten sich diese neuen Institutionen jedoch nicht vollkommen unabhängig von einer hierarchischen Gesellschaft entwickeln, deren Kultur in vielen Aspekten noch immer mehr von den Höfen und der Aristokratie bestimmt wurde, als es in anderen Ländern wie England oder Frankreich der Fall war.[6] Zweifellos fanden Kunstinteressen, ob in den bildenden Künsten oder der Musik, noch immer auch dadurch Verbreitung, daß ihnen Herrscher frönten. Maria Theresia und ihre Töchter zum Beispiel erhielten Zeichenunterricht. Zudem war es in bestimmten Gegenden, wie zum Beispiel in Mähren, gerade der (oft dem Herrscherhaus attachierte) Adel, der häufig das Zentrum der Salons und Zirkel bildete.[7]

Einige der neuen Institutionen, die Herrscher wie Maria Theresia und Joseph II. einrichteten, spielten auch bei der Bildung dessen eine Rolle, was die Kritiker des Friesschen Palais »Geschmack« nannten. Joseph von Sonnenfels, der zu der neuen sozialen Gruppe der Hofbeamten gehörte und selbst Kunstsammler und Mittelpunkt eines Salons in Mähren war, vertrat die

Ansicht, das künstlerische Engagement eines Staates dürfe sich nicht darin erschöpfen, der Größe seines Herrschers Ausdruck zu verleihen. Sonnenfels, der auch Sekretär der Wiener Kupferstecherakademie war, glaubte, die Kunst könne allgemeineren Zwecken dienen, denn in ihr spiegele sich die Stärke eines Staates wider, und der Staat sei auf die Funktion der Kunst geradezu angewiesen. Auch Maria Theresias Ratgeber Graf Wenzel Anton Kaunitz betonte die staatspolitische und wirtschaftliche Bedeutung der bildenden Künste und wies auf die wirtschaftliche Relevanz des guten Geschmacks hin, dessen Entwicklung in der Bevölkerung sich positiv auf Manufaktur und Handel auswirke, ganz neue Wirtschaftszweige entstehen lasse und nicht nur dafür sorge, daß das Geld im Land bleibe, sondern auch vermehrte Geldzuflüsse aus dem Ausland bringe.[8]

Die Entwicklung des guten Geschmacks und die Förderung der Künste wurde zum Teil durch die Ausbildungsmöglichkeiten erleichtert, welche die von den Fürsten neu gegründeten oder reformierten älteren Institutionen boten. Der Unterricht an den Akademien diente diesem Ziel, und durch die Gründung von Fachschulen und Zeichenschulen zur Ausbildung von Kunsthandwerkern erlangte der Zeichenunterricht eine zentrale Bedeutung. Aber die Kunsterziehung sollte sich auf die ganze Bevölkerung erstrecken: Im Zuge der von Maria Theresia vorgenommenen Schulreform wurde der Zeichenunterricht fester Bestandteil des Lehrplans.[9]

Auch die Entwicklung der Kunstsammlungen und die Einrichtung damit zusammenhängender neuer Institutionen trugen der neuen Öffentlichkeit Rechnung. Die Sammlungen der Herrscher, mit denen wir uns bisher praktisch ausschließlich beschäftigten, büßten zwar nichts von ihrer Bedeutung ein, doch sind sie nun im Kontext eines allgemeineren institutionellen Wandels zu betrachten. Im späteren 18. Jahrhundert begründeten Herrscher und Aristokraten wie Franz Friedrich Anton von Sachsen-Coburg-Saalfeld (1750/1800 bis 1806) und Herzog Albert Kasimir von Sachsen-Teschen (1738/1766–1822) die berühmten graphischen Sammlungen der Veste Coburg und der Wiener Albertina, und der Landgraf von Hessen-Kassel sowie der Kurfürst Karl Theodor von der Pfalz richteten bedeutende Gemäldesammlungen ein.[10] Nicht nur die Herrscher, auch ihre Minister legten Sammlungen an – das berühmteste Beispiel dafür ist die Bildersammlung des kursächsischen Premierministers Heinrich Graf von Brühl, zu deren Unterbringung eigens eines der ersten ausschließlich als Gemäldegalerie konzipierten Gebäude errichtet wurde.[11] Auch wenn diese Sammlungen nicht der Allgemeinheit zugänglich waren, stehen sie doch am Anfang einer allgemeineren Entwicklung, die dahin führte, daß auch Bürger und Privatmänner wie Johann Friedrich Städel in Frankfurt am Main oder, am Ende des Jahrhunderts, Ferdinand Franz Wallraf in Köln Sammlungen einrichteten. Dieser Markt wurde nicht nur durch bedeutende Kunsthändler wie Domenic Artaria, Johann Heinrich Frauenholz und Christian von Mechel beliefert, die in Mannheim, Wien, Frankfurt am Main und Basel tätig waren, sondern befriedigte seine Nachfrage auf einer anderen Ebene auch über Kunstmessen. Einige der Auswirkungen dieses Kunsthandels auf die Kunstproduktion haben wir bereits erörtert.[12]

Mit dem Unterricht in Kunstfragen steht eine andere, bereits seit langem existierende, aber erst im 18. Jahrhundert zur vollen Entfaltung kommende Form der Sammlung in Beziehung: das Künstleratelier. Im Atelier, der Werkstatt eines Künstlers, dienten die Sammlungen von Zeichnungen, Gemälden und Bozzetti nicht nur der Dokumentation, sondern auch als Inspirationsquelle, sie waren ein Lager von Bildern für potentielle Kunden, zugleich aber auch Anschauungsmaterial zur Unterweisung der Lehrlinge und Schüler. Als Beispiele seien nur einige in Ateliers gesammelte Konvolute von Zeichnungen angeführt, die weit mehr als nur die eigenen Produkte einer Werkstatt umfaßten und schließlich in öffentliche Sammlungen Eingang fanden: die Sammlungen von Martin Johann Schmidt, Martino Altomonte und Martin Knoller, der mährischen Bildhauer Josef Winterhalter d. Ä. und Andreas Schweigl und des Architekten Franz Grimm in den habsburgischen Landen, von Lambert Krahe in Düsseldorf und von Martin von Wagner in Würzburg. Auch die verschiedenen Kunstakademien besaßen Sammlungen von Zeichnungen, Drucken, Abgüssen und anderen Werken, die als Lehrmaterial dienten.[13]

Noch signifikanter war der Wandel im Charakter der fürstlichen Sammlungen selbst. In den frühen Jahren des 18. Jahrhunderts hatten die Dresdner Kurfürsten als erste damit begonnen, ihre Sammlungen nach rationalen Gesichtspunkten neu zu organisieren und Interessenten frei zugänglich zu machen. Im Laufe des Jahrhunderts setzte sich allmählich die Auffassung durch, daß auch die Sammlungen der Herrscher in den Dienst der Förderung des Gemeinwohls zu stellen seien. Als August der Starke im Dresdner Zwinger ein »Palais des sciences« einrichtete, bestimmte er es ausdrücklich »dem public zum besten«; und als in den siebziger Jahren des 18. Jahrhunderts ein Teil der fürstlichen Sammlungen im Japanischen Palais untergebracht wurde, verwandelte man dieses Gebäude ebenfalls in ein der Öffentlichkeit zur Verfügung stehendes Museum (»museum usui publico«).[14]

Auch in den Ländern der Habsburger vollzog sich hinsichtlich der Fragen, für welches Publikum die Kunst bestimmt sei und welche Funktionen sie erfülle, ein ähnlicher Wandel in den Auffassungen: Sie sollte nicht mehr nur einer privilegierten Schicht, sondern einem breiteren Publikum zugänglich sein und nicht mehr nur der Repräsentation und Dekoration, sondern auch der Erziehung dienen. Nach dem Siebenjährigen Krieg (1756–1763) trug man die im Besitz der habsburgischen Herrscherfamilie befindlichen Gemälde nach und nach in Wien zusammen, ließ 1773 Inventare erstellen und plante eine Gemäldegalerie. Diese Pläne wurden dann in den frühen achtziger Jahren unter Joseph II. verwirklicht, als man das Belvedere in eine öffentliche Kunstgalerie verwandelte, zu der die Bevölkerung unentgeltlich Zutritt hatte. Der Schweizer Gelehrte und Kunsthändler Mechel erstellte einen Katalog der Sammlung, der 1783 veröffentlicht wurde. Dieser Katalog spiegelt die tatsächliche, an einem historischen Ordnungsprinzip orientierte Hängung der Bilder wider, die hier nach Entstehungsdatum und Schule gruppiert wurden und nicht mehr, wie zuvor üblich, nach Medium, Format oder Thematik, wenn man sie nicht sogar ohne jedes Ordnungsprinzip völlig willkürlich aufgehängt hatte. Damit scheint

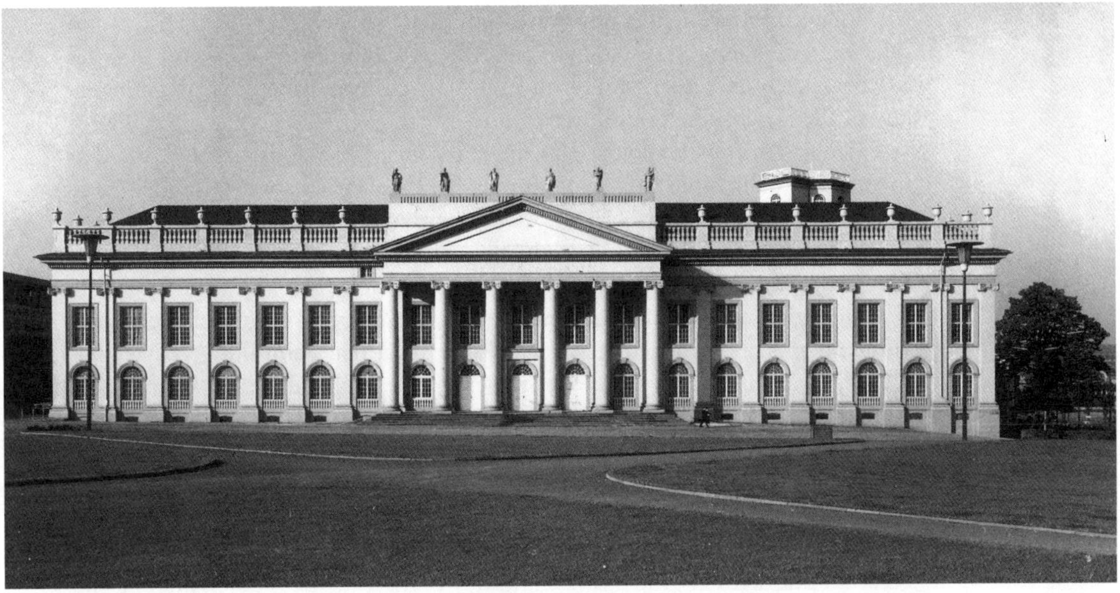

Museum Fridericianum, Kassel, begonnen 1769, von Simon Louis du Ry

man die Absicht verfolgt zu haben, dem Publikum eine sichtbare Geschichte der Kunst vorzuführen und so auf dauerhafte Weise zur Bildung des Betrachters beizutragen, statt ihm nur ein kurzlebiges Vergnügen zu bereiten.[15]

Wie bei anderen Plänen Josephs, so war ihm auch bei der Einrichtung eines öffentlichen Museums ein anderer Fürst zuvorgekommen, nämlich Friedrich II. von Hessen-Kassel. Mit der Errichtung des ersten frei stehenden Museumsbaus in Deutschland, des Museum Fridericianum in Kassel, war schon 1769, dem Jahr, in dem auch das Wörlitzer Schloß begonnen wurde, von Simon Louis du Ry (1726–1799) begonnen worden. Seine Gestaltung orientierte sich an englischen palladianischen Vorbildern, die Colen Campbells *Vitruvius Britannicus* (1715, 1717 und 1725) entnommen waren. Allerdings übertrug du Ry das Modell eines englischen Landsitzes auf ein Stadtpalais und ließ das Untergeschoß weg, so daß es – abgesehen davon, daß hier eine allgemeine Verbundenheit mit der englischen Kultur zum Ausdruck kommt – nicht sicher ist, welche Bedeutungen dieser Bezug hat.[16]

Mit der Einrichtung der neuen Institutionen, die ein Interesse an den Künsten erwecken und die Vertrautheit mit ihnen fördern und somit unter anderem auch zur Verbesserung des Geschmacks beitragen sollten, stellten sich die Höfe praktisch in den Dienst der Verwirklichung bestimmter Maximen der Aufklärung. Für die Denker der Aufklärung hatten Schulen, ob in ihnen Kunst oder andere menschliche Fertigkeiten oder Wissensgebiete unterrichtet wurden, nicht nur praktische, sondern auch moralische Ziele zu verfolgen. Nach Ansicht Johann Georg Sulzers konnte die Kunst auch allgemeineren öffentlichen und erzieherischen Zwecken dienen. Die von den aufgeklärten Parteien am Wiener Hof und anderswo betriebene Kulturpolitik, für die auch Beamte wie Sonnenfels eintraten, stand mit den Auffassungen, die diese Denker in ihren Schriften verbreiteten, nicht nur im Einklang, sondern orientierte sich in manchen Fällen sogar direkt an ihnen.[17]

Solche Schriften wandten sich an ein neues Lesepublikum und wurden in neuen Publikationsformen verbreitet.[18] Diese Publikationen fanden eine immer begierigere Leserschaft. In mehreren deutschen Städten wurden Lesegesellschaften gegründet, und auch die Kaffeehäuser wurden zu Stätten des Lesens und des Austauschs von Ideen.

Einige der neuen Publikationsformen entstanden in unmittelbarem Zusammenhang mit den neuen Entwicklungen bei den Sammlungen. Mechels Katalog war nicht das erste Werk dieser Art. Repräsentative Bücher mit Abbildungen der in fürstlichen Sammlungen befindlichen Werke gab es schon seit langer Zeit. In den habsburgischen Ländern zum Beispiel wurde im 16. Jahrhundert eine Dokumentation der Waffensammlung des österreichischen Erzherzogs Ferdinand II. herausgegeben, im 17. Jahrhundert erschien das *Theatrum pictorium* des flämischen Malers David Teniers, ein Kompendium von Reproduktionen der Bildersammlung des Erzherzogs Leopold Wilhelm, und im 18. Jahrhundert schließlich veröffentlichte Carl Gustav Heraeus auf diese Weise die Münzsammlung Karls VI. In Dresden erfüllte Karl Heinrich von Heineckens *Recueil d'Estampes* von 1753 hinsichtlich der Dresdner Bildergalerie eine ähnliche Funktion. Aber bereits innerhalb eines Jahrzehnts nach der Veröffentlichung dieses Bandes war die Nachfrage nach einem Handbuch und Nachschlagewerk für die Besucher der Museen so gewachsen, daß man, zuerst in Französisch (1765) und dann in Deutsch (1771), einen Katalog der Dresdner Sammlung herausgab.[19] Solche Veröffentlichungen sind ein Beweis dafür, daß auch die bildende Kunst bei dem sich herausbildenden Lesepublikum immer stärkeres Interesse fand.

Die oben erwähnten Äußerungen Sulzers repräsentieren eine andere neue Form der Literatur über Kunst, die aufkam, als Kunsthistoriker und Kritiker eine Mittlerstellung zwischen der Kunst und ihrem neuen Publikum einzunehmen begannen. Sulzer veröffentlichte seine zitierte Auffassung in seiner *Allgemeinen Theorie der schönen Künste* von 1771–1774. Dieses vierbändige Werk des in Berlin als Lehrer und Professor wirkenden Schweizer Pädagogen und Philosophen ist ein typisches Produkt seiner Zeit, ein Werk, das einem breiten Publikum die Grundbegriffe der italienischen Kunsttheorie vermittelte und durch das auch andere Gedanken über das Wesen der Kunst, wie zum Beispiel die vom Begriff der »schönen Künste« implizierte Vorstellung, Kunst sei eine Form der Schönheit, weite Verbreitung fanden. Sulzers Werk, das auch zur ständig zunehmenden Diskussion der bildenden Künste seinen Teil beitrug, kann daher als exemplarischer Fall der sich entfaltenden Kunstkritik des 18. Jahrhunderts gelten.

Die mitteleuropäische Kunstkritik entfaltete sich im 18. Jahrhundert parallel zu der von Gottsched und seinen Gegenspielern Bodmer und Breitinger in Gang gesetzten Entwicklung der Literaturtheorie und -kritik. Beide Entwicklungen waren Teil einer allgemeineren kritischen Bewegung, die man mit der Aufklärung identifiziert hat.[20] Ab der Mitte des 18. Jahrhunderts und besonders ab den sechziger Jahren veröffentlichten Schriftsteller wie Karl Heinrich von Heinecken, Christian Ludwig von Hagedorn, Johann Jakob Wilhelm Heinse und Johann Heinrich Merck sowie die Maler Anton Raphael Mengs und Salomon Geßner zahlreiche Abhandlungen über verschiedene Aspekte der Malerei und der Zeichnung.[21] Die enge Beziehung zwischen diesen Schriften und der neuen Literaturkritik und ihren Publikationsorganen wird schon dadurch belegt, daß Mercks und Heinses Essays in einer der neuen, für das Lesepublikum geschaffenen Zeitschriften erschienen, in Christoph Martin Wielands *Teutschem Merkur*.

Eine enge Beziehung zu den zeitgenössischen Sammlungen kennzeichnet auch die wahrscheinlich berühmtesten dieser Abhandlungen über die Kunst, die Schriften Johann Joachim Winckelmanns, der zu seinen Arbeiten ganz offensichtlich durch die Dresdner Sammlungen angeregt wurde: Eine seiner ersten Schriften ist eine 1752 entstandene fragmentarische Beschreibung der Dresdner Gemäldesammlung.[22] Auch als er 1755 seine bahnbrechenden *Gedancken über die Nachahmung der Griechischen Wercke in der Mahlerey und Bildhauer-Kunst* schreibt, hat er die Dresdner Sammlungen im Sinn. Gleich im ersten Satz dieses Textes stellt er die These auf, daß der sich mehr und mehr in der Welt ausbreitende »gute Geschmack« seine erste Bildung in Griechenland erfahren habe. Für Winckelmann sind die Quellen der Kunst in Athen zu suchen, und Dresden sei durch seine Sammlungen zum Athen der Künstler geworden. Der gute Geschmack, schreibt Winckelmann zu Beginn seiner Schrift, werde durch die nun der Öffentlichkeit zugänglichen Sammlungen Augusts des Starken und seines Sohnes Friedrich August II. (dem die Schrift gewidmet ist) »allgemein«, und es sei »ein ewiges Denkmal« der Größe dieses Herrschers, daß er diese Kunstschätze »zu Bildung des guten Geschmacks [...] vor den Augen aller Welt aufgestellet« habe.

Winckelmanns Ästhetik ist von einer ethischen oder moralischen Norm geprägt, die auch seiner *Geschichte der Kunst des Alterthums* von 1764 zugrunde liegt, dem ersten deutschen Buch, das sich in seinem Titel als Kunstgeschichte deklariert. In diesem Werk versucht Winckelmann den Ursprung der Leistung der Griechen zu erklären. Er weist der den künstlerischen Maßstab setzenden, von der »edlen Einfalt und stillen Größe« der antiken Laokoon-Gruppe exemplifizierten Norm einen geschichtlichen Ort zu. Die Antike verkörpert für Winckelmann ein in der Geschichte Wirklichkeit gewordenes Ideal – die fleischgewordene platonische Idee. Dies ist offensichtlich Ausdruck eines historischen Bewußtseins dessen, daß bestimmte Dinge bestimmten Zeiten zugehören, daß die Entwicklung der Kunst von ihren Anfängen bis zu ihrer Vollkommenheit im klassischen Griechenland nachvollzogen werden kann und daß der Stil eines Werkes von seinem geschichtlichen Ort bedingt ist. Winckelmanns Werk wird daher für gewöhnlich als entscheidende Neuerung auf dem Gebiet der Kunstgeschichtsschreibung angesehen, denn es präsentiert nicht mehr bloß eine Abfolge von Künstlerbiographien. Statt dessen werden hier mit Hilfe genauer Betrachtung und Beschreibung einzelner Kunstwerke Stil- und damit Epochenmerkmale bestimmt; eine akribische Beschreibung der formalen Eigenschaften der Teile eines Werkes führt zu einer Induktion allgemeiner Prinzipien, die wiederum zur Aufstellung einer allgemeinen These genutzt werden.

Winckelmanns Werk legte zwar den Grundstein zur späteren Kunstgeschichte, doch enthielt es mit der normativen These, die Antike sei das Maß aller Dinge, eine historische Prämisse, die sich als verhängnisvoll erweisen sollte. Dieser bereits den älteren Klassizismus kennzeichnende Glaube fand in Winckelmanns Überzeugung, das alte Griechenland repräsentiere den absoluten Höhepunkt künstlerischer Leistung, einen neuen Ausdruck. Im Verein mit seinen *Gedancken über die Nachahmung* betrachtet, läßt sich Winckelmanns Ansatz als »neoklassizistisch« bezeichnen, denn das von ihm präsentierte historische Muster und Vorbild läßt nicht nur die Nachahmung der antiken Kunst als wünschenswert und geboten erscheinen, sondern auch die Nachahmung der Renaissancekunst (exemplifiziert durch Raffaels *Sixtinische Madonna*) sowie der klassizistischen Kunst des 17. Jahrhunderts (exemplifiziert durch Guido Reni oder die Carracci).

Winckelmanns Schriften enthalten auch eine recht explizite ethische Dimension, die ihn dazu bringt, jene künstlerischen Bewegungen seiner Zeit, die wir der Bequemlichkeit halber unter dem Namen Rokoko zusammenfassen wollen, und alles, wofür sie stehen, scharf zu kritisieren und abzulehnen. In seinen *Gedancken über die Nachahmung* schreibt Winckelmann, die Künstler sollten den großen Meistern der Vergangenheit nacheifern, damit die Kunst wieder auf die Höhe des »erhabenen Geschmacks des Altertums« gelange. Denn er ist der Ansicht, die Dekoration sei seit der Zeit, da die Römer zum ersten Mal das groteske Ornament einführten, in »Verderbnis« geraten und habe sich »in neueren Zeiten noch mehr verderbet«. Die »Schnirkel und das allerliebste Muschelwerk« der Rokokoverzierungen seien nicht minder unnatürlich wie die von Vitruvius (V:7) kritisierten Verzierungen der Römer. Winckelmann wendet sich zudem explizit gegen eine bestimmte Art der Malerei, wie sie etwa Maulbertsch damals vertrat (der in der Tat etwas später auch in Dresden tätig war): »Die Gemälde an Decken und über den Türen stehen mehrenteils nur da, um ihren Ort zu füllen, und um die ledigen Plätze zu decken, welche nicht mit lauter Vergöldungen können angefüllet werden. Sie haben nicht allein kein Verhältnis mit dem Stande und mit den Umständen des Besitzers, sondern sie sind demselben sogar oftmals nachteilig. Der Abscheu vor den leeren Raum füllet also die Wände; und Gemälde von Gedanken leer, sollen das Leere ersetzen.«[23]

Winckelmann erhob damit implizit die Forderung nach einer neuen, eine innere Logik besitzenden Geschichte, eine Forderung, die sich auch gegen jene Art der allegorischen Malerei richtete, wie sie viele Künstler, darunter Maulbertsch, praktizierten. Er veröffentlichte 1766, dem Jahr, in dem auch Lessings *Laokoon* erschien, eine Abhandlung, in der er die allegorische Darstellung in der Kunst wegen ihrer Tendenz kritisierte, die Wahrheit zu verschleiern, indem sie sie in einer neuen Form zu präsentieren trachte, und stellte die Forderung auf, eine Allegorie müsse dem Betrachter verständlich sein.

Winckelmanns kritische Haltung gegenüber der Kunst des Rokoko wurde von vielen geteilt. Auch der sächsische Kunstkritiker und klassizistische

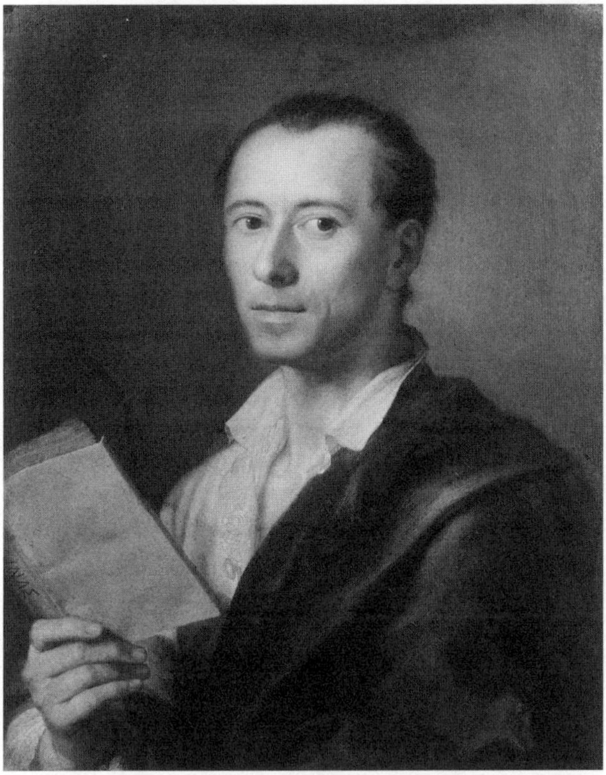

Anton Raphael Mengs, *Bildnis Johann Joachim Winckelmann,* 1761; New York, Metropolitan Museum of Art

Architekt Friedrich August Krubsacius brachte ähnliche Ideen zum Ausdruck, als er in seinen *Gedanken von dem Ursprung, Wachstum und Verfall der Verzierungen in den schönen Künsten* schrieb: »Die Gebäude könnten also weit edler gemachet werden, wenn man sie gar nicht oder doch so wenig als möglich verzierte. Denn sie haben ihre wesentliche Schönheit, und bedörfen keiner fremden Beyhülfe. [...] Sie dienen nur den Gebrauch dieses oder jenes Gebäudes, oder den Stand und die Würde des Besitzers dem Vorübergehenden anzuzeigen; und ihn dadurch zu reizen, die wahre Schönheit mit Aufmerksamkeit zu betrachten.«[24]

Diese Art von ästhetisch wie ethisch argumentierender Kritik und besonders die Überzeugungen Winckelmanns übten auf die öffentliche Meinung nicht nur in Sachsen, sondern in ganz Mitteleuropa einen enormen Einfluß aus und veränderten sowohl die staatliche Kulturpolitik als auch den Geschmack des Publikums.

In Bayern erließ Kurfürst Maximilian III. Joseph 1770 eine Verordnung, nach der Kirchenbauten auf dem Lande von nun an einer staatlichen Genehmigung bedurften. Durch die Eliminierung allen überflüssigen Stuckwerks und anderer, oft unsinniger und lächerlicher Verzierungen, so hieß es, sollten Übertreibungen verhindert und die Formreinheit der Architektur sichergestellt werden. Altäre, Kanzeln und Statuen müßten eine der Heiligkeit der Stätte

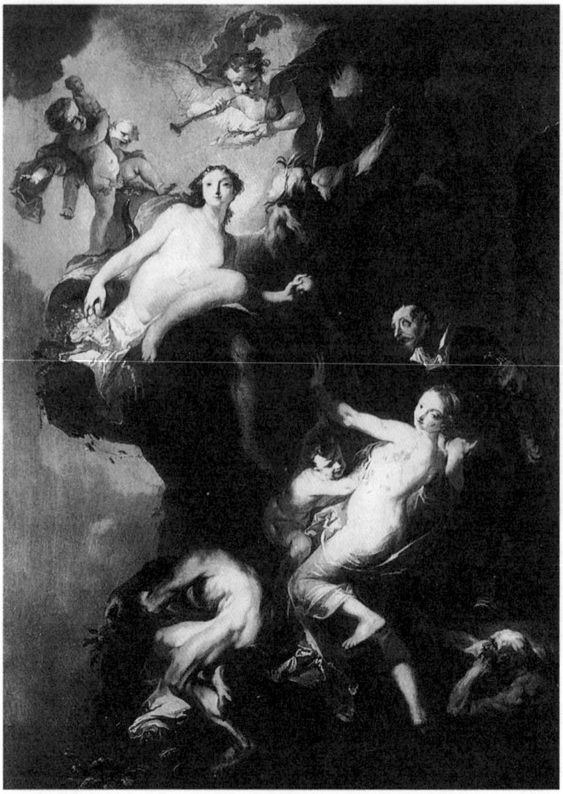

Franz Anton Maulbertsch, *Allegorie des Schicksals der Künste,* 1770 (Maulbertschs Aufnahmestück); Wien, Akademie der bildenden Künste

angemessene »edle Einfalt« aufweisen.[25] Die Rede von der »edlen Einfalt« läßt den Einfluß Winckelmanns erkennen. Ähnliche Beschränkungen wurden im preußisch regierten Schlesien erlassen.

Diese Denkweise fand auch in Österreich großen Anklang. Die Auffassung, die Kunst könne sowohl ethischen und moralischen Zwecken als auch den politischen Zielen des Staates dienen, hatte, wie die Beispiele Sonnenfels und Kaunitz zeigen, auch in Hofkreisen viele Anhänger. Nach der Ansicht Ernst Wangermanns ist die Tatsache, daß sich die Bautätigkeit Josephs II. unter dem Einfluß der bürgerlichen Kultur von Repräsentationsbauten auf gemeinnützigen Zwecken dienende Gebäude verlagerte, ein Zeichen dafür, daß ein neues Beurteilungskriterium für den Hof Bedeutung erlangte: die öffentliche Meinung.[26]

Winckelmanns Einfluß auf die Herausbildung ästhetischer Ansichten in den Ländern der Habsburger war zweifellos enorm. Als er in der damals zu Österreich gehörenden Stadt Triest ermordet wurde, befand er sich gerade auf der Rückreise von Wien, wo er triumphal empfangen worden war und Maria Theresia ihn mit Medaillen beschenkt hatte. Hofbeamte wie Sonnenfels sorgten für die Verbreitung seiner Ideen in den habsburgischen Landen, und der in der Kaunitzschen Staatskanzlei tätige Freiherr von Spergs kümmerte sich um eine postume Ausgabe seiner Werke.[27]

Ein historisches Bewußtsein gegenüber der Kunst, wie es in Winckelmanns *Geschichte der Kunst des Alterthums* zum Ausdruck kommt, scheint auch bei der Organisation der Bilder im Belvedere und ihrer Katalogisierung nach Herkunftsland und Schule leitend gewesen zu sein. Einschränkende Verordnungen wie in Bayern wurden auch in Ungarn erlassen. Die häufige Berufung auf den »guten Geschmack«, die auch die Diskussion über das Friessche Palais prägte, zeigt, wie geläufig diese Ideen waren.

Wie sich diese kritische Reaktion auf das Kunstschaffen auswirkte, zeigt die spätere Laufbahn Franz Anton Maulbertschs, den wir in diesem Buch schon einmal als exemplarischen Fall herangezogen haben. Trotz des Erfolges und der Anerkennung, die ihm in den frühen siebziger Jahren zuteil wurden, sah Maulbertsch sein Werk zunehmend einer Kritik ausgesetzt, der er seine künstlerische Tätigkeit anpassen mußte. Es gelang ihm zwar, 1759 in die Akademie der Maler und 1770 in die der Kupferstecher aufgenommen zu werden, deren Direktor sein späterer Schwiegervater Jakob Matthias Schmutzer war, doch versuchte er mehrmals vergeblich, zum Professor ernannt zu werden. In einer Debatte über seine Ernennung wurde bemerkt, sein »Feuer« sei zwar bemerkenswert, könne jedoch für junge Kunststudenten leicht ebenso schädlich wie hilfreich sein.[28] Als Aufnahmestück für die Kupferstecherakademie reichte er daher eine monochrome, klar komponierte und regelgerechte Beleuchtungsverhältnisse aufweisende allegorische Darstellung ein, die ein zeitgenössischer Kritiker in einer der neuen Kunstzeitungen (eine weitere neue, für das sich vergrößernde Lesepublikum bestimmte Publikationsform) explizit als Versuch wertete, sich dem Winckelmannschen Ideal zu nähern.[29]

Aber Maulbertsch bemühte sich vergebens. Auch wenn Künstler wie Schmidt und Knoller in den österreichischen Landen Alternativen boten, blieb es doch Anton Raphael Mengs, dem Freund und Weggefährten Winckelmanns, vorbehalten, dessen Ideal in seinem Werk am reinsten zu verkörpern. Und Mengs, der 1769/70 den Erzherzog Leopold porträtierte, war am kaiserlichen Hof sicherlich alles andere als ein Unbekannter. Mengs' Allegorien enthalten Quellen der Antike und der Renaissance entnommene Figuren und sind leicht verständlich. Die Körper der Figuren weisen weder hinsichtlich der Form noch hinsichtlich der Farbgebung eine Verzerrung auf; selbst Figuren seiner Deckenfresken sind so zu lesen, als ob sie sich auf ebener Erde befänden, denn er gibt das Prinzip der Untersicht auf und behandelt auch Deckengemälde in der für Staffeleibilder üblichen Perspektive. Wie auch das berühmtere Werk französischer Maler wie Jacques Louis David in den siebziger und achtziger Jahren des 18. Jahrhunderts deutlich macht, war diese Art der Malerei eine Mahnung, daß ein Maler nach Rom gehen und sich in der Wahl seiner Themen und seines Stils von der Antike inspirieren lassen sollte. Sogar Porträtisten wie Anton von Maron, Mengs' österreichischer Schüler, Schwager und Nachfolger in Rom, verliehen in ihren Werken der neuen Ideologie Ausdruck: Maron schuf ein Selbstporträt, das ihn zeigt, wie er ein Thema aus Vergils *Aeneis* malt.

Der Aufstieg dieser Art der Malerei blieb für die Künstler, die in anderer Manier malten, nicht ohne Folgen. Die Aufträge, die Maulbertsch in den sieb-

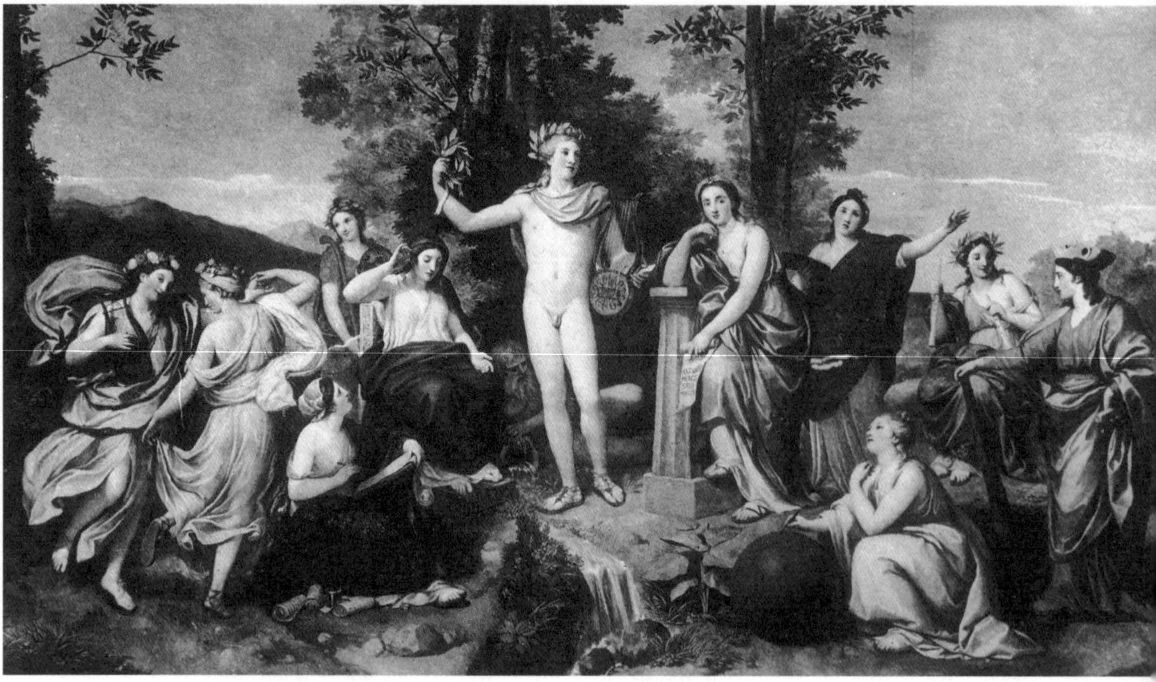

Anton Raphael Mengs, *Parnassus,* 1760/61, Fresko in der Villa Albani, Rom

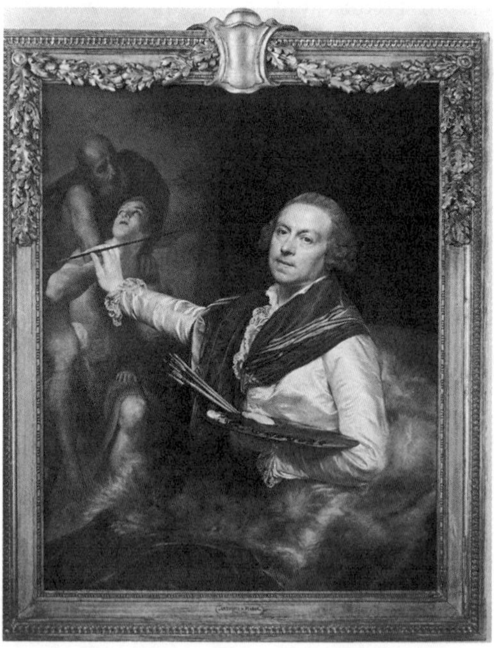

Anton von Maron, *Selbstporträt,* Rom, 1787; Historisches Museum der Stadt Wien

ziger Jahren erhielt, kamen aus Orten, die vom kaiserlichen Zentrum in Österreich immer weiter entfernt waren, aus Dörfern in der Provinz oder aus Ungarn. Die großen Städte wandten sich anderen Künstlern zu.

Sogar für seine ungarischen Auftraggeber mußte Maulbertsch seinen Stil weiter verändern, denn auch dort waren die zulässigen Dekorationsformen durch einen offiziellen Erlaß eingeschränkt worden. Auftraggeber wie Migazzi, deren Faible für die neue Mode sich auf dem Weg über ein anderes Medium entwickelt hatte, forderten von der Malerei eine Klarheit und Rationalität, die der von ihnen geförderten klassizistischen, rationalistischen Architektur entsprach. Der Bischof von Eger (Erlau) wies Maulbertsch daher ausdrücklich an, keine Furcht und Schrecken erregenden Figuren zu malen – vielleicht eine Reaktion auf die äußerst emotionalen, ekstatischen Figuren, die Maulbertsch zuvor in Ungarn gemalt hatte. Man verlangte von Maulbertsch auch, die Architektur in normaler statt in Untersichtperspektive wiederzugeben und die Hauptfiguren gut erkennbar hervortreten zu lassen.[30]

Maulbertschs Fresken aus den achtziger und neunziger Jahren in Ungarn lassen erkennen, auf welche Weise er diesen Forderungen gerecht zu werden suchte. In der Pfarrkirche in Pápa schuf er ein Bild des predigenden hl. Stephan, auf dem die Figuren aus einer schrägen Perspektive gesehen sind und ihnen auf einem fiktiven architektonischen Untergrund ein fester Standort zugewiesen ist. Hatte er seine fiktive Architektur bei früheren Fresken, zum Beispiel in Halbturn, noch mit Rokoko-Ornamenten verziert, so wählte er jetzt eine an der Antike orientierte Ornamentik, wie sie damals in Mitteleuropa in Architektur und Innenausstattung gerade populär wurde und auch in Palästen wie der Bischofsresidenz in Szombathely (Steinamanger) Verwendung fand, wo Maulbertsch ebenfalls tätig war. In Szombathely stellte Maulbertsch seine Figuren auf eine etwas seltsam wirkende Weise in eine klassizistisch gestaltete fiktive Architektur. Auch dort, wo Maulbertsch, wie in der Kapelle des ehemaligen Lyzeums von Eger (Erlau), Figuren so darstellen mußte, daß sie wirkten, als befänden sie sich im Himmel, änderte er ihre Perspektive den Wünschen seiner Auftraggeber entsprechend und verteilte sie regelmäßiger auf der Bildfläche. Er dämpfte auch seine extremen Farbkontraste und seine leuchtende Palette, besonders in seiner Staffeleimalerei, und verlieh seinen Figuren eine festere Form.

Doch wie schon bei der mitteleuropäischen Renaissancerezeption, so gestalteten sich auch hier die Wechselbeziehungen zwischen den Künstlern und den geistigen und gesellschaftlichen Bewegungen ihrer Zeit komplexer. Bei einer der letzten Arbeiten Maulbertschs, einem im Jahr 1794 entstandenen Deckenfresko für den Philosophischen Bibliothekssaal des Prämonstratenserklosters Strahov in Prag, wurde der Künstler ausdrücklich angewiesen, sein Bild nicht in der traditionellen Manier des *di sotto in su,* in perspektivischer Untersicht, zu malen. Dieses scheinbar rationalistische Verbot betraf jedoch ein Gemälde, dessen Programm eine komplizierte allegorische Darstellung der Offenbarung göttlicher Weisheit vorsah, in der die Überlegenheit des Erleuchtung bringenden Lichts der Religion gegenüber dem Erkenntnisvermögen der natürlichen Vernunft herausgestellt werden sollte. Daß

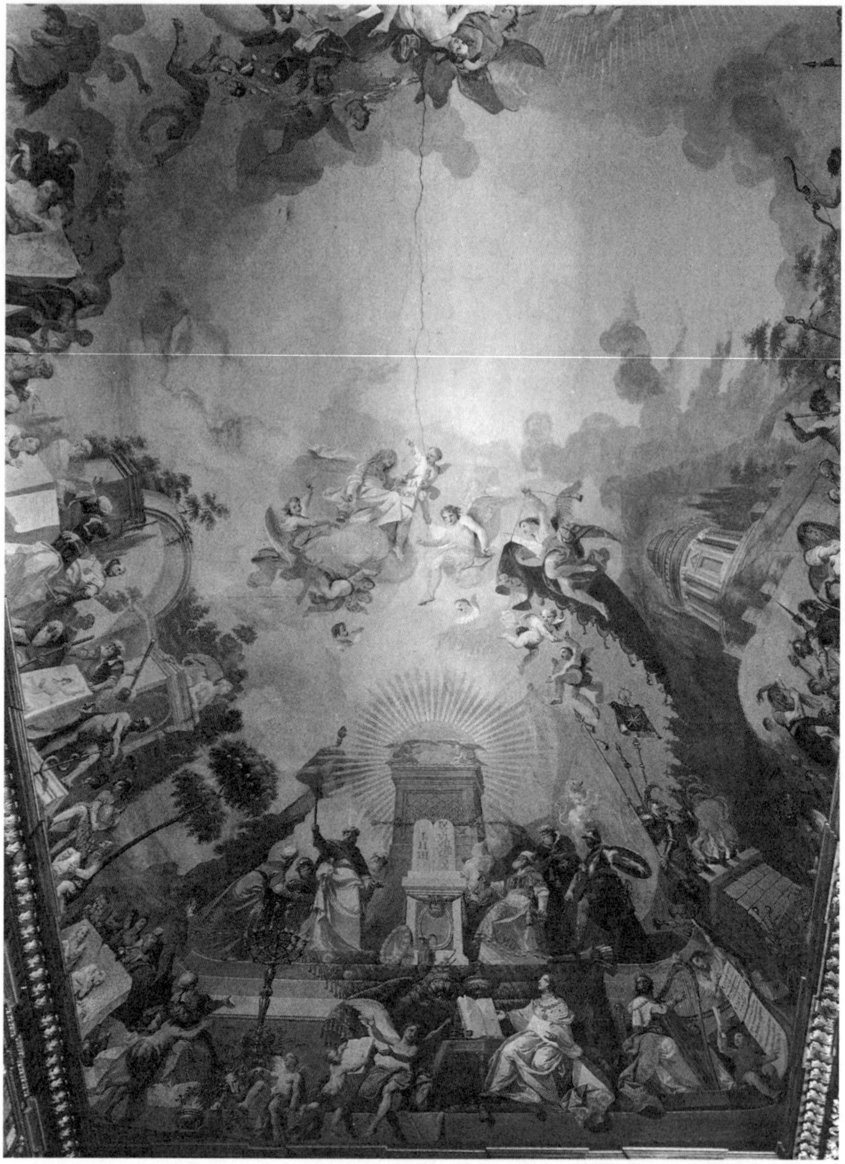

Franz Anton Maulbertsch, *Allegorie der Offenbarung der göttlichen Weisheit,* 1794, Deckenfresko der Bibliothek des Prämonstratenserklosters Strahov, Prag

nach dem Tod Josephs II. ein solches Thema gewählt wurde, kann als Reaktion auf den Josephinismus betrachtet werden, und in diesem Zusammenhang nimmt das Thema des Gemäldes gewiß einen antiaufklärerischen Charakter an. In Anbetracht dieses Werkes und der Aufträge seitens des reaktionären Klerus, die Maulbertsch am Ende seiner Laufbahn erhielt, sowie seiner ekstatischen koloristischen Werke mit religiösen Themen und der Kritik, die sein Werk in den letzten beiden Jahrzehnten seines Lebens erfuhr, scheint es auf den ersten Blick ziemlich abwegig zu sein, diesen Künstler mit den Interessen der Reformbewegung und der Aufklärung in den Ländern der Habsburger in Verbindung zu bringen.

Und doch hat man mit gutem Grund die Ansicht vertreten, Maulbertsch sei ein Anhänger von Ideen der Aufklärung gewesen, verstanden im Sinne der Kantschen Auslegung des *sapere aude* als »Ausgang des Menschen aus seiner selbst verschuldeten Unmündigkeit«.[31] Schon in Gemälden aus Maulbertschs frühen Jahren finden sich zum Beispiel Allegorien über Nutz und Frommen der Erziehung dargestellt. Einige waren von Orden wie den Piaristen in Auftrag gegeben worden, aber manche dieser Bilder, die von der Erziehung des Adels handeln, waren offenbar keine Auftragsarbeiten. In diesen Darstellungen der Erziehung als Methode zur Beförderung des gesellschaftlichen Fortschritts hat man einen Beleg dafür gesehen, daß Maulbertsch mit den Ideen der Aufklärung sympathisierte. Spätere Werke Maulbertschs, wie etwa seine Fresken in der Innsbrucker Hofburg (1775/76, Skizze im J. P. Getty Museum), auf denen die Reichtümer und Gewerbe Tirols dargestellt sind, geben sein Bemühen zu erkennen, den Forderungen der aufgeklärten Publizisten nach nackter Wahrheit und Ähnlichkeit mit der Natur zu entsprechen und zugleich im Rahmen der traditionellen Allegorie klare und rationale Bilder zu schaffen. In diesen Fresken, deren Programm Spergs entworfen hatte, umgab Maulbertsch seine zentrale Allegorie der Union Österreichs und Tirols mit naturalistischen Vignetten, auf denen menschliche Tätigkeiten dargestellt sind, welche die materiellen Ressourcen der habsburgischen Länder und die menschlichen Fertigkeiten repräsentieren, mit deren Hilfe sie genutzt werden. Für Ernst Wangermann repräsentieren diese Fresken Maulbertschs mit der Freude über die Gaben der Natur und dem Stolz auf die produktive Energie des Menschen, die darin zum Ausdruck kommen, eine für die Aufklärung charakteristische Einstellung und Denkweise.[32]

Während Maulbertsch seine Allegorie Tirols ohne Schwierigkeiten in der Gegenwart verankern konnte, war die Verbindung traditioneller allegorischer Darstellungen mit aktuellen zeitlichen und örtlichen Bezügen bei anderen Bildern schon eher ein Problem. Seine Allegorie Josephs II. von 1777 spielt auf ein Ereignis an, das sich in Slavikovice in Mähren abgespielt hatte: Dort hatte der Kaiser während einer Dürre selbst den Pflug in die Hand genommen. Maulbertschs Darstellung dieser Begebenheit symbolisiert das aufgeklärte Herrschaftsideal, sie zeigt den Herrscher, wie er im Dienst des Staates tätig ist. Zugleich ist darin die traditionelle Herrscherikonographie auf neuartige Weise mit einem besonderen historischen Ereignis, einer einzelnen Begebenheit aus dem Leben des Herrschers und damit auch mit einem neuen Dynastieverständnis verknüpft. Ganz ähnlich zeigt eine spätere Allegorie, wie Kaunitz den Malern der Akademie Preise verleiht. Gerade das Thema der praktischen Umsetzung aufklärerischer Ideale in den Ländern der Habsburger, wo die Aufklärung als aufgeklärter Despotismus auftrat, stellte Maulbertsch vor ein großes Darstellungsproblem. Besonders deutlich wird dies an seinem *Bild der Duldung,* einer Allegorie auf Josephs Verkündung des Toleranzpatents, das den

Protestanten und Juden Freiheit der Religionsausübung und bürgerliche Rechte gewährte. Maulbertsch geht das Problem an, indem er sowohl historische Figuren als auch Personifikationen aus dem Repertoire der traditionellen Allegorie in sein Bild einbezieht, zum Beispiel die Personifikation der Ratio triumphans (das Licht der Vernunft scheint hier die Aufklärung zu repräsentieren). Hier wird eine hoch entwickelte Kunst barocker Eloquenz, wie man sie genannt hat, dazu verwandt, den oft naiven Rationalismus der Aufklärung zu propagieren. Die Kombination zeigt, auf welche Weise die Kunst neuen Zwecken dienstbar gemacht wurde. Diese Ausdehnung der Funktionen der Kunst sollte schon bald in die Ikonographie der Französischen Revolution münden.[33]

Maulbertschs Bemühen, sich mit der neuen kritischen Bewegung auseinanderzusetzen und einen Stil und eine Bildsprache zu finden, die den neuen Themen angemessen waren, ist (ebenso wie die Kunst der Französischen Revolution) ein Beleg für die Richtigkeit der These, es habe in der Kunst keinen Stil der Aufklärung gegeben.[34] Wie Maulbertsch feierte auch Januarius Zick einen Helden der Aufklärung in allegorischen Darstellungen: Seine *Allegorie auf Newtons Verdienste um die Optik* und seine *Allegorie auf Newtons Verdienste um die Gravitationslehre* sind zudem in einem Stil gehalten, der noch stark der Tradition des Rokoko verhaftet ist.[35] Trotz der Kritik, die das Rokoko verdammte und eindeutig die klassizistischen Strömungen zu begünstigen schien, stand Künstlern, die mit der Aufklärung sympathisierten, mehr als nur ein einziger Weg offen. Zicks und Maulbertschs Werk läßt darauf schließen, daß die Dichotomie zwischen dem Ethischen und dem Ästhetischen im Denken der Aufklärung von fundamentalerem Charakter war.

Bereits in den Anfangsjahren von Maulbertschs künstlerischer Laufbahn entwickelte Alexander Gottlieb Baumgarten (1714–1762) auf der Grundlage der Leibniz-Wolffschen Philosophie die Ästhetik oder die Philosophie der Schönheit. In seiner *Metaphysica* von 1739 und seiner *Aesthetica* von 1750 definierte Baumgarten die Ästhetik als Wissenschaft von der Erkenntnis des Schönen: Das Schöne liegt nicht in einem Objekt, etwa einem Gedicht, sondern im Geist des Betrachters, der es wahrnimmt. Baumgartens Unterscheidung zwischen sich (auch) an die Sinne wendenden *aistheta* und sich an Vernunft und Verstand wendenden *noeta* spielte zudem in den um 1740 geführten kritischen Debatten eine große Rolle, als Bodmer und Breitinger sie in ihrer Auseinandersetzung mit Gottsched und seiner normativen Poetik verwendeten. Mit der These, Schönheit habe ihren Ort im Akt und nicht im Objekt der Erkenntnis, ließ sich die von Kritikern wie Gottsched vorgenommene Verknüpfung von Ethik und Ästhetik überwinden, und man konnte diese Verknüpfung Gottscheds mit Hilfe der auf Leibniz zurückgehenden Argumentation Baumgartens als Produkt undeutlicher und verworrener Begriffe kritisieren.[36]

Die Unterscheidung zwischen *aistheta* und *noeta* machte es möglich, das zum Bereich des Ästhetischen Gehörende gesondert zu betrachten. In den sechziger Jahren, nachdem Baumgartens Werk 1761 neu aufgelegt worden war, fanden dessen Ideen auch auf die bildenden Künste Anwendung. Auch Mengs

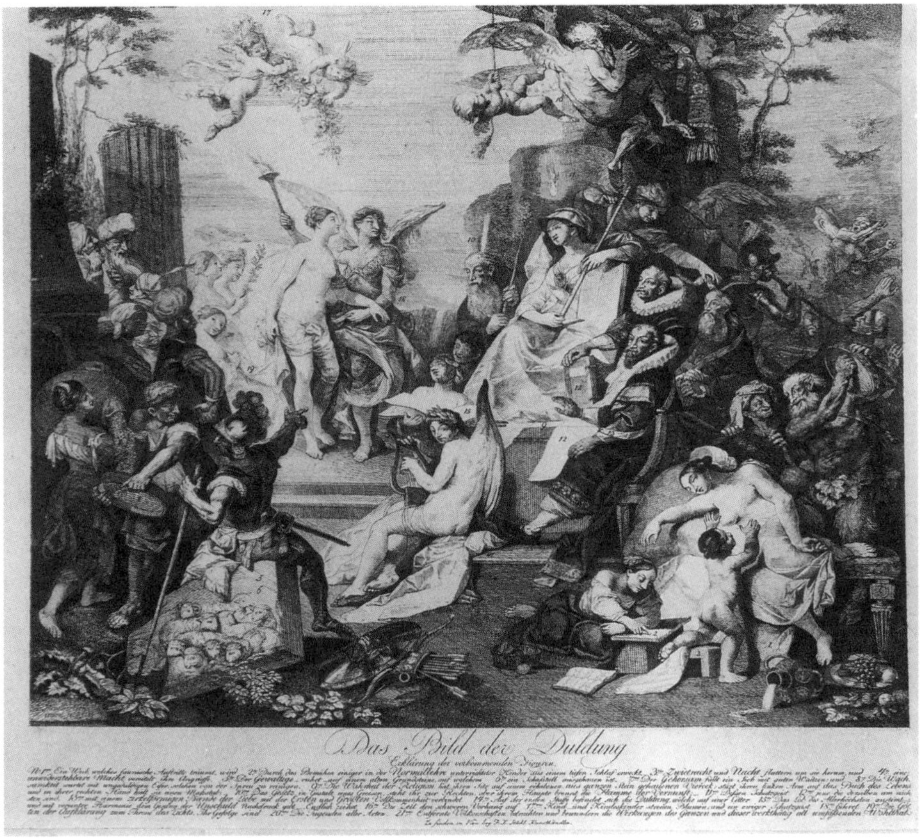

Franz Anton Maulbertsch, *Bild der Duldung,* 1785, Radierung

und Sulzer (dessen Definition von Kunst als Form der Schönheit wir oben bereits erwähnt haben) übernahmen sie. Nun war es möglich, die Rolle der Schönheit in der Kunst überhaupt sowie die Funktion der Kunst an sich zu begreifen, ohne dabei auf die besonderen Sujets und Funktionen konkreter Kunstwerke zu rekurrieren.

Auch Lessing operierte in seiner berühmten Abhandlung über die von Winckelmann als Inbegriff »edler Einfalt und stiller Größe« gepriesene Laokoon-Gruppe implizit mit diesem Begriff des Ästhetischen, wenn auch nicht exakt im Sinne Baumgartens. In seiner 1766 erschienenen Schrift *Laokoon: oder Über die Grenzen der Mahlerey und Poesie,* in der er sich gegen Winckelmanns Charakterisierung dieses Kunstwerks als Ausdruck einer großen Seele wendete, bereitete Lessing implizit einer anderen Richtung der Kunst den Boden, die den Winckelmannschen Prinzipien zuwiderlief und für die das Werk Jacques Louis Davids oder mitteleuropäischer Künstler wie Friedrich Heinrich Füger, Martin Knoller oder Anton von Maron repräsentativ ist.

Ebenso wie er in seiner Erörterung der bildenden Künste das klassizistische Ideal und seine überzogenen hehren Ansprüche an die Kunst verwarf, wendete sich Lessing auch kurze Zeit später in seiner *Hamburgischen Dramaturgie* gegen den restriktiven Klassizismus in der Literatur, für den Gottsched stand. In seinem *Laokoon* hatte er bereits Winckelmanns implizite Voraussetzung kritisiert, die Bildhauerkunst könne dasselbe leisten wie die Dichtkunst und Emotionen und Handlungen auf dieselbe Weise wie sie darstellen. Lessing dagegen vertrat die Ansicht, die bildenden Künste (wie die Malerei) und die Dichtkunst würden nach jeweils eigenen Prinzipien und Richtlinien arbeiten und seien unabhängig voneinander.

Die Grundlagen, auf denen nicht nur die Winckelmannsche klassizistische Ästhetik aufgebaut war, sondern auch die hierarchische Ordnung der Kunstgattungen, nach der die Historienmalerei den höchsten Rang einnahm, waren damit wirksam untergraben. Denn diese Hierarchie basierte auf der Annahme, die höchste Form der Kunst stelle auch die höchste Gattung der Kunst dar, sowie auf der Überzeugung, als Darstellung signifikanten menschlichen Handelns gebühre dieser Rang der Historienmalerei. Die meisten Kunstkritiker der Mitte des 18. Jahrhunderts, darunter bemerkenswerterweise auch Winckelmann, operierten daher in Diskussionen um die bildenden Künste mit rhetorischen oder poetischen Prinzipien. Dieses Verfahren lag in ihrer Überzeugung begründet, Dichtkunst und Malerei seien miteinander vergleichbar und die Werte der einen besäßen auch für die andere Gültigkeit – ein Gedanke, den schon Horaz in seinem Diktum *ut pictura poesis* (»wie die Malerei, so die Dichtkunst«) ausgedrückt hatte. Da die Maßstäbe der Kritik in der Kunst überall die gleichen waren, mußte das, was für den einen Bereich galt, auch für den anderen gültig sein. Doch Lessing zerriß die Verbindung: Nach ihm hatten die bildenden Künste nicht nur dank Winckelmann eine Geschichte, sondern auch ihre eigenen, unabhängigen Maßstäbe der Kritik, einer Kritik, die von der Literaturkritik unabhängig war und auf medienspezifischen Überlegungen basierte.

Aufgrund seiner Publikationen, seiner Persönlichkeit und seines Auftretens in der Öffentlichkeit waren Lessings Werke in Mitteleuropa weit und breit bekannt, auch in den Ländern der Habsburger. Besonders in den frühen siebziger Jahren unterhielt er Kontakte mit dem Wiener Hof und mit Graf Kaunitz. Er versuchte eine Stellung an der Wiener Akademie zu bekommen und wurde 1775 am Wiener Hof empfangen.[37] Es scheint daher nicht unvernünftig zu sein, in Lessings Zerstörung der Grundannahme früherer Theorien der bildenden Kunst, sie sei eine der Geschichtsschreibung verwandte Form des Geschichtenerzählens, eine weitere Komplikation in der sich im späten 18. Jahrhundert immer weiter zuspitzenden Problematik der mitteleuropäischen Kunst zu sehen. Denn diese Annahme lag implizit sowohl den Werken der klassizistischen Maler, deren Gemälde als Antithese zu Maulbertschs Bildern aufgefaßt werden können, als auch Maulbertschs eigenen Bildern zugrunde.

In den sechziger Jahren des 18. Jahrhunderts wurden auch noch andere ästhetische Theorien entwickelt, die ihre größte Wirkung ebenfalls in den frühen siebziger Jahren erreichten und für die bildende Kunst folgenreich waren. Im Jahr 1762, ein Jahr nach der Neuveröffentlichung von Baumgartens *Aesthetica,* erschien Johann Georg Hamanns Werk *Aesthetica in nuce,* das die rationale Analyse des Philosophen zugunsten der schwärmerischen Verkündungen des Mystagogen verwarf – Hamann selbst nannte sein Werk im Untertitel »Eine Rhapsodie in Kabbalistischer Prose«.[38] Hamanns Schwärmerei stand in Einklang mit anderen antirationalen Bewegungen der Zeit.[39] Seine Werke übten auf viele eine große Anziehungskraft aus, auch auf Johann Gottfried Herder und den Schweizer Mystiker und Physiognomen Johann Kaspar Lavater, der zusammen mit dem Arzt und Magnetisten Franz Anton Mesmer nicht ohne Einfluß auf den sich in den späten sechziger und frühen siebziger Jahren vollziehenden Wandel in der Kunst war. Vor allem die bemerkenswerten Skulpturen von Franz Xaver Messerschmidt (1736–1783) verdanken diesem Einfluß viel.[40]

Der aus Schwaben stammende Messerschmidt lernte zuerst bei seinem Onkel, dem bedeutenden bayrischen Holzschnitzer Johann Baptist Straub (1704–1784), und setzte seine Ausbildung dann an der Wiener Akademie fort. Seine Laufbahn als Bildhauer war zunächst von den Hauptthemen der Kunst des späteren 18. Jahrhunderts geprägt: Seinen Ruf begründete er um 1760 mit einer Bronzebüste von Maria Theresia und ihrem Ehemann Franz, anschließend gestaltete er allegorische Figuren des Herrscherpaars. Dann folgten jedoch Werke, in denen er weniger Wert auf die Darstellung der äußeren Zeichen von Amt und Würden legte, sondern sich darauf konzentrierte, die

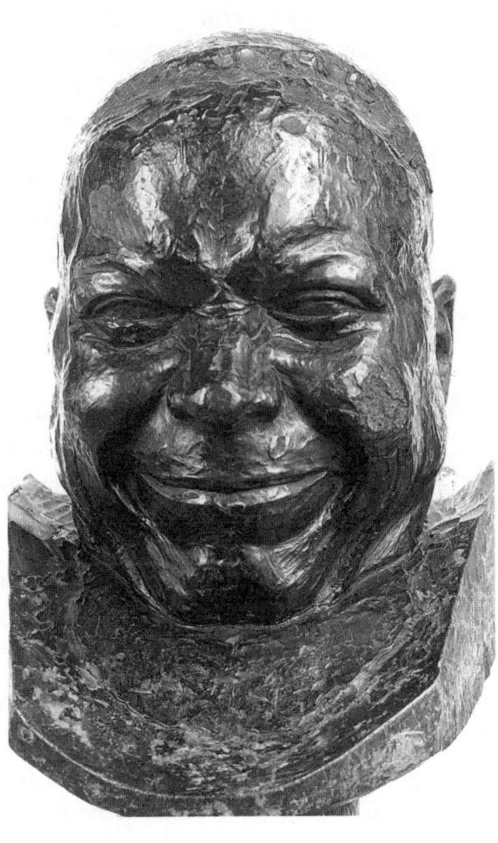

Franz Xaver Messerschmidt, *Ein alter fröhlicher Lächler (Charakterkopf);* Wien, Österreichische Galerie

Tugenden des betreffenden Individuums zum Ausdruck zu bringen. In den späten sechziger und den siebziger Jahren kam es bei ihm aufgrund in Rom erhaltener Impulse zur Entwicklung eines den Winckelmannschen Wertmaßstäben entsprechenden klassizistischen Stils. Zur gleichen Zeit begann Messerschmidt jedoch, sich seinen berühmten, auf Lavaters Studien beruhenden *Charakterköpfen* zu widmen, die die verschiedenen physiognomischen Typen darstellen. Diese Köpfe begannen gerade dann in seinem Werk aufzutauchen, als sich bei ihm, wie es scheint, immer stärker eine Geisteskrankheit manifestierte. Messerschmidt war von diesen Skulpturen im Laufe der Zeit geradezu besessen.[41]

Das Werk Messerschmidts, für den sich die Grenzen zwischen dem Antirationalen und dem Irrationalen verwischten, repräsentiert allerdings nur eine der vielen Formen der Abwendung von einer klassizistischen Ästhetik des Schönen. Dazu gehörten auch die ein empfindsames Einstimmen auf die Welt propagierenden Strömungen. Die von der »Empfindsamkeitsästhetik« repräsentierte Einstellung machte zum Beispiel Salomon Geßners Gedichte und Zeichnungen populär.[42]

Aber diese uns aus der Literaturgeschichte bekannte Einstellung hatte auch Konsequenzen für die bildenden Künste. Die aus der Wertschätzung der Komplexität, Vielfalt und Dynamik der Natur hervorgehenden Vorstellungen vom Erhabenen erlaubten eine Reaktion auf die Begegnung mit dem Unendlichen, wie sie der Begriff des Schönen nicht gestattete. Wie das Erhabene gegen das Schöne ausgespielt wurde, so wurde das Genie gegen die Regel ins Feld geführt. Anstatt eines sich auf Regelmäßigkeit, Ruhe und Harmonie gründenden klassizistischen Geschmacks entwickelte sich ein andersgearteter Geschmack, der am Pittoresken und Erhabenen in der Landschaft und dessen Darstellung Gefallen fand und sich zum Beispiel in jener Vorliebe für zerklüftete, schneebedeckte Bergszenerien niederschlug, die zuerst in der Kunst des späteren 18. Jahrhunderts in Mitteleuropa auftauchten, etwa in den Bildern Caspar Wolfs.[43]

Aus diesen schwärmerischen, irrationalen Strömungen und dem Geniekult der sechziger und siebziger Jahre des 18. Jahrhunderts entsprang vor allem auch die Bewegung des Sturm und Drangs, die ebenfalls Konsequenzen für die bildende Kunst hatte. Zweifellos sind Goethes *Götz von Berlichingen* und *Die Leiden des jungen Werthers* die berühmtesten literarischen Erzeugnisse des Sturm und Drangs. Goethe schrieb aber auch einen berühmten Aufsatz über Architektur, *Von deutscher Baukunst,* der zunächst als Flugschrift anonym erschien und dann 1773 von Johann Gottfried Herder in den von ihm herausgegebenen Band *Von Deutscher Art und Kunst,* eine Sammlung programmatischer Texte der Sturm-und-Drang-Bewegung, aufgenommen wurde.[44] In Goethes Aufsatz, in dem er einen Lobgesang auf das Straßburger Münster und seinen Baumeister Erwin von Steinbach anstimmte, erfuhr die Gotik vielleicht zum erstenmal eine bedeutende Aufwertung und wurde zudem bezeichnenderweise als nationaler Stil charakterisiert.[45] Zu der Zeit, als Deutschland unter die Tyrannei Griechenlands geriet[46], wurden zugleich auch gewichtige Stimmen laut, die sich für eine andere Norm der Kunst aussprachen. Herder trieb in seiner 1774 erschienenen geschichtsphilosophischen Streitschrift *Auch eine Philosophie der Geschichte zur Bildung der Menschheit* den von Winckelmann begründeten Historismus noch einen Schritt weiter und ließ eine Vielfalt von Kunstformen gelten, deren Ursprung er in den historischen Zeitumständen ihrer Entstehung und in den besonderen Eigenarten der Völker, die sie schufen, erblickte.

Wie John H. Zammito überzeugend darlegt hat, hat Immanuel Kant, der letzte große Denker, der hier Erwähnung finden soll, die Instrumente der philosophischen Kritik gerade in Reaktion auf die antirationale Schwärmerei der sechziger und siebziger Jahre des 18. Jahrhunderts und besonders auf das Werk Herders verfeinert und neu definiert.[47] Die sich aus den Debatten der Literaturkritiker und Philosophen entwickelnde Diskussionstradition erreichte, wie Ernst Cassirer bereits vor vielen Jahren aufwies, ihren Höhepunkt in Kants dritter Kritik.[48] Die Kritik des 18. Jahrhunderts an den traditionellen Kunstauffassungen, die sich an den von der Rhetorik übernommenen Begriffen des Ideals, der Harmonie, des Dekorums und der Wirkung auf den Betrachter orientierten, fand in Kants *Kritik der Urteilskraft* ihre Aufhebung im Hegelschen Sinne. In diesem Werk, das Kant als den Schlußstein seiner philosophischen Untersuchungen begriff, brach er mit dem traditionellen, von der Sinnlichkeit oder der Empirie bestimmten Begriff der Schönheit und definierte ästhetisches Urteil und Schönheit umgekehrt unter Bezug auf das freie Spiel des Erkenntnisvermögens, auf die als Organisierung der Mannigfaltigkeit der Wahrnehmung verstandene Tätigkeit des Geistes. Kant definierte Schönheit als interesseloses Wohlgefallen, als Wohlgefallen an einem Objekt, das seinen Grund nicht in der Beschaffenheit oder dem Zweck dieses Gegenstandes hat, sondern in der Lust an der Erkenntnis überhaupt, in der Fähigkeit des Geistes, der Welt eine Ordnung zu geben. Kant löste auch das Problem des Konflikts zwischen Genie und Regel, indem er das Genie als jenes Talent definierte, das der Kunst die Regel gibt.

Die implizite Folgerung aus Baumgartens Ästhetik, Schönheit könne von Zweck oder Funktion unabhängig sein, erhält also durch Kants dritte Kritik weitere Begründung. Das hat die entscheidende Konsequenz, daß Kunst als rein ästhetische Schöpfung verstanden werden kann. Damit eröffnet sich die Möglichkeit, Kunst um ihrer selbst willen zu schaffen. Da die Erkenntnis der Schönheit unabhängig von ihren Gegenständen funktioniert, kann zudem die Form als unabhängig vom Inhalt existierend aufgefaßt werden. Damit wird eine Kunst möglich, deren ästhetische Werte rein formaler Natur sind.

Kant bereitete also der Aufstellung zweier einen großen Teil der späteren Kunst begründender Prinzipien den Weg: den Grundsätzen, der Zweck der Kunst sei allein sie selbst und die Werte der Kunst seien rein formaler Natur. Obwohl diese Ideale – einer Kunst um der Kunst willen und einer sich an kunstimmanenten Werten (wie etwa den malerischen Qualitäten der Malerei) orientierenden Kunst – im Werk eines Malers wie Maulbertsch bereits präsent zu sein scheinen, stellte Maulbertsch, wie alle anderen Künstler seiner Zeit, letztlich doch stets bestimmte Themen oder Gegenstände dar; in den meisten Fällen waren seine Bilder zudem Auftragsarbeiten. In dieser Hinsicht arbeitete

Maulbertsch praktisch nicht anders als Mengs oder andere zeitgenössische Künstler, die eine andere Stilrichtung repräsentierten.

Die am Ende des 18. Jahrhunderts von Kant vollzogene kritische Revolution wies daher über die tatsächlichen Leistungen der Künstler seiner Zeit weit hinaus. Mit den Problemen und Möglichkeiten, die sich aus Kants Konzeption ergaben, begann man sich bereits um 1800 auseinanderzusetzen, doch sollten sie nicht nur die Kunst, Literatur und Philosophie der Romantik prägen, sondern auch noch die kunstkritischen Auseinandersetzungen des 20. Jahrhunderts. Die Argumente Kants hatten daher noch viel weiter reichende Implikationen als die neuen Kunststile und Kunstgattungen, die im späten 18. Jahrhundert geschaffen wurden.

Mit der durch die kritische Reaktion in Gang gekommenen Abfolge von Ereignissen, in deren Verlauf sich nicht nur eine Kunstgeschichte, eine unabhängige Kunstkritik und eine philosophische Ästhetik entwickelten, sondern auch einer Kunst um der Kunst willen der Boden bereitet wurde, fand eine lange künstlerische und ästhetische Tradition ihr Ende. Betrachtet man diese Entwicklungen in Zusammenhang mit den politischen und sozialen Umwälzungen des späten 18. und frühen 19. Jahrhunderts, dann bedeuteten sie das Ende einer Ära.

Schluß

DAS ENDE DER ALTEN ORDNUNG

Dieser Ära der bildenden Künste wurde nicht nur durch eine ästhetische oder kritische Revolution das Ende bereitet. Auch die politischen und sozialen Umwälzungen am Ende des 18. und zu Beginn des 19. Jahrhunderts hatten auf die Kultur Mitteleuropas tiefgreifende Auswirkungen. Zwar nahmen die mit der Französischen Revolution verknüpften Ereignisse in Mitteleuropa nicht solch gewaltsame Formen wie in Frankreich an, doch hatten sie ebenso schwerwiegende Folgen. Eine davon war, daß die äußeren Bedingungen der Produktion von Kunst und Architektur, wie sie in Mitteleuropa jahrhundertelang bestanden hatten, zu existieren aufhörten und ganz neue Verhältnisse entstanden.

Das signifikanteste Ereignis war das Verschwinden jener beiden großen politischen Gebilde, die die Grenzen dieses Buches definiert haben. Mit den Teilungen von 1793 und 1795 verschwand die polnisch-litauische Realunion von der Landkarte Europas. Ihr Territorium wurde zwischen Rußland, Österreich und Preußen aufgeteilt. Erst nach dem Ende des Ersten Weltkriegs kam es wieder zur Bildung einer polnischen Republik, die sich hinsichtlich ihrer Grenzen und ihres politischen Systems von der alten *Rzeczpospolita Polska* jedoch stark unterschied.

Im Jahre 1806 setzte Kaiser Franz II. mit seiner Abdankung auch der Geschichte des Heiligen Römischen Reiches ein Ende.[1] Dies war der Schlußpunkt einer Reihe von durch die Französische Revolution beschleunigten Ereignissen, die zur Auflösung des Reiches führten. In den neunziger Jahren des 18. Jahrhunderts besetzten die französischen Armeen das linke Rheinufer. Die Habsburger und ihre deutschen Verbündeten wurden wiederholt geschlagen und waren gezwungen, 1806 die territoriale Neuordnung Deutschlands und die Einrichtung des Rheinbundes unter dem Protektorat Napoleons anzuerkennen. Als Reaktion auf Napoleons beabsichtigte Kaiserkrönung erklärte Franz II. sich 1804 zum Kaiser Franz I. von Österreich, zum Kaiser der Länder der Habsburgermonarchie. Er legte damit den Grundstein zu einem rein dynastischen österreichischen (später österreichisch-ungarischen) Reich, das bis zum Ende des Ersten Weltkriegs Bestand hatte. Das Verhältnis der habsburgischen Länder zu Deutschland, das sich nun aus anderen Teilen als zuvor neu konstituieren mußte, war nun weitaus unklarer geworden.

Die innere Verfassung des Heiligen Römischen Reiches war schon vorher verändert worden. Die Ersatzansprüche weltlicher Fürsten für ihre Gebietsverluste infolge der Abtretung des linken Rheinufers an Frankreich dienten als Vorwand für die 1803 erfolgende Säkularisation fast sämtlicher geistlicher Territorien: Die Fürstbistümer, Fürstabteien, kaiserlichen Abteien und Nonnenklöster und all die zahlreichen unabhängigen geistlichen Gründungen, ob katholisch oder protestantisch, verschwanden. Zwischen 1803 und 1806 wurden die meisten Territorien der Reichsritterschaft aufgelöst, und 1806 hatten auch die freien Reichsstädte, mit wenigen Ausnahmen wie Hamburg und Bremen, ihre Freiheit eingebüßt.

Mit dem Verschwinden dieser politischen Gebilde hörten auch viele der in diesem Buch in ihrer Entwicklung verfolgten gesellschaftlichen Bedingungen auf zu existieren. Damit verringerten sich nicht einfach nur die Möglichkeiten der Kunstförderung und -rezeption, sondern dies war gleichbedeutend mit der Liquidierung der Grundlagen ganzer Kategorien kirchlicher und weltlicher Kunst. Mit der drastischen Reduzierung der Zahl der deutschen Kleinstaaten veränderte sich zwangsläufig auch die soziale und kulturelle Orientierung der eine Vereinheitlichung anstrebenden Kräfte.

Die Kleinstaaterei, die Aufteilung Mitteleuropas in zahllose kleine Staatengebilde, hatte das Entstehen einer enormen Vielfalt von Kulturformen begünstigt, die so groß war, daß wir sie in diesem Buch beträchtlich vereinfacht darstellen mußten. Diese Vielfalt bestand auch im vielsprachigen Herrschaftsgebiet der Habsburger. Wir haben wiederholt auch auf die großen regionalen Unterschiede innerhalb des polnisch-litauischen Doppelreichs hingewiesen. Zwar gelang es einigen kleineren Fürstentümern wie Goethes Sachsen-Weimar noch nach 1806, als Förderer bedeutender literarischer Leistungen hervorzutreten, doch im großen und ganzen ist festzustellen, daß viele der die frühere Vielfalt und Qualität künstlerischer Leistungen bedingenden Faktoren nun keine Rolle mehr spielten oder nicht mehr existierten. Die neuen Kaiser- und Königreiche wiesen andere, zentripetale Tendenzen auf, ganz zu schweigen von Bestrebungen, die auf ein andersgeartetes, rein deutsches Reich gerichtet waren.

Das Ende des Heiligen Römischen Reiches und der polnisch-litauischen Union sowie die Verwandlung der Länder der Habsburger in ein österreichisches Reich hatten auch Konsequenzen für die Rezeption ausländischer Kunst und Künstler. Alle diese Reiche waren zumindest multiethnisch gewesen; ihre Raison d'être hatte in einem Kosmopolitismus, nicht in einem bornierten Nationalismus gelegen, schon gar nicht in einem, der auf ethnischer Zugehörigkeit basierte. Die Aufteilung Mitteleuropas in viele Fürstentümer hatte praktisch fremden Einflüssen Tür und Tor geöffnet, denn durch Eheschließungen konnten Verbindungen zu allen Bereichen des Kontinents entstehen. Als Konzept repräsentierte das Heilige Römische Reich für viele Denker bis zu seinem Ende ein von partikularen Interessen unabhängiges universelles Ideal. Der Import und die Integration von Kunst und Künstlern aus verschiedenen Regionen ganz Europas waren lange Zeit eine Selbstverständlichkeit gewesen.

Die Offenheit und Vielfalt Mitteleuropas beeinflußte auch die Art seiner Reaktion gegenüber anderen Kulturen. Seine vielen oft selbst wieder geteilten Völker waren offen, anderswo entstandene Formen zu übernehmen und sie ihren eigenen Zwecken anzupassen. Wie das oben (Kap. 16) zitierte und auch für die Ansichten vieler anderer sich über Aspekte des gesellschaftlichen und kulturellen Lebens Mitteleuropas verbreitender Autoren repräsentative Diktum Quantz' zeigt, vermochten die Deutschen ihre nationale Identität gerade über diese Fähigkeit zu definieren, die Erfindungen und Errungenschaften anderer Völker aufzugreifen und auf fruchtbare Weise eine neuartige Verbindung eingehen zu lassen.[2]

Nach Ansicht vieler Autoren, die sich mit der Identität des Heiligen Römischen Reiches befaßt haben, waren gerade die Bedingungen, die das Reich schwächten und letztlich auch für seinen Untergang verantwortlich waren, zugleich seine Stärke – und mutatis mutandis gilt dies auch für Polen. Denn das Reich stand nicht für die Ausweitung und Zentralisierung von Macht, sondern für deren Begrenzung und Zersplitterung. Die von ihm geförderten Werte waren keine politischen, sondern kulturelle Werte, in ihnen ging es um die Verwirklichung eines moralischen und geistigen Potentials. Das Gleichgewicht der Staaten Mitteleuropas, zu denen auch Polen gerechnet werden muß, machte es möglich, daß sich innerhalb der verschiedenen Territorien des Reiches unterschiedliche gesellschaftliche, ökonomische und kulturelle Bedingungen herausbildeten, die dem deutschen Bürger ein breites Spektrum an Möglichkeiten boten, sich die ihm für die Entfaltung seiner individuellen Persönlichkeit am geeignetsten erscheinende Umgebung auszusuchen. Die in der Vielfalt liegende Freiheit war nicht einfach eine politische, sondern auch eine kulturelle oder sogar geistige Freiheit.[3]

Diese Vorstellungen wurden später wiederaufgenommen, und Deutschland und Polen konstituierten sich nicht nur politisch, sondern auch kulturell neu. Zu einer Zeit, als der Nationalismus und nicht der Kosmopolitismus den Ton angab, entstanden auch andere Staaten in Mitteleuropa, in den Gebieten der heutigen Staaten Österreich, Ungarn, Tschechien, der Slowakei, Slowenien, Kroatien, Litauen, Weißrußland und der Ukraine auf unterschiedlichen nationalen Fundamenten. Staatsräson und Realpolitik wurden die Grundlagen zunächst einer dynastischen, später einer nationalen Politik, und auch im Bereich der Kultur machten sich ethnizistische, nationalistische und sogar rassistische Vorstellungen breit.

Doch solche Vorstellungen stehen in krassem Gegensatz zu dem offenen Netz wissenschaftlich-kultureller Kontakte und dem Spektrum an Pluralität, das die alte Ordnung durch ihre Fülle an politischen Entitäten gewährleistet hatte. Und selbst wenn damals am Begriff der Nation orientierte Definitionen aufgestellt wurden, so konstituierten sie sich doch niemals über ein Prinzip der Exklusion. Im Heiligen Römischen Reich war ein gemeinsames Interesse mit anderen »Deutschen« jenseits der nächsten Grenze paradoxerweise zugleich auch immer gleichbedeutend mit einer Offenheit gegenüber ausländischen Einflüssen, und der charakteristische deutsche Kulturbegriff, den der »gebildete Stand« vertrat, hatte seine Wurzeln gerade in dieser Zersplitterung und Anarchie, der ein Ende setzen zu müssen das 19. Jahrhundert glaubte.[4]

In dem neuen Europa, das sich nun am Ende des 20. Jahrhunderts herausbildet, können die universellen Botschaften des Kosmopolitismus und der Aufklärung, die unter der Herrschaft der alten Ordnung verkündet wurden, dazu dienen, die alten, verblaßten Hoffnungen neu zu artikulieren. Diese Botschaften sollten uns ebenso wie die wunderbar vielfältige Kunst und Architektur jener Zeit eine Mahnung sein, den dreisten Ansprüchen unaufgeklärter Borniertheit und den haßerfüllten ethnizistischen, regionalistischen, nationalistischen und rassistischen Behauptungen, die wieder einmal laut werden, die Stirn zu bieten. Viele Menschen in Mitteleuropa betrachten diese andere, ältere, kosmopolitische Botschaft nicht nur als für die vergangene Kultur dieser Region charakteristisch, sondern sie repräsentiert für sie eine Tradition und Werte, die auch für das neue Mitteleuropa prägend werden sollten.

ANMERKUNG ZU DEN ANMERKUNGEN UND LITERATURANGABEN

Ich habe versucht, die Zahl und Länge der Anmerkungen zu den einzelnen Kapiteln einzuschränken, um den Text dieses Buches nicht über Gebühr zu beschweren. Die Anmerkungen geben die Quellen der Zitate und der Interpretationen an, auf die ich mich gestützt habe. Sie weisen den Leser auch auf die von mir benutzten Dokumente hin, auf die er so für weitere Informationen zurückgreifen kann.

In vielen Fällen habe ich allgemeinere und neuere Werke angegeben, in der Absicht, den Leser zu weiterer Lektüre über das Thema anzuregen. In Anbetracht der unübersehbaren Menge an Literatur über Mitteleuropa scheint mir den Lesern damit besser gedient zu sein als mit einem Versuch, eine möglichst vollständige Bibliographie zusammenzustellen, was ohnehin den Rahmen dieses Buches gesprengt hätte.

Wie ich aus eigener Erfahrung versichern kann, ist die Zusammenstellung einer brauchbaren Bibliographie zu Kunst und Architektur Mitteleuropas auch ungeachtet des Sprachproblems ein ganz außerordentlich schwieriges Unterfangen. Während es nur wenige Werke gibt, die einen Überblick über das gesamte Gebiet und eine allgemeine Interpretation bieten, ist die Fülle der Spezialstudien geradezu immens. Der Architektur des 17. Jahrhunderts in Polen zum Beispiel, ein Thema, das englischsprachigen (und auch deutschsprachigen) Lesern nicht nur speziell, sondern sogar eher obskur erscheinen mag, ist beträchtliche Aufmerksamkeit gewidmet worden: Die von Adam Miłobędzki (*Architektura polska XVII wieku,* Warschau 1980) erstellte Bibliographie zählt 2096 Titel auf.

Angesichts dieser Unmenge von Veröffentlichungen habe ich es vorgezogen, bei den Anregungen, die ich dem Leser geben wollte, das gleiche selektive Verfahren gelten zu lassen, das mich beim Schreiben dieses Buches geleitet hat. Mein Buch *Art and Architecture in Central Europe 1550–1620: An Annotated Bibliography,* Boston 1988, bietet einen bequemen, mit Kommentaren versehenen Zugang zur Literatur über diese Zeit, ebenso wie weitere Bände dieser Reihe: Patrick de Winter, *European Decorative Arts 1400–1600: An Annotated Bibliography,* Boston 1988; und Peter und Linda Parshall, *Art and the Reformation,* Boston 1985.

Der Zugang zur ungeheuer umfangreichen Literatur über die Zeit vor dem 17. Jahrhundert scheint leichter. Für die historischen ungarischen, böhmischen und polnischen Gebiete (und in gewissem Maße auch für Rußland) liefern die fünfundzwanzig Seiten Literaturangaben in Jan Białostockis Werk *The Art of the Renaissance in Eastern Europe,* Ithaca und Oxford 1976, eine noch immer nützliche Orientierung, die durch die in den Anmerkungen zu den Kapiteln erwähnten einzelnen Arbeiten über polnische und ungarische Themen Ergänzung findet. Für Böhmen verfügen wir auch über die Bibliographien Jaromír Homolka u. a., *Pozdně gotické umění v Čechách,* Prag 1978; und *Dějiny Českého výtvarného umění. Od Počátku renesance do záveru baroka,* 2/2.

Matthias Mendes *Dürer-Bibliographie: Zur 500. Wiederkehr des Geburtstages von Albrecht Dürer,* Wiesbaden 1971, gibt uns mit ihren über 10 000 Titeln, die bis dahin allein über diesen Künstler veröffentlicht worden waren, eine ungefähre Vorstellung von der Zahl der Werke, die über die »altdeutschen Meister« erschienen sind. Für die Zeit vor dem in meiner Bibliographie behandelten Abschnitt ist in der von Ernst Ullmann herausgegebenen *Geschichte der deutschen Kunst 1470–1550* mit den Bänden *Architektur, Plastik*, Leipzig 1984, und *Deutsche Malerei, Graphik, Kunsthandwerk*, Leipzig und Gütersloh 1985, eine allerdings besser für kunsthistorische als für historische Zwecke geeignete Literaturauswahl zusammengestellt.

Für das 17. und 18. Jahrhundert gibt es keine solche umfassende Literaturübersicht. Die ausführlichen Bibliographien in meinen Büchern *Drawings from the Holy Roman Empire 1540–1680*, Princeton 1982, und *Central European Drawings 1680–1800*, Princeton 1989, enthalten viele Verweise auf Werke mit umfassenderem Gegenstandsbereich, als ihn die mit meinen beiden Publikationen verknüpften Ausstellungen repräsentierten. Für Polen und Böhmen (und auch Mähren) ist man relativ am besten mit den Bibliographien in den bereits erwähnten Arbeiten *Architektura polska XVII wieku* und besonders *Dějiny Českého výtvarného umění* bedient, während man für deutsche, österreichische und ungarische Themen auf spezialisiertere Literatur und häufig auch auf Ausstellungskataloge angewiesen ist. Literatur über deutschsprachige Künstler der letzten in diesem Buch behandelten Epoche findet sich in den Bibliographien in der *Geschichte der deutschen Kunst 1760–1848,* hg. v. Peter H. Feist, Leipzig 1986, und besonders Helmut Börsch-Supan, *Die deutsche Malerei von Anton Graff bis Hans von Marées, 1760–1870,* München 1988.

In seinem wichtigen Überblick *The Making of the Habsburg Monarchy 1550–1700,* Oxford 1979, S. 443, Anm. 59, stellte R. J. W. Evans fest, es gebe zwar einige gute allgemeine Werke über die Barockkunst der Region und eine immense Fülle an Spezialliteratur, doch werde diese Kunst nur in sehr wenigen dieser Arbeiten in gesicherter Weise auf ihren historischen Hintergrund bezogen. Die Lage hat sich, seit Evans diese Feststellung traf, nicht geändert, und ich hoffe, daß das vorliegende Buch die älteren Texte, auf die Evans sich bezieht, in dieser Hinsicht hinter sich läßt und einer zukünftigen Kultur- und Sozialgeschichte der Kunst in dieser Region den Weg bereitet.

Es nicht Aufgabe und Absicht dieses Buches, einen Einblick in die ungeheure Masse historischer Literatur über Mitteleuropa zu geben. Ausführliche Bibliographien finden sich in dem oben genannten Werk von Evans, in John Gagliardos *Germany under the Old Regime* und bei Jean Bérenger, *Die Geschichte des Habsburgerreiches 1273–1918,* Wien 1995, der auch einen Versuch unternimmt, die Kunst des Barock in ihrem historischen Kontext zu diskutieren.

Für die vorliegende Ausgabe wurden die Literaturangaben nach Möglichkeit um Hinweise auf deutsche Übersetzungen der angeführten Titel ergänzt.

ANMERKUNGEN

ANMERKUNGEN ZUR EINLEITUNG

1 Siehe J. H. Hexter, »The Historian and His Day«, in: *Reappraisals in History. New Views on History and Society in Early Modern Europe,* New York 1963, S. 1–13.

2 Siehe beispielsweise Robert Darnton, *Berlin Journal. 1989–1990,* New York 1991.

3 Siehe dazu die etwas vorläufigen Überlegungen zum Verhältnis historischer Interpretation zu zeitgeschichtlichen Ereignissen in meinem Editorial zu »Images of Rule. Problems of Interpretation«, *Art Journal* 48, 2, Sommer 1989, S. 119–122. Zum marxistischen Standpunkt siehe *After the End of History,* hg. v. Alan Ryan, London 1992.

4 Eine exzellente Einführung zur Frage des Nationalismus und seiner Abwandlungen (mit weiterführender Literatur) bietet E. J. Hobsbawm, *Nations and Nationalism Since 1780. Programme, Myth, Reality,* Cambridge 1990. Ich habe das Thema mit Bezug auf die Geschichtsschreibung der mitteleuropäischen Kunst behandelt in »Drawings from the Holy Roman Empire 1540–1680. An Essay Toward Historical Understanding« in: *Drawings from the Holy Roman Empire 1540–1680. A Selection from North American Collections,* Princeton 1982, vor allem S. 4–8, sowie in der Einleitung zu *Art and Architecture in Central Europe 1550–1620. An Annotated Bibliography,* Boston 1988, S. xix–xxxvii, und in »Central European Drawings. An Introduction« in *Central European Drawings 1680–1800. A Selection from American Collections,* Princeton 1989, S. 6–7. Siehe ferner Benedict Anderson, *Imagined Communities,* London 1991. Zu einer Reihe unterschiedlicher Annäherungen an die kulturellen Äußerungen des Nationalismus siehe *Nation and Narration,* hg. v. Homi K. Bhabha, London 1990. Dies sind nur wenige Beispiele einer umfangreichen Literatur.

5 Ein frühes Beispiel für Weißrußland ist A.V. Aldava u. a., *Živopis Belarusi XII–XVIII Staggodzaju* [Weißrussische Malerei des 12. bis 18. Jahrhunderts], Minsk 1980; für die Ukraine: V. A. Ovsiečuk, *Ukrainskoe Mistectvo XIV – Peršoi Polovini XVII Stolittja* [Ukrainische Kunst des 14. bis zur ersten Hälfte des 16. Jahrhunderts], Kiew 1985; ders., *Ukrainskoe Mistectvo Drugoi Polovini XVI – Peršoi Polovini XVII Stoletti* [Ukrainische Kunst von der zweiten Hälfte des 16. bis zur ersten Hälfte des 17. Jahrhunderts], Kiew 1985. Eine grundsätzliche Diskussion des Phänomens bieten Eric Hobsbawm und Terence Ranger, *The Invention of Tradition,* Cambridge 1983.

6 Siehe dazu Jerzy Lileyko, *Le château de Varsovie,* Warschau 1981, S. 84; Stanisław Lorenz, *Walka o Zamek 1939–1980,* Warschau 1981, S. 17. Der Augenzeugenbericht von Lorenz widerspricht den Behauptungen, die Günter Grundmann gegenüber den US-Behörden machte; dies wurde kürzlich berichtet von Lynn H. Nicholas, *The Fate of Europe's Treasures in the Third Reich and the Second World War,* New York 1994, S. 75. Zur Behandlung Osteuropas bei deutschen Gelehrten siehe Michael Burleigh, *Germany Turns Eastwards. A Study of Ostforschung in the Third Reich,* Cambridge 1988. Es ist erhellend, die gegenwärtigen Debatten zum Wiederaufbau des Berliner Stadtschlosses in diesem Kontext zu betrachten.

7 Barbara Rose berichtet in »The Sudden End of Art as Ideology«, *The Journal of Art* 4, 8, Oktober 1991, S. 1 ff. über diese Welle des Bildersturms, doch hält sie in naiver Verkennung der Sachlage die Auffassung, Kunst sei Ideologie, lediglich für eine moderne Konzeption. Eine ausführlichere Behandlung des Themas bietet die dem Fall der Denkmale gewidmete Nummer der Zeitschrift *Kritische Berichte* (20, 3, 1992). Unglücklicherweise ist die Zerstörung von Monumenten weitergegangen, seit diese Zeilen geschrieben wurden (1992).

8 Der Begriff »Landkarte des Vergessens« wurde meines Wissens von Czesław Miłosz geprägt; zu den Anfängen dieser Verhältnisse in Osteuropa siehe sein klassisches Buch *Verführtes Denken* (erstm. 1951). Wie im nächsten Abschnitt ausgeführt wird, ist es jedoch bezeichnend, daß die deutschsprachige Kultur kaum vorkommt.

9 Siehe dazu Timothy Garton Ash, *The Use of Adversity. Essays on the Fate of Central Europe,* New York 1990, S. 179–213 (»Does Central Europe Exist?«). Ashs Buch ist für das Thema im allgemeinen von Bedeutung.

10 Außer bei Ash, *The Use of Adversity,* wird die Frage der Geschichte der Definition Mitteleuropas im Licht des gegenwärtig stattfindenden Wandels diskutiert von Ferenc Fehér, »On Making Central Europe«, *Eastern European Politics and Societies* 3, 3, 1989, S. 412–447. Das Problem der Definition Mittel- und Osteuropas behandeln ferner die Beiträge in »Eastern Europe ... Central Europe ... Europe«, *Daedalus* 119, 1, Winter 1990, sowie George Schöpflin und Nancy Wood, *In Search of Central Europe,* Oxford 1989. Eine Übersicht über neuere deutsche Publikationen zum Thema bietet Hans-

Jürgen Bömelburg, »Osteuropa – Mitteleuropa – Ostmitteleuropa«, *Das historisch-politische Buch* 41, 1993, S. 234–237. Am 1. September 1994 ordnete das Außenministerium der USA an, den Begriff »Osteuropa« – diesen historischen Anachronismus – zugunsten des Begriffs »Mitteleuropa« (Central Europe) aufzugeben, der auch vor dem Zweiten Weltkrieg verwendet wurde.

11 Friedrich Naumann, *Mitteleuropa,* 1915.

12 Siehe das oben in Anm. 6 genannte Buch von Burleigh. In der Kunstgeschichte wurde diese Tendenz in der von Wilhelm Pinder und Richard Sedlmaier herausgegebenen Reihe *Ausstrahlungen der deutschen Kunst* auf den Punkt gebracht. In der von Karl M. Swoboda herausgegebenen Unterreihe *Deutsche Kunst im Böhmisch-Mährischen Raum* erschien beispielsweise H. Gerhard Franz, *Die deutsche Barockbaukunst Mährens,* München 1943; siehe auch Dagobert Frey, *Krakau,* Berlin 1941, worin die frühere Hauptstadt des Königreichs Polen als bedeutende deutsche Stadt beschrieben wurde.

13 Ein Beispiel für diesen Ansatz in der Nachkriegsgeschichtsschreibung bietet Oscar Haleckis Umgang mit Definitionen in seinem Buch *The Limits and Divisions of European History,* London und New York 1950. Jacques Rupnik, »Central Europe or Mitteleuropa«, in: »Eastern Europe ... Central Europe ... Europe« (s. Anm. 10), S. 249–279, bietet in neuerer Zeit eine gute Darstellung zum Verhältnis der deutschen und der mitteleuropäischen Frage. Die historischen Dimensionen des Nationalismus wurden schon im Nachkriegseuropa als Problem diskutiert; siehe Reinhard Wittram, *Nationalismus und Säkularisation (Beiträge zur Geschichte und Problematik des Nationalgeistes),* Lüneburg 1949. Im Verhältnis zur Kunstgeschichte wurden diese Themen angesprochen von Adam S. Labuda, »›Eine von sinnvollen Zweckgefühlen erfüllte, herbe und großartige Kolonialkunst‹. Zum kunsthistorischen Diskurs über Ostmitteleuropa«, *Zeitschrift für Kunstgeschichte* 56, 1993, S. 1–17.

14 Ich verdanke diese Beobachtung einem Hinweis von Hellmut Lorenz. Für diese Tendenz finden sich viele Beispiele; so wurde etwa Sachsen in vielen vor 1990 entstandenen Kunstgeschichten vernachlässigt. Selbst englische Werke wie Michael Baxandall, *The Limewood Sculptors of Renaissance Germany,* New Haven und London 1980 (dt.: *Die Kunst der Bildschnitzer,* erstm. München 1984), blieben von der Beschränkung auf die Grenzen der alten BRD nicht unbeeinflußt. Siehe auch, ebenso wie zum weiterwirkenden Problem der deutschen Geschichtsschreibung über deutsche Kunst, Hans Belting, *Die Deutschen und ihre Kunst. Ein schwieriges Erbe,* München 1992, S. 8. Beltings Buch ist auch eine Reaktion auf die veränderte Lage nach 1989 und das daraus resultierende Bedürfnis, sich mit der deutschen Kunstgeschichte als Teil der Kulturgeschichte der Nation auseinanderzusetzen.

15 Jan Białostocki, *The Art of the Renaissance in Eastern Europe,* Ithaca, N.Y., und Oxford 1976. Der Autor diskutiert die Frage der geographischen Abgrenzung ausführlich auch in seinem Beitrag »Rinascimento polacco e Rinascimento europeo«, in: *Polonia – Italia: Relazioni artistiche dal Medioevo al XVIII Secolo. Atti del Convegno tenutosi a Roma 21–2 Maggio, 1975,* Wrocław, Warszawa, Kraków, Gdánsk 1979, S. 21–58, wo er auf S. 31 f. ausdrücklich den Begriff »Ostmitteleuropa« postuliert, der dem entspricht, was er in seinem Buch über die Renaissance als Osteuropa bezeichnet. Er schließt somit die Betrachtung des deutschen Beitrags zur »künstlerischen Kultur« der Renaissance aus. Diese Argumentation scheint für den hier angesprochenen Zusammenhang charakteristisch. Neuere Literatur zum Wiederaufleben des Nationalismus in der Region wird vorgestellt von Tony Judt, »The New Old Nationalism«, *New York Review of Book* 41, 10, 26. Mai 1994, S. 44–51. Augenzeugenberichte bieten etwa George Konrad, *The Melancholy of Rebirth,* New York 1995, und Robert D. Kaplan, *Balkan Ghosts,* New York 1994 (1993).

16 Diese Definition ist geographisch enger als die von Lajos Vayer vorgeschlagene, die von Białostocki in »Rinascimento polacco« (s. Anm. 15) zurückgewiesen wurde.

17 Siehe dazu Janusz Tazbir, »La Conscience Nationale«, in: *La République nobiliaire et le monde. Études sur l'histoire de la culture polonaise à l'époque du baroque,* Wrocław 1986, S. 28–56.

18 Dazu Hobsbawm, *Nations and Nationalism* (s. Anm. 4). Die Entwicklung des Nationenbegriffs in der Epoche des Ancien régime wird behandelt in *National Consciousness. History and Political Culture in Early-Modern Europe,* hg. v. Orest Ranum, Baltimore und London 1975, mit einem Beitrag über Deutschland von Leonard Krieger, S. 67–97. Siehe auch *The Invention of Tradition* (s. Anm. 5).

19 Die beste englische Einführung in diesen Themenbereich bietet John G. Gagliardo, *Reich and Nation. The Holy Roman Empire as Idea and Reality, 1763–1806,* Bloomington und London 1980.

20 Zum Problem nationaler Aspekte der Renaissance siehe Peter Burke, »The Use of Italy«, in: *The Renaissance in National Context,* hg. v. Roy Porter und Mikuláš Teich, Cambridge 1992, vor allem S. 13 ff. Ferner Peter Burke, »The Spread of Italian Humanism«, in: *The Impact of Humanism on Western Europe,* hg. v. Anthony Goodman und Angus MacKay, London und New York 1990, S. 1–22. Nach Fertigstellung des vorliegenden Textes fand in Budapest eine Ausstellung zur Barockkunst statt; die Katalogbeiträge heben den internationalen Charakter der in Mitteleuropa tätigen Künstler hervor.

Barokk Müvészet Közép – Europábán. Utak és Jalákozások (Baroque Art in Central-Europe Crossroads), Budapest 1993.

21 Ein Feld des Austauschs behandelt Otto Kurz, *European Clocks and Watches in the Near East,* London und Leiden 1975. Siehe ferner *The Orient in Polish Art,* Ausst.-Kat., Kraków 1992, und *Baroque Splendor. The Art of Hungarian Goldsmiths,* Ausst.-Kat., New York 1994, S. 56–65 (Ibolya Gerelies, »Ottoman Influences on Hungarian Goldsmiths during the Baroque Era«).

22 Eine erhellende Darlegung bietet James Clifford, *The Predicament of Culture. Twentieth-Century Ethnography, Literature and Art,* Cambridge, Mass., und London 1988. Er betrachtet ihren Zusammenhang als Kreislauf von Werten und Konzepten, die vom Originalen und Einmaligen (was die Kunst impliziert) zum Traditionellen und Kollektiven (der Kultur) reichen. Clifford liefert auch eine brauchbare Kurzzusammenfassung der komplizierten Geschichte des Kulturbegriffs; er sagt, der Begriff habe lange Zeit ein eher vages »komplexes Ganzes« bezeichnet, wozu auch alles erlernte Gruppenverhalten gehört habe.

23 Die Definition stammt von Raymond Williams, *Culture and Society, 1780–1950,* New York 1966; die folgende Formulierung aus Ernst H. Gombrich, *In Search of Cultural History,* Oxford 1969, nachgedruckt in seinem Buch *Ideals and Idols. Essays on Values in History and in Art,* Oxford 1979, S. 24–69 (dt. in: E. G., *Die Krise der Kulturgeschichte. Gedanken zum Wertproblem in den Geisteswissenschaften,* München 1991, S. 35–90).

24 Siehe Ernst H. Gombrich, *In Search of Cultural History,* sowie »The Logic of Vanity Fair. Alternatives to Historicism in the Study of Fashions, Style and Taste«, in: *Ideals and Idols,* S. 60–92; dt.: »Vom ›Jahrmarkt der Eitelkeiten‹. Die Wandlungen von Mode, Geschmack und Stil im Lichte der Logik«, in: *Die Krise der Kulturgeschichte,* S. 91–143 (s. Anm. 23).

25 Nach John Onians, *Bearers of Meaning. The Classical Orders in Antiquity, the Middle Ages, and the Renaissance,* Princeton 1988, S. 3. Onians weist darauf hin, daß erfolgreiche Architekten und Kunsthandwerker eine Fähigkeit haben, die auch erfolgreiche Angestellte oder Bedienstete besitzen: Sie haben die Wünsche und Erwartungen ihrer Vorgesetzten internalisiert.

26 Eine Einführung bietet der von Lynn Hunt herausgegebene Band *The New Cultural History,* Berkeley, Los Angeles, London 1989. Ich bin mir genau bewußt, daß das vorliegende Buch an die Frage, wie die Diskussion der Kunst als Aspekt der Kulturgeschichte aufzufassen sei, zu einem Zeitpunkt herantritt, da die Definition der Kulturgeschichte selbst in Frage steht. Siehe ferner Dominick La Capra, *Rethinking Intellectual History. Texts, Contexts, Language,* Ithaca, N.Y., 1983.

27 Zur Einführung in dieses Thema siehe Peter Burke, *Popular Culture in Early Modern Europe,* London 1978. Burke bietet einen Überblick über neuere Überlegungen zum Thema in seinem Essay »Popular Culture Reconsidered«, *Storia della Storiografia* 17, 1990, S. 40–49. In verbreiteten Definitionen wird die populäre, volkstümliche Kultur gern auf das »geistige Universum« oder die Mentalität einer Zeit bezogen, wie etwa in Robert Muchembleds *Culture populaire et culture des élites dans la France moderne,* Paris 1978. Eine solche Verknüpfung ist Begriffsprägungen wie »volkstümliche Religion« implizit, die durch einen abergläubischen Hang zur Magie, durch Reliquienkult oder Pilgerfahrten definiert wird. Doch ist es, wie William Christians *Local Religion in Sixteenth-Century Spain,* Princeton 1981, belegt, durchaus nicht leicht, zwischen populärer und hoher Kultur zu differenzieren. Herrscher und Eliten müssen die Mentalität ihres Zeitalters im allgemeinen teilen (und ein so bedeutender Mäzen wie Rudolf II. von Habsburg teilte in vieler Hinsicht die Magiegläubigkeit seiner Untertanen). Reliquienkult und Pilgerfahrten, die die »volkstümliche Religion« charakterisieren sollen, wurden in Mitteleuropa wie auch anderswo von den Elitegruppen der Gesellschaft nicht weniger als vom einfachen Volk praktiziert: Albrecht von Brandenburgs Kult um seine berühmte Reliquiensammlung und das Interesse der Wittelsbacher und Habsburger an Pilgerfahrten sind ein Beleg für diese Tatsache. Mittlerweile ist eine umfängliche Literatur zum Thema dieses kulturellen Austauschs entstanden; einen Überblick bietet Natalie Z. Davies, »From ›Popular Religion‹ to Religious Cultures«, in: *Reformation Europe. A Guide to Research,* hg. v. Steven Ozment, St. Louis 1982, S. 321f. Siehe ferner Peter Dinzelbacher, »Zur Erforschung der Geschichte der Volksreligion: Einführung und Bibliographie«, in: *Volksreligion im hohen und späten Mittelalter,* hg. v. Dieter R. Bauer und Peter Dinzelbacher, Paderborn 1990, S. 9–28 (Quellen und Forschungen aus dem Gebiet der Geschichte, NF 13), und ders., »Volkskultur und Hochkultur im Spätmittelalter«, in: *Volkskultur des europäischen Spätmittelalters,* hg. v. P. Dinzelbacher und H. D. Mück, Stuttgart 1987, S. 1–14.

28 Das taten etwa Luther und die Teilnehmer am Bauernkrieg. Drucke und illustrierte Bücher, aber auch kunstgewerbliche Gegenstände wie Keramiken sowie andere kulturelle Medien, etwa Erziehungsformen, dienten als Vehikel für eine Gruppe der Gesellschaft, um kulturelle Güter zu assimilieren oder sich die einer anderen anzueignen. Wenn dieses Buch sich auf Gebäude und Gemälde

bezieht, wird vorausgesetzt, daß damit auch aussagekräftige, ja repräsentative Aspekte der Gesamtkultur angesprochen werden.

29 Angesichts der Aufmerksamkeit, die verschiedene ethnische Gruppen in englischsprachigen geisteswissenschaftlichen Arbeiten finden, wäre eine Untersuchung dieser Frage interessant. Es scheint, daß die verschiedenen Gruppen, die früh nach Westen, vor allem in die USA und nach Kanada emigrierten, häufig nicht den hochkulturellen Aspekt der Kultur ihrer Herkunftsländer betonten, sondern eher die volkstümliche Seite. Wir haben uns demgegenüber bemüht, alles zu vermeiden, was bei der Betrachtung der mitteleuropäischen Kunst eines vergangenen Zeitalters die Assoziation von Volkstanz oder Bierstuben wecken könnte.

30 Selbst unter englischsprachigen Kunsthistorikern dürften von den älteren Künstlern allenfalls Albrecht Dürer und einige seiner Zeitgenossen, aus dem 19. Jahrhundert die isolierte Gestalt Caspar David Friedrichs als vertraut zu bezeichnen sein. Das mag für Deutsche überraschend klingen, ist aber für den englischen Sprachraum tatsächlich der Fall.

31 Der letzte Versuch, die Region als Gesamtheit zu erfassen, wurde vor drei Jahrzehnten veröffentlicht: Eberhard Hempel, *Baroque Art and Architecture in Central Europe,* engl. Übers. v. Elisabeth Hempel und Marguerite Kay, Baltimore und Harmondsworth 1965; Hempel stand seinerzeit schon in den Achtzigern; außerdem behandelt sein Buch nur das 17. und 18. Jahrhundert. Bis zu einem gewissen Grad findet sich die hier vertretene Perspektive auch in der sechsbändigen, von Wolfgang Braunfels herausgegebenen Reihe *Die Kunst im Heiligen Römischen Reich,* München 1979–1985. Es bleibt hier jedoch bei einer klaren Betonung des Deutschen und bei Vorurteilen zugunsten nationaler Abgrenzungen, wie dies besonders im 5. Band, *Grenzstaaten im Osten und Norden. Deutsche und slawische Kultur,* München 1985, hervortritt. In diesem Band wird Böhmen, ein Bestandteil des Heiligen Römischen Reichs (sein einziges Königreich), als »Grenzreich« behandelt. Wieso aber sollte Böhmen eher ein Grenzreich sein als etwa Brandenburg? Wie können wir überdies in diesem Gebiet davon sprechen, daß sprachlich definierte Gruppen »Kulturen« gebildet hätten? Diese Idee entstammt bestenfalls der Sprachtheorie des 19. Jahrhunderts, ist aber für die vielsprachige und lateinisch geprägte Kultur des früheren Zeitraums völlig unangemessen. Außerdem verzichtet das Buch auf die Gebiete, die außer Böhmen und Österreich von den Habsburgern regiert wurden und zwischen Ostpreußen und den anderen deutschen Gebieten lagen, sowie auf Polen. Schließlich blieb das Werk auch noch ein Torso. Es sollte die historische Folge von 750 bis 1870 darstellen, doch blieben die letzten drei Bände, die die Zeit nach 1250 beschreiben sollten – also auch den Zeitraum, der uns hier betrifft –, ungeschrieben, da Braunfels zwischenzeitlich verstarb. Typischer ist jene Haltung, die zur Entstehung von Fragestellungen führt, wie wir sie in *The Origins of Backwardness in Eastern Europe,* hg. v. Daniel Chiat, Berkeley, Cal., 1989, finden.

32 Es ist jedoch problematisch, den Begriff der künstlerischen Metropole undifferenziert für die Epoche von 1450 bis 1650 zu verwenden. Siehe dazu meinen Aufsatz »Das Problem der Kunstmetropolen im frühneuzeitlichen Ostmitteleuropa«, in: *Metropolen im Wandel. Zentralität in Ostmitteleuropa ...,* hg. v. Evamaria Engel, Karen Lambrecht und Hanna Nogossek, Berlin 1995, S. 33–46. Prag etwa war sicherlich während des Zeitalters Karls IV. eine Kunstmetropole und später zur Zeit Kaiser Rudolfs II. Um 1700 dürfte Wien diesen Titel verdienen. Siehe auch die revidierte englische Fassung dieses Aufsatzes: »The Problem of Artistic Metropolises in East Central Europe from the Fifteenth to the Twentieth Century«, in: *The Historic Metropolis. A Hidden Potential,* hg. v. Jacek Purchla, Kraków 1997.

33 Überblicke bieten Karel Stejskal, *European Art in the 14th Century,* engl. Übers. v. Till Gottheinerová, London 1977, sowie *Gothic Art in Bohemia. Architecture, Sculpture and Painting,* hg. v. Erich Bachmann, New York 1977 (dt.: *Gotik in Böhmen,* München 1969). Ausführlich wird die Ausbreitung der Kunst unter Karl IV. dargestellt in: *Die Parler und der Schöne Stil 1350–1400. Europäische Kunst unter den Luxemburgern,* Ausst.-Kat., Köln, 5 Bde., 1978–1980. (Siehe auch Kap. 2, Anm. 19.)

34 Das Thema Kunst und Hussitentum ist Gegenstand der Forschungen von Robert Suckale (siehe Kap. 2, Anm. 19). Vorerst ist immer noch nützlich Pavel Kropáček, *Malířství doby husistké. Česká desková malba prvé poloviny XV. století,* Prag 1946. Siehe auch Karel Stejskal und Peter Voit, *Illuminované rukopisy doby husistké,* Prag 1991.

35 Stephan Skalweit, *Der Beginn der Neuzeit. Epochengrenze und Epochenbegriff,* Darmstadt 1982, bietet eine umfassende Darstellung des Problems der chronologischen Einteilung der »modernen« oder »frühmodernen« Epoche in bezug auf die Renaissance (mit weiterführender Literatur). Die Frage des Verhältnisses der Hussiten zur Kunst wird in Kapitel 2 des vorliegenden Buches angeschnitten.

36 Denken wir nur an so bedeutende Gestalten wie Giovanni Dalmata im 15. Jahrhundert, Giambologna im 16., an François Duquesnoy, Nicolas Poussin und Claude Lorrain im 17. sowie an

Pierre Legros und eine große Zahl anderer Stipendiaten der Académie de France im 18. Jahrhundert. Das Thema wird von mir in dem Beitrag »Italian Sculpture and Sculptors outside of Italy. Problems and Possibilities of Reception«, in: *Reframing the Renaissance. Visual Culture in Europe and Latin America 1450–1650,* hg. v. Claire Farago, New Haven und London 1995, S. 46–66, ausgeführt.

37 Einen Überblick über die Idee der metropolitanen Zentren im Verhältnis zum übrigen Europa bietet William H. McNeill, *The Shape of European History,* New York, London, Toronto 1974. Siehe auch den praktischen Überblick bei Peter Burke, *The Renaissance,* Atlantic Highlands, N. J., 1987, der diesen Ansatz auf die Renaissance anwendet; ferner, auch für weiterführende Literatur, meinen Beitrag »Das Problem der Kunstmetropolen« (s. Anm. 32).

38 Das ist das allgemeine Thema des nach einzelnen Ländern gegliederten Werks *The Renaissance in National Context* (s. Anm. 20), deutlich vor allem im Beitrag von Peter Burke, »The Uses of Italy«, S. 6ff.

39 Siehe Clark Hulse, *The Rule of Art. Literature and Painting in the Renaissance,* Chicago und London 1990, S. 16. Es heißt dort, diese Phänomene hätten einen epistemologischen Bruch hervorgerufen, mit dem eine Veränderung der ästhetischen Reflexion, zunächst in Italien, dann auch anderswo, über einige große Ideen einhergegangen sei. Diese Ideen handelten nach Hulse von der Mimesis, der Komposition, der geistigen Arbeit und vom sozialen Status des Künstlers. Sie hätten sich in einigen brillanten Köpfen im Florenz des Quattrocento herausgebildet und sich dann langsam, abgeschwächt und von anderen umgearbeitet, an andere Orte und zu späteren Zeiten verbreitet (S. 16f.).

40 Zum Verhältnis dieser Fragen zur Kunst- und Kulturgeschichte siehe Ernst H. Gombrich, »Technology and Tradition in the Arts«, in: E. Fox Keller u. a., *Three Cultures,* Rotterdam 1989, S. 169–172.

41 Zum Begriff der »kulturellen Diffusion« in der Anwendung auf die Geschichte siehe Thomas F. Glick und Oriol Pi-Sunyer, »Acculturation as an Explanatory Concept in Spanish History«, *Comparative Studies in Society and History* 11, 1969, S. 136–154. Der Ansatz wurde auf die Kunstgeschichte angewendet von Jonathan Brown, *The Golden Age of Painting in Spain,* New Haven und London 1991, S. viiff. Man beachte jedoch, daß es nuanciertere Begriffe des kulturellen Austauschs gibt; dazu Marshall Sahlins, *Islands of History,* Chicago und London 1987.

ANMERKUNGEN ZU KAPITEL 1

1 Siehe Peter Nitsche, »*Translatio Imperii.* Beobachtungen zum historischen Selbstverständnis im Moskauer Zartum um die Mitte des 16. Jahrhunderts«, *Jahrbuch für die Geschichte Osteuropas* 35, 1987, S. 321–328.

2 Białostocki, *The Art of the Renaissance in Eastern Europe* (s. Einl., Anm. 15), S. 11.

3 Die am leichtesten zugänglichen neueren Arbeiten zu Fioravanti und anderen Italienern, die im 15. und frühen 16. Jahrhundert in Rußland tätig waren, finden sich in *Arte Lombarda,* 1976. Im besonderen sind zu nennen: Werner Oechslin, »La fama di Aristotele Fioravanti, Ingegnere e architetto«, S. 102–120, sowie Jolán Balogh, »Aristotele Fioravanti in Ungheria«, S. 225–227.

4 Neben Oechslin (s. Anm. 3) siehe auch Brian Currans und Anthony Graftons Beitrag »A Fifteenth-Century Site Report on the Vatican Obelisk«, *Journal of the Warburg and Courtauld Institutes* 58, 1985, S. 234–248.

5 Das Thema wird behandelt von Janusz Tazbir, *Polskie przedmurze Chrześciajanskiej Europy. Mity a Rzeczywistość Historyczna,* Warschau 1987.

6 Da gute allgemeine Darstellungen dieses Themas in englischer Sprache fehlen, sei der Leser immer noch auf George Heard Hamilton verwiesen *(The Art and Architecture of Russia,* Harmondsworth, 3. Aufl. 1983), der auf S. 191 die Frage der Technik anspricht. In Kathleen Bertons Buch *Moscow. An Architectural History,* London und New York 1990 (erstm. 1979), findet sich eine Einführung für den Leser ohne spezielle Vorkenntnisse. Siehe auch W. P. Brumfield, *A History of Russian Architecture,* Cambridge 1993. Die Experten- oder Spezialistenrolle in künstlerischen Fragen war in Mittel- und Osteuropa jedoch nicht auf Italiener beschränkt. Während der gesamten frühen Neuzeit wurden zum Beispiel in verschiedenen Zentren deutschsprachige Künstler und Kunsthandwerker beschäftigt: In den siebziger Jahren des 15. Jahrhunderts wurde Veit Stoß nach Kraków berufen, um einen Schnitzaltar anzufertigen; etwas später kam Hans Witten nach Chemnitz, um in Stein zu arbeiten; im frühen 16. Jahrhundert arbeiteten schlesische Steinmetzen an Neubauten in sächsischen Städten (Annaberg und Dresden); im mittleren 16. Jahrhundert gingen sächsische Maurer und Steinmetzen nach Berlin. Andreas Schlüter und andere Künstler aus Deutschland schließlich waren in Sankt Petersburg tätig.

7 Dieses Thema wird neben anderen behandelt in Mariusz Karpowicz' Büchern *Artisti Ticinesi in Polonia nel '500*, Lugano 1987, und *Artisti Ticinesi in Polonia nel '600*, Lugano 1983. Siehe ferner M. Karpowicz, *Matteo Castello architekt Wczesnego baroku*, Warschau 1994. Das Thema als allgemeineres Phänomen in Europa behandeln die Aufsätze in *Arte e Artisti dei Laghi Lombardi*, hg. v. Edoardo Arslan, 2 Bde., Como 1959 und 1964.

8 In einem unveröffentlichten Essay vertritt Daniel Rowland die These, das Rußland des 15. und 16. Jahrhunderts sei in dieser Hinsicht eher mit dem karolingischen Reich als mit der italienischen Renaissance vergleichbar. Selbst im 16. Jahrhundert sei die Ikonographie Iwans des Schrecklichen einer östlichen Tradition verpflichtet gewesen, die sich auf alttestamentarische Modelle des Königtums bezogen und wenig mit den gleichzeitigen Ideen in Westeuropa zu tun gehabt habe.

9 Über das Verhältnis Rußlands zu westlichen und östlichen Traditionen bietet neuerdings der Ausstellungskatalog *The Gates of Mystery. The Art of Holy Russia*, Fort Worth 1993, Aufsätze mit weiterführender Literatur.

10 Eine brauchbare Einführung in diesen Themenkomplex bietet Arthur Voyce, *Moscow and the Roots of Russian Culture*, Norman, Oklahoma, 1964.

11 Richard Pipes, *Russia under the Old Regime*, Harmondsworth 1982 (erstm. London 1974; dt.: *Rußland vor der Revolution. Staat und Gesellschaft im Zarenreich*, München 1977), skizziert auf S. 232ff. Elemente dieser neuen Ideologie.

12 Die Geschichte der Beziehungen Rußlands zum Westen ist allerdings wesentlich komplizierter, wie selbst Ereignisse aus der Regierungszeit Alexejs zeigen. Bücher zur Geschichte dieser Zeit (etwa Lionel Kochan, *The Making of Modern Russia*, London 1962) betonen, daß gerade während seiner Regierungszeit westliche Einflüsse in großem Umfang nach Rußland einströmten, wodurch die Voraussetzungen für die Reformen Peters des Großen geschaffen wurden. Einen Überblick über Rußlands Beziehungen zum Westen liefert Reinhard Wittram, *Russia and Europe*, London und New York 1973.

13 Einige Beispiele finden sich in *Gates of Mystery* (s. Anm. 9), Kat.-Nrn. 17, 28–30, 34–36.

14 Ich stütze mich dabei auf Hans Belting, *Bild und Kult. Eine Geschichte des Bildes vor dem Zeitalter der Kunst*, München 1990, der auf S. 510ff. eine Geschichte der auf die Ikone bezüglichen Bildtradition bietet.

15 Ich beziehe mich hier auf Ernst Kitzinger, »The Hellenistic Heritage in Byzantine Art«, *Dumbarton Oaks Papers* 17, 1963, S. 95–115. Das Verhältnis dieser Tradition zur russischen Kunst und deren Intentionen werden in den Aufsätzen in *Gates of Mystery* (s. Anm. 9) diskutiert.

16 Nach Hamilton, *The Art and Architecture of Russia* (s. Anm. 6), S. 161. Zum Begriff des künstlerischen Fortschritts in bezug auf Italien siehe Ernst H. Gombrich, »The Renaissance Conception of Artistic Progress and its Consequences«, nachgedruckt in: ders., *Norm and Form. Studies in the Art of the Renaissance*, London und New York, 2. Auflage 1971, S. 1–10; ders., *Kunst und Fortschritt. Wirkung und Wandlung einer Idee*, Köln 1978.

17 Zu den allgemeinen Unterschieden in der Haltung zur Ikone im östlichen Kult siehe Belting, *Bild und Kult* (s. Anm. 14).

18 Die neueste Darstellung dieses Prozesses liefert V. P. Vygolov, *Architektura Moskovskoj Rusi serediny XV veka*, Moskau 1988, der die Geschichte der Mariä-Entschlafen-Kathedrale bis 1472/74 verfolgt und diese Zeit damit als Ende einer Phase in der Geschichte der Moskauer Architektur betrachtet.

19 Siehe *The Architect. Chapters in the History of the Profession*, hg. v. Spiro K. Kostof, Oxford 1977, besonders das Kapitel von Catherine Wilkinson.

20 Dieses Thema behandeln in Gegenüberstellung zur weltlichen Architektur Hamilton, *Art and Architecture in Russia* (s. Anm. 6), sowie Białostocki, *Art of the Renaissance in Eastern Europe* (s. Einl., Anm. 15), S. 4, mit weiterführender Literatur.

21 Anthony Grafton machte mich darauf aufmerksam, daß es eine Parallele zur Beibehaltung scheinbar widersprüchlicher Gebäudetypen in der Architektur Brunelleschis und Albertis gibt; siehe Christine Smith, *Architecture in the Culture of Early Humanism. Ethics, Aesthetics and Eloquence 1400–1470*, New York und Oxford 1992.

22 Dieses Thema ist nun in englischer Sprache gut aufgearbeitet von James Cracraft, *The Petrine Revolution in Architecture*, Chicago 1988. Siehe ferner ders., *The Petrine Revolution in Russian Imagery*, Chicago und London 1998.

23 Grundlegend für die Erforschung der Kunst am Hof des Matthias Corvinus sind die Arbeiten von Jolán Balogh. Den leichtesten Zugang zu diesem Material bietet ihr Buch *Die Anfänge der Renaissance in Ungarn. Matthias Corvinus und die Kunst*, Graz 1975, wobei auf S. 196 auf die deutschen

Bildhauer im Umkreis des Hofes verwiesen wird. Über die niederländische Malerei am Hof des Matthias Corvinus unterrichtet Gyöngy Török, »Beiträge zu Verbreitungen einer niederländischen Dreifaltigkeitsdarstellung im 15. Jahrhundert«, *Jahrbuch der Kunsthistorischen Sammlungen in Wien* 81, 1987, S. 29–31.

24 Neuere Forschungsergebnisse zu diesen Zusammenhängen bieten Alice Mezey-Debreczeni und Edit Szentesi, »Neue Forschungen zur Abteikirche von Ják«, *Kunstchronik* 44, 10, Oktober 1991, S. 575–584.

25 Das Material wurde in einer der Kunst am Hof König Ludwigs gewidmeten Ausstellung präsentiert: *Művészet Lajos Király Korában, 1342–1382*, Ausst.-Kat., Székesfehérvár 1982. Zu den slowakischen Wandmalereien am ausführlichsten: Vlasta Dvořáková, Josef Krása, Karel Stejskal, *Středověká nástenná malba na Slovensku*, Prag und Bratislava 1978; zum Volto santo in Štitník S. 154. Siehe auch Jan Bakoš, *Dejiny a koncepcie stredovekého umĕnia na Slovensku explikácia na gotickom nástennom maliarstve*, Bratislava 1984.

26 Die neueste Übersicht über dieses Material mit weiterführenden Hinweisen auch auf die Zeit des Matthias Corvinus findet sich in den Aufsätzen des Ausstellungskatalogs *Budapest im Mittelalter*, Braunschweig 1991. Zur folgenden Periode und zu allen Gattungen siehe auch *Pannonia Regia. Kunst und Architektur 1000–1541*, Ausst.-Kat., Budapest 1994.

27 Neben den Arbeiten Baloghs finden sich relativ neue nützliche Übersichtsdarstellungen zur geschichtlichen und kunstgeschichtlichen Entwicklung im Ausstellungskatalog *Matthias Corvinus und die Renaissance in Ungarn*, Schallaburg 1982.

28 Curran und Grafton, »A Fifteenth-Century Site Report on the Vatican Obelisk« (s. Anm. 4), treten erneut für Fioravantis Beteiligung an dem Projekt und seine Zusammenarbeit mit Alberti ein.

29 »Magistrum Aristotelen Fioravantis architectum et ingegnierum communis Bononiae«; siehe Jolán Balogh, »Fioravanti in Ungheria« (s. Anm. 3), S. 20, sowie *A Müveszet Mátyás Király Udvarában* 1, Budapest 1966, S. 495, und Rósza Feuer-Tóth, »The ›Apertionum Ornamenta‹ of Alberti and the Architecture of Brunelleschi«, *Acta Historiae Artium* 24, 1978, S. 147–152.

30 Siehe hierzu Michael Baxandall, *Giotto and the Orators. Humanist Observers of Painting in Italy and the Discovery of Pictorial Composition*, Oxford 1971.

31 Diese Abschnitte stützen sich auf Rósza Feuer-Tóth, *Art and Humanism in Hungary in the Age of Matthias Corvinus*, Budapest 1990, sowie dies., »Writings on Art at King Matthias's Court between 1474–1476 and 1490«, *Acta Historiae Artium* 32, 1986, S. 27–58. Wichtige Quellen finden sich auch in ihrem Aufsatz »Müvészet és humanizmus a korareneszánsz Magyarországon (Art and Humanism and the Early Renaissance in Hungary)«, *Müvészettörténeti Értesítö*, 1987, S. 1–53. Siehe auch Tibor Klaniczay, »Hungary«, in: *The Renaissance in National Context* (s. Einl., Anm. 20), S. 164–179.

32 Die ausführlichste neuere Behandlung des Gegenstands bietet der Ausstellungskatalog *Bibliotheca Corviniana 1490–1990*, Budapest 1990. Siehe auch Otto Mazal, *Königliche Bücherliebhaber*, Graz 1990, und *Matthias Corvinus und die Bildung der Renaissance*, Ausst.-Kat., Wien 1994.

33 Balogh, *A Müvészet* (s. Anm. 29), bietet Quellentexte zu diesen Künstlern.

34 Siehe dazu Gombrich, »The Style *all'antica*. Imitation and Assimilation«, wieder in *Norm and Form* (s. Anm. 16), S. 122–128.

35 Siehe dazu *Budapest im Mittelalter* (s. Anm. 26). Material zum Corvinischen Palast findet sich in guten Abbildungen bei László Gero, *Matyás Király Budai palota*, Keskőrös 1994.

36 Ich verdanke diese Interpretation einer unveröffentlichten Arbeit von Holly Getch. Zu Visegrád und den dortigen Ausgrabungsergebnissen siehe *Medieval Visegrád*, hg. v. Jósef Laszlovsky (Dissertationes Panonicae III, 4), Budapest 1995.

37 Zu diesem Thema gibt es umfangreiche Literatur. Die umfassendste Darstellung mit besonderem Bezug auf den mitteleuropäischen Raum ist Jerzy Banachs *Hercules Polonus. Studium z Ikonografii sztuki nowożytnej*, Warschau 1984.

38 Die weite Verbreitung der Renaissance in Ungarn, vor allem auch ihr Auftreten außerhalb des höfischen Zusammenhangs, betont Gyöngy Török, »Matthias Corvinus und die Renaissance in Ungarn«, *Sitzungsberichte der kunstgeschichtlichen Gesellschaft zu Berlin*, NF 37, Oktober 1988–Juli 1989, S. 19–22. Das Material ist von ihr und ihren Kollegen zusammengestellt in *Matthias Corvinus und die Renaissance in Ungarn* (s. Anm. 27), S. 560–726.

39 Siehe Joseph Macek, »Bohemia and Moravia«, in: *The Renaissance in National Context* (s. Einl., Anm. 21), S. 203.

40 Ivo Hlobil, der die hier angesprochenen mährischen Denkmäler bereits in früheren Veröffentlichungen behandelt hat (am leichtesten zugänglich: »Zur Renaissance in Tovačov während der Ära Ctibors Tovačovský von Cimburk«, *Umění* 22, 1974, S. 509–519), hat in einem neueren Buch

(Ivo Hlobil und Eduard Petrů, *Humanismus a raná renesance na Moravě*, Prag 1992) die besondere Entwicklung der mährischen Kunst im 15. Jahrhundert im Verhältnis zur böhmischen und ihre engen Verbindungen zur ungarischen Krone betont. Im Anschluß an ältere Forschungen (von K. Chytil und J. Muk) will Hlobil in *Humanismus a raná renesance* (S. 116) den Unterschied zwischen Moravská Třebová und Tovačov auf die Abhängigkeit Moravská Třebovás von der Architektur Benedikt Rieds in Prag zurückführen. Hlobil, der unter Mähren die Gegend von Olomouc (Olmütz) versteht, verdeutlichte seine Argumente, wobei er weitere norditalienische Vorbilder für Moravská Třebová anführte, im Beitrag »Die Anfänge der Renaissance in den böhmischen Ländern – namentlich in Mähren«, in: *Künstlerischer Austausch/Artistic Exchange. Akten des XXVIII. Internationalen Kongresses für Kunstgeschichte 1992*, hg. v. Thomas Gaethgens, Bd. 2, Berlin 1993, S. 199–212. Ich sehe nur schwache Verbindungen mit Prag und Norditalien; mit Prag gemeinsam ist offensichtlich nur die Assimilierung italienischer Werke durch einheimische Steinmetzen. Ich sehe keinen Grund, für Moravská Třebová auf andere unmittelbare Quellen als Tovačov zurückzugreifen.

41 Białostocki, *The Art of the Renaissance in Eastern Europe* (s. Einl., Anm. 15), S. 85.

42 Siehe Jan Białostocki, »Mannerism and ›Vernacular‹ in Polish Art«, in: *Walter Friedländer zum 90. Geburtstag. Eine Festgabe seiner europäischen Schüler, Freunde und Verehrer*, hg. v. Georg Kaufmann und Willibald Sauerländer, Berlin 1965, S. 47–57. Siehe auch Jan Białostocki, »Some Values of Artistic Periphery«, in: *World Art: Themes of Unity in Diversity. Acts of the XXVIth International Congress of the History of Art*, University Park und London 1989, S. 49–58.

ANMERKUNGEN ZU KAPITEL 2

1 So etwa Gert von der Osten und Horst Vey, *Painting and Sculpture in Germany and the Netherlands*, Harmondsworth 1969. Für die Höfe dieser Zeit, die Gemeinsamkeiten und Unterschiede sei verwiesen auf *Princes, Patronage and the Nobility. The Court at the Beginning of the Modern Age c. 1450–1650*, hg. v. Ronald G. Asch und Adolf M. Birke, Oxford 1991, besonders auf die Aufsätze von Peter Moraw, Volker Press, Antoni Mączak und R. J. W. Evans, S. 103–137, S. 289–312, S. 315–327, S. 481–491. Stärker berücksichtigt wird die Verbindung zwischen Jagiellonen und Habsburgern sowie überhaupt der internationale Zusammenhang in dem Ausstellungskatalog *Maria van Hongarije. Koningin tussen Keizers en Kunstenaars 1505–1558*, Zwolle 1993.

2 Nützliche Darstellungen zu verschiedenen Aspekten der Kultur dieser Epoche finden sich in den Essays des reich illustrierten Ausstellungskatalogs *Polen im Zeitalter der Jagiellonen 1386–1572*, Schallaburg 1986.

3 Der Begriff »Mikroarchitektur« stammt von Adam Miłobędzki, »Architecture under the Last Jagiellons in its Political and Social Context«, in: *The Polish Renaissance in its European Context*, hg. v. Samuel Fiszman, Bloomington und Indianapolis 1988, S. 291–301. Miłobędzkis Aufsatz und mehrere andere in diesem Band bieten eine gute Einführung in die polnische Renaissance. Neben Białostocki, *The Art of the Renaissance in Eastern Europe* (s. Einl., Anm. 15), sind in englischer Sprache zu den Themen der folgenden Seiten folgende Bücher und Aufsätze zu erwähnen: Helena und Stefan Kozakiewicz, *The Renaissance in Poland*, Warschau 1986; Antoni Mączak, »Poland«, in: *The Renaissance in National Context* (s. Einl., Anm. 20), S. 180–196; sowie Harold B. Segel, *Renaissance Culture in Poland. The Rise of Humanism 1470–1543*, Ithaca, N.Y., und London 1989.

4 Mosca ist das Thema eines Buchs von Anne Markham Schulz, *Giammaria Mosca called Padovano. A Renaissance Sculptor in Italy and Poland*, 2 Bde., University Park 1998.

5 Die beste englischsprachige Einleitung zu diesem Thema bietet Segel, *Renaissance Culture in Poland* (s. Anm. 3).

6 Das Denkmal im Verhältnis zur Renaissancebildhauerei behandelt »Renaissance Sculpture in Poland and its European Context. Some Selected Problems«, in: *The Polish Renaissance in its European Context* (s. Anm. 3), S. 281–290. Die gründlichste neuere Darstellung in polnischer Sprache, auf die ich mich stütze, ist Helena Kozakiewiczowas Werk *Rzeźba XVI wieku w Polsce*, Warschau 1984.

7 Zu dem Schloß auf dem Wawel existiert umfangreiche Literatur. Siehe dazu Białostocki, *The Art of the Renaissance in Eastern Europe* (s. Einl., Anm. 15). Die neuesten Ausführungen zu den Quellen des Schlosses stammen von Peter Farbáky, »Der Königspalast von Buda im Zeitalter der Renaissance«, in: *Budapest im Mittelalter* (s. Kap. 1, Anm. 26), S. 259–271; sie widersprechen Białostockis Beobachtungen.

8 Zur Hypothese, daß Buda großen Eindruck auf Sigismund gemacht habe, siehe Białostocki, »Rinascimento polacco e Rinascimento europeo« (s. Einl., Anm. 15).

9 Białostocki, *The Art of the Renaissance in Eastern Europe* (s. Einl., Anm. 15), S. 11 ff., und vor allem Miłobędzki, »Architecture under the Last Jagiellons« (s. Anm. 3), S. 291 ff., sind jedoch der Ansicht, daß besondere Züge der osteuropäischen Spätgotik der Renaissancerezeption den Boden bereitet hätten.

10 Auch zu diesem Thema existiert umfangreiche Literatur, die bei Białostocki, *The Art of the Renaissance in Eastern Europe* (s. Einl., Anm. 15), S. 35 ff., ausführlich diskutiert wird. Stanisław Mossakowski, »Bartolomeo Berrecci à Cracovie: la chapelle Sigismond«, *Revue de l'art* 101, 1993, S. 67–85, bietet die neueste Analyse des Werks mit Hinweisen auf frühere Arbeiten über das Thema.

11 Es sei gesagt, daß es im Gebiet des historischen Polen mehr Denkmäler des 16. Jahrhunderts mit Porträtdarstellungen gibt als irgendwo sonst in Europa, vielleicht mit Ausnahme Italiens. Die vollständigste Übersicht über die Skulptur bei Helena Kozakiewiczowa, *Rzeźba XVI wieku* (s. Anm. 6). Ähnlich stark verbreitete sich in Polen auch die überkuppelte Grabkapelle mit Zentralgrundriß, für die es hier ebenfalls mehr Beispiele gibt als anderswo. Siehe Jerzy Z. Łoziński, *Grabowe kaplice kopułowe w Polsce 1520–1620,* Warschau 1973.

12 Obwohl angesichts des Fehlens einer gründlichen statistischen Übersicht derartige Angaben nur Annäherungswerte sein können, nimmt man an, daß weniger als 1% der Gebäude des 16. Jahrhunderts in Polen im Renaissancestil errichtet wurden; siehe Adam Miłobędzki, »Architektoniczna Tradicja Średniowiecza w krajobrazie kulturowym Polski XVI–XVIII w. Sześć Propozycji Problemowych«, in: *Symbolae Historiae Artium. Studia z historii sztuki Lechowi Kalinowskiemu dedykowane,* Warschau 1986, S. 369–379, besonders S. 370. Über einige Implikationen dieser Tatsache schreibt Miłobędzki in »Architecure under the Last Jagiellons« (s. Anm. 3).

13 Białostocki, *The Art of the Renaissance in Eastern Europe* (s. Einl., Anm. 15), S. 23.

14 Es gibt jedenfalls keinen Beleg dafür, daß die italisierende Umrahmung später entstanden wäre als die Tumba. Deshalb bleibt der letzte Punkt strittig. Die jüngste Untersuchung findet sich bei Helena Kozakiewiczowa, *Rzeźba XVI wieku* (s. Anm. 6), S. 13–18.

15 Diese Bemerkung bezieht sich auf einen Hinweis, den Slobodan Ćurčić in einer Besprechung von J. Cracrafts *The Petrine Revolution in Russian Architecture* gegeben hat (*American Historical Review,* Juni 1990, S. 869).

16 Ausführlicher dazu meine Besprechung von Białostockis *The Art of the Renaissance in Eastern Europe* (*The Art Bulletin* 58, 1978, S. 164–169). Die Situation dieser Höfe läßt jede Interpretation als fragwürdig erscheinen, der es um die Herausbildung des polnischen Nationalbewußtseins geht, wie zum Beispiel Jerzy Wyrozumski, »Die Ausbildung des polnischen Nationalbewußtseins«, in: *Polen im Zeitalter der Jagiellonen* (s. Anm. 2).

17 Białostocki, *The Art of the Renaissance in Eastern Europe* (s. Einl., Anm. 15), repräsentiert den polnischen Standpunkt. Einen Überblick über den tschechischen Standpunkt bieten Jaromír Homolka u. a., *Pozdně gotické umění v Čechách 1471–1526,* Prag 1978 (mit Zusammenfassung in Englisch). Das Buch enthält den vollständigsten Abriß der Kunst dieser Epoche, eine gute Einführung zu ihrer Geschichte und viele Literaturhinweise. Daß die Jagiellonen im Titel eines Buchs, das den Zeitraum ihrer Herrschaft behandelt, nicht genannt werden, sagt schon einiges über seine Konzeption aus. Josef Macek, »Bohemia and Moravia«, in: *The Renaissance in National Context* (s. Einl., Anm. 20), unterscheidet ebenfalls zwischen einer Hof- und einer Standespartei, auch in ihren Einwirkungen auf die Kultur. Zur historischen Situation siehe weiter sein Werk *Jagellonský věk v českých zemích,* 2 Bde., Prag 1992 und 1994.

18 Die baulichen Aktivitäten der Jagiellonen sind am ausführlichsten verzeichnet bei Homolka u. a., *Pozdně gotické umění* (s. Anm. 17); als Ergänzung heranzuziehen sind Götz Fehrs Standardmonographie *Benedikt Ried,* München 1961, sowie Erich Hubalas Ausführungen in *Renaissance in Böhmen,* hg. v. Ferdinand Seibt, München 1985, S. 31–52. Eine Parallele zum hier vertretenen Ansatz bezüglich des »Ornaments« findet sich bei R. K. Vos und Fred Leeman, *Het nieuwe ornament. Gids voor de renaissance architectuur-decoratie in de 16de eeuw in Nederland,* Den Haag 1986.

19 Die hussitischen Ansichten zur Kunst sind in einer älteren Studie über die tschechische Tafelmalerei der ersten Hälfte des 15. Jahrhunderts zusammengestellt: Kropáček, *Malířství doby husitské* (s. Einl., Anm. 34). Robert Suckale, »Die Bedeutung des Hussitismus für die Bildende Kunst, vor allem in den Nachbarländern Böhmens«, in: *Künstlerischer Austausch* (s. Kap. 1, Anm. 40), S. 65–70, gibt eine wichtige Revision der Ansicht über das Verhältnis der Hussiten zur Kunst. Suckale bezeichnet nur den radikalen Flügel der Hussiten als bilderstürmerisch, doch unterscheidet er die hussitische Kunst deutlich vom »schönen Stil« des Hofs. Zum »schönen Stil« siehe *Prag um 1400. Der Schöne Stil. Böhmische Malerei und Plastik in der Gotik,* Ausst.-Kat., Wien 1990.

20 Siehe dazu Klaus Kratzsch, *Bergstädte des Erzgebirges. Städtebau und Kunst zur Zeit der Reformation,* München und Zürich 1972.

21 Zur Albrechtsburg in Meißen siehe das Kapitel »Spätgotische Hallenkirchen in Obersachsen« in Ernst Ullmanns Buch *Von der Romanik bis zum Historismus. Architektur – Stil und Bedeutung,* Leipzig 1987, S. 92–94, und *Geschichte der deutschen Kunst 1470–1550. Architektur und Plastik,* hg. v. Ernst Ullmann, Leipzig 1984, S. 78f.

22 Die in den voranstehenden Abschnitten behandelten Werke werden auch diskutiert in Homolka u. a., *Pozdně gotické umění* (s. Anm. 17).

23 Siehe Homolka, *Pozdně gotické umění* (s. Anm. 17).

24 Empfehlenswert ist für diesen Zusammenhang Kratzschs Buch *Bergstädte des Erzgebirges* (s. Anm. 20).

25 Die ausführlichste Behandlung dieses Themas bietet Jan-Dirk Müller, *Gedechtnus. Literatur und Hofgesellschaft um Maximilian I.,* München 1982.

26 »Bella gerant alii, tu felix Austria nube« (»Andere mögen Kriege führen, du, glückliches Österreich, heirate«) lautet der einschlägige Satz. Zur Geschichte des Zeitalters Maximilians siehe Hermann Wiesflecker, *Kaiser Maximilian I. Das Reich, Österreich und Europa an der Wende zur Neuzeit,* 5 Bde., Wien 1971–1986. Siehe auch den Ausstellungskatalog *Maximilian I.,* Innsbruck 1969.

27 Zur Gestalt des Kaisers siehe den Ausstellungskatalog *Friedrich III.,* Wiener Neustadt 1966. Zur Kunstförderung und Sammeltätigkeit Friedrichs und aller folgenden Kaiser aus dem Hause Habsburg immer noch nützlich: Alfons Lhotsky, »Die Geschichte der Sammlungen«, in: *Festschrift des Kunsthistorischen Museums,* 2 Bde., Wien-Horn 1941–1945.

28 Gemacht wird sie zum Beispiel von Jan Białostocki, *The Art of the Renaissance in Eastern Europe* (s. Einl., Anm. 15), der darin einer Unterscheidung folgt, der Erwin Panofsky zu Berühmtheit verhalf.

29 Die Formulierung findet sich bei Müller, *Gedechtnus* (s. Anm. 25), der besten Quelle zu diesem Thema.

30 Siehe Frank Borchardt, *German Antiquity in Renaissance Myth,* Baltimore und London 1971.

31 Zu diesen Vorstellungen siehe neben Müller (s. Anm. 25) Werner Goez, *Translatio Imperii,* Tübingen 1958, worin die Geschichte dieser Idee ausführlich dargestellt ist.

32 Dürers hier behandelte und weitere Werke zur Verherrlichung des Kaisers sind auch Thema in Larry Silvers Beitrag »Prints for a Prince. Maximilian, Nuremberg, and the Woodcut« im Sammelband *New Perspectives on the Art of Renaissance in Nuremberg. Five Essays,* hg. v. Jeffrey Chipps Smith, Austin, Texas, 1985, S. 6–21.

33 Eine gute Darlegung des ideologischen Hintergrunds nicht nur der Werke Burgkmairs, sondern generell der von Maximilian I. inaugurierten Projekte gibt Tilman Falk, *Hans Burgkmair. Studien zu Leben und Werk des Augsburger Malers,* München 1968. Eine ähnliche Verbindung findet sich auch in der Zusammenarbeit von Dürer mit Konrad Celtis, die weiter unten angesprochen wird; siehe etwa Dieter Wuttke, »Dürer und Celtis. Von der Bedeutung des Jahres 1500 für den deutschen Humanismus«, in: *Humanismus und Reformation als kulturelle Kräfte in der deutschen Geschichte,* hg. v. Lewis W. Spitz, Berlin und New York 1981 (= Veröffentlichungen der Historischen Kommission zu Berlin, 51), S. 121–150.

34 Den neuesten Überblick (mit weiterführenden Hinweisen) über Maximilian und die Kunst bietet Karl Schütz, »Maximiliano y el Arte«, in: *Reyes y Mecenas. Los Reyes Católicos, Maximiliano I y las Inicios de la Casa de Austria en España,* Ausst.-Kat., Toledo 1992 (auch in Deutsch und Italienisch), S. 233–251. Der Katalog zeigt auch Beispiele dieser Kunstförderung.

35 Eine kurze, aber brauchbare Zusammenfassung dieser Werke bietet Hans Rupprichs Beitrag »Das literarische Werk Kaiser Maximilians I.«, in: *Maximilian I.,* Ausst.-Kat., Innsbruck 1969, S. 47–55.

36 Das Reiterstandbild und andere Werke Burgkmairs behandelt Falk, *Burgkmair* (s. Anm. 33). Zum Magdeburger Reiter in diesem Zusammenhang siehe Virginia Roehrig Kaufmanns Beitrag »The Magdeburg Rider. An Aspect of Frederick II's Revival North of the Alps«, in: *Intellectual Life at the Court of Frederick II Hohenstaufen,* hg. v. William Tronzo (Studies in the History of Art 44), 1993, S. 63–85.

37 Siehe Silver, »Prints for a Prince« (s. Anm. 32). Silver bereitet derzeit ein Buch zu diesem Thema vor.

38 Siehe Paul Kirn, »Friedrich der Weise und Jacopo de' Barbari«, *Jahrbuch der Preußischen Kunstsammlungen* 46, 1925, S. 130–134.

39 Das Thema behandelt, seine früheren Aufsätze zum Gegenstand rekapitulierend, Keith Moxey in *Peasants, Warriors and Wives. Imagery in the Reformation,* Chicago und London 1989.

1 Eine Zusammenfassung der Geschichte dieser Gegenüberstellungen bei Kratzsch, *Bergstädte des Erzgebirges* (s. Kap. 2, Anm. 24), S. 109.

2 Rudolf Kaufmann, *Der Renaissancebegriff in der deutschen Kunstgeschichtsschreibung,* Winterthur 1932, besonders S. 140–151, geht auf diese Entwicklung ein.

3 Der wichtigste Vertreter dieser These war Georg Dehio mit dem Aufsatz »Die Krisis der deutschen Kunst im 16. Jahrhundert«, *Archiv für Kulturgeschichte* 12, 1916, S. 1–16. Sie wurde durch die vielen Auflagen seiner sechsbändigen *Geschichte der deutschen Kunst,* Berlin 1919–1926, weiter verbreitet. Autoren wie Wilhelm Pinder teilten diese Auffassung; sie findet sich aber auch noch bei Gert von der Osten und Horst Vey, *Painting and Sculpture in Germany and the Netherlands,* Harmondsworth 1969, sowie bei Baxandall, *The Limewood Sculptors of Renaissance Germany* (s. Einl., Anm. 14), S. 216.

4 Diese Argumentation faßt die Darlegung in der Einleitung zu meinem Buch *Art and Architecture in Central Europe, 1550–1620* (s. Einl., Anm. 4) zusammen.

5 Unter den früheren Darstellungen verrät einzig Johannes Jahns Überblick *Deutsche Renaissance,* Leipzig 1969, ein Bewußtsein dafür, daß die Bewertung der deutschen Kunst dieses Zeitraums, wenn diese als Renaissancephänomen betrachtet werden soll, das sich in bezug auf Italien entwickelte, einen Begriff der Renaissance voraussetzt, der verschiedene verwandte Ausformungen an verschiedenen Orten zuläßt.

6 Wie anderswo in diesem Kapitel beziehe ich mich hier kritisch auf Baxandall, *Limewood Sculptors* (s. Einl., Anm. 14), weil diese Darstellung der »visuellen Kultur« große Beachtung gefunden hat und die Auffassung vieler Leser geprägt haben dürfte.

7 Das ist im besonderen ein Thema von Baxandall (s. Einl., Anm. 14), wurde aber auch anderswo häufig dargestellt.

8 Für diesen Zeitraum der deutschen Geschichte existiert umfangreiche Literatur. Eine Einführung in die sozialen und ökonomischen Bedingungen der Kunst in einer einzelnen Stadt bietet Jeffrey Chipps Smith' Werk *Nuremberg: A Renaissance City 1500–1618,* Austin, Texas, 1983 (mit Bibliographie).

9 Eine Einführung in englischer Sprache: Gerald Strauss, *Nuremberg in the Sixteenth Century. City Politics and Life between Middle Ages and Modern Times,* Bloomington und London 1976. Informationen auf breiterer Basis bieten Ausstellungskatalog und Essayband *Reichsstädte in Franken,* München 1987. Den Begriff des ostentativen Konsums verwendet in ähnlicher Weise Peter Burke, *The Historical Anthropology of Early Modern Italy,* Cambridge 1987; siehe ferner ders., *Venice and Amsterdam. A Study of Seventeenth-Century Elites,* London 1974 (dt.: *Venedig und Amsterdam,* Göttingen 1993), sowie für die theoretische Grundlegung Burkes *History and Social Theory,* Ithaca, N.Y., 1993, S. 67ff.

10 Auch hierzu existiert umfängliche Literatur. Englische Übersetzungen einiger Gravamina dieser Zeit in *Manifestations of Discontent in Germany on the Eve of the Reformation,* hg. v. Gerald Strauss, Bloomington, Indiana, 1971.

11 Die Stadt behandelt Kratzsch, *Bergstädte des Erzgebirges* (s. Kap. 2, Anm. 20), S. 11ff.; die Kirche in kunsthistorischem Zusammenhang Ullmann im Kapitel »Spätgotische Hallenkirchen in Obersachsen« seines Buches *Von der Romanik bis zum Historismus* (s. Kap. 2, Anm. 21), S. 92–104. Die Symbolik der Dekoration dieser Kirchen behandelt Paul Crossley, »The Return to the Forest: Natural Architecture and the German Past in the Age of Dürer«, in: *Künstlerischer Austausch* (s. Kap. 1, Anm. 40), S. 71–77.

12 Die grundlegende Untersuchung dieser Bedingungen bleibt Hans Huths *Künstler und Werkstatt der Spätgotik,* überarb. Ausg., Darmstadt 1967, worauf sich unter anderem auch Baxandall, *Limewood Sculptors,* bezieht. Zum Fortdauern dieser Bedingungen ins 16. Jahrhundert hinein siehe den Ausstellungskatalog *Gegen den Strom. Meisterwerke niederrheinischer Skulptur in Zeiten der Reformation 1520–1550,* Aachen 1996.

13 Informationen zur allgemeinen Situation der Kunst bei Hofe bietet Martin Warnke, *Hofkünstler. Zur Vorgeschichte des modernen Künstlers,* Köln 1985, 2., überarb. Aufl. 1996.

14 Zu Dürer und seinem Umfeld jetzt Jane Campbell Hutchinson, *Albrecht Dürer,* Princeton 1990. Zu den vielfältigen Aspekten und Bedingungen künstlerischer Produktion siehe *Meisterwerke massenhaft. Die Bildhauerwerkstatt des Niklaus Weckmann und die Malerei in Ulm um 1500,* Ausst.-Kat., Stuttgart 1992; Ingo Sandner, *Spätgotische Tafelmalerei in Sachsen,* Dresden und Berlin 1993; *Lucas Cranach. Ein Maler-Unternehmer aus Franken,* Ausst.-Kat., Kronach und Regensburg 1994; neuerdings auch *Gegen den Strom* (s. Anm. 12).

15 Baxandall, *Limewood Sculptors* (s. Einl., Anm. 14), S. 117.

16 Neben Baxandall, *Limewood Sculptors* (s. Einl., Anm. 14), finden sich neuere Überblicke bei Ullmann, *Geschichte der deutschen Kunst* (s. Kap. 2, Anm. 21), und Michael Liebmann, *Deutsche Plastik 1350–1550*, Leipzig 1982, Gütersloh 1984.

17 Diese Darstellung faßt Baxandalls Ausführungen in *Limewood Sculptors* (s. Einl., Anm. 14), S. 172ff. zusammen.

18 Neben der Darstellung bei Baxandall, *Limewood Sculptors* (s. Einl., Anm. 14), hat Riemenschneider in neuerer Zeit wieder stärkere Beachtung gefunden; siehe beispielsweise *Tilman Riemenschneider. Frühe Werke*, Ausst.-Kat., Berlin und Würzburg 1981.

19 Den jüngsten umfassenden Überblick über Altdorfer und sein Œuvre lieferte Hans Mielke, *Albrecht Altdorfer. Zeichnungen, Deckfarbenmalerei, Druckgraphik*, Berlin und Regensburg 1988, mit Hinweisen auf andere Werke und Künstler. Eine neuere englische Publikation vertritt eine andere Ansicht: Christopher S. Wood, *Albrecht Altdorfer and the Origins of Landscape*, Chicago und London 1993. Von Otto Benesch siehe *The Art of the Renaissance in Northern Europa*, London 1965 (erstm. 1945), S. 44ff., sowie *Der Maler Albrecht Altdorfer*, Wien 1940 (erstm. 1938). Neuerdings hat jedoch Horst Bredekamp in seinem Buch *Sandro Botticelli: La Primavera. Florenz als Garten der Venus*, Frankfurt am Main 1988, eine andere Interpretation des Bezugs dieses berühmten italienischen Gemäldes zur Natur vorgeschlagen.

20 Zu Witten siehe Walter Hentschel, *Der Meister H. W.*, Leipzig 1938, und Walter Grundmann, *Der Meister H. W. Das Schaffen Hans Wittens*, Berlin 1970. Ferner Michael Stuhr, *Die Bildwerke des Meisters H. W.*, Leipzig 1985, und neuerdings Arndt Kiesewetter u. a., *Die Tulpenkanzel im Dom zu Freiberg*, Dresden 1995.

21 Zur Wirtschaftsgeschichte dieses Gebiets siehe beispielsweise Horst Rabe, *Reich und Glaubensspaltung. Deutschland 1500–1600*, München 1989; ein Überblick über die gesamte Region wäre an der Zeit.

22 Die Behauptung einer weitgehenden Determination durch das Material findet sich wieder bei Baxandall, *Limewood Sculptors* (s. Einl., Anm. 14), obwohl derartige Thesen bereits von Alois Riegl in seinen *Stilfragen*, Wien 1893, zurückgewiesen worden sind. Viele Bildhauer, nicht nur Süddeutschlands, arbeiteten in verschiedenen Materialien. Daß die Wirkungen, die sie erzielten, letztlich nicht vom Material abhingen, belegt das Werk des Sachsen Hans Witten, dessen Tulpenkanzel im Freiberger Dom die gleiche Tendenz zu tiefen Unterschneidungen und »floriden« Effekten zeigt wie seine Arbeiten in Holz. Siehe Kiesewetter u. a. (s. Anm. 20).

23 Siehe Lynn F. Jacobs, »The Marketing and Standardization of South Netherlandish Carved Altarpieces. Limits on the Role of the Patron«, *Art Bulletin* 71, 1989, S. 208–229. Siehe ferner die Aufsätze von G. Derveaux-van Ussel, S. F. Plathe und C. Dumortier in *Antwerpse Retabels 15de–16de Eeuw*, hg. v. Hans Nieuwdorp, Antwerpen 1993, S. 89–113, und das Register der Altäre, 1. Bd., S. 193–195.

24 William D. Wixom, »The Art of Nuremberg Brass Work«, in: *Gothic and Renaissance Art in Nuremberg 1300–1550*, Ausst.-Kat., New York und München 1986, S. 75–80, bietet eine Einführung. Dieser Katalog mit seinen Essays ist für die Nürnberger Kunst und Architektur überhaupt empfehlenswert.

25 Siehe Joachim Friedrich Seeger, *Hans Schenck (genannt Scheußlich): Ein deutscher Bildhauer des 16. Jahrhunderts*, Diss. Leipzig 1932 (auch in *Mitteilungen des Vereins für die Geschichte Berlins* 49, 1932, S. 33–50 und 65–86). Dieser interessante Künstler verdient stärkere Beachtung; siehe neuerdings Jeffrey Chipps Smith, *German Sculpture of the Later Renaissance. Art in an Age of Uncertainty*, Princeton 1994, S. 143–147 und 394–396.

26 »… daß er von freyen und deutschen Eltern und nicht wendischer Art, aus einem keuschen Ehebett erzeuget und geboren sey«, zit. n. Oskar Schurer und Erich Wiese, *Deutsche Kunst in der Zips*, Brünn, Wien, Leipzig 1939, S. 18.

27 Als Beispiele der älteren Kunstgeschichtsschreibung seien genannt: Oskar Schurer und Erich Wiese, *Deutsche Kunst in der Zips* (s. Anm. 26); Gustav Barthel, *Die schlesische bildende Kunst als Gestalt und Form der Kulturkräfte des schlesischen Raumes*, Breslau 1941; ders., *Die Ausstrahlungen der Kunst des Veit Stoß im Osten*, München 1944; Franz, *Die deutsche Barockbaukunst Mährens* (s. Einl., Anm. 12). Meine Ansicht über die »neue Kunstgeschichte« findet sich in »What is New about the ›New Art History‹«, in: *The Philosophy of the Visual Arts*, hg. v. Philip Alperson, New York und Oxford 1992, S. 515–520, und in »Holland Without Huizinga: Dutch Visual Culture in the Seventeenth Century« (zusammen mit Anthony Grafton), *Journal of Interdisciplinary History* 16, 1985, S. 255–265. Ähnlich interpretiert wird Stoß' Werk in Kraków von Labuda (s. Einl., Anm. 13), S. 5f. und 12–14; dieser Aufsatz wurde mir erst nach Fertigstellung meines Textes zugänglich.

28 Als Gegengewicht zu Barthel, *Ausstrahlungen der Kunst* (s. Anm. 27), siehe Alicja Karłowska-Kamzowa, »Der Einfluß der Kunstideen des Veit Stoß in Mittelosteuropa. Ein Diskussionsbeitrag«, in: *Veit Stoß. Die Vorträge des Nürnberger Symposions,* hg. v. Rainer Kahsnitz, München 1985, S. 260–268; Anna Ziomecka, »Veit Stoß und die spätgotische Skulptur Schlesiens«, ebd., S. 269–279; auch Andrzej Mieczysław Olszewski, »Wpływy sztuki Wita Stwosza w Polsce i na Słowacji«, in: *Wit Stwosz w Krakowie,* hg. v. Lech Kalinowski und Franciszk Stolot, Kraków 1987, S. 62–72, geht auf die Wirkung dieses Kunstwerks ein. Zum Konzept des »prime object« siehe George Kubler, *The Shape of Time,* New Haven und London 1962.

29 Baxandall, *Limewood Sculptors* (s. Einl., Anm. 14), S.86. [Anm. d. Red.: Das Zitat ist hier der deutschen Übersetzung von Baxandalls Buch (*Die Kunst der Bildschnitzer,* 3. Aufl., München 1996, S. 98) entnommen.] Bemerkenswert ist, daß Baxandall fast ausschließlich ältere deutsche Sekundärliteratur anführt.

30 Siehe die Essays in *Wit Stwosz w Krakowie* (s. Anm. 28); ebenso *Wit Stwosz. Studia o Sztuce i Recepcę,* hg. von Adam Labuda, Warschau und Poznań 1986; Piotr Skubiszewski, *Veit Stoß und Polen,* Nürnberg 1983.

31 Wenn das gesamte Dokument keine Fälschung aus der Zeit im 16. Jahrhundert ist, als die Deutschen in Polen, anders als im späten 15. Jahrhundert, tatsächlich unter Druck standen, widerspiegeln Heydeckes Bemerkungen vielleicht die Situation der dreißiger Jahre des Jahrhunderts, da die Deutschen die Kirche 1537 verloren. Die Originaldokumente und eine Einschätzung ihrer Glaubwürdigkeit bei Szczesny Dettloff, *Wit Stwosz,* 2 Bde., Wrocław 1961.

32 Zdzisław Kępiński, *Veit Stoß,* Dresden und Warschau 1981, bietet eine verläßliche Darstellung der Entstehungsgeschichte, einschließlich der Information über Heydecke. Siehe auch Tadeusz Dobrowolski, *Ołtarz Mariacki, Epoka i Środowisko,* Kraków 1980; auch Skubiszewski, *Veit Stoß und Polen* (s. Anm. 30), bietet Grundlagen der hier vorgetragenen Interpretation. Eine Übersicht über die neuere polnische Forschung: Janusz Kębłowski, »Die neuere polnische Veit-Stoß-Forschung. Ein Überblick«, in: *Veit Stoß. Vorträge* (s. Anm. 28), S. 38–48.

33 Eine Kritik dieses und anderer Aspekte der Argumentation Baxandalls sowie des Buchs von Liebmann (s. Anm. 16) bietet ferner Eberhard König, »Gesellschaft, Material, Kunst. Neue Bücher zur deutschen Skulptur um 1500«, *Zeitschrift für Kunstgeschichte* 47, 1984, S. 535–558.

34 Dieser Punkt wird von Jerzy Gadomski, »Dziela Stwosza w Polsce«, in: *Wit Stwosz w Krakowie* (s. Anm. 30), betont.

35 Das grundlegende Werk über Stoßens Sepulkralplastik mit einer Darstellung der Königsgräber und guten Illustrationen ist Piotr Skubiszewskis *Rzeźba nagrobna Wita Stwosza,* Warschau 1957.

36 Zum Verhältnis von Stoß und Kallimachus siehe neben den oben genannten Texten Jolanta Maurin Białostocka, »W sprawie wpłwów włoskich w płycie Kallimacha«, *Biuletyn Historii Sztuki* 19, 1957, S.178–182; Adam Bochnak, »Pomnik Kallimacha«, *Studia Renesansowe* 1, 1956, S. 124–139; Jerzy Kowalczyk, »Filip Kallimach i Wit Stwosz«, *Biuletyn Historii Sztuki* 45, 1983, S. 3 ff. (auch als »Filippo Buonacorsi e Vita Stoss« in: *Italia Venezia e Polonia tra medio evo e età moderna,* hg. v. V. Branca und S. Graciotti [Civiltà veneziana: Studi 35], Florenz 1980, S. 247–269).

37 Siehe Fritz Koreny, »Die Kupferstiche des Veit Stoß«, in: *Veit Stoß. Vorträge* (s. Anm. 28), S. 141–168.

38 Beispielsweise Schurer und Wiese, *Deutsche Kunst in der Zips* (s. Anm. 26).

39 Informationen und Abbildungen zu Meister Paul von Leutschau bei Jaromír Homolka u. a., *Majster Pavol z Levoče. Tvorca vrcholného diela Slovensky neskorej gotiky,* Bratislava 1964.

40 Das Thema behandelt Michael Murrin, *History and Warfare in Renaissance Epic,* Chicago und London 1994.

41 Diese Denkmäler sind abgebildet in dem Werk *Die Kunst in der Slowakei. Eine Sammlung von Dokumenten,* hg. v. Karel Sourek, Prag 1939. Zur Renaissance in der Slowakei siehe jetzt Fedor Kresák, »O počjatich Renesance na Slovensku«, *Ars* 1, 1995, S. 1–23.

42 Siehe Müller, *Gedechtnus. Literatur und Hofgesellschaft um Maximilian I.* (s. Kap. 2, Anm. 25).

43 Siehe dazu *Polen im Zeitalter der Jagiellonen* (s. Kap. 2, Anm. 2).

44 Siehe dazu im allgemeinen die Aufsätze in *Princes, Patronage and the Nobility. The Court at the Beginning of the Modern Age* (s. Kap. 2, Anm. 1), besonders die Einleitung von Asch, S. 1–38; sowie Müller, *Gedechtnus. Literatur und Hofgesellschaft um Maximilian I.* (s. Kap. 2, Anm. 25).

45 Siehe die Aufsätze in *Sztuka miast i mieszczaństwa XV–XVIII wieku w Europie środkowowschodniej,* hg. v. Jan Harasimowicz (mit Zusammenfassungen in Deutsch), Warschau 1990, besonders Mieczysław Zlat, »Nobilitatcja przez sztukę – jedna z funkcji mieszczańskiego mecenatu w XV i XVI w.«, S. 77–101.

1 Siehe Earl Rosenthal, »The Diffusion of the Italian Renaissance Style in Western European Art«, *The Sixteenth Century Journal* 4, 1978, S. 33–45.

2 Erwin Panofsky, »Conrad Celtes and Kunz von der Rosen. Two Problems in Portrait Identification«, *Art Bulletin* 29, 1942, S. 52f.

3 Die Information stammt aus Jane Campbell Hutchinsons Buch *Albrecht Dürer. A Biography,* Princeton 1990, S. 3ff.

4 Erwin Panofsky, *Albrecht Dürer,* erstm. Princeton 1943 (dt.: *Das Leben und die Kunst Albrecht Dürers,* erstm. München 1977). Wie sehr das Thema in Deutschland zum Tabu geworden ist, belegt die Tatsache, daß trotz einiger neuerer Gesamtdarstellungen (beispielsweise Peter Strieder, *Dürer,* erstm. Königstein 1981; engl. New York 1982) Panofskys Buch immer noch unerreicht ist.

5 Jan Białostocki, *Dürer and his Critics, 1500–1971. Chapters in the History of Ideas Including a Collection of Texts,* Baden-Baden 1986. Dieser Forschungsbericht bietet wohl die am leichtesten zugängliche Information über den hier angesprochenen Zusammenhang. Die riesige Menge der Dürerliteratur, bis 1971 über 10 000 Titel, ist nachgewiesen in Matthias Mendes *Dürer-Bibliographie. Zur 500. Wiederkehr des Geburtstages von Albrecht Dürer,* Wiesbaden 1971.

6 Diese Interpretation legte Erwin Panofsky vor, als er mit der Kulturwissenschaftlichen Bibliothek Warburg verbunden war: »Dürers Stellung zur Antike«, *Jahrbuch für Kunstgeschichte* 1, 1921/22, S. 43–92; engl. unter dem Titel »Dürer and Classical Antiquity« in Panofskys Sammelband *Meaning in the Visual Arts. Papers in and on Art History,* Garden City 1955, S. 236–294 (dt.: *Sinn und Deutung in der bildenden Kunst,* erstm. Köln 1975).

7 Eine kürzlich entdeckte Naturstudie Martin Schongauers (jetzt im J. Paul Getty Museum, Los Angeles) wurde in der Ausstellung *Circa 1492,* Washington 1991, Kat.-Nr. 202, S. 296f., gezeigt. Siehe ferner: Fritz Koreny, »A coloured Flower Study by Martin Schongauer and the Development of the Depiction of Nature from Van der Weyden to Dürer«, *Burlington Magazine* 133, Nr. 1062, 1991, S. 588–597. Zu Dürers Naturstudien siehe Fritz Koreny, *Dürer and the Plant and Animal Studies of the Renaissance,* New York 1985 (dt.: *Albrecht Dürer und die Tier- und Pflanzenstudien der Renaissance,* München 1985), sowie die Aufsätze des Bandes *Albrecht Dürer und die Tier- und Pflanzenstudien der Renaissance. Symposium. Jahrbuch der Kunsthistorischen Sammlungen in Wien,* 82/83, 1986/87.

8 Diese Themen werden in meinem Buch *The Mastery of Nature. Aspects of Art, Science and Humanism in the Renaissance,* Princeton 1993, erörtert.

9 Siehe Jan Białostocki, »The Renaissance Concept of Nature and Antiquity«, in: *The Message of Images. Studies in the History of Art,* Wien 1988, S. 64–68 und 246–248.

10 Siehe Ernst H. Gombrich, *Kunst und Illusion,* Stuttgart 1978, S. 141.

11 Siehe allgemein Teresio Pignatti, »The Relationship between German and Venetian Painting in the Late Quattrocento and Early Cinquecento«, in: *Renaissance Venice,* hg. v. J. R. Hale, London 1974, S. 244–273.

12 Siehe Dieter Wuttke, »Dürer and Celtes«, *Journal of Medieval and Renaissance Studies* 10, 1980, S. 73–129, und ders., *Humanismus als integrative Kraft. Die Philosophia des deutschen »Erz-Humanisten« Conrad Celtes. Eine ikonologische Studie zur programmatischen Graphik Dürers und Burgkmairs,* Nürnberg 1985.

13 Siehe Niklas Holzberg, *Willibald Pirckheimer. Griechischer Humanismus in Deutschland,* München 1981.

14 Smith, *Nuremberg: A Renaissance City* (s. Kap. 3, Anm. 8), S. 42.

15 Siehe Karl Giehlow, »Die Hieroglyphenkunde des Humanismus in der Allegorie der Renaissance, besonders der Ehrenpforte Kaisers Maximilians I. Ein Versuch«, *Jahrbuch der Kunsthistorischen Sammlungen des allerhöchsten Kaiserhauses* 32, Teil 1, S. 1–232.

16 Dieses Thema diskutiert im Kontext Rainer Brandl, »Art or Craft? Art and the Artist in Medieval Nuremberg«, in: *Gothic and Renaissance Art in Nuremberg* (s. Kap. 3, Anm. 24), S. 51–60.

17 Siehe Erwin Panofsky, »The History of Human Proportions as a Reflection of the History of Styles«, in: *Meaning in the Visual Arts* (s. Anm. 6), S. 55–107; dt.: »Die Entwicklung der Proportionslehre als Abbild der Stilentwicklung«.

18 Siehe *The Mastery of Nature* (s. Anm. 8).

19 Zu diesem Begriff siehe David Summers, »Contrapposto: Style and Meaning in Renaissance Art«, *Art Bulletin* 59, 1977, S. 336–361. Zur allgemeinen Frage des Verhältnisses von rhetorischen Begriffen zur künstlerischen Komposition siehe Michael Baxandall, *Giotto and the Orators. Humanist Observers of Painting in Italy and the Discovery of Pictorial Composition,* Oxford 1971. Dürer ist sich der

ästhetischen Fragestellungen bewußt, wie sein Exkursus im dritten Buch der *Underweysung der Messung* zeigt. Das Verhältnis dieser Dürerschen Ideen zur italienischen Kunsttheorie behandelt Peter W. Parshall, »Camerarius on Dürer – Humanist Biography as Art Criticism«, in: *Joachim Camerarius (1500–74). Beiträge zur Geschichte des Humanismus im Zeitalter der Reformation/Essays in the History of Humanism during the Reformation,* hg. von Frank Baron, München 1978, S. 11–29.

20 Baxandall, *Limewood Sculptors* (s. Einl., Anm. 14), S. 144. [Anm. d. Red.: Das Zitat ist der deutschen Übersetzung (s. Kap. 3, Anm. 29), S. 153, entnommen.]

21 Dieter Wuttkes Schriften sind eine Ausnahme, siehe beispielsweise »Dürer and Celtes« (s. Anm. 12).

22 Zur Einführung in diesen Themenkreis siehe *Meister um Albrecht Dürer,* Ausst.-Kat., Nürnberg 1961. Zu Dürers Wirkung siehe unten Kapitel 5 und die dort genannten Quellen. Weitere Hinweise bietet *Gothic and Renaissance Art in Nuremberg* (s. Kap. 3, Anm. 24). Obwohl es über diese Künstler reichhaltige Literatur gibt, sind neue Monographien zu manchen von ihnen (zum Beispiel Hans Schäuffelein) ein Desiderat.

23 Siehe *Gothic and Renaissance Art* (s. Kap. 3, Anm. 24), S. 332f., sowie *Circa 1492* (s. Anm. 7), Kat.-Nr. 210, S. 302.

24 Siehe allgemein Lewis Spitz' Beiträge »The Course of German Humanism«, in: *Itinerarium Italicum,* hg. v. H. Obermann und T. Brady Jr., S. 371–436; »Humanism and the Protestant Reformation«, in: *Renaissance Humanism. Foundations, Forms and Legacy* 3, hg. v. A. Rabil, Philadelphia 1988, S. 380–411; »Humanism in Germany«, in: *The Impact of Humanism in Western Europe,* hg. v. Anthony Goodman und Angus Mackay, London und New York 1990, S. 202–219. Zu Nürnberg siehe Smith, *Nuremberg: A Renaissance City* (s. Kap. 3, Anm. 8), der (S. 39–43) auf die Kunst und das Aufkommen des Humanismus besonders eingeht. Siehe ferner zu Nürnberg J. Pfanner, »Geisteswissenschaftlicher Humanismus«, und J. Hoffmann, »Naturwissenschaftlicher Humanismus«, in: *Nürnberg. Geschichte einer europäischen Stadt,* München 1971, S. 127–133 bzw. 134–137.

25 Neben den Arbeiten von Wuttke (s. Anm. 12) siehe Lewis Spitz, *Conrad Celtis: The German Arch-Humanist,* Cambridge, Mass., 1957. Allgemeiner stellt Spitz den Zusammenhang dar in »Humanism in Germany« (s. Anm. 24).

26 Zum Werk Peter Vischers d. J. im Zusammenhang mit dem Humanismus siehe zunächst Heinz Stafskis (unvollständiges) Werk *Der jüngere Peter Vischer,* Nürnberg 1962. Eine Dissertation zu Vischers Zeichnungen hat kürzlich Derek Dreher an der Yale University vorgelegt.

27 Siehe Ludwig Grote, »Die Vorderstube des Sebald Schreyer. Ein Beitrag zur Rezeption der Renaissance in Nürnberg«, *Anzeiger des Germanischen Nationalmuseums Nürnberg,* 1954–1959, S. 43–67.

28 Zu dieser Gruppe und den mit ihr verbundenen Werken siehe Dieter Wuttke, *Die Histori Herculis des Nürnberger Humanisten und Freundes der Gebrüder Vischer Pangratz Bernhaubt gen. Schwenter,* Köln und Graz 1964.

29 Zu Hering siehe P. Reindl, *Studien zu Loy Hering,* Diss. Erlangen 1970. Eine ausführliche neue Monographie über die Dauchers steht noch aus. Siehe aber jetzt Thomas Eser, *Hans Daucher. Augsburger Kleinplastik der Renaissance,* München 1996.

30 *Limewood Sculptors* (s. Einl., Anm. 14), S. 135. [Anm. d. Red.: Das Zitat ist hier der deutschen Übersetzung (s. Kap. 3, Anm. 29), S. 144, entnommen.]

31 Siehe Pierre Bourdieu, *Distinction. A Social Critique of the Judgement of Taste,* London 1986 (aus d. Frz.; dt.: *Die feinen Unterschiede,* Frankfurt am Main 1982).

32 Eine Analyse der Fuggerkapelle im Kontext der beginnenden Renaissance in der deutschen Architektur, einschließlich einer Diskussion des Verhältnisses zu Venedig, bietet Henry Russell Hitchcocks Buch *German Renaissance Architecture,* Princeton 1981, S. 3ff. Siehe jetzt auch Bruno Bushart, *Die Fuggerkapelle bei St. Anna in Augsburg,* München 1994. Anthony Grafton hat mich darauf aufmerksam gemacht, daß auch die in Augsburg vorherrschende welsche Haube ein Beispiel des Synkretismus dieser Zeit ist. Zur Frage der kulturellen und wirtschaftlichen Beziehungen zwischen den Städten Oberdeutschlands und Venedig siehe die Aufsätze im Band *Venedig und Oberdeutschland in der Renaissance. Beziehungen zwischen Kunst und Wirtschaft,* hg. v. Klaus Bergdolt u. a., Sigmaringen 1993.

33 Siehe Baxandall, *Limewood Sculptors* (s. Einl., Anm. 14); das Zitat S. 134. [Anm. d. Red.: Hier der dt. Ausg. (s. Kap. 3, Anm. 29), S. 143, entnommen.]

34 Ebd., S. 135. [In der dt. Ausg. S. 144.]

35 Hulse, *The Rule of Art* (s. Einl., Anm. 39), S. 183, Anm. 21. Hulse meint außerdem (S. 23f.), die Geschichte der Renaissance (wenn man will, die Geschichte der Kultur überhaupt) sei keine Geschichte unmerklicher Übergänge und der Weitergabe kultureller Formen; sie sei vielmehr durch Lücken, Brüche, Mißverständnisse, regionale Färbungen und groteske lokale Varianten bestimmt.

36 Das ist das Thema von Paul Joachimsens klassischer Darstellung *Geschichtsauffassung und Geschichtsschreibung in Deutschland unter dem Einfluß des Humanismus,* Leipzig 1910. Siehe auch Frank L. Borchard, *German Antiquity in Renaissance Myth,* Baltimore und London 1971.

ANMERKUNGEN ZU KAPITEL 5

1 Baxandall, *Limewood Sculptors* (s. Einl., Anm. 14), S. 135–142. [Anm. d. Red.: in der dt. Ausg. (s. Kap. 3, Anm. 29) S. 144–151.]

2 Zu den Implikationen für die Kunst siehe Homolka, *Pozdně gotické umění* (s. Kap. 2, Anm. 17).

3 Siehe Erwin Panofsky, Fritz Saxl, Raymond Klibansky, *Saturn and Melancholy. Studies in the History of Natural Philosophy, Religion and Art,* London und New York 1964 (dt.: *Saturn und Melancholie. Studien zur Geschichte der Naturphilosophie und Medizin, der Religion und der Kunst,* Frankfurt am Main 1992).

4 Zit. n.: Albrecht Dürer, *Schriften und Briefe,* hg. v. Ernst Ullmann, Leipzig 1982, S. 90. Ich folge hier der Argumentation Panofskys, *The Life and Art of Albrecht Dürer,* Princeton 1967 (rev. Ausg.).

5 Siehe Panofsky u. a., *Saturn und Melancholie* (s. Anm. 3). Diese Interpretation findet sich auch in Panofskys *Dürer* (s. Kap. 4, Anm. 4). In neuerer Zeit hat Peter-Klaus Schuster in seinem Werk *Melencolia I. Dürers Denkbild,* 2 Bde., Berlin 1991, die Interpretationen Revue passieren lassen und, auf Panofsky, Saxl und Klibansky aufbauend, eine eigene Interpretation des Stichs und seiner Rezeption vorgetragen, die beanspruchen darf, neben der älteren Arbeit große Beachtung zu finden. Wenn ich Schusters Prämissen recht verstanden habe, behauptet er, der Stich sei leicht lesbar und Agrippa könne als Quelle daher ausgeschieden werden. Die These der leichten Lesbarkeit wird jedoch in allen bisherigen Interpretationen gerade nicht vertreten.

6 Frances A. Yates, *The Occult Philosophy in the Elizabethan Age,* London, Boston und Henley 1979, S. 49–59. Siehe ferner ders., »Chapman and Dürer on Inspired Melancholy«, *The University of Rochester Bulletin* 34, 1981, S. 25–41.

7 Diese Ausführungen basieren auf meinem Aufsatz »Hermeneutics in the History of Art – Remarks on the Reception of Dürer in the Sixteenth and Early Seventeenth Centuries«, in: *New Perspectives on the Art of Renaissance Nuremberg: Five Essays,* hg. v. Jeffrey Chipps Smith, Austin, Texas, 1985, S. 22–39. Hinweise auf Literatur zu den Künstlern und auf Interpretationen ihrer Werke finden sich dort vor allem auf S. 38, Anm. 32ff. Besondere Erwähnung verdienen die ausführliche Arbeit von Linda Hults Boudreau, *Hans Baldung Grien and Albrecht Dürer. A Problem in Northern Mannerism,* Diss. University of North Carolina 1978, und ihre weiteren Publikationen. Auch Schusters *Melencolia I* (s. Anm. 5) behandelt viele der hier angesprochenen Bilder und ihre Rezeption. In einem Werk mit anders gelagertem Interesse an der Dürerrezeption, das mir erst nach Fertigstellung meines Manuskriptes zugänglich war, hat Joseph Leo Koerner manche der hier und anderswo, besonders gründlich bei Schuster angesprochenen Themen wieder aufgegriffen: *The Moment of Self-Portraiture,* Chicago und London 1993. In meinen Text ist zudem vieles eingeflossen, was ich in zahlreichen unveröffentlichten Vorlesungen seit 1980 an der Princeton University vorgebracht habe.

8 Zu Cranach siehe *Lucas Cranach. Gemälde, Zeichnungen, Druckgraphik,* Ausst.-Kat., Basel 1974; Werner Schade, *Die Malerfamilie Cranach,* Dresden 1983. Siehe auch *Lucas Cranach: Ein Maler-Unternehmer* (s. Kap. 3, Anm. 14); *Unternehmen aus Gotteswort und Menschenbild. Werke von Cranach und seinen Zeitgenossen,* Ausst.-Kat., Gotha 1994.

9 Zu Albrecht von Brandenburg und den von ihm geförderten Werken siehe *Albrecht von Brandenburg. Kurfürst, Erzkanzler, Kardinal,* Ausst.-Kat., hg. v. Berthold Roland, Mainz 1990.

10 Meiner Darstellung der Kunstförderung Albrechts und ähnlicher Phänomene liegen folgende Werke zugrunde: Eberhard Rühmer, »Die Meister der Hallischen Dom-Skulpturen«, *Zeitschrift für Kunstgeschichte* 21, 1958, S. 209–224; Heinrich L. Nickel, *Der Dom zu Halle,* Leipzig 1963 (Das christliche Denkmal 63/64); Ulrich Steinmann, »Der Bilderschmuck der Stiftskirche zu Halle. Cranachs Passionszyklus und Grünewalds Erasmus-Mauritius-Tafel«, *Staatliche Museen zu Berlin: Forschungen und Berichte* 11, 1968, S. 69–104; Rolf Hünicken, *Halle in der mitteldeutschen Plastik und Architektur der Spätgotik und Frührenaissance 1450–1550,* Halle 1936; Hans Joachim Krause, »Das erste Auftreten italienischer Renaissance-Motive in der Architektur Mitteldeutschlands«, *Acta Historiae Artium* 13, 1967, S. 99–114; Ernst Ullmann, »Zur Rezeption der Renaissance in Sachsen und zu den gesellschaftlichen Grundlagen der deutschen Frührenaissance«, wieder in: *Von der Romanik bis zum Historismus* (s. Kap. 2, Anm. 21), S. 137–142. Siehe ferner Andreas Tacke, *Der katholische Cranach,* Mainz 1992.

11 Zu der Stellung des Adels in Österreich siehe *Adel im Wandel. Politik, Kultur, Konfession 1500–1700,* Ausst.-Kat., Rosenburg 1990.

12 Siehe R. J. W. Evans, »Calvinism in East Central Europe. Hungary and her Neighbours, 1500–1700«, in: *International Calvinism 1541–1715*, hg. v. Menna Prestwich, Oxford 1986, S. 167–196.

13 Eine gute Einführung in die reichhaltige Literatur zum Thema Reformation und Kunst bietet Linda B. und Peter Parshalls Werk *Art and the Reformation. An Annotated Bibliography*, Boston 1985; siehe ferner Carl C. Christensen, »Reformation and Art«, in: *Reformation Europe. A Guide to Research*, hg. v. Steven Ozment, St. Louis 1982, S. 249–270. Einen guten Überblick in englischer Sprache liefert Christensen, *Art and the Reformation in Germany*, Athens, Ohio, 1979.

14 Zum Bildersturm siehe David Freedberg, *Iconoclasm in the Revolt of the Netherlands 1566–1609*, New York 1988; ders., »The Problem of Images in Northern Europe and its Repercussions in the Netherlands«, *Hafnia*, 1976, S. 25–45; Ernst Ullmann, »Bildersturm und bildende Kunst im XVI. Jahrhundert«, ebd., S. 46–54; sowie die Sammelbände *Iconoclasm*, hg. v. Judith Herrin, Birmingham 1977, und *Bilder und Bildersturm im Spätmittelalter und der frühen Neuzeit*, hg. v. R.W. Scribner und Martin Warnke, Wiesbaden 1990 (Wolfenbütteler Forschungen, 46).

15 Siehe Dehio, »Krisis« (s. Kap. 3, Anm. 3); G. Stuhlfauth, »Künstlerstimmen und Künstlernot aus der Reformationsbewegung«, *Zeitschrift für Kirchengeschichte* 56, 1937, S. 498–514; Carl Christensen, »The Reformation and the Decline of German Art«, *Central European History* 6, 1973, S. 207–232. Eine der älteren, abweichenden Stimmen, wenn auch nicht die eines Kunsthistorikers, ist Karl Holl, *Die kulturelle Bedeutung der Reformation*, Leipzig 1911. Zur weiteren Entwicklung siehe *Gegen den Strom* (s. Kap. 4, Anm. 12).

16 Neben dem Werk von Christensen sind die folgenden neueren Arbeiten zu verschiedenen Fragen der Reformation und der Kunst zu nennen: *Kunst der Reformationszeit*, Ausst.-Kat., Berlin 1983; *Luther und die Folgen für die Kunst*, Ausst.-Kat., Hamburg 1983; *Von der Macht der Bilder*, hg. v. Ernst Ullmann, Leipzig 1983; Jakub Pokora, *Sztuka w służbie Reformacji. Śląskie ambony 1550–1650*, Warschau 1982; Jan Harasimowicz, *Treści i funkcje ideowe sztuki śląskiej Reformacji 1520–1650*, Wrocław 1986; Sergiusz Michalski, *Protestanti a Sztuka*, Warschau 1989 (rev. engl. Übers.: *The Reformation and the Visual Arts. Image Question in Western and Eastern Europe*, London und New York 1993); Jan Harasimowicz, *Mors Janua Vitae. Śląskie epitafia i nagrobki wieku reformacji*, Wrocław 1992. Harasimowicz bereitet eine größere Studie zu diesem Thema vor. Zu Cranach siehe Tacke, *Der katholische Cranach* (s. Anm. 10).

17 Zur protestantischen Bildpropaganda siehe Robert W. Scribner, »Reformatorische Bildpropaganda«, in: *Historische Bildkunde. Probleme – Wege – Beispiele*, hg. v. Brigitte Tolkemitt und Rainer Wohlfeil, Berlin 1991, S. 83–106.

18 Dieses Thema wurde am gründlichsten am Beispiel Nürnbergs untersucht; siehe Christiane Andersson, »Polemical Prints in Reformation Nuremberg«, in: *New Perspectives on the Art of Renaissance Nuremberg* (s. Anm. 7), S. 41–62; ferner Moxey, *Peasants, Warriors and Wives* (s. Kap. 2, Anm. 39), S. 19–34 (jeweils mit weiteren Hinweisen auch zur deutschsprachigen Forschungsliteratur).

19 Das beste Buch zu diesem Thema ist nach wie vor Robert Scribners *For the Sake of Simple Folk. Popular Propaganda for the German Reformation*, Cambridge 1981.

20 Zu den ersten gedruckten Büchern in Ungarisch siehe *Matthias Corvinus und die Renaissance in Ungarn* (s. Kap. 1, Anm. 27), Kat.-Nrn. 889f., S. 721f.; siehe auch S. 695f., wo die Betonung allerdings auf den nationalen Aspekt gelegt wird. Diese Werke werden behandelt in *A History of Hungarian Literature*, Budapest 1982.

21 Neben den in Anm. 8 genannten Werken siehe Werner Schade, »Die Epitaphbilder Lucas Cranachs d. J.«, in: *Ze studiów nad sztuka XVI wieku na Śląsku i w krajach sąsiednich*, Wrocław 1968, S. 63–76. Siehe ferner Katerzyna Cieślak, *Epitafia obrazowe w Gdański XV–XVII w.*, Wrocław, Warszawa, Kraków 1993; dies., *Kościół – Cmentarzem. Sztuka nagrobna w Gdańsku (XV–XVIII wieku)*, Gdańsk 1992; Karin Tebbe, »Epitaphien aus dem Weserraum um 1600«, in: *... uns und unseren Nachkommen zu Ruhm und Ehre ...*, Marburg 1992 (Materialien zur Kunst- und Kulturgeschichte in Nord- und Westdeutschland 6), S. 9–67.

22 Eine gute Zusammenfassung der in diesem und dem vorhergehenden Absatz angesprochenen Themen bei Christensen, *Art and the Reformation in Germany* (s. Anm. 13).

23 Neben den in Anm. 8, 21 und 22 genannten Arbeiten, auf die sich die vorhergehenden Absätze stützen, siehe Christiane D. Andersson, »Religiöse Bilder Cranachs im Dienste der Reformation«, in: *Humanismus und Reformation als kulturelle Kräfte in der deutschen Geschichte. Ein Tagungsbericht*, hg. v. Lewis W. Spitz, Berlin und New York 1981, S. 43–79.

24 Neben Harasimowicz, *Mors Janua Vitae* (s. Anm. 16) siehe ders., »Lutherische Bildepitaphien als Ausdruck des ›allgemeinen Priestertums der Gläubigen‹ am Beispiel Schlesiens«, in: *Historische Bildkunde* (s. Anm. 17), S. 135–164, sowie ders., »Tod, Begräbnis und Grabmal im Schlesien des 16. und

17. Jh.«, *Acta Poloniae Historica* 65, 1992, S. 5–54 (jeweils mit weiterführenden Literaturhinweisen). Umfassend in bezug auf Schlesien wurde das Thema behandelt von Bożena Steinborn, »Małowane epitafia mieszczańskie na Śląsku 1520–1620«, *Roczniki Sztuki Śląski* 4, 1967, S. 7–138 (mit Zusammenfassungen in Deutsch und Französisch).

25 Das wird herausgestellt von Jan Harasimowicz, »Rola Sztuki w religijnich i spolecznych konfliktach wieku Reformacji na Śląsku«, *Rocznik Historii Sztuki* 18, 1990, S. 31–95 (mit Zusammenfassung in Französisch).

26 Siehe Peter Poscharsky, *Die Kanzel: Erscheinungsform im Protestantismus bis zum Ende des Barocks,* Gütersloh 1963; Pokora, *Sztuka w służbie Reformacji* (s. Anm. 16).

27 Darauf folgte eine Reihe von Kirchen in Gotha, Freiberg, Dresden, Schwerin und Augustusburg. Es entwickelten sich zwei Typen: Einmal werden die Emporen von übereinanderstehenden Säulen, das andere Mal von übereinanderstehenden Arkaden gestützt. Einen Überblick bietet Hans-Joachim Krause, *Die Schloßkapellen der Renaissance in Sachsen,* Berlin 1970.

28 Siehe *Renaissance in Böhmen* (s. Kap. 2, Anm. 18), S. 193–195, Abb. 139–141.

29 Siehe Horst Stierhof, *Wand- und Deckenmalereien des Neuburger Schlosses im 16. Jahrhundert,* München 1972.

30 Zu diesen Bauwerken und den protestantischen Kapellen allgemein siehe Hitchcock, *German Renaissance Architecture* (s. Kap. 4, Anm. 32).

31 Philipp Melanchthon, *Encomium eloquentiae* (zit. n.: *Werke in Auswahl,* hg. v. R. Stupperich, Bd. 3, S. 46), in: ders., *Glaube und Bildung. Texte zum christlichen Humanismus,* übers. und hg. v. Günter R. Schmidt, Stuttgart 1989, S. 152–154: Et quemadmodum in fingendis corporibus ea demum elegantia est, ubi iusta proportione membra omnia inter se consetiunt, si quid secus facias, monstrosum erit, ita cum germanam orationis speciem nova compositione deformaveris, monstrosam plane atque ineptam facies. [Und wie bei der plastischen Darstellung von Körpern sich Schönheit darin zeigt, daß alle Glieder im rechten Verhältnis untereinander zusammenstimmen, und bei Abweichungen davon Ungeheuer entstehen, so wird auch die Sprache monströs und albern, wenn man ihre ursprüngliche Gestalt durch neuartige Bildungen verformt.]

32 Siehe den Kommentar zu dieser Passage in William S. Heckscher, »Melancholia (1541). An Essay in the Rhetoric of Description by Joachim Camerarius«, Ausgabe, Übersetzung und Anmerkungen, in: *Joachim Camerarius* (s. Kap. 4, Anm. 19), S. 31–120.

33 Eine Diskussion dieses Zusammenhangs im Verhältnis zur Ausbreitung der Melanchthonschen Pädagogik und weitere Literaturhinweise finden sich in meinem Aufsatz »The Eloquent Artist. Towards an Understanding of the Stylistics of Painting at the Court of Rudolf II«, *Leids Kunsthistorisch Jaarboek* 1, 1982, S. 119–148. Eine revidierte und auf den neuesten Stand gebrachte Fassung unter dem Titel »Perspectives on Prague: Rudolfine Stylistics Revisited« in *Rudolf II and Prague. The Court and the City,* Ausst.-Kat., hg. v. E. Fučíková u. a., Prag 1997, S. 96–106.

ANMERKUNGEN ZU KAPITEL 6

1 Siehe die Diskussion dieser Themen in meiner Einleitung zu *Art and Architecture in Central Europe 1550–1620* (s. Einl., Anm. 4). Eine neuere Behandlung dieser Fragen im Ausstellungskatalog *Renaissance der Renaissance,* Lemgo 1992.

2 Jeffrey Chipps Smith hat dieses Material jetzt in seinem Buch *German Sculpture of the Later Renaissance* (s. Kap. 3, Anm. 25) gewürdigt. Ich danke Professor Smith dafür, daß ich das Typoskript vor der Drucklegung lesen durfte; seine Schrift führt die hier vorgetragenen Beobachtungen näher aus.

3 Diese Fragen sind bislang nicht umfassend behandelt worden; einen Überblick bietet der Sammelband *Sztuka miast i mieszczaństwa* (s. Kap. 3, Anm. 45).

4 In *Renaissance in Böhmen* (s. Kap. 2, Anm. 18), S. 18f., bemerkt F. Seibt, daß es nicht leicht sei, zu bestimmen, ob das 16. Jahrhundert für die Einwohner Böhmens eine gute oder eine schlechte Zeit gewesen sei.

5 Einer der wenigen Versuche zu diesem Thema ist Klaus G. Püttmanns Aufsatz »Das Motiv des Bauherrn – Anmerkungen zur bürgerlichen Selbstdarstellung in der Architektur des 16. Jahrhunderts«, in: *Renaissance im Weserraum,* München und Berlin 1989, S. 210–235, der auch auf die ökonomischen Verhältnisse eingeht. Diese Informationen müssen genau mit Studien zu anderen Regionen verglichen werden; siehe dazu etwa den Ausstellungskatalog *Die Renaissance im deutschen Südwesten zwischen Reformation und Dreißigjährigem Krieg,* 2 Bde., Heidelberg 1986. Organisation und materielle Kultur der Prager Bürgerhäuser im späten 16. Jahrhundert sind Thema der 1995 an der New York University

fertiggestellten Dissertation *House, Home & Neighborhood on the Eve of White Mountain. Material Culture and Daily Life in the New City of Prague* von James Palmitessa. Diese Themen werden auch in *Rudolf II and Prague* (s. Kap. 5, Anm. 33) angesprochen.

6 Diese berühmte These stammt von Robert S. Lopez, »Hard Times and Investment in Culture«, in: ders., *The Renaissance. Six Essays,* New York und Evanston 1962 (erstm. New York 1953), S. 29–54. In einem anderen Kontext wird diese These erneut von Michael North aufgegriffen: *Kunst und Kommerz im goldenen Zeitalter. Zur Sozialgeschichte der niederländischen Malerei des 17. Jahrhunderts,* Köln, Weimar, Wien 1993.

7 Siehe Richard Goldthwaite, *The Building of Renaissance Florence. An Economic and Social History,* Baltimore und London 1980, dessen Argumentation ich hier zusammenfasse.

8 Diese These gehört selbstverständlich in den Umkreis von Max Webers Buch *Die protestantische Ethik und der Geist des Kapitalismus,* erstm. Tübingen 1920, das eine breite Debatte auslöste. Eine scharfe Kritik bietet Kurt Samuelsson, *Religion and Economic Action,* New York 1961. Meiner Ansicht nach hat sich diese Debatte bisher noch nicht hinreichend auf spezifische historische Beispiele bildender Kunst eingelassen.

9 Eine der wenigen Spezialstudien zur Entwicklung der Kunstförderung in einer bestimmten Stadt ist Jeffrey Chipps Smith' Beitrag »The Transformations in Patrician Tastes in Renaissance Nuremberg«, in: *New Perspectives on the Art of Renaissance Nuremberg* (s. Kap. 5, Anm. 7), S. 83–100. Auch Smith' Buch *Nuremberg: A Renaissance City* (s. Kap. 3, Anm. 8) informiert über die Wirkung der Künste zu Beginn der Lutherzeit. Die deutsche Plastik nach 1530 behandelt Smith' neues Buch *German Sculpture of the Later Renaissance* (s. Kap. 3, Anm. 25).

10 Hubertus Günther u. a., *Deutsche Architekturtheorie zwischen Gotik und Renaissance,* Darmstadt 1988, spricht manche dieser Themen an. Siehe ebenso Hanno-Walter Kruft, *Geschichte der Architekturtheorie von der Antike bis zur Gegenwart,* München 1988; in den Kapiteln 14 und 15 werden das 17. und 18. Jahrhundert behandelt.

11 Zur böhmischen Architektur des mittleren 16. Jahrhunderts bieten Informationen und Abbildungsmaterial: Eva Šamanková, *Architektura České Renesance,* Prag 1961; Jarmila Krčálová in J. Hořejší u. a., *Die Kunst der Renaissance und des Manierismus in Böhmen,* Prag 1979; dies. in *Dějiny Českého výtvarného umění. Od Počátku renesance do záveru baroka,* Bd. 2, Prag 1989, Teil 1; sowie *Renaissance in Böhmen* (s. Kap. 3, Anm. 18).

12 Zum Wirken italienischer Künstler in Prag zur Zeit der Renaissance und danach siehe Pavel Preiss, *Italšti umělci v Praze. Renesance, Manyrismus, Baroko,* Prag 1986 (mit Zusammenfassung in Französisch).

13 Siehe aus jüngerer Zeit zum Beispiel James S. Ackerman, *The Villa. Form and Ideology of Country Houses,* Princeton 1990.

14 Beispielsweise im Jahre 1570; siehe dazu mein Buch *Variations on the Imperial Theme in the Age of Maximilian II and Rudolf II,* New York und London 1978, S. 28–33.

15 Siehe dazu Eliška Fučíková, »Zur Konzeption der rudolfinischen Sammlungen«, in: *Prag um 1600. Beiträge zur Kunst und Kultur am Hofe Rudolfs II.,* hg. v. Eliška Fučíková, Freren 1988, S. 59–62.

16 Zu diesem Gebäude siehe Earl Rosenthal, *The Palace of Charles V in Granada,* Princeton 1985.

17 Siehe Renate Wagner-Rieger, *Das Schloß zu Spittal an der Drau in Kärnten,* Wien 1962.

18 Ausführlich dazu Onians, *Bearers of Meaning* (s. Einl., Anm. 25).

19 Olga Frejková, *Palladianismus v České Renesance,* Prag 1941, stellte als erste Wolmuts Klassizismus heraus.

20 Zu diesem und anderen Zentralbauten in Böhmen siehe Jarmila Křcálová, *Centrální Stavby České Renesance,* Prag 1974 (mit Zusammenfassung in Deutsch). Zu Ferdinand II. von Tirol und seinem Verhältnis zu den Künsten sowie zur Forschungsliteratur zum Thema zusammenfassend Christian Gries, »Erzherzog Ferdinand von Tirol. Konturen einer Sammlerpersönlichkeit«, *Frühneuzeit-Info* 4, 1993, S. 162–173.

21 Dies wie in meiner Rezension (*Art Bulletin* 58, 1978, S. 163–169) als Entgegnung auf Białostocki, *Art of the Renaissance in Eastern Europe* (s. Einl., Anm. 15), der auf S. 74 für die Isolation der Habsburger argumentiert.

22 Zu Maggis Bauten und diesen Verbindungen siehe Jarmila Krčálová, *Renesanční Stavby B. Maggiho v Čechách a na Moravě,* Prag 1986.

23 Die Arbeit an diesem bedeutenden Bauwerk, dessen Restaurierung geplant ist, schreitet fort. Die beste neuere Studie, mit weiteren Literaturhinweisen, ist Hilda Lietzmanns Buch *Das Neugebäude in Wien. Sultan Süleymans Zelt – Kaiser Maximilians II. Lustschloß,* München und Berlin 1987. Siehe ferner die Aufsätze von Eva-Maria Höhle, Gottfried Holzschuh, Renate Holzschuh-Hofer, Gerhard

Seebach und Margit Schreiber in *Fürstenhöfe der Renaissance. Giulio Romano und die klassische Tradition,* Wien 1989, S. 356–377.

24 Zu den Denkmälern der Renaissance in Österreich siehe Rupert Feuchtmüllers Überblick »Die Architektur der Renaissance in Österreich« in: *Renaissance in Österreich,* hg. v. Rupert Feuchtmüller, 1974, S. 185–195; siehe auch ders., »Die Architektur«, in: R. Feuchtmüller, Peter von Baldass, Wilhelm Mrazek, *Renaissance in Österreich,* Wien und Hannover 1966, S. 5–40; zu Ungarn siehe Rósza Feuer-Tóth, *Renaissance Architecture in Hungary,* Budapest 1977.

25 Die Literatur zu diesem wichtigen Schloß ist in den letzten Jahrzehnten sehr gewachsen. Siehe neben den Hinweisen in Lietzmann, *Neugebäude* (s. Anm. 23), Jarmila Krčálová, *Zámek v Bučovice,* Prag 1979, sowie ihre Bemerkungen in *Dějiny Českého výtvarného umění* (s. Anm. 11).

26 Siehe die Analyse von Reinhart Koselleck in seinem Buch *Vergangene Zukunft. Zur Semantik geschichtlicher Zeiten,* Frankfurt am Main, 3. Aufl. 1995 (erstm. 1979).

27 Siehe H. Thoma und H. Brunner, *Stadtresidenz Landshut,* München 1956 (2. Aufl.).

28 Am umfassendsten dazu *Schloß Schallaburg,* hg. von Rupert Feuchtmüller, Wien und St. Pölten 1975. Zu den Arkadenhöfen im allgemeinen siehe Elisabeth Plonner, *Arkadenhöfe nördlich der Alpen. Zur Entwicklungsgeschichte eines Typus in der Profanarchitektur,* München 1989.

29 Das Beispiel Sachsens behandelt Carl C. Christensen, *Princes and Propaganda,* Kirksville, Missouri, 1992.

30 Neben den im vorigen Kapitel zu Halle angeführten Werken ist Hitchcocks *German Renaissance Architecture* (s. Kap. 4, Anm. 32) immer noch der beste Überblick zur deutschen Architektur des 16. Jahrhunderts in englischer Sprache. Neben den älteren Werken der deutschen Kunstwissenschaft bieten einige Bildbände eine Übersicht, beispielsweise Georg J. Reimann und Klaus G. Beyer, *Renaissance,* Leipzig 1966, oder Hans-Joachim Kaddatz, *Deutsche Renaissancebaukunst,* Berlin 1983.

31 Beispiele dafür sind das Grabmal des Rochus von Lynar in der Spandauer Nikolaikirche (s. Abb. S. 148) oder die Arbeiten des Schenck von Schweinsberg in Berlin, Magdeburg, Halberstadt und anderswo.

32 Siehe Monika Meine-Schawe, *Die Grablege der Wettiner im Dom zu Freiberg. Die Umgestaltung des Domchores durch Giovanni Maria Nosseni,* München 1989.

33 Zur Dresdner Plastik siehe Walther Hentschel, *Dresdener Bildhauer des 16. und 17. Jahrhunderts,* Weimar 1966. Die sächsische Architektur müßte noch eingehender bearbeitet werden. Zum Dresdner Schloß siehe den Ausstellungskatalog *Das Dresdener Schloß. Monument sächsischer Geschichte und Kultur,* Dresden 1989. Siehe ferner Ulrike Heckner, *Im Dienst der Fürsten und Reformatoren. Fassadenmalerei an den Schlössern in Dresden und Neuburg an der Donau im 16. Jahrhundert,* München und Berlin 1995.

34 Zu Schwerin siehe Walter Ohle u. a., *Schwerin,* Leipzig 1984, S. 46ff.

35 Andere bemerkenswerte Bauten, deren Formen eine Mittellage zwischen den rivalisierenden Höfen von Wismar und Güstrow zu signalisieren scheinen, befinden sich in Gadebusch und Schwerin. Abbildungen dazu in den in Anm. 30 genannten Werken.

36 Ein ähnliches Muster des Neubaus nach Feuersbrünsten läßt sich in den vierziger und fünfziger Jahren des 16. Jahrhunderts in Böhmen und Mähren in Pelhřimov (Pilgram), Telč (Teltsch), Třeboň (Wittingau) und Jihlava (Iglau) beobachten. Zu diesem Abschnitt siehe Krčálová in *Dějiny Českého výtvarného umění* (s. Anm. 11); Macek, *Jagellonský věk* (s. Kap. 2, Anm. 17), bietet auf S. 321 f. eine Übersicht über die zahlreichen Feuersbrünste in böhmischen Städten in den Jahren zwischen 1479 und 1526.

37 Jerzy Kowalczyk, *Zamość, Città ideale in Polonia. Il fondatore Jan Zamoyski e l'architetto Bernardo Morando,* Wrocław u. a. 1986, bietet eine gute Einführung. Jakob Goldberg verdanke ich die Information, daß Jan Zamoyski sephardische Juden aus Italien nach Zamość holte; eine italisierende Architektur wurde also vielleicht auch deshalb für die Synagoge gewählt, um der neuen Bevölkerung ein Heimatgefühl zu geben. Es bleibt jedoch interessant, daß wegen des Schutzverhältnisses, in dem die Juden zu polnischen Adligen standen, die meisten Synagogen in Magnatenstädten in Polen von Architekten im Dienst adliger Höfe errichtet wurden.

38 Die historischen Umstände behandelt Josef Janáček, *České Dějiny. Doba Předbělohorská,* 2 Bde., Prag 1968 bzw. 1984; siehe auch F. Seibt in *Renaissance in Böhmen* (s. Kap. 2, Anm. 18), S. 20–22.

39 Zit. n. Nikolaus und Rosemarie Zaske, *Kunst in Hansestädten,* Leipzig 1985, S. 88.

40 Zur Tätigkeit von Vredeman de Vries in Danzig siehe Eugeniusz Iwanoyko, *Gdański okres Hansa Vredemanna de Vriesa,* Poznań 1963; zu seiner Tätigkeit in Wolfenbüttel siehe Friedrich Thöne, »Hans Vredemann de Vries in Wolfenbüttel«, *Braunschweigisches Jahrbuch* 41, 1960, S. 47–68; in Prag schließlich mein Buch *The School of Prague. Painting at the Court of Rudolf II,* Chicago und London 1988, S. 287–291. Zu Opbergen siehe Eugeniusz Gasiriowski, »Anthonis van Opbergen«, *Hafnia,* 1976,

S. 71–90. Den Gebrauch niederländischer Musterbücher diskutiert Barbara Uppenkamp, die eine Dissertation zu diesem Thema an der Universität Hamburg geschrieben hat, in ihrem Aufsatz »Roll- und Beschlagwerk der Weserrenaissance«, in: *Baudekoration als Bildungsanspruch* (Materialien zur Kunst- und Kulturgeschichte in Nord- und Westdeutschland 6), Marburg 1993, S. 9–48.

41 Siehe beispielsweise Białostocki, »Mannerism and the Vernacular« (s. Kap. 1, Anm. 41); und ders., *The Art of the Renaissance in Eastern Europe* (s. Einl., Anm. 15). Meine Bemerkungen hier wiederholen zum Teil Feststellungen aus meiner Rezension von Białostockis Buch im *Art Bulletin* (s. Anm. 21).

ANMERKUNGEN ZU KAPITEL 7

1 Siehe von der Osten und Vey, *Painting and Sculpture in Germany and the Netherlands* (s. Kap. 2, Anm. 1), S. 254 f.; dt.: Gert von der Osten, *Deutsche und niederländische Kunst der Reformationszeit,* Köln 1973.

2 Eine Einführung in diese Werke gibt Julius von Schlosser[-Magnino], *La letteratura artistica,* übers. v. Filippo Rossi, 3. verb. Aufl. v. Otto Kurz, Florenz und Wien 1964 (Nachdr. 1967), S. 276–280. Panofsky, »History of Human Proportions« (s. Kap. 4, Anm. 17), S. 104 ff., verweist geringschätzig auf diese Texte; sie verdienen mehr Beachtung.

3 Werke aus Nürnberg werden in *Gothic and Renaissance Art in Nuremberg* (s. Kap. 3, Anm. 24) vorgestellt; siehe auch Smith, *Nuremberg. A Renaissance City* (s. Kap. 3, Anm. 8), und von der Osten und Vey, *Painting and Sculpture* (s. Kap. 2, Anm. 1). Selbstverständlich gibt es auch deutsche Literatur über dieses Thema, auf die diese Bände verweisen.

4 Es gibt in englischer Sprache erstaunlich wenig Veröffentlichungen zur Frühgeschichte des Sammelns: siehe Niels van Holst, *Creators, Collectors and Connoisseurs,* übers. v. Brian Battershaw, London 1967. Eine gute Einführung gibt Elisabeth Scheicher, *Die Kunst- und Wunderkammer der Habsburger,* Wien, München, Zürich 1979. Ein Überblick über habsburgische Sammlungen liegt jetzt vor in meinem Aufsatz »From Treasury to Museum: The Collections of the Austrian Habsburgs«, in: *The Cultures of Collecting,* hg. v. Roger Cardinal und John Elsner, London 1994, S. 137–154. Auch wenn Werner Pallavicini in seinem Aufsatz »The Court of the Dukes of Burgundy. A Model for Europe« in: *Princes, Patronage and Nobility* (s. Kap. 2, Anm. 1), S. 69–102, diesen Eindruck abzuschwächen versucht, ist die Wirkung von Burgund auf die Habsburger im besonderen und auf die mitteleuropäischen Höfe und Beobachter im allgemeinen schwer abzustreiten. Die allgemein verbreitete Ansicht über den kulturellen Einfluß Burgunds ist zusammengefaßt in C. A. J. Armstrongs Aufsatz »The Golden Age of Burgundy. Dukes that Outdid Kings«, in: *The Courts of Europe. Politics, Patronage and Royalty 1400–1800,* hg. v. A. G. Dickens, London 1977, S. 55–75. Siehe jetzt auch allgemein *Verzamelen. Van rariteitenkabinet tot kunstmuseum,* hg. v. Ellinoor Bergvelt, Debora J. Meijers und Mieke Rijnders, Heerlen 1993.

5 Dazu äußert sich Scheicher (s. Anm. 4), S. 37. Siehe auch Burke, *Historical Anthropology* und *History and Social Theory;* dt.: *Soziologie und Geschichte,* übers. v. Johanna Friedmann, 1989.

6 Siehe Pallavicini, »The Court of the Dukes of Burgundy« (s. Anm. 4), S. 75 f.

7 Siehe Lhotsky, »Geschichte der Sammlungen« (s. Kap. 2, Anm. 27), S. 14 ff. Siehe auch meine Bücher *Variations on the Imperial Theme in the Age of Maximilian II and Rudolf II,* New York und London 1978, und *The Mastery of Nature* (s. Kap. 4, Anm. 8).

8 Julius von Schlosser, *Die Kunst- und Wunderkammer der Frührenaissance,* Leipzig 1908 (1. Ausg.).

9 Siehe *The Age of the Marvelous,* hg. v. Joy Kenseth, Ausst.-Kat., Hanover, N. H., 1991. Der Band behandelt das Sammeln als gesamteuropäisches Phänomen und gibt neuere Literatur zu diesem Thema an.

10 Saba da Castiglione, *Ricordi, ne quali si ragiona di tutte le materie che si ricercano a un vero gentil'huomo,* Venedig 1554 (erstm. 1540). Kurze Ausschnitte aus diesem Werk, darunter auch die hier angesprochene Passage, bieten Robert Klein und Henri Zerner, *Italian Art 1500–1600. Sources and Documents,* Evanston, Illinois, 1989, S. 23–25.

11 In diesem und den folgenden Abschnitten greife ich Argumente aus *The School of Prague* (s. Kap. 6, Anm. 40), S. 11–17, und Kap. 7 von *The Mastery of Nature* (s. Kap. 4, Anm. 8) auf. Spätere Beispiele nennt Hubert Ch. Ehalt, *Ausdrucksformen absolutistischer Herrschaft. Der Wiener Hof im 17. und 18. Jahrhundert* (Sozial- und wirtschaftshistorische Studien 14), München 1980 (mit weiteren Literaturhinweisen).

12 *Schatzkammer der Residenz,* hg. v. H. Brunner, München 1979, S. 7–18.

13 Lhotsky, »Geschichte der Sammlungen« (s. Kap. 2, Anm. 27), S. 285 ff.

14 Angeführt bei Rudolf Distelberger, »The Habsburg Collections in Vienna during the Seventeenth Century«, in: *The Origins of Museums. The Cabinet of Curiosities in Sixteenth- and Seventeenth-Century Europe,* hg. v. Oliver Impey und Arthur Macgregor, Oxford 1983, S. 40; auch bei Lhotsky, »Geschichte der Sammlungen« (s. Kap. 2, Anm. 27), S. 302. Das Original wurde veröffentlicht von H. Zimmermann, »Acten und Regesten aus dem Archiv des k. k. Ministeriums des Inneren«, *Jahrbuch der Kunsthistorischen Sammlungen des Allerhöchsten Kaiserhauses* 7, Teil 2, 1888, S. LXII, Nr. 4701.

15 Barbara Gutfleisch und Joachim Menzhausen, »›How a Kunstkammer should be formed‹. Gabriel Kaltemarckt's Advice to Christian I of Saxony on the Formation of an Art Collection, 1587«, *Journal of the History of Collections* 1, 1989, S. 3–32.

16 Siehe Bruce T. Moran, »Wilhelm IV of Hesse-Kassel. Informal Communication and the Aristocratic Context of Discovery«, in: *Scientific Discovery: Case Studies,* hg. v. Thomas Nickles (Boston Studies in the Philosophy of Science 60), Dordrecht, Boston, London 1978, bes. S. 70–73.

17 Über Stradas Aktivitäten siehe Renate von Busch, *Studien zu süddeutschen Antikensammlungen des 16. Jahrhunderts,* Diss. München 1975. Eine umfassende Untersuchung wird gerade von Dirk Jacob Jansen fertiggestellt; von seinen Aufsätzen über dieses Thema seien genannt: »Jacopo Strada, Antiquario della Sacra Caesarea Maestá«, *Leids Kunsthistorisch Jaarboek* 1, 1982, S. 57–70; »Example and Examples. The Potential Influence of Jacopo Strada on the Development of Rudolphine Art«, in: *Prag um 1600. Beiträge* (s. Kap. 6, Anm. 15), S. 132–146; »Der Mantuaner Antiquarius Jacopo Strada«, in: *Fürstenhöfe der Renaissance* (s. Kap. 4, Anm. 23), S. 308–322; »The Instruments of Patronage. Jacopo Strada at the Court of Maximilian II. A Case Study«, in: *Kaiser Maximilian II. Kultur und Politik im 16. Jahrhundert,* hg. v. Friedrich Edelmayer und Alfred Kohler, Wien und München 1992, S. 182–200.

18 Gutfleisch und Menzhausen, »How a Kunstkammer should be formed« (s. Anm. 15).

19 Allgemein dazu Francis Haskell und Nicholas Penny, *Taste and the Antique,* New Haven und London 1981; P. P. Bober, *Renaissance Artists and Antique Sculpture,* London 1986.

20 Siehe dazu *The School of Prague* (s. Kap. 6, Anm. 40); die tatsächliche Präsentation damaliger Sammlungen wird in den Aufsätzen in *Origins of Museums* (s. Anm. 14) behandelt; siehe auch *Verzamelen* (s. Anm. 4).

21 Gute Abbildungen dieser Art Gegenstände bietet Scheicher, *Die Kunst- und Wunderkammer der Habsburger* (s. Anm. 4); ferner *Prag um 1600,* Ausst.-Kat., Essen und Wien 1988. Zu Dresden siehe Joachim Menzhausen, *Dresdener Kunstkammer und Grünes Gewölbe,* Leipzig und Wien 1977.

22 Siehe Frances A. Yates, *The Art of Memory,* London 1966; ders., *Theatre of the World,* London und Chicago 1969; Paolo Rossi, *Clavis Universalis,* Mailand 1960; und mit Bezug auf die Kunstkammer meine »Remarks on the Collections of Rudolf II. The *Kunstkammer* as a Form of *Representatio«, Art Journal* 38, 1978, S. 22–28; neuere Literatur und Auffassungen über dieses Thema werden in meinem Buch *The Mastery of Nature* (s. Kap. 4, Anm. 8) behandelt.

23 Siehe Lina Bolzoni, »L'›invenzione‹ dello Stanzino di Francesco I«, in: *Le Arti del Principato Mediceo,* Florenz 1980, S. 255–299; Giuseppe Olmi, »Science – Honour – Metaphor. Italian Cabinets of the Sixteenth and Seventeenth Centuries«, in: *The Origins of Museums* (s. Anm. 14), S. 5–16; und ders., »Dal ›teatro del mondo‹ ai mondi inventariati. Aspetti e forme del collezionismo nell'età moderna«, in: *Gli Uffizi. Quatro secoli di una galleria,* hg. v. P. Barocchi und G. Ragionieri, Florenz 1983, S. 243.

24 Siehe Elisabeth Scheicher, »The collection of Archduke Ferdinand II at Schloss Ambras. Its Purpose, Composition and Evolution«, in: *The Origins of Museums* (s. Anm. 14), S. 29–38; dies., »Zur Entstehung des Museums im 16. Jahrhundert. Ordnungsprinzipien und Erschließung der Ambraser Sammlung Erzherzog Ferdinands II.«, in: *Der Zugang zum Kunstwerk. Schatzkammer, Salon, Ausstellung, »Museum«* (Akten des XXV. Internationalen Kongresses für Kunstgeschichte, Wien, 1983, 4), Wien, Köln, Graz 1986, S. 43–52.

25 Mehr über diesen Punkt in *The Mastery of Nature* (s. Kap. 4, Anm. 8).

26 Friedrich Polleroß, »›Joyas de las Indias‹ und ›Parvus Mundus‹. Sammlungen und Bibliotheken als Abbildungen des Kosmos«, in: *Federschmuck und Kaiserkrone. Das barocke Amerikabild in den habsburgischen Ländern,* Ausst.-Kat., Schloßhof 1992, S. 38.

27 Einen bedeutenden Teil der im 1607–1611 erstellten Inventarium der Kunstkammer Rudolfs II. verzeichneten Gegenstände machen *scientifica* aus, Instrumente für wissenschaftliche Untersuchungen. Dazu Kap. 7 meines Buches *The Mastery of Nature* (s. Kap. 4, Anm. 8), wo die Frage der möglichen Verwendung von Sammlungen erörtert wird. Wesentliche Fragen zu Inhalt, Bedeutung und Verwendung besonders der italienischen Sammlungen werden in den nun in Giuseppe Olmi, *L'inventario del mondo. Catalogazione della natura e luoghi del sapere nella prima età moderna,* Bologna 1992, versammelten Aufsätzen erörtert. Die Beziehung von Kunstkammer und Bibliothek als Stätten der Forschung behandelt auch Jörg-Ulrich Fechner, »Die Einheit von Bibliothek und Kunstkammer im

17. und 18. Jahrhundert, dargestellt an Hand zeitgenössischer Berichte«, in: *Öffentliche und private Bibliotheken im 17. und 18. Jahrhundert. Raritätenkammern, Forschungsinstrumente oder Bildungsstätten* (Wolfenbütteler Forschungen 1), 1977, S. 11–31.

28 Kenseth, »A World in one Closet shut«, in: *The Age of the Marvelous* (s. Anm. 9), S. 88.

29 Van Manders Ausführungen in *Het Schilderboeck ...*, Haarlem (Voorreden), fol. IVr. Zur Sammlung siehe *Prag um 1600* (s. Anm. 21), dort weitere Hinweise.

30 Hier und im folgenden greife ich Ausführungen in Kap. 7 meines Buches *The Mastery of Nature* (s. Kap. 4, Anm. 8) auf. Beispiele dieser Art des Sammelns aus der Zeit der Herzöge von Berry, deren Mäzenatentum sich kaum von ihrer Sammeltätigkeit unterscheiden läßt, sind überaus zahlreich; ein berühmtes Beispiel, das gegen das Argument spricht, Mäzenatentum, Dekoration und Sammeln seien zu trennen, behandelt Steven Orso, *Philip IV and the Decoration of the Alcazar of Madrid,* Princeton 1986. Eine vollständige Übersicht über die Wechselbeziehung zwischen Mäzenatentum und Sammeln an den Höfen der frühen Neuzeit gibt Martin Warnke, *Hofkünstler* (s. Kap. 3, Anm. 13), besonders S. 224ff.

31 Viele Informationen zu diesem Thema im allgemeinen bietet Warnke, *Hofkünstler* (s. Kap. 3, Anm. 13), S. 240ff., 286ff. und passim. Mit Bezug auf die Höfe der Habsburger ist dies ein Thema von Lhotskys »Geschichte der Sammlungen« (s. Kap. 2, Anm. 27), in der überaus reichhaltiges Material zusammengetragen ist, das belegt, wieviel die Hofkünstler der Habsburger zu den Sammlungen des Hofs beigetragen haben. Erwin Neumann wies 1963 in einem Vortrag ebenfalls ganz besonders darauf hin, daß unter anderem die Arbeiten der Hofkünstler die Kunstkammer Rudolfs II. gefüllt haben; siehe Bauer in »Inventar«, S. 19.

32 Zur »Dürer-Renaissance« um 1600 und zu weiteren Aspekten dieses Themas siehe *The Mastery of Nature* (s. Kap. 4, Anm. 8), Kap. 3, und besonders Gustav Gluck, »Fälschungen auf Dürers Namen aus der Sammlung Erzherzog Leopold Wilhelms«, *Jahrbuch der Kunsthistorischen Sammlungen des Allerhöchsten Kaiserhauses* 28, 1909/10, S. 1–35; Hans Kauffmann, »Dürer in der Kunst und im Künstlerurteil um 1600«, *Anzeiger des Germanischen Nationalmuseums,* 1940–1953, S. 18–60; *Dürer-Renaissance,* Ausst.-Kat., München 1971; Fučiková, »Umělcí na dvoře Rudolfa II«, *Umění* 20, 1972, S. 146–166; Hans Georg Gmelin, »Dürerrenaissance um 1600«, *Im Blickpunkt* 7, 1979; Gisela Goldberg, »Dürer-Renaissance am Münchener Hof«, in: *Um Glauben und Reich. Kurfürst Maximilian I. Wittelsbach und Bayern* 2, Teil 1, *Beiträge zur Bayerischen Geschichte und Kunst 1573–1657,* München 1980, S. 318–323; »Zur Ausprägung der Dürer-Renaissance in München«, *Münchener Jahrbuch der bildenden Kunst* 31, 1980, S. 129–176.

33 Gutfleisch und Menzhausen, »How a Kunstkammer should be formed« (s. Anm. 15), S. 28.

34 Zu München siehe *Wittelsbach und Bayern. Kurfürst Maximilian I.,* Ausst.-Kat., 2 Bde., München 1980; zu der hier gegebenen Interpretation Prags siehe *The School of Prague* (s. Kap. 6, Anm. 40) und das nächste Kapitel.

35 Siehe Pallavicini, »The Court of the Dukes of Burgundy« (s. Anm. 4), S. 76.

ANMERKUNGEN ZU KAPITEL 8

1 Van Mander, *Schilderboeck ...* (s. Kap. 7, Anm. 29); Joachim von Sandrart, *L'academia Todesca, oder die Teutsche Academie,* Bd. 1, Nürnberg 1675, S. 356.

2 Zum Thema des Drechselns und der Beschäftigung der Herrscher damit siehe Joseph Connors, »Ars Tornandi. Baroque Architecture and the Lathe«, *Journal of the Warburg and Courtauld Institutes* 53, 1990, S. 217–230; Klaus Maurice, *Der drechselnde Souverän. Materialien zu einer fürstlichen Maschinenkunst/Sovereigns as Turners. Material for a Machine Art by Princes,* Zürich 1985.

3 Diese Abschnitte paraphrasieren S. 17–24 meines Buches *The School of Prague* (s. Kap. 6, Anm. 40), das auf S. 120ff. weitere Hinweise bietet; vorliegendes Kapitel faßt die Argumentation des Buches zusammen. Andere Ansätze und weitere Informationen bieten die Ausstellungskataloge *Prag um 1600* (s. Kap. 7, Anm. 21) und *Rudolf II and Prague* (s. Kap. 5, Anm. 33).

4 Sie sind teilweise in meinen *Variations on the Imperial Theme in the Age of Maximilian II and Rudolf II,* New York und London 1978, S. 105ff., zusammengefaßt; unveröffentlichte Forschungen von Dr. Thomas Fröschel an der Universität Wien, dem ich für Informationen danke, beleuchten dieses Thema noch eingehender.

5 Geschenke an Sachsen werden in den in der vorhergehenden Anmerkung angegebenen Werken behandelt. Die Verbindung mit Salzburg wird in meinem Beitrag »Die Kunst am Hofe Rudolfs II. in bezug auf das Salzburg Wolf Dietrichs« im Ausstellungskatalog *Fürsterzbischof Wolf Dietrich von*

Raitenau. Gründer des barocken Salzburg, Salzburg 1987, S. 185–189, erörtert. Kurz, *European Clocks and Watches* (s. Einl., Anm. 21), behandelt Geschenke an die Hohe Pforte.

6 Sogar kleinere Höfe wie Wolfenbüttel (siehe dazu Friedrich Thöne, *Geist und Glanz einer alten Residenz,* München 1963, und jetzt auch *Hofkunst der Spätrenaissance. Braunschweig-Wolfenbüttel und das kaiserliche Prag um 1600,* Ausst.-Kat., Braunschweig 1998) konnten weitgereiste Künstler wie etwa den Niederländer Hans Vredeman de Vries anstellen, der später in Prag und Gdańsk (Danzig) arbeitete.

7 Das umfassendste Werk über diesen Bildhauer ist immer noch Lars Olof Larssons *Adrian de Vries,* Wien und München 1967; siehe auch die in Anm. 3 genannten Kataloge. Eine Ausstellung über A. de Vries wird in Holland für 1998 vorbereitet.

8 Siehe mein Buch *The School of Prague* (s. Kap. 6, Anm. 40), Kap. 2, und meinen Beitrag »The Eloquent Artist« (s. Kap. 5, Anm. 33). Ferner, wenn auch nicht vollständig überzeugend, Walter S. Melion, »Love and Artisanship in Hendrick Goltzius's *Venus, Bacchus and Ceres*«, *Art History* 16, 1993, S. 60–94.

9 Siehe generell zu diesem Thema Roy Strong, *Splendour at Court,* Boston und London 1973. Zum Habsburgerhof siehe meine *Variations on the Imperial Theme* (s. Anm. 4); ferner Karl Vocelka, *Habsburgische Hochzeiten 1550–1600,* Wien, Köln, Graz 1977; und über die folgende Zeit Herbert Seifert, *Der Sig-prangende Hochzeit-Gott. Hochzeitsfeste am Wiener Kaiserhof 1622–1699,* Wien 1988.

10 Die Prager Arbeiten werden in *The School of Prague* (s. Kap. 6, Anm. 40) erwähnt. Hervorragende sakrale Werke sind auch für protestantische Höfe entstanden, darunter für die Kirche in Wolfenbüttel Altäre von Vredeman de Vries und dem Freiberger Bildhauer Bernhard Ditterich, Ebbert Wolffs Altar und Christoph Gertners *Jüngstes Gericht* (das die ursprünglich bei Joseph Heintz in Auftrag gegebene Komposition ersetzte) für die Bückeburger Schloßkapelle, das Taufbecken von Adriaen de Vries für die dortige Stadtkirche und schließlich das von G. M. Nosseni entworfene Grabmal für Herzog Ernst im Mausoleum von Stadthagen. Zu den Arbeiten in Bückeburg siehe Robert Bruck, *Ernst zu Schaumburg, ein kunstfördernder Fürst des 17. Jahrhunderts,* Berlin 1917, und Johannes Habich, *Die künstlerische Gestaltung der Residenz Bückeburg durch Fürst Ernst 1601–1622,* Bückeburg 1969. Zu Stadthagen siehe Monika Meine, »Das Stadthagener Mausoleum der Grafen von Holstein-Schaumburg«, in: *Renaissance im Weserraum,* 2, hg. v. G. Ulrich Großmann, München und Berlin 1989, S. 145–158. Siehe jetzt auch Lars Olof Larsson, *Adrian de Vries in Schaumburg. Die Werke für Fürst Ernst zu Holstein-Schaumburg,* Ostfildern-Ruit 1998.

11 Siehe Mariann Jenkins, *The State Portrait,* New York 1947, und *Vorstenportretten uit de eerste helft van de 16de eeuw,* Ausst.-Kat., Amsterdam 1972; dieses Thema bedarf noch systematischer Aufarbeitung.

12 Zu diesen Ausführungen über das Werk siehe Kap. 4 (samt Exkurs) meines Buches The *Mastery of Nature* (s. Kap. 4, Anm. 8); ferner meinen Beitrag »Arcimboldo's Serious Jokes. ›Mysterious but Long Meaning‹«, in: *The Verbal and the Visual. Essays in Honor of William Sebastian Heckscher,* hg. v. Karl-Ludwig Selig und Elizabeth Sears, New York 1990, S. 59–86.

13 Diese Interpretation habe ich in *Variations on the Imperial Theme* (s. Anm. 4) und »The *Kunstkammer* as a Form of *Representatio*« (s. Kap. 7, Anm. 22) vorgebracht.

14 Dieser Abschnitt rekapituliert Material in Kap. 7 meines Buchs *The Mastery of Nature* (s. Kap. 4, Anm. 8).

15 Das trifft auf München genauso wie auf Prag zu. Matthias Kager malte eine Miniatur, die die Herrschaft Maximilians I. von Bayern verherrlichen sollte; von Aachen und Spranger schufen kleine Kupferplaketten, die Rudolfs II. Herrschaft priesen. Daß ein so gewichtiger Anspruch wie der Maximilians I. von Bayern auf die Kurfürstenwürde in einer allegorischen Miniatur von Johann König aus dem Jahre 1616 ausgedrückt werden konnte, ist bezeichnend. Zu den für München geschaffenen Werken siehe *Wittelsbach und Bayern. Kurfürst Maximilian I.,* Ausst.-Kat., München 1980.

16 Weitere Argumente in meinem Beitrag »*Éros* et *poesia*: la peinture à la cour de Rodolphe II«, *Revue de l'art* XVIII, 1985, S. 29–46. Christoph Gertner lieferte dem Wolfenbütteler Hof Szenen mit nackten, häufig liegenden Göttinnen und manchmal erotisch suggestiven Sujets. Mehrere andere Künstler in Wolfenbüttel malten solche Themen, und vielleicht fanden die Bilder den Weg an den Oldenburger und den Bückeburger Hof. Verschiedene Dresdner Hofkünstler, darunter Anton Gasser und Hans Kellerthaler, stellten ebenfalls solche Themen dar. Auch die sich umarmenden Figuren von Venus und Mars in der großen Bronzegruppe von Hubert Gerhard, die einst die Sommerresidenz der Fugger schmückte (jetzt Bayerisches Nationalmuseum, München), erscheinen nicht gerade züchtig.

17 Charles Hope, »Problems of Interpretation in Titian's Erotic Painting«, in: *Tiziano e Venezia. Convegno Internationale di Studi, Venezia, 1976,* Vicenza 1980, S. 112f.

18 Siehe *The Mastery of Nature* (s. Kap. 4, Anm. 8), Kap. 5, und »The Eloquent Artist« (s. Kap. 5, Anm. 33).

19 Über den Geist, der an diesem Hof herrschte, siehe vor allem R. J. W. Evans, *Rudolf II and his World. A Study in Intellectual History,* Oxford 1973 (dt.: *Rudolf II. Ohnmacht und Einsamkeit,* Graz 1980), und auch *The Making of the Habsburg Monarchy,* Oxford 1979 (dt.: *Das Werden der Habsburgermonarchie 1550–1700,* Wien 1989).

20 Siehe *The School of Prague* (s. Kap. 6, Anm. 40), S. 56–58.

21 Zu diesen Werken siehe an erster Stelle Th. A. G. Wilberg Vignau-Schuurman, *Die emblematischen Elemente im Werke Joris Hoefnagels,* Leiden 1969, und Marjorie Lee Hendrix, *Joris Hoefnagel and the »Four Elements«. A Study in Sixteenth Century Nature Painting,* Diss. Princeton 1984; siehe auch Hendrix und Wilberg Vignau-Schuurman, *Mira Calligraphiae Monumenta,* Malibu 1992, und Wilberg Vignau, *Archetypa Studiaque Patris Georgii Hoefnagelii,* München 1992.

22 In *The Mastery of Nature* (s. Kap. 4, Anm. 8) wird die andere Seite dieses Themas behandelt.

23 Zum Beispiel von Hoefnagels Sohn Jacob, Hans Hoffmann und Dirck de Quade van Ravesteyn. An erster Stelle siehe *Prag um 1600* (s. Kap. 7, Anm. 21). Weitere Aspekte der Kunst und Kunstauffassung an diesem Hof werden in dem Essayband zu diesem Ausstellungskatalog erörtert, in Eliška Fučíková u. a., *Die Kunst am Hofe Rudolfs II.,* Hanau 1988, und in den Aufsätzen im *Jahrbuch der Kunsthistorischen Sammlungen in Wien* 85/86, 1989/90 (ersch. 1992); siehe ferner Anm. 3 und H. Haupt, E. Irblich u. a., *Le bestiaire de Rodolphe II,* Paris 1990.

24 Siehe Marie-Christiane Maselis u. a., *De Albums van Anselmus de Boodt (1550–1632). Geschilderde natuurobservatie aan het Hof van Rudolf II te Prag,* Tielt 1989.

25 *The Mastery of Nature* (s. Kap. 4, Anm. 8), Kap. 1.

26 Siehe *Die Kunst am Hofe Rudolfs II.* (s. Anm. 23); das übrige Material wird in *The Mastery of Nature* (s. Kap. 4, Anm. 8) und *The School of Prague* (s. Kap. 6, Anm. 40) behandelt.

27 Siehe *The Mastery of Nature* (s. Kap. 4, Anm. 8), Kap. 6.

28 Dazu gehören Metapher, Annomination, Asyndeton, Metonymie und Synekdoche. Siehe Roland Barthes, *Arcimboldo,* Rom und Paris 1980, und Giancarlo Maiorino, *The Portrait of Eccentricity. Arcimboldo and the Mannerist Grotesque,* University Park und London 1991.

29 Siehe »The Eloquent Artist« und »Perspectives on Prague« (s. Kap. 5, Anm. 33).

30 Zur Frage, inwieweit man über die Hofkunst informiert war, siehe *The School of Prague* (s. Kap. 6, Anm. 40); die Sammlungen von Adligen behandelt Jaroslaw Pánek, »Zwei Arten böhmischen Adelsmäzenatentums in der Zeit Rudolfs II.«, in: *Prag um 1600. Beiträge* (s. Kap. 6, Anm. 15).

31 Siehe Jiří Pešék, »Porträts in den Bürgerhäusern des rudolfinischen Prags«, in: *Prag um 1600. Beiträge,* S. 244–248, und ders., »Inwestycje kulturalne mieszczán praśkich przed 1620 r. Stan i perspektywy badań na podstawie inwentarzy sprodkowych i testamentów«, in: *Sztuka Miast i Mieszczaństwa,* hg. v. Jan Harasimowicz, S. 317–335.

32 Zlat, »Nobilitacja przez sztuke – jedna z funksji mieszczańskiego mecenatu w XVI i XVII w.«, ebd., S. 77–102. Jiří Pešék, »Obrazy a grafiky a jejich majitele v předbělohorské Praze«, *Umění* 39, 1991, S. 369–383, meint zwar, daß sich das Sammeln verbreitete, weil man den Aktivitäten Erzherzog Ferdinands von Österreich nacheifern wollte, doch in seiner Untersuchung über die rudolfinische Zeit berücksichtigt er auch, daß die Prager Bürger durch das Sammeln ihre kulturelle Kompetenz beweisen, ihren Besitz oder den der Familie repräsentieren und sozial aufsteigen wollten. Diese Fragen werden auch behandelt in *Rudolf II and Prague* (s. Kap. 5, Anm. 33).

33 Über die Behandlung dieses Themas in *The School of Prague* (s. Kap. 6, Anm. 40) hinaus bietet der Ausstellungskatalog *Zeichnung in Deutschland. Deutsche Zeichner 1540–1640,* hg. v. Heinrich Geissler, Stuttgart 1979–1980, eine Fülle von Informationen über diese Künstler; siehe auch die Essays von Geissler und Schade in *Prag um 1600. Beiträge* (s. Kap. 6, Anm. 15).

34 Ein Stich von Aegidius Sadeler nach Heintz (*The School of Prague* [s. Kap. 6, Anm. 40], Kat.-Nr. 7.3) war die Quelle für ein großes Gemälde in der St.-Nikolaus-Kirche in Elbląg (Elbing), Ermland, und für ein Altargemälde, das sich früher in der lutherischen Kirche von Insterburg, Ostpreußen, befand (um 1623; Abb. in Hempel, *Baroque Art and Architecture in Central Europe* [s. Einl., Anm. 31], Abb. 25); von Aachens Werke wurden häufig von Malern in der Slowakei kopiert. In der Mitte des 17. Jahrhunderts kopierte Michael Philip in Gdańsk (Danzig) Stiche von Müller nach de Vries für Geschenkzeichnungen (heute in Privatsammlungen), und noch 1674 wurde ein Altargemälde in Wiener Neustadt im Stil Sprangers gemalt.

35 Diese Phänomene werden in *The School of Prague* (s. Kap. 6, Anm. 40) behandelt; siehe auch meinen Beitrag »Addenda Rudolphina« in: *Annales de la Galerie Nationale Hongroise (Études sur l'histoire de l'art en honneur du soixantième anniversaire de Miklós Mojzer),* Budapest 1991, S. 141–147. Die Bedeutung Prags für den holländischen Manierismus bestätigt *Dawn of the Golden Age. Netherlandish Art 1580–1620,* Ausst.-Kat., Zwolle 1993.

1 Zu Wolfenbüttel siehe *Vom herzoglichen Hoftheater zum bürgerlichen Tourneetheater,* Ausst.-Kat., Wolfenbüttel 1992, S. 16ff. Die Aktivitäten englischer Theatertruppen bis in die Gegend von Königsberg werden behandelt von Jerzy Limon, *Gdański Teatr »Elzbietanski«,* Wrocław u. a. 1989; und allgemeiner in *Gentlemen of a Company. English Players in Central and Eastern Europe, 1590–1660,* Cambridge 1985. Ironischerweise gab es in Hessen zu jener Zeit auch eine Welle von staatlich organisiertem Ikonoklasmus. Siehe auch Birgit Kümmel, *Der Ikonoklast als Kunstliebhaber. Studien zu Landgraf Moritz von Hessen-Kassel* (Materialien zur Kunst- und Kulturgeschichte in Nord- und Westdeutschland 23), Marburg 1996. Siehe jetzt auch den Katalog zu einer Ausstellung in Lemgo und Kassel: *Moritz der Gelehrte. Ein Renaissancefürst in Europa,* hg. v. Heiner Borggrefe, Eurasburg 1997.

2 Zu Heinrich Julius siehe jetzt Hilda Lietzmann, *Herzog Heinrich Julius zu Braunschweig und Lüneburg (1564–1613). Persönlichkeit und Wirken für Kaiser und Reich* (Quellen und Forschungen zur braunschweigischen Geschichte 30), Wolfenbüttel 1993, und auch *Hofkunst der Spätrenaissance* (s. Kap. 8, Anm. 6). Zu Herzog August siehe an erster Stelle den Ausstellungskatalog *Sammler, Fürst, Gelehrter. Herzog August zu Braunschweig und Lüneburg 1579–1666,* Wolfenbüttel 1979.

3 Einführend hierzu Evans' Bücher *Rudolf II and his World* und *The Making of the Habsburg Monarchy* (s. Kap. 8, Anm. 19); ferner Erich Trunz, »Der deutsche Späthumanismus um 1600 als Standeskultur«, in: *Deutsche Barockforschung,* hg. v. Richard Alewyn, Köln und Tübingen 1968 (3. Aufl.), S. 147–181; Wilhelm Kühlmann, *Gelehrtenrepublik und Fürstenstaat,* Tübingen 1982.

4 Zur Verbindung von Bibliothek und Kunstkammer siehe Fechner, »Die Einheit von Bibliothek und Kunstkammer im 17. und 18. Jahrhundert, dargestellt an Hand zeitgenössischer Berichte« (s. Kap. 7, Anm. 27). Zur Diskussion über die Zwecke der Kunstkammer siehe Kap. 7 meines Buches *The Mastery of Nature* (s. Kap. 4, Anm. 8); ferner Paula Findlen, *Possessing Nature,* Berkeley und Los Angeles 1994.

5 Siehe Ivan Muchka, »Die Architektur unter Rudolf II., gezeigt am Beispiel der Prager Burg«, in: *Prag um 1600* (s. Kap. 7, Anm. 21), S. 85–93; und ders., »Rudolf II. als Bauherr«, in: *Die Kunst am Hofe Rudolfs II.,* Hanau 1988, S. 180–209.

6 Zu Sigismund und den Künsten siehe den Ausstellungskatalog *Sztuka Dworu Wazów w Polsce / Court Art of the Vasa Dynasty in Poland,* Kraków 1976. Zur Zuschreibung des Warschauer Schlosses an Castello und zu einem weiteren Aspekt seiner Bedeutung siehe Mariusz Karpowicz, »Das königliche Schloß in Warschau (1597–1619). Der erste Schritt zur Metropole«, in: *Metropolen im Wandel* (s. Einl., Anm. 32), S. 109–114.

7 Das Thema verdient weitere Behandlung. Eine allgemeine Übersicht, die mehr behandelt, als der Titel andeutet, bietet Werner Schade, *Dresdener Zeichnungen 1550–1650,* Ausst.-Kat., Dresden 1969. Weitere Ausstellungen in Dresden sind in Vorbereitung.

8 Allgemein zur Architektur Hitchcock, *German Renaissance Architecture* (s. Kap. 4, Anm. 32).

9 Siehe Frances A. Yates, *Theatre of the World* (s. Kap. 7, Anm. 22) und auch *The Rosicrucian Enlightenment,* London 1972, über diese Auffassung des Vitruvianismus.

10 Siehe Yates, *The Rosicrucian Enlightenment* (s. Anm. 9); Richard Patterson, »On the Hortus Palatinus at Heidelberg and the Reformation of the World«, *Journal of Garden History* 1, 1981, S. 67–104 und 179–202.

11 Einführend dazu der Ausstellungskatalog samt Beitragsbänden: *Um Glauben und Reich. Kurfürst Maximilian I. (Wittelsbach und Bayern),* 2, München 1980; *Beiträge zur Bayerischen Geschichte und Kunst (1573–1657).* Siehe auch die Beiträge in *Quellen und Studien zur Kunstpolitik der Wittelsbacher,* hg. v. Hubert Glaser, München 1980. Zur Plastik siehe Dorothea Diemers Beiträge »Bronzeplastik um 1600 in München. Neue Quellen und Forschungen«, *Jahrbuch des Zentralinstituts für Kunstgeschichte* 2, 1986, S. 107–177, und 3, 1987, S. 109–168, sowie »Hubert Gerhard und Carlo Pallago als Terrakottaplastiker«, *Jahrbuch des Zentralinstituts für Kunstgeschichte* 4, 1988, S. 19–141.

12 Siehe dazu Gabriele Dischinger, »Die Jesuitenkirche St. Michael in München. Zur frühen Planungs- und Baugeschichte«, und besonders Heinz Jürgen Sauermost, »Zur Rolle St. Michaels im Rahmen der wilhelminisch-maximilianischen Kunst«, in: *Beiträge zur Bayerischen Geschichte und Kunst* (s. Anm. 11), 1, S. 152–174. Jeffrey Chipps bereitet ein Buch über frühe jesuitische Kunst in Deutschland vor. Vorerst siehe seinen Essay »The Jesuit Church of St. Michael's in Munich. The Story of an Angel with a Mission«, in: *Infinite Boundaries. Order, Disorder and Reorder in Early Modern German Culture* (Sixteenth Century Essays and Studies 40), hg. v. Max Reinhart, Kirksville, Missouri, 1998, S. 147–169. Siehe auch *Rom in Bayern. Kunst und Spiritualität der ersten Jesuiten,* hg. v. Reinhold Baumstark, Ausst.-Kat., München 1997.

13 Siehe *Fürsterzbischof Wolf Dietrich von Raitenau* (s. Kap. 8, Anm. 5).

14 Siehe Francis Haskell, *Patrons and Painters: A Study in the Relations Between Art and Society in the Age of the Italian Baroque*, 2nd ed., New Haven und London 1980, S. 63 ff. (dt.: *Maler und Auftraggeber. Kunst und Gesellschaft im italienischen Barock*, Köln 1996, S. 102 ff.).

15 Bernardoni hatte zuvor einen ähnlichen Entwurf für die Jesuitenkirche in Nieświeź geschaffen. Zu der in diesem Kapitel erwähnten Architektur in Polen siehe Adam Miłobędzki, *Architektura polska XVII wieku*, 2 Bde. (mit knapper Zusammenfassung in Englisch), Warschau 1980; diese Bauten werden in Bd. 1, S. 108 ff. behandelt. Siehe auch Władysław Tatarkiewicz, *O Sztuce polskiej XVII. i XVIII. wieku. Architektura rzeźba*, Warschau 1966. Mariusz Karpowicz, »Das königliche Schloß in Warschau (1597–1619). Der erste Schritt zur Metropole«, in: *Metropolen im Wandel* (s. Einl., Anm. 32), S. 109–114, gibt plausible Gründe für die Annahme, daß die Werke in Kraków und Warschau von Matteo Castello stammen. Dies findet sich bestätigt in A. Miłobędzkis nützlichem Überblick (mit guten Abbildungen) *The Architecture of Poland. A Chapter of the European Heritage*, Kraków 1994.

16 Zu diesem Thema allgemein Hermann Hipp, *Studien zur Nachgotik des 16. und 17. Jahrhunderts in Deutschland, Böhmen, Österreich und der Schweiz*, 3 Bde., Hannover 1979.

17 Diese Bemerkung ist wiederum eine Erwiderung auf Baxandall, *Limewood Sculptors* (s. Einl., Anm. 14). Eine Studie über Skulpturen in diesem Material könnte nur gewinnen, wenn sie auch diese Werke behandelte.

18 Siehe Monika Meine-Schawe, *Die Grablege der Wettiner im Dom zu Freiberg. Die Umgestaltung durch Giovanni Maria Nosseni, 1585–1594*, München 1992.

19 Siehe Monika Meine, »Das Stadthagener Mausoleum der Grafen von Holstein-Schaumburg« (s. Kap. 8, Anm. 10).

20 Siehe Hilda Lietzmann, »Die Deutsch-Lutherische Dreifaltigkeits-, die spätere Ordenskirche St. Maria de Victoria auf der Kleinen Seite zu Prag«, *Zeitschrift für Kunstgeschichte* 40, 1977, S. 205–226; Georg Skalecki, *Deutsche Architektur zur Zeit des Dreißigjährigen Krieges. Der Einfluß Italiens auf das deutsche Bauschaffen*, Regensburg 1989, S. 45 ff. Zur protestantischen Kirchenarchitektur siehe *Geschichte des protestantischen Kirchenbaus. Festschrift für Peter Poscharsky*, hg. v. Klaus Raschzok und Reiner Sörries, Erlangen 1994.

21 Der Vergleich mit Estípites bei Hitchcock, *German Renaissance Architecture* (s. Kap. 4, Anm. 32), S. 339.

22 Der *Krotka Nauka Budownicza Dworow, Pałacow, Zamkow* *podług Nieba y zwyczáiu Polskiego* (Hervorhebung des Autors), erschienen 1658 in Kraków. Białostocki beschreibt diese Bauten in »Mannerism and Vernacular« (s. Kap. 1, Anm. 42) und *The Art of the Renaissance in Eastern Europe* (s. Einl., Anm. 15) als Beispiele eines polnischen Idioms, aber da für eines der Hauptwerke dieser Richtung (Książ Wielki) der »manieristische« Hofarchitekt Santi Gucci verantwortlich ist, dürfte eine Betrachtung in der hier vorgeschlagenen Perspektive ebenfalls fruchtbar sein.

23 Siehe Feuer-Tóth, *Renaissance Architecture in Hungary* (s. Kap. 6, Anm. 24).

24 Renaissancerathäuser in der Slowakei behandelt Fedor Kresák, »Staré slovenské radnice«, *Ars* 2, 1992, S. 156–174.

25 Eine Einführung zu diesem umfangreichen Thema bietet der Ausstellungskatalog (samt Essayband) *Welt im Umbruch. Augsburg zwischen Renaissance und Barock*, 3 Bde., Augsburg 1980/81. Zu den Augsburger Bronzeplastiken siehe besonders Helmut Friedel, *Bronzebildmonumente in Augsburg, 1589–1606. Bild und Urbanität*, Augsburg 1974. Bauwerke werden in allgemeinen Studien wie Hans-Joachim Kadatz' Buch *Deutsche Renaissancebaukunst von der frühbürgerlichen Revolution bis zum Ausgang des Dreißigjährigen Krieges*, Berlin 1983, behandelt.

26 Zu dieser Interpretation siehe Jürgen Zimmer, »Das Augsburger Rathaus und die Tradition«, *Münchener Jahrbuch der bildenden Kunst* 28, 1977, S. 191–218; allgemein *Elias Holl und das Augsburger Rathaus*, Ausst.-Kat., Regensburg 1985.

27 Siehe *Das alte Nürnberger Rathaus*, Ausst.-Kat., Nürnberg 1978.

28 Siehe *Renaissance im Weserraum* (s. Kap. 8, Anm. 10) und zu Nördlingen Christopher R. Friedrichs, *Urban Society in an Age of War. Nördlingen, 1580–1720*, Princeton 1979. Einige andere hier genannte Werke über Nürnberg und Augsburg bieten entsprechende Informationen; eine umfassende Untersuchung der Beziehung von kultureller Entwicklung und sozialem und wirtschaftlichem Kontext in deutschen Städten ist jedoch ein Desiderat.

29 Neben anderen Beiträgen siehe Jeffrey Chipps Smith, »Netherlandish Artists and Art in Renaissance Nuremberg«, *Simiolus*, 1990, S. 153–168; Ilja M. Veldmann, »Protestant Emigrants. Artists from the Netherlands in Cologne (1562–1612)«, in: *Künstlerischer Austausch* (s. Kap. 1, Anm. 40), 1, S. 163–174, und »Keulen als toefluchtsoord voor Nederlandse Kunstenaars«, *Oud Holland* 107, 1993,

S. 34–58; Margaretha Kramer, »Die Probleme einer Malerschule in Frankenthal«, in: *Zeichnung in Deutschland. Deutsche Zeichner 1540–1640*, 2, S. 193–196; *Kunst, Kommerz, Glaubenskampf. Frankenthal um 1600*, Ausst.-Kat., Frankenthal (Worms) 1995.

30 Gdańsk (Danzig) wartet immer noch auf eine adäquate Studie; von der älteren Literatur siehe Georg Cuny, *Danzigs Kunst und Kultur im 16. und 17. Jahrhundert*, Frankfurt am Main 1910; eine neuere Übersicht über Malerei: Teresa Grzybkowska, *Złoty wiek malarstwa Gdańskiego*, Warschau 1990, mit weiteren bibliographischen Hinweisen. Eine Ausstellung mit einem Katalog über Gdańsk zu jener Zeit ist in Vorbereitung; inzwischen siehe die Beiträge von Maria Bogucka und Jan Harasimowicz in *Metropolen im Wandel* (s. Einl., Anm. 32).

31 Zu Schickhardt siehe jetzt Ehrenfried Kluckert, *Heinrich Schickhardt, Architekt und Ingenieur. Eine Monographie* (Herrenberger Historische Schriften 4), Herrenberg 1992.

32 Skalecki, *Deutsche Architektur zur Zeit des Dreißigjährigen Krieges* (s. Anm. 20); Skalecki betont auf S. 30–36 ebenfalls die Übernahme italienischer Kunsttheorien.

33 Siehe Jan Białostocki, »The Baltic Area as an Artistic Region in the Sixteenth Century«, *Hafnia*, 1976, S. 11–24.

34 Dies ist ein außerordentlich umfangreiches Thema, das wir hier nicht mit der gebotenen Ausführlichkeit behandeln können; einige Hinweise auf die Lubliner Schule bietet Białostocki, *The Art of the Renaissance in Eastern Europe* (s. Einl., Anm. 14); siehe auch Tatarkiewicz, »O sztuce polskiej« (s. Anm. 15). Die Formenvielfalt in Polen wird auch angedeutet in Miłobędzki, *Architektura* (s. Anm. 15), und Jan Harasimowicz, »Les églises de la renaissance en Pologne, Lithuanie et Ruthénie«, in: *L'Eglise dans l'architecture de la Renaissance. Actes du colloque tenu à Tours du 28 au 31 mai 1990*, Paris 1995, S. 195–202. Meine Meinung ist, daß man wegen dieses Formenreichtums nur schwerlich von einem »landestypischen« Stil sprechen kann.

ANMERKUNGEN ZU KAPITEL 10

1 Herbert Langers *Kulturgeschichte des Dreißigjährigen Krieges*, Stuttgart 1978 (auch ins Englische übersetzt), ist einer der wenigen Versuche zu diesem Thema. John Gagliardos neuerer Überblick *Germany under the Old Regime 1690–1790*, London und New York 1991, bietet ebenfalls eine nuanciertere Sicht der Auswirkungen des Krieges, freilich nur indem er feststellt (S. 78), die Mittelmäßigkeit des deutschen Kunst- und Kulturschaffens müsse gegen die Ansicht abgewogen werden, daß 1618 kein großer Strom kultureller Kreativität sichtbar gewesen sei, der vom Kriege hätte unterbrochen werden können; diese Ansicht wird mit der Feststellung begründet, daß es in Literatur oder Kunst vor oder nach dem Kriege keine »nationale« Schule gegeben habe. Das vorliegende Buch wendet sich gegen solche Ansichten und das unangemessene Kriterium des Nationalen. Näheres dazu in einem Essay, der im Oktober 1998 in einem Katalog zu Ausstellungen in Münster und Osnabrück zum Gedenken an die Unterzeichnung der Westfälischen Verträge erscheint.

2 Es gibt zwar eine äußerst umfangreiche Literatur über den Dreißigjährigen Krieg, aber nur in wenigen Werken wird die Frage der Kultur berührt. Als verläßliche Einführung in Englisch sei hier nur genannt: *The Thirty Years' War*, hg. v. Geoffrey Parker, London 1984.

3 *Joachim von Sandrarts Academie der Bau-, Bild- und Mahlerey-Künste von 1675 ...*, hg. und kommentiert v. Dr. A. R. Peltzer, München 1925, S. 20. Dieter Grafs Einführung zu *German Baroque Drawings*, Ausst.-Kat., London 1975, bietet einen knappen Abriß der Historiographie der Kunst der in Rede stehenden Epoche. Eine andere Auffassung vertrete ich in *Drawings from the Holy Roman Empire 1540–1680* (s. Einl., Anm. 4), S. 4ff.

4 Siehe dazu den Ausstellungskatalog *Baroque Goldsmiths' and Jewellers' Art from Hungary*, Washington, D. C., 1993, und die deutsche Ausgabe *Schätze des Ungarischen Barock*, Hanau 1991. Siehe ferner *Baroque Splendor* (s. Einl., Anm. 21).

5 Ein Buch wie Hugh Trevor-Ropers *The Plunder of the Arts in the Seventeenth Century*, Oxford 1967, konzentriert sich zweifellos zu Recht auf ein häufiges Phänomen jener Zeit, unterstützt damit aber gleichwohl die traditionelle Vorstellung, es habe nur Zerstörung gegeben, statt die Besonderheiten des 17. Jahrhunderts herauszuarbeiten. Ein Vergleich mit den Kriegen des 18. Jahrhunderts (denken wir an die Beschießung Dresdens durch Friedrich II. von Preußen oder an die Plünderungen durch französische Armeen) wäre in dieser Hinsicht sehr aufschlußreich gewesen.

6 Siehe etwa Skalecki, *Deutsche Architektur* (s. Kap. 9, Anm. 20).

7 Siehe Yates, *The Rosicrucian Enlightenment* (s. Kap. 9, Anm. 9).

8 Siehe Yates, ebd., S. 144ff.

9 Siehe Mirjam Bohatcova, *Irrgarten der Schicksale. Einblattdrucke vom Anfang des Dreißigjährigen Krieges,* übers. v. Peter Aschner, Prag 1966; immer noch nützliche ältere Werke: E. A. Beller, *Caricatures of the »Winter King«,* Oxford 1928, und *Propaganda in Germany during the Thirty Years' War,* Princeton 1940.

10 Dies zeigt David Sabean, *Power in the Blood. Popular Culture and Village Discourse in Early Modern Germany,* Cambridge 1984, S. 61–93.

11 Siehe Holger Reimers, *Ludwig Münstermann. Zwischen protestantischer Askese und gegenreformatorischer Sinnlichkeit* (Materialien zur Kunst- und Kulturgeschichte in Nord- und Westdeutschland 8), Marburg 1993. Reimers' Buch bietet auch eine gute Beschreibung der allgemeinen Lage protestantischer Bildhauerei in Norddeutschland und einen Überblick über Bildhauerwerkstätten des frühen 17. Jahrhunderts.

12 Zur Familie Gröninger siehe Christoph Stiegemann, *Heinrich Gröninger, um 1578–1631. Ein Beitrag zur Skulptur zwischen Spätgotik und Barock im Fürstentum Paderborn,* Paderborn 1989. Die beste Einführung in die Plastik des 17. Jahrhunderts in Norddeutschland findet sich in dem Werk *Barockplastik in Norddeutschland,* hg. v. Jörg Rasmussen, Mainz 1977. Die Materiallage zu dieser Thematik beginnt sich zu verbessern.

13 Zit. n. Werner Schade, »Dresden und Prag um 1600«, in: *Prag um 1600* (s. Kap. 6, Anm. 15).

14 Zur ungebrochenen Entwicklung der Künste in Augsburg siehe den Ausstellungskatalog *Augsburger Barock,* Augsburg 1968 (dort auch Literaturhinweise).

15 Zu Kunst und Künstlern im Frankfurt des späten 16. und frühen 17. Jahrhunderts siehe den wichtigen Ausstellungskatalog *Georg Flegel,* Frankfurt am Main 1993.

16 Die tatsächliche Rolle der Jesuiten in Mitteleuropa hat Francesco Gui kürzlich am Beispiel Böhmens detailliert behandelt: *I gesuiti e la rivoluzione boema. Alle origini della guerra dei trent'anni,* Mailand 1989.

17 Zu diesen Bauwerken siehe Skalecki, *Deutsche Architektur* (s. Kap. 9, Anm. 20), und Hitchcock, *German Renaissance Architecture* (s. Kap. 4, Anm. 32).

18 So R. J. W. Evans, »The Significance of the White Mountain for the Culture of the Czech Lands«, *Bulletin of the Institute of Historical Research* 44, 1971, S. 34–54; ders., *The Making of the Habsburg Monarchy, 1550–1700* (s. Kap. 8, Anm. 19).

19 Zu diesen und verwandten Bauten in Österreich siehe Enrico Morpurgo, *L'opera del genio italiano all'Estero. Gli artisti in Austria,* 2, Rom 1962; Günter Brucher, *Barockarchitektur in Österreich,* Köln 1983. Die Dominikanerkirche ist vielleicht nach Plänen von Giovanni Pietro Tencalla entstanden. Siehe auch Hellmut Lorenz in *Die Kunst des Barock in Österreich,* hg. v. Günter Brucher, Salzburg und Wien 1994, S. 12–20.

20 Zur späteren Verwendung von Emblemen in protestantischen Kirchen siehe Katarzyna Cieślak, »Über Emblematik in Danziger Kirchen und ihren kirchengeschichtlichen Hintergrund«, in: *Zwei Hanseatische Städte. Bremen und Danzig im Laufe der Jahrhunderte* (Materialien des wissenschaftlichen Kolloquiums vom 10./11. Dezember 1993 und der Universität Gdańsk [Danzig]), hg. v. Andrzej Gorth, Gdańsk 1994, S. 73–96. Ein späteres norddeutsches Beispiel emblematischer Dekoration hat sich in der Kirche von Lucklum in Niedersachsen erhalten. Die Emblematik wird in der Forschung intensiv behandelt, die Literatur zum Thema wächst. Einen Ausgangspunkt bietet Mario Praz, *Studies in Seventeenth-Century Imagery,* 2 Bde., Rom 1964, 1972. Spätere Beispiele in Deutschland behandelt u. a. Cornelia Kemp, *Angewandte Emblematik in süddeutschen Barockkirchen,* München und Berlin 1981.

21 Zu diesen Bauwerken siehe Pál Voit, *Barock in Ungarn,* Budapest 1970; Annamária Németh, »Italian and French Influences on Baroque Architecture in Hungary«, in: *Baroque Splendor* (s. Einl., Anm. 21), S. 26–33.

22 Siehe Konstanty Kalinowski, *Barock in Schlesien. Geschichte, Eigenart und heutige Erscheinung,* München 1990. Dies sollte jedoch vor dem Hintergrund anderer regionaler Entwicklungen gesehen werden; siehe den wichtigen Katalog von Piotr Osczanowski und Jan Gromadzki, *Theatrum Vitae et Mortis. Graphik, Zeichnung und Buchmalerei in Schlesien 1550–1650,* Wrocław 1995. Siehe auch Bożena Steinborn, »Schlesische Malerei 1520–1620«, *Studia Muzealne* 16, 1992, S. 11–41, und 17, 1993, S. 7–56; und Romauld Nowak, *Rzeźba Śląska XVI–XVIII,* Warschau 1994.

23 Siehe Konrad Renger, *Peter Paul Rubens. Altäre für Bayern,* Ausst.-Kat., München 1990. Eine Untersuchung der Danziger Plastik als Ganzes fehlt nach wie vor.

24 Zu diesem Künstler siehe Götz Adriani, *Deutsche Malerei im 17. Jahrhundert,* Köln 1977.

25 Die beste Einführung in das Thema mit ausführlichen Anmerkungen gibt Peter Amelung, »Die Stammbücher des 16./17. Jahrhunderts als Quelle der Kultur- und Kunstgeschichte«, in: *Zeichnung in Deutschland. Deutsche Zeichner 1540–1640,* Ausst.-Kat., Stuttgart 1980, 2, S. 211–222.

26 Zu Elsheimer siehe Keith Andrews, *Adam Elsheimer,* Oxford 1977 (2. Aufl. 1985).

27 Zu Liss siehe hauptsächlich *Johann Liss,* Ausst.-Kat., Augsburg und Cleveland 1975.

28 Darunter Govaert Flinck aus Kleve, Juriaen Ovens aus Schleswig-Holstein (damals unter dänischer Oberhoheit), der Rembrandts Gemälde im Amsterdamer Rathaus ersetzte; ferner Christoph Paudiss, Nicolas Knüpfer aus Leipzig (der Lehrer Jan Steens), der Porträtist Caspar Netscher, der Genremaler Johannes Lingelbach und die Stillebenmaler Jacob Marel und Abraham Mignon, beide Schüler von Georg Flegel in Frankfurt am Main. Siehe Georg Troescher, *Kunst- und Künstlerwanderungen in Mitteleuropa 800–1800,* 1, *Deutsche Kunst und Künstler in der französischen und in der niederländischen Kunst,* Baden-Baden 1953.

29 Zu Schönfeld siehe Herbert Pée, *Johann Heinrich Schönfeld. Die Gemälde,* Berlin 1971.

30 Zu Sandrarts Biographie und seiner Malerei siehe Christian Klemms ausführliches Werk *Joachim von Sandrart. »Kunstwerke und Lebens-Lauf«,* Berlin 1986. Zur Kritik an Rembrandt siehe Seymour Slive, *Rembrandt and his Critics,* Den Haag 1953.

31 Ein Teil dieses Materials wurde dem englischsprachigen Publikum zugänglich gemacht von Jane O. Newman, *Pastoral Conventions. Poetry, Language, and Thought in Seventeenth-Century Nuremberg,* Baltimore und London 1990. Es gibt natürlich zahlreiche Veröffentlichungen in Deutsch.

32 Die Niederlande hatten in den Gebieten um die Ostsee einen immensen Einfluß, denn im Handel und in den Künsten spielten sie nach wie vor eine bedeutende Rolle; siehe David Kirby, *Northern Europe in the Early Modern Period. The Baltic World 1492–1772,* London und New York 1992. Anderswo, wie in Lublin oder Lwów (Lemberg), hatten sich schon norditalienische Handwerker niedergelassen; in Lublin und Umgebung verbreiteten sie einen besonderen Stil des Stucks und in Lwów und Umgebung die Steinschneiderei; siehe Karpowicz, *Artisti Ticinesi in Polonia nel '600* (s. Kap. 1, Anm. 7). Zu den Italienern im Ausland allgemein siehe meinen Aufsatz »Italian Sculptors outside of Italy (chiefly in Central Europe). Problems of Approach, Possibilities of Reception«, in: *Reframing the Renaissance* (s. Einl., Anm. 36), S. 46–66, S. 306–308.

33 Zu diesem Thema siehe allgemein *Sztuka Dworu Wazów w Polsce/Court Art of the Wasa Dynasty in Poland«* (s. Kap. 9, Anm. 6), und Tatarkiewicz, *O sztuke polskiej* (s. Kap. 9, Anm. 15).

34 Siehe Julius Chrościcki, *Sztuka i polityka. Funkcje propagandowe sztuki w epoce Wazów 1587–1668,* Warschau 1983.

35 Siehe Tazbir, »La conscience nationale«, in: *La république nobiliaire et le monde* (s. Einl., Anm. 17).

36 Siehe Tazbir, »Le sarmatisme et le baroque européen« (s. Einl., Anm. 17), S. 7–27, zur kulturellen Situation in Polen. Miłobędzki, *Architektura polska* (s. Kap. 9, Anm. 15), verzeichnet die architektonischen Werke. Zu anderen Beispielen dieser Art ostentativen Konsums und Aufwandswettbewerbs siehe Peter Burke, *Venice and Amsterdam,* zu den Begriffen selbst seine Bücher *History and Social Theory* und *The Historical Anthropology of Early Modern Italy* (s. Kap. 3, Anm. 9). Siehe auch meinen Aufsatz »Das Problem der Kunstmetropolen« (s. Einl., Anm. 32).

37 Siehe Eugeniusz Linette, *Jan Catenazzi i jego dzieło w Wielkopolsce,* Warschau und Poznań, 1973.

38 Der Ausdruck stammt von Miłobędzki, *Architektura polska* (s. Kap. 9, Anm. 15), der diese Bauwerke ausführlich behandelt. Diese Art Architektur erschien in Polen erstmals im Lubomirski-Schloß in Wiśnicz Nowy (von 1615).

39 Dieses Thema wurde erstmals in Otto von Simsons Dissertation *Die weltliche Apotheose im Zeitalter des Barocks,* München 1936, behandelt.

40 Eine umfassende Untersuchung über Wallenstein als Kunstförderer und Auftraggeber fehlt bislang. Über das Prager Palais zuletzt Ivan Muchka und Květa Křížová, *Valdštejnský palác,* Prag 1996. Über Jičín gibt es nur ältere Literatur, zum Beispiel J. Morávek und Zdeněk Wirth, *Waldštejnův Jičín,* Prag 1946. Die Ausführungen im vorliegenden Text basieren auf aktuellen Forschungen des Autors zu diesem Thema.

41 Ähnlich argumentiert in bezug auf Spanien H. R. Trevor-Roper, »Spain and Europe 1598–1621«, in: *The Decline of Spain and the Thirty Years' War,* hg. v. J. P. Cooper (The New Cambridge History 4), Cambridge 1970, S. 260–282.

ANMERKUNGEN ZU KAPITEL 11

1 Auf diese Passage wie auf die in Kapitel 10 zitierte verweist auch Wolfgang J. Müller in seiner Einführung zum Ausstellungskatalog *Deutsche Maler und Zeichner des 17. Jahrhunderts,* Berlin 1966, S. 9. In *Baroque Art and Architecture in Central Europe* (s. Einl., Anm. 31) betitelt Hempel den den Jahren zwischen 1640 und 1682 gewidmeten Abschnitt ebenfalls mit »Jahre der Erholung«.

2 Eine empfehlenswerte neuere Darstellung der Geschichte Polens bietet Norman Davies, *God's Playground. A History of Poland,* 2 Bde., Oxford 1981; Adam Zamoyski, *The Polish Way,* London 1987, behandelt auch kulturelle Entwicklungen. Zu den fünfziger Jahren des 17. Jahrhunderts siehe Robert Frost, *After the Deluge. Poland-Lithuania and the Second Northern War 1655–1660,* Cambridge 1993.

3 Paul Hazard, *La crise de la conscience européenne,* Paris 1935; dt.: *Die Krise des europäischen Geistes.*

4 Diese Ansicht verficht R. J. W. Evans, »German Universities after the Thirty Years' War«, *History of Universities* 1, 1981, S. 169–180, gegen die Argumentation von Notker Hammerstein.

5 Folgende Werke bieten eine Einführung in diese Epoche: Wilfried Barner, *Barockrhetorik,* Tübingen 1970; Wilhelm Kühlmann, *Gelehrtenrepublik und Fürstenstaat,* Tübingen 1982; Günther E. Grimm, *Literatur und Gelehrtentum in Deutschland. Untersuchung zum Wandel ihres Verhältnisses vom Humanismus bis zur Frühaufklärung,* Tübingen 1983. Anthony Graftons Aufsatz »The World of the Polyhistors. Humanism and Encyclopedism«, *Central European History* 18, 1985, S. 31–47, gibt einen guten Überblick in Englisch.

6 Zur Frage, wie die »Erholung« im späten 17. Jahrhundert historisch gedeutet werden kann, siehe Walther Hubatsch, *Deutschland zwischen dem Dreißigjährigen Krieg und der Französischen Revolution,* Frankfurt am Main 1974. Siehe auch Friedrichs, *Urban Society in an Age of War* (s. Kap. 9, Anm. 28); Mack Walker, *German Home Towns, Community State and General Estate, 1648–1871,* Ithaca, N.Y., 1971. Eine Übersicht über die ganze Epoche bis zum Ende der Napoleonischen Ära gibt Charles Ingrao, *The Habsburg Monarchy 1648–1815,* Cambridge 1994. Siehe auch Rudolf Vierhaus, *Deutschland im Zeitalter des Absolutismus,* Göttingen 1988.

7 Siehe Norbert Conrads, *Ritterakademien der frühen Neuzeit. Bildung als Standesprivileg im 16. und 17. Jahrhundert,* Göttingen 1982.

8 Otto Brunner, *Adeliges Landleben und europäischer Geist. Leben und Werk Wolf Helmhardts von Hohberg, 1612–1688,* Salzburg 1949, und der Ausstellungskatalog *Adel im Wandel. Politik – Kultur – Konfession,* Rosenburg 1990, geben eine Vorstellung von der allgemeinen Situation aristokratischer Kunstförderung jener Zeit.

9 Siehe Siegfried Asche, *Drei Bildhauerfamilien an der Elbe. Acht Meister des 17. Jahrhunderts und ihre Werke in Sachsen, Böhmen und Brandenburg,* Wien und Wiesbaden 1961. Einen Überblick bietet Heinrich Decker, *Barockplastik in den Alpenvorländern,* Wien 1943; dieses Werk ist seiner Illustrationen wegen immer noch wertvoll, obwohl durch die in den nächsten Anmerkungen erwähnten Bücher überholt. Über diese Künstler siehe auch Michael Krapf, »Plastik«, in: *Die Kunst des Barock in Österreich,* hg. v. Günter Brucher, Salzburg und Wien 1994, besonders S. 129–148.

10 Grundlegend dazu Claus Zoege von Manteuffel, *Die Bildhauerfamilie Zürn 1606–1666,* München 1969. Dieses Werk wird ergänzt durch den Ausstellungskatalog *Die Bildhauerfamilie Zürn 1585–1724,* Braunau am Inn 1979, mit wertvollen Beiträgen über die Situation der Bildhauerei in den Gegenden, in denen die Familie arbeitete.

11 Die wichtigsten Werke über diese Bildhauer sind: *Die Bildhauerfamilie Schwanthaler 1633–1848. Vom Barock zum Klassizismus,* Ausst.-Kat., Reichersberg am Inn 1974 (auch *Thomas Schwanthaler 1634–1707,* Ausst.-Kat., Wien 1974/75); Heinrich Decker, *Meinrad Guggenbichler,* Wien 1949; Ulrike Gauss, *Andreas Thamasch (1639–1697). Stiftsbildhauer in Stams und Meister von Kaisheim,* Weissenhorn 1973.

12 So mit Nachdruck John Shearman, *Only Connect ... Art and the Spectator in the Italian Renaissance,* Princeton 1992.

13 Johann Heiss war wahrscheinlich sein Schüler, und eine Reihe von Malern – von Hans Ulrich Franck, Isaak Fisches, Melchior Schmittner und Jonas Umbach bis Johann Rieger und Georg Rugendas – stand im 18. Jahrhundert unter seinem Einfluß. Augsburg wurde wieder ein Zentrum der Malerei; Künstler kamen von weither, um in der Nähe Schönfelds und Sandrarts zu arbeiten: Johann Spillenberger aus Košice (Kaschau, Kassa) in Oberungarn (Slowakei) oder Joseph Werner aus Bern, der am Hofe Ludwigs XIV. gewesen war. Zu diesen Künstlern siehe *Augsburger Barock* (s. Kap. 10, Anm. 14). Siehe jetzt auch den Ausstellungskatalog *Von teutscher Not zu höfischer Pracht. 1648–1701,* hg. v. G. Ulrich Großmann, Köln 1998.

14 Dieses Thema war 1993 Gegenstand einer Ausstellung in Prag, dazu der von Lubomír Slavíček herausgegebene Katalog *Artis pictoriae amatores. Evropa v Zrcadle Pražského barokního sběratelství,* Prag

1993, mit englischer Übersetzung der Beiträge. Siehe auch Hana Seifertová in der Einführung zu *Nemecké malířství XVII stoletì*, Ausst.-Kat., Prag 1989, S. 9ff. (Zusammenfassung in Deutsch S. 136–146), und die Beiträge in *Baroque Art in Central Europe* (s. Einl., Anm. 20), nützlich auch als Überblick über die Künste dieser Zeit.

15 In Englisch jetzt Newman, *Pastoral Conventions* (s. Kap. 10, Anm. 31), mit weiteren Hinweisen. Siehe auch Martin Bircher, »The Fruchtbringende Gesellschaft and Italy. Between Admiration and Imitation«, in: *The Fairest Flower. The Emergence of Linguistic National Consciousness in Renaissance Europe*, Florenz 1985, S. 121–131, und als allgemeine Einführung *Sprachgesellschaften, Sozietäten, Dichtergruppen*, hg. v. Martin Bircher und Ferdinand von Ingen (Wolfenbütteler Arbeiten zur Barockforschung 7), Hamburg 1978. Siehe jetzt auch Edith Grettler, *Die Poesie der Throne*, New York 1995; ferner *Im Garten der Palme. Kleinodien aus dem unbekannten Barock: die Fruchtbringende Gesellschaft und ihre Zeit*, Ausst.-Kat. Berlin 1992.

16 Eine Auswahl von Zesens und Leibnizens Schriften zu diesem Thema ist jetzt in englischer Übersetzung zugänglich in *Seventeenth Century German Prose*, hg. v. Lynne Tatlock, New York 1993. R. J. W. Evans' Beiträge »German Universities« und »Culture and Anarchy in the Empire, 1540–1680«, *Central European History* 18, 1985, S. 14–30, bieten eine Einführung zu den Bemühungen um Deutsch als Unterrichtssprache.

17 Mit Strobel, einem interessanten Künstler, beschäftigt sich u. a. Jacek Tylicki, dessen Dissertation, *Bartołomiej Strobl i refleksy sztuke Rudolfinskies w Polsce*, Toruń 1995, die ältere Monographie von Eugeniusz Iwanoyko, *Bartołomiej Strobl*, Poznań 1957, ersetzen kann.

18 Zur Kunst des 17. und 18. Jahrhunderts in Schlesien gibt es eine umfassende Literatur. Konstanty Kalinowski, der eine Reihe wichtiger Beiträge zu diesem Thema geliefert hat, bietet in *Barock in Schlesien* (s. Kap. 10, Anm. 22) eine allgemeine Einführung. Über Willmann gibt es eine Monographie von Ernst Kloss, *Michael Willmann. Leben und Werk eines deutschen Barockmalers*, Breslau [Wrocław] 1934, aber schon der Titel des Buches weist darauf hin, daß dem Künstler erneute Aufmerksamkeit geschenkt werden sollte. Eine 1994 in Salzburg und Wrocław gezeigte Ausstellung könnte ferner dazu anregen; siehe *Michael Willmann (1630–1706). Studien zu seinem Werk*, hg. v. Franz Wagner, Salzburg 1994. Siehe ferner die neue Monographie von Hubertus Lossow, *Michael Willmann (1630–1706). Meister der Barockmalerei*, Würzburg 1994.

19 Abgesehen von Kalinowskis *Barock in Schlesien* (s. Kap. 10, Anm. 22) ist für diese Zeit besonders relevant seine *Architektura barokowa na Śląsku w drugiej połowie XVII wieku* (mit Zusammenfassung in Deutsch), Wrocław u. a. 1974. Siehe auch allgemein Kalinowskis Bücher *Architektura Doby Baroku na Śląsku*, Warschau 1977, und *Rzeźba barokowa na Śląsku*, Warschau 1986.

20 Siehe Konstanty Kalinowski, *Gloryfikacja Panującego i dynastii w sztuce Śląska XVII i XVIII wieku* (mit Zusammenfassung in Deutsch), Warschau und Poznań 1993, bes. S. 55–73. Zu Rauchmiller siehe Veronika Birke, *Matthias Rauchmiller: Leben und Werk*, Wien, Freiburg, Basel 1981.

21 John P. Spielmanns *Leopold I of Austria*, London 1977, ist das einzige neue historische Werk, das den Künsten jedoch nur sehr wenig Beachtung schenkt, weshalb auf ältere Literatur zurückgegriffen werden muß; zu Ferdinand III. siehe z. B. Lhotsky, »Geschichte der Sammlungen« (s. Kap. 2, Anm. 27), S. 335ff. Archivalien bieten Herbert Haupts »Archivalien zur Kulturpolitik des Kaiserhofes«; Teil 1: »Kaiser Ferdinand III. Die Jahre 1646–1656«; Teil 2: »Leopold I. Die Jahre 1657–1660«; Teil 3: »Leopold I. Die Jahre 1661–1670«, *Jahrbuch der Kunsthistorischen Sammlungen in Wien* 75, 1979, S. 195ff.; 76, 1980, S. 179ff.; 79, 1983, S. 133ff.

22 Lhotsky, »Geschichte der Sammlungen« (s. Kap. 2, Anm. 27), S. 363.

23 Über diese und andere Abhandlungen siehe Miłobędzki, *Architektura Polska* (s. Kap. 9, Anm. 15), S. 47ff.; Jerzy Baranowskis Buch *Bartłomiej Nataniel Wąsowski jak teoretyk i architekt XVII wieku* (mit Zusammenfassung in Englisch), Wrocław u. a. 1975, macht diesen Text zugänglich.

24 Wir sollten nicht vergessen, daß das 17. und 18. Jahrhundert, nicht nur in der Musik, eine Zeit aristokratischer und kaiserlicher Kunstamateure wie Leopold I. war. Friedrich Polleroß, »Dem Adl und fürstlichen Standt gemes Curiosi. Die Fürsten von Liechtenstein und die barocke Kunst«, *Frühneuzeit-Info* 4, 1993, S. 174–185, behandelt neuere Literatur über Adel und Künste in Mitteleuropa unter besonderer Berücksichtigung der Liechtensteins, ein Thema, das auch für spätere Kapitel des vorliegenden Buchs relevant ist.

25 Siehe die Informationen über theoretische Kenntnisse, Bildung und Mäzenatentum in *Adel im Wandel* (s. Anm. 8). Das klassische Werk über von Hohberg ist Brunners *Adeliges Landleben* (s. Anm. 8).

26 Siehe Alastair Laing in *Kunst und Kultur des Barock. Architektur und Dekoration*, hg. v. Anthony Blunt, Freiburg, Basel, Wien 1979, S. 177 (engl.: *Baroque & Rococo Architecture & Decoration*, New York

1978). Laing bemerkt ferner über Liechtenstein: »Seine naiven Vorstellungen von dem, was die ›italienische Art‹ ausmacht, lassen sich an seiner Ermahnung ablesen: ›Nie und nimmer errichte ein Gebäude ohne architektonischen Schmuck ... und dieser besteht aus nichts anderem als aus fünf Säulenordnungen, und nur darin.‹ Für ihn mußte das ideale Schloß ›60 oder mehr Säulen nebeneinander im gleichen Abstand und in 3 Etagen übereinander‹ haben [...].« Laing übergeht jedoch die Unterschiede zur früheren Epoche.

27 Siehe *The School of Prague* (s. Kap. 6, Anm. 40) und *The Mastery of Nature* (s. Kap. 4, Anm. 8), Kap. 7.

28 Siehe Victor Fleischer, *Prinz Karl Eusebius von Liechtenstein als Bauherr und Kunstsammler (1611–1684),* Wien und Leipzig 1910. Es ist interessant, daß der Fürst wie viele andere Mäzene und Theoretiker in Mitteleuropa empfiehlt, das Beste, was jede Nation zu bieten habe, zu übernehmen (S. 194).

29 Franz, *Deutsche Barockbaukunst Mährens* (s. Einl., Anm. 12), scheint darauf als erster hingewiesen zu haben. Siehe auch sein Buch *Bauten und Baumeister der Barockzeit in Böhmen,* Leipzig 1962, S. 25.

30 Siehe Hellmut Lorenz, »Barockarchitektur in Wien und im Umkreis der kaiserlichen Residenzstadt«, in: *Prinz Eugen und das barocke Österreich,* hg. v. Karl Gutkas, Salzburg und Wien 1985, S. 235–248.

31 Hellmut Lorenz, »Zur Internationalität der Wiener Barockarchitektur«, in: *Wien und der europäische Barock* (Akten des XXV. Internationalen Kongresses für Kunstgeschichte, Wien), hg. v. Elisabeth Liskar, Köln und Graz 1986, S. 21–30.

32 Siehe besonders Hellmut Lorenz, »Vienna Gloriosa Habsburgica?«, in: *Kunsthistoriker. Mitteilungen des Österreichischen Kunsthistorikerverbandes* 2, Nr. 4/5, 1985, S. 49–54, und auch ders., »Ein ›exemplum‹ fürstlichen Mäzenatentums der Barockzeit. Bau und Ausstattung des Gartenpalasts Liechtenstein in Wien«, *Zeitschrift des deutschen Vereins für Kunstwissenschaft* 43, 1989, S. 7–24.

33 Dieses bedeutende Bauwerk wurde zuletzt von Vilém Lorenc und Karel Tříska behandelt: *Černinský Palác v Praze* (mit Zusammenfassungen), Prag 1980; dieses Werk ergänzt die ältere Studie von Johann Joseph Morper, *Das Czernin-Palais in Prag,* Prag 1940.

34 Diese Bauwerke sind zuletzt in *Adel im Wandel* (s. Anm. 8) und Günter Bruchers *Barockarchitektur in Österreich,* Köln 1983, behandelt worden. Pál Voit, *Der Barock in Ungarn,* Budapest 1971, behandelt ebenfalls das Schloß in Eisenstadt (damals Kismarton) zusammen mit Bauten in Ungarn. Über das Mäzenatentum der Eszterházy siehe allgemein *Die Fürsten Eszterházy. Magnaten, Diplomaten und Mäzene,* Ausst.-Kat., Eisenstadt 1995.

35 Laing, *Baroque & Rococo Architecture* (s. Anm. 26), und Franz, *Deutsche Barockkunst Mährens* (s. Einl., Anm. 12), S. 41ff. und 76ff. (Abb.), weisen auf den Zusammenhang mit Liechtensteins Abhandlung hin, denn die Übereinanderstellung der Säulenordnungen entspricht Liechtensteins Ideal (und ist sogar noch wirkungsvoller, wenn man von unten auf die Anhöhe blickt, auf der das Schloß liegt).

36 Zur Architektur (und zu den anderen Künsten) des 17. und 18. Jahrhunderts in Böhmen (und Mähren), die in diesem Kapitel behandelt wird, siehe auch *Barock in Böhmen,* hg. v. Karl M. Swoboda, München 1964; Oldřich J. Blažíček, *Baroque Art in Bohemia* (übers. v. Slaveš Kadečka), Feltham 1968; Jaromír Neumann, *Das Böhmische Barock,* Prag 1970.

37 Rudolf Chadraba, *Staroměstská Mostecká Věž a Triumfální Symbolika v Umění Karla IV* (mit Zusammenfassung in Deutsch), Prag 1971.

38 Dies ist eine vereinfachte Darstellung der Entwicklungen, wie sie von Anna Coreth, *Pietas Austriaca. Ursprung und Entwicklung barocker Frömmigkeit in Österreich,* Wien 1959, und Gerhardt Kapner, *Barocker Heiligenkult in Wien und seine Träger,* Wien 1978, erörtert werden. Ein weiteres treffendes Beispiel ist die Mariensäule, die in Prag zur Feier des katholischen Triumphs im Dreißigjährigen Krieg errichtet wurde. Die Emotionen um dieses Bildwerk waren so stark, daß es 1918 niedergerissen wurde.

39 Zum Werk von Zuccalli siehe Sabine Heym, *Henrico Zuccalli (um 1642–1724). Der kurbayerische Hofbaumeister,* München und Zürich 1984. Dieser Band trägt zur Korrektur der Darstellung Hempels bei *(Baroque Art and Architecture* [s. Einl., Anm. 31], S. 76), der aus einer nationalistischen Reaktion auf dieses Bauwerk schließt, es habe Bayern mehr geschadet als genützt und der Entwicklung einer bayrischen Architektur entgegengewirkt.

40 Zu Loth siehe Gerhard Ewald, *Johann Carl Loth, 1632–1695,* Amsterdam 1965.

41 Siehe Jaromír Neumann, *Karel Škréta,* Ausst.-Kat., Prag 1974; seitdem ist eine Monographie in Russisch erschienen: L. I. Tananaeva, *Karel Škreta. Iz istorii češskoj živopisi ėpochy barokko,* Moskau

1990, aber dem Maler sollte mehr Aufmerksamkeit geschenkt werden; unzureichend die Hinweise in *Rudolf II and Prague* (s. Kap. 5, Anm. 33).

42 Bis zum Vorliegen weiterer Studien über Dresden konsultiere man Fritz Löffler, *Das alte Dresden. Geschichte seiner Bauten,* Dresden 1955. Eine nützliche Sammlung von Beiträgen zur hier behandelten Zeit ist *Johann Georg II. und sein Hof. Sachsen nach dem Dreißigjährigen Krieg, Dresdner Hefte [Beiträge zur Kunstgeschichte]* 11, Heft 33, 1993. Ferner, auch zur früheren und späteren Zeit, die Sammlung *Das Dresdner Schloß – Geschichte und Wiederaufbau, Dresdner Hefte* 12, Heft 38, 1994.

43 Walter May, »Die höfische Architektur in Dresden zur Zeit Johann Georgs II.«, in: *Johann Georg II. und sein Hof* (s. Anm. 42), S. 42–52, betont erneut die Bedeutung des Palais im Großen Garten. Schloß Troja hat auch bemerkenswerte Skulpturen der Heermann-Familie aus Freiberg mit einer barocken, fast italienischen Anordnung von Statuen an der Treppe vor dem Bauwerk; siehe Asche, *Drei Bildhauerfamilien an der Elbe* (s. Anm. 9), S. 124ff., und die Abbildung auf S. 310 im vorliegenden Buch.

44 Dieses Argument zur Bedeutung der Niederländer führe ich in meinem Beitrag »Alternatives to Versailles in Central and Eastern Europe«, in: *Versailles. French Court Style and its Influence,* hg. v. C. Collinson, Toronto 1992, S. 89–101, aus. Siehe auch meinen Aufsatz »An Independant Dutch Art. A View from Central Europe«, in: *1648 Vrede van Munster. De zeventiende eeuw, S. 359–369.* Zu Brandenburg-Preußen siehe jetzt auch *Götter und Helden für Berlin. Gemälde und Zeichnungen von Augustus und Matthäus Terwesten,* Berlin 1995.

ANMERKUNGEN ZU KAPITEL 12

1 Es liegt überaus viel Literatur über Jan Sobieski vor, doch gibt es erstaunlicherweise keine komplette Übersicht über sein Mäzenatentum. Siehe jedoch Mariusz Karpowicz, *Sztuka Oświeconego Sarmatyzmu. Antykizacja i klasycyzacja w środowisku warszawskim czasów Jana III,* Warschau 1970 (1. Aufl.), und ders., *Sztuka Warszawy Czasów Jana III,* Warschau 1987 (fast gleich), mit weiteren Literaturhinweisen.

2 Martino Altomonte (siehe Hans Aurenhammer, *Martino Altomonte,* Wien 1965) ist in diesem Zusammenhang auch wichtig, weil er nicht nur in Polen, sondern auch in Österreich und Böhmen gearbeitet hat. Dazu Wojciech Fijalkowski, »L'arte e gli artisti italiani alla corte di Jan III Sobieski«, in: *Polonia – Italia. Relazioni artistiche dal Medioevo al XVIII secolo* (s. Einl., Anm. 15), S. 83–116.

3 Diese und andere von Sobieski geförderte Bauten werden von Miłobędzki, *Architektura Polska* (s. Kap. 9, Anm. 15) behandelt. Nützlich auch: ders., *Zarys dziejów architektury w Polsce,* Warschau 1963, S. 153–197 (4. verb. Aufl. 1988, S. 197ff.). Siehe jetzt (auch im Zusammenhang mit der vorhergehenden Anmerkung) Jerzy T. Petrus, *Kościóły i klasztory Źółkwi,* Kraków 1994, und *Kościóły i klasztory rzymskokatolickie dawnego wojewodztwa ruskiego,* hg. v. Jan K. Ostrowski, 1 und 3, Kraków 1993 bzw. 1995.

4 Stanisław Mossakowskis *Tylman z Gameren, architekt polskiego baroku,* Wrocław 1973, ist die Standardmonographie; dt. (beträchtlich revidiert): *Tylman van Gameren. Leben und Werk,* München und Berlin 1994. In diesem Buch, S. IX, und in einem Artikel in der Festschrift für Jerzy Kowalczyk (»Nowe identyfikacje projektów rysunkowych Tylmana z Gameren [Puławy, Ujazdów, Łazienki] i domniemane studia architektoniczne Tytusa Liwiusza Burattiniego«, in: *Między Padwą a Zamościem. Studia z Historii Sztuki i Kultury Nowożytnej ofiarowane Profesorowi Jerzemu Kowalczkowi,* Warschau 1993, S. 209–224), hat Mossakowski den Zweifeln Miłobędzkis (*Architektura Polska* [s. Kap. 9, Anm. 15], S. 397f. und 423f.) an der traditionellen Zuschreibung der Königlichen Kapelle in Gdańsk an van Gameren zugestimmt; der Stil dieser Kapelle ist jedoch dem seinen sehr verwandt und deshalb für unsere Diskussion ein nützlicher Ausgangspunkt.

5 Mariusz Karpowicz, *Barok w Polsce,* Warschau 1988 (in mehreren Sprachen erschienen), bietet eine Einführung in das Kunstschaffen Polens während dieser Zeit. Über Warschau selbst gibt es jetzt einen Überblick von Jolanta Putkowska, *Architektura Warszawy XVII wieku,* Warschau 1991. Meine Feststellung bedeutet nicht, die außerordentlichen Leistungen in Litauen übersehen zu wollen, darunter das Kamaldulenserkloster in Pożailis (Pożaijście) bei Kaunas oder die Peter-und-Paul-Kirche in Antokol bei Wilno (Vilnius). Aber das vielleicht wichtigste Baudenkmal der damaligen Zeit, die Kasimirkapelle in der Wilnaer Kathedrale, ein anderes italienisch beeinflußtes Meisterwerk, verdankte sich der anhaltenden Förderung des Königs. Siehe Karpowicz' Aufsätze »Matteo Castello« (s. Kap. 9, Anm. 6) und »Artysce włosy w Wilnie w XVII wieku«, in: *Kultura artystyczna wielkiego księtwa litewskiego w epoce baroku,* hg. v. Jerzy Kowalczyk, Warschau 1995, S. 59–79; auch andere Beiträge des Bandes können herangezogen werden.

6 Siehe Tadeusz Mańkowski, »Rzeźby Schlütera w pałacu Krasińskich w Warszawie«, *Biuletyn Historii Sztuki* 12, 1951, S. 118–137; ders., »Nieznane rzeźby Andrzeja Schlütera«, *Dawna Sztuka* 2, 1939, S. 219–234, über die Werke in Żółkiew (Nesterjov), die mutwillig zerstört wurden und jetzt restauriert werden.

7 Das Bauwerk wird außer in den schon genannten Werken behandelt von Juliusz Starzyński, *Wilanów. Dzieje budowy pałacu za Jana III.*, Warschau 1933 und 1976 (mit Quellen).

8 Zu Schlüter siehe meinen Beitrag »Schlüter's Fate. Comments on Sculpture, Science, and Patronage in Central and Eastern Europe c. 1700«, in: *Künstlerischer Austausch* (s. Kap. 1, Anm. 40), Bd. 1, S. 199–212.

9 Eine Einführung zu diesem und zu anderen idiosynkratischen Aspekten der ostmitteleuropäischen Kultur im 17. und 18. Jahrhundert, auch zu den in diesem Buch erwähnten, bietet Andreas Angyal, *Die slawische Barockwelt*, Leipzig 1961.

10 Seit dem 14. Jahrhundert gab es in Polen auch eine linguistische Definition der Nationalität, die indessen nicht so große Bedeutung gehabt zu haben scheint wie die Ideologie des Sarmatismus. Siehe Tazbir, »Le sarmatisme et le baroque européen« und »La conscience nationale«, in: *La République nobiliaire et le monde* (s. Einl., Anm. 17), S. 7–56.

11 Ein Buch in Russisch von L. I. Tananaeva, *Sarmatskij portret. Iz istorii pol'skogo portreta ėpochi barokko*, Moskau 1979, behandelt dieses Thema, über das es zahlreiche Veröffentlichungen und Ausstellungen in Polen und anderswo gegeben hat, etwa *Stolz und Freiheit. Das Bild des polnischen Adels im Zeitalter des Barock*, Ausst.-Kat., Cismar und Bonn 1990/91, mit Literaturhinweisen. Umfangreiches Material erschließen die englischen Zusammenfassungen, Anmerkungen und Literaturangaben in *Portrait of Sarmatian Type in 17th Century Poland, Bohemia, Slovakia and Hungary* (Titel auch in Polnisch), *Niedźica Seminars* 2, Kraków 1985.

12 Siehe Tazbir, »Polskie przedmurze« (s. Kap. 1, Anm. 5) und *La République nobiliaire* (s. Einl., Anm. 17).

13 Besonders Karpowicz, *Sztuka Oświeconego Sarmatyzmu* (s. Anm. 1).

14 Zum Beispiel die Werke des polnischen Malers Jerzy Szymonowicz-Siemiginowski. Zu diesem Thema siehe allgemein Mieczysław Morka, *Polski nowożytny portret konny i jego europejska geneza* (mit Zusammenfassung in Englisch), Wrocław 1986.

15 Der neue Aufschwung, den die polnische Kunst einige Jahrzehnte später nahm, wird in einem der folgenden Kapitel behandelt.

16 Allgemein dazu Ehalt, »Ausdrucksformen absolutistischer Herrschaft« (s. Kap. 7, Anm. 11); seitdem sind zwei nützliche Abrisse erschienen, die für dieses Kapitel relevant sind: Friedrich B. Polleroß, »Zur Repräsentation der Habsburger in der bildenden Kunst«, und Elisabeth Kovács, »Die Apotheose des Hauses Österreich. Repräsentation und politischer Anspruch«, in: *Die Welt des Barock*, hg. v. Kovács und Rupert Feuchtmüller, Wien, Freiburg, Basel 1986, 1, S. 87–104 und 53–86. In diesem Abschnitt greife ich auch auf Argumente meiner »Alternatives to Versailles« (s. Kap. 11, Anm. 44) zurück.

17 Dieser Überblick verdankt vieles Hans Sedlmayr, *Österreichische Barockarchitektur*, Wien 1930; siehe jedoch auch die außerdem angegebenen Werke.

18 Die Standardwerke über Fischer, aus denen dieses Buch schöpft, sind Hans Sedlmayrs *Johann Bernhard Fischer von Erlach*, Wien 1976 (2. Aufl.), und Hans Aurenhammers *J. B. Fischer von Erlach*, Cambridge, Mass., 1973. Eine andere Sicht vertritt Hellmut Lorenz in seiner neueren Monographie *J. B. Fischer von Erlach*, Berlin 1992; siehe jetzt auch *Fischer von Erlach und die Wiener Barocktradition*, hg. v. Friedrich Polleroß, Wien, Köln, Weimar 1995.

19 Dies wird von Lorenz, »Vienna Gloriosa Habsburgica?« (s. Kap. 11, Anm. 32), behandelt. Siehe jedoch Manfred Koller, *Die Brüder Strudel. Hofkünstler und Gründer der Wiener Kunstakademie*, Innsbruck und Wien 1993.

20 Zu den Triumphpforten der Habsburger siehe Herta Blaha, *Österreichische Triumphpforten ...*, Diss. Wien 1950; Barbara Chabrowe, *Baroque Temporary Structures built for the Austrian Habsburgs*, Diss. Columbia University New York 1970, und meine Bücher *Variations on the Imperial Theme* (s. Kap. 7, Anm. 7), S. 5–13, und *Mastery of Nature* (s. Kap. 4, Anm. 8), Kap. 5 (auch als »Astronomy, Technology, Humanism and Art at the Entry of Rudolf II into Vienna, 1577«, *Jahrbuch der Kunsthistorischen Sammlungen in Wien* 85/86, 1989/90 [1992 ersch.], S. 99–121.

21 Zit. n. Hans Sedlmayr, »Johann Bernhard Fischer von Erlach«, in: ders., *Epochen und Werke. Gesammelte Schriften zur Kunstgeschichte*, 2, Wien und München 1960, S. 158; siehe auch ders., »Die politische Bedeutung des deutschen Barock. Der ›Reichsstil‹«, in: *Epochen und Werke*, S. 140–156. Eine Einschätzung von Sedlmayrs Schriften hat jüngst Friedrich Polleroß in *Fischer von Erlach und die Wiener Barocktradition* (s. Anm. 18), S. 9ff. und vor allem S. 59ff. vorgenommen.

22 Siehe auch Laing in *Baroque & Rococo* (s. Kap. 11, Anm. 26), S. 177f.

23 Zit. n. Brucher, *Barockarchitektur in Österreich* (s. Kap. 11, Anm. 34), S. 143.

24 Eine Übersicht bietet Ernst Wangermann, *The Austrian Achievement 1700–1800,* London und New York 1973.

25 Hellmut Lorenz, »Der habsburgische Reichsstil – Mythos und Wirklichkeit«, in: *Künstlerischer Austausch* (s. Kap. 1, Anm. 40), setzt sich eingehend mit dieser These auseinander und analysiert das Bauwerk. Ältere Interpretationen: Sedlmayr, »Politische Bedeutung« (s. Anm. 21) und *Fischer von Erlach* (s. Anm. 18), sowie Auerhammer, *Fischer von Erlach* (s. Anm. 18).

26 Siehe G. Kunoth, *Die historische Architektur Fischers von Erlach,* Düsseldorf 1956.

27 Zur Vorstellung von der Übertragung des Reichs siehe Werner Goez, *Translatio Imperii,* Tübingen 1958. Zur Universalgeschichte siehe Arnaldo Momigliano, »The Origins of Universal History«, in: ders., *On Pagans, Jews and Christians,* Hanover, N. H., 1987, S. 31–57.

28 Eine ähnliche Interpretation bietet Werner Oechslin, »Fischer von Erlachs ›Entwurff einer Historischen Architektur‹. Die Integration einer erweiterten Geschichtsauffassung in die Architektur im Zeichen des erstarkten Kaisertums in Wien«, in: *Wien und der europäische Barock* (s. Kap. 11, Anm. 31), S. 77–81. Die hier gegebenen Kommentare werden abgemildert durch meinen Beitrag »Eurocentrism and Art History? Universal History and the Historiography of the Arts before Winckelmann«, in: *Memory and Oblivion (Acts of the XXIXth International Congress of the History of Art),* Amsterdam (im Druck).

29 So Aurenhammer, *Fischer von Erlach* (s. Anm. 18). Pamela H. Smith' Buch *The Business of Alchemy. Science and Culture in the Holy Roman Empire,* Princeton 1994, behandelt J. J. Becher und den Problemkreis von Alchimie und Künsten am Hof.

30 Siehe Hellmut Lorenz, »Ein ›exemplum‹ fürstlichen Mäzenatentums der Barockzeit« (s. Kap. 11, Anm. 32), und ders., *Liechtenstein Palaces in Vienna from the Age of the Baroque,* New York 1980, S. 63.

31 Siehe Dwight C. Miller, *Marcantonio Franceschini and the Liechtensteins. Prince Johann Adam Andreas and the Decoration of the Garden Palace at Rossau-Vienna,* Cambridge 1991.

32 Zum Programm der Fresken und ihrem außergewöhnlichen Ort siehe Hellmut Lorenz, »Zu Rottmayrs Treppenhausfresken im Wiener Gartenpalast Liechtenstein«, *Acta Historiae Artium* 34, 1989, S. 137–144; zu Rottmayr überhaupt siehe Erich Hubala, *Johann Michael Rottmayr,* Wien 1981.

33 Siehe Lorenz, *Liechtenstein Palaces in Vienna* (s. Anm. 30); ders., *Domenico Martinelli und die Österreichische Barockarchitektur,* Wien 1985.

34 Bruno Grimschitz' grundlegende Monographie *Johann Lucas von Hildebrandt,* Wien 1932 (2. Aufl. 1959), könnte ersetzt werden; zu Prinz Eugen siehe *Prinz Eugen und das barocke Österreich,* Ausst.-Kat., Schloßhof und Niederweiden 1986 (mit Essayband), und Derek McKay, *Prince Eugen of Savoy,* London 1977.

35 Der grundlegende Aufsatz zu diesem Thema ist Hugh Murray Baillies »Etiquette and the Planning of the State Apartments in Baroque Palaces«, *Archaeologica* 101, 1967, S. 169–199; über Deutschland S. 193 ff. Siehe auch H. Ch. Ehalt über die Idee eines »Theatrum precedentiae« im Beitrag »Schloß- und Palastarchitektur im Absolutismus«, in: *Architektur und Gesellschaft von der Antike bis zur Gegenwart,* hg. v. Hannes Stekl, Salzburg 1980, S. 161–249, besonders S. 207ff.; dort über Friedrich Carl von Mosers *Teutsches Hoff-Recht,* Frankfurt und Leipzig, 2 Bde., 1754/55. Diese und andere Ausführungen Friedrich Carl von Mosers werden auch in der nun eingehendsten Untersuchung eines einzelnen Hofs im Zusammenhang mit diesem Thema zitiert: Samuel John Klingensmith, *The Utility of Splendor. Ceremony, Social Life and Architecture at the Court of Bavaria, 1600–1800,* Chicago und London 1993.

36 Siehe Siegfried Asche, *Balthasar Permoser. Leben und Werk,* Berlin 1975.

37 Siehe Werner Loibl, »Ideen im Spiegel. Die Spiegelkabinette in den fränkischen Schönborn-Schlössern«, in: *Die Grafen von Schönborn. Kirchenfürsten, Sammler, Mäzene,* Ausst.-Kat., Nürnberg 1989, S. 80–90.

38 »Horti et loca recreationis, omnes vel vastitate immensi, vel ab aedificiis variis et superbis, vel a floribus fructibusque aliarum regionum mirandi, peristromatis arboribus, sylvulis integris, statuis, picturis, aliisque hortensibus delicis amoeni, non minorem Viennensi urbi gloriam quam animis ipsi genuinam delectatum pariunt et voluptatem.« Der Bau eines ganzen Ringes von Bauwerken um die Stadt wurde auch 1716 von Lady Mary Wortley Montagu kommentiert. Sie sagte, sie habe noch keinen derart entzückenden Ort gesehen wie die Wiener Vorstadt, sie sei sehr groß und bestehe fast nur aus herrlichen Palästen (zit. in: Laing, *Baroque & Rococo* (s. Kap. 11, Anm. 26), S. 272. Siehe jetzt auch zur Stadtgeschichte von Wien John P. Spielman, *The City and the Crown. Vienna and the Imperial Court, 1600–1740,* West Lafayette, Indiana, 1993.

39 Siehe Franz Matsche, *Die Kunst im Dienst der Reichsidee Kaiser Karls VI.*, 2 Bde., Berlin und New York 1981.

40 Siehe Aurenhammer, *Fischer von Erlach* (s. Anm. 18), S. 146–152.

41 Zu Grans Werken siehe Eckhart Knab, *Daniel Gran,* Wien und München 1977, mit umfangreichen Literaturhinweisen zur barocken Deckendekoration in Österreich, einem in den fünfziger Jahren sehr beliebten Thema. Siehe ferner *Die Kunst des Barock in Österreich* (s. Kap. 10, Anm. 19), S. 197ff.

42 Neben der Literatur über Fischer siehe Birke, *Rauchmiller* (s. Kap. 11, Anm. 20), S. 44–49 und 73–77, zur Frühgeschichte dieses Denkmals. Manfred Koller, *Die Brüder Strudel* (s. Anm. 19), S. 73f. und 182–186 (Quellen S. 275–289), gibt den neuesten Überblick über die Geschichte des Denkmals; Koller nimmt an, daß Strudel neben seiner Arbeit als Bildhauer auch die oberste Leitung bei der Ausführung der Pestsäule innegehabt habe.

43 Siehe Coreth, *Pietas Austriaca* (s. Kap. 11, Anm. 38).

44 Siehe Brucher, *Barockarchitektur in Österreich* (s. Kap. 11, Anm. 34), S. 197ff.

45 Die klassische Deutung der Ikonographie dieses Bauwerks stammt von Sedlmayr; siehe *Fischer von Erlach,* S. 174ff.

46 Siehe allgemein Elisabeth Kovács, »Die österreichische Kirche im Zeitalter des Barock«, in: *Welt des Barock* (s. Anm. 16), 2, S. 123–140.

47 Siehe *Georg Raphael Donner,* Ausst.-Kat., Wien 1993. In einer geplanten Monographie von M. Pötzl wird Material über Donner in Bratislava, auch über seine früheren Werke, zusammengestellt. Einstweilen siehe *Georg Raphael Donner,* Ausst.-Kat., Bratislava 1992. Siehe jetzt auch *Georg Raphael Donner. Einflüsse und Auswirkungen seiner Kunst. Die Beiträge des im Juli 1993 von der Österreichischen Galerie im Belvedere veranstalteten Symposiums,* red. v. Ingeborg Schemper-Sparholz (*Jahrbuch der Kunsthistorischen Sammlungen in Wien* 92, 1996), Wien 1998.

48 Zu Melk siehe *Jakob Prandtauer und sein Kunstkreis,* Ausst.-Kat., Melk 1960; *900 Jahre Benediktiner in Melk,* Ausst.-Kat., Melk 1989.

49 Brucher, *Barockarchitektur in Österreich* (s. Kap. 11, Anm. 34), bietet einen guten Überblick über diese Bauwerke. Zu den im zweiten Teil dieses Kapitels behandelten Werken siehe jetzt allgemein den von Brucher herausgegebenen Essayband *Die Kunst des Barock in Österreich* (s. Kap. 10, Anm. 19).

ANMERKUNGEN ZU KAPITEL 13

1 *Die Werke Friedrichs des Großen in deutscher Übersetzung. Antimachiavell und Testamente* (= Bd. 7), hg. v. Gustav Bertold Volz, Berlin 1913, S. 42.

2 Dies wird in vielen Schriften betont; siehe Adrien Fauchier-Magnan, *The Small German Courts in the 18th Century,* übers. v. Mervyn Savill, London 1958, eines der wenigen in Englisch vorliegenden Werke, die die Kunst an deutschen Höfen in ihren sozialen und kulturellen Zusammenhang stellen. (Frz.: *Les petites courts d'Allemagne au XVIIIème siècle,* Paris 1947.) Sonst liegt nur ältere Literatur vor: W. H. Bruford, *Germany in the Eighteenth Century. The Social Background of the Literary Revival,* Cambridge 1971 (erstm. 1935), zur Sozial- und Kulturgeschichte (dt.: *Die gesellschaftlichen Grundlagen der Goethezeit,* Frankfurt am Main, Berlin, Wien 1975 [erstm. Weimar 1936]). Zum Einfluß Frankreichs umfassend Pierre du Colombier, *L'architecture française en Allemagne au XVIIIe siècle,* 2 Bde., Paris 1956. Zu Pesne und Sylvestre siehe Helmut Börsch-Supan, *Der Maler Antoine Pesne. Franzose und Preuße,* Friedberg 1986; Harald Marx, *Die Gemälde des Louis de Sylvestre,* Dresden 1975.

3 Zu Friedrichs Beziehung zur Literatur siehe *Friedrich II., König von Preußen, und die deutsche Literatur des 18. Jahrhunderts. Texte und Dokumente,* hg. v. Horst Steinmetz, Stuttgart 1985.

4 In diesem Abschnitt greife ich auf meinen Beitrag »Alternatives to Versailles« (s. Kap. 11, Anm. 44) zurück.

5 Zit. n. Wilfried Hansmann, *Baukunst des Barock. Form, Funktion, Sinngehalt,* Köln 1978, S. 88.

6 Zu Frankreich siehe Norbert Elias, *Die höfische Gesellschaft,* Berlin 1969 (engl.: *The Court Society,* übers. v. Edmund Jephcott, New York 1983); zu den Habsburgern hauptsächlich Ehalt, *Ausdrucksformen absolutistischer Herrschaft* (s. Kap. 7, Anm. 11) mit weiteren Hinweisen; der Begriff »›Theatrum‹ der Selbstdarstellung« wird auf S. 92ff. auf das Schloß angewendet. Siehe auch Ehalt, »Schloß- und Palastarchitektur im Absolutismus« (s. Kap. 12, Anm. 35), sowie Jürgen Freiherr von Kruedener, *Die Rolle des Hofes im Absolutismus,* Stuttgart 1973. Kürzlich haben Klingensmith, *Utility of Splendor* (s. Kap. 12, Anm. 35), und Goerd Peschken, »Statt einer Einführung. Leben unter barocken Himmeln«, in: Lieselotte Wiesinger, *Deckengemälde im Berliner Schloß,* Frankfurt am Main und Berlin 1992, S. 11–25,

eine ausgezeichnete Einführung in die Anlage der Schlösser in bezug auf das Leben und die Erfordernisse an den Höfen jener Zeit gegeben.

7 August der Starke, Max Emanuel und Lothar Franz von Schönborn werden in Laing, *Baroque & Rococo* (s. Kap. 11, Anm. 26), auf S. 276, 278 und 287 zitiert.

8 Zit. n. Hansmann, *Baukunst des Barock* (s. Anm. 5), S. 88.

9 Nach Laing, *Baroque & Rococo* (s. Kap. 11, Anm. 26), S. 271.

10 Deutschland war jedoch natürlich nicht Frankreich: Auch wenn die deutschen Fürsten absolutistische Herrscher sein wollten, konnten sie es in Wirklichkeit nicht sein. Sie regierten Staaten ganz unterschiedlicher Größe, und seit dem Dreißigjährigen Krieg hatte keiner mehr eine Vormachtstellung. Diese Fürsten hatten auch häufig mit knausrigen und widerstrebenden Ständen zu tun. Zur politischen Wirklichkeit siehe F. L. Carsten, *Princes and Parliaments in Germany from the Fifteenth to the Eighteenth Century,* Oxford 1959, und G. Benecke, *Society and Politics in Germany, 1500–1750,* London und Toronto 1974. Das Distinktionsbedürfnis, um Pierre Bourdieus Begriff zu benutzen, war mit den sozialen und wirtschaftlichen Verhältnissen oft unvereinbar. Wie Bayerns Bankrott im Verlauf des Jahrhunderts zeigt, stand die Bautätigkeit an kleineren Höfen häufig in keinem vernünftigen Verhältnis zur ökonomischen Basis und zerstörte sie sogar. Über diese Periode gibt es eine umfangreiche deutsche Literatur.

11 Zur historischen Lage immer noch nützlich: Hajo Holborn, *A History of Modern Germany 1648–1840,* Princeton 1964; siehe ferner Gagliardo, *Germany under the Old Regime* (s. Kap. 10, Anm. 1), und die zahlreichen deutschen Veröffentlichungen.

12 Ulrich Keller faßt in *Reitermonumente absolutistischer Fürsten. Staatstheoretische Voraussetzungen und politische Funktionen,* München 1971, einige dieser Unterschiede zusammen, doch sollte bemerkt werden, daß die katholischen Höfe in der Mitte des Jahrhunderts ähnliche Ideen übernommen hatten. Die Entstehung dieser Vorstellungen, besonders in Preußen, behandelt G. Oestreich in *Geist und Gestalt des frühmodernen Staates,* Berlin 1969. Neuere Untersuchungen des Absolutismus mit Hinweisen auf ältere Literatur sind in *Absolutism in Seventeenth-Century Europe,* hg. v. John Miller, Basingstoke und London 1990, zu finden; darin besonders H. W. Koch, »Brandenburg-Prussia«, S. 123–155, und Jean Bérenger, »The Austrian Lands. Habsburg Absolutism under Leopold I«, S. 157–174.

13 Die beste Übersicht in Englisch bietet Laing, *Baroque & Rococo* (s. Kap. 11, Anm. 26; dt.: *Kunst und Kultur des Barock*); zu den neueren deutschen Veröffentlichungen zählen Hansmann, *Baukunst des Barock* (s. Anm. 5), und Rolf Hellmut Foerster, *Das Barockschloß. Geschichte und Architektur,* Köln 1981. Siehe auch Ekhart Berckenhagen, *Barock in Deutschland. Residenzen,* Ausst.-Kat., Berlin 1966.

14 Ingrid Mittenzweis und Erika Herzfelds Buch *Brandenburg-Preußen 1648–1789,* Berlin 1987, bietet eine Einführung in die Kulturgeschichte dieser ganzen Epoche; Helmut Börsch-Supan führt in *Die Kunst in Brandenburg-Preußen,* Berlin 1980, auf der Basis von Werken in den Berliner Museen in die Kunstgeschichte des Landes ein.

15 Zum Großen Kurfürsten und seinem Verhältnis zu den Künsten siehe *Der Große Kurfürst. Sammler, Bauherr, Mäzen,* Ausst.-Kat., Potsdam 1988.

16 Der Königstitel ist bedeutsam, denn der einzige König im Reich selbst war der König von Böhmen, und diesen Titel trug ein Habsburger.

17 Zu diesen und anderen Akademien siehe Nicolas Pevsner, *Academies of Art Past and Present,* Cambridge 1940, und *Academies of Art from the Renaissance to Romanticism* (Leids Kunsthistorisch Jaarboek, 5/6), hg. v. Anton W. A. Boschloo, Leiden 1985/86.

18 Siehe allgemein Margarethe Kuhn, »Andreas Schlüter als Bildhauer«, in: *Barockplastik in Norddeutschland* (s. Kap. 10, Anm. 12), S. 105–181.

19 Die hier gegebene Interpretation basiert auf meinem Aufsatz »Schlüter's Fate« (s. Kap. 12, Anm. 8).

20 Diese Erörterung beruht auf Keller, *Reitermonumente* (s. Anm. 12).

21 Siehe Keller, *Reitermonumente* (s. Anm. 12).

22 Diese allgemeine Frage, die auch für vorliegendes Buch relevant ist, erörtert Günter Brucher in seinem Werk *Zum Problem des Stilpluralismus. Ein Beitrag zur kunstgeschichtlichen Methodik,* Wien, Köln, Graz 1988; auf S. 92ff. geht Brucher auf die österreichische Architektur des 17. Jahrhunderts ein.

23 Zu Schlüters Architektur (und Plastik) immer noch grundlegend: Heinz Ladendorf, *Der Bildhauer und Baumeister Andreas Schlüter. Beiträge zu seiner Biographie und zur Kunstgeschichte seiner Zeit,* Berlin 1935, und ders., *Andreas Schlüter,* Berlin 1937; siehe ferner Franz-Eugen Keller, »Andreas Schlüter«, in: *Baumeister, Architekten, Städteplaner,* hg. v. W. Ribbe und W. Schäche, Berlin 1987, S. 47–70.

24 Hempel, *Baroque Art and Architecture* (s. Einl., Anm. 31), S. 210f., sieht darin einen Ausdruck von Schlüters Genie und in gewissem Sinne Denkmäler für die Besiegten und Zeichen für das Grauen

des Krieges, aber das scheint nicht sehr plausibel, wenn man den Dekor des Ortes betrachtet; Kuhn, »Schlüter als Bildhauer« (s. Anm. 18), S. 127, erwägt die Möglichkeit, sie seien ein »Ruhmessymbol des Siegers – oder des Kriegers überhaupt, dessen Tod wir im Hof erlebten«, und es ist möglich, daß sie eine Art Trophäen darstellen. Weitere Forschungen sind zur Zeit in Deutschland im Gange.

25 Goerd Peschken, »Andreas Schlüter und Schloß Charlottenburg«, in: *Schloß Charlottenburg, Berlin, Preußen. Festschrift für Margarethe Kuhn,* hg. v. Martin Sperlich und Helmut Börsch-Supan, München und Berlin 1975, S. 139–168.

26 Dieses inspirierte auch andere deutsche Gartenanlagen, zum Beispiel die von Herrenhausen. Siehe allgemein Berckenhagen, *Barock in Deutschland. Residenzen* (s. Anm. 13). Zu den holländischen Vorbildern einer früheren Epoche siehe jetzt Vanessa Bezemer Sellers, *Garden Architecture in the Netherlands. The Gardens of Frederik Hendrik Prince of Orange (1584–1647)*, Diss. Princeton 1992. Siehe jetzt *Princely Patrons. The Collection of Frederick Henry of Orange and Amalia of Solms in The Hague,* Ausst.-Kat. (Den Haag), hg. v. Peter van der Ploey und Carola Vermeeren, Zwolle 1997, und *Princely Display. The Court of Frederik Hendrik of Orange and Amalia van Solms,* Ausst.-Kat. (Den Haag), hg. v. Marika Keblusek und Tori Zijlmans, Zwolle 1997.

27 Schlüter wurde 1698 mit der Planung betraut; er wurde 1706 zwar entlassen, aber dieser Entwurf war das letzte große Projekt unter diesem Herrscher. Neuere Studien: Margarethe Kuhn, »Das Berliner Schloß Andreas Schlüters. Eine Metropole in der europäischen Kunstlandschaft«, in: *Die Zukunft der Metropolen,* Ausst.-Kat., Berlin 1984, S. 226–240; Goerd Peschken und Hans-Werner Klünner, unter Mitarbeit von Fritz-Eugen Keller und Tilo Eggeling, *Das Berliner Schloß,* Frankfurt am Main und Berlin 1982 (2. Aufl. 1991); Peschken, *Berliner Schloß,* Bonn 1987; Liselotte Wiesinger, *Das Berliner Schloß von der kurfürstlichen Residenz zum Königsschloß,* Darmstadt 1989; alle enthalten weitere Literaturhinweise.

28 Siehe Evans, *Making of the Habsburg Monarchy* (s. Kap. 8, Anm. 19), S. 275 ff., besonders S. 281 f.

29 Der Erzbischof stellte schließlich Rottmayr und den in Neapel geborenen Österreicher Martin Altomonte ein; siehe Aurenhammer, *Altomonte* (s. Kap. 12, Anm. 2), und ders., *Fischer von Erlach* (s. Kap. 12, Anm. 18), sowie Hubala, *Rottmayr* (s. Kap. 12, Anm. 32).

30 Einen Überblick bietet Erich Hubalas Beitrag »Die Grafen von Schönborn als Bauherren«, in: *Die Grafen von Schönborn. Kirchenfürsten, Sammler* (s. Kap. 12, Anm. 37), S. 24–52, mit einer Zusammenfassung der älteren Literatur; die Essays in diesem Katalog behandeln viele weitere Aspekte des Mäzenatentums der Schönborns; darunter Friedhelm Jürgensmeier, »Politische Ziele und kirchliche Erneuerungsbestrebungen der Bischöfe aus dem Hause Schönborn im 17. und 18. Jahrhundert«, S. 11–23. Zu Bamberg, das Hubala nicht behandelt, siehe Milada Vilimková und Johannes Brucker, *Dientzenhofer. Eine bayerische Baumeisterfamilie in der Barockzeit,* Rosenheim 1989, besonders S. 25 ff. über Leonhard Dientzenhofer (von Brucker), S. 30 ff. und S. 34 ff. Zur Innenausstattung siehe Erich Bachmann und Burkard von Roda, *Neue Residenz Bamberg. Amtlicher Führer,* München 1983. Siehe ferner Heinrich Gerhard Franz, *Dientzenhofer und »Hausstätter«. Kirchenbaumeister in Bayern und Böhmen,* München und Zürich 1985.

31 Siehe allgemein Hubala, »Die Schönborn als Bauherren« (s. Anm. 30).

32 Zu Bruchsal siehe außer den weiter oben zitierten Werken *Barock in Baden-Württemberg,* 2 Bde., Ausst.-Kat., Bruchsal 1981.

33 Zu diesem Hof siehe außer Fauchier-Magnan, *The Small German Courts* (s. Anm. 2), auch Werner Fleischhauer, *Barock im Herzogtum Württemberg,* Stuttgart 1958; Gustav Passavant, *Studien über Domenico Egidio Rossi und seine baukünstlerische Tätigkeit,* Karlsruhe 1967; *Eberhard Ludwig. Herzog von Württemberg,* Ausst.-Kat., Stuttgart und Ludwigsburg 1976.

34 Natürlich gibt es noch viele andere interessante Orte wie zum Beispiel Rudolstadt, Bayreuth und Mergentheim.

35 *Kurfürst Max Emanuel. Bayern und Europa um 1700,* hg. v. Herbert Glaser, 2 Bde., München 1976, enthält viele Beiträge, die eine umfassende Einführung zu diesem Thema bieten.

36 Neuere allgemeine Einführungen in den Beiträgen folgender Ausstellungskataloge: *The Splendor of Dresden,* Washington u. a. 1978/79; *Barock und Klassik. Kunstzentren der Deutschen Demokratischen Republik,* Schallaburg 1984; *Barock in Dresden,* Leipzig 1986; *Ecclesia Triumphans Dresdensis. Christliche Kunst am Hofe der sächsischen Könige von Polen,* Wien 1988; *Königliches Dresden. Höfische Kunst im 18. Jahrhundert,* München 1991. Zur Dresdner Akademie siehe *Von der Königlichen Akademie zur Hochschule für bildende Künste,* Dresden 1990. Siehe jetzt auch *Unter einer Krone. Kunst und Kultur der sächsisch-polnischen Union,* Ausst.-Kat. (Dresden), Leipzig 1997.

37 Die polnische Kunsthistoriographie bewertet das frühe 18. Jahrhundert im allgemeinen negativ; siehe etwa Mariusz Karpowicz, *Sztuka polska XVIII w.,* Warschau 1985. Neuerdings ist jedoch

die sächsische Herrschaft in Polen positiver bewertet worden; siehe Maria Gordon Smith, »Die Verdienste Augustus' II. und Augustus' III. um das Polnisch-Litauische Großreich«, in: *Königliches Dresden. Höfische Kunst im 18. Jahrhundert* (s. Anm. 36), S. 31–37; dieses Buch bietet einen allgemeinen Überblick über Dresden als königliche Residenz. Zur älteren Literatur über die sächsischen Könige in Polen gehört Walter Henschels Werk *Die sächsische Baukunst des 18. Jahrhunderts in Polen,* Berlin 1967. Siehe jetzt den Ausstellungskatalog *Unter einer Krone* (s. Anm. 36).

38 August der Starke sagte sogar: »[...] so haben Wir aus unserer besonderen Liebe zur Baukunst, in der wir uns zu belustigen pflegen, verschiedene Entwürfe selbst erdacht, zu Papier gebracht und in eigener Person Unsere Architekten angewiesen, sie vollständig auszuführen [...] und haben Uns als dem obersten Meister das letzte Sagen ein für alle Male vorbehalten.« Zit. n. Laing, *Kunst und Kultur des Barock* (s. Kap. 11, Anm. 26), S. 278.

39 Festlichkeiten werden in *The Splendor of Dresden* (s. Anm. 36), S. 131 ff., eingehend behandelt. Siehe auch Hellmut Lorenz, »Barocke Festkultur und Repräsentation im Schloß zu Dresden«, in: *Das Dresdener Schloß* (s. Kap. 11, Anm. 42), S. 48–56, und die in der folgenden Anmerkung genannte Literatur über Pöppelmann. Dieses Thema behandeln auch neue Dissertationen von Claudia Schnitzer (Marburg) und Elisabeth Mikosch (New York University).

40 Zu Pöppelmann und der Architektur in Dresden siehe Hermann Heckmann, *Matthäus Daniel Pöppelmann. Leben und Werk,* München und Berlin 1972; *Matthäus Daniel Pöppelmann. Der Architekt des Dresdener Zwingers,* hg. v. Harald Marx, Münster 1989/90; *Matthäus Daniel Pöppelmann 1662–1736 und die Architektur der Zeit Augusts des Starken,* hg. v. Kurt Milde, Dresden 1990. Zu den Skulpturen des Zwingers siehe Siegfried Asche, *Balthasar Permoser und die Barockskulptur des Dresdener Zwingers,* Frankfurt am Main 1966, der auch den Festcharakter betont.

41 Zur Verbindung des sächsischen Herkules mit der Ikonographie des Themas in Polen siehe Jerzy Banach, *Hercules Polonus. Studium z Ikonografii Sztuke Nowożytnej,* Warschau 1984.

42 Den jüngsten Überblick über dieses Phänomen und eine Erörterung der Geschichte des Porzellansammelns (mit weiteren Literaturhinweisen) bietet Gerald Heres, *Dresdener Kunstsammlungen im 18. Jahrhundert,* Leipzig 1991.

43 Caspar-Friedrich Neickel, *Museographia oder Anleitung zum rechten Begriff und nutzlicher Anlegung der Museographischen oder Raritäten Kammer,* Leipzig 1727.

44 Der sächsische Hof erwarb schließlich auch Bronzen für seine Sammlungen. Viele schöne Stücke wurden bei einer Reihe von Käufen – vornehmlich von Leplat vermittelt und hauptsächlich 1699 und 1755 in Paris getätigt – erworben. In diesem Fall war der Einfluß Ludwigs XIV., der selber kleine Bronzen sammelte und sie in seinem ganzen Schloß aufstellen ließ, deutlich zu erkennen. Viele Bronzen in sächsischem Besitz waren überdies Fassungen von Werken, die für den französischen König angefertigt worden waren. Eine andere Meinung zur neuen Präsentation in Dresden vertritt jedoch Debora J. Meijers, *Kunst als Natur. Die Habsburger Gemäldegalerie in Wien um 1780,* Wien 1995. Siehe auch *Verzamelen* (s. Kap. 7, Anm. 4), S. 225-230.

45 Hempels Überblick über diese Bauwerke in *Baroque Art and Architecture* (s. Einl., Anm. 31), S. 195 ff., der auf persönlicher Vertrautheit und ausgedehnten Forschungen und Veröffentlichungen beruht, ist noch nicht ersetzt worden.

46 Hempel, *Baroque Art and Architecture* (s. Einl., Anm. 31), S. 198, stellt eine Beziehung zwischen dem Entwurf der Frauenkirche und der Bedeutung von Orgelmusik zur Zeit Bachs her. In den Ausstellungskatalogen *Barock. Bildkunst im Zeitalter Johann Sebastian Bachs,* Bremen 1971, und *Kunst der Bachzeit,* Leipzig 1985, werden weitere Verbindungen zwischen Kunst und Musik hergestellt. Henry-Russell Hitchcock, *German Rococo. The Zimmermann Brothers,* London 1968, S. 16, geht auf den Vergleich von Bach und Händel mit dem Rokoko ein. Das Thema könnte noch mit einer strengeren Stilanalyse und einem Sinn für historische Angemessenheit behandelt werden.

47 Die in Bachs Musik erreichte Synthese, in der Musikwissenschaft oft behandelt, wird unter anderem in dem anregenden neuen Buch von Laurence Dreyfus, *Bach and the Patterns of Invention,* Cambridge, Mass., und London 1996, analysiert.

ANMERKUNGEN ZUM EXKURS

1 Da wir uns in diesem Buch mit der Kunst und Kultur Mitteleuropas beschäftigen, sind die Literaturhinweise zu diesem Exkurs auf ein Minimum beschränkt. An Sankt Petersburg interessierte Leser können folgende Werke heranziehen: Brumfield, *History of Russian Architecture* (s. Kap. 1, Anm. 6); Nina Vasilevskaia, *Saint Petersburg. A Guide to Architecture,* Sankt Petersburg 1994; *Domenicco Trezzini,*

Florenz 1990; Cracrafts Bücher *The Petrine Revolution in Russian Architecture* und *The Petrine Revolution in Russian Imagery* (s. Kap. 1, Anm. 22); Hamilton, *The Art and Architecture of Russia* (s. Kap. 1, Anm. 6); Audrey und Victor Kennett, *The Palaces of Leningrad,* London 1973 (dt.: *Die Paläste von Leningrad,* München und Luzern 1974). 1996 fand in Sankt Petersburg eine Ausstellung über Peter den Großen statt; siehe auch *Tsaren Tronen op Het Loo,* Zwolle 1996, und *Peter de Grote und Holland,* Ausst.-Kat. (Amsterdam), Bussum 1996. Ferner *Gli architetti italiani a San Pietroburgo,* Ausst.-Kat., Bologna 1996; *Catherine, the Empress and the Arts. Treasures from the Hermitage/Catharina. De keizerin en de kunsten. Uit de schatkammers van de Hermitage,* Ausst.-Kat. (Amsterdam), Zwolle 1996. Allgemein zur russischen Kunst und Architektur (mit reichhaltigem Abbildungsmaterial): Michail Allenow, Nina Dmitrijewa, Olga Medwedkowa, *Russische Kunst,* Freiburg, Basel, Wien 1992.

2 Siehe *La France et la Russie au Siècle de Lumières. Relations culturelles et artistiques de la France et de la Russie au XVIIIième siècle,* Ausst.-Kat., Paris 1986. Eine ähnlich gut zugängliche Einführung in eine etwas spätere Zeit, doch mit Bezug auf das 18. Jahrhundert, bietet der Katalog einer Essener Ausstellung: *St. Petersburg um 1800. Ein goldenes Zeitalter des russischen Zarenreiches. Meisterwerke und authentische Zeugnisse der Zeit aus der Staatlichen Ermitage, Leningrad,* Recklinghausen 1990.

3 Oft ist bemerkt worden, daß die vielen europäischen Stilelemente in Bartolomeo Francesco Rastrellis Werk eine Kenntnis fremder Bauwerke aus erster Hand vermuten lassen, er also viel gereist sein müsse, doch gibt es keinen dokumentarischen Nachweis, daß Reisen ihn jemals über das Russische Reich (inklusive Estlands und des heute zu Lettland gehörenden Kurland) hinausgeführt hätten. K. Malinowski vom Zentralen Staatsarchiv der UdSSR (jetzt Rußlands) hat mir mitgeteilt, es gebe keine Hinweise darauf, daß Rastrelli ein Paß ausgestellt worden sei. Und ohne eine solche Reiseerlaubnis hätte Rastrelli Rußland nicht verlassen können, schon gar nicht in seiner Eigenschaft als Angestellter des Hofes.

4 Die Pläne für die orthodoxe Kirche St. Andreas in Kiew (Ukraine) scheinen von Fischer von Erlach inspiriert zu sein. Dieses Thema verdient eine genauere Untersuchung.

ANMERKUNGEN ZU KAPITEL 14

1 Siehe die Beschreibungen von Kalinowski, *Barock in Schlesien* (s. Kap. 11, Anm. 18).

2 Zusätzlich zu den Werken von Swoboda, *Barock in Böhmen,* Blažíček, *Baroque Art in Bohemia,* und Neumann, *Das böhmische Barock* (alle Kap. 11, Anm. 39), ist in zahlreichen Ausstellungskatalogen Material zu finden. Den neuesten Überblick bietet Bd. 2 von *Dějiny Českého vytvarného umění* (s. Kap. 6, Anm. 11), wegen der Abbildungen auch für den kein Tschechisch Sprechenden von Interesse.

3 Siehe Evans, *Making of the Habsburg Monarchy* (s. Kap. 10, Anm. 18), S. 202ff.

4 Siehe Robert Joseph Kerners Buch *Bohemia in the Eighteenth Century,* New York 1969 (Nachdr. der Ausg. von 1932), das eine Einführung in die Wirtschafts- und Sozialgeschichte jener Zeit bietet.

5 Ein Überblick ist im Ausstellungskatalog *Prager Barock,* Schallaburg 1989, zu finden. Die Beiträge von Josef Petráň, Josef Janáček, Eduard Maur, Jan Diviš und Zdeněk Mika bieten gute Zusammenfassungen der sozialen und kulturellen Situation, aus denen ich auch für die vorangegangenen Absätze geschöpft habe. Zu Mäzenatentum und Sammeltätigkeit siehe ferner die Ausstellungskataloge *Artis Pictoriae Amatores. Evropa v zrcadle pražského barokního sběratelství,* hg. v. L. Slavíček, Prag 1993, und *Dialog mit Alten Meistern. Prager Kabinettmalerei 1690–1750,* hg. v. Hana Seifertová und Anja K. Ševčik, Braunschweig 1997.

6 Darauf macht Białostocki in seinem Aufsatz »Some Values of Artistic Periphery« (s. Kap. 1, Anm. 42) aufmerksam.

7 Außer den bereits erwähnten Büchern von Kalinowski über Schlesien siehe Jan Wrabec, *Barokowe kościóły na Śląsku w XVIII wieku. Systematyka typologiczna* (mit Zusammenfassung in Deutsch), Wrocław 1986.

8 Siehe Kalinowski, *Glorifikacja panującego i dynastii* (s. Kap. 11, Anm. 20).

9 Siehe Zdeněk Kalista, *Česká barokní gotíka a její Žďárské ohnisko* (mit kurzen Zusammenfassungen), Brno 1970. Zu Balbin siehe *Bohuslav Balbín a kultura jeho doby v Čechách. Sbornik z konference Památníkú národního písemnictví,* Prag 1992. Eine gute Übersicht über Schlesien (mit ausgiebigen Literaturhinweisen) bietet jetzt Jan Harasimowicz, »The Role of the Cistercian Monasteries in the Sharing of the Cultural Identity of Silesia in Modern Times«, *Acta Poloniae Historica* 72, 1995, S. 49–63.

10 Siehe Carsten-Peter Warncke, *Bavaria Sancta – Heiliges Bayern. Die altbayerischen Patrone aus der Heiligengeschichte des Matthaeus Rader in Bildern von J. M. Kager, P. Candid und R. Sadeler,* Dortmund 1981.

11 Siehe Beda Menzel, *Abt Othmar Daniel Zinke 1700–1738. Ein Prälat des böhmischen Barocks* (Studien und Mitteilungen zur Geschichte des Benediktiner-Ordens und seiner Zweige 89), Ottobeuren 1978, S. 7–300, und Ambrosius Rose, *Abt Bernardus Rosa von Grüssau* (Die Dominsel 4), Stuttgart 1960.

12 Siehe die Abbildung mit der Werkstattzuschreibung in Kalinowski, *Barock in Schlesien* (s. Kap. 11, Anm. 18), Abb. 8, S. 30. Dieses Werk wird von Kalinowski in einem noch nicht veröffentlichten Artikel in *Biuletyn Historii Sztuki* Bernini selbst zugeschrieben.

13 Siehe die Monographie von Amalia Barigozzi Brini und Klára Garas, *Carlo Innocenzo Carlone,* Mailand 1967.

14 Siehe H. A. Meek, *Guarino Guarini and his Architecture,* New Haven und London 1988, S. 127–130 und 164f.

15 Siehe Preiss, *Italští umělci v Praze* (s. Kap. 6, Anm. 12), und Franz, *Bauten und Baumeister* (s. Kap. 11, Anm. 29), S. 209.

16 Siehe Vera Naňková, »Die Architektur Böhmens um 1700 und die Tätigkeit des Architekten Giovanni Battista Alliprandi«, in: *Wien und der europäische Barock* (s. Kap. 11, Anm. 31), S. 71–76. Ferner Hellmut Lorenz, *Domenico Martinelli,* Wien 1991.

17 Zu Schlesien siehe die Ausführungen von Kalinowski, *Barock in Schlesien* (s. Kap. 11, Anm. 18), S. 2.

18 Eine Einführung zu Christoph und Kilian Ignaz Dientzenhofer bietet Franz, *Dientzenhofer und »Hausstätter«* (s. Kap. 13, Anm. 30); Vilimková und Brucker, *Dientzenhofer* (s. Kap. 13, Anm. 30); Christian Norberg-Schulz, *Kilian Ignaz Dientzenhofer e il barocco Boemo,* Rom 1968; Milada Vilimková, *Stavitelé paláců a chrámů. Krystof a Kilián Ignác Dientzenhoferove* (mit Zusammenfassung in Deutsch), Prag 1986; *Kilian Ignác Dientzenhofer a umělcí jeho okruhu,* Ausst.-Kat., Prag 1989.

19 Die Ähnlichkeit mit Santini Aichels gleichartiger symbolischer Verwendung von Architektur hat manchmal dazu geführt, diese Bauwerke ihm zuzuschreiben.

20 Die Literatur über Santini nimmt zu; eine erste Einführung bietet mein Artikel »Jan Blažej Santini Aichel« in der *Encyclopedia of Architects,* Bd. 3, New York 1982, S. 600–663. Grundlegend zu Santini (wenn auch ohne Zusammenfassung): Viktor Kotrba, *Česká barokní gotika. Dílo Jana Santiniho-Aichla,* Prag 1976; siehe ferner Bruno Queysanne, Claude Chautant und Parick Thepot, *Santini-Aichl. Un architecte baroque-gothique en Bohème,* Grenoble [1985]; Jan Sedlák, *Jan Blažej Santini. Setkáni Baroku s Gotiku,* Prag 1987; Xavier Galmiche, *Santini. Architecte gothico-baroque en Bohême* [sic], Paris 1989; Michael Young, *Santini-Aichel's Design for the Convent of Plasy in Western Bohemia,* Boulder, Colorado, und New York 1994.

21 Diese Absätze sind eine Zusammenfassung von »›Gottico More Nondum Visa‹. The ›Modern Gothic‹ Architecture of Jan Blažej Santini Aichl«, in: *Artes atque Humaniora. Studia Stanislao Mossakowski sexagenario dicata,* Warschau 1998, S. 317-331. Christine Smith, *Architecture in the Culture of Early Humanism* (s. Kap. 1, Anm. 21), weist auf die Komplexität der Frage des Gotischen selbst in den Ursprüngen der Kunsttheorie der Renaissance hin. Zu dem Phänomen im allgemeinen siehe Giles Worsley, »The Origins of the Gothic Revival«, in: *Transactions of the Royal Historical Society,* 6. Reihe, 3, 1992, S. 105–150. Der Begriff der »ersten Modernen« stammt von Joseph Rykwert, *The First Moderns. The Architects of the Eighteenth Century,* Cambridge, Mass., und London 1980.

22 Der Plan der Votivkirche und des Klosters, die zur Erinnerung an die Schlacht am Weißen Berge nach Schloß Stern (Villa Hvězda) errichtet wurden, wird jetzt allgemein Santini zugeschrieben.

23 Zu Brokoff siehe Oldřich J. Blažíček, *Ferdinand Brokof* (mit kurzer Zusammenfassung), Prag 1976, und den Ausstellungskatalog *Ferdinand Maximilian Brokof 1684–1731* (mit Zusammenfassung in Deutsch), Prag 1981.

24 Zu Bendl siehe *Jan Jiří Bendl* (mit Zusammenfassung in Deutsch), Ausst.-Kat., Prag 1982.

25 Zu der Tradition insgesamt siehe Oldřich J. Blažíček, *Sochařstvi Baroku v Čechách. Plastika 17. a 18. věku* (mit Zusammenfassungen in Deutsch und Französisch), Prag 1958.

26 Zu Braun siehe den Ausstellungskatalog *Matyáš Bernard Braun* (mit Zusammenfassung in Deutsch), Prag 1984; Emanuel Poche, *Matyáš Bernard Braun. Sochář Českého Baroka a jeho dílna* (mit Zusammenfassung in Deutsch), Prag 1986 (erstm. 1965); *Matyáš Bernard Braun. Studie a Materiály 1684–1738* (mit Zusammenfassungen in Deutsch), Prag 1988.

27 Abbildungen in Jan Lukaš und Jaromír Neumann, *Sporkův Kuks,* Prag 1950; Pavel Preiss behandelt in *Boje s dvouhlavou Sáni. František Antonín Špork a barokní kultura v Čechách* (ohne Zusammenfassung), Prag 1981, die kulturelle und intellektuelle Seite.

28 Siehe Erich Bachmann, »Anfänge des Landschaftsgartens in Deutschland«, *Zeitschrift für Kunstwissenschaft* 5, 1951, S. 203–228.

29 Siehe Jaromír Neumann, *Petr Brandl 1668–1735* (mit ausführlicher Zusammenfassung in Deutsch), Ausst.-Kat., Prag 1968.

30 Siehe Pavel Preiss, »Zu den Werken der Asam in Böhmen und Schlesien«, in: *Cosmas Damian Asam 1686–1739. Leben und Werk*, hg. v. Bruno Bushart und Bernhard Rupprecht, München 1986 (Ausst.-Kat. Aldersbach), S. 69–75.

ANMERKUNGEN ZU KAPITEL 15

1 Diese Schätzung gibt Max Hauttmann, *Geschichte der kirchlichen Baukunst in Bayern, Schwaben und Franken 1550–1780,* München 1921, zit. in Hitchcock, *German Rococo* (s. Kap. 13, Anm. 46), S. 17.

2 Zum Rokoko und zu seinen französischen Ursprüngen existiert sehr umfangreiche Literatur, von der wir hier nur eine Auswahl wichtiger Beiträge nennen wollen: Fiske Kimball, *The Creation of the Rococo Decorative Style,* New York 1980 (erstm. 1943); *Europäisches Rokoko,* Ausst.-Kat., München 1958; J. Philippe Minguet, *Esthétique du Rococo,* Paris 1966; Hans Sedlmayr und Hermann Bauer, *Encyclopaedia of World Art,* Bd. 12, 1968, S. 230–274; Hermann Bauer, *Rokokomalerei,* Mittenwald 1980.

3 Diese Zusammenfassung ist pointierter als die Beschreibung in dem Band, auf den ich ebenfalls zurückgegriffen habe, Thomas Crows maßgeblichem Werk *Painters and Public Life in Eighteenth-Century Paris,* New Haven und London 1985.

4 Den Ausdruck verwendet Wolfgang Braunfels in der Standardmonographie *François Cuvilliés. Der Baumeister der galanten Architektur des Rokoko,* München 1986.

5 Siehe *Kurfürst Clemens August,* Ausst.-Kat., Brühl 1961.

6 Die Begriffe »pictorialization of ornament« und »ästhetisches Spiel« entfaltet Karsten Harries in seiner bedeutenden Rokokostudie *The Bavarian Rococo Church. Between Faith and Aestheticism,* New Haven und London 1983, S. 19ff. und 144ff.; mir scheint der Begriff des ästhetischen Spiels im profanen Kontext jedoch noch passender als im religiösen, in dem Harries ihn verwendet.

7 Nach Braunfels, *Cuvilliés* (s. Anm. 4), S. 178, ist dieses Palais wahrscheinlich kein Werk Cuvilliés', auch wenn es ihm oft zugeschrieben wird, zum Beispiel von Hempel, *Baroque Art and Architecture* (s. Einl., Anm. 31), S. 231.

8 Zur Unterscheidung zwischen bayrischem und französischem Rokoko siehe Harries, *Bavarian Rococo Church* (s. Anm. 6), S. 10ff.

9 Hierzu siehe Hitchcock, *German Rococo* (s. Kap. 13, Anm. 46), S. 20ff., und ders., *Rococo Architecture in Southern Germany,* London 1968, S. 10f.

10 Eine gute Einführung in die Literatur über Wallfahrten und ihre historischen und heutigen Erscheinungsformen bietet der Ausstellungskatalog *Wallfahrt kennt keine Grenzen. Themen zu einer Ausstellung des Bayerischen Nationalmuseums und des Adalbert Stifter Vereins, München,* München und Zürich 1984.

11 Zur Beziehung zwischen Kunst und sakraler Landschaft siehe »The Sanctification of Nature«, als Kapitel 1 in mein Buch *The Mastery of Nature* (s. Kap. 4, Anm. 8) übernommen.

12 Zu Zimmermann und der Wies siehe die ausführlichen Erörterungen in Hitchcock, *German Rococo* (s. Kap. 13, Anm. 46), und Harries, *Bavarian Rococo Church* (s. Anm. 6).

13 Verschiedene Aspekte von Günthers umfangreichem Werk, das wir hier leider nicht ausführlicher behandeln können, werden im Ausstellungskatalog *Matthäus Günther,* Augsburg 1988, untersucht.

14 Siehe *Barockmaler in Niederbayern. Die Meister der Städte, Märkte und Hofmarken,* hg. v. Fritz Markmiller, Regensburg 1982.

15 Siehe Alois J. Weichslgartner und Wilfried Bahnmüller, *Lüftlmalerei,* Freilassing 1977 (2. Aufl. 1981).

16 Siehe die in Kap. 1, Anm. 24–26 angegebenen Werke.

17 Ein grundlegendes Werk über die Kirchen Johann Michael Fischers und anderer Architekten ist Bernhard Rupprecht, *Die bayrische Rokoko-Kirche,* Kallmünz 1959; ferner Hitchcock, *Rococo Architecture* (s. Anm. 9), und Harries, *Bavarian Rococo Church* (s. Anm. 6).

18 Nach Harries, *Bavarian Rococo Church* (s. Anm. 6), S. 112ff., dem ich hier besonders bei der Beschreibung der Wieskirche und von Aldersbach gefolgt bin.

19 Siehe *Cesare Ripa Baroque and Rococo Pictorial Imagery. The 1758–60 Hertel Edition of Ripa's »Iconological« with 200 Engraved Illustrations,* hg., eingel. und übers. v. Edward A. Maser, New York 1971.

20 Außer den in Anm. 2 angegebenen Werken und den Büchern von Harries und Hitchcock (s. Anm. 6 und 9 sowie Kap. 13, Anm. 46) siehe Anthony Blunt, *Some Uses and Misuses of the Terms Baroque and Rococo as Applied to Architecture,* London 1972.

21 Die Rolle italienischer Künstler ist neuerdings wieder mehrfach hervorgehoben worden; siehe zum Beispiel *Himmel, Ruhm und Herrlichkeit. Italienische Künstler an rheinischen Höfen des Barock*, Ausst.-Kat., Bonn 1989; eine Reihe von Veröffentlichungen über Italiener in Bayern ist angekündigt.

22 Siehe dazu Irving Lavin, *Bernini and the Unity of the Visual Arts*, New York und London 1980. Viele Aspekte des Konzepts und seiner Erscheinungsformen werden jetzt in *Struggle for Synthesis. The Gesamtkunstwerk in the Age of the Baroque*, hg. v. Luis de Moura Sobral und David Booth, Lissabon (in Vorb.), vorgestellt.

23 Siehe jetzt *Cosmas Damian Asam 1686–1739. Leben und Werk*, Ausst.-Kat., München 1986; Helene Trottmann, *Cosmas Damian Asam (1686–1739). Tradition und Innovation im malerischen Werk*, Nürnberg 1986.

24 Siehe *Prize-winning Drawings from the Roman Academy 1682–1754*, Ausst.-Kat., Rom 1990, S. 102–104, Kat.-Nr. 45.

25 Siehe *Vorarlberger Barockmeister*, Ausst.-Kat., Bregenz und Einsiedeln 1973.

26 Eine Einführung zu Werk und Umfeld dieses bedeutenden Malers, Lehrers und Schriftstellers bietet der Ausstellungskatalog *Johann Georg Bergmüller 1688–1762. Zur Wiederkehr seines Geburtsjahres. Ausstellung im Schloß von Türkheim*, Weissenhorn 1988.

27 Siehe Harries, *Bavarian Rococo Church* (s. Anm. 6), S. 160ff.

28 Daß der Venezianer einige seiner letzten bedeutenden Werke außerhalb Italiens malte, sagt umgekehrt auch etwas über das Schicksal der venezianischen und italienischen Malerei aus, nämlich daß sich ihr im Ausland bessere Möglichkeiten als in Italien boten. Die italienischen Maler in Deutschland waren Gegenstand einer Ausstellung in Hannover und Düsseldorf; siehe den Katalog *Venedigs Ruhm im Norden. Die großen venezianischen Maler des 18. Jahrhunderts, ihre Auftraggeber und ihre Sammler*, Hannover und Düsseldorf 1991.

29 Diese Interpretation beruht auf Mark Ashton, »Allegory, Fact and Meaning in Giambattista Tiepolo's *Four Continents* in Würzburg«, *Art Bulletin* 60, Nr. 1, 1978, S. 109–125, der auch eine nützliche Einführung in dieses Bauwerk gibt. Die Literatur über Tiepolo ist selbstverständlich umfangreich; eine nützliche Einführung bietet Michael Leveys Monographie, London 1990. Siehe jetzt auch zu Würzburg *Der Himmel auf Erden. Tiepolo in Würzburg*, München und New York 1996. Ausstellungen über Tiepolo, die neue Interpretationen lieferten, fanden 1996 und 1997 auch in New York, Venedig, Stuttgart, Rotterdam und Cambridge, Mass., statt.

30 Zu Holzer siehe Ernst Wolfgang Mick, *Johann Ev. Holzer. Ein frühvollendetes Malergenie des 18. Jh.s*, München und Zürich 1984.

31 Einführend *Bayrische Rokokoplastik. Vom Entwurf zur Ausführung*, Ausst.-Kat., München 1985, und *Entwurf und Ausführung in der europäischen Barockplastik*, München 1986; das erstgenannte Werk orientiert auch über die umfangreiche Literatur zum Thema.

32 Die Debatte wird in Harries, *Bavarian Rococo Church* (s. Anm. 6), S. 223–235, behandelt.

33 Zu Günther siehe G. P. Woeckel, *Der große Bildhauer des bayerischen Rokoko*, Regensburg 1977.

34 Jan H. Ostrowski, »Die polnische Barockskulptur im 18. Jahrhundert. Probleme und Forschungsaufgaben«, *Zeitschrift für Kunstgeschichte* 52, 1989, S. 89–113, bietet eine Einführung und eine gute Bibliographie zum Thema. Siehe auch den letzten Überblick und neues Material in *Sztuka Kresów wschodnich*, hg. v. Jan H. Ostrowski, Kraków 1996; einführend auch Mariusz Karpowicz, »Lemberger Rokokoskulptur als künstlerisches Phänomen und ihre Genese«, in: *Studien zur westeuropäischen Barock- und Rokokoskulptur*, hg. v. Konstanty Kalinowski, Poznań 1985, S. 203–214.

35 Diese Skulpturen und die schlesischen aus einer etwas früheren Zeit werden jetzt in einem zweisprachigen Ausstellungskatalog behandelt: *Teatr i Mystika. Rzeźba barokowa pomiędzy Zachodem a Wschodem / Theater and Mysticism. Baroque Sculpture between West and East*, Poznań 1993. Die Artikel von Stanisław Lorentz, »O architekture wileńskiej«, und Jerzy Kowalczyk, »Późnobarokowa architektura Wilna i jej europejskie związki«, *Biuletyn Historii Sztuki* 55, 1993, S. 153–167 bzw. S. 169–197, bieten neuere Überblicke (mit Zusammenfassungen in Französisch) und brauchbare Abbildungen von Bauwerken in Vilnius (Wilno) und anderen Orten im heutigen Litauen. Siehe auch *Kultura artystyczna wielkiego Księstwa Litewskiego w epoce baroku*, hg. v. Jerzy Kowalczyk, Warschau 1995, und die in Anm. 34 genannten Werke. Neue Informationen über Kunst und Architektur in der heutigen Ukraine bieten die Beiträge in *Biuletyn Historii Sztuki* 57, 1995, Nr. 3/4, S. 231ff.

36 Siehe Christian Otto, *Space and Light. The Churches of Balthasar Neumann*, New York, Cambridge, Mass., London 1980 (2. Aufl.), worauf ich mich stütze.

37 Zu Schlaun siehe die Reihe *Schlaun Studien*, 5 Bde., Münster 1973, 1979, 1986, 1992, und auch Florian Matzner und Ulrich Schulze, *Johann Conrad Schlaun (1695–1773). Das Gesamtwerk*, 2 Bde., hg. v. Klaus Bussmann, Münster 1995. In einer Ausstellung, die 1995 in Münster zu sehen war, wurde

Schlaun besser in die gesamteuropäischen Strömungen eingegliedert. Die Beziehung Schlauns zur Geschichte der europäischen Architektur diskutiere ich in »Schlaun – ein unzeitgemäßer Zeitgenosse?«, in: *Johann Conrad Schlaun. Architektur des Spätbarock in Europa,* hg. v. Klaus Bussmann u. a., Münster 1995, S. 594–597, dem Essayband zur Münsteraner Ausstellung.

ANMERKUNGEN ZU KAPITEL 16

1 Zit. n. Adrien Fauchier-Magnan, *Les petites courts d'Allemagne au XVIIIème siècle* (s. Kap. 13, Anm. 2), S. 22. (Sie haben recht, wenn Sie sagen, daß unsere guten Deutschen noch am Anfang ihres Wissens stehen. In den Künsten steht Deutschland noch in der Zeit Franz' I. Wir lieben sie, wir kultivieren sie; Fremde pflanzen sie bei uns ein; aber unser Boden ist noch nicht gut genug bereitet, als daß er sie selbst hervorbringen könnte.) In einem Brief von 1746 an seine Schwester Sophie Wilhelmine schrieb der König: »Nous sortons de la barbarie et nous sommes encore au berceau. Mais les Français ont déjà fait du chemin et ils ont surtout plus d'un siècle d'avance en toute sorte de succès« (ebd., S. 22). (Wir tauchen aus der Barbarei auf und liegen immer noch in der Wiege. Die Franzosen aber haben schon einen langen Weg hinter sich und sind uns in allem über ein Jahrhundert voraus.)

2 Ich wiederhole hier Ausführungen aus meinem Buch *Central European Drawings 1680–1800. A Selection from American Collections* (s. Einl., Anm. 4), in dem eingehendere Informationen zu finden sind.

3 Informationen über dieses Thema sind in Troeschers nicht nur für das 18. Jahrhundert nützlichen *Kunst- und Künstlerwanderungen in Mitteleuropa,* 2 Bde. (s. Kap. 10, Anm. 28), zusammengetragen.

4 Eine Einführung (mit vielen Literaturhinweisen) bieten die Beiträge des Ausstellungskatalogs *Friedrich II. und die Kunst,* 2 Bde., Potsdam 1986.

5 Siehe E. Wangermann, »Maria Theresa. A Reforming Monarchy«, in: *The Courts of Europe. Politics, Patronage and Royalty 1400–1800,* hg. v. A.G. Dickens, London 1977, S. 303.

6 Siehe *Central European Drawings* (s. Einl., Anm. 4), S. 10f., woraus diese Zusammenfassung stammt (dort auch weitere Literatur); die Folgen für den Zeichenunterricht werden ebd., S. 13f. und 23, erörtert. Die grundlegende Informationsquelle ist Pevsner, *Academies of Art Past and Present* (s. Kap. 13, Anm. 17). Siehe auch die Beiträge in *Academies of Art,* hg. v. Boschloo (s. Kap. 13, Anm. 17).

7 Siehe Du Colombier, *L'Architecture française en Allemagne au XVIIIe siècle* (s. Kap. 13, Anm. 2).

8 Siehe Troescher, *Kunst- und Künstlerwanderungen* (s. Kap. 10, Anm. 28), Bd. 2, *Französische und niederländische Kunst und Künstler in der deutschen Kunst.*

9 Das ist die in Geschichtswerken übliche Darstellung. Siehe zum Beispiel Holborn, *A History of Modern Germany* (s. Kap. 13, Anm. 11), und Gagliardo, *Germany under the Old Regime* (s. Kap. 10, Anm. 1); ferner Wangermann, *The Austrian Achievement* (s. Kap. 12, Anm. 24); G. Ritter, *Frederick the Great. An Historical Profile,* London 1968.

10 Essays in zwei neueren Ausstellungskatalogen behandeln Friedrichs Mäzenatentum und seine Sammeltätigkeit ausgiebig: *Friedrich II. und die Kunst* (s. Anm. 4) und *Friedrich der Große. Sammler und Mäzen,* München 1992.

11 Siehe Börsch-Supan, *Der Maler Antoine Pesne* (s. Kap. 13, Anm. 2).

12 Siehe Börsch-Supan, *Die Kunst in Brandenburg-Preußen* (s. Kap. 13, Anm. 14), S. 121f.

13 E. Baldwin Smith, *The Dome,* Princeton 1950. Hans-Joachim Giersberg stellt in seinen Beiträgen »Friedrich II. und die Architektur«, in: *Friedrich II. und die Kunst* (s. Anm. 4), Bd. 2, S. 192ff., und »Die Bauten Friedrichs des Großen«, in: *Friedrich der Große. Sammler und Mäzen* (s. Anm. 10), S. 52ff., jedoch eine andere Interpretation dieser Kuppel vor.

14 Das maßgebliche Werk über Knobelsdorffs Innendekorationen in Brandenburg sind Tilo Egglings *Studien zum Friderizianischen Rokoko. Georg Wenceslaus von Knobelsdorff als Entwerfer von Innendekorationen,* Berlin 1980. Ein ähnliches Werk über Knobelsdorff als Architekten ist ein Desiderat.

15 Wie in Hempels *Baroque Art and Architecture* (s. Einl., Anm. 31), S. 269, behandelt.

16 Der historische Hintergrund der *Lettres persanes* und ihre Beziehung zur Empfindsamkeit werden in Robert Shackleton, *Montesquieu. A Critical Biography,* Oxford 1961, S. 27–45, erörtert.

17 Zu Legeay und seinem Kreis siehe John Harris, »Le Geay, Piranesi and International Neoclassicism in Rome, 1740–1750«, in: *Essays in the History of Architecture Presented to Rudolf Wittkower,* hg. v. Douglas Fraser, Howard Hibbard und Milton J. Lewine, London und New York 1967, S. 189–196; Wend Graf Kalnein und Michael Levey, *Art and Architecture of the Eighteenth Century in France,* Harmondsworth 1972, S. 301ff. und passim.

18 Siehe Hempel, *Baroque Art and Architecture* (s. Einl., Anm. 31), S. 272.

19 Siehe H. J. Giersberg im Ausstellungskatalog *Barock und Klassik,* Essen, S. 163. Eine nützliche Einführung in verschiedene Aspekte dieses Phänomens in Deutschland, besonders in Brandenburg, und Literaturhinweise bietet der Band *Historismus. Aspekte zur Kunst im 19. Jahrhundert,* hg. v. Karl-Heinz Klingenburg, Leipzig 1985.

20 Haskell, *Patrons and Painters* (s. Kap. 9, Anm. 14), S. 347ff.

21 Giersberg zitiert Algarotti in *Barock und Klassik* (s. Anm. 19), S. 163: Friedrich werde den »Architekten Venedigs dieselbe Ehre zu Theil werden lassen, wie Sie denen von Rom und Versailles erwiesen, die nämlich, einige bei sich heimisch zu machen und mit Ihren eigenen vermischen. Potsdam wird eine Schule der Baukunst werden, wie es eine Schule der Kriegskunst ist.«

22 Siehe Johann Christoph Gottsched, *Versuch einer Critischen Dichtkunst für die Deutschen* (erstm. Leipzig 1737), wie in *Schriften zur Literatur,* Stuttgart 1972, S. 68ff.

23 Johann Joachim Quantz, *Versuch einer Anweisung die Flöte traversière zu spielen,* Reprint der Ausgabe Berlin 1752, mit einem Vorwort von Hans-Peter Schmitz, Kassel, Basel, London 1983, S. 332.

24 Zur Musik siehe Quantz (s. Anm. 23), S. 324–334.

25 Diese Interpretation antwortet auf Hempels Kritik in *Baroque Art and Architecture* (s. Einl., Anm. 31), S. 273.

26 Mit dieser Unterscheidung folge ich Rudolf Wittkower; er trennt die enthusiastische Auffassung einer auf der Antike basierenden Architektur, die im Grunde in der Tradition eines Palladio steht und diesem sogar – wie in England – unmittelbar folgt, von der Auffassung, die eher auf archäologische Exaktheit zielt; siehe *Palladio and English Palladianism,* New York und London 1974. Zur Begriffserklärung immer noch nützlich: Hugh Honour, *Neo-classicism,* Harmondsworth 1968, und der Ausstellungskatalog *The Age of Neo-classicism,* London 1972.

27 Siehe *Barock und Klassik* (s. Anm. 19), S. 163.

28 Siehe Henri Brunschwig, *Enlightenment and Romanticism in Eighteenth-Century Prussia,* Chicago und London 1974.

29 Einen Überblick gibt der Bildband *Anhaltische Schlösser in Geschichte und Kunst,* Niedernhausen 1991.

30 Siehe Erhard Hirsch, *Dessau-Wörlitz. Aufklärung und Frühklassik,* Leipzig 1985.

31 Wieland wird von Hirsch, *Dessau-Wörlitz* (s. Anm. 30), S. 7, zitiert. Zu den Gartenanlagen und Bauten um Dessau und Wörlitz und zu Erdmannsdorffs Rolle siehe Hans-Joachim Kadatz, *Friedrich Wilhelm von Erdmannsdorff 1736–1800. Wegbereiter des deutschen Frühklassizismus in Anhalt-Dessau,* Berlin 1986; *Friedrich Wilhelm von Erdmannsdorff von 1736 bis 1800. Sammlungen der Zeichnungen,* Ausst.-Kat., Dessau 1986; und die Essays in *Friedrich Wilhelm von Erdmannsdorff. Leben, Werk, Wirkung,* Wörlitz 1987.

32 Gute Abbildungen dieser und anderer in diesem Buch erwähnter Gärten in *Gardens in Central Europe,* New York 1991. Siehe auch Michael Lord Pratt, *The Great Country Houses of Central Europe,* New York 1991.

33 Siehe hierzu auch Peter H. Feist, »Klassizismus und Neugotik in Wörlitz. Das Gotische Haus und sein ›Gotisches Zimmer‹«, in: ders., *Künstler, Kunstwerk und Gesellschaft,* Dresden 1978, S. 64–77.

34 Zu diesem Begriff siehe Renate Wagner-Rieger, »Architektur im Theresianischen Zeitalter«, in: *Maria Theresia und ihre Zeit,* hg. v. Walter Koschatzky, Salzburg und Wien 1980, S. 259ff.

35 Zit. in Hempel, *Baroque Art and Architecture in Central Europe* (s. Einl., Anm. 31), S. 291.

36 So Brucher, *Barockarchitektur in Österreich* (s. Kap. 11, Anm. 34), S. 284.

37 Siehe James van Horn Melton, *Absolutism and the Eighteenth-Century Origins of Compulsory Schooling in Prussia and Austria,* Cambridge 1988.

38 Eine Monographie über den Architekten existiert in Ungarisch (mit Zusammenfassung in Deutsch): György Kelényi, *Franz Anton von Hildebrandt,* Budapest 1976.

39 Meine Erörterung der Architektur zur Zeit Josephs II., darunter auch dieser Triumphbogen, stützt sich auf Wilhelm Georg Rizzi und Mario Schwarz, »Die Architektur zur Zeit Kaiser Josephs II.«, in: *Österreich zur Zeit Josephs II.,* Ausst.-Kat., Melk 1980, S. 200–210 (mit Abbildungen der hier genannten Bauten).

40 Zur Gloriette siehe Wangermann, »Maria Theresa« (s. Anm. 5), S. 287 und 293; ferner Renate Holzschuh-Hofer, »Der Relieffries«, in: *Fürstenhöfe der Renaissance* (s. Kap. 6, Anm. 23). Renate Goebl, »Architektur«, in: *Klassizismus in Wien. Architektur und Plastik,* Ausst.-Kat., Wien 1978, S. 32–42, behandelt den klassizistischen Aspekt der Architektur des späten 18. Jahrhunderts in Wien. Zu den Gärten siehe Robert Rotenberg, *Landscape and Power in Vienna,* Baltimore und London 1995, aber auch meine Rezension dazu, *American Historical Review,* Februar 1997, S. 136f.

41 Dazu siehe T. C. W. Blanning, *Joseph II and Enlightened Despotism,* Burnt Hill 1970; Derek Beales, *Joseph II,* Bd. 1, *In the Shadow of Maria Theresa 1741–1780,* Cambridge 1987; ders., »Was Joseph II

an Enlightened Despot?«, in: *The Austrian Enlightenment and its Aftermath*, hg. v. Ritchie Robertson und Edward Timms (Austrian Studies II), Edinburgh 1991, S. 1–22; der Band enthält eine umfangreiche Bibliographie. Verschiedene Aspekte der Kunst, Kultur und Gesellschaft behandelt *Österreich zur Zeit Kaiser Josephs II.* (s. Anm. 39).

42 Eine ähnliche Interpretation bei Wangermann, *The Austrian Achievement* (s. Kap. 12, Anm. 24), S. 129f.

ANMERKUNGEN ZU KAPITEL 17

1 Siehe Ostrowski, »Polnische Barockskulptur« (s. Kap. 15, Anm. 34), S. 109.

2 Zur Dominikanerkirche in Lwów siehe J. Adam Miłobędzki, »Viennese Church Models in the Late Baroque Architecture of Eastern Europe«, in: *Wien und der europäische Barock,* hg. v. Elisabeth Liskar, Wien, Köln, Graz 1986, besonders S. 93ff., und Harald Keller, *Die Kunst des 18. Jahrhunderts,* Berlin und Wien 1985 (Neudruck); zu Litauen siehe Andrzej Josef Baranowski, »Medieval Tradition in Late Baroque Sacral Architecture of Central Europe«, in: *Wien und der europäische Barock,* S. 147–151.

3 Miłobędzkis *Zarys* (s. Kap. 12, Anm. 3) bietet auf S. 208ff. eine zuverlässige Beschreibung der Architektur des 18. Jahrhunderts in Polen. Mariusz Karpowicz behandelt in *Sztuka polska XVIII w.* (s. Kap. 13, Anm. 37) ebenfalls die in diesem Kapitel erwähnten polnischen Bauwerke und nennt weiterführende Literatur. Zu Wolhynien siehe *Sztuka Kresów wschodnich* (s. Kap. 15, Anm. 34) und die in Kap. 15, Anm. 35 angegebenen Werke.

4 Marek Kwiatkowskis Buch *Stanisław August. Król-Architekt* (mit Zusammenfassung in Englisch), Wrocław u. a. 1983, behandelt die Bedeutung des königlichen Mäzenatentums und der Beteiligung der Krone in der Architektur.

5 Zusätzlich zur schon genannten Literatur siehe Eberhard Hempel, *Gaetano Chiaveri,* Dresden 1955.

6 Zu Louis in Frankreich siehe Kalnein und Levey, *Art and Architecture in France* (s. Kap. 16, Anm. 17), S. 337–340.

7 Zum Warschauer Schloß mit Bezug auf die »Strömungen« und »Varianten« in der polnischen Architektur der Zeit, von denen auch andere in diesem Kapitel behandelt werden, siehe auch Tadeusz Stefan Jaroszewski, *Architektura Doby Oświecenia w Polsce. Nurty i Odmiany* (mit ausführlicher Zusammenfassung in Französisch), Wrocław u. a. 1971.

8 Siehe allgemein Stanisław Lorentz, *Efraim Szreger. Architekt Polski XVIII wieku* (mit Zusammenfassungen in Englisch und Deutsch), Warschau 1986.

9 Mieczysław Zlats Beitrag »Polnische Kunst«, in: *Harald Keller, Die Kunst des 18. Jahrhunderts* (s. Anm. 2), S. 263ff., behandelt diese Bauwerke und andere in diesem Buch erwähnte Aspekte der polnischen Kunst des 18. Jahrhunderts. Zur Architektur siehe auch Miłobędzki, *Zarys* (s. Kap. 12, Anm. 3).

10 Zu Fertőd und anderen hier erwähnten ungarischen Bauwerken siehe Voit, *Der Barock in Ungarn* (s. Kap. 11, Anm. 34), S. 87 f.; zur allgemeinen Lage der Künste siehe die Beiträge von Klára Garas, Ladislav Sasky und Dorottya Dobrovits im Ausstellungskatalog *Maria Theresia als Königin von Ungarn,* Halbthurn 1980, S. 120–138.

11 Béla K. Király, *Hungary in the Late Eighteenth Century. The Decline of Enlightened Despotism,* New York und London 1969, behandelt die soziale und politische Lage. Eine Kulturgeschichte des Ungarn des 18. Jahrhunderts von R. J. W. Evans ist in Vorbereitung.

12 Zu Troger siehe Maja Schrenzel, *Paul Troger. Maler der Apokalypse,* Wien 1985. Eine umfassende Monographie ist noch ein Desiderat.

13 Weiteres hierzu in *Central European Drawings* (s. Einl., Anm. 4), S. 23. Die neapolitanisch-österreichische Verbindung ist 1993/94 in einer Ausstellung in Wien und Neapel behandelt worden; siehe *Sotto le ali dell'aquila,* Ausst.-Kat., Neapel 1993.

14 Zu den hier behandelten Gemälden von Maulbertsch siehe aus der umfangreichen Literatur über den Künstler Klára Garas, *Franz Anton Maulbertsch,* Budapest, Wien, Graz 1960; dies., *Franz Anton Maulbertsch,* Salzburg 1974; *Franz Anton Maulbertsch,* Ausst.-Kat., Wien, Halbthurn, Heiligenkreuz-Gutenbrunn 1974; *Franz Anton Maulbertsch und sein Kreis in Ungarn,* Ausst.-Kat., Sigmaringen 1984; Karl Möseneder, *Franz Anton Maulbertsch. Aufklärung in der barocken Deckenmalerei,* Wien, Köln, Weimar 1993.

15 Maulbertschs Farbenkunst ist vornehmlich von Ivo Krsek behandelt worden; am bequemsten zugänglich ist seine Einführung zu dem Bildband *František Antonín Maulbertsch,* Prag o. J. [1974].

16 Zu diesem Begriff und seiner Verwendung siehe allgemein Bauer, *Rokokomalerei* (s. Kap. 15, Anm. 2).

17 Siehe E. H. Gombrich, »Icones Symbolicae. Philosophies of Symbolism and their Bearing on Art«, in: ders., *Symbolic Images. Studies in the Art of the Renaissance,* London 1972, S. 123ff.; das Werk in Mistelbach ist unter der Nr. 132 abgebildet und wird auf S. 123 behandelt. (Dt.: *Das symbolische Bild,* Stuttgart 1986.)

18 Garas, *Maulbertsch,* 1960 (s. Anm. 14), S. 241ff., dokumentiert zeitgenössische Kommentare zu dem Künstler, darunter auch einige dieser Art, zum Beispiel Nr. XI, S. 249.

19 Ich denke an Bilder von Künstlern wie Grünewald; dieses Thema müßte ausführlicher behandelt werden.

20 Auch in Standardwerken zur Geschichte, kürzlich noch von Gagliardo, *Germany under the Old Regime* (s. Kap. 10, Anm. 1), S. 210, Anm. 6.

21 Aus einem Bericht von 1771, zitiert in Garas, *Maulbertsch,* 1960 (s. Anm. 14), S. 250, Nr. XLIII.

22 Zum Hintergrund dieses Auftrags und zu Maria Theresias Beziehung zu Tirol siehe *Maria Theresia und Tirol,* Ausst.-Kat., Innsbruck 1958.

23 Die Technik der Wandmalerei in Mitteleuropa ist noch nicht hinreichend erforscht. Siehe jedoch Bärbel Hamacher, *Entwurf und Ausführung in der süddeutschen Freskomalerei des 18. Jahrhunderts,* München 1987 (mit Bibliographie); ferner dies., *Arbeitssituation und Werkprozeß in der Freskomalerei von Matthäus Günther (1705–1788),* München 1987.

24 Erstmals in Andrea Pozzo, *Prospettiva de Pittori e Architetti,* Rom 1662. Zu Pozzo siehe neuerdings *Andrea Pozzo,* hg. v. Vittorio de Feo u. a., Mailand 1996.

25 Die bequemste Einführung in Leben und Werk der hier erwähnten Künstler bietet *Central European Drawings* (s. Einl., Anm. 4). Eine neuere Studie über deutsche Buchillustration des 18. Jahrhunderts: Hans Jakob Meier, *Die Buchillustration des 18. Jahrhunderts in Deutschland und die Auflösung des überlieferten Historienbilds,* München 1994.

26 Zu Karl Theodor siehe *Zeichnungen aus der Sammlung des Kurfürsten Carl Theodor,* Ausst.-Kat., München 1983, und *Von Mantegna bis Watteau. Zeichnungen aus der Sammlung des Kurfürsten Carl Theodor,* Ausst.-Kat., Düsseldorf 1988; zu Anton Ulrich siehe *Herzog Anton Ulrich von Braunschweig. Leben und Regieren mit der Kunst,* Ausst.-Kat., Braunschweig 1983.

27 Siehe Elisabeth Hermann-Fichtenau, *Der Einfluß Hollands auf die österreichische Malerei des 18. Jahrhunderts,* Wien, Köln, Graz 1983; Ina Maria Keller, *Studien zu den deutschen Rembrandtnachahmungen des 18. Jahrhunderts,* Berlin 1981; und *In Rembrandts Manier. Kopie, Nachahmung und Aneignung in den graphischen Künsten des 18. Jahrhunderts,* Ausst.-Kat., Bremen und Lübeck 1987.

28 Siehe *Darmstadt in der Zeit des Barock und Rokoko,* Ausst.-Kat., Darmstadt 1980, S. 245 bis 265. Siehe auch *Frankfurter Malerei zur Zeit des jungen Goethe,* Ausst.-Kat., Frankfurt am Main 1982.

29 Zu letzteren siehe *Höfische Bildnisse des Spätbarock,* Ausst.-Kat., Berlin 1966.

30 Siehe František Dvořák, *Kupecky. Der große Porträtmaler des Barocks,* Prag 1956.

31 Siehe Horst Scholke und Gerlinde Wappler, *Briefe und Porträts (Die Sammlungen des Gleimhauses 1),* Halberstadt 1986.

32 Siehe Ekhart Berckenhagen, *Anton Graff. Leben und Werk,* Berlin 1967; ferner den Ausstellungskatalog *Anton Graff. Selbstbildnis vor der Staffelei,* Leipzig 1986.

33 Siehe *Johann Heinrich Tischbein 1722–1789,* Ausst.-Kat., Kassel 1989.

34 Siehe Helmut Börsch-Supan, *Die deutsche Malerei von Anton Graff bis Hans von Marées, 1760–1870,* München 1988, S. 110. Börsch-Supans Buch ist als Einführung zu den in diesem Kapitel erwähnten Künstlern zu empfehlen.

35 Dieses Thema behandelt Peter Pötschner, *Wien und die Wiener Landschaft. Spätbarocke und biedermeierliche Landschaftskunst in Wien,* Salzburg 1978; Börsch-Supan, *Die deutsche Malerei* (s. Anm. 34), gibt eine Einführung zu den hier genannten Künstlern.

36 Siehe Wangermann, *Austrian Achievement* (s. Kap. 12, Anm. 24), S. 127.

37 Antonio Canovas Skulpturengruppe *Theseus und der Minotaurus* (Wien, Kunsthistorisches Museum), die sich ursprünglich im Palais befand, kündet auch in der Skulptur eine neue Stilperiode an. Dieses Thema behandele ich in dem Essay »The Urban Fabric of Schubert's Vienna. Sculpture and Architecture«, in: *The Culture of Vienna in the Time of Franz II,* hg. v. R. Erickson, New Haven und London 1997, S. 143–173.

1 *Die Brieftasche,* 18. Dezember 1783, nach Ernst Wangermann, *The Austrian Achievement* (s. Kap. 12, Anm. 24), S. 127; Wangermann übergeht jedoch die Debatte zwischen Nigelli und Beyer, die Rizzi und Schwarz im Beitrag »Die Architektur zur Zeit Josephs II.« (s. Kap. 16, Anm. 39) behandeln.

2 Siehe Rizzi und Schwarz, »Die Architektur zur Zeit Josephs II.« (s. Kap. 16, Anm. 39), S. 206 und 210, Anm. 27–29.

3 Siehe Holborn, *A History of Modern Germany* (s. Kap. 13, Anm. 11), S. 306.

4 Jürgen Habermas, *Strukturwandel der Öffentlichkeit,* Frankfurt am Main 1962.

5 Nach Larry Vaughn, *The Historical Constellation of the Sturm und Drang,* New York, Bern, Frankfurt am Main 1985, S. 32; Vaughns Buch ist zum sozialgeschichtlichen Hintergrund von Kunst und Literatur der Zeit heranzuziehen.

6 Die Beiträge in *Aufklärung, Absolutismus und Bürgertum in Deutschland,* hg. v. Franklin Kopitzsch, Hamburg 1982, bieten eine gute Einführung. Die Literatur über die Aufklärung ist selbstverständlich sehr umfangreich.

7 Eine Zeichnung von Marie Antoinette in *Maria Theresia und ihre Zeit* (s. Kap. 16, Anm. 34), Kat.-Nr. 36.05; zu adligen Zirkeln siehe das mährische Beispiel, das Jiří Kroupa, *Alchymie Štěstí 1770–1810. Pozdní osvicenství a moravská společnost* (mit Zusammenfassung in Deutsch), Kroměříž und Brno 1986, behandelt. Zu dem Thema liegen außerdem mehrere Beiträge von Kroupa in tschechischer Sprache vor.

8 Nach Wangermann, »Maria Theresa« (s. Kap. 16, Anm. 5), S. 302f.

9 Zum Zeichenunterricht für breitere Kreise siehe Wolfgang Kemp, *»... einen wahrhaft bildenden Zeichenunterricht überall einzuführen« – Zeichnen und Zeichenunterricht der Laien 1500–1870. Ein Handbuch,* Frankfurt am Main 1979; Melton, *Absolutism and the Eighteenth-Century Origins of Compulsory Schooling* (s. Kap. 16, Anm. 37).

10 Zu den Ursprüngen der Coburger Sammlung siehe die Ausführungen von Joachim Kruse im Ausstellungskatalog *From a Mighty Fortress. Prints, Drawings and Books in the Age of Luther, 1483–1546,* Detroit und Ottawa 1983, S. 20–24; im Ausstellungskatalog *Old Master Drawings from the Albertina,* New York und Washington 1984, S. 13–20, skizziert Walter Koschatzky die Geschichte der Sammlung Herzog Alberts von Sachsen-Teschen; Karl Theodors Sammlung wird in den Ausstellungskatalogen *Zeichnungen aus der Sammlung* und *Von Mantegna bis Watteau* (s. Kap. 17, Anm. 26) behandelt.

11 Von Johann Christoph Knöffel, 1742–1744; siehe Heres, *Dresdener Kunstsammlungen* (s. Kap. 13, Anm. 42), S. 99ff.; dort auch weitere Informationen über die Dresdner Sammlungen.

12 Zu Städel siehe *Städels Sammlung im Städel,* Ausst.-Kat., 2 Bde., Frankfurt am Main 1991. Zu Wallraf siehe Rainer Budde, »The Wallraf-Richartz Museum and its Collections«, in: *Three Centuries of German Painting and Drawing,* Ausst.-Kat., Washington 1985, S. VII; zu Frauenholz siehe Edith Luther, *Johann Heinrich Frauenholz,* Münster 1988; Artaria, dessen eigene Sammlung sich jetzt in der Graphischen Sammlung Albertina, Wien, befindet, und Mechel, der, wie wir sehen werden (Anm. 19), auch mit den Wiener Sammlungen zu tun hatte, verdienten eingehendere Erforschung, auch wenn Mechel kürzlich behandelt worden ist.

13 Informationen über diese Sammlungen und Literaturhinweise in *Drawings from the Holy Roman Empire* (s. Einl., Anm. 4), S. 14–16 und S. 29, Anm. 73–74.

14 Siehe Heres, *Dresdener Kunstsammlungen* (s. Kap. 13, Anm. 42), S. 157.

15 Siehe Lhotsky, »Geschichte der Sammlungen« (s. Kap. 2, Anm. 27), Bd. 2, S. 413–466.

16 Die Architektur dieses Bauwerks (dazu auch Peter H. Feist u. a., *Geschichte der deutschen Kunst 1760–1848,* Leipzig 1986, S. 61, Abb. 15) scheint sich zunächst seinem Zweck – nämlich Aufklärung zu vermitteln – zu verdanken, aber der Zusammenhang ist in Wirklichkeit vielleicht gar nicht so eindeutig. Die Verwandtschaft mit englischen Bauten kann auch damit in Zusammenhang gebracht werden, daß die Engländer aus Hessen Söldner für die Kämpfe in Amerika und anderswo bezogen und die Mittel für die Bauten und Sammlungen in Hessen zum Teil aus dieser Einnahmequelle stammten.

17 Jiří Kroupas »Poznámky k Sonnenfelsové koncepci umění«, in: *Umělecko-historický sborník* (mit Zusammenfassung in Deutsch), 1985, S. 195–209, ist einer der wenigen Beiträge zu dieser Frage; siehe auch *Central European Drawings* (s. Einl., Anm. 4), S. 11.

18 Eine gute allgemeine Sozialgeschichte der Literatur des 18. Jahrhunderts: Helmuth Kiesel und Paul Münch, *Gesellschaft und Literatur im 18. Jahrhundert. Voraussetzungen und Entstehung des literarischen Markts in Deutschland,* München 1977; siehe auch Reinhard Wittmann, *Geschichte des deutschen Buchhandels,* München 1991. (Ich danke Robert Darnton für diese Hinweise.)

19 Zu den habsburgischen Ländern siehe Lhotsky, »Geschichte der Sammlungen« (s. Kap. 2, Anm. 27), Bd. 1, S. 191 ff., 357, 399 ff., und meinen Beitrag »From the Kunstkammer to the Kunsthistorisches Museum«; zu Dresden siehe Heres, *Dresdener Kunstsammlungen* (Kap. 13, Anm. 42), S. 159 f., S. 122 über Dresden. Eine unterschiedliche Meinung vertritt Meijers, *Kunst als Natuur* (s. Kap. 13, Anm. 44).

20 Siehe zum Beispiel Reinhart Koselleck, *Kritik und Krise,* Freiburg und München 1959, oder Peter Gay, *The Enlightenment,* 2 Bde., New York 1967, 1969.

21 Zu einigen dieser Autoren siehe Wilhelm Waetzoldt, *Deutsche Kunsthistoriker,* 1, *Von Sandrart bis Rumohr,* Berlin 1986 (3. Aufl.); auch Schlosser-Magnino, *La letteratura artistica,* S. 656 ff. und 676 ff. Ulrich Schütte, *Ordnung und Verzierung. Untersuchung zur deutschsprachigen Architekturtheorie des 18. Jahrhunderts,* Braunschweig und Wiesbaden 1986, bietet die beste Einführung in diese Literatur. Zu weiteren Aspekten der umfangreichen Kunstliteratur Mitteleuropas im späten 17. und frühen 18. Jahrhundert siehe meinen Beitrag »Before Winckelmann. Towards the Origins of the Historiography of Art«, in: *Knowledge, Science and Literature* (s. Kap. 2, Anm. 35), S. 71–89; siehe auch meinen Beitrag »Antiquarian Connoisseurship and Art History before Winckelmann«. Einige Zeugnisse aus Nordeuropa in *Shop Talk. Studies in Honor of Seymour Slive,* Cambridge, Mass., 1995, S. 130–133.

22 Siehe Gerald Heres, »Winckelmanns Beschreibung der Dresdener Gemäldegalerie«, in: *Johann Joachim Winckelmann. Neue Forschungen,* Stendal 1990, S. 93–97; allgemein über das Thema ders., *Winckelmann in Sachsen,* Berlin und Leipzig 1990.

23 Johann Joachim Winckelmann, *Gedanken über die Nachahmung der griechischen Werke in der Malerei und Bildhauerkunst,* hg. v. Ludwig Uhlig, Stuttgart 1969, S. 38. Winckelmanns Geschichtsschreibung und seine Kritik hat Alex Potts in einer Reihe von Essays behandelt; siehe sein Buch *Flesh and the Ideal. Winckelmann and the Origins of Art History,* New Haven und London 1994. Zur Bewertung von Winckelmanns Beitrag zur Geschichtsschreibung siehe jetzt meinen Beitrag »Before Winckelmann« (s. Anm. 21), ein erstes Ergebnis eines laufenden Forschungsprojekts zu diesem Thema. Zur Rezeption Winckelmanns durch spätere Autoren und zu seinen Beziehungen zu Zeitgenossen siehe die Beiträge in *Johann Joachim Winkelmann, 1717–1768,* hg. v. Thomas W. Gaehtgens, Hamburg 1986, einer guten Einführung in das Thema.

24 Friedrich August Krubsacius, *Gedanken von dem Ursprung, Wachstum und Verfall der Verzierungen in den schönen Künsten,* Leipzig 1759, S. 33; zit. n. Ernst H. Gombrich, *Ornament und Kunst. Schmucktrieb und Ordnungssinn in der Psychologie des dekorativen Schaffens,* Stuttgart 1982 (engl.: *The Sense of Order,* Oxford, Ithaca, N.Y., 1979), S. 37 f.

25 Nach Harries, *Bavarian Rococo Church* (s. Kap. 15, Anm. 6), S. 196.

26 Siehe Wangermann, *Austrian Achievement* (s. Kap. 12, Anm. 24), S. 130.

27 Siehe Günther Heinz, »Die figürlichen Künste zur Zeit Josephs II.«, in: *Österreich zur Zeit Josephs II.* (s. Kap. 16, Anm. 39), S. 181 ff.

28 Nach Hempel, *Baroque Art and Architecture in Central Europe* (s. Einl., Anm. 31), S. 296.

29 Garas, *Maulbertsch* (s. Kap. 17, Anm. 14), S. 97 und 249.

30 Nach Hempel, *Baroque Art and Architecture* (s. Einl., Anm. 31), S. 296.

31 Siehe besonders Pavel Preiss, »Alegorie vychovy mládeže v díle F. A. Maulbertsche«, *Umění* 26, 1978, S. 348–364. Mösender, *Maulbertsch* (s. Kap. 17, Anm. 14), behandelt Maulbertschs Beziehung zur »katholischen Aufklärung« anders, als sie hier gesehen wird.

32 Diese Beschreibung bei Wangermann, »Maria Theresa« (s. Kap. 16, Anm. 5), S. 287; dort auch ein Vergleich mit den *Jahreszeiten* des kaiserlichen Rats van Swieten, die von Haydn vertont wurden.

33 Siehe J. A. Friesen, »Franz Anton Maulbertsch und sein ›Bild der Duldung‹«, *Mitteilungen der Österreichischen Galerie* 17, 1973, S. 15–55.

34 Gay, *The Enlightenments. An Interpretation,* Bd. 2, *The Science of Freedom* (s. Anm. 20), S. 218.

35 Wie von Gay (s. Anm. 34), S. 218, bemerkt. Die beiden Gemälde befinden sich im Niedersächsischen Landesmuseum, Hannover; siehe auch Michael Levey, *Rococo to Revolution. Major Trends in Eighteenth-Century Painting,* New York und Washington 1966, S. 155, Abb. 97.

36 Diese Information über die Baumgartenrezeption verdanke ich einer unveröffentlichten Vorlesung von Hans Reiss, »Baumgarten and the Rise of Aesthetics«, Princeton University, April 1992. Ich forsche zur Zeit über die Ursprünge von Baumgartens Philosophie. Zu Baumgarten, seinen Vorläufern und seinen Nachfolgern siehe beispielsweise *Das Irrationalitätsproblem in der Ästhetik und Logik des 18. Jahrhunderts,* Darmstadt 1974, und Ursula Franke, *Kunst als Erkenntnis,* Wiesbaden 1974 (überarb. Aufl.).

37 Siehe Wangermann, »Maria Theresa« (s. Kap. 16, Anm. 5), S. 301. In Anbetracht der Art des vorliegenden Buches scheint es überflüssig, auf die umfangreiche Literatur zu Lessing und den anderen hier erwähnten bekannten Autoren hinzuweisen.

38 Siehe Johann Georg Hamann, *Sokratische Denkwürdigkeiten. Aesthetica in nuce,* mit einem Vorwort von Sven-Aage Jorgensen, Stuttgart 1979, S. 76.

39 Eine gut zugängliche Einführung in diesen Problemkreis bieten Isaiah Berlins Essays »The Counter-Enlightenment« und »Hume and the Sources of German Anti-Rationalism«, in: ders., *Against the Current. Essays in the History of Ideas,* Harmondsworth 1982 (dt.: *Wider das Geläufige. Aufsätze zur Ideengeschichte,* Hamburg 1982), S. 1–25 und S. 162–187. Siehe jedoch das ausgezeichnete neue Buch von John H. Zammito, *The Genesis of Kant's Critique of Judgement,* Chicago und London 1992, S. 35ff.

40 Zu Mesmer siehe Robert Darnton, *Mesmerism and the End of the Enlightenment in France«,* Cambridge, Mass., und London 1968. Maria Pötzl-Maliková, *Franz-Xaver Messerschmidt,* Wien und München 1982, bietet Informationen über Messerschmidt und diese Bewegungen, auch Abbildungen seiner Werke.

41 Siehe Ernst Kris, »A Psychotic Sculptor of the Eighteenth Century«, in: ders., *Psychoanalytic Explorations in Art,* New York 1971 (erstm. 1952), S. 128–150. Siehe auch ders., »Ein geisteskranker Bildhauer des achtzehnten Jahrhunderts«, in: E. K., *Die ästhetische Illusion. Phänomene der Kunst in der Sicht der Psychoanalyse,* Frankfurt am Main 1977, S. 116–144.

42 Siehe *Maler und Dichter der Idylle. Salomon Gessner 1730–1788,* Ausst.-Kat., Wolfenbüttel 1982 (2. Aufl.).

43 Zu Wolf siehe Willi Raeber, *Caspar Wolf 1735–1783. Sein Leben und sein Werk,* Zürich und München 1979.

44 Siehe allgemein Zammito, *Genesis of Kant's Critique* (s. Anm. 39), S. 36ff.

45 Siehe Herder, Goethe, Frisi, Möser, *Von deutscher Art und Kunst,* hg. v. Hans Dietrich Irmscher, Stuttgart 1977 (erstm. Hamburg 1773). Ich habe diese Vorstellung absichtlich getrennt von der der Gotik in Anhalt behandelt, denn ich glaube, daß beiden unterschiedliche Impulse zugrunde liegen. Unter anderem scheint Franz Leopold von Anhalt die Gotik bei seiner Wahl dieses Stils nicht als etwas spezifisch Deutsches betrachtet zu haben.

46 Ich denke an das Buch von E. Butler, *The Tyranny of Greece over Germany,* Oxford 1935.

47 Dies ist eine Hauptthese in Zammitos *Genesis of Kant's Critique* (s. Anm. 39).

48 Ernst Cassirer, *Die Philosophie der Aufklärung,* Tübingen 1932. Es gibt selbstverständlich viele andere deutsche Werke über die Aufklärung.

ANMERKUNGEN ZUM SCHLUSS

1 Eine gut zugängliche historische Arbeit über das Ende des Reiches in englischer Sprache ist Gagliardos *Reich and Nation* (s. Einl., Anm. 19), das auch für den deutschen Leser interessant ist.

2 Gagliardo, *Germany under the Old Regime* (s. Kap. 10, Anm. 1), S. 363f., schreibt, die großzügige, aber nicht unkritische Aufnahmebereitschaft gegenüber Beiträgen anderer Völker in allen Bereichen menschlichen Schaffens, die so viele Deutsche als ein besonderes Kennzeichen ihrer Rasse angesehen hätten, sei auch von der Vielfältigkeit der nationalen Gemeinschaft, in der sie lebten, nicht zu trennen gewesen.

3 Siehe Gagliardo, *Reich and Nation* (s. Einl., Anm. 19), S. 290–292. Gagliardo behandelt nicht nur eingehend die Probleme, die mit der Auflösung des Reiches zu tun haben, sondern verdeutlicht auch die Werte, für die es stand oder die es zu verwirklichen suchte. Jörg Jochen Berns hat in seinem kürzlich veröffentlichten Beitrag »Zur Frühgeschichte des deutschen Musenhofes oder Duodez-absolutismus als kulturelle Chance«, in: *Frühneuzeitliche Hofkultur in Hessen und Thüringen,* hg. v. Jörg Jochen Berns und Detlef Ignasiak (Jenaer Studien 1), Erlangen und Jena 1993, S. 10–43, ebenfalls die positive Auswirkung der Kleinstaaterei, der nach Pufendorf »monströsen« Natur des Reichs, auf die Entwicklung von politischer Freiheit, Kultur und Bildung herausgestellt. Berns unterstreicht auch die Bedeutung von Multikonfessionalität und Internationalismus für die Herausbildung einer multikulturellen Dimension der höfischen Gesellschaft in Deutschland.

4 Siehe R. J. W. Evans, »Culture and Anarchy in the Empire, 1540–1680« (s. Kap. 11, Anm. 16), S. 29f.

REGISTER

Kursiv gesetzte Seitenzahlen verweisen auf Abbildungen

PERSONEN

ORTE

Coburg, Veste 491

FOTONACHWEIS

Akademie věd České Republiky, Ústav Dějin Umění Fototéka, Prag S. 278; (Foto Josef Ehm) S. 69, 303, 398 oben, 400 (2), 402 rechts, 404, 502; (Foto Olga Hilmerova) S. 282; (Foto Alexander Paul) S. 12, 26, 66, 103, 163 unten, 310 unten, 312, 378, 390, 391, 393, 394, 396, 402 links; (Foto Prokop Paul) Frontispiz, S. 25, 50, 65, 68, 95, 154, 160, 163 oben, 166, 168, 170, 178, 182, 284, 308, 385, 401, 405; (Foto Karel Plicka) S. 258
AKG, Berlin S. 497
AKG London S. 38 unten, 115 (2), 120 oben, 181, 235, 248, 314, 330, 354, 408, 420, 436, 442, 449, 483, 485
M. Allenow, N. Dmitrijewa, O. Medwedkowa, *Russische Kunst,* Freiburg 1992 S. 374, 375
Archiv DuMont Buchverlag S. 77, 88, 109 oben, 137, 247
Archiv Essmann S. 461

Bayerische Staatsgemäldesammlungen, Alte Pinakothek, München S. 106, 270
Bayerische Verwaltung der Staatlichen Schlösser, Gärten und Seen, München S. 153
Bayerisches Nationalmuseum, München S. 121, 125
Oliver Benn S. 342
Constantin Beyer, Weimar S. 145
Bibliothèque nationale, Paris S. 224
Bildarchiv Foto Marburg S. 54, 58 unten, 75 (2), 78, 82, 87, 89, 92, 96, 109 unten, 119, 122, 124, 126, 134, 146 (2), 148, 150, 161, 165, 172, 173, 174, 176, 177, 184, 186, 202, 226, 228, 232, 237, 240, 242, 243, 244, 245, 249 (2), 250, 252, 255, 263, 265, 280, 289, 290, 291, 292, 302, 304, 305, 306, 310 oben, 319 (2), 328, 332, 335, 337, 347, 349, 350, 352, 353, 355, 360, 362, 363, 364, 366, 368, 369, 372, 387, 398 unten, 410 (2), 414, 416, 418, 421, 422, 424, 425, 426, 428, 432, 444, 445, 446, 448, 451, 453, 454, 455, 456, 470, 476, 482, 493, 500 oben
Bildarchiv Preußischer Kulturbesitz, Berlin (Foto Jörg P. Anders) S. 297 rechts
British Library, London S. 295, 324
British Museum, London S. 132, 133, 136
Bundesdenkmalamt, Wien S. 339, 473

Centraal Museum, Utrecht S. 221
Courtauld Institute, Conway Library S. 488

Gemäldegalerie der Akademie der Bildenden Künste in Wien S. 498, 505
Germanisches Nationalmuseum, Nürnberg S. 157, 480; (Foto Jürgen Musolf) S. 297 links
Graphische Sammlung Albertina, Wien S. 110

Herder-Institut e. V., Bildarchiv, Marburg S. 19, 123
Hessisches Landesmuseum, Darmstadt S. 481
Historisches Museum der Stadt Wien S. 500 unten

Kathedrale, Esztergom/Ungarn S. 44, 49
Keresztény Múzeum, Esztergom (Foto Attila Mudrak) S. 45

Helena und Stefan Kozakiewicz, *Die Renaissance in Polen,* Leipzig und Warschau 1976 S. 56
Kungl. Konsthögskolan, Institut for Materialskunskap, Stockholm S. 206
Kunsthistorisches Museum Wien S. 91, 195, 197, 215, 217
Kurpfälzisches Museum der Stadt Heidelberg S. 233

Landesmuseum Joanneum, Graz S. 187
Landesbildstelle Württemberg S. 357, 358 (2)

Magyar Nemzeti Galéria (Ungarische Nationalgalerie), Budapest S. 464, 475

Národní Galerie, Prag S. 114, 210, 218
National Gallery of Art, Washington, D.C. S. 219
National Gallery of Canada, Ottawa S. 130

National Museums and Galleries on Merseyside (Walker Art Gallery), Liverpool S. 120 unten
Werner Neumeister, München S. 307, 434
Novosti, Moskau S. 26, 38 oben

Österreichische Galerie im Belvedere, Wien S. 507
Österreichische Nationalbibliothek, Wien S. 164, 462

Panstwowe Zbiory Sztuki na Wawelu, Krakau S. 60
Pierpont Morgan Library, New York S. 189
Polska Akademia Nauk, Instytut Sztuki, Warschau S. 58 oben, 80, 97, 100, 180, 239, 275, 276, 317, 318, 429, 430 (2), 467
Paul Prokop, Prag S. 267, 268

Eva Šamánková, *Architektura České Renesance,* Prag 1961 S. 51
Sigrid Schütze-Rodemann, Halle S. 139, 246
Staatliche Kunstsammlungen, Dresden S. 211
Staatliche Museen zu Berlin, Preußischer Kulturbesitz S. 208; Schloß Charlottenburg S. 441
Széchényi-Nationalbibliothek, Budapest S. 30
Szépüveszéti Múzeum (Museum der Bildenden Künste), Budapest S. 46, 47